精神・心理機能評価ハンドブック

総編集
山内俊雄／鹿島晴雄
編集
青木省三
市川宏伸
加藤元一郎
神庭重信
染矢俊幸
武田雅俊
田中　究
中根秀之
松原達哉
三村　將
森さち子
八木剛平

中山書店

発刊にあたって

　人の特徴を表すためには，さまざまな尺度がある．たとえば，身長や体重でその特徴を表すこともあれば，心理測定や症状評価によって，その人をとらえようとするなど，さまざまな方法がある．しかし，いずれの方法を用いたとしても，その評価は対象の一側面を表現しているのにすぎず，その評点によって，対象のすべてを表すことができないことは極めて当然のことである．

　近年，さまざまな心理測定法や症状評価法が開発され，研究や臨床場面で用いられることが多くなったことは，状況を客観的に評価するという意味では喜ばしいことである．しかしその一方で，ICDやDSMといった国際診断基準が導入された結果，ややもすれば，操作的な評価点や評価項目の数で対象のすべてが把握できるかのような誤謬に陥る向きもなきにしもあらずである．このような風潮は，操作的診断法に慣れ親しんだ今，ことのほか顕著になりつつあるように思われる．

　人を理解することにおいて，それぞれの測定法や評価法に表れた数値や項目の裏にある人間そのもの，あるいは背景にある病理・病態に思いを致すことの重要性は，いささかも減じることはない．というよりは，今の時代だからこそ，いっそう評価点や評価項目の背景にある，対象者の生育歴やおかれた環境，抱える課題，現在の症状や症状発現の病理に思いを致しながら，心理測定や症状評価の結果を読み取る重要性が高まっている，といってよいであろう．

　このたび刊行することになった，「精神・心理機能評価ハンドブック」の前書きとしてはいささか逆説的ではあるが，それはわれわれがそれぞれの評価法の意味や，その評価法がどのような側面を評価しているかを熟知して，その結果を正しく使うことが，より深いこころのあやを読み解くことになるとの思いからである．

　この本の編集にあたっては，精神科領域，心理領域で用いられることの多い検査法・評価法について，それぞれの領域ごとに担当編集者をおき，その下で，最も適切と思われる執筆者を選び，その概要，有用性と限界について通覧したうえで，臨床や研究の場でどのように用いるのが適切かを記述していただいた．

　臨床評価法に関する決定版ともいうべき本書が，ひとのこころを読み解く適切な方法の一助となることを願っている．

　おわりに，本書の上梓が可能となったのは，執筆者のご尽力はもとより，出版の趣旨をよく理解し，協力いただいた中山書店の平田直社長，ならびにたくさんの執筆者から優れた原稿をいただくために尽力された同社の編集部によるものと，ここに感謝申しあげます．

平成27年5月

山内俊雄
鹿島晴雄

精神・心理機能評価ハンドブック
CONTENTS

I. 臨床評価法総論

① 臨床評価法とは ……………………………………………………… 鹿島晴雄　2
② 知的機能の評価法 …………………………………………………… 松原達哉　4
③ 記憶機能の評価 ……………………………………………………… 三村　將　7
④ その他の高次脳機能の評価法 ……………………………………… 鹿島晴雄　10
⑤ パーソナリティの評価法 …………………………………………… 森さち子　12
⑥ 精神発達の評価法 …………………………………………………… 田中　究　14
⑦ 精神症状の評価法
　1) 健康調査ならびに精神科診断に関連した臨床評価 ……………… 中根秀之, 田中悟郎　17
　2) 神経症領域に関連した臨床評価法 ………………………………… 青木省三　18
　3) 行動障害・自閉症・子どもの発達障害 …………………………… 市川宏伸　19
　4) 気分障害に関連した臨床評価法 …………………………………… 神庭重信　20
　5) 統合失調症に関連した精神症状評価 ……………………………… 保谷智史, 染矢俊幸　21
　6) 脳器質障害に関連した臨床評価法 ………………………………… 武田雅俊　23
　7) 物質依存ならびに薬の副作用に関連した臨床評価法 …………… 八木剛平　26

II. 知的機能の評価法

① 田中ビネー知能検査 V ……………………………………………… 中村淳子　30
② 改訂版 鈴木ビネー知能検査法 ……………………………………… 小宮三彌　32
③ WPPSI 知能診断検査 ………………………………………………… 松原達哉　35
④ WISC-IV 知能検査 …………………………………………………… 藤田和弘　37
⑤ WAIS-III 知能検査 …………………………………………………… 藤田和弘　40
⑥ KABC-II ……………………………………………………………… 小野純平　43
⑦ コロンビア知的能力検査（CMMS）………………………………… 藤田和弘　46
⑧ グッドイナフ人物画知能検査（DAM）……………………………… 小林重雄　47
⑨ TK 式田中 B 式知能検査 …………………………………………… 松原達哉　49
⑩ 知的機能の簡易評価日本語版（JART）…………………………… 松岡恵子, 金　吉晴　51
⑪ 新版 K 式発達検査 2001 …………………………………………… 大木桃代　53
⑫ DN-CAS 認知評価システム ………………………………………… 前川久男　55

III. 記憶機能の評価法

1. レイ聴覚言語学習検査（RAVLT） ……………………… 坪井理佳，三村　將　60
2. 三宅式対連合学習検査（東大脳研式記銘検査） ………… 小池　敦　61
3. ROCFT …………………………………………………… 是木明宏　64
4. ベントン視覚記銘検査（BVRT） ………………………… 鈴木匡子　66
5. ウェクスラー記憶検査（WMS-R） ……………………… 小西海香　68
6. リバーミード行動記憶検査（RBMT） …………………… 足立浩祥　70
7. 日常記憶チェックリスト（EMC） ………………… 貝梅由恵，原　寛美　73
8. 日本語版 Short-Memory Questionnaire ……………… 牧　德彦　75

IV. その他の高次脳機能の評価法

言語（失語）
1. 標準失語症検査（SLTA） ………………………………… 種村　純　80
2. WAB 失語症検査 ………………………………………… 立石雅子　84

行為（失行）
3. 標準高次動作性検査（SPTA） …………………………… 種村留美　88
4. 道具の操作理解検査（日本語版 FMT） ………… 藤永直美，加藤元一郎　92

視覚・視空間認知
5. 標準高次視知覚検査（VPTA） …………………………… 斎藤文恵　96
6. BIT 行動性無視検査日本版 ……………………………… 石合純夫　100
7. 立方体模写検査 ………………………………………… 永井知代子　104
8. 顔再認・社会的出来事再認検査 ………………………… 江口洋子　106
9. カテゴリー別対象認知検査 ……………………………… 吉野文浩　108

注意（選択性・分配性・持続性注意）
10. 標準注意検査法（CAT），標準意欲評価法（CAS） …… 斎藤文恵，加藤元一郎　111
11. Posner's attention task ……………………………… 小西海香　117

遂行機能
12. 遂行機能障害症候群の行動評価（BADS） ……………… 田渕　肇　121
13. ウィスコンシンカード分類検査（WCST） ……………… 鹿島晴雄　124
14. VCT ……………………………………………………… 酒井　浩　126
15. ハノイの塔 ……………………………………………… 穴水幸子　130

- ⑯ TTT ……………………………………………………………… 穴水幸子　131
- ⑰ ストループテスト ……………………………………………… 船山道隆　133
- ⑱ Fluency Test（流暢性テスト）………………………………… 齋藤寿昭　135
- ⑲ TMT ……………………………………………………………… 森山　泰　136

意思決定課題

- ⑳ アイオワ・ギャンブリング課題（IGT）……………………… 小平雅基　139
- ㉑ ケンブリッジ・ギャンブル課題（RCGT）…………………… 吉田泰介　141
- ㉒ 神経経済学的検査（Discounting 課題）……………………… 高畑圭輔　143
- ㉓ 最終通牒課題 …………………………………………………… 田渕　肇　146

表情・情動判断 その他

- ㉔ 表情・情動判断課題 …………………………………………… 寺澤悠理　148
- ㉕ 心の理論課題 …………………………………………………… 梅田　聡　150
- ㉖ ベンダー・ゲシュタルト・テスト（BGT）……………… 色井香織, 深津玲子　153

V. パーソナリティの評価法

質問紙法

- ① コーネル・メディカル・インデックス（CMI）……………… 住山眞由美　158
- ② 矢田部-ギルフォード性格検査（Y-G 性格検査）…………… 小野田暁子　159
- ③ 東大式エゴグラム ……………………………………………… 松本智子　161
- ④ ミネソタ多面的人格検査（MMPI）…………………………… 小野田暁子　162
- ⑤ 精研式パーソナリティ・インベントリィ改訂版 …………… 松本智子　163

投映法

- ⑥ 文章完成法テスト（SCT）……………………………………… 松本智子　165
- ⑦ P-F スタディ（PFS）…………………………………………… 松本智子　167
- ⑧ 主題（絵画）統覚検査（TAT）（幼児・児童絵画統覚検査〈CAT 日本版〉）…… 森さち子　169
- ⑨ ロールシャッハテスト ………………………………………… 松本智子　171
- ⑩ バウムテスト …………………………………………………… 住山眞由美　173
- ⑪ 家-木-人描画テスト（HTP）…………………………………… 住山眞由美　174
- ⑫ 風景構成法 ……………………………………………………… 住山眞由美　176

作業法

- ⑬ 内田クレペリン精神検査 ……………………………………… 小野田暁子　178

VI. 精神発達の評価法

- ① 遠城寺式・乳幼児分析的発達検査法 …………………… 石崎義人 182
- ② 乳幼児精神発達診断法　0才〜3才，3才〜7才について ………… 津守　眞, 津守房江 183
- ③ 絵画語い発達検査（PVT-R）……………………………… 名越斉子 184
- ④ 子どもの行動チェックリスト（CBCL, YSR, TRF）……… 井潤知美, 上林靖子 185
- ⑤ 日本版ミラー幼児発達スクリーニング検査（JMAP）……………… 土田玲子 188
- ⑥ LDI-R（LD判断のための調査用紙）……………………… 名越斉子 190
- ⑦ 新版 S-M 社会生活能力検査 ……………………………… 名越斉子 191
- ⑧ FDT 親子関係診断検査 …………………………………… 唐澤真弓 192

VII. 精神症状の評価法

A. 健康調査ならびに精神科診断に関連した臨床評価

精神健康・スクリーニング
- ① BASIS-32 ………………………………………………… 立森久照 196
- ② 日本版精神健康調査票（GHQ）…………………………… 大坊郁夫 198
- ③ K6/K10 …………………………………………………… 早坂　佑, 古川壽亮 200
- ④ PRIME-MD, PHQ ………………………………………… 村松公美子 202
- ⑤ SF-36 ……………………………………………………… 伊藤弘人 205
- ⑥ PIL テスト日本版 ………………………………………… 佐藤文子 206
- ⑦ SDQ ……………………………………………………… 中島俊思 209
- ⑧ 症状チェックリスト（SCL-90-R®）日本語版 …………… 吉原一文, 久保千春 212
- ⑨ UPI 学生精神的健康調査 ………………………………… 松原達哉 214

社会機能
- ⑩ 生活機能評価（GAF）…………………………………… 滝沢　龍 217
- ⑪ Rehab—精神科リハビリテーション行動評価尺度 ……… 藤　信子 220
- ⑫ 社会機能評価尺度（SFS）……………………………… 根本隆洋, 水野雅文 222
- ⑬ WHODAS 2.0 ……………………………………………… 田崎美弥子 225

精神医学診断
- ⑭ WHO 統合国際診断面接（CIDI）………………………… 梅田麻希, 川上憲人 227
- ⑮ M.I.N.I. および MINI-KID ……………………………… 大坪天平 229
- ⑯ 精神神経学臨床評価尺表（SCAN）……………………… 木下裕久, 中根秀之 232
- ⑰ 精神科診断面接マニュアル（SCID）…………………… 中尾智博, 本田慎一 233

B. 神経症領域に関連した臨床評価法

不安
- ① 顕在性不安検査（MAS） ……………………………… 高石 穣 237
- ② 不安検査（STAI） ………………………………………… 中里克治 238
- ③ ハミルトン不安評価尺度（HARS） ……………………… 大坪天平 240

パニック症状
- ④ パニック障害重症度評価尺度（PDSS） ………………… 高塩 理 241
- ⑤ パニック障害・広場恐怖尺度（PAS） …………… 貝谷久宣，石井 華 243

社交不安障害
- ⑥ LSAS ……………………………………………………… 朝倉 聡 245
- ⑦ FNE ………………………………………………………… 石川利江 246
- ⑧ 社会的場面からの回避行動と参加時の不安・緊張測定尺度（SADS） ……… 石川利江 248
- ⑨ SPAI ……………………………………………………… 中里克治 250
- ⑩ SPS ………………………………………………………… 金井嘉宏 251
- ⑪ SIAS ……………………………………………………… 金井嘉宏 252
- ⑫ 東大式社交不安尺度（TSAS） …………………… 貝谷久宣，小松智賀 253

強迫症状
- ⑬ MOCI ……………………………………………………… 多賀千明 254
- ⑭ LOI ………………………………………………………… 多賀千明 255
- ⑮ PI …………………………………………………………… 多賀千明 256
- ⑯ Y-BOCS …………………………………………………… 松永寿人 258

トラウマ体験評価
- ⑰ 外傷後症状尺度（PTSS-10） ……………………………… 飛鳥井望 261
- ⑱ 改訂出来事インパクト尺度（IES-R） …………………… 飛鳥井望 262
- ⑲ 外傷後ストレス診断尺度（PDS） ………………………… 長江信和 263
- ⑳ PTSD臨床診断面接尺度（CAPS） ………………………… 飛鳥井望 264
- ㉑ 子ども用トラウマ症状チェックリスト（TSCC） ……… 西澤 哲 266

身体表現性障害
- ㉒ SDS ………………………………………………………… 工藤由佳，中川敦夫 267
- ㉓ SDSC ……………………………………………………… 工藤由佳，中川敦夫 269
- ㉔ SSD ………………………………………………………… 工藤由佳，中川敦夫 271

解離症状
- ㉕ DES ………………………………………………………… 田辺 肇 272
- ㉖ CDS ……………………………………………………… 田辺 肇，大部聡子 275
- ㉗ SDQ-20 …………………………………………………… 田辺 肇，小澤幸世 277
- ㉘ 子ども版解離評価表（CDC） …………………………… 玉岡文子，田中 究 280
- ㉙ 日本語版解離質問票（DIS-Q） ………………………… 松井裕介，田中 究 281

C. 行動障害・自閉症・子どもの発達

① 乳幼児期自閉症チェックリスト修正版（M-CHAT） ……………… 神尾陽子 283
② 自閉症スペクトラム（障害）指数（AQ）日本語版 ……………… 若林明雄 286
③ PARS-TR ……………………………………………………………… 安達　潤 289
④ 小児自閉症評定尺度東京版（CARS-TV）……………………… 栗田　広 293
⑤ 自閉症診断観察検査包括版（ADOS-G）………………………… 森野百合子 296
⑥ 自閉症診断面接改訂版（ADI-R）………………………………… 黒田美保 299
⑦ 高機能自閉症スペクトラム・スクリーニング質問紙（ASSQ） … 栗田　広 301
⑧ ソーシャル・コミュニケーション障害診断面接（DISCO）…… 内山登紀夫 304
⑨ 広汎性発達障害評定システム（PDDAS）……………………… 栗田　広 307
⑩ 対人応答性尺度（SRS）…………………………………………… 神尾陽子 312
⑪ 心の理論課題（TOM）検査 ……………………………………… 森永良子 315
⑫ CAADID ……………………………………………………………… 竹林淳和 318
⑬ CAARS ……………………………………………………………… 大西将史 320

D. 気分障害に関連した臨床評価法

① HADS ………………………………………………………………… 吉川栄省, 大庭　章 323
② POMS ………………………………………………………………… 渡辺詩織, 吉川栄省 325

うつ病・感情障害の症状評価

③ ハミルトンうつ病評価尺度（HAM-D）…………………………… 稲田俊也 327
④ 非定型うつ病診断スケール質問票（ADDS）…………………… 貝谷久宣, 正木美奈 329
⑤ モンゴメリ・アスベルグうつ病評価尺度（MADRS）…………… 稲田俊也 330
⑥ PHQ-9 ………………………………………………………………… 村松公美子 332
⑦ CES-D ………………………………………………………………… 大坪天平 335
⑧ 日本語版 QIDS-SR …………………………………………………… 藤澤大介 336
⑨ うつ病の社会適応能力（SASS）…………………………………… 上田展久, 中村　純 339
⑩ うつ病症候学評価尺度（IDS）……………………………………… 稲田俊也 342
⑪ SDS …………………………………………………………………… 鎌形英一郎, 山田和男 345
⑫ BDI …………………………………………………………………… 鎌形英一郎, 山田和男 346
⑬ CDRS-R ……………………………………………………………… 岡田　俊 348
⑭ エジンバラ産後うつ病質問票（EPDS）…………………………… 錦井友美, 吉田敬子 350
⑮ GDS …………………………………………………………………… 小原知之 352
⑯ F-list（Zerssen）…………………………………………………… 三浦智史 354
⑰ メランコリー型質問紙（笠原）……………………………………… 本村啓介 357

躁病評価

⑱ ヤング躁病評価尺度（YMRS）……………………………………… 稲田俊也 358
⑲ ペッテルソン躁病評価尺度（PeMaRS）…………………………… 稲田俊也 360
⑳ MDQ …………………………………………………………………… 田中輝明 362
㉑ 躁病評価尺度臨床医版（CARS-M）……………………………… 稲田俊也 364

㉒ 双極性障害のAldaスケール ･････････････････････････････ 橋本亮太　365
㉓ HCL-32 ････････････････････････ 鈴木　太，阿部又一郎，秋山　剛　368
㉔ The 'Highs' Questionnaire ･･･････････････････ 久保田智香，尾崎紀夫　371
㉕ BSDS ･･･ 田中輝明　373
㉖ TEMPS ･･･ 寺尾　岳　376

E. 統合失調症に関連した精神症状評価

広範な精神症状の評価
① 陽性・陰性症状評価尺度（PANSS） ･･･････････････････ 渡邊衡一郎　378
② 簡易精神症状評価尺度（BPRS） ･････････････････････････ 稲垣　中　380

陽性症状の評価
③ 陽性症状評価尺度（SAPS） ･････････････････････････････ 太田敏男　383

陰性症状の評価
④ 陰性症状評価尺度（SANS） ･････････････････････････････ 太田敏男　386

ARMSの評価
⑤ ARMSの包括評価（CAARMS） ････････････････ 大室則幸，松本和紀　388

前駆症状の評価
⑥ SIPS/SOPS ･････････････････････････････････ 池田伶奈，針間博彦　392

認知機能の評価
⑦ 統合失調症認知機能簡易評価尺度（BACS） ････････････････ 兼田康宏　399

QOLの評価
⑧ QOL評価尺度（QLS） ･･･････････････････････････････････ 宮田量治　401

社会生活の評価
⑨ 精神障害者社会生活評価尺度（LASMI） ････････････････････ 池淵恵美　404

病識の評価
⑩ 精神障害無自覚度評価尺度（SUMD） ･･･････････････････････ 酒井佳永　406
⑪ 病識評価尺度（SAI） ････････････････････････････････････ 酒井佳永　411
⑫ 病識および治療態度の質問票（ITAQ） ･･････････････････････ 酒井佳永　416

F. 脳器質障害に関連した臨床評価法

せん妄
① DRSとDRS-R-98 ････････････････････････････ 岸　泰宏，一瀬邦弘　419
② CMAI ･･････････････････････････････ 徳増（野村）慶子，数井裕光　421

認知症
③ Alzheimer's Disease Assessment Scale 日本語版（ADAS-J cog.） ･････ 本間　昭　423
④ IQCODE ･･ 谷向　知　426
⑤ MMSE ･･････････････････････････････････････ 数井裕光，武田雅俊　427
⑥ 改訂長谷川式簡易知能評価スケール（HDS-R） ･････････････ 今井幸充　429
⑦ N-D test, NMスケール，N-ADL ･････････････････････････ 福永知子　432
⑧ CDR ･･ 目黒謙一　437

- ⑨ MENFIS .... 樫林哲雄，数井裕光　439
- ⑩ BEHAVE-AD .... 安野史彦　443
- ⑪ CDT .... 加藤佑佳，成本 迅　445
- ⑫ 重度認知症患者に対する認知機能検査─SIB, SMMSE, SCIRS ... 田中寛之，西川 隆　447
- ⑬ ADL 尺度 .... 小森憲治郎，鉾石和彦　450
- ⑭ FAB .... 加藤悦史，山下功一　454
- ⑮ NPI .... 博野信次　456
- ⑯ 常同行動評価尺度（SRI）.. 繁信和恵　458
- ⑰ やる気スコア .... 小林祥泰　462
- ⑱ GDS .... 三浦利奈　463
- ⑲ Zarit 介護負担尺度日本語版（J-ZBI）および，その短縮版（J-ZBI_8）...... 荒井由美子　465

iNPH
- ⑳ iNPHGS .... 久保嘉彦　468

QOL
- ㉑ QOL-D .... 寺田整司　469
- ㉒ QOL-AD .... 仲秋秀太郎，佐藤順子　470
- ㉓ 日本語版 EuroQol（日本語版 EQ-5D）.. 谷向 仁　472

G. 物質依存ならびに薬の副作用に関連した臨床評価法
- ① アルコール使用障害スクリーニングテスト（CAGE, AUDIT）...... 松下幸生，樋口 進　474
- ② CIWA-Ar .... 小沼杏坪　477
- ③ 抗不安薬の依存性調査票 .... 八木剛平　481
- ④ UKU 副作用評価尺度 .... 稲垣 中　483
- ⑤ 薬原性錐体外路症状評価尺度（DIEPSS）..................................... 稲田俊也　485
- ⑥ BAS .... 水野裕也　487
- ⑦ AIMS .... 内田裕之　489
- ⑧ DAI .... 宮田量治　490
- ⑨ AAS .... 渡邊衡一郎　493
- ⑩ BEMIB .... 德倉達也，尾崎紀夫　494
- ⑪ 抗精神病薬治療下主観的ウェルビーイング評価尺度（SWN）................ 竹内啓善　496

H. 全般性評価
- ① 臨床全般印象度（CGI）... 澤村実紀，石郷岡純　499

索引 503

総編集

山内俊雄	埼玉医科大学名誉学長	鹿島晴雄	国際医療福祉大学大学院臨床心理学専攻・医療福祉心理学分野／慶應義塾大学医学部

編集 (五十音順)

青木省三	川崎医科大学精神科学教室	中根秀之	長崎大学大学院医歯薬学総合研究科医療科学専攻リハビリテーション科学講座精神障害リハビリテーション学分野
市川宏伸	東京都立小児総合医療センター		
加藤元一郎	前慶應義塾大学医学部精神・神経科学教室	松原達哉	立正大学心理学部名誉教授／東京福祉大学名誉学長
神庭重信	九州大学大学院医学研究院精神病態医学分野	三村　將	慶應義塾大学医学部精神・神経科学教室
染矢俊幸	新潟大学大学院医歯学総合研究科精神医学分野	森さち子	慶應義塾大学総合政策学部
武田雅俊	藍野大学／大阪大学名誉教授	八木剛平	翠星ヒーリングセンター・おおぞらクリニック
田中　究	兵庫県立光風病院／神戸大学大学院医学研究科		

執筆者一覧 (執筆順)

鹿島晴雄	国際医療福祉大学大学院臨床心理学専攻・医療福祉心理学分野／慶應義塾大学医学部	染矢俊幸	新潟大学大学院医歯学総合研究科精神医学分野
松原達哉	立正大学心理学部名誉教授／東京福祉大学名誉学長	武田雅俊	藍野大学／大阪大学名誉教授
		八木剛平	翠星ヒーリングセンター・おおぞらクリニック
三村　將	慶應義塾大学医学部精神・神経科学教室	中村淳子	田中教育研究所
森さち子	慶應義塾大学総合政策学部	小宮三彌	健康科学大学福祉心理学科
田中　究	兵庫県立光風病院／神戸大学大学院医学研究科	藤田和弘	九州保健福祉大学QOL研究機構社会福祉学研究所
中根秀之	長崎大学大学院医歯薬学総合研究科医療科学専攻リハビリテーション科学講座精神障害リハビリテーション学分野	小野純平	法政大学現代福祉学部臨床心理学科
田中悟郎	長崎大学大学院医歯薬学総合研究科医療科学専攻リハビリテーション科学講座精神障害リハビリテーション学分野	小林重雄	小牧発達相談研究所
		松岡恵子	蒲田寺子屋／国立精神・神経医療研究センター精神保健研究所
青木省三	川崎医科大学精神科学教室	金　吉晴	国立精神・神経医療研究センター精神保健研究所
市川宏伸	東京都立小児総合医療センター	大木桃代	文教大学人間科学部心理学科
神庭重信	九州大学大学院医学研究院精神病態医学分野	前川久男	茨城大学教育学研究科
保谷智史	新潟大学医歯学総合病院精神科		

執筆者一覧

坪井理佳	名古屋市立大学医学部附属病院リハビリテーション部	深津玲子	国立障害者リハビリテーションセンター病院臨床研究開発部
小池　敦	三重県立看護大学看護学部看護学科	住山眞由美	聖ヨハネ会　桜町病院精神・神経科
是木明宏	慶應義塾大学医学部精神・神経科学教室	小野田暁子	慶應義塾大学医学部精神・神経科学教室
鈴木匡子	山形大学大学院医学系研究科高次脳機能障害学	松本智子	慶應義塾大学医学部精神・神経科学教室
小西海香	慶應義塾大学医学部精神・神経科学教室	石崎義人	九州大学大学院医学研究院成長発達医学分野
足立浩祥	大阪大学保健センター精神科	津守　眞	愛育養護学校
貝梅由恵	慈泉会　相澤病院脳卒中・脳神経センターリハビリテーション科	津守房江	愛育養護学校
原　寛美	敬仁会　桔梗ヶ原病院高次脳機能リハビリテーションセンター	名越斉子	埼玉大学教育学部
牧　徳彦	鷲友会　牧病院	井潤知美	大正大学人間学部臨床心理学科
種村　純	川崎医療福祉大学医療技術学部感覚矯正学科	上林靖子	まめの木クリニック・発達臨床研究所
立石雅子	目白大学保健医療学部言語聴覚学科	土田玲子	県立広島大学保健福祉学部作業療法学科
種村留美	神戸大学大学院保健学研究科	唐澤真弓	東京女子大学現代教養学部
藤永直美	東京都リハビリテーション病院リハビリテーション部	立森久照	国立精神・神経医療研究センター精神保健研究所
加藤元一郎	前慶應義塾大学医学部精神・神経科学教室	大坊郁夫	東京未来大学
斎藤文恵	慶應義塾大学医学部精神・神経科学教室	早坂　佑	京都大学大学院医学研究科社会健康医学系専攻健康増進・行動学分野
石合純夫	札幌医科大学リハビリテーション医学講座	古川壽亮	京都大学大学院医学研究科社会健康医学系専攻健康増進・行動学分野
永井知代子	帝京平成大学健康メディカル学部言語聴覚学科	村松公美子	新潟青陵大学大学院臨床心理学研究科
江口洋子	慶應義塾大学医学部精神・神経科学教室	伊藤弘人	国立精神・神経医療研究センター精神保健研究所
吉野文浩	桜花会　醍醐病院	佐藤文子	岩手大学名誉教授
田渕　肇	慶應義塾大学医学部精神・神経科学教室	中島俊思	佐賀大学学生支援室
酒井　浩	名古屋大学大学院医学系研究科リハビリテーション療法学専攻	吉原一文	九州大学病院心療内科
穴水幸子	国際医療福祉大学保健医療学部言語聴覚学科	久保千春	九州大学
船山道隆	足利赤十字病院神経精神科	滝沢　龍	東京大学大学院医学系研究科精神医学／ロンドン大学精神医学研究所社会遺伝発達精神医学センター
齋藤寿昭	川崎市立川崎病院精神・神経科	藤　信子	立命館大学大学院応用人間科学研究科
森山　泰	青渓会　駒木野病院精神科	根本隆洋	東邦大学医学部精神神経医学講座
小平雅基	母子愛育会　総合母子保健センター　愛育病院小児精神保健科	水野雅文	東邦大学医学部精神神経医学講座
吉田泰介	同仁会　木更津病院	田崎美弥子	東邦大学医学部医学科心理学研究室
高畑圭輔	放射線医学総合研究所分子イメージング研究センター	梅田麻希	聖路加国際大学看護学部保健医療福祉連携における看護領域
寺澤悠理	慶應義塾大学文学部心理学専攻	川上憲人	東京大学大学院医学系研究科精神保健学教室
梅田　聡	慶應義塾大学文学部心理学研究室	大坪天平	JCHO 東京新宿メディカルセンター精神科
色井香織	国立障害者リハビリテーションセンター病院リハビリテーション部臨床心理	木下裕久	長崎大学病院精神科神経科

執筆者一覧

中尾智博	九州大学病院精神科神経科	竹林淳和	浜松医科大学精神医学講座
本田慎一	九州大学大学院医学研究院精神病態医学分野	大西将史	福井大学教育地域科学部
高石 穰	高石クリニック	吉川栄省	日本医科大学多摩永山病院精神・神経科
中里克治	東京福祉大学心理学部	大庭 章	群馬県立がんセンター精神腫瘍科・がん相談支援センター
高塩 理	昭和大学医学部精神医学講座	渡辺詩織	群馬県立がんセンター精神腫瘍科・がん相談支援センター
貝谷久宣	和楽会 パニック障害研究センター	稲田俊也	神経研究所／神経研究所附属晴和病院
石井 華	和楽会 横浜クリニック	正木美奈	和楽会 なごやメンタルクリニック
朝倉 聡	北海道大学保健センター／北海道大学大学院医学研究科精神医学分野	藤澤大介	慶應義塾大学医学部精神・神経科学教室
石川利江	桜美林大学心理・教育学系	上田展久	成晴会 堤病院
金井嘉宏	東北学院大学教養学部人間科学科	中村 純	産業医科大学精神医学教室
小松智賀	和楽会 赤坂クリニック	鎌形英一郎	東京女子医科大学東医療センター精神科
多賀千明	京都第二赤十字病院こころの医療科	山田和男	東京女子医科大学東医療センター精神科
松永寿人	兵庫医科大学精神科神経科学講座	岡田 俊	名古屋大学医学部附属病院親と子どもの心療科
飛鳥井望	東京都医学総合研究所	錦井友美	国立病院機構 長崎病院
長江信和	福岡大学人文学部教育・臨床心理学科	吉田敬子	九州大学病院子どものこころの診療部
西澤 哲	山梨県立大学人間福祉学部福祉コミュニティ学科	小原知之	九州大学大学院医学研究院精神病態医学分野
工藤由佳	群馬病院	三浦智史	九州大学病院精神科神経科
中川敦夫	慶應義塾大学医学部クリニカルリサーチセンター	本村啓介	九州大学大学院医学研究院精神病態医学分野
田辺 肇	静岡大学大学院人文社会科学研究科臨床人間科学専攻	田中輝明	北海道大学大学院医学研究科神経病態学講座精神医学分野
大部聡子	国立精神・神経医療研究センター神経研究所疾病第三部	橋本亮太	大阪大学大学院大阪大学・金沢大学・浜松医科大学連合小児発達学研究科附属子どものこころの分子統御機構研究センター／大阪大学大学院医学系研究科情報統合医学講座精神医学教室
小澤幸世	東京大学大学院総合文化研究科／日本学術振興会特別研究員		
玉岡文子	神戸大学大学院／兵庫県立こども病院	鈴木 太	名古屋大学医学部附属病院親と子どもの心療科
松井裕介	兵庫県立淡路医療センター精神科	阿部又一郎	東京医科歯科大学大学院医歯総合研究科精神行動医科学分野
神尾陽子	国立精神・神経医療研究センター精神保健研究所児童・思春期精神保健研究部	秋山 剛	NTT東日本関東病院精神神経科・心療内科
若林明雄	千葉大学文学部行動科学科心理学講座／千葉大学こどもの心の発達研究センター	久保田智香	名古屋大学大学院医学系研究科精神医学分野
安達 潤	北海道大学大学院教育学研究院	尾崎紀夫	名古屋大学大学院医学系研究科精神医学・親と子どもの心療学分野
栗田 広	全国心身障害児福祉財団 全国療育相談センター	寺尾 岳	大分大学医学部精神神経医学講座
森野百合子	東京都立小児総合医療センター児童思春期精神科	渡邊衡一郎	杏林大学医学部精神神経科
黒田美保	福島大学子どものメンタルヘルス支援事業推進室	稲垣 中	青山学院大学国際政治経済学部／青山学院大学保健管理センター
内山登紀夫	福島大学人間発達文化学類	太田敏男	埼玉医科大学病院神経精神科・心療内科
森永良子	白百合女子大学発達臨床センター	大室則幸	東北大学病院精神科

執筆者一覧

松本和紀	東北大学大学院医学系研究科予防精神医学寄附講座
池田伶奈	東京都立松沢病院精神科
針間博彦	東京都立松沢病院精神科
兼田康宏	岩城クリニック
宮田量治	山梨県立北病院
池淵恵美	帝京大学医学部精神神経科学講座
酒井佳永	跡見学園女子大学文学部臨床心理学科
岸　泰宏	日本医科大学武蔵小杉病院精神科
一瀬邦弘	多摩中央病院
徳増(野村)慶子	兵庫県立リハビリテーション西播磨病院リハビリ療法部
数井裕光	大阪大学大学院医学系研究科精神医学教室
本間　昭	お多福もの忘れクリニック
谷向　知	愛媛大学大学院医学系研究科地域健康システム看護学
今井幸充	和光病院
福永知子	大阪大学大学院医学系研究科情報統合医学講座精神医学教室
目黒謙一	東北大学CYRIC 高齢者高次脳医学寄附研究部門
樫林哲雄	兵庫県立リハビリテーション西播磨病院精神科
安野史彦	奈良県立医科大学精神医学講座
加藤佑佳	京都府立医科大学大学院医学研究科精神機能病態学
成本　迅	京都府立医科大学大学院医学研究科精神機能病態学
田中寛之	晴風園 今井病院リハビリテーション科／大阪府立大学大学院総合リハビリテーション学研究科
西川　隆	大阪府立大学大学院総合リハビリテーション学研究科
小森憲治郎	新居浜病院臨床心理科
鉾石和彦	自衛隊阪神病院准看護学院
加藤悦史	愛知医科大学精神科学講座
山下功一	まつかげシニアホスピタル認知症疾患医療センター
博野信次	神戸学院大学人文学部人間心理学科
繁信和恵	浅香山病院精神科
小林祥泰	島根大学
三浦利奈	国立長寿医療研究センター病院精神診療部
荒井由美子	国立長寿医療研究センター長寿政策科学研究部
久保嘉彦	清順堂 ためなが温泉病院精神科
寺田整司	岡山大学大学院医歯薬学総合研究科精神神経病態学
仲秋秀太郎	慶應義塾大学医学部精神・神経科学教室
佐藤順子	東海学院大学人間関係学科心理学部
谷向　仁	大阪大学保健センター精神科
松下幸生	国立病院機構 久里浜医療センター
樋口　進	国立病院機構 久里浜医療センター
小沼杏坪	前せのがわKONUMA 記念広島薬物依存研究所
水野裕也	慶應義塾大学医学部精神・神経科学教室
内田裕之	慶應義塾大学医学部精神・神経科学教室
徳倉達也	名古屋大学大学院医学系研究科精神医学分野
竹内啓善	トロント大学精神科
澤村実紀	東京女子医科大学神経精神科
石郷岡純	東京女子医科大学神経精神科

I

臨床評価法総論

1. 臨床評価法総論

1 臨床評価法とは

　『精神・心理機能評価ハンドブック』と題した本書は，認知機能，パーソナリティ，精神発達，精神症状など，ほぼすべての精神面に関する多くの評価法の概要を紹介した評価法事典といえるものである．評価法には，精神内界についての自記式のもの，本人および周囲の者による行動評価，そして一定の課題を用いる検査がある．いずれも共通の方法，手段を用い，多くは結果を数量化することで，客観性を保証しようとするものである．評価者の恣意的な判断でなく，評価法という共通の道具をもつことは重要なことであり，今後もさまざまな評価法が開発されるであろう．しかしながら評価法，特に一定の課題を用いる検査の実施と検査成績の判断には留意すべきことがあり，以下でふれておきたい．

1 検査実施上の留意点[1]

　検査の成績には非特異的な脳機能障害や精神症状が影響する．非特異的な脳機能障害や精神症状はそれ自体，検査の対象となるが，同時に他の障害を覆い隠し，逆に見かけ上の機能障害を生じたりする．留意すべきものとして，注意障害，ワーキングメモリの障害，疲労，覚醒度，動機づけ，うつ状態などがあげられる．たとえば，覚醒度の低下した状態で記憶検査を行えば検査成績は低下するであろうが，それは真の記憶障害ではなく，見かけ上のものである．

　また検査成績の一貫性の問題や，検査状況が検査成績に及ぼす影響も考慮しなければならない．精神疾患や脳損傷をもつ人では，検査課題の達成レベルが日により時間によりしばしば変動し，成績の一貫性が問題になる．検査の反復施行が必要となることもある．また検査の状況も検査課題の達成水準に大きく影響する．被検者の機能水準を適切に評価するには最高の達成水準を引き出すことが必要であり，そのためには適正な検査状況を設定せねばならない．一般に，標準化された検査では，検査成績の相互比較を可能にするために，検査施行条件など検査状況は統制されているが，精神障害や脳損傷をもつ人ではそのような状況ではしばしば十分な課題達成がなしえないことに留意すべきである．しかし逆に，検査の達成水準に比べ仕事や日常生活での機能水準がより劣ることもある．検査状況が保護的，理想的にすぎ実生活での状況にそぐわないこともありうる．

2 検査成績の判断上の留意点
　―定量的データと定性的データ[1]

　数値化された定量的データとしての検査成績（検査スコア）の判断に際しては，検査スコアのもつ人為的で抽象的な性質を考慮しなければならない．検査スコアとそれに関連すると思われる行為は同等でないし，定性的な観察を怠り標準化された検査スコアをより科学的なデータとみなすのも誤りである．検査スコアが意味をもつのは，その検査課題ができるだけ少ない種類の行為や機能を反映する場合である．検査課題は単純であればあるほど，検査スコアの意味も明確となる．総合的検査バッテリーのように検査スコアが過度に包括的な場合は，検査スコアから具体的な行動的ないし認知的特徴を推し量るのは困難である．また多肢選択のような反応を制限する課題では観察できる範囲は限られる．定量的データとしての検査スコアは，観察と関連させたうえで意味をもつ．被検者がどのように問題を解決し，どのように問題に取り組んだのかという定性的データ（情報）は，検査スコア自体よりもしばしば重要である．しか

しながら，観察から得られた定性的データには標準化，信頼性，妥当性において問題がある．検査状況とは無関係に解釈される定量的な検査スコアは客観的ではあるが，個々のケースに適用することは限界がある．一方，標準化や量的な検討がなされない定性的情報は，個々の情報は十分に得られるが，診断や方針決定のために必要な比較には不向きである．定性的データと定量的データは相補的なものであり，どちらを欠いても不完全である．定性的データと定量的データの問題は，検査における定量的アプローチと定性的アプローチの問題であり，精神機能，認知機能に関する検査においてきわめて重要な意味をもっている．

3 検査における定量的アプローチと定性的アプローチ[2]

検査は大きく，定量的アプローチと定性的アプローチに分けられる．定量的アプローチでは，多くのデータに基づいて標準化された検査方法やバッテリーが用いられ，結果は検査スコアとして定量的に得られる．得られたデータは統計的，経験的に決められた基準と比較して評価される．WAIS-IIIに代表される"客観的"検査がその典型である．検査の妥当性は多くの被検者で得られた定量的データの統計的解析により保証される．検査手技は定式化されており，検者の経験，能力にあまり関係せず，検査の信頼性は高いとされる．一方，定性的アプローチでは，被検者に合わせてある程度の柔軟性や可変性をもった検査課題が用いられ，結果はしばしば数量的なものよりは現象的な記述として得られる．検査結果は臨床所見を優先させそれに基づいて検者により定性的に意味づけされ，判断される．臨床家が診療経験を通じて工夫してきたいわば"直感的"検査といえ，標準化は難しく基準もないものが多い（たとえば，Luriaの神経心理学検査[3]）．検査の妥当性は臨床的経験から保証される．検査手技は個々の被検者の状態に応じて柔軟な変更，修正を必要とするものが多く，厳格な定式化は困難である．検査の信頼性は検者の経験，能力に大きく左右される．

検査の理想は，定量的アプローチと定性的アプローチの長所を合わせもつ，両者のいわば"中庸的"アプローチであろう．経験ある臨床家はそれぞれ多少なりとも個人的な中庸的アプローチともいうべき立場をとっているものであるが，共通の体系的な中庸的アプローチといえるものはまだない．しかしながら，たとえばWAIS-IIIの結果報告書において，経験のある評価者により書かれた検査結果に影響する被検者の全般的ないし特徴的態度に関するコメントが，算出されたIQ以上の情報価値をもつことはしばしばあることである．このような定量的アプローチの部分的定性化ないし定性的補完ともいうべきアプローチは日常の臨床場面で常に行われていることである．

以上，評価法，特に一定の課題を用いる検査の実施と検査成績の判断において留意すべきこと，また検査における定量的，定性的，中庸的アプローチにつき述べた．これらのことに留意し，評価法を適正に用い結果を判断することで，評価法の有用性はさらに高まるものと考える．

〈鹿島晴雄〉

引用文献

1) Lezak MD. Neuropsychological Assessment. 3rd edition. New York：Oxford University Press；1995／鹿島晴雄（総監修），三村 將，村松太郎（監訳）．神経心理学的検査集成．東京：創造出版；2005．
2) 鹿島晴雄．神経心理学的検査―定量的アプローチと定性的アプローチ．懸田克躬ほか（編）．現代精神医学大系 年刊版 '88-A．東京：中山書店；1988．pp55-78．
3) Christensen A-L. Luria's Neuropsychological Investigation. 2nd edition. Copenhagen：Munksgaard；1979．

2 知的機能の評価法

1 知能診断の意義と目的

　クライアントに対し，適切な心理的援助を行うために，臨床的な問題の背後に知能の障害や偏りが推測される場合，知能検査は1つの信頼に足るツールである．使用頻度が高く，これまで厳密な標準化の手続きが取られ，改訂が重ねられ，客観性が高められてきた．

　たとえば，精神発達遅滞（知的能力障害）の可能性がある場合，知的水準の鑑別に用いられる．自閉スペクトラム症や注意欠如・多動症など，知能構造の偏りには，ウェクスラー式知能検査によって出現するばらつきが，見立てや，治療的手がかりになりうる．

　成人の場合，医療機関のコンサルテーションで，交通事故や脳卒中などによる，知的機能への影響の評価が求められることもある．成人であっても，回復度によって，検査値に変動がある可能性に考慮する必要がある．

　また，検査結果は，心理療法の効果を評価するうえでも役立つ．

　検査結果だけでなく，クライアントの検査時の行動が落ち着いているか，集中しているかなど，副次的な情報が，クライアントの状態を理解するうえで役立つこともある．

　利用において，検査で測定が可能なのは，複雑な働きをもつ知能の一部であり，検査には限界があることを，肝に銘じたい．

2 知能検査の歴史

フランスの Binet らが開発

　知能検査の開発の歴史を振り返る．フランスの心理学者 Binet A 以前にも，人間の心理をアセスメントしようとするさまざまな試みはあった．能力の個人差に注目した，イギリスの遺伝学者 Galton F や，その影響を受け，メンタルテストを作った心理学者の Cattell RB，実験心理学の祖といわれるドイツの心理学者 Wundt W などである．

　1905年，Binet と，その弟子，精神科医 Simon T によって「知能測定尺度（ビネー・シモン尺度）」が作成されたことが，近代的知能検査の最初とされている．知的障害児にも，より教育の効果が得られるようにするためのスクリーニング法として，考案されたものである．

　その背景に，フランスでは，1882年に義務教育法が公布され，法律上，すべての国民が教育を受けられるようになったことがある．学校制度の普及とともに，同年齢児とともに学習するのが難しい児童の存在が明るみになり，対応が急務となった．

　フランス文部省は，1904年，知的障害児の教育に関する委員会を設立した．Binet は，ソルボンヌ大学の心理学実験所の主任を務め，児童の記憶や想像，知能などについて実験的研究を重ねており，委員に任命されることになった．

　彼は実験心理学者としての実績と，彼なりの知能観をもとに，Simon の協力を得て，小学校入学時に用いるための検査法を提案した．設問は，次第に難易度が高くなる，異なる30問からなり，正解できた回答から，知的能力が測定できるように工夫されていた．

　1908年，彼らは，精神年齢（MA）という概念を加えた改訂版を発表した．年齢によって，より難易度が高い設問に正解できるようになることから，彼らは知能は児童期から青年期にかけて，成長とともに発達していくという仮説を立てた．年齢ごとに，正解率が65〜75％になる課題を設け，

その課題が解ければ，その子どもの精神年齢はその年齢相応にあると判定される．改訂版では，各年齢に5～7の設問が割り当てられ，全57問であった．

1911年，Binetが亡くなる直前，さらなる改訂版が公表され，15歳から成人までの問題が再整備された．各年齢に5問ずつを配し，基礎年齢を超えて正解した1問ごとに0.2年が加算されることとした．

Binet以降

ビネー式知能検査は，知能を客観的にアセスメントできる画期的方法として，アメリカやドイツ，イギリス，日本など諸外国に早々に紹介され，改訂を加えられ，普及していった．

独自の展開をみせたのが，アメリカである．1910年頃，心理学者，Goddard HHが，ビネー式知能検査を紹介した．1916年には，スタンフォード大学の心理学者Terman LMは，Merrill MAの協力を得て，大幅な改訂を加え，スタンフォード・ビネー式知能検査（Stanford-Binet Test）を発表した．ドイツの心理学者William Sが考案した知能指数（IQ）という概念を，Termanは知能検査に初めて導入したことでも知られる．これが，アメリカの個別式知能検査のモデルとして，使われることになった．

心理学者のYerkes RMらは，アメリカ陸軍の要請を受け，集団式知能検査を考案し，第一次世界大戦の新兵採用に利用された．言語式のA式知能検査（Army Alpha Test）が，後に，外国からの移民など英語に不自由な被検者のために非言語式のB式知能検査（Army Beta Test）が，さらに言語と非言語を組み合わせたAB混合式が開発された．

1939年以降，ニューヨーク大学ベルビュー病院の心理学部長だったWechsler Dにより，世界で最も使用されることになる，一連の個別式知能検査が開発された．

まず，1939年，原版となる「ウェクスラー・ベルビュー知能尺度」（Wechsler-Bellevue intelligence scale）が公表される．1949年には，児童用のWISC（Wechsler Intelligence Scale for Children，5～15歳用），1955年には成人用のWAIS（Wechsler Adult Intelligence Scale，16歳以上），1966年に幼児用のWPPSI（Wechsler Preschool and Primary Scale of Intelligence，4～6歳用）が相次いで開発された．これらの検査は，言語性と動作性の2領域で構成され，被検者の知能のレベルや，知能構造の診断に用いられている．

わが国における知能検査

わが国における知能検査の歴史は，ビネー式知能検査の直輸入と，アメリカのスタンフォード・ビネー式知能検査の翻訳，改訂版が紹介され，普及していった．

個別式知能検査の本格的な標準化に取り組んだのが，大阪教育大学天王寺分校の教諭であった鈴木治太郎である．彼は1920年から，1916年のスタンフォード・ビネー版をもとに，知能検査研究を始めた．1925年，大阪市およびその周辺地域の3,800余人の児童を対象に標準化を行った．その後，統計面などの改良を行い，1930年，いわゆる鈴木ビネー知能検査（実際的個別的智能測定法）を発表している．

鈴木は，それ以降も，16,000人という多数の被検者を対象に研究を続け，心理統計的に正確な知能検査の作成を目指した．検査内容は，フランスやアメリカなどの子どもとの各問の比較研究を精密に数量的に明示し，学術的にも高く評価された．1966年に死去後，2007年に改訂版が作成された．

団体式は，1937年，教育心理学者の田中寛一が，言語式の田中A式知能検査と，非言語式の田中B式知能検査を公表した．改訂された田中A-2式知能検査は絶版になり，2003年に再標準化された新田中B式知能検査は，現在も使われている．

1947年には，個別式の田中ビネー知能検査も公にし，1954年に改訂された．1962年に死去後，1970年，1987年と改訂が重ねられ，2005年に，子どもの知的発達が促進したことに即し，田中ビネー知能検査Ⅴが刊行されている．

日本では，知能検査が盛んに使用され，団体式知能検査が多くの心理学者らによって開発され

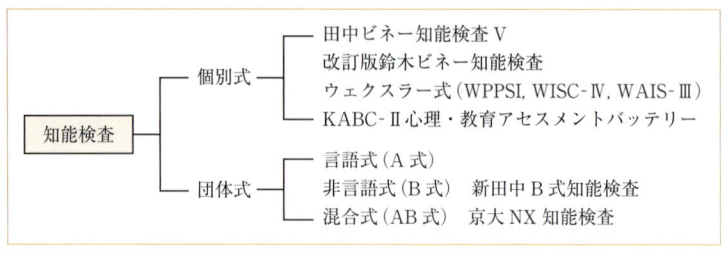

❶知能検査の種類

（松原達哉〈編著〉．第4版 心理テスト法入門．2002[1]）をもとに作成）

た．戦後，1947年に制定された学校教育法が，その2年後，小学校の学籍簿の名称を指導要録に変更し，新たな記入事項に標準検査の記録が示された影響が大きい．学校教育法により，特別支援教育（当時，特殊教育）の取り組みが本格化し，知的障害児の一次診断に団体式知能検査が，二次診断には個別式のより精密な知能検査（田中ビネー知能検査など）が利用されるようになった．

鈴木ビネー知能検査や田中ビネー知能検査は，わが国の児童相談所・教育相談所や臨床心理学系大学の心理臨床センターなどで，広く利用されてきた．

児玉省，品川不二郎らは，1953年にWISCを，1958年にWAISを日本に標準化した．それぞれ改訂が重ねられ，現在はWISC-IVとWAIS-IIIとなっている．

1970年代まで，知能検査はわが国のほとんどの小中学校で，実施されてきた．しかし，測定が差別につながるという意見に学校側が配慮し，実施率は以前より減少している．

3 知能の定義

知能（intelligence）の定義には，諸説ある．

例をあげると，イギリスの心理学者，SpearmanCは一般因子（g）と特殊因子（s）があると，2因子説を提唱した．

アメリカの心理学者，Thurstone LLは，知覚（P），空間（S），数量（N），言語（V），記憶（M），帰納推理（I），演繹推理（D）の7因子説を唱えた．

Freeman FCは，適応能力，学習能力，抽象的思考力に分類した．

広義では，知能とは「知的場面において，問題を効果的に解決していく能力」と考えてよいだろう．

4 知能検査の種類

1905年にBinetとSimonが初の知能検査を開発してから，1世紀余を経て，種々の検査法が開発されてきた．わが国で利用されている主な知能検査の種類は，❶のようにまとめられる．

5 知能の表示

知能の表示には，精神年齢，知能指数，知能偏差値，パーセンタイル（知能百分段階点）などが用いられる（❷）．

精神年齢（mental age：MA）

標本集団の各年齢別の標準（平均）知能に基づいて，知能のレベルを表したものを，精神年齢（知能年齢）と呼ぶ．実年齢は，暦年齢（calendar age：CA）と表し，生活年齢ともいう．

知能指数（intelligence quotient：IQ）

スタンフォード・ビネー式知能検査において初導入され，被検者の相対的な位置の目安となる指標．中央値の100が，平均的な知的発達状態を示し，数値が高いほど優れ，低いほど発達が遅れ気味であることを示すとされる．広義のIQには，後述のDIQも含まれる．

IQ（知能指数）＝MA（精神年齢）/CA（暦年齢）×100

❷知能水準の分類

評価段階	知能指数 ウェクスラー式	知能指数 ビネー式	知能偏差値
最優	130以上	141以上	75以上
優	120〜129	125〜140	65〜74
中の上	110〜119	109〜124	55〜64
中	90〜109	93〜108	45〜54
中の下	80〜89	77〜92	35〜44
境界線	70〜79	61〜76	25〜34
精神発達遅滞（知的能力障害）	69以下	60以下	24以下

(松原達哉〈編著〉．第4版 心理テスト法入門．2002[1] をもとに作成)

偏差知能指数 (deviation IQ：DIQ)

Wechslerは，同年代内での比較による知能指数に，標準化された点数を用いるDIQという算出法を用いた．中央値は100，標準偏差値は15とみなす．

DIQ(偏差知能指数)＝〔(個人の得点－平均点)／標準偏差値〕×15＋100

田中ビネー知能検査では，標準偏差値を16とみなし，掛ける値は15ではなく，16としている．

知能偏差値 (intelligence standard score：ISS)

IQ以外の知能のレベルの表示方法として，平均からの偏りの度合いを示すISSがある．中央値を50としている．利点は，16歳以上でも，比較的正確な数値が得られることである．

ISS(知能偏差値)＝〔(個人の得点－平均点)／標準偏差値〕×10＋50

その他，100人の集団の成績を小さい順に並べ，最下位から何番目にあるかを示す，パーセンタイル（percentile）などがある．知能百分段階点とも呼ぶ．

(松原達哉)

引用文献

1) 松原達哉（編著）．第4版 心理テスト法入門．東京：日本文化科学社；2002．

参考文献

- 松原達哉（編著）．臨床心理アセスメント演習．東京：培風館；2003．

3 記憶機能の評価

「記憶」という機能をどのように理解，定義，分類するかについては，立場や考え方によりさまざまな意見があろう．しかし，記憶が人の精神現象を理解するうえで中核的な位置を占めていることには誰も異論がないであろう．認知や行動を含めた人間の精神現象は必然的に時間経過のなかで生起しており，「記憶」を「過去の経験や情報が後の行動に影響を及ぼすこと」[1]と定義するならば，すべての精神現象は「記憶」なしではありえないともいえる．

精神科の日常臨床において，記憶の評価が特に重要となるのは，いうまでもなくもの忘れ，記憶障害を呈する患者の場合である．Alzheimer病をはじめとする種々の認知症では，記憶障害が初発症状になることが多く，記憶障害の有無や程度，あるいはその様態は認知症か否か，あるいは認知症の鑑別においてしばしば決定的な役割を果たす．また，脳の局在損傷に伴う高次脳機能障害では，記憶障害を呈する頻度が高く，また患者の日常生活場面における問題点の中核であることも多い（記憶のみがとびぬけて悪く，他の注意や一般的知能が保たれている場合を健忘症候群と呼ぶ）．

I. 臨床評価法総論

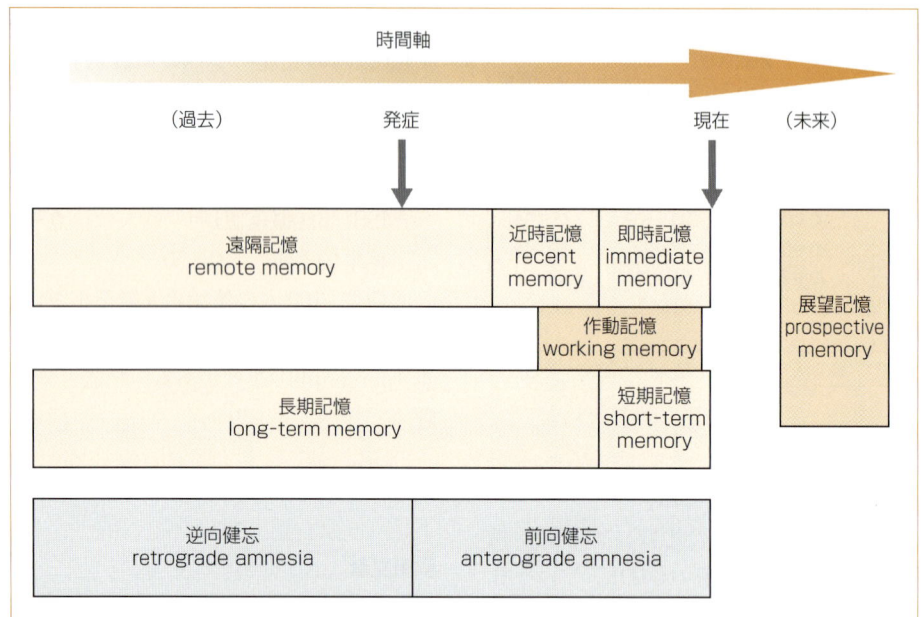

❸ 記憶の時間による区分

さらに，脳器質疾患ではない，いわゆる内因性や心因性の精神疾患においても，多様な記憶障害を呈することが知られており，記憶に関する検査が患者の病態把握に役立つ場合もある．

いかなる記憶検査についても，その患者にその検査を実施することにいかなる意味があるのか，検査者や検査指示者はいかなる情報を得ようとしているのかをあらかじめ検討しておくべきである．本書で取り上げた検査をはじめとして，記憶検査の多くは時間がかかり，患者にも検査者にも負担になる．記憶障害を呈する患者にとってはいうまでもなく脳機能や残存予備力へ負荷がかかり，記憶障害が目立たない患者にとってはなぜその検査を施行する必要があるのかの説明が求められる．臨床的な記憶評価に際しては，十分な内容の評価を行うのと同時に，できるだけコンパクトに実施していくことが求められる．認知症かどうかの鑑別には必ずしも詳細な記憶検査は必要ない．むしろもの忘れ外来などで初診時にいきなり詳細な記憶検査を実施すると，その後患者が通院継続を拒んだり，精神状態が悪化したりする場合もある．

人間の多様な記憶の側面は，記憶される情報の時間によって区分しておくとわかりやすい（❸）．認知心理学，実験心理学の立場からは，記憶は短期記憶（short-term memory）と長期記憶（long-term memory）とに分けられる．短期記憶は貯蔵時間が数十秒以内とごく短いもので，限られた記憶容量しかもっていない（魔術数7±2）．これは情報が入力されたときの特殊な状態のまま，一時的に保持するシステムである．短期記憶を検査するには，提示された刺激組を被検者に直後に再生してもらい，そのスパンを測定する（ウェクスラー記憶検査〈Wechsler Memory Scale-Revised：WMS-R〉の下位検査など）．レイ聴覚言語学習検査（Rey Auditory Verbal Learning Test：RAVLT）の記銘学習において，提示された15語の単語リストの最後のほうが想起しやすいのは提示から想起までの時間が短い新近効果（recency effect）と呼ばれているが，これも短期記憶を反映していると考えられる．日本語版短期記憶質問票（Short-Term Memory Questionnaire：SMQ）も短期記憶領域の臨床的問題を把握するのに有用である．短期記憶の情報は選択，刻印されて，より安定した，

持続的な長期記憶へと移行していく．この長期記憶における貯蔵時間と記憶容量は無限といえるほど大きい．

　神経心理学の立場では，記憶をその記銘（印象の刻印）（符号化）から想起（検索）（再生や再認）までの保持（貯蔵）時間の長さに従って，即時記憶（immediate memory）・近時記憶（recent memory）・遠隔記憶（remote memory）の3つに区分する（❸）．神経心理学的立場でいう即時記憶は短期記憶にほぼ相当し，近時記憶と遠隔記憶は長期記憶に属する．重篤な近時記憶・遠隔記憶の障害を呈する健忘症候群の患者でも，即時記憶はむしろ保たれており，両者の神経システムは独立していると考えられる．通常，記憶障害の患者で最もよくみられるのは比較的最近に（数分から数日くらいのあいだに）自分が体験した出来事を想起できない，あるいは新しい情報を学習できないという近時記憶の障害である．近時記憶とは日常生活で最も急速に忘却が起こる部分であり，患者は誰かに会ったかどうか，薬を飲んだかどうか，貴重品をどこにしまったかなどを思い出せなくなる．本書で扱っている記憶の臨床評価法もそのほとんどがこの近時記憶領域に関する課題である．

　ベッドサイドで行う近時記憶検査は内容的に大きく言語性の課題と非言語性の課題とに区分される．言語性記憶の課題としては，単語の対連合学習（三宅式対連合学習検査など）とリスト学習（RAVLTなど），文章記銘（WMS-Rの論理的記憶など）がある．また，非言語性記憶は通常，図形の形状や位置，空間配置を覚えてもらうような視覚性の課題である．比較的簡単な幾何学図形を覚えるベントン視覚記銘検査（Benton Visual Retention Test：BVRT）や，WMS-Rの視覚再生下位検査，複雑で難度の高いものとしてレイ-オステルリートの複雑図形（Rey-Osterrieth Complex Figure Test：ROCFT）などがあげられる．言語性，非言語性（視覚性）の近時記憶領域を中心に包括的な評価を行う記憶検査バッテリーとして，WMS-Rやリバーミード行動記憶検査（Rivermead Behavioural Memory Test：RBMT）がある．

WMS-RもRBMTも健忘症候群患者の評価にはよく用いられるが，後者は特に患者の日常生活上の問題点を反映しやすいという特徴がある．患者自身のもの忘れに関する自覚的評価を尺度化する質問票として日常記憶チェックリスト（Everyday Memory Checklist：EMC）がある．記憶障害患者はしばしば健忘に対する自覚が乏しいことがあり，EMCを患者本人と介護者の双方に実施してその乖離をみることで，患者の病識の程度を判断することが可能である．

　なお，時間軸においてやや特殊な位置を占めるものとして作動記憶（working memory）と展望記憶（prospective memory）とがある．作動記憶は容量の限られた短期記憶の情報処理量を増幅して，長期記憶への橋渡しの役割を担っているシステムである．このシステムにより，情報の一時的な保持とともに処理が可能となり，記憶の役割がより動的かつ現実的な認知活動に位置づけられている．作動記憶の評価法としては，本書では「II. 知的機能の評価法」で述べられているWAIS-III（Wechsler Adult Intelligence Scale-Third edition）の作動記憶群指数（WM）や，「IV. その他の高次脳機能の評価法」で述べられている標準注意検査法（Clinical Assessment for Attention：CAT）のうち，Symbol Digit Modalities Test（SDMT）やPaced Auditory Serial Addition Test（PASAT），Memory Updating Testなどの下位検査があげられる．

　また，近時記憶は近い過去の事象に関する記憶であり，回想記憶（ないし回顧記憶）（retrospective memory）と呼ばれる．これに対して，展望記憶（prospective memory）と呼ばれる記憶がある（❸）．これは「明日の10時に○○病院を受診する」といった，未来の自己の行為に関する予定記憶である．記憶障害患者の日常生活を考えるうえで，展望記憶の障害は重要な要因であり，記憶のリハビリテーションにおいても中核的ターゲットとなる．展望記憶課題はRBMTの下位検査を用いて評価することができる．

　なお，本書の記憶評価法として扱っているのは，

長期記憶のなかでもエピソード記憶に関する領域である．記憶障害患者の多くの臨床観察から，長期記憶のすべてが一様に障害されるわけではなく，意味記憶や手続き記憶などは通常保たれている．記憶障害患者の保たれている記憶を評価することは，記憶のリハビリテーションを考えるうえでも重要ではあるが，本書のスコープを超えているため割愛した．

（三村　將）

引用文献
1) 三村　將. 記憶の分類. *Clinical Neuroscience* 2003 ; 21 (7) : 799-802.

4　その他の高次脳機能の評価法

　高次脳機能という用語は現在広く使われている．2001年度から開始された「高次脳機能障害支援モデル事業」において，脳損傷による記憶障害，注意障害，遂行機能障害，社会的行動障害が行政的に高次脳機能障害と名づけられ，その後，高次脳機能障害は，失語，失行，失認など，より広義に認知機能障害一般を指す用語として用いられるようになった．それとともに高次脳機能という用語も頻用されている．「IV．その他の高次脳機能の評価法」では，言語，行為，視覚・視空間認知，注意，遂行機能，意志決定，表情・情動判断その他，さまざまな高次脳機能に関する評価法を紹介している．

　高次脳機能や高次脳機能障害という用語は現在，広く使われているが，"高次"とは何を意味するかについては必ずしも明確でない．筆者は高次脳機能や高次脳機能障害における"高次"とは，"意味にかかわること"と考えている．たとえば，発声や構音は意味にかかわらないが，発語は言葉を話すことであり意味にかかわる機能である．運動は意味にかかわらないが，パントマイムや手指で道具を使うことは行為であり意味にかかわる機能である．視覚や聴覚は感覚であるが，それらを介して対象を知覚すること，すなわち視知覚や聴知覚も意味にかかわる機能である．「IV．その他の高次脳機能の評価法」で取り上げた脳機能はすべて意味にかかわる脳機能である．

　高次脳機能の障害である高次脳機能障害と，発声，構音，運動，感覚など意味にかかわらない脳機能（要素的脳機能）の障害である要素的脳機能障害は二つの点で相違がある．

　第一の相違は脳損傷局在の厳密さの相違である．要素的脳機能障害では症状と脳損傷の関係は厳密である．たとえば，Weber症候群であればその脳損傷部位の個人差はほとんどないであろう．要素的脳機能障害の診断においてはCTやMRIなどの脳画像検査がきわめて有用である所以である．他方，高次脳機能障害においては脳損傷の局在の厳密さは要素的脳損傷に比べそれほどではない．たとえば，失語症検査で同程度の症状を示す右利きの運動失語例の脳画像での損傷部位を重ね書きすると，左側前頭葉下部を中心としてはいるが，小さい損傷からより大きな損傷まで損傷領域に個人差がみられる．このことは，大きな損傷で症状が出現している例では，より小さな損傷では症状が出現しなかった可能性も意味しており，高次脳機能障害の診断においては，脳画像は有用な手段ではあるものの，より重要なのは症状の評価であることを示唆している．他の高次脳機能障害においても脳損傷の局在の厳密さに関しては同様

であり，高次脳機能障害の診断においては症状の臨床的評価がより大切であることを強調しておきたい．

　高次脳機能障害と要素的脳機能障害の第二の相違は症状の一貫性である．要素的脳機能障害に関しては，たとえば運動麻痺は状況にかかわらず常に認められる．場所や時刻といった状況による症状の相違はなく，症状の一貫性がある．しかしながら高次脳機能障害ではそうではない．失行を例にとると，外来診察室で「歯ブラシで歯を磨くまねをしてください」といわれてもうまくできないが，自宅で朝，洗面所で自分の歯ブラシを使って歯を磨くことは，それほどスムーズではないとしてもできることがある．要素的脳機能障害である運動麻痺がいかなる状況でも認められるのとは異なる．また失語を例にとると，診察室で"ごはんが食べたい"と言うことを求められてもスムーズに言うのは困難であるが，実際にお腹がすいているときにはスムーズではないにしてもそれほどの困難なくしばしば言いうることがある．高次脳機能障害では要素的脳機能障害のような症状の一貫性はない．しかしながら，これらの例からは，できない状況とある程度できる状況には，法則性があるように思える．外来診察室で歯を磨くまねをしたり，ご飯が食べたいと言うことはできなくても，歯を磨くべきときに歯を磨いたり，お腹がすいているときに"ご飯が食べたい"と言うことはある程度できるのである．これは従来からBaillarger-Jacksonの原理といわれてきたもので，前者は抽象的な状況，後者は具体的な状況といえ，そのあいだで差異があるということである．高次脳機能障害の症状は，抽象的状況で出現しやすく具体的状況ではそうでない，つまり症状の出現は状況に依存するということである．このことは，高次脳機能障害の診断において状況や文脈を考慮することの大切さを示唆していると考える．

　脳損傷局在と症状の一貫性という点で，意味にかかわる高次脳機能障害と要素的脳機能障害で相違があるのはなぜか．筆者は，これらの相違は高次脳機能障害が意味にかかわる機能であるためと考える．

　脳損傷の局在にある程度の個人差があるのは，"猫"という言葉を例にとると，"猫"という言葉はその人のそれまでの経験や体験と関連して頭に貯えられており，より猫に関する体験，特に情動的なそれをもつ人と，そうでない人では，同じ"猫"という言葉でも頭のなかでの貯蔵の状況は異なるはずであるからである．関連した体験の多い人はそうでない人と比べ，"猫"という言葉に関連する手がかりは，連合といってもよいが，より多いと考えられ，より失われにくいであろうからである．すなわち，"猫"という言葉に関連する手がかりがより多い人は，手がかりが少ない人に比べ，より大きな脳損傷でなければ，同様の症状が生じないということが考えうるであろう．

　また症状の一貫性に関し，高次脳機能障害では抽象的状況でより症状が出現しやすいということも，意味と関連している．実際にお腹がすいているときにはそれほどの困難はなく"ごはんが食べたい"と言いうるのに診察室では困難であるということ，つまり具体的状況では言えても抽象的状況では言いえないという現象は，意味にかかわる本質的な障害と考えられる．言葉とは意味を担う記号である．記号とは，実際にそのものがなくともそれを表せるから，つまり抽象的な状況でそれを表せるから記号なのであり，抽象的な状況で言葉が言いえないということは，意味を担う記号としての本質的な障害といえる．

　このように高次脳機能障害は，脳損傷の局在において個人差があり脳画像だけに頼ることはできず，症状の評価がより大切である．その意味で高次脳機能に関する評価法は，脳機能検査法の目覚ましい発展のなかにあっても，その重要性はますます高まると考える．また高次脳機能障害の症状の出現は状況依存的であり，評価法の実施にあたっては検査状況など検査に影響する要因を考慮することの必要性を強調しておきたい．

（鹿島晴雄）

I. 臨床評価法総論

参考文献
- 鹿島晴雄. 高次脳機能障害の概念をめぐって. 精神医学 2010;52:945-949.

5 パーソナリティの評価法

1 概要

「人格」とも訳される「パーソナリティ」の評価については、その全体像を強調する視点もあれば、個人の性格特性を類型的にとらえるアプローチもある。また、個人の性格傾向に、場の状況などの外的な要因が加わると、どのような精神力動が生じるかを重視する観点もある。特に、パーソナリティを個人内の精神過程からだけでなく、人と人とのかかわり合いの過程も合わせてとらえようとする動向が近年、きわめて高まっている。

パーソナリティの評価法とは、被検者に一定の条件の下で、一定の課題を与え、その応答や課題の解決の仕方、もしくはそのプロセス全体から、個人の行動の特徴をとらえ、パーソナリティ特性を明らかにする目的で作成されている。そこで得られる個人をめぐる理解は、臨床場面で面接や観察によって得られる情報とともに、精神医学的診断に有用な情報を提供する。それはまた病態的な側面だけでなく、その人の健康的な面も含め全体的に評価し、心理アセスメントを有効に補助するものである。

パーソナリティを評価するために作られたさまざまな検査法は、その検査が作成される際、基本的に依拠しているパーソナリティに関する理論を内在している。たとえば、質問紙による性格検査である精研式パーソナリティ・インベントリィは、精神医学者Kretschmerの体格と気質の研究に基づき、精神医学的性格類型の把握を意図している。また、投映法の一つである主題統覚検査（Thematic Apperception Test：TAT）は、Freudの精神分析理論を背景に考案された。なお、解釈法に関しては、これまでの臨床研究の積み重ねとともに、その洗練度はより高まっている。たとえば、投映法の代表であるロールシャッハテストは、精神分析理論の発展とともに、精神力動的な解釈法を発展させ、精神医学的病態水準の理解に大きく貢献している。

2 パーソナリティの評価法の種類

パーソナリティの評価法は、①質問紙法、②作業法、③投映法に分類される。

質問紙法

回答は、それぞれの検査の背景となる理論に則り、意味づけ、重みづけをもって点数化される。それに基づいて整理される結果は、その人のパーソナリティ傾向として、視覚的にもわかりやすい様式（グラフやプロフィールなど）で示される検査法である。

個人にも集団にも施行することができると同時に、施行法、結果の整理、解釈も簡単であることが利点である。また、被検者の意識している側面が結果として表れ、被検者自身が自覚している自己像、ないし自己評価が反映される。ただし、文章によって問われるので、どのような回答をすれば、どのような評価を与えられるか、被検者にお

およその予測がつくことが，質問紙法の限界でもある．すなわち，比較的率直に回答する被検者もいれば，質問の内容によっては，正直に答えることを躊躇したり，自分が望ましいと思う性格傾向が現れるように，意図的に操作して回答する被検者もいるかもしれない．質問紙法は，簡便であるだけに，その点において結果に関する信憑性が問われることになる．

代表的な質問紙法としては，心身の状態を問いつつ，心気的な傾向をチェックすることができるコーネル・メディカル・インデックスや，基本的な性格類型に基づき，主なる性格傾向を他とのバランスで把握する矢田部-ギルフォード性格検査（Y-G性格検査），精研式パーソナリティ・インベントリィ，東大式エゴグラム，ミネソタ多面的人格検査などがある．なお，ミネソタ多面的人格検査は，質問紙法の限界に挑戦し，被検者の答えを信頼してよいかを確かめる尺度を含んでいる．

作業法

被検者に，比較的単純なある一定の作業を行ってもらい，作業への取り組み方と，その成果ないし完成度からパーソナリティ傾向を把握する検査法である．その代表的なものとして，1桁の足し算を繰り返し行うことを課す内田クレペリン精神検査，また図形の書き写しを課すベンダー・ゲシュタルト・テストがある．どちらも器質的疾患のスクリーニングとしても有効な検査である．また，言語を必要としない検査なので，外国人にも適用できる．

投映法

ここで用いる「投映」は，防衛機制としての「投影」よりも広い意味で，被検者の過去の経験や個人的な事情に基づいた反応，すなわち自分の内面にあるものを外界の刺激のうえに映し出すという意味合いがある．

投映法では，与えられる刺激が曖昧で多義的である．また同様に，その教示も，見えたもの，浮かんだことをいかようにでも表すように求め，曖昧である．このような設定で行われる投映法は，被検者が反応する際の自由度がきわめて高い検査といえる．このように構造化の緩い検査において，その意図や目的がつかめない被検者は，どのように反応すればどのように評価されるか，とらえることが難しく，不安を抱きやすい．そうした曖昧でとらえがたい状況を手探りするなかで，課題を解決していかなくてはならない検査状況では，被検者は社会的な態度として身につけている日頃の対処行動では対応しにくくなる．つまり現実的な自我の機能が退行する．いわば自我機能が低下したところでこそ，その人の弱点が見えやすくなると考えられている．また，投映法の刺激には，内的な想像活動を刺激したり，感覚や感情にまつわる反応を誘発するものが多い．それによって，普段は抑制されている意識しにくい感情や空想や感覚的反応が現れやすくなる．いわば，ふだんの社会生活では表面化しないような被検者の願望や欲動，空想の世界が表現されやすくなる．しかし，そうした内容に焦点をあてることのみが投映法の目的ではなく，むしろ，高まった願望や欲動を制御しようとする自我機能の働き方を詳細にみていくことに，そのユニークさがある．つまりパーソナリティを力動的に評価することに意義を見出している．そこにおいて，自己像や対象関係のあり方，外界のとらえ方，基調となる情緒，願望や葛藤，不安への対処の仕方，適応のあり方などが，生き生きと現れるので，パーソナリティを評価するうえでは非常に有用で，臨床的に広く利用されている．一方，このような多義性をはらむ投映法の解釈は，その自由度の高さゆえに，反応の幅も広く，相当の熟練を要することになる．

実際の投映法として，筆頭にあげられるのは，漠然としたインクのしみを刺激とするロールシャッハテスト，次いで絵をみて物語を作ってもらうTATであろう．被検者に描いてもらう検査としては，木，家，人物などを描くことを求める，バウムテスト，描画テスト，さらに風景構成法などの投映法もある．また被検者が記述するものとしては，刺激語に続けて文章を書かせる文章完成テスト，フラストレーションを起こさせる状況で，被検者がどう応じるか絵の登場人物のふきだしに

応答内容を書き込んでもらう P-F スタディ（Picture Frustration Study）など，がある．

3 テストバッテリー

さまざまな検査は，パーソナリティのそれぞれ異なる側面に光をあてているということをふまえ，目的に応じていくつかの種類の検査を組み合わせることをテストバッテリーを組むという．たとえば，質問紙法において，問われている内容が明確で，答え方も「はい」「いいえ」「どちらでもない」という3つのうちのどれかを選ぶということを求める Y-G 性格検査は，構造がしっかりしている検査である．そのような検査では，落ち着いて対応でき，安定したパーソナリティとみなされるような人が，曖昧で，いかようにでも反応できるような構造化の緩い投映法，たとえばロールシャッハテストでは，不安が高まり，意図せずしてパーソナリティの脆弱な側面をみせる場合がある．それを日常場面に置き換えると，安定した環境で，明確な目的をもって決まったことをしているときにはまったく破綻はないが，同じ人であっても，新しい環境で不安定な対人関係のなかにおかれると，たとえば過度に依存的になったり，不穏になったり，被害的になったり，あるいは攻撃的な状態に陥ると考えられる．このように異なる構造をもつ検査結果の比較を通してその人の性格傾向や適応状態についてさまざまな視点から総合的に吟味することができる．

どの検査にもそれぞれの効用と限界がある．その特質を熟知したうえでそれぞれを補い合えるような，テストバッテリーを組むことが望ましい．ただし，より多くの情報を得ようとして過剰に検査を組むことは，被検者に多大な負担を与えることになる．できる限り，検査の選定は最小限にすることが望ましい．また治療方針を立てる際に，パーソナリティの評価法のなかでも構造化水準の異なる質問紙法と投映法を組み合わせたり，さらに課題が明確で構造化がしっかりしている知的機能の評価もバッテリーとして組むと，それぞれの評価法の利点を有効に生かしながら，その個人をより立体的にとらえることができる．

〔森さち子〕

参考文献

- 小此木啓吾，馬場禮子．精神力動論（新版）．東京：金子書房；1989．
- 馬場禮子．心理療法と心理検査．東京：日本評論社；1997．
- 小此木啓吾（編集代表）．精神分析事典．東京：岩崎学術出版社；2002．
- 氏原 寬，岡堂哲雄，亀口憲治ほか（編）．心理査定実践ハンドブック．大阪：創元社；2006．
- 上里一郎（監）．心理アセスメントハンドブック．第2版．東京：西村書店；2001．

6 精神発達の評価法

人の精神機能の発達は，発生から長い年月をかけて成長，発達する神経組織を基盤としながら，教育や経験を通して促され，成人してもなお持続する前進的過程である．精神発達を規定しているのは遺伝か環境か，あるいは成熟か学習かなど，さまざまな研究と議論が行われてきた．たとえば，人間的・文化的環境から隔離されて育ったとみられる野生児研究，多くの知的優秀者または劣等者の家系調査，一卵性双生児と二卵性双生児などを比較する双生児研究，親子間の知的能力やパーソナリティ傾向の比較研究などである．

一方，精神機能は乳幼児では運動能力と密接に

関連しており，探索行動，物の操作，食事の方法，排泄などに反映される．そして，発達に伴って，精神機能は言語能力や対人関係能力（社会性），知的能力に代表される能力を含むものとなる．こうした能力を個々に評価する評価法はそれぞれに開発され，いわゆる知能検査に代表される知的機能評価や言語能力評価が行われている．しかし，乳幼児期の子どもは，こうした精神機能が未発達，未分化な状態にあるために，各機能を個別に評価することが困難である．そのために，身体運動能力，知覚運動能力，言語能力，認知操作能力，日常生活能力などを総合して，全般的な発達レベルを評価する発達検査が多く開発されている．

遠城寺式・乳幼児分析的発達検査法や乳幼児精神発達診断法，日本版ミラー幼児発達スクリーニング検査などはいずれもこうした観点に沿ったものである．それぞれ着目する領域や項目は少しずつ異なるが，年齢ごとの標準的な達成項目が明示されており，それを被検者が獲得しているかどうかを評価するものである．遠城寺式・乳幼児分析的発達検査法では移動運動，手の運動，基本的習慣，対人関係，発語，言語理解の各領域における，暦年齢ごとの標準的な達成項目が並べられており，達成，未達成を評価する．乳幼児精神発達診断法では運動，探索，操作，社会，食事，生活集団，言語の各領域で同様に評価するようになっており，日本版ミラー幼児発達スクリーニング検査ではさらに評価する領域が多岐にわたっている．

また，遠城寺式・乳幼児分析的発達検査法，乳幼児精神発達診断法は直接の観察による評価ではなく，養育者の報告による．遠城寺式・乳幼児分析的発達検査法では4歳8か月まで，乳幼児精神発達診断法は7歳までが対象であり，その発達段階では課題提示に対して評価段階での集中力や意欲が変化しやすく，検査者や検査環境からの影響も大きいことによるものである．日本版ミラー幼児発達スクリーニング検査では検査者が課題を与えるが短時間で終了できる工夫がなされており，さらに道具を用いた課題が少ない簡易版が提示されるなどの配慮がなされている．

これらの評価法は各領域の評価を通して行われるが，いずれも知能指数（intelligence quotient：IQ）や発達指数（developmental quotient：DQ）を算出するものではない．これらは各領域の発達段階を理解するための分析的検査であり，検査時点における子どもの発達段階と心身機能を測定するものであって，診断やその後の発達を予測するためのものではない．しかし，ここで現れる発達のプロフィール，すなわち各領域での発達段階の凸凹は，養育者や子どもにかかわる成人にとって，その子どもの特性を理解しやすく提示し，どの領域の発達支援を重点的に行うかの指標になる．簡便に利用できるために，特に遠城寺式・乳幼児分析的発達検査法，乳幼児精神発達診断法は1歳半児健診，3歳児健診などの乳幼児健診や発達相談，あるいは小児科医や児童精神科医の外来などでも発達上の遅滞や障害を早期発見するための**スクリーニング検査**としてしばしば用いられる．

こうした子どもの発達段階における能力とは違って，心理社会的な適応，不適応を各領域にわたって包括的に評価する方法として，子どもの行動チェックリスト（Child Behavior Checklist：CBCL）や子どもの行動チェックリスト（教師用．Teacher's Report Forum：TRF）がある．これは養育者，教師からの多面的な評価であるが，ユース・セルフレポート（Youth Self-Report：YSR）という自己評価によるものと併せて，多角的に子どもの行動を評価，理解する方法となっている．これらはひきこもり，身体的愁訴，不安や抑うつという内在化された課題，社会性や思考，注意などの課題，非行行動や攻撃的行動という外在化された課題を包括的に評価するものである．世界的に用いられており，標準化されて臨床研究などでしばしば用いられている．また正常域，境界域，臨床域の評価ができることが特徴となっており，臨床評価に用いることができるが，質問項目が多く，結果の算出方法が煩雑である．

また，前述の各領域の一部を評価する方法として，言語理解能力だけを評価するものとして，絵画語い発達検査（Picture Vocabulary Test-Re-

Disorders and Schizophrenia (SADS) や精神神経学臨床評価尺度 (Schedule for Clinical Assessment in Neuropsychiatry：SCAN) などが半構造化面接にあたる.

このように構造化（半構造化）面接は，面接者の経験や技術による差が生じにくく，精神科医師でなくても短期間のトレーニングで，一定の包括的な診断が可能となっている．なお，これらで同定される症状から導き出される診断は，アメリカ精神医学会（APA）による『精神疾患の分類と診断の手引き』（DSM）[3]やWHOによるInternational Classification of Diseases（ICD）[4]といった精神医学診断システムにも対応し，コンピュータ版も開発されている．精神医学診断以外の社会機能評価のためには，WHO Disability Assessment Schedule 2.0（WHODAS 2.0）や，社会機能評価尺度（Social Functioning Scale：SFS）などもある．

構造化（半構造化）面接の使用については，トレーニングを受け，内容を十分理解したうえで，精神医学診断の告知を含めたフィードバックやそれに伴う精神障害へのスティグマにも十分配慮して，適正に運用することが望まれる．

（中根秀之，田中悟郎）

引用文献

1) WHO憲章における「健康」の定義の改正案について．1999年3月19日．http://www1.mhlw.go.jp/houdou/1103/h0319-1_6.html
2) Wing JK, Cooper JE, Sartorius N. Measurement and Classification of Psychiatric Symptoms：An Introduction to the PSE and CATEGO programme. London：Cambridge University Press；1974.
3) American Psychiatric Association. Diagnostic and Statistical Manual of Mental Disorders, fifth edition：DSM-5. Washington, DC：American Psychiatric Publishing；2013.
4) WHO. The ICD-10 Classification of Mental and Behavioural Disorders：Clinical description and diagnostic guidelines. Geneve：WHO；1992／融　道男ほか（訳）：ICD-10 精神および行動の障害　臨床記述と診断ガイドライン新訂版．東京：医学書院；2005.

7　精神症状の評価法
2）神経症領域に関連した臨床評価法

神経症領域は，従来は心因性疾患と考えられてきたが，パニック障害や強迫性障害など，生物学的要因も関与していることが次第にわかり，単純に心因やストレスのみで説明できないと考えられるようになった．生物学的研究のさらなる進歩によって，神経症領域のそれぞれの精神障害については，今後もその考え方が変化をしていくものと考えられる．

気分障害や，精神病性障害に比べて，神経症領域の精神障害は客観的に観察できる症状が比較的少ない．本人の主観的な体験・症状を詳しく把握することがぜひとも必要である．神経症領域において最も中心となる症状は「不安」であると考えられるが，不安は病的で強い不安であるほど，言葉にして述べることが難しいという特性をもっている．患者が自ら述べる言葉だけでは，患者が感じている不安のごく一部しか治療者側が把握できないことになりやすい．症状評価尺度の1つの大きな利点は，その疾患に特有の症状やそれに伴いやすい症状を漏れなく把握することに役立つことである．患者の症状のいくつかを把握したことで，治療者側はわかったような気持ちになりやすいが，評価尺度を用いることで，症状全体を把握することが可能となる．

次に，神経症的症状は，その不安をどう表現したらよいか，患者自身も戸惑っていることが少な

くない．質問紙の記載や言葉で尋ねられることで，患者がその症状に気づくことができたり，そういう言葉で表しうるものだと患者が気づくこともある．患者が漠然と感じていることをはっきりした形にして，患者が症状を対象化しやすくするという機能もある．

そして，症状評価尺度においては，患者の主観的な評価なのか，それとも家族や治療者による客観的な評価なのか，という違いが重要であるのだが，神経症領域の症状は，他の疾患よりもこの主観と客観の差異が大きく出やすいことが特徴である．一見無味乾燥にもみえる症状評価尺度が，患者，家族，看護者，医師などの立場を替えてみることで，患者の症状や苦しさが立体的に浮かび上がることも少なくない．症状評価尺度の内容と性質を熟知したうえでこれらを臨床に用いることによって，患者の状態を正しく把握し，そして適切な治療へとつなげていきたい．

（青木省三）

7 精神症状の評価法
3）行動障害・自閉症・子どもの発達障害

1 子どもの行動の評価・尺度

子どもは発達段階にあり，子どもの行動の評価には，常に発達段階や，発達障害の存在を考慮する必要がある．知能指数（intelligence quotient：IQ）や発達障害（developmental quotient：DQ）は発達の程度を反映すると考えられてきたが，発達段階だけでは説明できないし，これらの発達段階にバラツキがある子どもが目立つようになってきた．なかにはIQやDQは高くても，通常学級では適応が難しい子どもも報告されてきた．2014年10月末に『日本版 Vineland-II 適応行動尺度』が発売され，「知能や発達水準よりも社会適応度を測定したほうが現実的ではないか」とする考え方も広がりつつある．この適応行動尺度では，コミュニケーション，日常生活スキル，社会性，運動スキル，不適応行動に分けて，0歳～92歳11か月までが対象であるが，低年齢のほうがより詳しく作成されている．

子どもの行動の尺度には別掲の「子どもの行動チェックリスト（CBCL）」（p.185参照）などもあるが，激しい行動についての「異常行動チェックリスト日本語版（Aberrant Behavior Checklist：ABC-J）」なども存在し，強度行動障害の評価などに使われている．

最近話題になっている，"発達障害（developmental disorders）"については，DSM-5に神経発達症群（neurodevelopmental disorders）という大カテゴリーが導入され，これまで以上に脚光を浴びる可能性がある．一方で，新しく導入された概念でもあり，社会的に誤解されたり，過剰に診断される可能性がある．正確な診断を行うためには重要な補助手段として，アセスメントを適切に行うことが大切であり，治療も含めて臨床評価尺度が重要となってくる．ここで多少言及しておきたい．

2 自閉スペクトラム症の評価法

自閉スペクトラム症（autism spectrum disorder：ASD）についてはVII章「C. 行動障害・自閉症・子どもの発達」の各論で詳しく取り上げられており，適用年齢，対象者，使用目的，検査時間などを考慮して選択して使用する．国内の多数の自閉症研究者らが中心になって作成したPARS

（Pervasive Developmental Disorders Autism Spectrum Disorders Rating Scale）はアメリカで標準的に使用されるADI-R（Autism Diagnostic Interview-Revised）と相関性をもつことも報告されている．

3 注意欠如・多動症の評価法

注意欠如・多動症（attention-deficit/hyperactivity disorder：ADHD）では，DSMの診断基準を用いて作成されたADHD-RSは診断のみでなく評価尺度としても使われるが，内容的には学童期を中心に作られていると思われ，成人には使いにくい面もある．Connersの評価尺度も子ども用と成人用があり，スクリーニングによく使われている．「成人ADHD自己評価尺度日本語版（Adult ADHD Self-Report Scale：ASRS）」はA6項目，B12項目からなっており，短時間でスクリーニングが可能である．ADHDによる社会不適応をみるための評価尺度もある．

4 限局性学習症の評価法

限局性学習症（specific learning disorder：SLD）については，心理・教育で用いられているLD概念と，医療におけるLD概念が乖離しており，臨床的に使用できるものは「LD判断のための調査票（Learning Disabilities Inventory-Revised：LDI-R）」など限られている．

チック症群（tic disorders）については「エール大学チック全般的評価尺度（Yale Global Tic Severity Scale：YGTTS）」などがある．

〈市川宏伸〉

⑦ 精神症状の評価法

4) 気分障害に関連した臨床評価法

気分障害の症状評価法には，抑うつエピソードを評価する尺度，躁病エピソードを評価する尺度，双極性障害の長期経過を評価する尺度，病前性格を評価する尺度などがある．

1 抑うつ障害の評価

抑うつエピソードを評価する尺度には，よく知られたハミルトンうつ病評価尺度のように評価者が評点をつけるものと，SDS（Zung Self-Rating Depression Scale）やBDI（Beck Depression Inventory）のように患者本人が評点をつけるものとがある．大規模なうつ病スクリーニングではCES-D（Center for Epidemiologic Studies Depression Scale）のような簡便な自己記入式が用いられる．STAR*Dのような大規模臨床試験では，自己記入式のQIDS-SR（Quick Inventory of Depressive Symptomatology-Self Report）が用いられている．特別な対象に用いられるものに，子どものうつ病評価にCDRS-R（Children's Depression Rating Scale-Revised）が，産後のうつ病にエジンバラ産後うつ病評価スクリーニングが，高齢者にはGDS（Geriatric Depression Scale）が作られている．さらに，メランコリー親和型の評価のためにF-list（Zerssen）やメランコリー型質問紙（笠原）がある．

2 双極性障害の評価

躁病エピソードの評価としては，ヤング躁病評価尺度やペッテルソン躁病評価尺度は有名で，よく臨床試験や治験で用いられる．双極スペクトラムの評価には，GhaemiらのBSDS（Bipolar Spectrum Diagnostic Scale）がある．双極性障害の気

質の評価には，Akiskal による TEMPS（Temperament Evaluation of Memphis, Pisa, Paris and San Diego）が有名である．軽躁病エピソードは診断が困難なことで知られるが，HCL-32（Hypomania Checklist-32）あるいは The 'Highs' Questionnaire は軽躁病エピソードの評価を目的として作成されたものである．双極性障害の経過を後方視的に評価する目的で Alda スケールが開発されている．

3 評価の意義と限界

このように，主なものだけを取り上げてもかなりの種類の尺度が作成されている．逆にいえば，唯一絶対的な尺度はないのである．使用する目的に最も適切な尺度を選び，臨床であるいは研究で応用していくことになる．主観的な現象を数値で評価することには常に疑問をもつ必要がある．しかし，その限界を意識するならば，ある程度有用なツールとして，利用することができる．そのために，VII章「D. 気分障害に関連した臨床評価法」の各論を参照して，それぞれのツールの特徴，強みと弱みを理解して用いることが肝要である．

〈神庭重信〉

7 精神症状の評価法

5）統合失調症に関連した精神症状評価

1 統合失調症の症状論と評価尺度

1899 年，Kraepelin により早発性痴呆の概念が提唱されてから現在に至るまで，統合失調症の実体を把握するために，種々の特徴的な症状，経過に関する記述がなされ，分類法，診断基準も提示されてきた．しかしながらその生物学的な病態の解明は途上であり，統合失調症は依然として異種性の高い複雑な症候群であり続けている．このため，臨床や研究においては，精神症状，社会機能，病識などの多次元にわたる評価が欠かせない．

包括的な精神症状の評価尺度としては，1962 年に Overall と Gorham によって発表され，その後改訂された簡易精神症状評価尺度（Brief Psychiatric Rating Scale：BPRS）が幅広く使用されてきた[1]．1980 年，Crow により 2 症候群仮説[2]が提唱されて以降は，陰性症状に対する関心が高まり，それを背景として Andreasen が陰性症状評価尺度（Scale for the Assessment of Negative Symptoms：SANS）を開発，紹介した[3]．その後やや遅れて，陽性症状評価尺度（Scale for the Assessment of Positive Symptoms：SAPS）[4]，陽性・陰性症状評価尺度（Positive and Negative Syndrome Scale：PANSS）[5]も普及し，それらを網羅的に評価することも可能となった．

2 治療モデルの変遷と評価尺度

2 症候群仮説が提唱された頃は，抗精神病薬の効果は陽性症状においてのみ明らかであるとされていた．その後第二世代抗精神病薬が普及し，第一世代抗精神病薬に比し陰性症状にも効果が期待できるようになるとともに，それまでの陽性症状消失のみを目指すような治療モデルから，社会復帰を促す方向へと治療モデルが変化してきている．

社会復帰に際しては，社会生活技能の獲得が機能レベルに密接に関連する．技能の獲得において認知機能障害の評価が重要であるが，専門的かつ時間を要する神経心理学的テストバッテリーの使用は現実的ではない．そのような問題点を解消す

べく開発された統合失調症認知機能簡易評価尺度（Brief Assessment of Cognition in Schizophrenia：BACS）[6]は，簡便で鋭敏な神経心理学的テストバッテリーとして，その有用性が注目されている．職業・社会機能や生活の質の評価には，QOL評価尺度（Quality of Life Scale：QLS）[7]や精神障害者社会生活評価尺度（Life Assessment Scale for the Mentally Ill：LASMI）[8]が活用できるだろう．

抗精神病薬が新規に開発され，治療モデルが進歩する一方で，症状および機能低下が残存する例も残念ながらいまだに多い．このことから近年，早期発見・早期介入の重要性が再認識されるようになっている．Yungら，McGlashanらは，精神病発症の超ハイリスク群をそれぞれARMS（at risk mental state），精神病リスク症候群として操作的に定義し，その評価尺度を作成した[9,10]．予防的介入の意義は現時点で確立されたものではないが，今後もさらに研究が必要な分野として，これらの評価尺度の需要は続いていくだろう．

以上，統合失調症の症状論や治療モデルの変遷とともに，統合失調症の多次元にわたる評価尺度を概観した．病識の評価尺度，全般的な評価も加え，VII章「E．統合失調症に関連した精神症状評価」の各論で詳述する．

（保谷智史，染矢俊幸）

引用文献

1) Overall JE, Gorham DR. The Brief Psychiatric Rating Scale. *Psychol Rep* 1962；10：799-812.
2) Crow TJ. Positive and Negative schizophrenic symptoms and the role of dopamine. *Br J Psychiatry* 1980；137：383-386.
3) Andreasen NC. The Scale for the Assessment of Negative Symptoms (SANS). Iowa City, IA：University of Iowa；1983.
4) Andreasen NC. The Scale for the Assessment of Positive Symptoms (SAPS). Iowa City, IA：University of Iowa；1984.
5) Kay SR, Fiszbein A, Opler LA. The positive and negative syndrome scale (PANSS) for schizophrenia. *Schizophr Bull* 1987；13：261-276.
6) Keefe RS, Goldberg TE, Harvey PD, et al. The Brief Assessment of Cognition in Schizophrenia：Reliability, sensitivity, and comparison with a standard neurocognitive battery. *Schizophr Res* 2004；68：283-297.
7) Heinrichs DW, Hanlon TE, Carpenter WT Jr. The Quality of Life Scale：An instrument for rating the schizophrenic deficit syndrome. *Schizophr Bull* 1984；10(3)：388-398.
8) 池淵恵美．統合失調症の社会機能をどのように測定するか．精神神経学雑誌 2013；115：570-585.
9) Yung AR, McGorry PD. The prodromal phase of first-episode psychosis：Past and current conceptualizations. *Schizophr Bull* 1996；22(2)：353-370.
10) Yung A, Phillip L, McGorry PD. Treating Schizophrenia in the Prodromal Phase. London：Taylor & Francis；2004.

7 精神症状の評価法
6）脳器質障害に関連した臨床評価法

1 脳器質障害による認知機能障害

脳器質障害による認知機能障害は，DSM-5では神経認知障害（neurocognitive disorder）としてまとめられ，せん妄（delirium），軽度認知障害（mild neurocognitive disorder），認知症（major neurocognitive disorder）とに区分されている．

せん妄

せん妄は，内分泌・代謝障害，呼吸・循環障害，感染症，電解質異常，熱発などの多くの身体疾患により脳機能不全を呈するものであり，変動する意識レベル，不安・焦燥などの内的活動性，軽度意識障害を特徴とする病態であるが，その臨床評価にはTrzepaczらにより開発されたDelirium Rating Scale（DRS）やCohen-Mansfieldらにより開発された29項目の焦燥・不穏行動を評価するCohen-Mansfield Agitation Inventory（CMAI）がよく使用されている．

認知症

認知症は，一言でいうと，記憶障害や判断力障害のために，社会的生活機能に障害を呈する疾患群である．認知症により，他人とのかかわりのなかで生活するという社会的生活機能が障害され，疾患のステージが進行すると，入浴・食事・排泄などの個人的生活機能も障害されるが，呼吸・循環などの生物学的生活機能は維持される．したがって，認知症の臨床評価にあたっては，社会的生活機能と個人的生活機能の障害を正しく評価することが求められる．

しかしながら，社会的および個人的生活機能の評価はそう簡単ではない．患者が呈する臨床症状は認知症の原因となっている疾患の生物学的要因により規定される部分もあるが，臨床症状は患者の心理・社会要因により大きく変化しうるからである．

Alzheimer病を例にあげて説明する．Alzheimer病は他の認知症と同様に高齢者に多いが，高齢者の社会的・個人的生活機能には大きな個人差がある．高い教育歴をもち社会的に活躍してきた人は，Alzheimer病による生物学的病理過程があったとしても一定の範囲までは社会的生活機能の破綻を代償しうる．実際に，脳内にAlzheimer病を特徴づける大量の老人斑や神経原線維変化がある人でも，認知症の臨床症状を現さない人は多い．対して，教育歴が十分ではなく，もともと社会性の低い生活をしてきた人は，軽度の認知機能の低下により容易にその社会的生活機能が破綻する．このような脳内病理と臨床症状との乖離を，認知予備力（cognitive reserve）の有無で説明しようとする立場があるが，認知症の臨床評価はある意味では認知予備力の評価ということもできよう．

2 認知機能を評価する方法

臨床評価法は，大きく分けると，一定の課題を与えてその対応を評価する方法（検査法，テスト）と，患者の生活のなかでの行動を観察して評価する方法（観察法，尺度）とがある．前者の代表は，たとえば，FolsteinらによるMini Mental State Examination（MMSE）や長谷川和夫らによる改訂長谷川式簡易知能評価スケール（Hasegawa Dementia Rating Scale-Revised：HDS-R）であり，対象者に対して同じ内容の課題を与えてその反応が記録される．同じ課題に対する反応を短時間で施行することができ，定量化と点数化が比較的容易であるが，一方では課題に取り組む患者の十分な協調性が求められる．これに対して，後者の代表は，たとえば，Clinical Dementia Rating（CDR）やCummingsらにより開発されたNeuropsychiatric Inventory（NPI）であり，個々の患者の生活のなかでの行動や反応を観察することにより評価しようとするものである．生活のなかでのさまざまな行動や反応を評価し，一定のカテゴリーのなかに組み入れて評価しようとするものであり，評価する側には一定の経験と修練とが必要とされる．

N式老年者用認知症検査は，西村健らにより認知症高齢者の綜合的評価のため開発されたものである．課題による認知機能検査（Nishimura Dementia test：N-D test）と観察法による精神機能の評価（Nishimura's scale for rating of mental states of the elderly：N-M スケール）に観察法による ADL 評価（Nishimura's scale for rating of activities of daily living of the elderly：N-ADL）を加えた3つの評価を組み合わせて臨床評価をしようとするものであり，検査法と観察法の欠点を補い合うことがセットとして想定されており実際の臨床場面では使用しやすい．

認知症は，その疾患の性質上，患者の記憶や言語表現に十分な信頼性が期待できないことも多い．このような場合には，患者だけでなく家族や介護者の観察による情報を重視する尺度もある．主として家族や介護者からの情報による評価法として Jorm と Jacomb による Informant Questionnaire on Cognitive Decline in the Elderly（IQCODE）がある．また，患者の言語機能が障害されるほど重症の認知症に対しては，言語機能によらない評価法が使用されるが，その代表として Saxton らによる Severe Impairment Battery（SIB）やその変法が用いられる．

３ 目的に応じた使用法

VII章「F. 脳器質障害に関連した臨床評価法」の各論では多くの認知症に関する臨床症状の評価法について概説されているが，どのような場合にどの評価尺度を使用するかは大切なポイントである．いずれの評価法も一つだけですべての目的に役立つものではない．それぞれの評価法には長所と短所があり，使用してよい場面と使用してはいけない場面がある．

臨床家は，数多くの認知症の評価尺度のなかから，必要に応じて，目的に応じて，より適した評価法を使い分けるべきである．実際の臨床家はいくつかの臨床評価法を，認知症のスクリーニングのため，鑑別診断のため，介入による症状の推移を評価するために使用している．

スクリーニングを目的とした臨床評価

認知症のスクリーニングのために使用する臨床評価法は，患者に負担が少ないこと，短時間で施行可能であり，多数の対象者に施行できることが求められる．代表的なものは，国際的にはMMSEであり，わが国においてはHDS-Rである．多くの研究によりバリデーションがなされており，それぞれの評価法において，認知症とするためのカットオフ点数が示されている．しかしながら，両者ともスクリーニングのための補助検査法であり，この点数だけで認知症の診断がなされるわけではない．得点がカットオフ値未満である場合には認知症の可能性は高いが，それぞれの評価法による得点内容が認知症として矛盾しないことを確認して，診断に役立てるべき補助検査法であり，他の臨床評価，画像診断，バイオマーカーなどを総合して最終的な診断はなされるべきものであることに留意してもらいたい．また Shulman らによる Clock Drawing Test（CDT）も時計の絵をかかせるだけの短時間で評価できるものとして認知症のスクリーニングの目的で広く使用されている．

鑑別診断・特定の状態を目的としたもの

実際の臨床において Alzheimer 病と他の変性性認知症の鑑別が要求される場面は多い．特に前頭側頭型認知症との鑑別には前頭葉機能の評価が必要となるが，Debois らにより開発された Frontal Assessment Battery（FAB）は前頭葉機能6項目について18点満点で評価する．常同行動評価尺度（Stereotypy Rating Inventory：SRI）は前頭側頭型認知症に特徴的な強迫・常同行為を評価しようとするものである．

脳機能障害による意欲低下（アパシー）は，時

にうつ病との区別が困難なだけでなく，特に脳血管障害患者のリハビリテーションに対する意欲の欠如となり，臨床的な意義が大きい．やる気スコアは，MartinらによるApathy Scaleの短縮版としてRobinsonとStarksteinが作成したApathy Scaleを日本人脳卒中患者において標準化したものである．

認知症患者には，うつ状態を呈する患者も多く，高齢者のうつ症状の評価のためBrinkらにより開発されたGeriatric Depression Scale（GDS）は30項目からなる自己記入式の検査法である．特発性正常圧水頭症（idiopathic normal-pressure hydrocephalus：iNPH）はシャント術により脳脊髄液を排出することにより歩行や認知機能や排尿障害の改善が期待できる治療可能な認知症の一つであるが，iNPH患者に対するタップテストやシャント術の効果判定のためにiNPH Grading Scaleが使用されている．

症状推移を評価するもの

CDRは，ワシントン大学（セントルイス）のMorrisらにより認知症患者の臨床評価とステージ評価のために開発されたものであり，記憶・見当識・判断力の認知機能と地域生活，家庭生活，介護状況について健常（0），認知症疑い（0.5），認知症（1：軽症，2：中等症，3：重症）で評価する．

アルツハイマー病評価スケール（Alzheimer's Disease Assessment Scale：ADAS cog.）は，もともとAlzheimer病患者に対するコリン作動薬による認知機能変化を評価することを目的としてマウントサイナイ大学のMohsらにより開発されたものであり，多くのAlzheimer病薬の臨床評価に活用されてきた．

Reisbergらにより開発されたBEHAVE-ADは，薬物療法に対するAlzheimer病患者の精神症状の変化を評価するために作成されたものである．Alzheimer病に対する薬剤開発においては，認知機能の改善と臨床症状の改善の2つが求められる場合が多い．そして，認知機能の改善はADAS cog.で評価し，全般改善度はCIBIC-plus（Clinician's Interview-Based Impression of Change plus）を用いて評価する場合が多いのであるが，この構造化面接のなかには，BEHAVE-ADが組み込まれている．

4 認知症患者に対する介護者と社会の対応

介護負担尺度

認知症患者は認知機能の低下だけではなく多くの精神症状や行動異常を呈することがあり，そのために介護者や家族にとって大きな負担となる．Zaritにより開発された介護負担尺度（Caregiver Burden Interview）は，認知症患者の介護を担当する家族の負担を評価する尺度として広く用いられてきた．認知症患者を介護する家族や介護者への過度の負担は，介護者の身体的精神的な健康を損ねるだけでなく，認知症患者の在宅介護への道を閉ざしてしまう結果にもつながりかねないことから，認知症患者の介護者への負担を客観的に評価する方法が開発され，より系統的な介護法の開発に利用されてきた．

このような介護法の工夫により，認知症への対応は数十年前とは大きく変化してきている．以前は，人の最も重要な機能である知能・記憶・判断力が障害され，その人らしさが失われていく認知症に対する偏見や差別がみられた時代もあったが，高齢者人口の増加とともに急増する認知症患者は，家族だけで介護できるものではなく，社会全体で介護するべきものという考えが広まり，認知症に対する偏見はようやくなくなりつつあるように思われる．

主観的経験とQOL

認知症は今世紀最大の悪性疾患とされ，社会全体で取り組むとの方針は打ち出されているものの，いまだ本当の意味での認知症の治療薬や予防法は開発されていない．以前の認知症への介入は，介護者の負担を減らすことで精一杯であったかもしれないが，今ようやく認知症患者の声に耳を傾け，病者の主観的経験をより丁寧に扱うことの必要性が議論されるようになった．これからの認知症患者への対応には，今まで以上に患者の主

観的経験に注意が払われるべきであろう.

確かに認知症患者が失うものは大きい.しかしながら,認知症が人の大脳機能全体の機能喪失と考える立場は間違いである.人の大脳の情報処理は,外界からの刺激を一次知覚野に入力し,二次知覚野で処理された後に,連合知覚野に伝えられる.連合知覚野において入力された情報は脳内の記憶情報と照合されて,連合運動野において適切な反応が組み立てられて,二次運動野を経て,一次運動野から生体の反応として表出される.

認知症患者において連合知覚野,記憶,連合運動野は障害されているが,一方,一次知覚野,二次知覚野,二次運動野,一次運動野と他の脳機能は障害されていないことに注目すべきである.基本的な知覚,基本的な運動機能は正常であるが,刺激に対応して適切な反応を表出することが困難になった状態であると理解すべきである.このように考えると,認知症患者の主観的体験は今まで以上に重視されなければならないだろう.このような観点から,認知症患者におけるQOLの評価法としてQuality of life questionnaire for dementia (QOL-D) と Quality of life in Alzheimer's disease (QOL-AD) もこの項で取り上げた.

〈武田雅俊〉

7 精神症状の評価法

7) 物質依存ならびに薬の副作用に関連した臨床評価法

VII章「G. 物質依存ならびに薬の副作用に関連した臨床評価法」における評価法は三つに大別される.

1 「依存」に関するもの

まずアルコール使用障害スクリーニングテスト (CAGE, AUDIT) および Clinical Institute Withdrawal Assessment for Alcohol (CIWA-Ar) は国際疾病分類:ICD-10「精神および行動の障害」の「アルコール使用による精神および行動の障害」のなかで,それぞれ F1x.2「依存症候群」と F1x.3「離脱状態」に関するものである.なお DSM-IV では「物質関連障害」のなかの「物質依存」と「物質離脱」に相当するが,DSM-5 ではこの2つは独立した項目としては扱われなくなった.

次に抗不安薬の依存性調査票は,ベンゾジアゼピン系抗不安薬の開発がさかんであった1970年代に,もっと依存形成の少ない抗不安薬を開発しようという機運のなかで,臨床試験の初期段階で依存性の有無・程度を予測する目的で作成されたものである.非ベンゾジアゼピン系抗不安薬の臨床試験で初めて使用されて有用性を示唆する結果が得られたが,その開発を最後に抗不安薬の開発が中断しているため,この評価法の妥当性や信頼度は検証されないままになっている.今後再び新しいタイプの抗不安薬が開発される際には活用が期待される.

2 向精神薬(精神科治療薬)の副作用を主として客観的に評価しようとするもの

UKU 副作用評価尺度は向精神薬全般の副作用を系統的に評価することを目的としており,薬原性錐体外路症状評価尺度 (DIEPSS), Barnes Akathisia Rating Scale (BAS), Abnormal Involuntary Movement Scale (AIMS) は主として抗精神病薬による錐体外路系副作用を対象にしている.DIEPSS は錐体外路系副作用全般の評価であり,BAS および AIMS の対象はその下位項目のアカシジアおよび遅発性ジスキネジア(ジストニ

ア）である．なおアカシジア（静坐・静止不能）とジスキネジア（不随意運動）は，抗精神病薬の主たる治療対象である統合失調症の精神症状（不安・焦燥・不穏や常同運動など）と区別しにくい場合があるので注意が必要である．

3 精神疾患の当事者自身の向精神薬に関する自覚的・主観的な体験を評価するもの

Drug Attitude Inventory（DAI）と抗精神病薬治療下主観的ウェルビーイング評価尺度（SWN）は統合失調症者に対する抗精神病薬について，Anntidepressant Adherence Scale（AAS）はうつ病者に対する抗うつ薬について，The Brief Evaluation of Medication Influences and Beliefs（BEMIB）は精神障碍者一般に対する向精神薬一般について，服薬する当事者の立場から直接の情報を得ることを目的としている．主たる対象は外来通院者で，DAI，SWN，BEMIBは自記式質問票である．これによって医療者側は当事者の服薬アドヒアランスを評価し，当事者と対等の立場で服薬継続の必要性など共通の問題を議論して，SDM（shared decision making）に役立てることができる．これらの評価法の開発は，精神科医療が入院中心から外来・地域へ，医療者主導から当事者中心へ移行し，薬物療法の目標が症状の消失よりも，治療の主体たる当事者の日常生活（QOL）の向上を重視する方向へ変わってきたことの現れである．

〔八木剛平〕

II

知的機能の評価法

11. 知的機能の評価法

1 田中ビネー知能検査 V

1 評価法の概要

年齢相当の知的発達を遂げているかどうかを評価

　Binet A が知能検査を創始するにあたって手がかりとしたのは，子どもたちをつぶさに観察することであった．そのなかで彼は「4歳児の大半はできないが，5歳児の半分はでき，6歳児ともなればたいていできてしまう」といった年齢の上昇に伴って発達する課題を発見したのである．その結果，ビネー法は年齢に応じて分けられた問題構成となった．これを「年齢尺度」と呼び，本検査法（田中ビネー知能検査 V〈Tanaka-Binet Scale of Intelligence V〉）でも踏襲されている．他の個別式知能検査が因子構造的な問題構成であるのに比べて「年齢尺度」は，本検査法の大きな特徴といえる．

　これによって，子どもが三角形やひし形を正確に描けるようになるのは何歳頃であるのか，数概念が年齢によってどのように変化していくのか，言語や知識はどのような経緯をたどって獲得されるのか…などがわかる．つまり，発達を年齢という指標でとらえることができるのである．それゆえ，本検査を実施することで対象者の知的発達が生活年齢とは別に，どの年齢水準にあるのかが明らかにされる．

子どものトータルな能力を測定

　Binet は知能を個々別々の能力の寄せ集めではなく，一つの統一体としてとらえていた．つまり，記憶力，推理力，弁別力などさまざまな能力の基礎となる精神機能が存在し，それを知能の本質と考えていたようである．これを Spearman が唱えた「一般知能（g因子）」と結びつけて考える向きもある．Binet は知能を明確には定義しなかったが彼の論文から次の3つを，基礎となる精神機能として想定していたと思われる．

方向性：到達すべき目標が何であるかを理解する能力（問題の理解）

目的性：目標に向かって解決策を求め，試み続ける能力（遂行能力）

自己批判性：目標に到達できたかどうかを判断する能力（判断能力）

　これら3つの機能は，対象者がどの問題を解くときにもかかわってくるものである．「数概念問題」であろうが，「短文の記憶」「類推」など，すべての課題に共通して働くのである．たとえば，[三角形模写]であれば「三角形を上手に描くことが求められていることがわかる（方向性），手本をよく見て形を認知し，筆圧や手指の動かし方を調整しながら描いていく（目的性），描いた三角形が手本と違っていないかどうかを判断する（自己批判性）」のように働くのである．

　子どもの知的発達をトータル（総合的）にとらえようとする理由は，幼い子どもの知的能力が往々にして未分化であることによる．

14歳以上は4領域別の能力を測定

　子どもの知能が未分化であるのに対して，思春期（11, 12歳〜）を過ぎる頃から各人の知的能力は分化してくる．つまり，得意な分野と不得意な分野が大人になるに従って分かれ，顕在化してくるのである．それゆえ本検査法の成人級課題は「結晶性」「流動性」「記憶」「論理推理」の4領域に分かれた因子構造的な問題構成となっており，診断も分析的な視点から明らかにされる．

2 具体的な評価の方法ならびに施行上の注意

対象者
適用年齢は2歳～成人である．定型発達の対象者はもとより，知的発達の遅れが想定される者を対象とする．

実施時間
対象者の年齢や特性にもよるが，30～90分である．

実施方法
検査時間や検査場所を調整して，対象者と検査者が1対1で，個別に実施する．一般的な実施方法は，以下の手順で行う．

生活年齢2歳0か月～13歳11か月の対象者
対象者の生活年齢と等しい年齢級から開始し，1つでも合格できない問題があれば下の年齢級に下がり，全問題を合格する年齢級まで行う（基底年齢をおさえる）．基底年齢が確定できたら上の年齢級に進み，全問題が不合格となる年齢級まで順次行う．全問題が不合格となった年齢級を上限と定め，検査を打ち切る（13歳級にも合格する問題が1つでもあったなら，成人級を実施する）．

生活年齢14歳0か月以上の対象者
原則として成人級のA01～A17を実施し，下の年齢級に下がることはしない．ただし，知的発達の心配される対象者の場合は，この限りではない（年齢尺度で構成された課題を実施する場合がある）．

施行上の留意点
本検査は幼い子どもが対象となることが多いことから，施行するうえでラポールの形成がよりいっそう重視される．また，実施や記録をスムーズにかつ，正確に行えるばかりでなく，多角的で鋭い観察眼をもった熟達した検査者によって実施される必要がある．

3 評価法の特徴，制約，解釈に関しての注意

数値的評価を手がかりとした解釈
本検査法では，数値的評価として「精神年齢（mental age：MA）」と「知能指数（intelligence quotient：IQ）」が提示される．MAは，実際の年齢とは別にその個人の知的発達を年齢的な水準で表す指標である．発達途上にある子どもにおいて，この指標はケアする側の手がかりとなる．たとえば年齢相当の発達がみられない子どもを援助する場合，MAを手がかりとして何歳程度の活動に取り組ませると発達が促進されるかがわかる．しかし，この指標は一般成人には意味をなさない．そのため14歳以上の対象者ではMAを算出しない．

一方，IQは，同年齢集団のなかでその個人の知能が進んでいるのか遅れているのかを表す指標である．本検査法では生活年齢とMAとの比で換算するIQを基本としているがDIQ（deviation intelligence quotient：偏差知能指数）も算出できるようになっている[*1]．

成人級においてのIQはDIQであり「結晶性」「流動性」「記憶」「論理推理」の4領域別および総合のDIQが算出される．また，13下位検査の評価点がプロフィールで表示され，対象者の特性が一望されるようになっている．

実施年齢級とその範囲を手がかりとした解釈
2～13歳の対象者においては，全問題を合格した年齢級から全問題を不合格となる年齢級までを実施する．この実施した範囲が狭ければ（たとえば，4,5,6歳級の実施）その対象者の各能力にあまり偏りはなく，MAが知的発達を如実に表しているといえる．反対に範囲が広いということは，対象者の能力に偏りがあり，MAも鵜呑みにはできないため，さらなる反応分析を待たなければならない．また，基底年齢が生活年齢と比べて下にあるならば遅れが，上であれば進んでいることが推察される．しかし，これは上限年齢級がどこにあるか，また途中の年齢級の合格数の違いによっても解釈が異なる．通常，上限年齢級が生活年齢

[*1] $IQ = \dfrac{\text{精神年齢(MA)}}{\text{生活年齢(CA)}} \times 100$

$DIQ = \dfrac{\text{個人の得点(MA)} - \text{同じ年齢集団の平均}}{1/16 \times \text{同じ年齢集団の標準偏差}} + 100$

よりかなり上であれば，基底年齢が下であっても今後の伸びが大きいことが示唆される．

各問題に対する反応分析による解釈

各問題に対する合否に着目し，対象者の得意，不得意を把握していく．このとき反応記録を手がかりに，対象者が何をどのように答えたか，特にどのように誤ったかの分析が重要である．なぜなら，誤答の仕方によって発達のレベルがわかるからであり，Binetも誤答分析を重視していたといわれる．

ビネー法は因子構造的な問題構成ではないため（成人級は因子構造），各能力を分析的に診断することは通常しない．しかし，対象者が取り組んだ各年齢級の各問題への回答を一望し，分析するならばその特性が明らかとなる．

行動観察および環境情報による解釈

知能検査を実施する目的の一つは，対象者の知的発達の状況を把握することにある．しかし，診断するだけでは対象者の利益につながらない．対象者の知的発達が現段階よりも促進し，より暮らしやすくなるためのケアの実行が検査を実施する本来の目的である．そのためには検査中の行動観察を手がかりに対象者の特性を把握し，理解する必要がある．また，環境情報（周囲の状況）を収集しておくことで，問題に対する対象者の反応を正しく分析でき，見立て（解釈）に信頼性が増す．さらに対象者のおかれている環境（物的，人的資源）について把握しておくことは，理想や机上の空論ではない，実際的なケアが可能となる．

（中村淳子）

参考文献

- 田中教育研究所（編），中村淳子，大川一郎，野原理恵ほか（編著）．田中ビネー知能検査V 理論マニュアル・実施マニュアル・採点マニュアル．東京：田研出版；2003．

▶田中ビネー知能検査V 入手先

- 田研出版
  〒123-0874　東京都足立区堀之内2丁目15-5
  TEL：03-5809-4198／FAX：03-5809-4143

2　改訂版 鈴木ビネー知能検査法

1　評価法の概要

改訂への経過

現行の検査法は2007年に発刊された[1]．

現行以前の旧版鈴木ビネー法（実際的個別的智能測定法）[2]は，鈴木治太郎が二十数年の歳月をかけて何度も改良し検証し続けてきたものである．鈴木ビネー法は，鈴木治太郎が1920年にビネー式知能検査の研究に着手し，Terman LMら（1916）によるスタンフォード・ビネー式知能検査に基づき，日本の子どもに適するように標準化された個別知能検査である．この鈴木ビネー法は1930年に初版が発表された．1936年版では，16,000人以上の子どもたちのデータをもとに尺度の標準化が行われた．さらに，1941年版では，問題数を76個として知能年齢2歳2か月から23歳まで測定できる検査法に改良され発刊されている．そして1948年に修正増版が出版された．

それ以後，今日に至るまで50年以上を経過しているが，標準化の作業は行われてこなかった．その間に日本の社会状況や生活様式の変化，また子どもの発達の加速化などで，50年以上前の旧版鈴木ビネー法で現代の子どもの知能発達を測定することはテストの信頼性が問われることになる．旧

版の問題のなかに用いられている図版の内容や用語，実施方法での教示の言葉などには，現代の生活実態にそぐわないものが多々みられ，新たな尺度の標準化作業の必要性がこれまでいわれてきた．

このようなことから鈴木ビネー法（1948年版）が時代に即したものになるよう，現代の子どもの知能発達を測るのに適した問題内容，図版の絵の描き直し，実施方法の教示の言葉遣い，検査用具，記録紙などを見直し，新たな標準化の作業を進めて改訂したものが現行の「改訂版 鈴木ビネー知能検査法」（Suzuki-Binet Scale of Intelligence Revised edition）である．その際，今回の改訂では鈴木治太郎の精神を受け継ぎ，また鈴木ビネー検査の特徴や内容についても引き継ぐことで標準化の見直しを行った．

現行検査の知能観

旧版鈴木ビネー法が知能検査を創案したビネー・シモン原法（Binet A & Simon T, 1905）を基礎として，開発されたものに基づいていることから，本検査法で測定しようとする知能は，さまざまな知的機能の基礎にあり共通の知的能力と考えられている一般的知能である．Binetのいう一般的知能には，「方向性」「目的性」「自己批判性」の3つの心理的過程が含まれ，知能検査の問題を解くときこれらが一緒になって働くと考えられている．したがって，この3つの能力が知的活動においてどのように働いているかをとらえる問題によって構成されている．改訂版の本検査法もこの知能観に基づいて72問題で構成されている．

❷ 評価の方法ならびに実施上の注意

対象者の適用年齢

改訂版 鈴木ビネー知能検査では，72問の問題と年齢2〜18歳を対象に測定できるように改められた．現在，次の改訂作業を進めているが，さらに年齢を広げ測定できるように検査の改善を行っている．

検査の実施方法

検査の実施は，旧版と同じである．検査者は，被検査者（子ども）の生活年齢（または暦年齢：CA）および推測される知的能力により検査の開始問題を決め施行する．子どもが健常と思われるときは，生活年齢の1歳ぐらい下の問題からスタートする（❶の5歳0か月児の例を参照）．また，子どもに年齢相応より遅滞があると思われる場合は，生活年齢より2, 3歳下の問題から始めてもよい．

❶にみられるように，問題を開始して合格「＋」が5, 6問連続した場合，問題開始以前の問題はすべて合格したものとみなし省略してよい．ただし，1つでも合格できない問題があれば下の年齢級へ下がって5, 6問連続するまで行う．その後は上の年齢級に進み，5, 6問続けて不合格「－」であった場合，それ以降の問題も不合格とみなし検査の実施を中止する．ただし，精神年齢14歳以上に達している被検査者に対しては，それ以上の問題をすべて実施したうえで得点を決定する．

採点は，1問合格「＋」するごとに，得点1点を与える．「＋」の合計得点を「得点と精神年齢（MA）の換算表」と対照させて「精神年齢」を確定する．また精神年齢と生活年齢の比率（100分率）によって「知能指数（IQ）」を算出することもできる．

検査時間は，本検査法は個別検査であるが，検査者がこの検査法に熟練していれば，他の検査法に比べて短く，50〜60分前後である．

❸ 評価法の特徴・制約

旧版鈴木ビネー法が，ビネー式知能検査に基づいていることで，本検査法も「一般知能」を測定しようとするものである．つまり知能の全体的水準を測定するもので，日常生活における常識的なものごとを学習し，理解し，思考し，判断し，適応するために必要とされる知的能力の基礎となる知的機能を測定しようとするものである．また，本検査法は，「年齢尺度」を備えていることで，子どもがどの発達段階に到達しているかという発達の水準を測定できる．つまり子どもの行動の発達上の情報を得ることができる．

II. 知的機能の評価法

年齢	順位	+/-	問題	合格基準
2	1		身体の部分を指示	3/4
	2		見慣れた事物の名（カードファイル）	4/5
	3		性 の 区 別	
	4		幾何図形の区別（幾何図形ボード、セット）	8/10
	5		絵の中の事物を列挙（カードファイル）	1/3
3	6		姓 を 問 う	
	7		短 文 の 復 唱	1/3
	8		2 線 の 比 較（カードファイル）	3/3
	9		4 つ の 数 え 方（数え駒）	
	10		了 解 問 題（I）	2/3
	11		正 方 形 の 模 写（カードファイル、記入用紙、鉛筆）	1/3
4	12	+	美 の 比 較（カードファイル）	3/3

年齢	順位	+/-	問題	合格基準
4	13	+	13 の 数 え 方（数え駒）	1/2
	14	+	3 つ の 仕 事（コップ、鉛筆）	3/3
	15		2つのおもりの比較（おもり）	2/3
	16	+	4 数 字 の 復 唱	1/3
	17	+	長 方 形 の 構 成（長方形板の構成セット）【各問 1 分以内】	2/3
	18	−	用 途 に よ る 定 義	4/6
	19	+	絵 の 中 の 欠 所 発 見（カードファイル）【各問 25 秒以内】	3/3
5	20		数 の 概 念（カードファイル）	3/3
	21	+	5 つ の 硬 貨 の 名 称 ※（5 種類の硬貨を事前準備）	4/5
	22	+	右 と 左 の 区 別	3/3
	23	+	了 解 問 題（II）	
	24	+	色 の 名 称（カードファイル）	4/4
6	25	−	了 解 問 題（III）	2/3

年齢	順位	+/-	問題	合格基準
6	26	+	菱 形 の 模 写（カードファイル、記入用紙、鉛筆）	2/3
	27	−	文 章 の 復 唱	1/3
	28	−	絵 の 内 容 の 説 明（カードファイル）	2/3
	29	−	差 異 を 述 べ る	2/3
7	30	+	5 数 字 の 復 唱	2/3
	31	+	紐 結 び（棒、組紐各 2 本）【1 分以内】	
	32	−	20 から 1 まで逆に数える【40 秒以内】	
	33	−	計 算 の 問 題【各問 20 秒以内】	2/3
8	34	−	用 途 以 上 の 定 義	2/4
	35	−	書 き 取 り（記入用紙、鉛筆）	
	36	−	時 日 の 理 解	4/4
	37	−	5 つ の お も り（おもり）	2/3

❶健常児 5 歳 0 か月の例

（鈴木ビネー研究会〈編著〉. 改訂版 鈴木ビネー知能検査法. 2007[1] より）

したがって，本検査法はウェクスラー法検査のように知能構造の分析的診断やプロフィール分析ができる形式ではない．

本検査法は，鈴木治太郎が何度も改良してきたことで，検査時間が短く，使いやすいため，改訂版が 2009 年に出版されるまで旧版が根強く使用されていたテストである．検査時間が短いことは，子どもが飽きたり疲れたりするまでに終了することが可能であり，また，被検査者の最大パフォーマンスを発揮させることにもなるであろう．

（小宮三彌）

引用文献

1) 鈴木ビネー研究会（編著）. 改訂版 鈴木ビネー知能検査法. 東京：古市出版；2007.
2) 鈴木治太郎. 実際的個別的智能測定法. 東京：東洋図書；1956.

▶改訂版 鈴木ビネー知能検査法入手先

- 岡田総合心理センター（岡田泰典）
  〒540-0005　大阪市中央区上町 1 丁目 19-17
  TEL：06-6762-0048／FAX：06-6762-0040
  URL：http://okada-shinri.com15

3　WPPSI 知能診断検査

1 評価法の概要

　ルーマニア生まれのユダヤ系アメリカ人の心理学者，David Wechsler は，知能診断検査の開発で名高い．彼は，個別知能検査として，W-B I（Wechsler-Bellevue Intelligence Scale），W-B II，WPPSI（Wechsler Preschool and Primary Scale of Intelligence），WISC（Wechsler Intelligence Scale for Children），WAIS（Wechsler Adult Intelligence Scale）の5種類を発表している．そのなかで，日本版として標準化され，活用されているのが，WPPSI，WISC-IV（2010年改訂版），WAIS-III（2006年改訂版）である．

　ここでは，WPPSI の内容，方法，実施，結果の解釈などについて述べる．WPPSI は 1969 年に小田信夫らにより日本版が出され，2014 年に絶版となったが，新たな改訂版 WPPSI-III の刊行が 2015 年末以降予定されている．WPPSI-III では，新たな下位検査が追加されたり，これまでの下位検査の一部が削除されたり，実施の仕方や採点基準などの変更も多い．さらに，アメリカではすでに WPPSI-IV（第 4 版）が出版されている．

　しかし，日本では WPPSI が現在も，発達の様子を知る手がかりに，保育園や幼稚園，特別支援学校，教育相談所，児童相談所，小児科などで幅広く使われており，2024 年まで記録用紙の販売も継続されるため，紹介することとした．

　WPPSI は，幼児・児童を対象とした個別式の知能測定用具である．知能/言語/聴覚障害児の発達の検討や，超未熟児の成長のフォローなどにも使われる．

2 評価の内容と方法

適用年齢
　3歳10か月～7歳1か月（原版：4～6歳6か月）．

所要時間
　約45分．

用具
　〈WPPSI 知能診断検査〉用具一式．検査手引き．記録用紙3種類．筆記用具．ストップウオッチ1個．

テスト内容
　言語性検査と動作性検査がおのおの5種類に，補充問題が1種類，計11種類から構成されている（❷）．

　言語性検査は，子どもが主として言語的機能（耳と口の機能）を働かせる検査で，5種類の検査結果から言語性IQ（VIQ）が定められる．補充問題の文章検査は，前記5種類のいずれかに失敗したときにのみ行うものである．

　動作性検査は，子どもの手先の作業（目と手の機能）を中心として，所定の用具によって検査が行われるもので，ことばを用いる必要のないものである．5種類の検査結果から動作性IQ（PIQ）が定められる．動物の家再検査は，特別な場合に用いるものであって，IQを算出するのには用いない．

実施方法
　「検査手引き」に従って行う．注意が必要なのは，以下の点である．
①幼児を対象にすることが多いので，接し方に配慮する．
②子どもの興味が持続するように，言語性検査と動作性検査がほぼ交互になるよう工夫してある

❷ WPPSI の問題構成

言語性検査（Verbal Tests）	動作性検査（Performance Tests）
1. 知識（Information）23 問 23 点（知識・常識） 3. 単語（Vocabulary）22 問 44 点（単語の定義） 5. 算数（Arithmetic）20 問 20 点（基本的な数と量の概念，応用問題） 8. 類似（Similarities）16 問 22 点（類推と類似性の抽象） 10. 理解（Comprehension）15 問 30 点（生活場面の判断・責任） 〈文章（Sentence）〉13 問 34 点（文章の記憶）	2. 動物の家（Animal House）20 問 70 点（こまの置換） 4. 絵画完成（Picture Completion）23 問 23 点（絵の欠所発見） 6. 迷路（Mazes）10 問 26 点（迷路の見通し） 7. 幾何図形（Geometric Design）10 問 28 点（幾何図形の模写） 9. 積木模様（Block Design）10 問 20 点（積木による模様の構成） 〈動物の家再検査（Animal House）〉

(Wechsler D. WPPSI 知能診断検査手引．1969[1] より)

が，途中で飽きたり，疲れた様子が顕著な場合は，あいだに休憩を入れてもかまわない．
③被検者の言動は，できるかぎり詳細に，正確に記録しておく．
④言語障害があり，言語性検査が困難な場合は，動作性検査のみ行う．身体障害のある子や視覚障害児などで，動作性検査が困難な場合は，言語性検査のみ行う．それによって，IQ を算出する．
⑤知的発達に遅れのある場合，適用年齢の 7 歳 1 か月を超えていても，「テスト年齢換算表」によって発達の様子を知ることができる．

3 評価の整理方法

①検査記録用紙は，検査中の必要なことがらや行動観察を記入する．
②採点基準に従って各下位検査の個々の問題を採用し，得点を出し，その合計点を出す．その合計点から評価点を求める．各下位検査の評価点の合計から，換算表によって VIQ，PIQ，全検査 IQ の 3 種類を求める．なお，VIQ と PIQ は，5 つの下位検査の評価点を合計して算出するのを原則とするが，4 つの下位検査の評価点合計を修正して IQ を算出することもできる．
IQ は次の公式から算出する．

$$IQ = \frac{X-M}{\frac{1}{15}SD} + 100$$

X：被検者の評価点合計
M：本テストの評価点合計の平均
SD：本テスト評価点合計の標準偏差

なお IQ の算出は，偏差値の算出法と似ているので，偏差 IQ（deviation IQ）ともいう．

4 結果の解釈

①VIQ，PIQ，IQ を被検者の知能水準ないし，知能段階の判定の目安とする．
VIQ と PIQ は，刊行が待たれる改訂版では，より精密な測定のため新たな指標が採用され，廃止されている．
②下位検査のプロフィールから，被検者の知能構造上の特色について推察する．ただし，特定の下位検査が高すぎたり，低すぎたりした場合には，被検者の知能構造の特徴であるのか，検査者の実施上のミスはなかったか，検討する．実施上に問題がなければ，被検者の個性と受け止め，指導上考慮する．
③VIQ と PIQ の差が 10 以上認められる場合は，言語性優位（VIQ＞PIQ），動作性優位（VIQ＜PIQ）の傾向があると受け止め，それぞれの特性を生かすよう指導方法に配慮することが望まれる．

（松原達哉）

引用文献

1) Wechsler D. Wecheler Preschool and Primary Scale of Intelligence. New York：Psychological Corp；1963, 1967／日本心理適性研究所日本版．WPPSI 知能診断検査手引．東京：日本文化科学社；1969.

参考文献
- 日本心理適性研究所（編著）．WPPSI 知能診断検査指針．東京：日本文化科学社；1976．
- ウェクスラー（著），茂木茂八ほか（訳）．成人知能の測定と評価．東京：日本文化科学社；1972．
- 松原達哉（編著）．第4版心理テスト法入門　基礎知識と技法習得のために．東京：日本文化科学社；2001．pp64-67．

▶ **WPPSI 知能検査入手先**
- 日本文化科学社
  〒113-0021　東京都文京区本駒込6-15-17
  TEL：03-3946-3134／URL：http://www.nichibun.co.jp
  ＊心理検査販売代理店を通じて入手すること（記録用紙のみ）．

4　WISC-IV 知能検査

1　検査の概要

　Wechsler D が 1949 年にアメリカ版 WISC (Wechsler Intelligence Scale for Children) を開発して以来，アメリカでは WISC-R が 1974 年，WISC-III が 1974 年，WISC-IV が 2003 年にそれぞれの改訂版として刊行された．これらを日本の子ども用に標準化したものが，日本版 WISC，日本版 WISC-R，日本版 WISC-III，日本版 WISC-IV であり，それぞれ 1953 年，1978 年，1998 年，2010 年に発行されている．WISC-IV は，一人一人の子どもの全体的な知能水準を全検査 IQ として測定するのみならず，知能の個人内差（その子の知能の強い能力と弱い能力）を4種類の指標得点（言語理解，知覚推理，ワーキングメモリー，処理速度の各指標得点）から測定し，知能構造を診断する個別式知能検査である．

2　検査の構成と内容

　WISC-IV は，10 の基本検査と 5 つの補助検査を合わせた，15 の下位検査から構成される．その内訳は，言語理解を測定する5つ（補助検査2つ），知覚推理を測定する4つ（補助検査1つ），ワーキングメモリーを測定する3つ（補助検査1つ），処理速度を測定する3つ（補助検査1つ）である．WISC-IV の枠組みを❸に，検査の構成と下位検査の実施順序を❹に示す．

　なお，WISC-IV の理論については，『日本版 WISC-IV 知能検査　理論・解釈マニュアル』[1] に詳述されている．

3　検査の実施と採点

　詳しくは，『日本版 WISC-IV 知能検査　実施・採点マニュアル』[2] に記されている．ここでは，主な点について述べる．
① セットになっている検査用具一式のほか，マニュアル，記録用紙，ストップウオッチ，鉛筆（消しゴムのついていないもの）を用意する．
② 適用年齢は 5 歳 0 か月〜16 歳 11 か月である．
③ 実施時間は，10 の基本検査の実施に通常 60〜80 分を要する．
④ 下位検査の実施順序は，原則として❹の番号順に実施する．
⑤ 補助検査の実施および下位検査の代替は，マニュアルに記されているルールに従って行う．
⑥ 開始問題と中止条件：どの問題から開始するのか，どの問題で中止するのかは，下位検査ごとに決められているので，これに従う．そのうち，言語理解と知覚推理の下位検査および〈算数〉では，リバース実施（開始問題とその次の問題のいずれかで満点をとれなかった場合，それ以前のやさしい問題にさかのぼって実施し下限を確

37

II. 知的機能の評価法

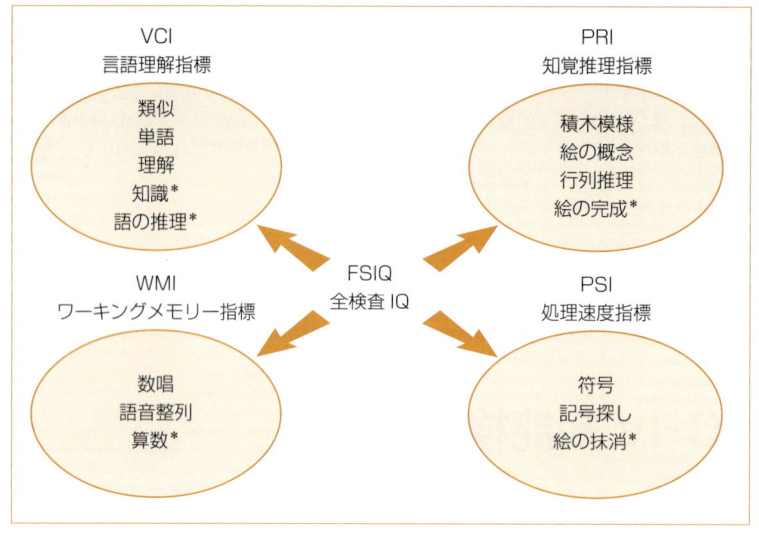

❸ WISC-IV の枠組み
＊補助検査．
（日本版 WISC-IV 刊行委員会〈訳編〉．日本版 WISC-IV 知能検査　実施・採点マニュアル．2010[2]）より）

❹ WISC-IV の構成と下位検査の実施順序

指標得点	言語理解 [VCI]	ワーキングメモリー [WMI]	知覚推理 [PRI]	処理速度 [PSI]
下位検査	2　類似 6　単語 9　理解	3　数唱 7　語音整列	1　積木模様 4　絵の概念 8　行列推理	5　符号 10　記号探し
	13　知識 15　語の推理	14　算数	11　絵の完成	12　絵の抹消

[　] 内は指標得点の略称．
下位検査名に付されている数字は実質順序．
点線より上は基本検査といい，通常，FSIQ や指標得点の算出に用いられる．
点線以下は補助検査といい，通常の場合 FSIQ や指標得点の算出に関与しない．
（大六一志．概論・アセスメント．2012[3]）より）

定すること）を行うことになっている．
⑦時間の測定：制限時間や反応時間の測定が必要な下位検査においては，ストップウオッチを用いて正確に計測する．
⑧例示問題，練習問題，教習問題以外の問題では，子どもに正答をフィードバックしてはならない．
⑨回答に対する確かめ：子どもの回答があいまいであったり不明瞭であったりして，その回答だけでは採点が困難な場合には，「それについてもっと話してください」とか「もう少し詳しく話してください」とかいった中立的な表現を用いて，確かめの質問（Query：Q）をする．
⑩子どもの回答を正確に記録するとともに，検査中の行動を観察し記録する．
⑪採点は，マニュアルに記されている採点基準に照らして行う．2 点，1 点，0 点の 3 段階の採点を必要とする〈類似〉〈単語〉〈理解〉の採点は難

❺ WISC-IV の基本的な解釈のステップ

ステップ	解釈する事柄	使用する主たる情報
1	全検査IQ（FSIQ）を報告・記述する	FSIQ，パーセンタイル順位，信頼区間
2	言語理解指標（VCI）を報告・記述する	VCI，パーセンタイル順位，信頼区間
3	知覚推理指標（PRI）を報告・記述する	PRI，パーセンタイル順位，信頼区間
4	ワーキングメモリー指標（WMI）を報告・記述する	WMI，パーセンタイル順位，信頼区間
5	処理速度指標（PSI）を報告・記述する	PSI，パーセンタイル順位，信頼区間
6	指標間の得点の差を評価する	有意差の有無，標準出現率（記録用紙分析ページのディスクレパンシー比較欄）
7	強い能力と弱い能力を評価する	平均より高い下位検査（S）および低い下位検査（W），標準出現率（記録用紙分析ページの強い能力と弱い能力の判定欄）
8	下位検査間の得点の差を評価する（省略してもよい）	下位検査間の有意差の有無，標準出現率（記録用紙分析ページのディスクレパンシー比較欄）
9	下位検査内の得点のパターンを評価する（プロセス分析）	記録用紙分析ページのプロセス分析欄，および行動観察

（大六一志．概論・アセスメント．2012[3]）より）

しい．

4 結果の処理

マニュアルの換算表をみて，以下の手順で行う．
①各下位検査の粗点から評価点へ換算する．
②評価点合計を算出する．
③合成得点（全検査IQ，4種類の指標得点）に換算する．

各下位検査における評価点の平均は10，1標準偏差は3であり，合成得点の平均は100，1標準偏差は15である．これらにより，同年齢の子どもの平均と比較してどの程度逸脱しているかを評価することができる．なお，合成得点に換算する際には，誤差の範囲を示す信頼区間（通常は90％）を求めておく必要がある．

④4種類の指標得点間の差（ディスクレパンシー）を計算し，統計的に有意差があるか否かを調べるとともに，その標準出現率（標準化サンプルにおいてどの程度の割合でみられるかを示す値）を求める．
⑤下位検査の評価点間の差を計算し，強い能力（S）と弱い能力（W）を判定する．
⑥プロセス得点を算出する．
プロセス得点とは，〈積木模様〉〈数唱〉〈絵の抹消〉の評価点がどのような要因によってもたらされたかを検討するために，これら下位検査のなかで条件による得点の違いを精査するものである．

5 結果の解釈

大六[3]は，WISC-IV の検査結果の解釈の基本的手順を❺のように示している．解釈は，全体的な視点から詳細な視点（全体から部分）へという方向性をもって行う．まずは全検査IQの解釈から始め，次に言語理解，知覚推理，ワーキングメモリー，処理速度という4つの指標得点についての解釈，続いて15の下位検査の評価点についての解釈，最後にプロセス分析による解釈という順序で進める．下位検査の評価点のみからモザイク的に解釈を行ってはならない．特に，初心者のうちは，❺のステップ1からステップ6までの合成得点（全検査IQと4種類の指標得点）を中心として基本に忠実に解釈することが肝要である．解釈は，主訴に応えうるものでなければならないし，その後の支援や指導に役立つものでなければならない．

6 検査法の特徴と制約

WISC-IV の特徴は，子どもの知能を多種の知的能力からなる総体的能力として測定できること

と，その子どものなかの知的能力の強い能力と弱い能力を個人内差として詳細に診断できることにある．そうしたことから，特に知能構造にアンバランスのみられる発達障害児のアセスメントに有効である．制約としては，認知能力（流動性知能）と習得度（結晶性知能）が混在した形で構成されており，両者を識別することが難しいことがあげられる．

（藤田和弘）

引用文献

1) 日本版 WISC-IV 刊行委員会（訳編）．日本版 WISC-IV 知能検査　理論・解釈マニュアル．東京：日本文化科学社；2010.
2) 日本版 WISC-IV 刊行委員会（訳編）．日本版 WISC-IV 知能検査　実施・採点マニュアル．東京：日本文化科学社；2010.
3) 大六一志．心理検査法I：WISC-IV．一般財団法人特別支援教育士資格認定協会（編著）．特別支援教育の理論と実践［第2版］I概論・アセスメント．東京：金剛出版；2012. p129.

参考文献

- Franagan D, Kaufuman AS. Essentials of WISC-IV Assessmennt, 2nd edition. New Jersey：Wiley；2009／上野一彦（監訳）．エッセンシャルズ WISC-IV による心理アセスメント．東京：日本文化科学社；2012.
- Prifitera A, Saklofske DH, Weiss LG. WISC-IV Clinical Use and Interpretatin：Scientist-Practitioner Perspectives. New York：Elsevier；2008／上野一彦（監訳）．WISC-IV の臨床的利用と解釈．東京：日本文化科学社；2012.

▶ **WISC-IV 知能検査入手先**

- 日本文化科学社
  〒113-0021　東京都文京区本駒込 6-15-17
  TEL：03-3946-3134／URL：http://www.nichibun.co.jp
  ＊心理検査販売代理店を通じて入手すること．

5　WAIS-III 知能検査

1　検査の概要

　Wechsler D は，「知能とは，目的的に行動し，合理的に思考し，効率的に環境を処理する個人の総体的能力である」[1]と定義し，成人用個別式知能検査として 1955 年に WAIS（Wechsler Adult Intelligence Scale）を開発した．26 年後の 1981 年には WAIS の改訂版である WAIS-R が刊行された．この WAIS-R を改訂したものが WAIS-III（Wechsler Adult Intelligence Scale-Third edition）であり，1997 年に出版されている．日本版 WAIS は 1958 年，日本版 WAIS-R は 1990 年，日本版 WAIS-III は 2006 年に標準化され広く利用に供されている．

　WAIS-III は，一人一人の成人の全体的知能水準（全国平均と比較しての個人間差異）を全検査 IQ として測定することに加えて，知能の個人内差（本人のなかでの差異）を，2 つの IQ（言語性 IQ と動作性 IQ）と 4 種類の群指数（言語理解指数，知覚統合指数，作動記憶指数，処理速度指数）から測定し，知能構造を診断する検査である．

2　検査の構成と内容

　WAIS-III は，言語性検査と動作性検査から構成され，それぞれに 7 つの下位検査（全部で 14 下位検査）が設けられ，全検査 IQ，言語性 IQ，動作性 IQ を算出するために使用される．このうち，言語性検査の〈語音整列〉および動作性検査の〈記号探し〉と〈組合せ〉は代替検査であり（❻），4 つの群指数の算出に用いる下位検査は，❼に示す通りである．

❻ WAIS-III の構成

言語性検査	動作性検査
2　単語	1　絵画完成
4　類似	3　符号
6　算数	5　積木模様
8　数唱	7　行列推理
9　知識	10　絵画配列
11　理解	12　記号探し[a]
13　語音整列[b]	14　組合せ[c]

[a] 符号が正しく実施できなかったとき，その代替として IQ 算出に利用できる．
[b] 数唱が正しく実施できなかったとき，その代替として IQ 算出に利用できる．
[c] 実施できなかった動作性検査の代替として IQ 算出に利用できる．

(日本版 WAIS-III 刊行委員会〈訳編〉．日本版 WAIS-III 成人知能検査法 実施・採点マニュアル．2006[2)]より日本文化科学社の許可を得て転載)

❼ 群指数の算出に使用する下位検査

言語理解 (VC)	知覚統合 (PO)	作動記憶 (WM)	処理速度 (PS)
2　単語	1　絵画完成	6　算数	3　符号
4　類似	5　積木模様	8　数唱	12　記号探し
9　知識	7　行列推理	13　語音整列	

※絵画配列，理解，組合せは，群指数の算出には用いられない．
(日本版 WAIS-III 刊行委員会〈訳編〉．日本版 WAIS-III 成人知能検査法 実施・採点マニュアル．2006[2)]より日本文化科学社の許可を得て転載)

3　検査の実施と採点

　実施法と採点法の詳細は，『日本版 WAIS-III 成人知能検査法 実施・採点マニュアル』[2)]を参照すること．ここでは，要点のみ記す．また，映像による臨床場面は，『WAIS-III 研修用 DVD＝実施技術編＝』[3)]を視聴するとよい．

① セットになっている検査用具一式のほか，マニュアル，記録用紙，ストップウオッチ，鉛筆（消しゴムのついていないもの）を使用する．
② 適用年齢は 16～89 歳である．
③ 実施時間はおよそ 60 分程度である．
④ 教示の仕方など具体的な実施方法の詳しい説明はマニュアルに記されているので，これに従って実施する．

- 下位検査の実施順序は，原則として❻の番号順に行う．
- 開始問題と中止条件：どの問題から開始するのか，いくつの問題に連続して失敗したら中止するのかなどの中止条件（下位検査ごとに決められている）に従う．開始問題から 2 問連続して満点が取れなかった場合には，2 問連続して満点が取れるまで逆順に問題を実施するリバース実施を行い下限の確定を行う．
- 時間の計測：言語性検査の一部と大部分の動作性検査では，制限時間や反応時間をストップウオッチにより正確に計測する．
- 受検者の回答を正確に記録するとともに，検査中の行動を観察し記録する．
- 回答に対する確かめ：受検者の回答があいまいであったり不明瞭であったりして，その回答だけでは採点が困難な場合には，「それについてもっと話してください」「もう少し詳しく説明してください」といった中立的な表現を用いて，確かめの質問（Query：Q）を行う．
- 採点は，マニュアルに示されている採点基準に照らして行う．言語性検査の採点は動作性よりも難しい．特に，〈単語〉〈類似〉〈理解〉は，2 点，1 点，0 点の 3 段階で採点しなければならない．これらの採点の詳細は，『日本版 WAIS-III 実施・採点の要点―「単語」「類似」「理解」の採点実例付―』[4)]に記されている．
- 下位検査の〈符号〉には，精査のための補助問題が用意されているので適切に実施・採点する．

4　検査結果の処理

　マニュアルの換算表をみて，各下位検査の粗点から評価点，評価点合計，IQ，群指数を求める．その手順を以下に記す．
① 下位検査ごとに粗点を算出し，粗点を換算表に

⑧ あるケースのディスクレパンシィの結果分析

ディスクレパンシィ	IQ／群指数				差	有意水準*	標準化サンプルにおける差の頻度
言語性IQ―動作性IQ	VIQ	102	PIQ	108	−6	(ns). 15. 05	%
言語理解―知覚統合	VC	111	PO	114	−3	(ns). 15. 05	
言語理解―作動記憶	VC	111	WM	79	32	ns. 15. (05)	1.7
知覚統合―処理速度	PO	114	PS	78	36	ns. 15. (05)	1.7
言語理解―処理速度	VC	111	PS	78	33	ns. 15. (05)	4.3
知覚統合―作動記憶	PO	114	WM	79	35	ns. 15. (05)	1.8
作動記憶―処理速度	WM	79	PS	78	1	(ns). 15. 05	

*ns：有意差なし．
（日本版 WAIS-III 刊行委員会〈訳編〉．日本版 WAIS-III 成人知能検査法 実施・採点マニュアル．2006[2] より日本文化科学社の許可を得て転載）

より評価点に換算する．

②評価点合計を求め，3種類のIQに換算する．6つの言語性下位検査と5つの動作性下位検査の評価点をそれぞれ合計して評価点合計を求め，これを換算表により言語性IQと動作性IQに換算する．11の下位検査の評価点を合計して全検査評価点合計を求め，これを換算表により全検査IQに換算する．

③言語理解，知覚統合，作動記憶，処理速度を測定する下位検査の評価点をそれぞれ合計した評価点合計を求め，これらを換算表により4種類の群指数に換算する．

なお，ソフトウエア「WAIS-III 換算アシスタント」[5] の使用により，短時間で正確な測定値が求められる．

5 検査結果の解釈

解釈は，全体的な視点から詳細な視点へという方向性をもって行う．まずは，全検査IQから受検者の全体的な知能水準を把握する．次に，言語性IQ・動作性IQの知能水準と両IQの差（ディスクレパンシィ）および4種類の群指数の水準とそれぞれの群指数間のディスクレパンシィについて分析し，統計的に有意な差があるか否かを確認する．あるケースのディスクレパンシィ分析の結果を⑧に例示する．

有意差がある場合には，知能構造にアンバランスがあるとし，その原因について仮説を立てて解釈する．そして，下位検査の評価点分布について解釈をし，最後に，〈符号〉や〈数唱〉の精査など各下位検査レベルでの解釈を行う．

解釈は，WAIS-III から得られた測定値のみで行ってはならない．受検者の背景情報，検査中の行動観察，他の検査結果と照らして総合的に行うことが重要である．

結果の解釈については，『日本版 WAIS-III の解釈事例と臨床研究』[6] に詳しく解説されている．

6 検査法の特徴と制約

WAIS-III の特徴として，信頼性と妥当性を備えたよき尺度であり WAIS-R に比べて大きな改善がみられること，適用年齢が幅広く青年，成人，高齢者一人一人の知能構造が詳しく診断できることがあげられる．一方で，言語性IQ/動作性IQと4つの群指数の位置づけが明確になされていないので，この点の解釈に熟練を要するという制約がある．

〈藤田和弘〉

引用文献

1) 日本版 WAIS-III 刊行委員会（訳編）．日本版 WAIS-III 成人知能検査法　理論マニュアル．東京：日本文化科学社；2006．
2) 日本版 WAIS-III 刊行委員会（訳編）．日本版 WAIS-III 成人知能検査法　実施・採点マニュアル．東京：日本文化科学社；2006．
3) 日本版 WAIS-III 刊行委員会（監修）．WAIS-III 研修用DVD＝実施技術編＝．東京：日本文化科学社；2007．
4) 日本版 WAIS-III 刊行委員会（編）．日本版 WAIS-III 実施・採点の要点―「単語」「類似」「理解」の採点実例付―．東京：日本文化科学社；2008．
5) 日本版 WAIS-III 刊行委員会（監修）．WAIS-III 換算アシスタント．東京：日本文化科学社；2009．
6) 藤田和弘，前川久男，大六一志ほか．日本版 WAIS-III の解釈事例と臨床研究．東京：日本文化科学社；2011．

▶**日本版 WAIS-III 成人知能検査入手先**

- 日本文化科学社
〒113-0021　東京都文京区本駒込 6-15-17
TEL：03-3946-3134／URL：http://www.nichibun.co.jp
＊心理検査販売代理店を通じて入手すること．

6　KABC-II

1　KABC-II の概要

　KABC-II（Kaufman Assessment Battery for Children, Second Edition）は，2004 年にアメリカの心理学者 Kaufman 夫妻（Kaufman AS & Kaufman NL）によって作成された個別式検査である．日本版 KABC-II は，2013 年に日本版 KABC-II 制作委員会により標準化された．

KABC-II の特色

　KABC-II には次のような特色があり，アセスメント用具として特に価値の高いものとなっている．

①認知能力（知能）だけでなく，基礎学力（語彙，読み，書き，算数）を測定することができる．
②イーゼル（問題掲示器材）の使用により，マニュアルなしで適切に実施することができる．
③検査用具がカラフルで工夫されており，子どもの興味が持続するように構成されている．
④従来の知能検査にない特徴として 2 つの解釈モデルを有している．一つは Luria 理論に基づく Kaufman モデルであり，K-ABC から継承した解釈モデルである．もう一つは Cattell, Horn, Carroll の知能理論に基づく CHC モデルで，アメリカにおいて，現在，主流となっている知能検査の解釈モデルである．2 つの解釈モデルは，解釈における異なる視点を提供するとともに，相補的な機能を有している．
⑤前版の K-ABC と同様に非言語性尺度を提供する．これは，身振りで実施して動作で答えるような下位検査で成り立っており，聴覚障害や言語障害を有する場合においても妥当性の高いアセスメントを行うことができる．
⑥検査結果に影響を及ぼす検査時の行動を記録・整理する「行動観察チェックリスト」（衝動性，固執性，注意集中，方略の生成など）を導入したことにより，より妥当性の高い解釈が可能となった．

適用年齢と実施時間

　適用年齢は 2 歳 6 か月～18 歳 11 か月で，就学前から高校生までの幅広い年齢帯においてアセスメントを行うことができる．実施時間の目安は認知尺度が 15～70 分，習得尺度は 10～50 分である．認知尺度および習得尺度の両尺度を実施することが望ましいが，アセスメントの目的により，認知尺度または習得尺度のみを選択して実施することができる．

II. 知的機能の評価法

❾ KABC-II の構成

認知尺度	継次尺度：聴覚情報や視覚情報などを時間軸に沿って，順番に処理する能力を測定する． 同時尺度：複数の視覚情報を空間的に統合して処理する能力を測定する． 計画尺度：課題を解決するための方略決定や課題遂行過程のフィードバック能力を測定する． 　　　　　計画能力はまた，継次処理と同時処理の課題への適用に関与する． 学習尺度：新たな情報を効率的に学習し，保持する能力を測定する．
習得尺度	語彙尺度：現在獲得している語彙の量や意味理解などについての習得度を測定する． 読み尺度：文字の読みや文章読解に関する習得度を測定する． 書き尺度：書字や作文に関する習得度を測定する． 算数尺度：計算スキルや文章問題の解決に関する習得度を測定する．

2　KABC-II の構成

　KABC-II は認知尺度と習得尺度の２つの尺度から構成されている（❾）．認知尺度は知能検査として，習得尺度は基礎学力の検査として別々に活用できるように作成されている．

3　検査結果の解釈（２つの解釈モデル）

　KABC-II は Kaufman モデルおよび CHC モデルの２つのモデルから解釈することができる．

Kaufman モデルに基づく解釈

　Kaufman モデルは，ロシアの心理学者 Luria の神経心理学的理論に基づく解釈モデルであり，KABC-II の基本構造に則って，認知尺度（知能）と習得尺度（基礎学力）から解釈を行う．認知尺度は，継次尺度，同時尺度，計画尺度，学習尺度の４つの下位尺度から構成される．Luria 理論によれば，認知処理過程は継次処理と同時処理に大別される．継次処理は，情報を１つずつ時間的，系列的に処理する様式で，情報の順序性の処理に最大の特徴がある．同時処理は，一度に複数の情報を統合して全体的なまとまりとして処理する様式で，複数の情報間の関連性の処理が重要となる．計画能力は，方略決定や課題遂行過程のフィードバックに関する能力であり，継次処理と同時処理の課題への選択的適用に関与している．学習能力は，新たな情報を効率的に学習し，保持する能力であり，認知処理過程において処理された情報を，学力（語彙，読み，書き，算数）に定着させるプロセスにおいて重要な役割を果たす．継次尺度，同時尺度，計画尺度，学習尺度の４つの下位尺度の合成得点である認知尺度総合得点は，認知処理能力の総体的な値として，他の知能検査の IQ（WISC-IV の FSIQ など）に相当する．

　習得尺度は，認知能力を活用して獲得した知識や技能を測定する尺度であり，語彙，読み，書き，算数（計算，数的推論）の４つの下位尺度から構成されている．学習尺度総合得点は，基礎学力の総体を示す値として使用される．

　Kaufman モデルを用いた解釈では，認知尺度総合得点（知能）と習得尺度総合得点（基礎学力）の比較が最も重要となる．さらに，認知尺度総合得点（知能）と基礎学力に関する語彙尺度，読み尺度，書き尺度，算数尺度の得点との個別の比較が可能となっており，心理・教育臨床における個別支援計画の作成に活用することができる（❿）．

CHC モデルに基づく解釈

　CHC モデルは，Cattell，Horn，Carroll による最新の知能理論である CHC 理論に準拠している．CHC 理論は，Cattell と Horn による拡張流動性-結晶性知能理論と Carroll による知能の因子分析的研究の成果が融合した理論であり，現在，アメリカにおいて主流となっている知能検査の解釈理論である．KABC-II はわが国においてはじめて，この解釈理論を正式に導入した．

　CHC 理論は，第１階層（限定的能力），第２階層（広範的能力），第３階層（一般的能力）の３段階の能力の層（stratum）からなる階層的知能理論である．CHC 理論の第２階層（広範的能力）の視点から，KABC-II は下記の７つの尺度に再構成される．

①長期記憶と検索尺度（Glr：General long-term

44

❿ Kaufman モデルに基づく解釈例

【認知尺度総合得点（知能）＞習得尺度総合得点（基礎学力）の場合】
・数や言語に関する知識・技能の獲得に際して，認知能力を十分に活かしていないと解釈できる．
・このような場合は，子どもの認知能力を活かせるように，学習への意欲・興味，学習習慣，教室や家庭の環境調整などの側面から子どもの援助を計画する必要がある．

【認知尺度総合得点（知能）＜習得尺度総合得点（基礎学力）の場合】
・認知能力を十分に活かして数や言語に関する知識・技能を獲得していると解釈できる．

⓫ CHC モデルに基づく解釈例

【長期記憶と検索尺度と結晶性能力尺度】
・新しい情報を学習する能力と単語，事実，概念について，すでに学んでいる知識との比較となる．

【長期記憶と検索尺度と短期記憶尺度】
・新しい情報を学習して長期に使用する能力と情報を保持し短期間記憶して使用する能力との比較となる．

【流動性推理尺度と結晶性能力尺度】
・応用力と柔軟性を用いて新しい問題を解く能力と習得した知識を用いて問題を解く能力との比較となる．

---

storage & retrieval）：新しく学習した，または以前に学習した情報を記憶し効率的に検索する．

② 短期記憶尺度（Gsm：General short-term memory）：情報を保持し，数秒のうちにそれを使う能力である．

③ 視覚処理尺度（Gv：General visual processing）：視覚的なパターンを知覚し，記憶し，操作し，そして考える能力である．

④ 流動性推理尺度（Gf：General fluid reasoning）：応用力と柔軟性を用いて新規な問題を解く能力であり，推論，意味理解，帰納的推理および演繹的推理の応用に関する能力である．

⑤ 結晶性能力尺度（Gc：General crystallized ability）：ある文化において習得した知識の量およびその知識の効果的応用に関する能力である．長期記憶と検索が記憶と想起に焦点を当てているのに対し，結晶性能力では，記憶された知識の幅と深さに焦点を当てている．

⑥ 量的知識尺度（Gq：General quantitative knowledge）：計算と数学的推論の能力である．

⑦ 読み書き尺度（Grw：General reading & writing）：言葉を読み，文を理解し，ことばを書き，文を構成する能力である．

Cattell と Horn による拡張流動性-結晶性知能理論を一つの基盤とする CHC モデルにおいては，流動性推理（Gf）と結晶性能力（Gc）を知能の中核に位置づけて解釈することができる．すなわち，この 2 つの能力が十分に発揮されるためには，情報の入力部分で処理をつかさどる視覚処理（Gv）が適切かつ効率的に働く必要があり，また，短期記憶（Gsm），長期記憶と検索（Glr）という記憶機能が十分に機能する必要がある．処理された情報は，量的知識（Gq）や読み書き（Grw）といったアチーブメント能力として定着する．

CHC モデルを用いた解釈においては，たとえば⓫のように尺度間の比較を行うことが個別支援計画の作成において役立つ．

（小野純平）

参考文献

- Kaufman AS, Kaufman NL. 日本版 KABC-II 制作委員会（訳編）．日本版 KABC-II マニュアル．東京：丸善出版；2013．
- 藤田和弘，石隈利紀，青山真二，服部 環，熊谷恵子，小野純平．日本版 KABC-II の理論的背景と尺度の構成．K-ABC アセスメント研究 2011；13：89-99．

▶日本版 KABC-II 入手先

- 丸善出版
  〒101-0051　東京都千代田区神田神保町 2-17
  TEL：03-3512-3256／FAX：03-3512-3270

7 コロンビア知的能力検査（CMMS）

1 検査の概要

コロンビア知的能力検査（Columbia Mental Maturity Scale：CMMS）のアメリカ原版は，Burgemeister BB，Blum LH，Lorge I によって1972年に作成された．日本版は，三澤らによって1982年に標準化されている．

この検査は，一般的推理能力（general reasoning ability）を測定する時間制限のない個別式知能検査である．具体的には，縦15.5cm，横48.5cmの細長い検査カードに描かれた3～5個の絵や図の中から，他の絵・図と違っていたり無関係なものを選ばせたりする課題を用いて，ちょうど1つだけが除外されるように一連の絵・図を関連づける原理を見つけ出す能力を測定するものである．

92枚の検査カードは，各検査レベルが45～55問になるように，レベルAからレベルHまでの8つの検査レベルに重複して配置されている．形・色・方向・模様の弁別といったやさしい問題から，物の用途や機能，数や量の概念，空間関係などに関する難しい問題まで難易度順に配列されている．

2 検査の実施方法と結果の処理

① 検査用具として，検査カード92枚，『CMMSコロンビア知的能力検査手引』[1]，記録用紙を使用する．
② 適用年齢は，3歳から9歳までである．
③ 実施時間は，およそ15分程度である．
④ 教示は，子どもの年齢に合致する検査レベルを選び，そのレベルの検査カードを1枚ずつ提示して，次のように行う．「この絵（または図）の中に，1つだけ他と違うものがあります．それを指さしてください」．
⑤ 結果の処理の仕方は，次の通りである．正答1つにつき1点が与えられ，その合計点が粗点となる．手引の換算表をみて，粗点から4種類の換算値（年齢偏差得点，パーセンタイル順位，9段階点，発達年齢段階）を求める．このうち，年齢偏差得点が主要な測定値で，平均は100，1標準偏差は15である．

3 検査結果の解釈における留意点

本検査の測定結果（4種類の換算値）を鵜呑みにして量的データからのみ解釈するのではなく，質的情報（検査中の行動観察，子どもの背景情報）を考慮して総合的な解釈を行う．

4 検査法の特徴と制約

CMMSは，実施方法が簡便で所要時間も短いので，子どものスクリーニングテストとして有効である．また，1枚ごとの検査カードが大きくそこに描かれている1つ1つの絵・図が見やすくなっているので，弱視児に不利にならない点や，時間制限がなく子どもにYesとNoのサインさえあれば実施できるので，手の機能やスピーチに重い障害がある脳性麻痺児などの知的能力を低評価せずに測定できる利点がある．

その一方で，一般的推理能力という知的能力の一側面しか測定できないこと，適用年齢の範囲が3～9歳と比較的狭いという制約がある．

〔藤田和弘〕

引用文献

1) 三澤義一ほか．CMMS コロンビア知的能力検査手引．東京：日本文化科学社；1982．

参考文献

- 藤田和弘．CMMS コロンビア知的能力検査．松原達哉（編著）．第4版心理テスト法入門　基礎知識と技法習得のために．東京：日本文化科学社；1974．pp84-85．

▶ **CMMS 入手先**

- 日本文化科学社
  〒113-0021　東京都文京区本駒込 6-15-17
  TEL：03-3946-3134／URL：http://www.nichibun.co.jp
  ＊心理検査販売代理店を通じて入手すること（記録用紙のみ）．
  ＊検査カード，検査手引は現在市販されていない．

8　グッドイナフ人物画知能検査（DAM）

人物画の描出は年少児が好んで，自発的に行うものであり，3～9歳頃までは年齢に応じて身体部位やそれらの部位の比率が変化していくという特徴がある．このことをふまえて動作性検査として標準化したものがグッドイナフ人物画知能検査（Draw a Man test：DAM）である．

1　検査の概要

心理検査として，最初に標準化を行ったのがGoodenough FL[1]である．わが国においては桐原（1944）[2]により標準化されたが，その後小林（1966）[3]，小林・小野（1976）[4]，小林（1977）[5]により再標準化が行われ，広く活用されている．

一般的には3歳となると，初期の段階での人物像の描出が開始される．描出された人物像について，①人物像の部分，②身体部分間の比率，そして③人物像の明細化について準備された50項目に従って評価する．達成した項目数に従ってMA換算表と照合して，達成率としてのIQを算出することができる．

自発的に人物像は描出されやすいし，まず全般的な発達水準を把握することができるという点から，他の検査の導入用として利用するのにも適しているともいえよう．しかし，あくまでも動作性の知的発達水準を測定するものであることに留意する必要がある．

2　検査法の手順

B5 版サイズの描画用紙を準備して，被検者の前に置く．この場合，縦方向を長いパターンで設定する．鉛筆はBまたはHBを用いて末端に消しゴムがついているものが望ましい．消しゴムつき鉛筆を準備すると，時にみられる「繰り返して消す」というコダワリ行動の発生を避けることに有効である．

原則的には個人検査で施行し，「人を一人描いてください．頭の先から足の先まで全部ですよ．しっかりやってね」と指示する．性別の質問があった場合には「男の子でも，女の子でもどちらでもよい」と答える．

描画が終了した時点で「男の子，それとも女の子」と問う．もし，女子像が最初に描出されたら，「今度は男の子を描いてね」と用紙を裏返しにして描出場面を設定する．最初に男子像が描出されたら，それで終結してもよい．

描出された人物像で部分がはっきりしない，たとえば「耳」か「手」か不明の場合には，ことばのやりとりが可能な被検者であれば「これは何かな」と質問する．

適用年齢は3～9歳で，所要時間は10分以内が

47

方法，実施，結果の解釈などについて述べる．本検査は，集団的知能検査のB式である．知能タイプの診断や学業不振児の発見にも利用できる．手引きには，各因子のもつ教育心理学的意味と各因子別能力を伸ばすための具体的方法も紹介されている．

1967年改訂版では，対象年齢が8歳から成人までと幅広かったが，現在では小学生に限定し，細かく年齢に合わせた検査になっている．本項で主に取り上げた，学年別の検査の利用が多い．田研出版からは他に，B式ではTK式2B（小学1〜3年），TK式3B（小学3年以上），AB式ではTK式小AB（小学校高学年4・5・6年）などが刊行されている．

2 評価の内容と方法

用具
「TK式学年別診断的知能検査パワフル能力開発システム実施手引き」，知能標準得点換算表，検査用紙，筆記用具，ストップウオッチ1個．

テスト内容
小学1年と2年用は数能力・記憶力・思考力・知覚力の4因子，小学3年〜6年用は数能力・記憶力・思考力・認知力・言語力の5因子が取り上げられている．問題には図形や具体的な絵，数字が用いられ，下位検査ごとに配列されている．採点方法は問題によって，正解数がそのまま点数にカウントされるもの，正解数から誤答数を減点する減点法のものなど異なるので，注意が必要である．

⑮知能段階表

知能標準得点 （知能偏差値）	知能指数	段階	理論上の%
65以上	124以上	5	7%
55〜64	108〜123	4	24%
45〜54	92〜107	3	38%
35〜44	76〜91	2	24%
34以下	75以下	1	7%

（田中敏隆ほか．TK式学年別診断的知能検査パワフル能力開発システム実施手引き．2000[1] より）

実施方法
児童の気分や体調の良好な時期・時刻を選ぶことが望ましい．検査時刻はなるべく午前中の疲れていないときがよい．心身の疲労や情動の変動を起こすような行動や活動の前後は避ける．机上をきれいに片づけさせ，鉛筆を児童1人あたり2本ぐらい用意させる．テストの説明をし，練習をさせてから，本検査を実施する．詳しくは，手引きの指示に従う．

実施時間
各下位検査ごとに，細かく制限時間が決められている．時間は，ストップウオッチで計り，制限時間を厳密に守る．練習時間も含めると，全部で40分ぐらいである．

3 評価の整理方法

下位検査の素点を求め，因子ごとの得点を算出する．さらにそれらの合計点を得点合計欄に記入する．生活年齢と得点合計との2つから，「知能標準得点（偏差値）換算表」をみて，知能標準得点を読み取る．

4 評価結果の解釈

①知能標準得点と知能指数は，まったく違う方法で計算されているので直接結びつかないが，知能指数も知能標準得点も正規分布を示し，かなりの対応関係があるので，近似的数値は算出可能である．知能指数は，「知能標準得点－知能指数換算表」から読み取ることができる．

②プロフィールは，得点をもとに「4（3年〜6年用は5）因子5段階表」から読み取り，該当する数字を○で囲み，線で結んで作る．被検者の強い因子，弱い因子を知ることができる．

③知能標準得点（知能偏差値）とは，ある子どもの知能が，その子どもと同年齢の子どものなかで，どのような位置にあるかを示す数値である．平均が50になるよう換算してあり，50が平均的な知能，それ未満が平均より下，50を超過すると平均より高い知能といえる．知能偏差値から知能段階（5段階）を判定する．本検査の知

能段階表は，⑮の通りである．

　採点中，被検者が検査の回答法をよく理解できていなかったり，でたらめに記入しているとわかることがある．このような場合，採点基準に従って採点すると0点になってしまい，その児童の知能を実際より大幅に低く評価することになってしまうため，採点不能として扱い，個人的に再検査を行う必要がある．

（松原達哉）

引用文献

1) 田中敏隆，田中英高．TK式学年別診断的知能検査パワフル能力開発システム実施手引き（1年，2年，3年，4年，5年，6年生用）．東京：田研出版；2000．

参考文献

- 松原達哉（編著）．第4版心理テスト法入門　基礎知識と技法習得のために．東京：日本文化科学社；2001．pp112-113．

▶ **TK式田中B式知能検査入手先**

- 田研出版
  〒123-0874　東京都足立区堀之内2-15-5
  TEL：03-5809-4198／FAX：03-5809-4143

10　知的機能の簡易評価日本語版（JART）

1　JARTとはどのような検査か

　Japanese Adult Reading Test（JART）[1]は，イギリスで作成されたNational Adult Reading Test（NART）[2,3]の日本語版である．NARTは不規則な読みをもつ英単語50語の音読課題であるが，Alzheimer型認知症（Alzheimer病：AD）患者においてそのような単語の音読能力が比較的保持されることと，健常者ではそのような単語の音読能力がIQと相関することから，患者の病前IQを推定できるとされる．ただし，NARTを言語構造の異なる日本語にそのまま翻訳することは適切でないため，日本語素材を用いて日本語版の製作と標準化を行った．

2　JART作成の経緯

　われわれは，英語の不規則読み英単語に相当するものは「不如帰」といったいわゆる熟字訓であろうと考えた．しかし漢字は通常複数の読みをもち，漢字をどのように読むかは熟語によって異なると考えれば「代打」といった通常の漢字熟語も英語の不規則読み単語に相当するかもしれない．このような考えから，予備調査では熟字訓と通常の漢字熟語とを50語ずつ選択し，認知症患者においてそれらの音読が保持されるかどうか検討するとともに，健常者を対象としてIQとの関連を検討した．その結果，熟字訓も通常の漢字熟語も患者群においてよく保持され，健常者においてはIQと高い相関を示した[4]．よって双方を素材に用いることとし，予備調査に用いられた100熟語のうちIQとの相関の強い50熟語を選択して新たにJART50の標準化を行った．JARTの目的はAD患者の病前IQ推定であるため，標準化群に用いる健常者を高齢者に絞り，以下のようにJART50の誤答数からIQを推定する式を得た[1,5]．

　JART予測全検査IQ＝124.1－0.964×
　　　　　　　　　　　（JART50の誤答数）

　JART予測言語性IQ＝127.8－1.093×
　　　　　　　　　　　（JART50の誤答数）

❶ 重症度ごとにみた対象者の予測IQ

	Mild AD 群 (*n*=11)	Moderate AD 群 (*n*=32)	Severe AD 群 (*n*=27)	Normal Elderly (NE) 群 (*n*=100)	ANOVAs F	post-hoc Sheffe test
JART50 の正答数（SD）	37.6 (9.5)	28.6 (12.0)	20.9 (10.4)	27.2 (12.6)	6.2**	Mild＞NE, Severe
全検査IQ（SD）	103.3 (11.3)	94.0 (13.6)	81.9 (11.8)	102.0 (13.4)	19.3**	NE, Mild＞Moderate, Severe Mild, Moderate＞Severe
予測された全検査IQ（SD）	112.2 (9.1)	103.5 (11.6)	96.0 (10.0)	102.1 (12.1)	6.2**	Mild＞NE, Severe

注：Mild AD 群は MMSE が24点以上，Moderate AD 群は19～23点，Severe AD 群は18点以下．

(Matsuoka K, Kim Y. Alzheimer's Disease in the Middle-Aged. 2008[11] より)

JART 予測動作性 IQ＝117.0－0.708×（JART50 の誤答数）

また JART50 の短縮版として JART25 も作成した．これは，JART50 の熟語のなかから25熟語を選択したものであるが，上記と同様の手順を用いて妥当性が示されている[1,6]．

3 JART の応用

統合失調症を有する患者では発症後に認知機能の低下が起こる場合があるが，植月らによればJART 予測 IQ は WAIS-R の IQ よりも有意に高いことが示されており，JART50 および JART25 による病前 IQ 推定は一定の妥当性があると考えられている[6,7]．

Ota ら は，JART と WAIS-R を広汎性発達障害および統合失調症を有する群に施行し，統合失調症群では WAIS-R で測定される IQ のみが低下していたことから，JART 予測 IQ と WAIS-R の IQ の差によって統合失調症群と自閉スペクトラム症（広汎性発達障害）群が判別できるのではないかと提言している[8]．

もの忘れ外来を受診した患者への調査によれば，JART25 は注意，言語機能，数概念など複雑で高次な認知機能と関連があることが示されている[9]．

4 JART 施行に際し注意すべき点

大脳左半球にダメージを受けると音読能力が低下することが予想されるため，そのような患者に病前 IQ 推定という目的で JART を用いることは妥当でない．失語症患者はもちろんのこと，たとえば外傷性脳損傷者においても，NART 予測 IQ が低下する（そして時間経過とともに改善する）という報告がある[10]．よって，外傷性脳損傷への JART 施行は解釈に注意が必要であると思われる．

また AD 患者であっても進行につれ熟語の音読能力が低下することが予想される．音読の低下パターンは非線形と思われるものの，MMSE（Mini Mental State Examination）と JART50 の相関係数（Pearson r）は健常群で r＝0.43，AD 群全体で r＝0.49 であり[11]，もの忘れ外来患者を対象とした福榮らの大規模調査においても r＝0.481 であった[9]．このことから，漢字熟語音読能力と MMSE 得点は中程度の相関をもつと思われる．それではどの程度であれば JART が妥当といえるのか．❶ によれば，MMSE が11～18点の群において予測 IQ は96.0と比較的残存しており，福榮らの調査対象者では，MMSE が14点以上の対象者における予測 IQ は90以上となっている．これらの結果から，MMSE が14点以上の対象者であれば比較的妥当な病前 IQ 推定が可能であると思われる．

言語能力により IQ を推定するという性質上，動作性 IQ との関連は Pearson r＝0.68 と中等度の関連であり，言語性 IQ との相関係数0.91 より

関連が弱い．JARTによりすべての知的機能を推定できるわけではないことに留意してほしい．

（松岡恵子，金　吉晴）

引用文献

1) 松岡恵子，金　吉晴．知的機能の簡易評価実施マニュアル Japanese Adult Reading Test（JART）．東京：新興医学出版社；2006．
2) Nelson HE. National Adult Reading Test（NART）：Test Manual. UK：The NFER-NELSON Publishing Company；1982．
3) Nelson HE, Wilson JR. National Adult Reading Test-Second Edition. UK：The NFER-NELSON Publishing Company；1991．
4) 松岡恵子，金　吉晴，廣　尚典ほか．日本語版 National Adult Reading Test（JART）の作成．精神医学 2002；44(5)：503-511．
5) Matsuoka K, Uno M, Kasai K, et al. Estimation of premorbid IQ in individuals with Alzheimer's disease using Japanese ideographic script（Kanji）compound words：Japanese version of National Adult Reading Test. Psychiatry Clin Neurosci 2006；60：332-339．
6) 植月美希，松岡恵子，笠井清登ほか．統合失調症患者の発病前知能推定に関する日本語版 National Adult Reading Test（JART）短縮版妥当性の検討．精神医学 2007；49(1)：17-23．
7) 植月美希，松岡恵子，金　吉晴ほか．日本語版 National Adult Reading Test（JART）を用いた統合失調症患者の発病前知能推定の検討．精神医学 2006；48(1)：15-22．
8) Ota T, Iida J, Sawada M, et al. Comparison of pervasive developmental disorder and schizophrenia by the Japanese version of the National Adult Reading Test. Int J Psychiatry Clin Pract 2013；17(1)：10-15．
9) 福榮太郎，福榮みか，石束嘉和．Japanese Adult Reading Test（JART）と認知機能障害との関連．総合病院精神医学 2013；25(1)：55-62．
10) Skilbeck C, Dean T, Thomas M, et al. Impaired National Adult Reading Test（NART）performance in traumatic brain injury. Neuropsychol Rehabil 2013；23(2)：234-255．
11) Matsuoka K, Kim Y. Estimated premorbid IQ using Japanese version of National Adult Reading Test in individuals with Alzheimer's disease. In：Jeong HS（ed）. Alzheimer's Disease in the Middle-Aged. New York：NOVA Science Publishers；2008．pp169-190．

▶ JART 知的機能の簡易評価入手先

● 新興医学出版社
〒113-0033　東京都文京区本郷6-26-8
TEL：03-3816-2853／FAX 03-3816-2895

11　新版K式発達検査2001

1　評価法の概要

新版K式発達検査は，1980年（1983年増補版[1]）に嶋津・生澤らによって，乳幼児期から学童期の子どもに適用する発達検査として作成された．その後，時代に合わせた乳児・幼児用項目の改訂や学童用項目の増強，さらに成人用項目の新設を行い，新たに2001年版が京都国際社会福祉センターから発行された[2]．2001年版では適用年齢が成人まで拡張されたので，一人の人の発達の経過を継続してみることができるようになった．

嶋津らは当初，この検査の目的を「子どもの精神発達の状態を，精神活動の諸側面にわたって観察し，心身両面にわたる発達障害などについて適切な診断を下すための資料を提供する」ところにあるとしていた．しかし1970年代から1980年代にかけて，発達検査の用いられ方は，それまでのスクリーニングを目的としたものから，健常児・障がい児を問わず，1人1人の子どもの発達状況や行動特性を理解し，望ましい行動の発達を援助するための手がかりを得るなど，広義の臨床診断を目的とする方向に変化しつつあった．新版K式発達検査はこのような状況のなかで，乳幼児健

診，就学指導，療育手帳の判定，未熟児医療などに幅広く利用されるようになった[2]．

また，発達検査は大きく以下の3つの観点から，それぞれ2つに分類できる[3]．

① 総合的（年齢に応じて複数の側面の項目を配列し，その通過項目数から発達年齢〈DA〉や発達指数〈DQ〉などの総合的な指標を算出する）—分析的（側面ごとに発達状況を測定し，そのプロフィールをもとに発達のバランスを検討する）

② 直接的（子ども自身に課題を与え，その反応から発達状況を判断する）—間接的（子どもの養育者に質問をして発達状況を査定する）

③ 診断的（個別かつ直接子どもに検査を行い，発達状況を診断する）—スクリーニング的（集団検診の場などで，知的能力障害〈発達遅滞〉や歪みが疑われる子どもを見つけ，専門家の精密検診を必要とするか否かを診断する）

この分類に従うと，新版K式発達検査2001は分析的・直接的・診断的な検査といえる．

2 具体的な評価の方法と施行上の注意

適用年齢と所要時間
適用年齢は0歳～成人であり，所要時間は約30分である．

検査内容と方法[2,3]
用具
新版K式発達検査2001用具，検査用紙6葉（年齢別）のほか，鉛筆，硬貨（1円，10円，50円，100円），はさみ，ストップウオッチ，薄紙

テスト内容
姿勢・運動，認知・適応，言語・社会の3領域の328項目の検査項目から構成される．主に0歳児の検査項目は，仰臥位，座位，立位，腹臥位，自由姿勢であり，1歳以上の検査項目は非言語性と言語性である．

実施方法
個人法で実施する．対象者と向かい合うと心理的な圧迫感を与えやすいので，避けたほうがよい．必ず標準化された検査用具を用い，実施手引書に規定された手順に従う．

0歳児の場合，項目の実施順序が重要である．仰臥位，座位，はいはい，立位，腹臥位など，実施法に従って施行する．1歳以上の子どもには，施行順序は特に定めないが，同一用具を使用する検査は続けて施行する必要があり，立位の検査は最後に行うのが望ましい．また，一般的には，対象者の生活年齢（CA）よりも下の年齢区分の問題（対象者にとって容易な検査問題）から始めるのがよい．

記録の際には，単に検査問題に合格したかどうかだけでなく，検査中の態度や項目への反応，対人的行動など，反応全般も観察・記録する．反応がない場合もその旨を記録する．

通過した項目には＋，不通過の項目には－をつける．検査用紙の各行ごとに，通過した項目（＋）から不通過の項目（－）へ移行する境目が定められたら，検査を終了する．

整理方法
各行ごとに通過から不通過へ移り変わる境目を1本の線（凹凸の生じる場合もある）につないでプロフィールを描く．

次に発達指数を算出する．年齢級によって項目数が異なるため，1, 2葉の項目は1点，3葉と4葉前半の項目は5点，4葉後半と5, 6葉の項目は10点と，項目の得点が重みづけされている．全項目に通過している列の合計点数に，それ以上の列で通過している項目の得点を加え，各領域と全領域での合計得点を算出する．これを換算表を使用して，発達年齢を求める．最後に発達指数を，次の式で算出する．

発達指数(DQ)＝発達年齢(DA)／生活年齢(CA)×100（小数点以下四捨五入）

3 解釈上の注意

本検査は，対象者の発達が全体として到達している年齢段階を測定することを目的としている．特殊疾患の診断用として作成されたものではないので，検査結果のみから疾患についての断定的な

解釈をするべきではない[2,3]．それぞれの領域における発達段階から，個別の問題点を把握することが大切である．

また，特に乳幼児を対象とする場合には，その特性（課題意識や集中力の乏しさ，人見知り，身体状態による影響など）を十分に理解し，対象者の能力や状況を十分反映できるように努めるべきである．これは，検査を実施する者の当然の責務ともいえるであろう．

（大木桃代）

引用文献

1) 嶋津峯眞, 生澤雅夫, 中瀬惇. 新版K式発達検査実施手引書（増補版）. 京都：京都国際社会福祉センター；1983.
2) 新版K式発達検査研究会. 新版K式発達検査法2001年版標準化資料と実施法. 京都：ナカニシヤ出版；2008.
3) 大木桃代. 新版K式発達検査法. 松原達哉（編）. 臨床心理アセスメント（新訂版）. 東京：丸善出版；2013. pp40-43.

▶ 新版K式発達検査2001 入手先

● 京都国際社会福祉センター
　〒612-8027　京都市伏見区桃山町本多上野84
　TEL：075-612-1506／FAX：075-621-8264

12 DN-CAS 認知評価システム

1 評価法の概要

DN-CAS認知評価システム（Das-Naglieri Cognitive Assessment System：DN-CAS）は，後述する知能のPASS理論に基づいて開発された知的機能の基盤を評価する個別実施の検査である．原版はNaglieri JAとDas JPにより1997年に出版され，日本版は前川・中山・岡崎により2007年に出版された．適用年齢は5歳0か月から17歳11か月であり，就学前から高校生までの子どもの認知機能の特性を評価することを目的としている．国内では2012年4月から，認知機能検査その他の心理検査の「操作と処理がきわめて複雑なもの」（D-285-3）として医科診療報酬点数450点の適用検査となっている．

Dasらはロシアの神経心理学者Luria ARの臨床的，実験的研究を発展させ，認知処理という観点から知能を概念化することを提案し[1]，それを知能のPASS理論と呼んだ．DN-CASはその理論的背景をこの知能のPASS理論においている．この理論は，流動性知能や結晶性知能といった，因子分析的な手法や理論的な知見から提案されてきている知能理論をふまえながら，実証的な知見に基づく理論として構築されてきた．

Luria[2]は，高次精神機能が3つの機能的単位として脳に局在するとした．第1の機能的単位は脳幹部に位置づけられ，注意と覚醒を制御する．第2の機能的単位は大脳中心溝より後方の頭頂，側頭，後頭領域に位置づけられ，外界からの情報の符号化と貯蔵に関係する．第3の機能的単位は大脳中心溝より前方の前頭領域に位置づけられ，目的的行動や問題解決をどのように行うかを計画し，調整し，制御する．そしてこれらの機能的単位はそれぞれ脳内の特定の部位に位置づけられながらも，相互に関連しながら全体として機能する．第2の機能的単位が担う情報の符号化は2つのタイプに分けられ，Luriaはこれらを同時統合（同時処理）と継次統合（継次処理）と名づけた[3]．同時処理とは複数の構成要素を概観可能な一つの全体にまとめたり，全体から要素を自由に取り出したりといった機能を指す．継次処理とは1つ1つの情報の構成要素を連続的な系列として統合し，

55

構成要素を順番に活性化することによってはじめて要素を取り出すことができる処理の形式である．第3の機能的単位が担うプランニングの概念は，脳の前頭葉が担うとされる高次精神機能を包括的にとらえるもので，実行機能や遂行機能，メタ認知，ワーキングメモリーといった前頭葉機能の概念に非常に近いものといえる．また，DN-CASにおける注意の概念は特に注意の持続性と選択性に焦点を当てたものといえ，脳の機能としては第1の機能的単位である脳幹部が主に担っていると想定されるが，前頭部との連絡を通して認知機能全般の統制にかかわっている機能である．この点で，プランニングや注意は学習をはじめとする日常生活すべてに必要なことといえ，検査として評価されるのはこれらの機能のごく一側面であることを理解しておく必要がある．

2 評価の方法

DN-CASは合計13の下位検査から構成される．プランニング，同時処理，注意，継次処理それぞれに3つずつの下位検査が割り当てられ，このうち継次処理の下位検査の1つは子どもの年齢によって実施する検査が異なる（5〜7歳では【発語の速さ】と8〜17歳では【統語の理解】）ため，実質的には12の下位検査を実施することになる．各下位検査の結果（粗点）は平均10，標準偏差3からなる評価点に，下位検査の評価点合計は平均100，標準偏差15からなる全検査標準得点と4つのPASS標準得点に，それぞれ換算される．

PASS標準得点は，4つのPASS尺度ごとに求められる標準得点の平均と各PASS尺度の標準得点との差が有意であるか，ならびに各下位検査の標準得点との差および標準得点間の差が有意であるかの判定を通して，子どもの認知処理の強い面と弱い面を評価できる．下位検査評価点についても，標準得点と同様の手続きで，強い部分と弱い部分を判定できる．

また，これらの分析は統計的な有意差の判定手続きであり，加えて標準得点や評価点の得点差については，その差が標準化サンプルの年齢集団に

おいてどの程度まれであったかを示す累積出現率を併記できるようになっている．

3 評価法の特徴

情報の符号化様式である同時処理，継次処理は，学習をはじめとする種々の活動では相互に関連して機能すると考えられるが，同時処理と継次処理は物事や情報を扱う様式という点で，相互にバランスをとりながらも扱う処理の内容によっていずれかが主に使われることも想定される．この点で，DN-CASではこれらの処理のいずれかが主に使われることが確認されている検査課題を用い，同時処理と継次処理のいずれが強いか，弱いかを知ることができる．このことで，弱い面を強い面で補うとともに強い面をいかすというアプローチを立案することにつながる．

一方で，プランニングや注意は種々の活動全体に関与し，コントロールする役割を担っていると考えられているが，DN-CASでは時間制限があるなかでどのようにやり方を見つけ，実行し，必要に応じて調整するか（プランニング），あるいは注意を向けるべきものとそうでないものを区別すること（注意）をそれぞれ評価する．

DN-CASの結果は，基本的にPASS理論に従って解釈される．4つのPASS尺度について，たとえば読みや書きに困難がある子どもでは継次処理の標準得点の低下[4]，注意欠如・多動障害（ADHD）児ではプランニングと注意の標準得点の低下[5]，自閉症スペクトラム障害（ASD）児では注意の標準得点の低下[6]といった，典型的なパターンが報告されている．しかし，実際には個々の子どもによってPASSのプロフィールは異なるともいえ，主訴や日常の様子との照合を通して検査結果から考えられる仮説を取捨選択すべきである．

〈前川久男〉

引用文献

1) Das JP, Naglieri JA, Kirby JR. Assessment of Cognitive Process. Massachusetts：Allyn and Bacon；1994.

2) Luria AR. The Working Brain. New York : Basic Books ; 1973.
3) 前川久男ほか（編著）. K・ABC アセスメントと指導―解釈の進め方と指導の実際. 東京：丸善メイツ；1995.
4) Das JP. Reading Difficulties and Dyslexia an Interpretation for Teachers. New Delhi : Sage Publications；2009／前川久男, 中山 健, 岡崎慎治（訳）. 読みに困難がある子どもの理解と指導 知能の PASS 理論と DN-CAS から. 東京：日本文化科学社；2014.
5) Naglieri JA, Das JP, Goldstein S. Planning, Attention, Simultaneous, Successive（PASS）: A cognitive processing-based theory of intelligence. In : Flanagan DP, et al（eds）. Contemporary Intellectual Assessment : Theories, Tests, and Issues, third edition. New York : Guilford Press ; 2012. pp. 178-196.
6) Goldstein S, Naglieri JA. Neurocognitive and behavioral characteristics of children with ADHD and autism : New data and new strategies. *The ADHD Report* 2011；19(4)：10-12.

▶ **DN-CAS 認知評価システム入手先**

- 日本文化科学社
  〒113-0021　東京都文京区本駒込 6-15-17
  TEL：03-3946-3134／URL：http://www.nichibun.co.jp
  ＊心理検査販売代理店を通じて入手すること.

III

記憶機能の評価法

III. 記憶機能の評価法

1 レイ聴覚言語学習検査（RAVLT）

1 評価法の概要

レイ聴覚言語学習検査（Rey Auditory Verbal Learning Test：RAVLT）は記憶の評価法の1つである．これは15語の単語を用いた言語学習検査であり，リストAの15単語の即時再生，リストA学習を5回繰り返していく系列学習曲線，リストBによる干渉課題，リストAの遅延再生と再認で構成されており，これらの結果から患者の記憶障害の特徴を評価する．

2 評価の方法

検査結果

即時記憶を「第1試行」，記憶した単語の総数を「第1～第5試行の総数」，学習量を「第5試行－第1試行」，逆行性の干渉傾向は「第1試行－リストB」，順向性の干渉傾向は「第5試行－第6試行」，「再認」による成績，20～45分後（一般的には30分後）の遅延再生を「第7試行」から測る[1]．

検査時間

遅延再生の空き時間を含めると30～50分程度である．

検査方法

①第1試行では，「これからたくさんの単語のリストを読み上げますので注意深く聞いて覚えてください．私が読み終えたら，覚えている単語をできるだけたくさん答えてください．単語の順番は気にしないでかまいません」と教示し，リストAの15単語を1秒に1語ずつ読み上げる．第1試行で緊張する様子がみられたら，「単語はとてもたくさんあるので，ほとんどの人が最初から全部は答えられません．できる限り覚えてください」と伝える．

②第2試行では，次のように教示する．「同じ単語のリストをもう一度読みます．読み終わったら，1回目同様に覚えている単語を思い出して答えてください．1回目に答えた単語も，もう一度含めて答えてください．単語の順番は気にしないでかまいません」．以後，第5試行まで同様に繰り返す．

③第5試行後「次に先ほどとは別の単語のリストを読みます．できるだけ多くの単語を覚えて，今回覚えた単語をできるだけたくさん答えてください．単語の順番は気にしないでかまいません」とリストBを読み上げ，干渉課題を行う．

④「前に5回繰り返して覚えた単語をできるだけたくさん思い出してください」とリストAの再生課題（第6試行）を行う．

⑤ダミー単語を含めた50語の単語リストを提示し，「この中から先ほど5回繰り返して覚えた単語を思い出して丸で囲んでください」と指示する．色鉛筆を2色渡し，はじめは前述の指示のみで行い，次に正答が15語あることを伝えて別の色を使用するようにすると，患者の記憶戦略をみることができる．

⑥30分後にリストAの遅延再生として第7試行を行う．「はじめに5回繰り返して覚えた単語を思い出してください」と指示する．

3 評価法の特徴

RAVLTは日本語版の標準化が十分確立されていないため，使用されている単語リストにはいくつかのバージョンがある．❶にLezakのNeuropsychological Assessmentの原版をそのまま筆者らが日本語訳して使用しているリストを提示した．再認課題のリストには，リストA，リストB，

❶ 使用単語リスト

リストA
たいこ　カーテン　鈴　コーヒー　学校　親　月　庭　帽子
農夫　鼻　あひる　色　家　湖

（Lezak MD. レザック神経心理学的検査集成. 2005[1]より）

意味が類似している単語群，音韻が類似している単語群，意味も音韻も類似している単語群を用いて作られている．このように関連のある単語を再認課題で使用することで患者の単語の学習戦略を推測することができる[1]．また，年齢ごとの平均値はIvnikらが高齢者のデータを5歳ごとに分けて報告している[2]．

RAVLTを使用した臨床報告はわが国でもいくつか知られている．関らは内頸動脈狭窄症におけるRAVLTの結果について，大脳白質病変を合併した場合は認知機能低下を反映し，他の神経心理学検査とも関連を認めており，高次脳機能評価のスクリーニングとして有用であると報告している[3]．大沢らは脳動脈瘤破裂によるくも膜下出血後の言語性記憶について，重症度や破裂部位による記憶障害の質や重症度をRAVLTを用いて報告している[4]．また，立花はParkinson病の記憶について，第1～第5試行および遅延再生ではParkinson病群と健常群を比較してParkinson病群で低下しているが，学習効率や忘却率は健常群と同様と報告している[5]．小児の記憶検査として，柴らは未就学児約100人における聴覚言語学習について，小児もRAVLTは施行可能であり，記憶の発達の測定に有効であると報告している[6]．このようにRAVLTは臨床において幅広く活用することができる言語性記憶評価法である．

（坪井理佳，三村　將）

引用文献

1) Lezak MD. 記憶機能. 鹿島晴雄（総監修），三村　將，村松太郎（監訳）. レザック神経心理学的検査集成. 東京：創造出版；2005. pp233-245.
2) Ivnik RI, et al. The Auditory-Verbal Learning Test (AVLT): Norms for ages 55 years and older. Psychological Assessment. *J Consult Clin Psychol* 1990；2：304-312.
3) 関　泰子，前島伸一郎，大沢愛子ほか. 内頸動脈狭窄症に対するAuditory Verbal Learning Testの臨床的意義について. 脳卒中 2010；32：27-33.
4) 大沢愛子，前島伸一郎，棚橋紀夫. 脳動脈瘤破裂によるくも膜下出血後の言語性記憶の特徴. *Japanese Journal of Rehabilitation Medicine* 2012；49：625-630.
5) 立花久雄. パーキンソン病の記憶機能. 兵医大医会 2006；31：37-42.
6) 柴　玲子，小林範子，石田宏代ほか. 未就学児における聴覚性言語性記憶の発達についての検討—Rey's Auditory Verbal Learning Test「小児版」作成にむけて. 高次脳機能研究 2006；26：385-396.

▶ RAVLT 入手先

- 鹿島晴雄（総監修）. レザック神経心理学的検査集成. 創造出版；2005 に収載.

2　三宅式対連合学習検査（東大脳研式記銘検査）

1　評価法の概要

三宅式対連合学習検査（Miyake's Verbal Paired Associate Learning Test）は言語性記憶の評価法として，わが国で広く用いられている記憶検査の一つである．この検査では，親しみやすい平易な単語を対にして，被検者に提示し覚えてもらう．その後，検査者が対語の一方の単語を提示し，被検者がもう一方の単語をどの程度答えられるかによって言語性の記憶機能を評価する．単語の対に

は「空―星」のように関係があるものと,「うさぎ―障子」のように一見無関係なものが用意されており,課題としての工夫がなされている.

実際の検査では,検査者が単語対に読み上げた後,被検者に口頭で回答してもらうことになる.そのため矯正不能の聴覚障害,失語症などがある場合には,実施に適さない.一方で対象年齢の範囲などは特に設けられていないので,臨床上の必要性に応じて幅広く実施が可能である.ただし,課題自体を理解できること,用いられている単語を知っていることなどが検査実施の前提条件になる.また関係のある単語対と関係のない単語対の2種類の課題があるので,課題を区別できることも必要である.なお,この検査の所要時間は課題の説明を含め15分程度である.

単語対を用いたこのような課題は,一般には言語性対連合学習課題と呼ばれる.この種の課題は版を重ねているウェクスラー記憶検査にも継続して採用されており[1],言語性記憶の評価法として広く受け入れられているものと考えられる.

現在,臨床において三宅式対連合学習検査の名称で使用されている検査は,三宅・内田[2-4]によって1924年に報告されたオリジナルのものではなく,オリジナルの対語リストをもとに単語の入れ替えなどがなされた東大脳研式記銘力検査[5]であろう.オリジナルの対語リストから東大脳研式記銘力検査への変遷については不明な点も多いが[6],初出から1世紀近くを経た今日に至るまでその名を残し,使用し続けられている点は特筆に値する.なお,東大脳研式記銘力検査は心理検査を扱う業者から入手できる.

2 実施方法

三宅式対連合学習検査と東大脳研式記銘力検査は,使用する単語の入れ替えなどがなされているほかに違いがなく,実施方法についても同じ手続きが引き継がれている.ここでは東大脳研式記銘力検査を購入すると入手できる「実施のための要項」に基づいて,実施方法を紹介する[5].

検査は関係がある単語対からなる有関係対語試験と関係がないと考えられる単語対の無関係対語試験で構成されている.有関係対語試験,無関係対語試験それぞれ10個の単語対である.初めに有関係対語試験を行い,その後で無関係対語試験を行う.

有関係対語試験の初めに,検査者が「ビール―コップ」などの言葉の対を10個読み上げるので覚えること,さらにその後で,検査者が対語の最初の言葉(「ビール」)を言うので,対になった後の言葉(「コップ」)を答えることを,被検者に教示する.検査手続きについて十分に理解を促した後,検査を開始する.用意された単語対と単語対のあいだは,2秒程度の間隔をあけて順に読み上げていく.「実施のための要項」には記載されていないが,実際の検査場面では1つの単語対を2秒程度で読み上げる.

単語対10個を読み上げた後,これと同じ順序で単語対の最初の単語を読み上げる.読み上げられた単語の対となる後の単語について被検者に口頭で答えさせる.10秒以内に答えられなければ忘却とみなし次の単語対へ進む.なお,被検者の反応に対するフィードバックについては記載がない.通常は被検者の反応に対して検査者は何も言わず,次の単語対の最初の単語を読み上げる手続きに入る.

第1試行が終了すると,同じ手続きで第2試行,第3試行を行う.すなわち,単語対を読み上げる順序と被検者の反応を得るために単語対の最初の単語を読み上げる順序は,第1試行から第3試行までまったく同一で繰り返される.試行は第3試行で終了となる.なお,第1試行あるいは第2試行で10個の単語対すべてに正答した場合には,それ以降の試行については全部正答とみなすことになっている.成績は試行ごとにそれぞれ10対語中何対語正答したか,正答した単語対の個数が記録される.

有関係対語試験終了後,10秒程度の間隔をおいて無関係対語試験を実施する.このとき被検者に対して,先ほどの検査とは異なり関係のある言葉ではなく,まったく関係のない言葉の対を読み上

げていくので覚えるように教示する．無関係対語試験の実施方法は有関係対語試験と同様の手続きである．

3 評価法の特徴，制約，解釈

三宅式対連合学習検査（東大脳研式記銘力検査）は，親しみやすい平易な単語を用いていること，課題がわかりやすく比較的短時間で実施でき被検者への負担が少ないこと，有関係と無関係それぞれの対語試験で10対語中何対語の正答であったか成績がわかりやすいこと，さらに実施に際して特別な訓練を要さないことなどから，扱いやすい検査であるといえる．また課題の特徴から言語性記憶，特に言語性の近時記憶に特化した検査と考えられるので，健常者を対象とした脳ドックなどではスクリーニングテストとして活用できる一方で，症例に対しては症状の把握を目的とした掘り下げ（ディープ）テストとしての役割も担うことができる．具体的には記憶障害の評価を必要とする脳血管障害，頭部外傷，てんかん外科，脳炎，認知症，軽度認知障害などで使用されることが多い．このような点から臨床データの蓄積も多いが，いくつか問題点も指摘できる．

最大の問題点は成績の基準が曖昧な点であろう．「実施のための要項」には，有関係対語試験に関して第1試行（範囲6.6～9.9，平均8.5），第2試行（範囲9.3～10.0，平均9.8），第3試行（範囲10.0～10.0，平均10.0），無関係対語試験では第1試行（範囲3.2～7.0，平均4.5），第2試行（範囲6.6～10.0，平均7.6），第3試行（範囲7.7～10.0，平均8.5）が標準値としてあげられている[5]．しかし，この標準値に関する情報が不足しており，この標準値からどの程度外れていれば異常といえるか判断できないのが実情である．

また，用いられている単語や有関係，無関係の判断基準が時代にそぐわないものになりつつあることは否定できない．さらに記憶材料に厳密さを求める今日的な研究水準に対応できていない点もあげられる．加えて，海外の研究ではウェクスラー記憶検査の言語性対連合学習下位検査が用いられることが多いが，三宅式対連合学習検査とは実施方法が異なっている．そのため単純にそれぞれの結果を比較することはできない点にも注意が必要であろう．

記憶検査全般に指摘できることではあるが，現在市販されており入手可能な東大脳研式記銘力検査は，1組の有関係対語試験と無関係対語試験のみである．症状の経過観察，術前術後の評価，リハビリテーションの効果測定など，複数回にわたって評価を行いたい場合に，同程度のいくつものバージョンが用意されていないことは不便な点といえる．

三宅式対連合学習検査（東大脳研式記銘力検査）は多くの問題点を指摘されながらも，臨床上必要な検査としてわが国において長年にわたって広く使用されてきた．この検査の問題点を改善した新たな検査が期待されるなか，日本高次脳機能障害学会の事業の一環として，2014年に「標準言語性対連合学習検査（Standard verbal paired associate learning test：S-PA）」が上梓された[7]．

この新たな検査では，記憶材料となる単語について統制がなされ，単語対の関係性にも検討が加えられている．そのうえで大規模な健常者データの収集が行われ，16～84歳の健常者の基準値が示されている．この基準値からどの程度外れていれば異常といえるのか判断できるようになっており，臨床上大変有用であろう．さらに並行性の確認された3組の有関係対語試験と無関係対語試験が用意されていることも，この検査を臨床で使用する際に役立つ配慮となっている．

三宅式対連合学習検査が90年間にわたってわが国において果たしてきた役割を引き継ぐ新たな検査として，今後のデータの蓄積が期待される．

（小池　敦）

引用文献

1) Wechsler D. Wechsler Memory Scale, 4th edition. San Antonio, TX：Pearson；2009.
2) 三宅鑛一，内田勇三郎．記憶ニ関スル臨淋的実験成績（上）．神経学雑誌 1924；23(8)：458-488.

引用文献

1) 穴水幸子, 若松直樹, 加藤元一郎ほか. 認知機能障害の個別的評価に関する神経心理学的検査 記憶障害 Rey-Osterrieth Complex Figure Test. 日本臨床 2003 ; 61 (Suppl 9) : 285-290.
2) Lezak MD. Neuropsychological Assessment, 3rd edition. New York : Oxford University Press ; 1995. pp316-321.
3) Rey A. Lexamen psychologique : Dans les cas d'encephalopathie traumatique (Les problemes). *Arch Psychol* 1941 ; 28 : 286-340.
4) Osterrieth PA. Le test de copie d'une figure complexe : Contribution a l'etude de la perception et la memorie. *Arch Psychol* 1944 ; 30 : 206-356.
5) Van Gorp WG, Satz P, Mitrushina M. Neuropsychological processes associated with normal aging. *Dev Neuropsychol* 1990 ; 6 : 279-290.
6) 鄭 秀明, 宮崎晶子, 岩田 誠. アルツハイマー型痴呆と多発性皮質下梗塞の神経心理学的比較検討―比較的簡便な検査バッテリーを用いて. 臨床神経学 1995 ; 35 : 1205-1209.
7) 兼本浩祐, 萱村俊哉, 林 香織ほか. 側頭葉てんかんにおける視覚性/言語性記銘力比の臨床的応用. てんかん研究 1994 ; 12 : 221-226.
8) 萱村俊哉, 萱村朋子. Rey-Osterrieth 複雑図形の模写における正確さと構成方略の発達. 武庫川女子大紀要 2007 ; 55 : 79-88.

4 ベントン視覚記銘検査（BVRT）

　ベントン視覚記銘検査（Benton Visual Retention Test : BVRT）は, Arthur Lester Benton（1909～2006）が 1945 年に *Archives of Neurology and Psychiatry* に発表した検査で[1], 主に視覚性認知・記憶をみる心理検査として同年出版された. その後, 同著者により多肢選択式版や小児向け正常値などが発表され, 適用が拡大されてきている. 現在, 英語版は第 5 版が出され[2], 第 3 版の日本語訳も利用可能である[3].

1 検査の特徴

　比較的単純な図を再生/模写する検査である. 4 通りの施行法があり, 視空間性認知, 構成能力, 視覚性即時記憶, 視覚性短期記憶などについて検討可能となっている. さらに, 図版が比較的単純で言語化して覚えることもできることから, 言語・概念化などの機能も関与している. そのため, 認知機能全体を反映する検査として, 器質性障害と精神的障害（うつ状態など）の鑑別に使われることもある.

　臨床的には, 施行時間が比較的短いこと（1 つの施行法のみであれば 5 分程度）, 図版が 3 種類あって繰り返して検査できること, 8 歳から高齢者まで幅広い年齢層に適用可能であること, 採点が比較的容易であること, 言語能力が低下していても施行可能であることなど利便性が高いため, 広く使われている. わが国でも簡単な心理検査として医療保険点数が認められている. ただし, 上述のように 1 つの認知機能障害を反映しているものではないため, 異常がみられた場合には他の診察/検査所見を加味して解釈する必要がある.

2 検査の内容

　検査は 1～3 個の図が描かれた視覚刺激 10 枚からなり, 4 通りの施行法がある（⑤）. 刺激用の図版には Form Ⅰ～Ⅲ の 3 種類があり, 繰り返し検査を行う際には異なる版を用いると, 練習効果を最小限にできる.

　刺激用の図版は最初の 2 つの刺激は単一図形, 次の 1 つは 2 個の図形（Form Ⅲ のみ 3 つ）, 残りの 7 つは 3 個の図形より成る. 複数の図形から成るものは右端または左端に小さな図形（周辺図

形）があり，視野障害や半側空間無視による見逃しを誘発しやすい．

採点は正確数および誤謬数について行う．正確数は1つの刺激のすべての図形を正しく描いた場合に1点とし，最高得点は10点である．一方，誤謬数は1つの刺激のなかの各図形について，省略・ゆがみ・保続・回転・置き違い・大きさの誤りの6種類に分けて数える．6種類のなかで，さらに細かい分類も記載可能である．

日本語版の使用手引には施行法Aについて8～64歳の基準値がある．施行法Aの正確数の基準値に比べ，施行法Bはほぼ1点低い値に，施行法Dは0.4点ほど低い値になる．誤謬数は正確数に比べ，ばらつきが大きい．

3 検査結果の解釈

本検査の得点は脳損傷患者において病巣部位にかかわらず低下することが知られている．ただし，誤りの質的特徴は障害される機能によって異なるため，点数だけでなく質的特徴をとらえることが重要である．主な症状における本課題の反応の特徴を❻に示す．認知症初期や頭部外傷など，軽いが広範な機能障害でも成績は低下する．

質的特徴をとらえるために，以下のような検討を行う．直後再生で成績低下がある場合には，模写させてみる．模写の誤りから構成障害や半側空間無視が推測できる．模写が良好で直後再生で成績低下がある場合は記憶低下と考える．いずれの場合も，本検査で疑われた機能障害を，診察や他の検査で確認することが望ましい．

量的な検討においては，本検査の成績は年齢，性別，教育歴，地域の影響があることを考慮する．高齢者，女性，低い教育歴の人で得点は低めとなる．教育歴の高い人は視覚性認知能力が優れているというより，認知・記銘のために適切な戦略を利用できるため成績が向上する[4]．また，欧米人に比べ，日本人の成績は高いとする報告がいくつかある[5]．それらをまとめると，健常日本人の施行Aの正確数の目安としては，7～9歳で5～7，10歳代で7～9，20～50歳代で8～10，60歳代で5～8，70歳代で4～7，80歳代で2～6と考えられる．この場合も，性別，教育歴を考慮して，結果の解釈をする必要がある．

(鈴木匡子)

❺ベントン視覚記銘検査の施行法

施行法	刺激呈示時間	課題	評価の基準
A	10秒	直後再生	正確数・誤謬数基準値
B	5秒	直後再生	Aの正確数基準値−1
C	無制限	模写	誤謬数基準値
D	10秒	15秒後再生*	基準値なし**

*15秒間のあいだに干渉課題は行わない．
**Aの正確数の基準値より0.4点ほど低いとの報告がある．

引用文献

1) Benton A. A Visual Retention Test for Clinical Use. *Arch Neurol Psychiatry* 1945 ; 54 : 212-216.
2) Sivan AB. Benton Visual Retention Test, 5th edition. Harlow, UK : Pearson Assessment ; 1991.
3) ベントン AL, 高橋剛夫（訳）. BVRT ベントン視覚記銘検査使用手引（増補第2版）. 京都：三京房；1995.
4) Le Carret N, Rainville C, Lechevallier N, et al. Influence of education on the benton visual retention test performance as mediated by a strategic search component. *Brain Cogn* 2003 ; 53 : 408-411.
5) 滝浦孝之. 日本におけるベントン視覚記銘検査の標準値：

❻各症状においてよくみられる反応

症状	施行法	誤りなどの特徴
構成障害	模写・再生	図形のゆがみ，回転，置き違い，サイズの誤り
左半側空間無視	模写・再生	左端の小さい図形（周辺図形）の省略
		大きい図形の左側部分が欠ける
前頭葉症状	模写・再生	本検査で保続があり，他の行為でも保続が出現
視覚性記憶低下	再生	模写は良好だが，再生で誤謬数増加，正確数減少
認知処理速度低下	再生	直後再生より15秒後再生で誤謬数減少，正確数増加

III. 記憶機能の評価法

文献的考察．広島修大論集 2007；48：273-313．

▶ BVRT ベントン視覚記銘検査入手先

● 三京房
〒605-0971　京都府京都市東山区今熊野ナギノ森町 11
TEL：075-561-0071／FAX：075-525-1244

5　ウェクスラー記憶検査（WMS-R）

1　評価法の概要

オリジナルのウェクスラー記憶検査（Wechsler Memory Scale-Revised：WMS-R）は，Wechsler D により開発された．日本版 WMS-R は，アメリカ版 WMS-R（1987）をもとに 2001 年に杉下により標準化されている[1]．

WMS-R は記憶のなかでも，主にエピソード記憶を測定する検査である．検査は 13 の下位検査から構成され，5 つの記憶の側面を指標（一般的記憶指標，言語性記憶指標，視覚性記憶指標，注意／集中力指標，遅延再生指標）として算出できる．この指標は下位検査の合計得点から得られるもので，ウェクスラー式知能検査で算出される IQ（intelligent quotient）と統計学的には同様であり，平均は 100，標準偏差が 15 になるように標準化されている．

これらの記憶指標を用いることによって，記憶障害患者の障害の重症度や記憶障害の性質を明らかにすることができる．また，発症後からの経時的変化やリハビリテーション前後での効果判定目的に客観的指標として用いることが可能である．リハビリテーションの観点からは，患者の記憶障害のうちの保たれている面と障害されている面を把握することは，介入方法や代償手段を検討する際にも有用である．

2　具体的な評価の方法ならびに施行上の注意

検査項目

WMS-R の 13 の下位検査項目とその内容（そこから算出される記憶指標）を下記に示す（❼）．

①情報と見当識：生年月日，日時，場所など被検者の記憶から引き出される情報
　※記憶指標には含まれない
②精神統制（注意／集中力）：数や 50 音の系列などをできるだけ速く言う
③図形の記憶（視覚性記憶）：図形を記憶してもらい再認する
④論理的記憶Ⅰ（言語性記憶）：物語を読んで聞かせ，直後再生する
⑤視覚性対連合Ⅰ（視覚性記憶）：図形と色を対提示し，直後再生する
⑥言語性対連合Ⅰ（言語性記憶）：単語を対提示し（有関係・無関係対語），直後再生する
⑦視覚性再生Ⅰ（視覚性記憶）：図形を 10 秒提示し，直後再生する
⑧数唱（注意／集中力）：数字の順唱・逆唱
⑨視覚性記憶範囲（注意／集中力）：図版上の正方形を指し示した同順序と逆順序に再生する
⑩論理的記憶Ⅱ（遅延再生）：物語の遅延再生
⑪視覚性対連合Ⅱ（遅延再生）：図形と色の対の遅延再生
⑫言語性対連合Ⅱ（遅延再生）：単語対の遅延再生
⑬視覚性再生Ⅱ（遅延再生）：図形の遅延再生

❼ WMS-R 13 の下位項目と 5 つの指標

下位検査	記憶指標
情報と見当識	
図形の記憶	
視覚性対連合Ⅰ	視覚性記憶指標
視覚性再生Ⅰ	} 一般的記憶指標
論理的記憶Ⅰ	言語性記憶指標
言語性対連合Ⅰ	
精神統制	
数唱	注意/集中力指標
視覚性記憶範囲	
視覚性対連合Ⅱ	
視覚性再生Ⅱ	遅延再生指標
論理的記憶Ⅱ	
言語性対連合Ⅱ	

検査方法

検査は基本的には①〜⑬の順序で行う．⑩〜⑬の遅延再生の下位検査は，④〜⑦の記憶検査のもとに30分後に実施される．すべての検査を実施するのに約45分から1時間がかかるため，易怒性や易疲労性のある被検者には負担が大きいこともある．時間が制約されている場合には，短縮版として⑩〜⑬の遅延再生検査を省いて実施することも可能である．

3 評価法の特徴，制約，解釈に際しての注意

記憶障害の特徴をとらえるのに，5つの記憶指標のうち，一般的記憶-注意/集中力，言語性記憶-視覚性記憶，一般的記憶-遅延再生を対比させることが有用である．各指標の差は6つの年齢群（16-17, 20-24, 35-44, 55-64, 65-69, 70-74歳群）で測定標準誤差が示されている．

結果は16〜74歳までを9つの年齢群に分け，年齢群ごとに下位検査（数唱，視覚性記憶範囲，論理的記憶，視覚性再生）の粗点がパーセンタイル値で示される．言語性と視覚性検査，対連合学習による再生と自由再生の成績など成績の比較ができ，結果の解釈を行うのに有用である．

再検査を実施する場合，初回検査からの期間は指定されていない．並行検査はないため，短期間で再検査を実施する場合には学習効果の影響を受けやすいことが報告されている．

WMS-Rは他の記憶検査と比較して，施行時間が長く，難易度が高い．重度の記憶障害例ではスケールアウトとなることもあり，一定のレベルまで回復しないと検査数値に反映されにくい場合がある．就労している（あるいは就労を検討している）軽度の記憶障害をとらえるうえではWMS-Rは有用と考えられる．

アメリカではWMS-Rを改訂したWMS-IIIがすでに販売されており，日本語版WMS-IIIも現在，標準化の作業が進められている．

4 臨床的有用性

記憶障害と見当識障害が特異的に障害された健忘症状群（ビタミン B_1 欠乏による Wernicke-Korsakoff 症候群，単純ヘルペス脳炎後遺症，脳血管障害，前交通動脈瘤破裂後遺症など）では，知的機能は保たれ，WMS-Rでの注意/集中力も年齢群平均相応であるが，一般的記憶や遅延再生が低下することがある．WMS-Rと知能検査や他の神経心理学的検査との成績を比較することや，WMS-Rの各指標間での成績を比較することで脳損傷による前向性健忘（学習障害）の概要を明らかにすることができる．

Alzheimer病をはじめとする認知症疾患では見当識障害や記憶障害が認められ，WMS-Rが適応される．特に，軽度認知障害（mild cognitive impairment：MCI, mild neurocognitive disorder）のなかでもエピソード記憶の低下が強く認められる健忘性MCI（amnestic MCI）ほどAlzheimer病へ進展する可能性が高いことが示されている[2]．Alzheimer病脳画像診断先導的研究（Alzheimer's Disease Neuroimaging Initiative：ADNI）では，❽で示すように，WMS-R論理的記憶とMini Mental State Examination（MMSE），Clinical Dementia Rating（CDR）の3つの評価から健常者，健忘性MCI，軽度Alzheimer病に分類しており，Alzheimer病における論理的記憶の重要性が示されている[3]．また，WMS-R論理的記憶の成績は，Alzheimer病とLewy小体型認知症との鑑

❽ ADNI で用いられている健常者，健忘性 MCI，軽度 Alzheimer 病の分類法

	健常者	健忘性 MCI	軽度 Alzheimer 病
MMSE	24〜30 点	24〜30 点	20〜26 点
CDR	0 点	0.5 点	0.5〜1 点
WMS-R 論理的記憶			
教育年数　16 年以上	9 点以下	8 点以下	8 点以下
8〜15 年	5 点以下	4 点以下	4 点以下
0〜7 年	3 点以下	2 点以下	2 点以下

(Apostolova LG, et al. *Neuroimage* 2010[3] より)

別に有用な神経心理学的検査であるとの報告もある[4]．高齢者にとって WMS-R の実施はやや負担が大きいものかもしれないが，MCI や認知症におけるタイプ分類や重症度について検討するのに有効な記憶検査であると考えられる．

〈小西海香〉

引用文献

1) Wechsler D. 杉下守弘（訳）．日本版ウェクスラー記憶検査法（WMS-R）．東京：日本文化科学社；2001．
2) Perri R, Serra L, Carlesimo GA, et al. Amnestic mild cognitive impairment : Difference of memory profile in subjects who converted or did not converted to Alzheimer's disease. *Neuropsychology* 2007 ; 21 : 549-558.
3) Apostolova LG, Morra JH, Green AE, et al. Automated 3D mapping baseline and 12-month associations between three verbal memory measures and hippocampal atrophy in 490 ADNI subjects. *Neuroimage* 2010 ; 51 : 488-499.
4) Kawai Y, Miura R, Tsujimoto M, et al. Neuropsychological differentiation between Alzheimer's disease and dementia with Lewy bodies in a memory clinic. *Psychogeriatrics* 2013 ; 13 : 157-163.

参考文献

- 加藤元一郎．記憶障害の病態．最新医学 2003 ; 58 : 415-423.
- 加藤元一郎．アルツハイマー病の診断　神経心理学的検査．日本臨牀 2008 ; 66 : 264-269.
- 小西海香，田渕　肇．ウェクスラー記憶検査（WMS-R）．リハビリテーション評価ポケットマニュアル．東京：医歯薬出版；2011．

---

6 リバーミード行動記憶検査（RBMT）

1 評価法の概要

リバーミード行動記憶検査（Rivermead Behavioural Memory Test：RBMT）は当初，頭部外傷患者の記憶の回復過程を評価するため，1985 年に Wilson らにより開発された[1]．この検査は，日常記憶の障害を検出するため，実験的条件下などで記憶の特定の側面を調べるような複雑な記憶検査と，観察や質問紙によってなされる評価とのギャップを埋められるよう，日常生活上で記憶障害患者が遭遇する状況を可能な限りシミュレーションすることができる検査バッテリーとして開発されている．対象は成人である．

日常記憶とは，実際の日常生活場面で必要とされる記憶のことで，その範疇には建物などの場所の記憶，顔や名前の記憶，会話の記憶，展望記憶（prospective memory），自伝的記憶などが含まれる[2]．また，日常記憶にはこのようなさまざまな種類の記憶能力に加え，記憶以外の認知機能が関与する．

このように RBMT は多様な記憶形態を測定することが可能であり，未来のある時点における意図した内容の想起・実行に必要となる記憶である展望記憶を評価できる標準化された記憶検査でもある．

わが国においても標準化が行われ[3]，当初想定

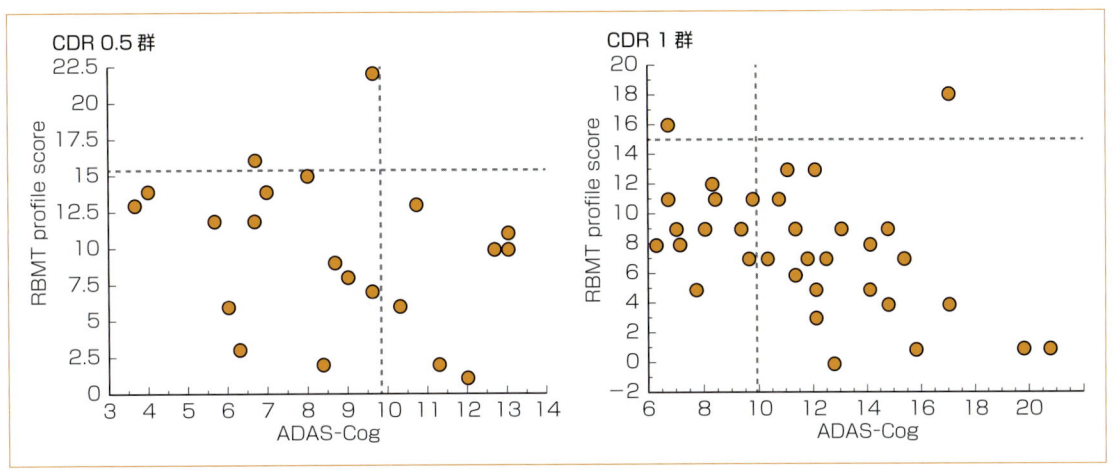

❾ CDR 0.5 の MCI および AD 群と CDR 1 の AD 群の，RBMT の成績と ADAS-Cog の成績の関係
CDR 0.5 群（左段）と CDR 1 群（右段）において，RBMT 標準プロフィール点（縦軸）と ADAS-Cog の点数（横軸）の分布を示している（図内の点線は，先行研究で報告されているそれぞれの検査のカットオフ値を表す）．CDR 0.5 群では，RBMT は 90.9％の陽性率であるのに対し，ADAS-Cog スコアの陽性率は 31.8％と低く，偽陰性となる比率が高かった．一方，CDR 1 群の陽性率は，RBMT は 94.1％，ADAS-Cog スコアは 64.7％の結果であり，ADAS-Cog の偽陰性率は病期の進行とともに改善がみられた．

(Adachi H, et al. *Psychiatry Clin Neurosci* 2013[5] より)

されていた頭部外傷患者や脳血管障害患者以外にも，Alzheimer 病（Alzheimer disease：AD）や軽度認知障害（mild cognitive impairment：MCI, mild neurocognitive disorder：mild NCD）の診断についてもその有用性が報告されている[4]．また，記憶障害患者の日常生活自立度の評価にも有用であることが報告されている．

❷ 具体的な評価の方法ならびに施行上の注意

RBMT は記憶障害が実際に顕在化する日常生活場面を検査室内にできるだけ再現できるよう設計されている．検査指示や手順も理解しやすいため，比較的重度の患者にも施行できる．施行にはおおよそ 20 分から 30 分程度の時間を要する．標準的な手順が決められているので，実施や採点において特別な訓練は求められていない．関連職種の誰にでも比較的簡単に使える検査である．検者間信頼性は高く，同等性の高い並行検査が 4 種類用意されており，練習効果を避けて繰り返し施行できる．

RBMT は以下の 9 つの下位検査項目からなる．

①姓名の記憶，②持ち物の記憶（展望記憶），③約束の記憶（展望記憶），④絵の遅延再認（視覚的課題），⑤物語の直後および遅延再生（言語的課題），⑥顔写真の遅延再認（視覚的課題），⑦道順の再生（空間的課題），⑧用件の記憶（展望記憶），⑨見当識（近時記憶，遠隔記憶），である．採点は，下位検査項目ごとに行われ，独力による完全正答（満点）を 1 点，それ以外を 0 点という基準（可否による得点）で換算されるスクリーニング点（合計 12 点満点）と，下位検査項目ごとの基準（反応の良否の程度をみる）に従って，0～2 点の 3 段階で換算される標準プロフィール点（合計 24 点満点）の 2 種類の得点が算出される．

❸ 評価法の特徴，制約，解釈に際しての注意

AD などのように進行性に記憶障害が進展する疾患においては，その病期に適した認知機能検査の使用が重要である．Mini Mental State Examination（MMSE）などのスクリーニング検査では，通常のカットオフ値を用いた評価では最初期の診断には不向きなことも多い．また，Alzheimer's Disease Assessment Scale-Cognitive part（ADAS-Cog）は記憶障害を中心としたADの認知機能の経時的変化を調べるのに有用な検査であり，治験の薬効判定などで多く用いられる．しかし，最初期のADの診断の感度などに関する報告は少ない．また，ウェクスラー記憶検査の論理記憶項目などは軽度の記憶障害を検出するのに有用であるとの報告もありしばしば用いられているが，検査時間が長く被検者の負担も大きいという欠点がある．

われわれもこれらおのおのの検査の特徴に着目し，MCIおよびADにおいて，RBMTとADAS-Cogの有用性とその限界について検討を行った[5]．CDR（Clinical Dementia Rating）＝0.5の最軽症のADおよびMCI群と，CDR＝1のAD群について，RBMTの成績とADAS-Cogの成績を比較したところ，CDR＝0.5群の患者ではADAS-Cogの偽陰性率が7割弱であるのに対し，RBMT標準プロフィール点では1割弱という結果であった（⑨）．一方，CDR＝1群の患者ではADAS-Cogの偽陰性率は4割弱に改善していた．すなわち，ADAS-CogはCDR＝1を超えるようになってはじめてADをとらえることができるようになるが，それ以前のCDR＝0.5程度の最軽症のADやMCIの患者をとらえるには，RBMTのほうが有用であると考えられる．ただし，RBMTでは病期の極早期から点数が低下し，その点数の幅も狭いため，進行期へ点数の経時的変化をみることは難しい症例も多い．この点はADAS-Cogのほうが点数の幅も広く，記憶障害のみならずADの認知機能全般の経時的変化をみるうえでも有用であ

ろう．

また，RBMTにおいては標準プロフィール点正常範囲であるが，ウェクスラー記憶検査においては得点が著しく低下しており，記憶障害が存在していることが判明するケースも存在する．RBMTとウェクスラー記憶検査は記憶の異なる側面をみているので，相補的に臨床現場では用いるべきであろう．

（足立浩祥）

引用文献

1) Wilson B, Cockburn J, Baddeley A. The Rivermead Behavioural Memory Test. Bury st Edmunds, England : Thames Valley Test Company ; 1985.
2) 松田明美，数井裕光，博野信次ほか．軽症アルツハイマー病患者におけるリバーミード行動記憶検査の有用性．脳神経 2002 ; 54(8) : 673-678.
3) 数井裕光，綿森淑子，本多留実ほか．日本版リバーミード行動記憶検査（RBMT）の有用性の検討．神経進歩 2002 ; 46(2) : 307-318.
4) Kazui H, Matsuda A, Hirono N, et al. Everyday memory impairment of patients with mild cognitive impairment. *Dement Geriatr Cogn Disord* 2005 ; 19 : 331-337.
5) Adachi H, Shinagawa S, Komori K, et al. Comparison of the utility of everyday memory test and the Alzheimer's Disease Assessment Scale-Cognitive part for evaluation of mild cognitive impairment and very mild Alzheimer's disease. *Psychiatry Clin Neurosci* 2013 ; 67(3) : 148-153.

▶**日本版 RBMT リバーミード行動記憶検査入手先**

● 千葉テストセンター
〒167-0022　東京都杉並区下井草4-20-18
TEL：03-3399-0194／FAX：03-3399-7082

7 日常記憶チェックリスト（EMC）

1 評価法の概要

　記憶障害は，当事者のみならず，家族などの支援者や周囲の人々に対しても生活内での監視や促しなどといった時間的・精神的ストレスをもたらすことから，日常生活や社会参加に大きな影響をもたらす．認知リハビリテーションは，日常生活活動の再獲得，社会参加が最終的な目標となるが，行動評価以外の評価バッテリーから患者の生活上の問題点を評価することは容易ではない．たとえば，「ガスを消すのを忘れて鍋を焦がしてしまう」「買物の途中で友人と会ったら何をするか忘れてしまった」などの日常的な生活のなかで生じる問題などである．こうした場合，患者や支援者の主訴から記憶障害による生活上の問題点を探ることも大切となるが，患者や支援者自身も「何が障害であるか」を理解しにくい点も否めない．したがって，日常記憶を評価するリバーミード行動記憶検査（Rivermead Behavioural Memory Test：RBMT）と併用して，質問紙を用いて問題行動を明らかにする手段も有用である．日本版日常記憶チェックリスト（Everyday Memory Checklist：EMC）（⑩）[1]はその一つであり，Wilsonら[2]のMemory Checklistをわが国の実状に合うように作成されたものである．

2 評価方法

評価手法
　質問紙法．

評価の対象者
　記憶面の低下があり生活障害が懸念される者（以下，患者）とその主な支援者．成人を対象とする．

評価に要する時間
　数分〜10分以内．

評価方法
　日常生活や社会生活のなかで困難が予想される13項目から構成される．各項目が，最近1か月の生活のなかでどのくらいの頻度で認めたかを「全くない＝0点」「時々ある＝1点」「よくある＝2点」「常にある＝3点」の4段階で採点し，その合計点を算出する．

評価の期間
　特に定められていないが，質問紙法は学習効果がなく，反復しての使用が可能であるため，生活障害に対する気づき（awareness）を積み重ねていくことができ，病識の改善につなげることができるため，患者の重症度に応じて定期的な実施が望ましい．

評価時の注意点
　患者・支援者が同一の部屋で実施することは可能であるが，互いに相談しないよう配慮することや，支援者からの評価を推測せずに，直感的で主観的な評価をするよう患者への教示も必要である．

3 評価の解釈

　まったく障害がなければ0点，すべての日常生活に重度の障害があれば39点となる．
　支援者による評価は，RBMTなどの記憶の検査と有意な相関を認めており，生活障害の評価尺度として有用であることが報告[1]されている．一方，患者による自己評価は，記憶の検査との相関はなく，重度の患者であるほど，最近1か月の生活状況を正しく自己評価することが困難な可能性が高く，患者のみの評価では妥当性に問題があるため，使用には慎重でなければならないといわれ

III. 記憶機能の評価法

⑩日本版日常記憶チェックリスト（Japanese version of the Everyday Memory Checklist）

最近1ヶ月の生活の中で，以下の13の項目が，どのくらいの頻度であったとおもいますか．右の4つ（全くない，時々ある，よくある，常にある）の中からもっとも近いものを選択してその数字を○で囲んで下さい．

		全く ない	時々 ある	よく ある	常に ある
1	昨日あるいは数日前に言われたことを忘れており，再度言われないと思い出さないことがありますか？	0	1	2	3
2	つい，その辺りに物を置き，置いた場所を忘れてしまったり，物を失くしたりすることがありますか？	0	1	2	3
3	物がいつもしまってある場所を忘れて，全く関係のない場所を探したりすることがありますか？	0	1	2	3
4	ある出来事が起こったのがいつだったかを忘れていることがありますか？（例：昨日だったのか，先週だったのか）	0	1	2	3
5	必要なものを持たずに出かけたり，どこかに置き忘れて帰ってきたりすることがありますか？	0	1	2	3
6	自分で「する」と言ったことを，し忘れることがありますか？	0	1	2	3
7	前日の出来事の中で，重要と思われることの内容を忘れていることがありますか？	0	1	2	3
8	以前に会ったことのある人たちの名前を忘れていることがありますか？	0	1	2	3
9	誰かが言ったことの細部を忘れたり，混乱して理解していることがありますか？	0	1	2	3
10	一度，話した話や冗談をまた言うことがありますか？	0	1	2	3
11	直前に言ったことを繰り返し話したり，「今，何を話していましたっけ」などと言うことがありますか？	0	1	2	3
12	以前，行ったことのある場所への行き方を忘れたり，よく知っている建物の中で迷うことがありますか？	0	1	2	3
13	何かしている最中に注意をそらす出来事があった後，自分が何をしていたか忘れることがありますか？	0	1	2	3

得点　　／39点

（数井裕光ほか．脳神経 2003[1] より）

ている[1]．しかし，患者と支援者の評価スコアを比較し，両者の点数の違いから，患者の病識の程度を判断する指標にもつながり，記憶障害の場合には「メタ記憶」といわれる自己の記憶能力に対する認識としての評価もできる．以下に両者の総得点の対比による解釈の一例を示す．

①本人＜支援者
- 患者自身が生活障害に対する気づきが低い．支援者の介護負担感が強い可能性あり．
- 患者は軽症であり生活上問題ないが，支援者が過小評価している．

②本人＞支援者
- 支援者が生活障害に対する理解が不十分．患者の生活状況を正しく把握できておらず，適切な支援が行えていない可能性がある．
- 支援者の評価が適切である場合は，患者は自分自身の状況を過小評価してしまっている．

③本人＝支援者
両者が正しく生活障害について評価できている場合と，どちらかが生活障害に気づけていない可能性があるため，慎重に解釈することが必要である．しかし，評価を繰り返すなかで，本人と支援者の点数に差がなくなることは，双方の障害に対する気づきが向上している指標となる．

EMCは質問紙法であり，主観的な評価に頼ってしまう側面や，13項目という限られた項目の評価にとどまってしまうという欠点もある．そのため，十分な面接評価と，その他の神経心理検査と併用し，生活障害の程度と乖離がないかなど，双方から評価をしていくことが望ましい．

4 認知リハビリテーションへつなげるには

質問紙法を活用し，より具体的に生活障害を聴取し，明らかにすることで，生活に即した代償手段の検討や環境調整，支援者指導につなげることができる．また，支援者の評価内容と患者自身の評価内容を比較しながらフィードバックすることで，双方への障害に対する気づきや理解が促され，支援者の介護負担感の軽減や，患者の気づきを繰り返し指導することで，病識の改善につながり，支援者を巻き込みながら補完手段の導入につなげやすい．また，患者自身のメタ記憶の指標にもなる観点から，予後の推測やリハビリテーションの際の介入方法の選択にも効果的に活用ができる．

（貝梅由恵，原　寛美）

引用文献
1) 数井裕光，綿森淑子，本多留美ほか．日本版日常記憶チェックリストの有用性の検討．脳神経 2003；55(4)：317-325.
2) Wilson B, Cockbum J, Baddeley A, et al. The development and validation of a test battery for detecting and monitoring everyday memory problems. J Clin Exp Neuropsychol 1945；11：855-895.

参考文献
- Morris PE. The validity of subjective reports on memory. In：Harris JE, Morris PE (eds). Everyday, Memory, Actions and Absent-Mindness. London, Orland and New York：Academic Press；1984. pp153-172.
- Clare L, Willson B. Coping with Memory Problems：Apractical guide for people with memory impairments, their relatives friends, and carers. London：Thames Valley Test Company；1997／綿森淑子（監訳），原　寛美（訳）．記憶障害のケア．患者さんと家族のためのガイド．東京：中央法規出版；1999.
- 原　寛美．高次脳機能障害ポケットマニュアル 第2版．東京：医歯薬出版；2014. pp60-62.

8 日本語版 Short-Memory Questionnaire

1 和訳および標準化

Short-Memory Questionnaire（SMQ）は，Alzheimer病（Alzheimer disease：AD）における記憶障害を定量的に測定することを目的として，1993年にアメリカ，クリーブランド大学病院アルツハイマーセンターのKossらによって開発された[1]．

日常生活に関する14項目の質問に対して，普段の様子をよく知っている家族や介護者に，「できない」「時にできる」「だいたいはできる」「いつもできる」の4段階で評価してもらい，得点を計算する．得点は，最低4点から最高46点の幅になり，点数が低いほど記憶障害が高度と考えられ，39点以下で認知症疑いありと判定される．採点の際に，7番と13番の質問項目は点数を減じるので注意が必要である．検査の施行は，数分から数十分で可能である．Koss博士の了解を得て，1998年に和訳をした（⓫）．

Kossらは83人のAD患者と39人の健常者の2群において妥当性を検討して，記憶障害を有する患者のスクリーニング検査としての有用性を示

⓫ 日本語版 Short-Memory Questionnaire

氏名	性別	教育年数	実施日 検査者 回答者			

		できない	時にできる	だいたいはできる	いつもできる
1	昨日着ていた服装を覚えていますか	1	2	3	4
2	いつも利用するバス/電車の停留所を覚えてますか	1	2	3	4
3	自分の家の電話番号を言えますか	1	2	3	4
4	雑貨店で、メモを持たずに5つの品物を忘れずに買うことができますか	1	2	3	4
5	いつでも自分の眼鏡をどこに置いたか覚えてますか	1	2	3	4
6	いつでも自分の鍵をどこに置いたか覚えてますか	1	2	3	4
7	家族の誕生日を覚えてますか	4	3	2	1
8	だれかに尋ねられると、自分の家への道筋を教えることができますか	1	2	3	4
9	外出したときに、家の戸締りをしたか覚えてますか	1	2	3	4
10	スーパーを出るときにお釣りをいくらもらったかを覚えてますか	1	2	3	4
11	先週の日曜日の午後に、なにをしたかを話すことができますか	1	2	3	4
12	家の人や他の人が頼んだ用事を、覚えておくことができますか	1	2	3	4
13	言おうとしている言葉が、すぐにでてきますか	4	3	2	1
14	自分でお金の管理ができますか（支払い、銀行口座、預貯金など）	1	2	3	4

得点　　／46点

注：7番と13番の得点は合計から減じる.

（牧　徳彦ほか. 脳神経 1998[2])より）

唆した．しかし，健常対照者群を配偶者から選択したうえに，情報提供者によらずSMQを自己評価させた点で，大きな方法論的問題があった．

そこで筆者らはAD患者の連続42症例および地域住民からAD患者群に性比・年齢・教育年数を一致させた53人を健常対照者群として用い，全対象者本人にMMSE（Mini Mental State Examination）を施行し，それぞれ主たる介護者もしくは同居している家族に対してSMQを施行して妥当性を検討した．その結果，AD患者のMMSEとSMQの得点には相関係数0.83と高い相関を認めた[2]．

検査-再検査信頼性の検討については，全AD患者のうち16人を無作為に選択し，2〜4週間の期間をおいて，異なる検査者が同じ介護者に対してSMQを再試行した．その結果，2回のSMQの得点には級内相関係数0.79と高い相関を認めた．原著に従い39点をカットオフ値とすると，AD患者42人全例，健常対照者53人中51人を正しく弁別した．

2 他職種間の信頼性

観察式検査は，少なからず検査者の主観的要素が影響しやすいため，ある程度の事前訓練が必要とされる．医師に限らず，他職種においても簡易に使用できる検査であれば，患者状況を理解する共通の補助的手段としての有用性は高い．SMQに関しては，精神科医師，神経内科医師，看護師，作業療法士，臨床心理士の職種間において，検査者間信頼性を検討している．方法は，精神科医師が対象者の主たる介護者にSMQを実施して，その模様をビデオカメラで撮影した．その後，他職種がビデオを見ながら個別にSMQを評価し，それぞれの得点を比較検討した．なお，実際に介護者にSMQを実施した精神科医師以外には，対象者の年齢・性別・診断名などの臨床情報は与えていない．その結果，SMQの得点は各職種間において高い相関を示した[3]．

3 認知症スクリーニング検査としての妥当性

認知症のスクリーニング検査として，国際的に広く用いられている質問式検査MMSEとほぼ同程度の認知症検出力をSMQが有することが示されている[4]．ただし，SMQは元来ADに対して開発された検査であるため，脳血管性認知症などの他の認知症性疾患の取り扱いが問題である．脳血管性認知症患者58人を用いたケースコントロール研究において，ADと同様にMMSEと高い相関を認めた．39/40点のカットオフ値が有用であることは確認[5]されたが，認知症を伴わない脳血管性障害患者を半数近く同時に検出してしまう問題点もある．SMQは脳血管性認知症患者にも利用できると考えられるが，SMQのみで認知症性疾患の鑑別は困難であると思われる．

4 SMQ活用の留意点

SMQは記憶障害の程度を簡易に測定するものであり，決して臨床診断を行うものではない．地域保健活動で利用される場合が多いが，専門医師の受診の目安に用いられている．健常高齢者での人口統計学的因子の検討では，高教育年数群においてSMQの得点が高いことが示された．また，性別では女性で得点が高かった．これは，買い物や戸締りなど，日常生活において主に女性が行うことの多い内容が多く含まれている影響と思われる．実際の評点場面では，従来の生活様式・状況を確認する必要がある．厳密な認知機能（記憶）の評価というよりも，認知症にみられる"物忘れ"という症状を検出できる尺度としてとらえるほうが妥当であろう．

（牧　徳彦）

引用文献

1) Koss E, Patterson MB, Ownby R, et al. Memory evaluation in Alzheimer's disease; Caregivers' appraisals and objective testing. *Arch Neurol* 1993; 50: 92-97.
2) 牧　徳彦, 池田　学, 鉾石和彦ほか. 日本語版 Short-Memory Questionnaire：アルツハイマー病患者の記憶障害評価法の有用性の検討. 脳神経 1998; 50: 415-418.
3) Maki N, Ikeda M, Hokoishi K, et al. Interrater reliability of the Short-Memory Questionnaire in a variety of health professional representatives. *Int J Geriatr Psychiatry* 2000; 15: 373-375.
4) 牧　徳彦, 池田　学, 鉾石和彦ほか. 日本語版 Short-Memory Questionnaireと日本語版 Mini-Mental State Examinationの健常高齢者における人口統計学的因子の効果の検討；中山町における高齢者調査から. 脳神経 1999; 51: 209-213.
5) Maki N, Ikeda M, Hokoishi K, et al. Validity of the Short-Memory Questionnaire in vascular dementia. *Int J Geriatr Psychiatry* 2000; 15: 1143-1146.

▶日本語版SMQ入手先

- 文献4
鶯友会牧病院　牧　徳彦
info@maki-hospital.or.jp
＊使用に際しては上記アドレスに連絡すること．

IV

その他の高次脳機能の評価法

IV. その他の高次脳機能の評価法
言語（失語）

1 標準失語症検査（SLTA）

1 評価法の概要

　失語症のとらえ方は，臨床症状の質的評価と言語機能別の検査による量的測定およびコミュニケーションレベルの評価と多様な方法が開発されている．これらの方法は対立的なものではなく，必要に応じてバッテリーを組んで総合的評価が行われる．評価の目的によっても用いる検査法は異なってくる．

　標準失語症検査（Standard Language Test of Aphasia：SLTA）[1]は，①プロフィール分析による失語症の重症度，タイプの判定，②失語症者の各課題に対する成績のレベルを知るとともに，その継時的な変化，③リハビリテーションの指針を得ること，を目的として作製された．26の下位検査から成り，「聴く」聴覚的理解，「読む」漢字読解，仮名読解，「話す」復唱，自発話（呼称，動作説明，まんがの説明），漢字音読，仮名音読，「書く」自発書字・書き取り（漢字・仮名）の各言語機能について，音節（仮名1文字），単語，短文，文章の各レベルで課題が構成されている．成人失語症者を対象としている．

　失語症は大脳の言語領域の損傷により言語機能の一部が低下する障害であり，運動失語と感覚失語，失読と失書など，言語機能の種類別に症候学が展開されている．また，言語は形式的側面（音韻，文字）と意味が結合して語彙が形成されており，さらにそれらの語彙が助詞や助動詞などの機能語を用いて，文法規則に基づき文が形成される．このような言語機能を記載する枠組みとして「話す，聴く，読む，書く」の言語モダリティおよび1音，単語，短文，長文という「取り扱われる言語の複雑性の水準」を組み合わせた構造になっている

る．

　検査課題の各反応に対し，完全正答から誤答に至る6段階の評価が行われる．すなわち，6点：即時正答，5点：遅延正答，4点：不完全正答，3点：ヒント後正答，2点：ヒント後関連反応，1点：誤答である．この6段階評価によって，言語訓練上何かヒントを与えればできるのか，時間をかければできるのか，などの検討が可能となる．

　本検査は1時間以内に終了できるよう，下位検査も問題数も厳選されている．そのため本検査には含まれていない検査および本検査の下位検査を補う課題として標準失語症検査補助テスト（SLTA-ST）[2]として，①発声発語器官および構音の検査，②はい・いいえ応答，③金銭および時間の計算，④まんがの説明，⑤長文の理解，⑥呼称の6検査が作製されている．

　失語症者200人，非失語症者150人の成績により標準化がなされた．標準化資料として，失語症者と非失語症者，失語症重症度，失語症のタイプによる成績差が示されている．それによると，失語症者と非失語症者との成績を比べ，いずれの下位検査についても明らかな成績差が認められた．失語症の重症度別に各下位検査の成績を比較すると，多くの下位検査では軽度と中度の成績差に比べ，重度の症例で成績の低下が著明であった．また失語症のタイプ別に各下位検査の成績分布を比較すると，いずれの下位検査でも健忘失語例の成績が最も良好，全失語例が最も不良，Broca，Wernicke両失語例はその中間の成績であった．本検査が臨床的変数をよく反映していることがわかる．

　そのほかの妥当性の検討として，SLTAの因子構造に関する研究[3]によると主な因子は書字，発

話および言語理解の3因子であり，さらにこの3因子のあいだに，高い相関が認められる．SALTは言語モダリティ別の3因子によって構成されており，それらの3因子は易から難に向かって言語理解，発話，書字の階層性をなしていることが明らかになっている．この結果に従って言語理解，発話，書字の3側面とそれらの合計点によって全般的重症度を表す尺度が構成されている．難易度の近い諸項目を束にして合成項目とし，合成項目を構成する項目のうちいずれかが正答率80%を超えた場合にはその合成項目は通過と評価される．合成項目の内容は，書字4項目，発話および言語理解各3項目，合計10項目でSLTAの成績を集約することができる．

信頼性に関しては，標準化研究において再検査信頼性が検討されており，下位検査ごとに2回の成績の相関（信頼性係数）を取ると，26項目中22項目で0.7以上の高い相関が認められた．また下位検査を構成する問題を折半して，信頼性の推定値α係数を算出した．この方法は23の下位検査に適用できたが，α係数の値は0.79から0.97に分布し，十分な信頼性が確認された．

❷ 具体的な評価の方法，施行上の注意

SALTは言語の全様式をカバーする26個の下位検査によって構成されており，各下位検査内の問題項目は難易度順に配列されている．検査に使用される語彙や文は同一のものが各モダリティで使用されており，モダリティ間での成績差を分析できるようになっている．

「聴く」領域の下位検査のうち，単語・短文の聴覚的理解では耳から聴いたことばと絵との照合が求められる課題であり，これらの検査に困難を示す場合には重篤な言語理解障害を有すると判定され，Wernicke失語や超皮質性感覚失語などの症例に限られる．「口頭命令に従う」は困難な課題であり，Broca失語でも誤ることが多い．この課題に正答するためには，語彙の意味とともに統語機能が健常でなければならない．この統語機能はBroca失語や超皮質性運動失語で困難となる．

「仮名の理解」は聴覚的に与えられた音と仮名1文字との照合課題である．この能力は1音1音に注意を向ける能力であり，Sylvius溝周辺部位に病巣がある場合には，いずれの失語類型であれ障害される．仮名文字の読み書き能力に関連する．

「話す」領域の下位検査のうち，「呼称」は語想起能力をみる代表的な課題である．検査語彙は高頻度語から低頻度語の順に並べられており，正答可能な語彙に頻度効果がみられるかどうかを検討することができる．「単語の復唱」および「文の復唱」は伝導失語や超皮質性失語の障害を考えるうえで重要な項目であるが，Broca失語やWernicke失語例でも障害される．喚語困難を有する症例では単語が聴覚的に与えられる復唱のほうが有利である．「文の復唱」は長さが順に増加していくため，後の問題ほど困難になっている．「文の復唱」では助詞の誤りが出現することも多く，統語機能の障害を反映している．「動作説明」は動詞の発話を評価するようになっている．文章レベルの発話は「まんがの説明」により評価する．必要語彙や文法的誤りに基づいて評価される．「語の列挙」は喚語能力の水準を示す指標であり，また語の連想能力の課題である．「漢字単語，仮名単語，仮名1文字および短文の音読」は文字を認知する能力と発話する能力の両者を含み，他の「話す」課題とは成績が異なる．「仮名1文字の音読」成績が不良な場合は仮名文字と音との対応能力が障害されており，「仮名単語の音読」のみが不良な症例では，音の単位および文字と音との対応関係に関する知識が不良である．「漢字単語の音読」が不良の場合は意味的知識から音を想起する能力と関連が深く，呼称成績と相関を示す．「短文の音読」では内容語とともに助詞などの機能語の誤りが多発する．

「読む」の課題には音読は含まれず，すなわち読解課題のみである．漢字単語の理解は最も正答率の高い問題であり，表出面が障害された多くの失語症者において漢字と絵を対応づけることは可能である．「漢字単語および仮名単語」とも単語の聴覚的理解問題と同一の刺激語を用いている．聴

IV. その他の高次脳機能の評価法

❶失語症の重症度およびタイプ別の各下位検査での成績低下

下位検査	重症度	失語型
聴く		
単語の理解	重度	Wernicke 失語，全失語
短文の理解	中度，重度	
口頭命令に従う	軽度以下	Wernicke 失語，全失語
仮名の理解	中度以下	Broca 失語，全失語
話す		
呼称	中度以下	Broca 失語では発語失行が呼称成績に関連，語頭音の手がかりによって促進される．Wernicke 失語では錯語が関連し，語頭音が無効．
単語の復唱	重度	Wernicke 失語＞Broca 失語
動作説明	中度以下	Broca 失語　名詞＞動詞 Wernicke 失語　動詞＞名詞
まんがの説明	軽度以下，重度では反応できず	
文の復唱	軽度以下，重度では反応できず	
語の列挙	軽度以下，重度では反応できず	
漢字単語の音読	重度	
仮名1文字の音読	中度以下	Wernicke 失語＞Broca 失語
仮名単語の音読	中度以下	Broca 失語，Wernicke 失語，全失語
短文の音読	軽度以下	
読む		
漢字単語の理解	重度	Wernicke 失語，全失語
仮名単語の理解	重度	Broca 失語，全失語
短文の理解	中度以下	Broca 失語＞Wernicke 失語
書字命令に従う	軽度以下	
書く		
漢字単語の書字	軽度以下	
仮名単語の書字	軽度以下，中・重度では漢字単語＞仮名単語	
まんがの説明	軽度以下，重度では反応できず	
仮名1文字の書字	中度以下	
漢字単語の書き取り	軽度以下	
仮名単語の書き取り	軽度以下，漢字単語＞仮名単語	
短文の書き取り	軽度以下，重度では反応できず	
計算	中度以下，加減算＞乗除算	

覚と視覚で成績の差がある場合，音の聴覚的認知あるいは文字の視覚的認知に障害があることが考えられる．「仮名単語の理解」もやはり容易な検査であるが，「漢字単語の理解」とのあいだで成績の乖離がみられる場合がある．音の処理に困難を示す症例では「仮名単語の理解」のほうが不良である．「短文の理解」は短文の聴覚的理解と同じ刺激を用いている．文中の語彙がわかれば正解することができる．「書字命令に従う」は「口頭命令に従う」と同一の命令である．このように「読む」の課題は「聴く」の課題とはよく対応しており，聴覚的理解と文字理解の成績差を明らかにでき

る.「書字命令」では「短文の理解」とは異なり,助詞などにより統語関係を正しく理解しなければならず,困難な課題である.

「書く」の課題には絵を見て対応した文字を書く「書字」の課題と,聴覚的に与えられた単語・文を文字に書く「書き取り」の課題に大きく分かれる.「漢字単語の書字」は絵を見てその名称を漢字で書く課題であり,「仮名単語の書字」はそれを仮名で行う.これらの成績は発話における「呼称」と対比することができるが,項目数が異なるので正答率のみでは良否を判断することはできない.「呼称」に比べると通常は書字のほうが困難であるが,発話障害が顕著な例で書字,特に漢字書字のほうが良好なこともある.重篤な発話障害を有する例では音の処理に障害があるために仮名書字は困難であるが,漢字書字は良好となる.漢字書字は困難であるが仮名のほうが良好な成績は超皮質性失語にみられるが,語想起の障害があれば,漢字・仮名差は書き取りで顕著となる.「まんがの説明」は発話の「まんがの説明」と対比される.「仮名1文字の書き取り」は音と仮名文字の対応能力を示す基本的な課題であり,音の処理に障害があるタイプでは困難となる.「漢字単語の書き取り」と「仮名単語の書き取り」は両課題のあいだ,また書字の成績との比較を行う.書き取りでは聴覚的に目標語が与えられており,語想起の過程を含まないために一般には容易である.「短文の書き取り」は「まんがの説明」に含まれる標準的な文を用いており,自発書字と書き取りとを比較できる.

計算は四則演算を行う.加減算は比較的容易であるが,桁数が増えると困難になり,特に繰り上がりおよび繰り下がりの誤りが出現する.乗除算は困難である.特に筆者らは九九を音声的に記憶しており,音声言語の障害を有する場合には九九の想起が困難になることが多い.

3 評価法の特徴,制約,解釈に際しての注意

SLTAの標準化資料における失語症者の成績は非失語症者と比べるといずれの下位検査でも明らかな低下を示した.失語症の重症度別にみると多くの下位検査で軽度と中度の成績差に比べ,中度から重度への成績低下が著明であった.失語症のタイプ別成績では,いずれの下位検査でも健忘失語の成績が最もよく,全失語が最も不良で,BrocaとWernickeの両型はその中間の成績であった.❶に各下位検査における重症度,失語症のタイプの成績の特徴を示した.SLTAでは検査成績に基づいて失語症のタイプを診断するような標準的手続きが明記されていない.健忘失語や全失語の成績は他のタイプと明らかに相違しており,検査成績から診断的情報を得ることができる.しかしBroca失語とWernicke失語の両型間の鑑別が成績プロフィールのみでは困難である.この両者間の分類を他の検査では発話の流暢性評価によって行っている.臨床家は本検査成績と流暢性評価を組み合わせることによりこのタイプ分類を行っている.

(種村　純)

引用文献

1) 日本高次脳機能障害学会標準失語症検査作製委員会. 標準失語症検査. 東京:鳳鳴堂書店;1975/改訂版. 東京:新興医学出版社;1997.
2) 日本高次脳機能障害学会 Brain Function Test 委員会. 標準失語症検査補助テスト(SLTA-ST). 東京:新興医学出版社;1999.
3) 種村　純, 長谷川恒雄, 岸　久博ほか. 標準失語症検査の構造と失語症臨床評価との関連について. 因子分析による検討. 失語症研究 1984;4:629-639.

▶標準失語症検査(SLTA)入手先

●新興医学出版社
〒113-0033　東京都文京区本郷6-26-8
TEL:03-3816-2853/FAX:03-3816-2895

2 WAB失語症検査

1 評価法の概要

Kertesz[1]により1982年にWestern Aphasia Battery（WAB）英語版が開発された．WABは，失語症の鑑別診断に用いられる標準化された総合的な失語症検査の一つである．WAB失語症検査日本語版作製委員会によって日本語版が1986年に作製された[2]．英語版に近似した日本語版の失語症検査の作製にはかなりの困難を伴ったが，WABが英語圏を中心に広く使用されている検査であり，失語症研究の国際的な比較も可能とすることが日本語版作製の背景にはあり，本検査の一つの特徴ともなっている．日本語版は左半球のみに脳損傷が認められる失語群203人，脳損傷のない健常対照群32人を対象として標準化が行われた．

2 評価の方法

下位検査の構成

I. 自発話（A+B）　　（　）内は配点
 A. 情報の内容（10）
 B. 流暢性（10）
II. 話し言葉の理解（(A+B+C)×1/20）
 A. "はい""いいえ"で答える問題（60）
 B. 単語の聴覚的認知（60）
 C. 継時的命令（80）
III. 復唱（得点×1/10）
IV. 呼称（(A+B+C+D)×1/10）
 A. 物品の呼称（60）
 B. 語想起（20）
 C. 文章完成（10）
 D. 会話での応答（10）
V. 読み（(A+B+C+D+E+F+G+H+I)×1/10）
 A. 文章の理解（40）
 B. 文字による命令文（20）
 C. 文字単語と物品の対応：漢字（3）　仮名（3）
 D. 文字単語と絵の対応：漢字（3）　仮名（3）
 E. 絵と文字単語の対応：漢字（3）　仮名（3）
 F. 話し言葉の単語と文字単語の対応：仮名（2）　漢字（2）
 G. 文字の弁別（6）
 H. 漢字の構造を聞いて語を認知する（6）
 I. 漢字の構造を言う（6）
VI. 書字（(A+B+C+D+E+F+G)×1/10）
 A. 指示に従って書く（6）
 B. 書字による表現（32）
 C. 書き取り（10）
 D. 単語の書き取り：漢字（6）　仮名（6）
 E. 五十音と数：五十音（12.5）　数（10）
 F. 文字と数を聞いて書く：文字（2.5）　数（5）
 G. 写字（10）
VII. 行為　右（得点×1/6）　左（得点×1/6）
VIII. 構成行為・視空間行為・計算（(A+B+C+D)×1/10）
 A. 描画（30）
 B. 積木問題（9）
 C. 計算（24）
 D. レーヴン色彩マトリシス検査（36+1（5分以内に終了）　37）

採点方法

WAB下位検査プロフィール（その1）（❷）に下位検査ごとの得点を記入する．WAB下位検査プロフィール（その2）（❸）に「I. 自発話」から「VIII. 構成行為・視空間行為・計算」までのそれぞれの合計点を10で割った（「II. 話し言葉の理

❷ WAB下位検査プロフィール（その1）

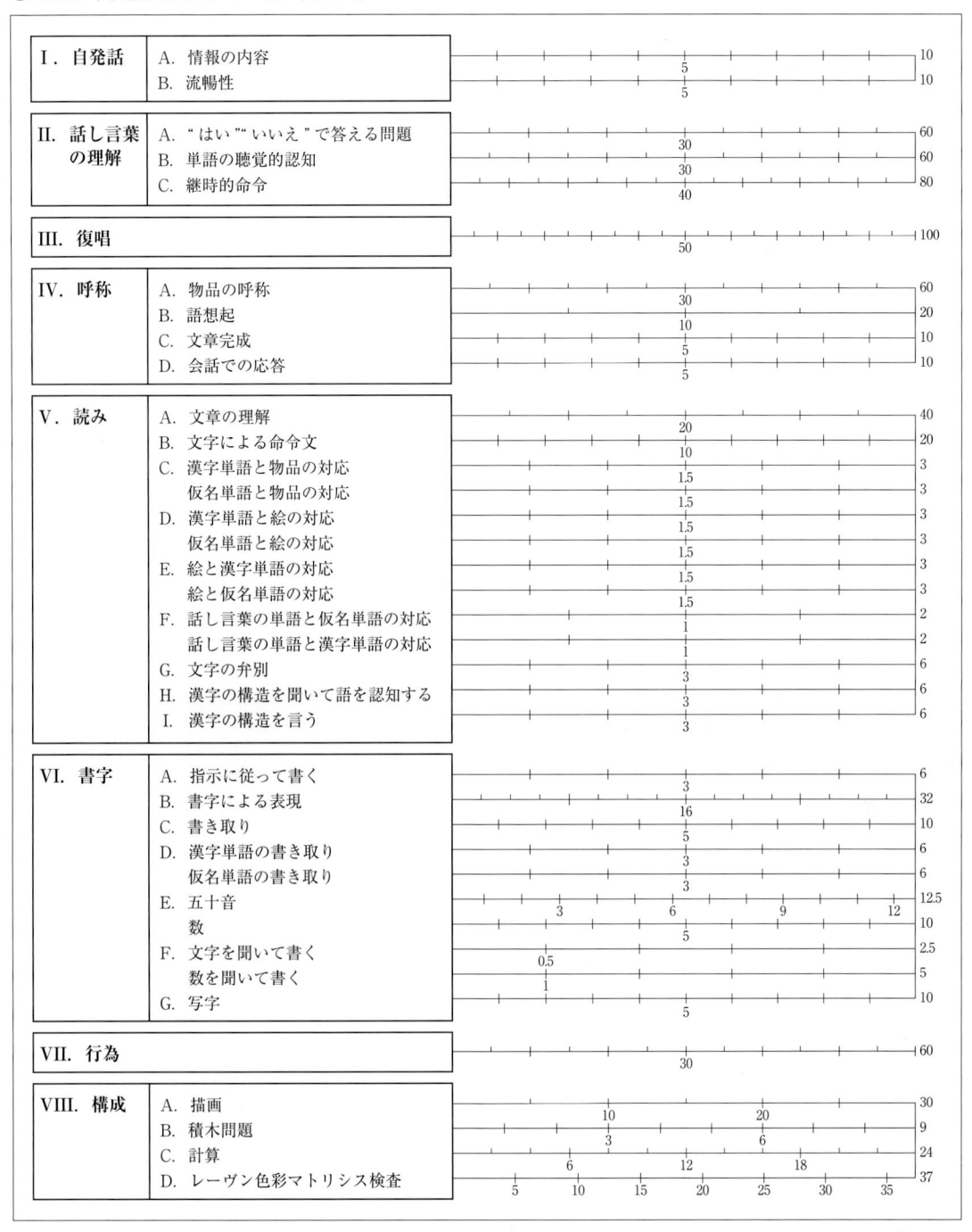

Ⅰ. 自発話	A. 情報の内容	5 / 10
	B. 流暢性	5 / 10
Ⅱ. 話し言葉の理解	A. "はい""いいえ"で答える問題	30 / 60
	B. 単語の聴覚的認知	30 / 60
	C. 継時的命令	40 / 80
Ⅲ. 復唱		50 / 100
Ⅳ. 呼称	A. 物品の呼称	30 / 60
	B. 語想起	10 / 20
	C. 文章完成	5 / 10
	D. 会話での応答	5 / 10
Ⅴ. 読み	A. 文章の理解	20 / 40
	B. 文字による命令文	10 / 20
	C. 漢字単語と物品の対応	1.5 / 3
	仮名単語と物品の対応	1.5 / 3
	D. 漢字単語と絵の対応	1.5 / 3
	仮名単語と絵の対応	1.5 / 3
	E. 絵と漢字単語の対応	1.5 / 3
	絵と仮名単語の対応	1.5 / 3
	F. 話し言葉の単語と仮名単語の対応	1 / 2
	話し言葉の単語と漢字単語の対応	1 / 2
	G. 文字の弁別	3 / 6
	H. 漢字の構造を聞いて語を認知する	3 / 6
	I. 漢字の構造を言う	3 / 6
Ⅵ. 書字	A. 指示に従って書く	3 / 6
	B. 書字による表現	16 / 32
	C. 書き取り	5 / 10
	D. 漢字単語の書き取り	3 / 6
	仮名単語の書き取り	3 / 6
	E. 五十音	3, 6, 9, 12 / 12.5
	数	5 / 10
	F. 文字を聞いて書く	0.5 / 2.5
	数を聞いて書く	1 / 5
	G. 写字	5 / 10
Ⅶ. 行為		30 / 60
Ⅷ. 構成	A. 描画	10, 20 / 30
	B. 積木問題	3, 6 / 9
	C. 計算	6, 12, 18 / 24
	D. レーヴン色彩マトリシス検査	5, 10, 15, 20, 25, 30, 35 / 37

（WAB失語症検査〈日本語版〉作製委員会. WAB失語症検査日本語版マニュアル. 1986[2] より）

解」については20で割る）数値を記入する．これによりプロフィールが得られる．さらに失語指数（AQ＝（Ⅰ＋Ⅱ＋Ⅲ＋Ⅳ）×2, 右手と左手別々に大脳皮質指数（CQ＝Ⅰ＋Ⅱ×2＋Ⅲ＋Ⅳ＋Ⅴ＋Ⅵ＋Ⅶ＋Ⅷ）を算出することができる．

英語版では検査得点から失語症のタイプを8つ

IV. その他の高次脳機能の評価法

❸ WAB 下位検査プロフィール（その2）

下位検査名	得点
I. 自発話	
II. 話し言葉の理解	
III. 復唱	
IV. 呼称	
V. 読み	
VI. 書字	
VII. 行為（右手）	
行為（左手）	
VIII. 構成	
失語指数（AQ）	
大脳皮質指数（CQ―右手）	
大脳皮質指数（CQ―左手）	

注）1. 得点は，各下位検査の合計点を10で割ったものである（ただし，「II. 話し言葉の理解」は20で割る）．
　　2. 行為の得点は右手と左手の両方について求める．
　　3. AQ及びCQの算出は下の式による．
　　　　AQ＝（I＋II＋III＋IV）×2
　　　　CQ＝I＋II×2＋III＋IV＋V＋VI＋VII＋VIII

（WAB失語症検査〈日本語版〉作製委員会．WAB失語症検査日本語版マニュアル．1986[2)] より）

❹ 日本語版 WAB 失語症検査による失語症の分類基準

失語症のタイプ	流暢性	話し言葉の理解	復唱	呼称
全失語	0〜4	0〜4	0〜3	0〜2
Broca 失語	0〜5	4〜10	0〜7.9	0〜7.9
Wernicke 失語	5〜9	0〜7	0〜8.9	0〜7
健忘失語	8〜10	7〜10	7〜10	5〜10

（WAB失語症検査〈日本語版〉作製委員会．WAB失語症検査日本語版マニュアル．1986[2)] より）

に分類しているが，日本語版では出現頻度の高い全失語，Broca失語，Wernicke失語，健忘失語の4つのタイプについて分類基準が示されている（❹）．分類基準に用いられている検査得点は流暢性，話し言葉の理解，復唱，呼称の4つである．

所要時間

Kerteszは失語症検査の条件の一つとして検査の所要時間が長すぎないこととしているが，全下位検査の実施にはかなりの時間を要し，日本語版手引には2〜4時間とある．口頭で答える課題（I〜IV）に限定すれば1時間以内に実施可能である．

中止基準

日本語版では失語症が重度な患者に対する負担軽減と検査所要時間の短縮を目的として下位検査内と下位検査間に中止基準が設けられている．また，英語版にある軽度の場合の「V. 読み」と「VI. 書字」における中止基準は日本語版でも用いられており，失語症が軽度の場合に課題が免除される．

3 評価法の特徴

 他の総合的な失語症検査の評価は聞く，話す，読む，書く，計算，という言語機能の課題に限定されていることが多いが，本検査では言語機能以外の検査を含んでいることに大きな特徴がある．失行の検査に含まれる上肢や顔面の行為，あるいは道具の使用や「たばこに火をつけるまね」など複雑な動作などの課題がある．また描画や線の分割，積木問題，などの構成行為や視空間にかかわる問題を評価する課題が含まれている．さらにレーヴン色彩マトリシス検査という動作性の知能検査もある．これらの検査結果から失語指数だけでなく大脳皮質指数（CQ）が算出できる．失語症の鑑別診断だけでなく，失語症に影響を及ぼす知的機能や他の高次脳機能の状況についてもスクリーニングとして大まかに知ることができる．

 また，Kertesz に従い，検査得点で失語症のタイプ分類を行うことを日本語版でも目指している．英語版では流暢とされる得点5の区分に日本語版では流暢と非流暢が混在する場合があるなど，非典型例など確実に分類することが難しいものもあるが，タイプ分類を試みていることが本検査の特徴の一つとなっている．

（立石雅子）

引用文献

1) Kertesz A. The Western Aphasia Battery. New York : Grune & Stratton ; 1982.
2) WAB 失語症検査（日本語版）作製委員会（代表 杉下守弘）. WAB 失語症検査日本語版マニュアル. 東京：医学書院；1986.

▶ WAB 失語症検査日本語版入手先

● 医学書院
 〒113-8719　東京都文京区本郷 1-28-23
 TEL：03-3817-5600

IV. その他の高次脳機能の評価法
行為（失行）

3 標準高次動作性検査（SPTA）

1 評価法の概要

　失行症とは，麻痺や感覚障害などに起因せず，脳の限局病巣によって行為を正確に遂行できなくなる状態である．失行症の発現は一様ではなく，Liepmannが1900年に記載して以来，さまざまな議論がなされ，いまだに概念の混乱がみられる．これまでにいわゆる失行は，観念運動失行（ideo-motor apraxia），観念失行（ideational apraxia），肢節運動失行（limb kinetic apraxia），構成失行（constructional apraxia），着衣失行（dressing apraxia）などが分類されてきた．観念運動失行と観念失行の概念については議論が分かれている．観念運動失行については，Liepmannは動作の時間的・空間的体制化に関する障害であると述べ，身振りの障害と単一物品の使用障害をこれに含めた．Morlaásらは身振りの障害とした．観念失行については，Liepmannは系列動作の障害とし，Morlaásらは道具操作の障害をこれに含めた．またOchipaらは行為に関する概念の障害という意味で概念失行（conceptual apraxia）と呼んだ．肢節運動失行は，Kleistは巧緻動作の障害であるとした．構成失行は，対象の組み合わせ，構成活動などの障害である．着衣失行は，衣服を身体にうまく適合させることができない障害であり，右半球損傷で両側性に起こる．これらの失行の症状を評価できる評価法として，日本の標準高次動作性検査（Standard Performance Test for Apraxia：SPTA）が広く用いられている．

　SPTAは，日本高次脳機能障害学会が6年の歳月をかけて開発，標準化を行い，1985年に医学書院から出版された．1999年に新興医学出版社から改訂版が出版され，より簡便で使いやすくなっ
た．SPTAは，個々の患者における動作の臨床症状を，標準化された形式で評価することを目的として作成され，①検査成績から臨床像を客観的に把握できること，②要素的運動障害，認知症，全般的精神症状と失行症の相違を把握できること，③行為を完了するまでの動作過程の詳細な記述により，質的な分析が可能であることなどが基本的特徴である[1]．

　本項では，SPTAを概説し，臨床での使用法について述べる．

2 SPTAの項目

SPTAの構成

　SPTAは❶の12の大項目からなり，①自動詞的動作，②他動詞的動作，③構成的動作の構成となっている．自動詞的動作は道具を必要としない動作で，検査項目として顔面動作，上肢（片手）慣習的動作，上肢（片手）手指構成模倣，上肢（両手）客体のない動作，上肢（片手）連続的動作があげられる．他動詞的動作は道具を必要とする動作で，検査項目は物品を使う顔面動作，上肢・物品を使う動作，上肢・系列動作，上肢・着衣，下肢・物品を使う動作が他動詞的動作にあたる．構成的動作は，描画，積木構成など視覚対象の形態を作成する課題である．このほかに，顔面や左右上下肢など身体部位による行為の分類，身振りなど心理学的意味の有無による行為の分類，動作の方向性，単一性・系列性なども考慮されている．

誤反応分類

　誤反応分類は，下記のように分けられる．

　正反応（Normal response：N），拙劣（Clumsy：CL），保続（Perseveration：PS），錯行為（Parapraxis：PP），無定形反応（Amorphous：AM），

● SPTAの大項目と指示様式

大項目	指示様式
1. 顔面動作	口頭命令・模倣
2. 物品を使う顔面動作 　　物品あり・なし	口頭命令・模倣
3. 上肢（片手）慣習的動作	口頭命令・模倣
4. 上肢（片手）手指構成模倣	模倣
5. 上肢（両手）客体のない動作	模倣
6. 上肢（片手）連続的動作	模倣
7. 上肢・着衣	口頭命令・模倣
8. 上肢・物品を使う動作 　　物品あり・物品なし	動作命令・使用命令・模倣
9. 上肢・系列動作	口頭命令
10. 下肢・物品を使う動作	口頭命令
11. 上肢・描画（自発・模写）	
12. 積木テスト	

無反応（No response：NR），修正行為（Conduite d'approche：CA），開始の遅延（Initiatory delay：ID），その他はOthers（O）として記載される．その他の反応としては，BPO（Body Parts as Object），Verbalizationなどがある．

「保続」は直前の動作が続いて生じるものであり，「錯行為」はほかの行為と置き換わる反応である．たとえば，「歯ブラシを持ったつもりで，歯を磨くまねをしてください」という指示に対し，髪の毛をとかすようなまねをしてしまう．「無定形反応」は，何をしているかわからない反応である．「BPO」は身体の一部を道具のように使う．たとえば，「櫛を持ったつもりで，髪の毛をとかしてください」の指示に対し，手のひら全体を使って髪の毛をすくような動作をする．「Verbalization」は，動作を音声化してしまう．たとえば，咳をするまねをしてくださいという指示に，動作をせずに「ごほんごほん」と言葉で言ってしまう，などである．

プロフィール作成

SPTAのプロフィールは，麻痺・失語の誤反応を含むプロフィールⅠと麻痺・失語の誤反応を含まないプロフィールⅡがある．プロフィールⅠは，誤反応得点をそのまま反映させる．プロフィールⅡは，麻痺（P）や失語（A）がある場合はそれに起因する誤反応項目数を記載し，修正誤反応率を算出できる．

反応は，誤り得点として表示し，課題が完遂できない場合は2点，課題が完了していても，拙劣，修正行為，遅延などは1点，正反応は0点である．2点か1点か判断に迷うとき，もしくはどの誤反応分類かわからないときなどは，採点例がそれぞれの項目で記載されているので参考にできる．たとえば，「物品を使う顔面動作」で，口唇の形は正しいが，息がわずかしか出ていない場合は，拙劣と判断し，1点となる．

各大項目の概要

以下に各項目について説明する．

顔面動作

口腔顔面失行をみるための項目であり，施行順は，同一の動作について口頭命令および模倣によって検査する．課題は，舌を出す，舌打ち，咳をする，の3項目である．Verbalizationは，舌打ちと咳で出現する．失語症では前方型でも，後方型でも障害される．

物品を使う顔面動作

課題は「火を吹き消すまね」で，物品なし条件の口頭命令・模倣，物品あり条件の口頭命令・模倣の順に進む．正反応が出現すれば，その後は行わなくてよい．

上肢（片手）慣習的動作

課題は，軍隊の敬礼，おいでおいで，じゃんけんのチョキの3項目である．観念運動失行を評価する．施行順は口頭命令から模倣に横に進む．記録用紙の口頭命令と模倣のあいだの二重線は，横に進めないことを表している．おいでおいで，じゃんけんのチョキについては，人により表現方法がさまざまで評価が困難であり，正答基準を確認する必要がある．

上肢（片手）手指構成模倣

ルリアの水平あご手[*1]，手指Ⅰ・Ⅲ・Ⅳringと，運動覚移送の項目であるⅠ・Ⅴringの3項目である．施行順は，二重線があるため，3項目すべて

IV. その他の高次脳機能の評価法

右手で行ってから，左手を行う．ルリアのあご手は手指を適切な空間的位置に持っていく能力をみる項目である．I・III・IV ring は I 指と誤った指とのあいだで ring を作ることが多く，観念運動失行を示す．I・V ring では，被検者に閉眼をとらせ，検者が左手に I・V ring を作ってから，右手で同じ形を作らせる．I・V ring の運動覚移送は唯一の運動覚入力の項目である．離断症候群の症例に特徴的な知覚障害による誤りは，便宜的に P（麻痺のための誤り）に印をつける．

上肢（両手）客体のない動作

上肢（両手）客体のない動作は，上肢の失行の最も敏感な項目である．両手の I・II 指で ring を作り絡ませる「8 の字」，両手掌を交差させ親指を絡ませる「蝶」，グーパー交互テストの 3 項目である．グーパー交互テストは，片手をグー，反対の手をパーにして机を同時に叩き，次いで左右のグーとパーを交換して再度机を叩く．これを 3 回行う．

上肢（片手）連続的動作

ルリアの屈曲指輪と伸展こぶしの検査である．上肢（片手）連続的動作は，運動行為の動的統合の検査である．腕の屈曲，伸展と手の形の交替が同時にできないことが多い．

上肢・着衣

前合わせ式の浴衣を渡して，口頭命令と模倣で行う．着衣障害をみる検査である．半側無視の患者は，右半分しか着ない（Others，半側空間無視もしくは身体失認），浴衣の前後や上下を誤る（Others，orientation の障害）などがみられる．

上肢・物品を使う動作（物品なし）

物品なし条件では，歯ブラシ，櫛，鋸，金槌の 4 つの項目について物品を用いずに動作命令を模倣条件で行う．動作命令では，歯ブラシであれば「歯ブラシを持ったつもりで歯をみがくまねをしてください」という．動作命令が正常な反応でなければ模倣も行う．

物品なし条件ではパントマイムの能力を要し，この障害は観念運動失行に属する．自身の身体の一部を物品に見立てる「BPO」が出現する．物品なしでは，患者の動作が何をしているかわからない，「無定形反応」が生じることがある．BPO は，健常者で出現することがあるため，口頭命令では誤りとはしないが，模倣では誤り（2 点）とする．

上肢・物品を使う動作（物品あり）

物品あり条件では，上記の 4 項目について実際に物品を用いて行う．

口頭命令は，使用命令と動作命令がある．使用命令では物品が提示され，「これを使ってください」と命令し，その物品を使用してもらう．動作命令では，具体的にその動作を行うように指示する．たとえば，「歯を磨いてください」と指示する．失行症例では動作命令のほうが高成績を示す．動作命令で動作が改善する症例では，実際の ADL でも，具体的に動作指示を行うとよい．

また，模倣だとさらに改善することが多い．

上肢・系列動作

お茶課題とろうそく課題がある．お茶課題では，茶筒のふたを取っておく．ろうそく課題で用意する道具は，基本はろうそく，マッチ，ろうそく立てで，道具の形状は一般的なものであればよい．系列動作は，動作の誤り，物品の誤り，順序の誤りの観点から評価する．

下肢・物品を使う動作

バレーボールほどの大きさのボールを床に置き，物品なし条件と物品あり条件で行う．物品なし条件では異なった動作が出現することは多いが，物品あり条件では誤ることは少ない．

上肢・描画

自発：項目は，三角と日の丸の旗の描画である．右手すべてで 2 項目を終えてから左手を施行する（二重線の確認）．消しゴムは原則として使用しない．できあがった図形から，過程を評価する．特に左半球損傷例では一部分ずつを描いていく piece meal approach により最終的な描画は良好である．

[*1] ルリアの水平あご手：ルリア神経心理検査のなかに含まれる項目の一つである．

描画
　模倣：項目は変形卍と立方体である．施行順は自発描画と同様である．特に第2問の立方体の模写は障害の検出力が高い．右半球損傷例では左側の無視を示し，形のゆがみも大きい．左半球損傷例では図の右側に誤りが多い．

積木テスト
　構成障害をみる課題である．WAIS（Wechsler Adult Intelligence Scale）の積木4個で示した形を，同じように作る．右手で施行後，左手で行う．

3 スクリーニングテスト

　SPTAでは，上記の大項目のなかから，失行の判定に有効な項目を選択し，ベッドサイドなどで簡便に使用できるスクリーニングテスト項目が作成されている．まず，判別分析を用いて，全項目で判別関数による失行・非失行の予測と実際の判定の一致率は81.5％であり，失行の判定に有用であることが確認されている．次いで，成績のうえで最も相関の高かった，「顔面動作」「上肢手指構成模倣」「上肢・描画（模倣）」の3項目が，スクリーニングテストとして選択された．失行・非失行の予測的中率の一致率は75.7％で，臨床上有用とされることが確認されている．

4 検査結果を臨床でどう介入にいかすか

成績のよい指示様式を介入に用いる

　SPTAでは，複数の指示様式で検査を行う．介入には成績のよい指示様式を選択することができる．たとえば，口頭命令より模倣が，指示命令より動作命令のほうが，成績がよい．

質的エラーの内容を考慮する

　SPTAでは種々の質的なエラーを分類することができる．日常生活で問題となるのは「錯行為」である．さらに錯行為の内容を検討し，道具使用の際にどのように扱っているのか，たとえば道具の選択を誤るのか，使い方か，持つ位置か，身体のフォームか，順序か，などの問題を明らかにし，個々に介入を行う．また，修正が可能かどうかも重要である．「修正行為」は，エラーが生じていることを患者自らが気づいていることを示す．それゆえに修正が行われるのである．修正後に改善されれば修正行為が効いているが，エラーを繰り返しているようであれば正しい行為に至ることは難しいため，適切な動作をエラーレスで誘導することが重要である．

〈種村留美〉

引用文献
1) 日本高次脳機能障害学会（編）．標準高次動作性検査　失行症を中心として．東京：新興医学出版社；1999．

▶標準高次動作性検査（SPTA）改訂第二版入手先
● 新興医学出版社
　〒113-0033　東京都文京区本郷6-26-8
　TEL：03-3816-2853／FAX：03-3816-2895

4 道具の操作理解検査（日本語版FMT）

1 道具使用動作のメカニズム

失行の中核は，「物に向けられた行為の障害」である．近年，認知神経心理学的立場から，道具使用動作の実現には，運動表象を運動プログラムに変換する「行為産出システム」と動作や道具についての概念的な知識である「行為意味システム」の2つが必要であると考えられている[1-3]．「行為産出システム」は，運動エングラムないしは感覚運動パターンの実現であり，内容を細分化するのは難しいが，あえて区分すれば，物への到達の仕方（reaching），道具の握り方（grasping），道具を扱う手の動かし方（manipulation）などが含まれる．したがって，このシステムが障害されると，動作の時間的空間的誤り，すなわち手の位置の誤り，BPO（body part as object）現象，空間的運動や軌跡の歪み，道具を動かす方向の誤りが生じ，観念運動失行と呼ばれる．一方，「行為意味システム」は道具や物を正しく選択し使用するために必要な知識（意味記憶）からなる．行為に関する概念的知識には，道具の使用目的や使い方の知識（何のために使うか）と道具の対象物の知識（何と一緒に，あるいは何に対して使うか）が含まれる．このシステムが障害されると，動作内容の置換や奇妙な動作などが生じ，観念失行，あるいは概念失行と呼ばれる．

従来，失行は道具使用の動作やパントマイムの観察で評価されてきた．これらは，失行の有無，タイプ，重症度の鑑別には有用であったが，多くの失行例では，道具や物の使用動作のエラーパターンが複合的で，障害メカニズムをとらえられないことが臨床的な問題であった．Buxbaum ら[4]は，概念的知識に関する情報は視覚，触覚，聴覚，および運動属性のそれぞれの領域に分散し保持されており，必要に応じてこの情報のいくつかの部分が選択されて再活性化されると考える分散意味構造理論により，道具使用動作に関する2つの顕在的な側面を取り出し，どのように使うか（how）と何のために使うか（function）という知識に分けてその異常を検討しようと試みた．たとえば，「はさみ」の場合，how systemは，親指と人差し指・中指を対立させて収縮・伸展を図るという手の動かし方ないしは操作法（manipulation）に関するシステムであり，functional systemは，「切る」という「はさみ」の機能に関する知識である．how systemは，顕在的には道具の使い方の知識という「行為意味システム」に関連しているが，潜在的な意味では「行為産出システム」の手の動かし方に関連している．一方，functional systemは，道具の使用目的についての知識であり，より「行為意味システム」に関連している．この2つのシステムの異常を検索し，行為の障害メカニズムを明らかにすることは，失行の治療ないし訓練に直接結びつき，有用であると考えられる．ここでは，Buxbaum ら[4]が考案したFMTを一部改変した日本語版FMTを紹介する．

2 FMT（Functional/Manipulation Triplets test）の概要

FMTは，被検者に3枚の道具の写真を提示し，指示した判断条件ごとに，より似ている2つの道具の選択を求める課題である[4]．オリジナルのFMTは機能判断課題20問，操作方法判断課題14問，機能と操作方法判断課題20問の合計54問で構成されている．筆者らは，これを参考に，日本になじみの薄い検査アイテム（道具）の入れ替えと，操作方法判断課題で6問の追加補充を行って改変し，各課題20問ずつ合計60問のFMTを作成した[5]（②）．

❷道具の操作理解検査項目表（日本語版 FMT）

機能判断課題

	左上	中央	右下		左上	中央	右下
1	皿洗い機	オーブン	シャワー	11	トラクター	除雪車	ブルトーザー
2	蝶番	ペーパークリップ	輪ゴム	12	金庫	札入れ	竹かご
3	ペンチ	カンヌキ	錠	13	スーパーマーケット	空港	バス停
4	バッグ	段ボール箱	ポット	14	エレベーター	クローゼット	ロッカー
5	放熱器	うちわ	ファン	15	日傘	帽子	指輪
6	エスカレーター	はしご	回転ドア	16	ボタン	ポケット	ジッパー
7	レコードプレイヤー	電話機	ラジオ	17	ストップウォッチ	肉用温度計	時計
8	フック	ハンガー	棚	18	サイロ	ロケット	貯水塔
9	飛行機	人工衛星	ヘリコプター	19	ペン	ステープラー	テープ
10	鍬	ショベル	モップ	20	ウィンドーシェード	シャッター	鏡

操作方法判断課題

	左上	中央	右下		左上	中央	右下
1	じょうろ	アイロン	のこぎり	11	スポイト	白熱電球	ホーン
2	電気のこぎり	鉛筆削り機	泡だて器	12	スクリュードライバー	鍵	フォーク
3	タイプライター	ピアノ	ストーブ	13	バケツ	リュックサック	ランタン
4	ホイッスル	ストロー	紙風船	14	ライトスイッチ	ドアノブ	蛇口
5	ワゴン	乳母車	芝刈り機	15	カメラ	キーボード	殺虫剤スプレー
6	ほうき	松葉づえ	ホッケースティック	16	投票箱	バケツ	ポスト
7	ハンドミキサー	電話機	電卓	17	携帯電話	リモートコントローラー	ラジカセ
8	三味線	バイオリン	ギター	18	きゅうり	みかん	バナナ
9	そろばん	琴	印鑑	19	鉛筆削り	ステープラー	洗濯ばさみ
10	スプレーボトル	ガスポンプ	コーヒーポット	20	硯	おろし金	包丁

機能と操作方法判断課題

	左上	中央	右下		左上	中央	右下
1	ピッチャー	カップ	ジョグ	11	スポンジ	ブラシ	ペーパータオル
2	はしご	脚立	椅子	12	蓋付きかご	スーツケース	ダッフルバッグ
3	キャビネット	窓	引き出し	13	モップ	ごみ箱	掃除機
4	ヘヤードライヤー	櫛	ブラシ	14	ペンチ	レンチ	はさみ
5	ピストル	ライフル	刀	15	槌	ハンマー	おの
6	柄杓	ナイフ	スプーン	16	ピッチャー	カップ	グラス
7	ペンチ	はさみ	爪切り	17	水切り	ポット	ざる
8	自転車	折りたたみ式ベビーカー	ショッピングカート	18	分度器	温度計	定規
9	鍵	ドアノブ	ドアベル	19	スクリュードライバー	絵筆	ローラー
10	ひげそり	歯ブラシ	電気ひげそり	20	クレヨン	鉛筆	針

ゴシック体：正答.

(Buxbaum LJ, et al. Neurocase 2000[4]) をもとに作成）

道具の機能判断課題

　被検者に提示した道具のうち，機能もしくは使用目的が似ている2つの道具の選択を求める．たとえば，「ポット，段ボール箱，バッグ」の場合の道具の機能は順に「注ぐもの，入れるもの，入れるもの」であり，"段ボール箱"と"バッグ"の選択が正答である．

道具の操作方法判断課題

　被検者に提示した道具のうち，「道具を使うときの手の動かし方が似ている」2つの道具の選択を求める．たとえば，「タイプライター，ストーブ，ピアノ」では手のタッピング動作が似ている"タイプライター"と"ピアノ"の選択が正答である．

❸ 各群における道具の操作理解検査の平均点（標準偏差）

	n	平均年齢（SD）	課題 機能（SD）	課題 操作（SD）	課題 機能＋操作（SD）	総得点（SD）
失語・失行群	10	64.3 (5.6)	12.6 (2.9)	12.0 (2.5)	14.2 (3.2)	38.8 (8.0)
失語重度群	5		11.4	13.4	13.4	38.2
失語軽度群	5		13.8	10.6	15.0	39.4
失語・非失行群	10	54.1 (15.2)	17.6 (2.4)	15.1 (3.3)	16.8 (1.7)	49.5 (6.2)
非失語・非失行群	8	58.5 (10.4)	19.3 (1.0)	18.6 (1.2)	17.8 (1.8)	55.8 (2.5)
右半球損傷群	6	56.5 (10.7)	18.2 (1.0)	18.2 (1.2)	17.0 (2.6)	53.3 (3.5)
健常群	20	44.8 (9.1)	19.1 (1.2)	18.6 (1.3)	18.5 (1.0)	56.1 (2.7)

t 検定：$*p<0.05$

道具の機能と操作方法判断課題

前述の2つの条件を合わせたもので，被検者に提示した道具のうち，機能と操作方法の両方が似ている2つの道具の選択を求める．たとえば「スプーン，ナイフ，柄杓」では，物をすくう機能と動作が似ている"スプーン"と"柄杓"の選択が正答である．

❸ FMTの実施方法

各課題に制限時間はない．全検査所要時間はおよそ10〜20分程度である．各課題とも該当する2つの物品を正しく選択した場合に正答とし，1点を与える．

この検査の特徴は，検査刺激をすべて写真にしており，実道具を使わないことにある．それゆえ，身体に麻痺をもつ対象者においても，麻痺による行為障害への影響を排除して検査することができる．加えて，検査刺激が視覚的に入力されること，応答は口頭ないしは写真の指差しでも可能なことから，失語症など言語の理解や表出に障害がある対象者に対しても簡便に検査ができる．筆者は，被検者に検査課題や項目（道具）の確実な理解を促すために，実施時に各課題の判断条件を口頭（聴覚）とともに文字（視覚）で提示し，項目（道具）提示の際には，刺激写真とともに道具名を聴覚提示している．また，各判断課題とも3問目まで，対象者の応答の正誤にかかわらず，理由とともに正答を提示している．

❹ FMTの有用性と限界について

筆者らがFMTを脳損傷者に実施した結果を紹介する[5]．対象者は，FMTが実施可能な前提条件としたレーヴン色彩マトリックス検査（RCPM）30点以上またはWAIS-R IQ，PIQのどちらかが70点以上の成績である脳損傷者34例，全例右利きである．対象者の発症経過月数は平均5.4か月で，失行の有無は，観念動作や物品使用動作のパントマイムとその模倣，および日常場面での物品の使用状況から判定した．半球損傷側と失語や失行の有無によって分類した対象者の内訳は，①左半球損傷　失語・失行群10人（平均年齢64.3±5.6歳），②左半球損傷　失語・非失行群10人（平均年齢54.1±15.2歳），③左半球損傷　非失語・非失行群8人（平均年齢58.5±10.4歳），④右半球損傷（非失行）群6人（平均年齢56.5±10.7歳），コントロール群の⑤健常群20人（平均年齢44.8±9.1歳）である．結果を❸に示す．まず，FMTの各判断課題の合計正答数である総得点の平均を比較すると，左半球損傷の①失語・失行群が他の群に比べて最も低下し，t検定の結果，左半球損傷の①失語・失行群と②失語・非失行群のあいだに5％水準で有意な差を認めた（$t=3.67$, df=18）．次に，FMTの機能判断課題と操作方法判断課題における，各群の平均得点を比較すると，2つの

判断課題とも，左半球損傷の①失語・失行群と②失語・非失行群とのあいだで，5％水準で有意な差を認めた（機能判断課題：$t=4.18$，df＝18，操作方法判断課題：$t=2.33$，df＝18）．次に，FMTの成績が最も低下した失語・失行群において失語の重症度とFMTの成績の関連を検討した．失行群を失語重度群と軽度群に分けてFMT総得点についてMann-WhitneyのU検定を行った結果，両群間に有意な差を認めなかった（$U=8$, $p<0.05$）．最後に①失語・失行群において，FMT総得点と認知機能検査の相関を検討すると，FMTとRCPM，WAIS-R間でPearsonの積率相関係数を取った結果，FMT総得点とRCPM，WAIS-Rの成績とのあいだに有意な相関を認めなかった（$r=0.29$, $r=0.44$, $p<0.05$）．

以上をまとめると，失行群と非失行群において，FMTの成績に有意な差を認めたが，これは失語の重症度にも知的機能にも関連がなかった．このことから，失行例では道具の機能および操作方法に関する知識の障害が存在する可能性が示唆され，FMTは失行の臨床検査の一つとして，またそのメカニズムをとらえる検査としての有用性が示唆された．

ただし，失行は，対象者の実際の行為や動作を観察し評価することが何よりも重要であることから，この検査はあくまで補足的に用いられるべきこと，また実施には，抽象的な思考能力が必要とされることから，対象者に重度の知的および認知障害がないこと，などに注意が必要である．

（藤永直美，加藤元一郎）

引用文献

1) Rothi LJG, Ochipa C, Heilman KM. A cognitive neuropsychology model of limb praxis. *Cogn Neuropsychol* 1991 ; 8 : 443-458.
2) Heilman KM, Rothi LJG. Apraxia. Heilman KM, Valenstein E（eds）. Clinical Neuropsychology, 3rd edition. New York : Oxford University Press ; 1993. pp141-163.
3) Rothi LJG, Ochipa C, Heilman KM. A cognitive neuropsychology model of limb praxis and apraxia. Rothi LJG, Heilman KM（eds）. Apraxia : The neuropsychology of action. Hove : Psychology Press ; 1997. pp29-49.
4) Buxbaum LJ, Veramonti T, Schwartz MF. Function and manipulation tool knowledge in apraxia : Knowing 'what for' but not 'how'. *Neurocase* 2000 ; 6 : 83-97.
5) 藤永直美，加藤元一郎．道具の機能と操作方法に関する失行の検討．神経心理学 2005 ; 21(4) : 287.

5 標準高次視知覚検査（VPTA）

IV. その他の高次脳機能の評価法
視覚・視空間認知

　標準高次視知覚検査（Visual Perception Test for Agnosia：VPTA）は，日本失語症学会（現・日本高次脳機能障害学会）Brain Function Test 委員会の失認症検査法検討小委員会によって9年にわたり詳細な検討を重ねて開発され，1997年に出版された．その後，マニュアルや記録用紙の一部に修正を加えた改訂版が2003年に出版されており，現在市販されているものはこの改訂版である．高次視知覚機能を包括的に評価できる日本で唯一の標準化された検査法として，臨床の現場や研究分野で幅広く使用されている．
　以下，VPTAのマニュアルに沿って解説する[1]．

1 VPTAによってとらえることが可能な高次視知覚障害

　VPTAは7つの大項目，すなわち視知覚の基本機能，物体・画像認知，相貌認知，色彩認知，シンボル認知，視空間の認知と操作，地誌的見当識から構成される．その評価によってとらえることが可能な高次視知覚障害には❶のようなものがある．大きくは対象を視覚的に認知することができない視覚失認と，視空間性の認知や対象の操作が困難である視空間失認とに分けられる．
　VPTAの初版時点では，視覚失認は，形態の知覚段階の障害である統覚型（あるいは知覚型）（apperceptive type）と，知覚された形態を意味に結びつける段階の障害である連合型（associative type）に分けて考えるのが一般的であった．近年はその中間に，知覚された形態の部分を全体に統合する段階の障害である統合型（integrative type）を加えた3分法とされる場合が多い[2]．❷に示すように，統覚型（知覚型）視覚失認では，要素的な視覚機能はほぼ保たれていると推定されるにもかかわらず，形態を把握できないため形態マッチングや模写ができない．統合型視覚失認では，対象の形態は認知しているものの全体像の把握が不十分で，模写は可能だが逐次的で時間がかかる．連合型視覚失認は，形態は十分に把握しているものの意味と結びつけられず，模写は正常であってもそれが何であるかわからない状態である．

❶ VPTAでとらえることが可能な高次視知覚障害

視覚失認	視空間失認
視覚性物体失認	半側空間無視
画像失認	Bálint 症候群
同時失認	視覚構成障害
相貌失認	地誌的障害（主に道順障害）
色彩失認	
視覚失認性失読（純粋失読）	

❷ 視覚失認のタイプ

	部分的形態の把握	対象全体の形態の把握	形態と意味との連合
知覚型	×	×	×
統合型	○	×	×
連合型	○	○	×

（鈴木匡子．視覚性認知の神経心理学．2010[2] より）

2 評価方法

　VPTAは，局在性脳損傷，Alzheimer型認知症やLewy小体型認知症などの変性性疾患，発達性相貌認知障害など，高次の視知覚機能障害が疑われる症例を幅広くその対象とする．ただし失語症，認知症などにより理解・表出が制限される場合は，検査の結果の解釈を慎重に行う必要がある．特に失語における呼称障害との区別（見てわからないのか，わかっているが名前が言えないのか）は明確になされるべきである．また，視力障害，

視野障害，眼球運動障害，色盲・色覚障害など，より末梢レベルの視知覚障害の有無や程度をあらかじめ把握し，高次視知覚機能に及ぼす影響を考慮することも重要である．

対象年齢に制限はない．ただし標準化の際の健常例は50～60歳代が中心である（平均53.6歳）ため，若年者や高齢者に実施する際には若干注意が必要である（後述）．

検査の所要時間は障害の程度によって異なる．おおむね30分から1時間をめやすとして，疲労を考慮しながら数回に分けて実施してもさしつかえない．

VPTAの評価は原則として3段階である．即時正反応が得られた場合は0点，各課題によって指定された時間以内の遅延正答ないし不完全反応の場合は1点，誤反応，無反応の場合は2点である．被検者の反応を詳細に記録し，反応時間とともに正誤を判断する．

以下に，具体的な評価項目とそれぞれが主に検出する高次視知覚機能障害をあげる．特に「視知覚の基本機能」「物体・画像認知」「相貌認知」は前述の統覚型，統合型，連合型の視覚失認タイプを判断するうえで重要な項目であるため注意深く評価する．

視知覚の基本機能　⇒基本機能の確認

1. 視覚体験の変化に関する質問：病前との変化の有無を述べる．
2. 線分の長さの弁別：2本ないし3本の線分の長さを見比べ，一番長い線，もしくは短い線を指さす．
3. 数の目測：5～3個の丸を見て何個あるか目測で答える．
4. 形の弁別：同じ図形を選択する．図形の異同を答える．
5. 線分の傾き：縦に置かれた2本の線分のあいだが大きく開いているのは上か下か答える．
6. 錯綜図：線画ないし図形がいくつ重なっているかを答える．
7. 図形の模写：ひし形，変形卍，立方体を模写する．

物体・画像認知　⇒物体失認，画像失認の検出，同時失認の検出（状況図）

1. 絵の呼称：8つの線画を呼称する．
2. 絵の分類：10枚の絵のうち，関係の深いものを2枚ずつ組み合わせる．
3. 物品の呼称：線画と同じ8つの物品を呼称する．
4. 使用法の説明：物品呼称ができない場合に使い方を説明する．
5. 物品の写生：使用法が説明できなかった場合には物品を写生する．
6. 使用法による物品の指示：呼称ができなかった物品に対して，使用法を聞いて指示する．
7. 触覚による呼称：呼称ができなかった物品に対して，触覚により呼称する．
8. 聴覚呼称：目隠しして楽器の音を聞き，その物品名を答える．
9. 状況図の認知：状況図を詳しく説明する．

相貌認知　⇒相貌失認の検出

1. 有名人顔写真の命名（熟知相貌）：8人の有名人の顔写真を見てその名前を答える．
2. 有名人顔写真の指示（熟知相貌）：複数の顔写真のなかから口頭提示された人物を選択する．
3. 家族の顔（熟知相貌）：家族の顔写真を見て名前を言う．
4. 未知相貌の異同弁別：2枚の顔写真を見て同じ人物かどうかを判断する．
5. 未知相貌の同時照合：提示された顔写真と同じ人物を，複数の顔写真の中から選択する．
6. 表情の叙述：線画の表情（泣く，笑う，怒る）を述べる．
7. 性別の判断：2枚の顔写真のうち男性を選択する．
8. 老若の判断：2枚の顔写真のうち若いほうを選択する．

色彩認知　⇒色彩失認の検出

1. 色名呼称：色の名前を言う．

2. 色相の照合：色のカードを，図版の同じ色のところに重ねる．
3. 色相の分類：色のカードを似た色で分類する．
4. 色名による指示：口頭提示された色を図版のなかから選ぶ．
5. 言語-視覚課題：口頭提示されたものの色を，図版の色のなかから選ぶ．
6. 言語-言語課題：口頭提示されたものの色を，口頭で述べる．
7. 塗り絵（色鉛筆の選択）：提示された絵に相当する色鉛筆を選ぶ．

シンボル認知 ⇒視覚失認性失読（純粋失読）の検出

1. 記号の認知：〒（郵便局）など地図記号が表すものを述べる．
2. 文字の認知（音読）：片仮名，平仮名（1文字・単語），漢字（1文字・単語），数字を音読する．
3. 模写：文字の認知ができなかった場合に，文字を模写する．
4. なぞり読み：文字の認知ができなかった場合に，指でなぞって読む．
5. 文字の照合：同じ文字を指す．

視空間の認知と操作 ⇒半側空間無視，Bálint 症候群，視覚構成障害の検出

1. 線分の2等分：水平に置かれた線分の中央に印をつける．
2. 線分の抹消：紙面上の線分にもれなく印をつける．
3. 模写：花の絵を模写する．
4. 数字の音読：4行×6列の数字を，左から右方向へ，右から左方向へ音読する．
5. 自発画：時計の文字盤，4時45分の針，人の顔を描く．

地誌的見当識 ⇒地誌的障害（主に道順障害）の検出

1. 日常生活についての質問：近所や自宅などで道に迷うことがないか述べる．
2. 個人的な地誌的記憶：最寄駅までの道順を述べる．家の見取り図を描く．
3. 白地図：提示された県などが地図上のどこにあるか定位する．

VPTA の課題は，健常例ではほぼ問題なく正答できる．ただし状況図，有名人顔写真命名，未知相貌の異同弁別などでは健常例でも若干の低下が認められる．特に状況図の認知については加齢とともに誤反応が増える傾向にあるため，高齢の脳損傷例の結果の解釈は他の検査結果とも合わせて慎重に行いたい．

3 プロフィール例

❸に，実際の成績プロフィールに自験例をプロットしたものを示す．症例は左小脳出血で発症後，左後頭葉内側面に脳動静脈奇形を認め複数回の血管塞栓術を施行された．4回目の術後に右同名性半盲，失読，画像認知障害，小脳性運動失調，構音障害が生じ，頭部 MRI 画像では，小脳上部，左側頭後頭葉内側下部（海馬傍回，舌状回，紡錘状回），脳梁膨大から上頭頂小葉に至る病変が確認された．VPTA では，線分の長さや傾き，形の弁別など視知覚の基本機能は保たれ，また，物品の認知にも支障がなかったが，画像認知の障害が認められ，軽度の連合型視覚失認と考えられた．また，視覚失認性失読（純粋失読）を呈し，特に漢字の読みが困難であった．右半側空間無視が認められたが，注意喚起により改善される程度の軽度障害であった．色彩失認もごく軽度認められた．

4 今後の展望

VPTA は 1997 年の初版以来，検査内容および検査手順には変更なく現在に至る．そのため見直しが必要なところも生じている．最も問題となっているのは相貌認知検査の熟知相貌項目「有名人顔写真の命名」「有名人顔写真の指示」である．この項目においては8人の有名人の顔写真を使用しているが，一般的な認知度が低下している人物もあり，特に若い世代に対しては検査の妥当性の問題が指摘されてきた．高次脳機能障害学会では，

❸ 標準高次視知覚検査(VPTA)の成績プロフィール

氏名　　　　　　　　　　　　検査　年　月　日

成績のプロフィール

1. 視知覚の基本機能
- #1) 視覚体験の変化　0 ① 2
- 2) 線分の長さとの弁別　0 1 ② 3 4 5 6 7 8 9 10
- 3) 数の目測　0 1 ② 3 4 5 6
- 4) 形の弁別　0 ① 2 4 6 8 10 12
- 5) 線分の傾き　0 1 ② 3 4 5 6
- 6) 錯綜図　0 ① 2 3 4 5 6
- 7) 図形の模写　⓪ 1 2 3 4 5

2. 物体・画像認知
- 8) 絵の呼称　0 2 4 ⑥ 8 10 12 14 16
- #9) 絵の分類　0 1 2 ③ 4 5 6 7 8 9 10
- 10) 物品の呼称　⓪ 2 4 6 8 10 12 14 16
- #11) 使用法の説明　⓪ 2 4 6 8 10 12 14 16
- 12) 物品の写生　⓪ 1 2 3 4 5 6
- #13) 使用法による指示　⓪ 2 4 6 8 10 12 14 16
- #14) 触覚による呼称　⓪ 2 4 6 8 10 12 14 16
- #15) 聴覚呼称　⓪ 1 2 3 4 5 6
- 16) 状況図　⓪ 2 4 6 8

3. 相貌認知
<u>熟知相貌</u>
- 17) 有名人の命名　0 2 ④ ⑤ ⑥ 8 10 12 14 16
- #18) 有名人の指示　⓪ 2 4 6 8 10 12 14 16
- 19) 家族の顔　⓪ 1 2 3 4 5 6
<u>未知相貌</u>
- 20) 異同弁別　⓪ 2 4 6 8
- 21) 同時照合　⓪ 1 2 3 4 5 6
- #22) 表情の叙述　0 1 ② 3 4 5 6
- #23) 性別の判断　⓪ 2 4 6 8
- #24) 老若の判断　⓪ 2 4 6 8

4. 色彩認知
- 25) 色名呼称　⓪ 1 2 4 6 8 10 12 14 16
- 26) 色相の照合　⓪ 2 4 6 8 10 12 14 16
- #27) 色相の分類　⓪ 2 4 6 8 10 12
- 28) 色名による指示　⓪ 2 4 6 8 10 12 14 16
- 29) 言語-視覚課題　0 1 ② 3 4 5 6
- #30) 言語-言語課題　0 1 ② 3 4 5 6
- 31) 色鉛筆の選択　0 1 ② 3 4 5 6

5. シンボル認知
- #32) 記号の認知　⓪ 1 2 3 4 5 6
- 33) 文字の認知(音読)
  - イ) 片仮名　0 ① 2 4 6 8 10 12
  - ロ) 平仮名　0 1 2 ④ 6 8 10 12
  - ハ) 漢字　⓪ 1 2 4 6 8 10 12
  - ニ) 数字　0 1 2 4 ⑥ ⑦ 8 10 12
  - ホ) 単語・漢字　0 ② ③ ④ 6 8 10 12
  - 単語・仮名　0 5 ⑩ 15 20
- #34) 模写　0 ② 4 6 8
- #35) なぞり読み
- #36) 文字の照合

6. 視空間の認知と操作
- 37) 線分の2等分
  - 左へのずれ　0 ① 2 3 4 5 6
  - 右へのずれ　0 ① 2 3 4 5 6
- 38) 線分の抹消
  - 左上　⓪ 5 10 15 20
  - 左下　⓪ 5 10 15 20
  - 右上　⓪ 5 10 15 20
  - 右下　⓪ 5 10 15 20
- 39) 模写
  - 花　⓪ 2 4 6 8 10 12 14
  - 立方体　⓪ 2 4 6 8 10 12 14
- 40) 数字の音読
  - 右読み　⓪ 4 8 12 16 20 24
  - 左読み　⓪ 4 8 12 16 20 24
  - 左読み　⓪ 4 8 12 16 20 24
- 41) 自発画
  - 左　⓪ 1 ② 3 4 5 6
  - 右　⓪ 1 ② 3 4 5 6

7. 地誌的見当識
- #42) 日常生活　⓪ 1 2 3 4 5 6
- #43) 個人的な地誌的記憶　⓪ 1 2 3 4
- #44) 白地図　⓪ 2 4 6 8 10 12 14 16

コメント

まずこの「有名人顔写真」の改訂に着手し，2015年に部分改訂版を出版する予定である．部分改訂の概要は以下の通りである．

- 新たに12人の有名人を選定した．
- 刺激図版をより厳密に統制した．すなわち，髪や耳を除いて顔の輪郭だけとした写真を作製し，本来の"顔"の認知を評価できるようにした．同時に，より認知しやすいと考えられる髪や耳も含めた通常の写真も作製し，双方の比較が可能となるようにした．
- 現行版VPTAの指示課題は1枚の図版から4人を順次選択する方法であるが，この方法では次第に選択の幅が狭まるため，改訂版では1人に対して1つの図版を使用し，4択とした．
- 新たに「名前の再認」課題を設け，命名ができない場合に，顔の認知の問題であるか，人名想起困難であるかを評価できるようにした．

この部分改訂によって熟知相貌の認知の詳細な評価が可能になり，臨床的知見が蓄積されていくと考えられる．

また，VPTAで障害を認めた場合，現段階ではそれぞれの症例に応じてdeep testを行っていると思われる．今後，共通の基準での検討を可能とするために，VPTAの現行版をもとにしたdeep testが作製され標準化されることを期待したい．

(斎藤文恵)

引用文献
1) 日本高次脳機能障害学会（編著）．標準高次視知覚検査改訂版．東京：新興医学出版社；2003．
2) 鈴木匡子．視覚性認知の神経心理学．東京：医学書院；2010．p5．

▶ 標準高次視知覚検査（VPTA）改訂版入手先

- 新興医学出版社
  〒113-0033　東京都文京区本郷6-26-8
  TEL：03-3816-2853／FAX：03-3816-2895

＊VPTAのプロフィールは，日本高次脳機能障害学会のウェブサイトからダウンロード可能．
URL：http://www.higherbrain.gr.jp

6　BIT 行動性無視検査日本版

1　半側空間無視とは

半側空間無視（以下，無視）とは，大脳半球病巣と反対側の刺激に対して，発見して報告したり，反応したり，その方向を向いたりすることが障害される病態である[1,2]．急性期を除けば右半球の脳卒中後に生じる左無視がほとんどである．1点を固視した状態で行う視野検査で，両眼の同側視野が欠損した同名性半盲とは異なり，無視は視線や頭部の動きを許した状態でも起こる．そのために，食事で左側の皿や品物を見落とす，左側の物にぶつかる，左側から声をかけた人を発見できないなど，幅広い生活場面で困難が生じる．

2　無視の評価

前述のような臨床的所見があれば，「無視あり」と診断してよい．しかし，右半球の脳卒中患者で「無視なし」と判断することはかなり難しい．その理由は，病巣部位ともある程度対応するが，患者ごとに課題に対する得手不得手が異なること，また，机上の課題と生活・行動場面とで無視発現の程度が異なることが少なくないことにある．そ

のために，性格の異なる検査を組み合わせて実施し，日常生活場面を詳しく観察することが欠かせない．

無視の机上検査法としては，抹消試験，模写試験，線分二等分試験，描画試験が古くから用いられてきた．しかし，施設や研究者によって，用いる検査の図版や組み合わせはさまざまであり，相互の比較が難しかった．また，軽度，中等度，重度などと表現しても基準がはっきりとせず，客観的とはいえなかった．欧米では，1990年頃から，Behavioural inattention test（BIT）が無視患者の評価に広く用いられるようになった．論文においても，患者のBIT得点が記載されることが多い．また，BITの下位検査が抽出されて用いられることも多い．BIT行動性無視検査日本版[3]は，日本人に適用しやすいように最小限の改変を加えて標準化を行ったうえ，1999年に出版された．

BITは，従来の机上課題を簡潔にまとめた通常検査と日常生活場面を模した応用課題をまとめた行動検査とからなり，無視を広い観点で評価することができる．右半球の脳卒中患者のリハビリテーションにおいては，BITの通常検査を実施しておくことが勧められる．また，行動範囲を拡大する場合，特に自動車運転を希望する者については，軽微な無視の存在も見落としてはならず，BITの全検査を実施すべきである．

3 BIT行動性無視検査日本版

BITの対象年齢は成人が基本であるが，教示が理解できれば19歳以下で実施しても参考となる．

通常検査

伝統的な無視検査法といえる6つの下位検査からなるテストバッテリーである．所要時間は対象者の協力性にもよるが，おおむね30分程度である．

線分抹消試験（4 A）

Albert[4]による方法に準拠しており，BITでは2本見落とせば異常と判断される．検査用紙は，中央に印のつけ方を示すための4本（採点対象外）からなる列があり，その両側に縦6本の列が左右にそれぞれ3列並んでいる．最も重度の無視では右側の1～2列にしか印をつけられず，軽度例では左下（左手前）に見落としが生じやすい[5]．

文字抹消試験（4 B）

水平な5行の平仮名文字列から「え」と「つ」のみを選んで印をつける課題である．標的は40個あり6個見落とせば異常である．本検査は標的選択の負荷が高いこと，また，読みの習慣で左から右に走査すると読み飛ばしが生じやすいことから，左右両側に見落としが生じやすい．

星印抹消試験（4 C）

大小の星印と仮名文字・単語が散在するなかから，小さい星のみに印をつける課題であり，標的は54個ある．3個見落とせば異常と判断する．見落としは，軽度例では線分抹消試験と同様に左下に生じやすい．

複数の抹消試験を実施した場合，身体中心の座標系において無視される一定空間があるわけではないことに注意されたい．たとえば，線分抹消試験では左下の一部しか見落とさないのに，星印抹消試験ではきれいに左半分を見落とすということがある．

BITの各抹消試験には制限時間が設定されていない．慢性期の無視患者は，時間をかけてカットオフ点を上回る抹消数を達成することがある．しかし，その場合でも，移動場面など素早い反応を求められる場合に無視症状が現れる場合がある．健常者の各抹消試験の所要時間から平均+2SD（標準偏差）を算出すると，おおむね線分抹消試験60秒，文字抹消試験2分40秒，星印抹消試験1分40秒が正常上限となる[6]．これを超えて抹消を続けて達成した成績については，他の下位検査所見と合わせて，慎重に無視の残存を検討する必要がある．

模写試験

手本を提示して，その手前（患者側）の余白または白紙に同じように描き写してもらう検査である．手本として，星，立方体，花，図形（4 D～G）の4種類を用いる．模写は結果の左右差に注目して評価する．左側部分の脱落が典型的な無視の所

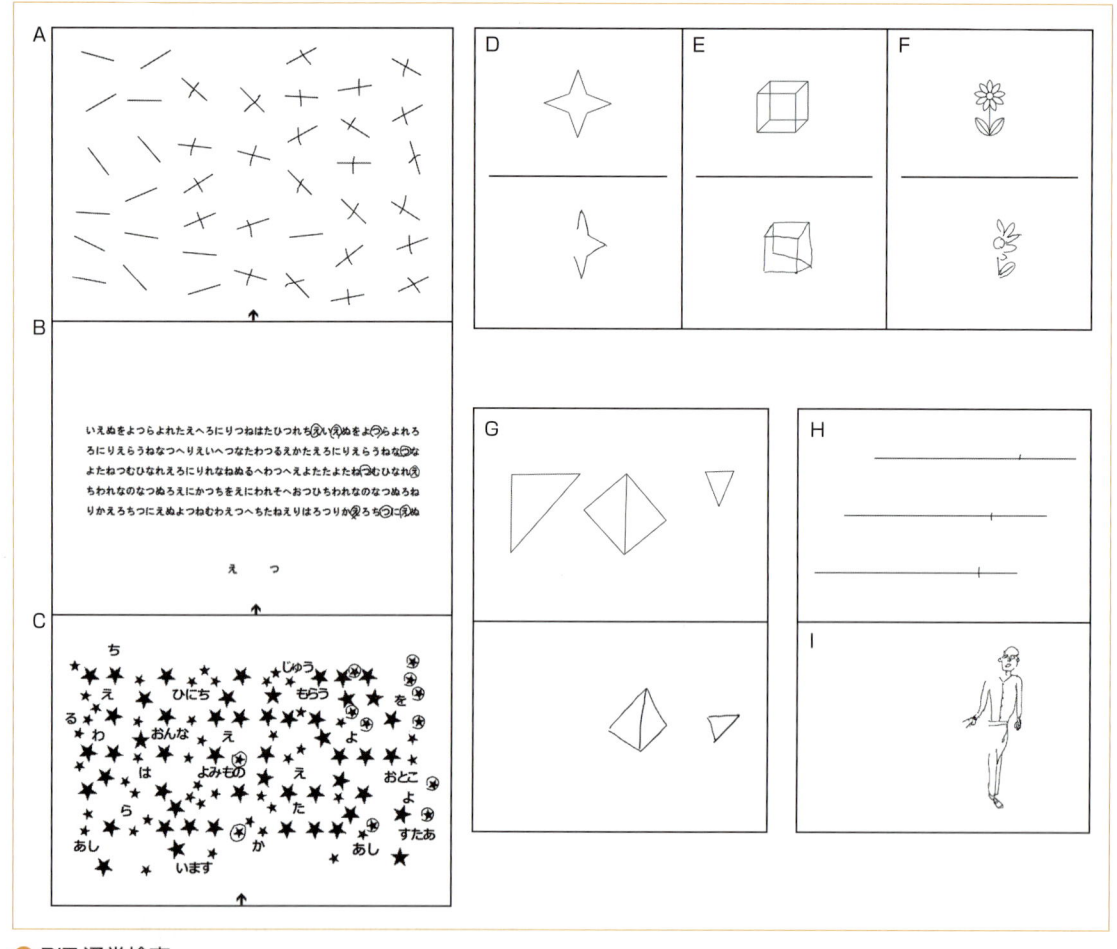

IV. その他の高次脳機能の評価法

❹ BIT 通常検査
A：線分抹消試験，B：文字抹消試験，C：星印抹消試験，D：模写試験・星，E：同・立方体，F：同・花，G：同・図形，H：線分二等分試験，I：描画試験・人（時計と蝶は省略）．

見である．採点には関係しないが，紙面の右側に偏って模写が行われる点にも注意する．

線分二等分試験

BIT では，A4 判の紙に 204 mm の線分が右上，中央，左下の 3 本印刷された用紙を用いる（❹H）．BIT の採点法における正常範囲は，真の中点から 12.75 mm 以内である．健常者のデータをもとに正常範囲を検討した結果からいえば，200 mm の線分二等分では，1 本ずつ二等分した場合でも BIT の用紙を用いた場合でも，10 mm 以上の右方偏倚は左無視の所見と考えて差し支えない[3,7]．

描画試験

BIT では時計，人，蝶の絵を採用している（❹I）．それぞれ，「大きな時計の文字盤を描いてください．数字と針も書き入れてください」「正面から見た，立っている人の絵を描いてください（必要があれば「顔も描いてください」と指示する）」「羽を広げた蝶の絵を描いてください」と教示を与える．時計の描画の誤反応パターンとして無視の所見といえるのは，右側の時刻はほぼ正しく配置されているが左側の時刻が脱落する場合である[8]．人の描画では，完全に右半分しか描かないということは少ない[9]．左右のバランスに注目し

102

❺ BIT 通常検査：最高点とカットオフ点

通常検査	最高点	カットオフ点*
1. 線分抹消試験	36	34
2. 文字抹消試験	40	34
3. 星印抹消試験	54	51
4. 模写試験	4	3
5. 線分二等分試験	9	7
6. 描画試験	3	2
合計	146	131

*カットオフ点以下を異常とする．
（石合純夫．BIT 行動性無視検査日本版．1999[3] より）

❻ BIT 行動検査：最高点とカットオフ点

課題	最高点	カットオフ点
1. 写真課題	9	6
2. 電話課題	9	7
3. メニュー課題	9	8
4. 音読課題	9	8
5. 時計課題	9	7
6. 硬貨課題	9	8
7. 書写課題	9	8
8. 地図課題	9	8
9. トランプ課題	9	8
合計	81	68

（石合純夫．BIT 行動性無視検査日本版．1999[3] より）

て，左側における，輪郭の欠損，粗雑さ，単純化などを無視の所見とする．採点には関係しないが，紙面の右側に偏って描画が行われる点にも注意する．

BIT 通常検査における無視の診断

線分抹消，文字抹消，星印抹消，模写，線分二等分，描画からなる 6 つの下位検査の最高点とカットオフ点を ❺ に示した．BIT の原版に従って下位検査のカットオフ点を合計したものが，合計得点に対するカットオフ点 = 131 点となる．課題に取り組む集中力に明らかな問題がない例では，131 点以下の場合には無視の存在が確実といえる[3]．132 点以上のとき，下位検査の 1 つでもカットオフ点以下のものがあれば，無視の存在が疑われる．この場合には，見落としや誤りの左右差に注目して判断する．無視は，患者によって所見の現れやすい課題が異なることが多く，少なくとも通常検査の 6 つの検査をすべて実施し，総合的に無視を診断することが重要である．BIT 合計得点は抹消試験の比重が高いので，カットオフ点以下となった下位検査数が，1～2 を軽度，3～4 を中等度，5～6 を重度とする重症度分類法もある[9]．

行動検査

BIT の行動検査（❻）は，①無視に伴って生じやすい日常的問題を予測すること，②訓練担当者がリハビリテーションの課題を選択する手がかりとして用いることを主な目的としている．日常生活の側面を反映させた 9 つの下位検査からなる．課題の詳細については，BIT のマニュアル[3]を参照されたい．通常検査と同様に 1 つでも異常があれば，無視の存在を考えて日常生活や訓練場面を注意深く観察する必要がある．

（石合純夫）

引用文献

1) Heilman KM, Watson RT, Valenstein E. Neglect and related disorders. In : Heilman KM, Valenstein E (eds). Clinical Neuropsychology, 3rd edition. New York : Oxford University Press ; 1993. pp279-336.
2) 石合純夫．高次脳機能障害学第 2 版．東京；医歯薬出版；2012.
3) 石合純夫（BIT 日本版作製委員会代表）．BIT 行動性無視検査日本版．東京：新興医学出版社；1999.
4) Albert ML. A simple test of visual neglect. Neurology 1973 ; 23 : 658-664.
5) Halligan PW, Marshall JC. Is neglect (only) lateral? Quadrant analysis of line cancellation. J Clin Exp Neuropsychol 1989 ; 11 : 793-798.
6) 小泉智枝，石合純夫，小山康正ほか．半側空間無視診断における抹消試験遂行時間の意義—BIT パーソナルコンピュータ版による検討．神経心理学 2004 ; 20 : 170-176.
7) 中野直美，石合純夫，小山康正ほか．左半側空間無視患者の線分二等分試験結果に与えるフレームと線分配置の影響．神経心理学 2002 ; 18 : 200-207.
8) Ishiai S, Sugishita M, Ichikawa T, et al. Clock-drawing test and unilateral spatial neglect. Neurology 1993 ; 43 : 106-110.
9) 御園生香，石合純夫，小山康正ほか．BIT 日本版通常検査における右半球損傷患者の誤反応分布—Laterality index による検討．神経心理学 2001 ; 17 : 121-129.

▶ BIT 行動性無視検査日本版入手先

● 新興医学出版社
〒113-0033　東京都文京区本郷 6-26-8
TEL：03-3816-2853／FAX：03-3816-2895

IV. その他の高次脳機能の評価法

7 立方体模写検査

1 評価法の概要

臨床における模写課題は，一般に構成障害（構成失行と表記される場合もある）を検出する目的で行われる．被検者は，見本となる図を見ながら，紙面上その下方または横の空間に，見本と同じ図形を描くように指示される．見本図として用いられるものの1つが立方体であり，他に重なった2つの五角形や，ギリシア十字（マルタ十字），ひし形などがある．特に半側空間無視を検出する目的では，花の絵を見本とすることが多い．より複雑な図形を見本として用いる Rey-Osterrieth Complex Figure Test（ROCFT）や，複数の図形を見本とするベントン視覚記銘検査（Benton Visual Retention Test：BVRT）も模写課題として用いることができるが，この2つは記憶検査がその主たる目的である．

さまざまな見本図のなかで，立方体は唯一の3D 図形である．紙面に描かれた 3D 図形を正しく再構成するためには，視空間構成機能，遂行機能など複数の高次機能が正しく働く必要がある．したがって，これらの障害を検出できるため，Mini Mental State Examination（MMSE），WAB 失語症検査，標準高次視知覚検査（Visual Perception Test for Agnosia：VPTA）など，さまざまな検査の下位項目として立方体模写検査（Cube Copying Test）は広く用いられている．また，出来上がりの正誤のみならず，課題遂行中の行動観察からもいくつかの徴候を拾うことができる．

2 評価の方法および施行上の注意

検査法はきわめて簡単である．見本図である立方体の絵（1辺3～5 cm 程度が望ましい）が描かれた用紙を机上に置き，見本図の下方か横に置かれた紙，または見本図と同じ紙上の空欄に，「この図と同じものを描いてください」という教示により描き始める．通常制限時間はなく，健常成人では1分以内に完成可能である．立方体には，奥行きを示す線が描かれた立方体透視図（いわゆる Necker 立方体）を用いる場合と，透視線のない図を用いる場合がある（⑦）が，通常は前者を用いる．Necker 立方体は本来錯視図であり，複数の解釈が可能（立方体の上斜め/下斜めから見た図）であることから，脳損傷患者にとってはより難易度が高いと思われる．筆者は検査後に「何に見えたか，どう見えたか」という質問をしている．

描画課題であるため，視力障害や手の運動障害，不随意運動などのある患者には一般に不適当であるが，構成課題に対するこれらの影響をみるという目的では参考になる．立方体模写は小児の描画における写実性の発達と関係があるため[1]，検査として施行するには，少なくとも小学校高学年以上が望ましい．完成図の評価だけでなく，どこに描画するか（描画空間の決定），どのような順で描画するかを観察することも，後述の理由で大事である．

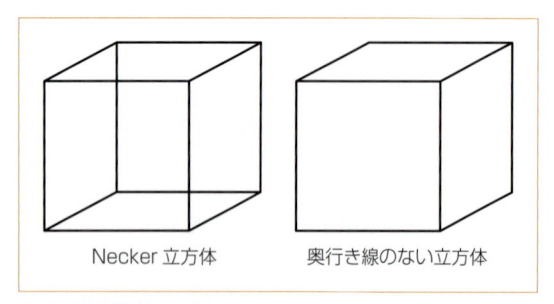

❼立方体模写の見本図
Necker 立方体　　奥行き線のない立方体

3 評価法の特徴,制約,解釈についての注意

　立方体模写は古くから用いられてきた模写課題であるが,結果の解釈については,現時点で定まった採点法がないというのが最大の弱点であろう.MMSEでは主観による正誤判断に委ねられ,WAB失語症検査では,「遠近法と形が正しければ5点とする.不適当な角度に対してはそれぞれ減じ,9本の線があれば1点を与える」としている.VPTAでは高得点ほど成績が不良であることを示すが,正しい形が認められれば0点,形のゆがみや何度も同じ線が描かれるなどの誤りがあれば1点,無反応や部分的描写,形の大きなゆがみがあれば2点としている.このほか,頂点数や平行線のエラー数からの得点化[2,3],パターン分類による評価[4],高頻度エラーに基づいたチェックリストによる採点[5]など,いくつかの試みがなされている.

　主なエラーとして,①遠近法の失敗(不正確な角度),②全体構成の拙劣(辺の長さや数の誤り),③複数描線の重なり,④特定の空間における描線の欠落などがある.いずれも両側頭頂-前頭葉機能低下を反映しており,頭頂葉損傷による構成障害,前頭葉損傷による遂行機能低下がある場合によくみられる.Alzheimer型認知症などでもしばしば観察される.左半球損傷では辺の数が少ないなど描画の単純化が,右半球損傷では全体構成の拙劣さが目立つ傾向があり,①や②が多くみられる.また半側空間無視があると④になる.頭頂-前頭葉機能連関が悪いと,見本図と自分の描線のあいだの視線の移動が効率的にできなくなり,描き順も不適切になることが知られている[6].この脳領域は,全体に注意を向けつつ,課題遂行に必要な部分に注意を向けたり,注意を外して他の部分に注意を切り替えるなどの操作に関係しているため,この機能が障害された結果③もしばしばみられる.

　また,見本図に近づけて,見本図の一部を利用して,あるいは見本図の真上に描き込むエラーがみられることがあり,closing-inと呼ばれる[7].これは立方体模写自体の評価には含まれないが,頭頂葉損傷(左半球損傷に多いといわれるが,右半球でもみられる)でみられやすい.近年,健常児や前頭葉損傷でもみられることが知られており,頭頂葉だけでなく,前頭葉との機能連関の低下や未発達がclosing-inの発現のうえで重要であることを示唆している.

〈永井知代子〉

引用文献

1) Phillips WA, Hobbs SB, Pratt FR. Intellectual realism in children's drawings of cubes. *Cognition* 1978 ; 6 : 15-33.
2) 平林　一,坂爪一幸,平林順子ほか.左右半球損傷による構成障害の質的差異についての検討.失語症研究 1992 ; 12(3) : 247-254.
3) Maeshima S, Osawa A, Maeshima E, et al. Usefulness of a cube-copying test in outpatients with dementia. *Brain Inj* 2004 ; 18(9) : 889-898.
4) Shimada Y, Meguro K, Kasai M, et al. 健常高齢者とアルツハイマー病患者の透視立方体模写能力　田尻プロジェクト(Necker cube copying ability in normal elderly and Alzheimer's disease : A community-based study : The Tajiri project). *Psychogeriatrics* 2006 ; 6(1) : 4-9.
5) 依光美幸,塚田賢信,渡邊康子ほか.立方体透視図模写の定量的採点法の開発―当院脳神経外科患者による描画から.高次脳機能研究 2013 ; 33 : 12-19.
6) 緑川由紀,深津　亮,高畑直彦.アルツハイマー病にみられたclosing-in現象について―描画法および眼球運動の定性的検討.精神経誌 1996 ; 98 : 151-169.
7) 永井知代子.神経学的にみた模倣と構成機能.神経心理学 2006 ; 22 : 43-52.

IV. その他の高次脳機能の評価法

8 顔再認・社会的出来事再認検査

1 過去の記憶の検査方法

　過去の記憶が保たれているかどうか調べる方法は，一般的によく知られている事象について問う方法と，過去に生じた個人的な経験について問う方法に大別される．個人的な経験を想起できるかどうか調べるには，わが国では Kopelman ら[1]の自伝的記憶インタビューをもとに日本の社会的な状況に合わせて改変した慶應版自伝的記憶検査[2]が代表的な検査としてある．この検査を用いれば過去の記憶の有無を詳細かつ確実に確認できる．一方で，簡便または迅速に調べる必要がある場合には，個人的な記憶をあらかじめ周囲の者に聴取する準備の必要がない，一般的によく知られている社会的な事象の記憶の有無について調べることが有用な場合もある．

　一般的に知られている社会的事象について調べるには，ある時代に活躍した人物名を問う[3]，ある人物の現在の生死について問う[4]，首長の名前を想起させたり就任した順に並べ替えをさせる[5]などの方法がある．しかし，いずれの検査も常に改訂の必要があったり，社会的事象が生じた当時に確かに記銘されたかどうかを確認できない，さらに社会的事象が生じた国においてしか認知できないという限界がある．

　本項では過去に生じた一般的によく知られている社会的事象について調べる方法として，視覚的な刺激として報道写真や人物写真などを用いて，それの生じた出来事またはその時代に活躍した人物名を回答させる検査[6]について述べる．

2 視覚性遠隔記憶検査[6]

施行方法

　手札サイズ（およそ90×130 mm）の写真を用意して被検者に1枚ずつ呈示する．なお，使用する写真の項目と写真の参考資料は❽に示す通りである．写真は1枚ごとに次の質問を行う．

再生（自発的反応）

　「この人の名前は何ですか？　名前がわからなくても，この人について知っていることを詳しく話してください」，または「これは何の出来事の写真ですか？　どんなことが起こりましたか，この写真をみて思い出すことをすべて話してください」と教示を与える．得られる反応はすべて記述する．正答の場合には次の写真へ進み，無反応または誤答の場合には同じ写真を見せながら引き続き次の質問を行う．

既知感の有無の確認

　「写真の人の顔に見覚えはありますか？　それとも知らない人ですか？」，または「このような出来事について，（具体的なことを話できなくても）知っていますか？」と問い，既知感の有無を記録する．

再認（4選択肢からの選択）

　「この人の名前を選んでください」，または「この出来事を示す名前を選んでください」と教示し，選択肢から正しいと思うものを選択させる．選択肢は，正答，正答と職業は異なるが同じ年代に社会的に有名になった人の名前，正答と年代は異なるが同じ職業に就いている人の名前，年代と職業がともに異なる任意に選んだ有名人の名前の基準に準じて作成されている．なお，写真の呈示，回答には制限時間を設けない．

採点方法

　再生または再認のいずれかで正答した場合には，1点を与える．いつの段階で正答できたかによる加点や点数の重みづけはしない．

　A. 1993 年, B. 1992 年, C. 1991 年, D. 1988-90 年, E. 1985-87 年, F. 1982-84 年, G.

視覚・視空間認知／8. 顔再認・社会的出来事再認検査

❽写真の項目と参考資料

年代ブロック	写真の項目
1993（年）	小和田雅子，曙，田中真紀子，矢ガモ，細川首相，奥尻島の地震，三浦知良，松井秀喜，角川春樹，逸見政孝
1992	日本新党，きんさん・ぎんさん，統一教会，羽田孜，貴乃花と宮沢りえ，クリントン，毛利衛，岩崎恭子
1991	小沢一郎，鈴木俊一，安部晋太郎，磯村尚徳，勝新太郎，真田広之，フセイン
1988-90	江副浩正，秋篠宮御夫妻，雲仙普賢岳，秋山豊寛，フジモリ大統領，宇野宗祐，ブッシュ
1985-87	バース，衣笠祥雄，キムヨンヒ，海部俊樹，山下泰裕，三浦和義，中野浩一，アキノ
1982-84	ラッコ，グリコ森永事件の犯人，エリ巻トカゲ，中曽根康弘，石橋政嗣，戸塚宏，おしん，横井英樹
1979-81	レーガン，榎本三恵子，スペースシャトル，鈴木善幸，泉重千代，ジュディーオング，サッチャー
1976-78	大平正芳，瀬古利彦，ピンクレディー，具志堅用高，周恩来，三木武夫，小佐野賢治
1971-75	ジョーズ，小野田少尉，佐藤栄作，キャンディーズ，長嶋茂雄，高見山，横井庄一，浅間山荘
1966-70	大阪万博，ニクソン，3億円強盗事件の犯人，三島由紀夫，ムーミン，月面着陸，ヒデとロザンナ，ピンキーとキラーズ
1961-65	高倉健，舟木一夫，こまどり姉妹，新幹線ひかり開通，アトム，マリリンモンロー，ウエストサイド物語
1956-60	ダッコちゃん，浅沼稲次郎，ペギー葉山，児島明子，三波春夫，三橋美智也，二谷英明，岸信介
1951-55	フランキー堺，山本富士子，東千代助，力道山，越路吹雪，岸恵子，吉田茂，川上哲治
1946-50	古橋広之進，池部良，淡路恵子，佐田啓二，上原謙，高峰三枝子，新珠三千代，近衛文麿
1931-45	マッカーサー元帥，笠置シズ子，山本五十六，東条英機，李香蘭（山口淑子），高峰秀子，東海林太郎，佐野周二，山田五十鈴，榎本健一

【参考資料】
相賀徹夫（編）．ブロマイド昭和史　想い出のアイドル 1000 人でつづる芸能風俗史．東京：小学館；1982．
小松左京，堺屋太一，立花　隆（企画委員）．増補版　20 世紀全記録（クロニック）．東京：講談社；1991．
共同通信社．報道写真 '92．東京：共同通信社；1992．
京都新聞社．報道写真 '94．京都：京都新聞社；1994．
西井一夫（編）．毎日ビジュアル年鑑 LOOK BACK1991．東京：毎日新聞社；1991．
西井一夫（編）．毎日ビジュアル年鑑 LOOK BACK1992．東京：毎日新聞社；1992．
西井一夫（編）．毎日ビジュアル年鑑 LOOK BACK1993．東京：毎日新聞社；1993．
大峡弘通（発行人）．朝日新聞報道写真集 '93．東京：朝日新聞社；1993．
岡野敏之（編）．読売報道写真集 1993．東京：読売新聞社；1993．
岡野敏之（編）．読売報道写真集 1995．東京：読売新聞社；1995．
沢畠　毅（編）．改訂新版　戦後の重大事件早見表．東京：毎日新聞社；1991．
田中　薫（編）．一億人の昭和史　昭和全史　毎日グラフ別冊．東京：毎日新聞社；1989．

（江口洋子ほか．神経心理学 1996[6]）より）

❾生年別，世代ごとの各年代ブロックの健常者の成績

年代ブロック	満点	1915-24 年生まれ 平均点(SD)	1925-34 年生まれ 平均点(SD)	1935-44 年生まれ 平均点(SD)	1945-54 年生まれ 平均点(SD)
1993	10	8.96(1.25)	9.38(0.62)	9.81(0.46)	9.90(0.40)
1992	8	7.27(0.71)	7.62(0.59)	7.73(0.50)	7.83(0.38)
1991	7	6.46(0.60)	6.88(0.63)	6.63(0.70)	6.70(0.60)
1988-90	7	6.14(0.89)	6.51(0.87)	6.66(0.66)	6.67(0.66)
1985-87	8	6.05(1.65)	7.05(1.29)	7.61(0.80)	7.83(0.46)
1982-84	8	6.82(1.76)	7.24(0.96)	7.46(0.90)	7.60(0.62)
1979-81	7	6.14(1.04)	6.54(0.69)	6.61(0.77)	6.73(0.52)
1976-78	7	6.32(1.21)	6.73(0.56)	6.85(0.42)	6.93(0.37)
1971-75	8	6.50(1.74)	7.38(0.72)	7.81(0.60)	7.90(0.40)
1966-70	8	7.00(1.14)	7.65(0.82)	7.78(0.48)	7.77(0.50)
1961-65	7	6.36(0.85)	6.41(0.87)	6.78(0.53)	6.87(0.43)
1956-60	8	6.86(1.08)	7.54(0.61)	7.63(0.73)	7.57(0.63)
1951-55	8	6.50(1.87)	7.60(0.60)	7.70(0.84)	7.53(0.82)
1946-50	8	6.86(1.21)	7.41(0.87)	7.17(1.22)	7.30(0.75)
1931-45	10	9.50(0.91)	9.84(0.44)	9.32(1.33)	8.93(1.41)

（江口洋子ほか．神経心理学 1996[6]）より）

IV. その他の高次脳機能の評価法

1979-81年，H. 1976-78年，I. 1971-75年，J. 1966-70年，K. 1961-65年，L. 1956-60年，M. 1951-55年，N. 1946-50年，O. 1931-45年の年代ブロックごとに正答数の合計を求める．

評価ならびに注意点

生年別世代ごとの各年代ブロックの健常者データを❾に示す．健常者の平均値から標準偏差を引いた数値よりも小さい場合には，逆向性健忘が存在する可能性があると考えられるが，その際に性別，教育歴は問わない．しかし，データは調査が行われた1995年頃の健常者の記憶であり，その時点で最新の社会的事象であった1993年頃の記憶は，現在ではそれ以上に忘却されている恐れがあるため，解釈には注意を払わなければならない．

評価法の制約と特徴

遠隔記憶検査は常に改訂が必要である．本検査も1993年までの社会的事象の記憶の有無を調べる検査であるため，筆者らにより2010年までの検査を現在作成中である．このように作成には困難が伴うが，遠隔記憶検査を実施して過去の記憶の有無を調べることは，逆向性健忘があると思われる患者がどのような記憶を蓄えているか，または喪失しているかなど記憶の様態について推し量るために重要である．また，その結果は患者本人の社会生活に関する認知リハビリテーションにも活かされると考えられる．

（江口洋子）

引用文献

1) Kopelman MD, Wilson BA, Baddeley AD. The autobiographical memory interview : A new assessment of autobiographical and personal semantic memory in amnesic patients. J Clin Exp Neuropsychol 1989 ; 11 : 724-744.
2) 吉益晴夫，加藤元一郎，三村 將ほか．遠隔記憶の神経心理学的評価．失語症研究 1998 ; 18(3) : 205-214.
3) Albert MS, Butters N, Levin J. Temporal gradients in the retrograde amnesia of patients with alcoholic Korsakoff's disease. Arch Neurol 1979 ; 36(4) : 211-216.
4) Kapur N, Scholey K, Moore E, et al. Long-term retention deficits in two cases of disproportionate retrograde amnesia. J Cogn Neurosci 1996 ; 8(5) : 416-434.
5) Hamsher KD, Roberts RJ. Memory for recent U. S. presidents in patients with cerebral disease. J Clin Exp Neuropsychol 1985 ; 7(1) : 1-13.
6) 江口洋子，数井裕光，永野啓輔ほか．視覚性遠隔記憶検査の作製とその妥当性の検討．神経心理学 1996 ; 12(1) : 58-66.

9 カテゴリー別対象認知検査

1 評価法の概要

カテゴリー別対象認知検査とは，意味カテゴリー別に，対象物に対する呼称，意味理解などの認知機能を検査するものである．意味カテゴリーには，生物・非生物という大きな分類から，動物，植物，乗り物，楽器など，細かな分類までさまざまなものが含まれる．

カテゴリー別対象認知検査には多くのものがあるが，英語圏では，The pyramids and palm trees test[1]が有名であり，わが国においては，失語症語彙検査[2]における意味カテゴリー別の呼称検査および聴覚的理解検査などがよく用いられている．

ある意味カテゴリーの対象物に対する成績が低下していた場合に，そのカテゴリーに関する認知が低下していると解釈するには慎重さが必要である．それは，そのカテゴリーに含まれる対象物そのものの親近性，使用頻度といった要因が成績に影響していないかといったことに注意する必要があるからである．

対象認知の障害は失認や失語において認められやすいが，神経心理学的に最も深い水準にあるそ

れは意味記憶障害によるものである．意味記憶は認知の基礎を形成するため，意味記憶に障害が存在すれば，対象認知に何らかの障害が必ず発生する．しかし，対象認知が障害されているからといって，意味記憶障害が存在するわけではない．意味記憶障害の存在を明らかにするためには，できるだけ多くの知覚様式を介して，対象物に関する情報の入力を行い，さらに多様な反応様式を用いて被験者の意味記憶からの情報が出力されるように検査することが必要である．このような情報の入力と出力のあいだに意味記憶が介在していると考えられる課題のすべてに障害がみられた場合，その障害の原因を共通する認知システムである意味記憶に求めることができる．

なお，検査する意味カテゴリーについて，すでに十分な知識を獲得している年齢が本検査の対象となることはいうまでもない．

以下，自験例を紹介して，本検査の結果の解釈について例示したい．

2 症例検討

広範なカテゴリーに意味記憶障害を示した意味認知症例[3,4]

【現病歴】66 歳，右利き女性．1 年前から，人やモノの名前が思い出せなくなった．目の前に電話が置いてあっても「"電話"はどこにありますか」の質問に「"電話"って何ですか」と言うだけでなく，実物に触れさせても，それが何か説明できず，受話器を耳に当てることすらできなかった．一方，日常生活では，買い物に出かけ，料理も作ることができ，近時記憶の障害を示唆する様子もみられなかった．
【神経心理学的所見】自発話は流暢で構音の障害もみられなかったが，著明な語義失語が認められた．一方，視覚構成機能は良好であり，計算能力もほぼ保持されていた．
【頭部 CT 所見】両側側頭葉の前方から下方に著明な脳萎縮が認められた．
【道具の対象認知検査】実際の道具の呼称と聴覚的理解，使用に関する検査を行った．その結果，34 種類の道具すべてに対して，呼称はまったくできず，20 種類については聴覚的理解も障害されていた．また，聴覚的理解が可能だった 14 種類の道具すべてを使用することができ，聴覚的理解ができなかった道具のうち，使用できた道具は 5 種類であり，このような高い項目一貫性は意味記憶障害の存在を示唆した．
【カテゴリー別対象認知検査】筆者が作成した対象認知検査[5]を施行した．すなわち，4 つのカテゴリーから選んだ計 16 の対象物について，呼称と理解（音声と文字で呈示された名称に対して同一カテゴリーの線画 4 枚から 1 枚を選択），線画と語（名称）それぞれについての意味内容（上位概念あるいは特徴的な属性）に関する知識の保持を調べた．意味内容に関する知識を問う検査では，たとえば，音声，文字，色で呈示された野菜・果物の色に対して，異なる 4 枚の線画の野菜・果物からマッチするもの 1 枚を選択してもらった．その結果，動物と食べ物のカテゴリーについては，❿に示したような成績であり，乗り物と楽器のカテゴリーについては，動物カテゴリーとほぼ類似した結果であった．
【考察】これらの結果は広範なカテゴリーに及ぶ意味記憶障害の存在を示している．また，カテゴリー別対象認知検査において，すべての線画について，上位概念の知識が常に保持されていたことは，この症状が連合型視覚失認では説明できないことを裏づけている．

非生物カテゴリー特異的な意味記憶障害を呈した局在型 Alzheimer 病例[4]

【現病歴】58 歳，右利き女性．1～2 年前よりモノの名前が思い出せなくなった．その後，モノの名前の言い誤りが多くなり，他人の話を理解することも困難となった．日常生活でも日用品や家電製品の使用が困難となり，料理も作れなくなったが，近時記憶や展望記憶の障害を示唆する様子はみられなかった．
【言語所見】自発話は流暢で構音の障害はみられなかった．著明な喚語困難があり，しばしば字性錯語，時に語性錯語がみられたが，言い直しはみられなかった．聴理解に障害がみられ，復唱は文

⑩ 具体的対象物の呼称・理解・知識に関する検査の成績（"動物"・"食べ物" カテゴリー）

	"動物"				"食べ物"			
	「カンガルー」	「ワシ」	「ヤギ」	「サイ」	「ピーマン」	「カボチャ」	「イチゴ」	「サクランボ」
線画の呼称	×	×	×	×	×	×	×	×
理解（語に対する線画の選択）	×	×	×	×	×	×	×	×
線画の〈意味内容〉に関する知識								
〈同じカテゴリーのメンバー〉	○	○	○	○	○	○	○	○
〈カテゴリー名〉	○	○	○	○	○	○	○	○
〈特徴的な属性〉	×	×	×	×	×	×	○	○
語の〈意味内容〉に関する知識								
〈同じカテゴリーのメンバー〉	×	×	×	×	○	○	○	○
〈カテゴリー名〉	×	×	×	×	○	○	○	×
〈特徴的な属性〉	×	×	×	×	○	○	○	○

○は正答したことを示し，×は正答しなかったことを示す．

レベルで著しく障害されていた．

【画像所見】頭部 MRI では，側頭葉内側部を含めて脳萎縮は認められなかったが，脳 SPECT では，左側の側頭葉の外側から頭頂葉下方の領域に著明な血流低下がみられた．

【カテゴリー別語彙検査】失語症語彙検査[2]の意味カテゴリー別呼称では，非生物カテゴリーの成績低下が目立ち，道具，乗り物，屋内部位の呼称はまったくできなかった．聴覚的理解検査においては，これら3カテゴリーの27％（16/60）が two-way anomia を示したが，生物カテゴリーの成績は相対的に保持されていた．

【道具の対象認知検査】実際の道具の使用について検査したところ，検査した20種類の道具の半数しか正しく使用されず，正しく使用できなかった道具すべてについて，呼称できないだけでなく，実物に触っても，それがどのようなものであるかまったく説明できなかった．一方，使用できなかった道具に対しても，使用の模倣はすべて可能であった．さらに，特徴的な属性による道具（画像）の分類検査[6]（たとえば，紙風船，笛，ストローのなかから扱い方が同じ2つを選ぶ）を施行したところ，40問すべてに正答できなかった．

【生物カテゴリーの対象認知検査】白地に黒で描かれた線画に対して適切な色を選択する検査（たとえばリンゴに対して赤を選択）では，すべての課題に正答した（26/26）．また，動物（ウシ，ヤギ，カラスなど）の鳴き声を自らの声で表現する検査も成績良好（13/15）で，適切な鳴き声を選択する検査ではすべての課題に正答（15/15）した．

【考察】これらの結果は，非生物カテゴリーに特異的な意味記憶障害の存在を示している．Gainotti[7] のレビューでも，本例のような意味記憶障害には，重度の失語が合併しやすいとされ，左半球の背外側穹窿部の広範な領域が責任病巣として推測されている．

（吉野文浩）

引用文献

1) Howard D, Patterson K. The Pyramids and Palm Trees Test：A test of semantic access from words and pictures. UK：Thames Valley Test Company；1992.
2) 藤田郁代，物井寿子，奥平奈保子ほか．「失語症語彙検査」の開発．音声言語医学 2000；41：179-202.
3) 吉野文浩，加藤元一郎．アルツハイマー型痴呆の意味記憶障害；障害構造の分析と意味痴呆・選択的意味記憶障害例との比較．高次脳機能研究 2003；23：119-129.
4) 吉野文浩，船山道隆，是木明宏ほか．アルツハイマー病と semantic dementia の意味記憶障害．高次脳機能研究 2012；32：405-416.
5) 吉野文浩．アルツハイマー病における意味記憶の障害構造．慶應医学 2000；77：185-199.
6) 藤永直美，加藤元一郎．道具の機能と操作方法に関する検査による失行の検討．神経心理学 2005；21：287.
7) Gainotti G. What the locus of brain lesion tells us about the nature of the cognitive defect underlying category-specific disorders：a review. Cortex 2000；36：539-559.

IV. その他の高次脳機能の評価法
注意（選択性・分配性・持続性注意）

10 標準注意検査法（CAT），標準意欲評価法（CAS）

1 評価法の概要

注意および意欲/自発性は，高次脳機能の基盤となる重要な働きを担うものである．その障害はリハビリテーションの成否に大きく影響するだけでなく，日常生活や就労においてもさまざまな支障となる．このため，注意および意欲/自発性の障害を適切に評価し，介入方針に組み込んでいくことが重要となる．

標準注意検査法（CAT）・標準意欲評価法（CAS）は，日本高次脳機能障害学会の Brain Function Test 委員会によって，注意障害および意欲/自発性の障害に対する標準化された定量的な検査法を作製することを目的として開発された．1999年から7年にわたり検査法の選択と改変，健常例データの集積と加齢変化の検討，脳損傷例データの解析，カットオフ値の設定などがなされ，2006年12月に新興医学出版社より第1版1刷が刊行された．その後2008年には，内容に変更はないが若干記載を修正した第1版2刷が出版され，このときから両者を合わせた略称がCATS（Clinical Assessment for Attention and Spontaneity）とされた[1]．

以下，この第1版2刷に沿ってCATおよびCASについてそれぞれ解説する．なお，CATのサブテストやCASのサブスケールを作製するために使用したオリジナルの文献については，同書の記載を参照されたい．

2 CAT（Clinical Assessment for Attention）

検査法の概要

注意の障害を評価する際には，その機能を，注意の範囲や強度，選択的注意，持続性注意，注意による認知機能の制御—すなわち目標志向的に注意を別の対象に切り替えたり（注意の変換）複数の対象に同時に注意を向けたり（分配性注意）するような行動制御機能—など諸側面に分類し，それぞれに焦点をあてた検査を行っていくことが重要となる．CAT は Span, Cancellation and Detection Test, Symbol Digit Modalities Test（SDMT），Memory Updating Test, Paced Auditory Serial Addition Test（PASAT），Position Stroop Test, Continuous Performance Test（CPT）という7つのサブテストを用いて注意の諸側面を評価するように構成されている（❶）．

検査の所要時間は，CPTを除く6つのサブテストをすべて実施すると40〜50分，CPTもそれと同程度かかる．

対象年齢は20歳代から70歳代の範囲であり，この範囲については年代別の健常例平均値および

❶ CAT を構成するサブテスト

1. Span
    ① Digit Span：forward, backward
    ② Tapping Span：forward, backward
2. Cancellation and Detection Test
    ① Visual Cancellation Task：図形2種類，数字3，かな"か"
    ② Auditory Detection Task
3. Symbol Digit Modalities Test（SDMT）
4. Memory Updating Test
    ① 3スパン
    ② 4スパン
5. Paced Auditory Serial Addition Test（PASAT）
    ① 2秒条件
    ② 1秒条件
6. Position Stroop Test
7. Continuous Performance Test（CPT）
    ① 反応時間課題（SRT課題）
    ② X課題
    ③ AX課題

IV. その他の高次脳機能の評価法

② CAS を構成するサブスケール

1. 面接による意欲評価スケール
2. 質問紙法による意欲評価スケール
3. 日常生活行動の意欲評価スケール
4. 自由時間の日常行動観察
5. 臨床的総合評価

次脳機能障害学会のウェブサイトからダウンロードすることができる．

種村らはCATのサブテストを因子分析によって検討している[2]．それによるとCATは，第1因子：選択性注意・処理速度，第2因子：聴覚的スパン，第3因子：文字の視覚性注意，第4因子：選択性注意・正確性，第5因子：PASAT，第6因子：聴覚性検出，から構成されている．注意による認知機能の制御の面を評価する4課題のうち，SDMTは第1因子に負荷が高く，Memory Updating Testは数唱とともに第2因子を構成し（制御面よりもスパンの側面が強い），PASATは独立して第5因子を形成し，Position Stroop Testは第3因子に負荷が高い．また，CPTは持続性注意を評価する課題と位置づけられるが，それ以外にも，⑦に焦点をあてる選択的注意，③と⑦に同時に注意を向ける分配性注意，課題条件を保持して刺激に対応するワーキングメモリなどの機能も必要とされる[3]．

以上のように，CATの結果を検討する際には年齢を考慮することがまず重要である．さらにそれぞれのサブテストの刺激の性質や処理内容を分析することにより注意障害の本質を理解することができる．

3 CAS（Clinical Assessment for Spontaneity）

評価法の概要

CASは「意欲評価法」と名づけられているが，いわゆる狭義の"意欲"のみならず，広義の"自発性の障害"を対象として作成された．自発性の障害という場合，本来はその低下と亢進という両面を含むものであるが，CASは脳損傷を基盤として生じる自発性の<u>低下</u>を主として想定し，他覚的，自覚的，行動観察的な視点からの評価を統合して，意欲ないし自発性低下のレベルを可能な限り定量的に評価するものである．

サブスケール

CASは以下の5つのサブスケールから成る（②）．CASでは意欲の低下を得点化しているため，得点や評価点が高いほど成績が悪く，意欲ないし自発性の障害が重度となる．

面接による意欲評価スケール

自由度の高い面接を通して観察を行い，17の項目に対して意欲状態を5段階で評価する．たとえば下記に示す②視線（アイコンタクト）の場合であれば，「0：視線があう，1：だいたい視線があう，2：視線があうのは半分程度，3：ほとんど視線があわない，4：視線がまったくあわない」の5段階である．各項目についての情報が得られるような問いかけを行い，それに対する反応や応答の仕方をよく観察して評価する．評価は順不同で進めてよく，いったん評価した項目でも面接の最終段階で見直して変更してかまわない．

チェック項目を以下に示す．①〜⑮の評価点を合計して〔合計得点÷得点可能範囲の最高点60点×100〕により％評価値を求める．⑯⑰については意欲と注意の関連をみるための参照項目であり％評価値の算出には含めない．

【評価項目】
①表情
②視線（アイコンタクト）
③しぐさ
④身だしなみ
⑤会話の声量
⑥声の抑揚
⑦応答の量的側面
⑧応答の内容的側面
⑨話題に対する関心
⑩反応が得られるまでの潜時
⑪反応の仕方
⑫気力
⑬自らの状態についての理解
⑭周囲のできごとに対する関心
⑮将来に対する希望・欲求

⑯注意の持続性…参照項目
⑰注意の転導性…参照項目

質問紙法による意欲評価スケール

　主観的な自記式意欲評価スケールである．興味の喪失（認知面），感情の平板化や情動の喪失（情動面），エネルギーの喪失（行動面）などに関連する33の質問項目に対して「よくある，少しある，あまりない，ない」の4段階で回答する．質問項目の多くは「よくある」と回答すると意欲低下がみられないことになるが，⑧⑯⑱㉑㉒㉔㉘㉜の8項目は逆転項目であり，「よくある」と回答すると意欲低下が重度であることを示す．

　33項目の得点を合計して〔合計得点÷得点可能範囲の最高点99点×100〕により％評価値を求める．

【評価項目】（＊印は逆転項目）
①いろいろなことに興味がある
②やるべきことをその日のうちにやってしまう
③自分で物事を始める
④新しい経験をすることに興味がある
⑤何かに努力する
⑥生活に積極的に取り組む
⑦興味あることに時間を費やす
⑧他人に言われないと何もしない＊
⑨自分の健康状態に関心がある
⑩友人と一緒にいる
⑪何か良いことがあるとうきうきする
⑫自分の問題点について理解がある
⑬将来の計画あるいは目標がある
⑭何かしたいと思う
⑮はりきって過ごす
⑯物事に関わりを持ちたくないと思う＊
⑰腹が立つ
⑱やる気がない＊
⑲集中して何かをする
⑳活動的な生活を送る
㉑何かをするのに余計に時間がかかる＊
㉒自分の身だしなみをかまわない＊
㉓すべてがうまくいっていると感じる
㉔家事や仕事にとりかかるのに時間がかかる＊
㉕周りの人々とうまくつきあう
㉖自分のしていることに生きがいを感じる
㉗容易に物事をきめられる
㉘何かしようとしても手がつかない＊
㉙日常生活を楽しく送る
㉚問題があったときに積極的に解決しようとする
㉛仕事や作業に打ち込む
㉜相手から話しかけてこない限り，知らないふりをする＊
㉝自分の興味あることについて調べたいと思う

日常生活行動の意欲評価スケール

　日常生活における行動を項目別に観察して評価するスケールである．16の項目に対して5段階で評価する．評価基準は，「0：ほぼいつも自発的に行動できる，1：いつも自発的とは限らずときに何らかの促しや手助けが必要で，促されれば行動できる，2：ほぼいつも何らかの促しや手助けが必要で，促されれば行動できる，3：促しや手助けがあってもいつも行動できるわけではなく，行動しないこともある，4：多くの場合促しや手助けがあっても行動しない」である．

　評価点を合計して〔合計得点÷得点可能範囲の最高点64点×100〕により％評価値を求める．なお，病前その習慣がない，その行動を行う必要がない，など評価ができない場合には，評価可能項目のみで％評価値を算出する．

【評価項目】
身の回りの動作に対する自発性・活動性：5項目
　①食事をする
　②排泄の一連の動作を行う
　③洗面・歯磨きをする
　④衣服の着脱をする
　⑤入浴を行う
自己の病気の認識に伴う意欲状態：2項目
　⑥訓練を行う
　⑦服薬をする
他者・周囲・社会への関心，およびQOLに関する意欲状態：9項目
　⑧テレビを見る

IV. その他の高次脳機能の評価法

⑨新聞または雑誌を読む
⑩他者と挨拶をする
⑪他者と話をする
⑫電話をかける
⑬手紙を書く
⑭行事に参加する
⑮趣味を行う
⑯問題解決可能（金銭管理，行事の計画をたてる，などのいずれかができれば可）

自由時間の日常行動観察

決められたスケジュールのない自由時間をどう過ごしているかを数日にわたって観察して具体的に記録し，行為の質を4段階（意欲的・能動的・生産的行為・自発的問題解決行為／自発的行為・習慣的行為／依存的生活／無動），談話の質を5段階（Remark／Talk／Chime／Yes-No／Mute）で評価する．

臨床的総合評価

臨床場面における総合的な印象に基づき，「通常の意欲がある，軽度の意欲低下，中等度の意欲低下，著しい意欲低下，ほとんど意欲がない」の5段階で評価する．

評価法の特徴

CASにおいては，すべてのサブスケールにおいて有意な加齢変化は認められないため，プロフィールシートは全年代の平均値を採用している．評価の結果はプロフィール表に記入してその偏りや重症度を確認できる．CAT同様，CASのプロフィールも日本高次脳機能障害学会のウェブサイトからダウンロードすることができる．

CATSは器質性脳損傷を対象とした検査ではあるが，注意欠如・多動性障害（ADHD）や学習障害などの発達障害圏や，うつ病などの精神障害圏のように，脳損傷以外に対しても適用することができる．カットオフ値が健常例と脳損傷例の成績に基づいている点に留意しつつ，CATSが幅広い領域での注意や意欲／自発性の検討に用いられ，その知見が集積されていくことが望まれる．

〔斎藤文恵，加藤元一郎〕

引用文献

1) 日本高次脳機能障害学会 Brain Function Test 委員会（編著）．標準注意検査法・標準意欲評価法．第1版2刷．東京：新興医学出版社；2008.
2) 種村 純ほか．標準注意検査法・標準意欲評価法 CATS の臨床的意義．日本高次脳機能障害学会 教育・研修委員会（編）．注意と意欲の神経機構．東京：新興医学出版社；2014. pp27-48.
3) 加藤元一郎．注意の新しい捉え方．日本高次脳機能障害学会 教育・研修委員会（編）．注意と意欲の神経機構．東京：新興医学出版社；2014. pp3-12.

▶ CAT，CAS 入手先

- 新興医学出版社
  ☎113-0033　東京都文京区本郷6-26-8
  TEL：03-3816-2853／FAX：03-3816-2895
- 日本高次脳機能障害学会のウェブサイトからダウンロード可能．
  URL：http://www.higherbrain.gr.jp

11 Posner's attention task

1 注意の定位

騒がしいパーティーのなかで楽しく会話をしているときに，近くの人が自分の名前を口にするとそれに反応することができるという現象はカクテルパーティー効果と呼ばれる．多くの情報のなかから認知する情報を選択する，聴覚刺激に対する選択性注意である．一方，視覚刺激に対する選択性注意は，スポットライトのようなものである．そのスポットライトは視野空間内を眼球運動とは独立して移動し，視野内のスポットライトが向けられた位置にある情報の選択を行うと考えられている．

外界の刺激に対して「注意」を向けることは，注意の定位（attentional orienting）と呼ばれる．この注意の定位には，顕在的定位システム（overt orienting system）と潜在的定位システム（covert orienting system）がある．顕在的定位システムは，外的刺激によって駆動される受動的注意である．予期していない刺激の突然の出現に対して注意を向けることであり，注意対象と注視対象が一致する．窓の外に突然，雷が光ったときにはそれまで行っていたことを一瞬忘れて窓の外に目を向ける．一方，潜在的定位システムは，意図的にある位置に注意を向けるときに働く能動的注意である．このとき，注意対象と注視対象とが一致せず，視線は注視点にとどめたままで注意だけを動かす．たとえば，新聞の文字を目で追いながら新聞紙上部に書かれた日付の辺りに，目を動かさなくても意識（注意）を向けることはできる．

2 Posner's attention task
評価法の概要

Posner は spatial cueing paradigm（あるいは，損失利得分析法：cost-benefit analysis）というパラダイムを用いて，空間性注意を定量的に測定した[1]．これは提示画面の視野内に目標刺激（ターゲット）が提示されたら，できるだけ速く反応キーを押すというターゲット検出課題である．まず被検者は❸に示す画面中央の注視点に視点を向ける．注視点を挟んだ左右いずれかの位置にキューが提示される．その後，左右のいずれか，キューが提示された位置と同位置あるいは反対の位置にターゲットが示される（❹A 参照）．❺に示すように，キューが提示された位置と同位置にターゲットが出現したとき（一致条件）はキューがないとき（中立条件）よりも反応時間が短縮する．一方，ターゲットがキューの位置と反対の位置に出現したとき（不一致条件）にはキューが示されな

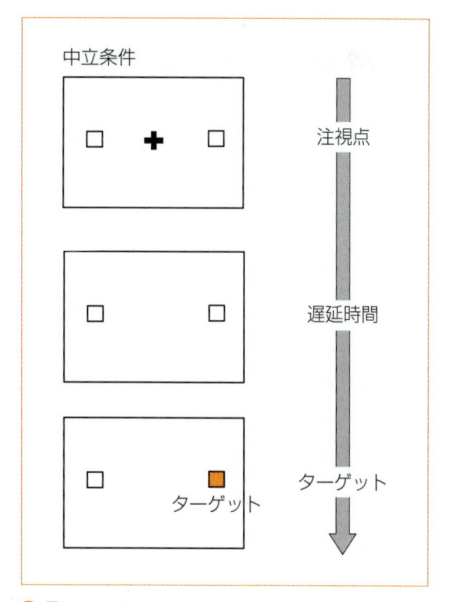

❸ **Posner's spatial cueing paradigm**
(Posner MI. Q J Exp Psychol 1980[1] / Posner MI, et al. Attention and Performance X. 1984[2]) をもとに作成)

IV. その他の高次脳機能の評価法

❹ Posner's spatial cueing paradigm
(Posner MI. *Q J Exp Psychol* 1980[1]／Posner MI, et al. Attention and Performance X. 1984[2] をもとに作成)

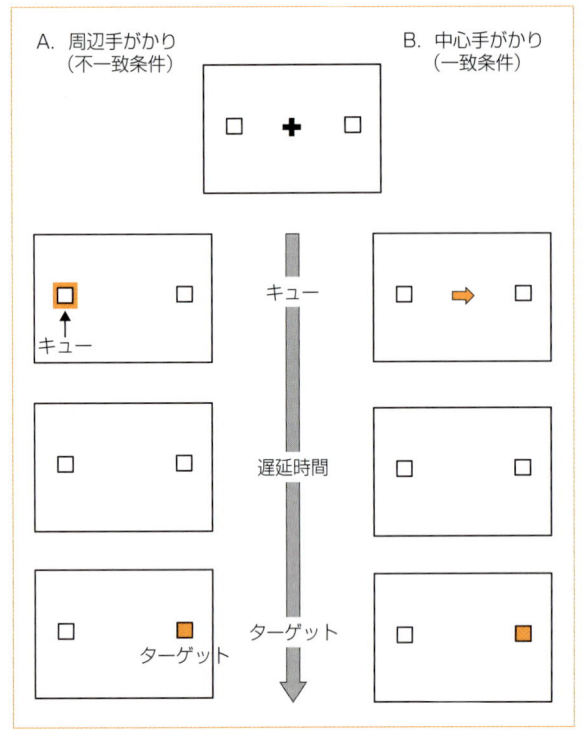

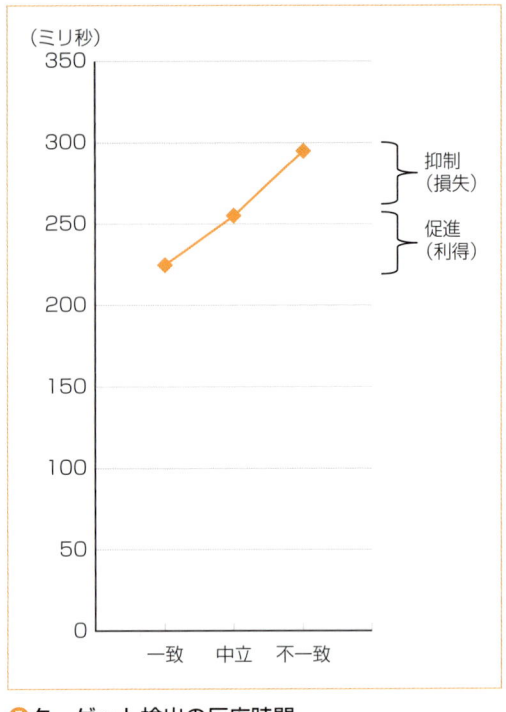

❺ ターゲット検出の反応時間
(Posner MI. *Q J Exp Psychol* 1980[1]／Posner MI, et al. Attention and Performance X. 1984[2] をもとに作成)

いとき（中立条件）よりも反応が延長する．ターゲットの80％はキューが示された位置と同位置に出現し，20％はキューが示された位置と反対の位置に出現すると設定すると，被検者はキューの位置へ注意を向けてターゲット検出に備えるというプロセスが生じる．すなわち，キューにスポットライトを当てることにより，そのスポットライト内に出現したターゲット検出が容易になる．

キューにはターゲットがキューと同位置に提示される周辺手がかり（peripheral cue, ❹A）とターゲットが出現する方向を示すキューが注視点に提示される中心手がかり（central cue, ❹B）がある．周辺手がかりによるターゲット検出は反射的で自動的な反応であり，外発的（exogenous）注意といわれ，刺激駆動性（stimulus-driven）あるいはボトムアップ（bottom-up）注意といわれることもある．中心手がかりはキューによって注意が

喚起され，注意誘導を意図的に制御する内発的（endogenous）注意といわれる．内発的注意は目的志向性（goal-directed, goal-oriented）またはトップダウン（top-down）注意といわれることもある．

周辺手がかりでは，キューの提示からターゲット出現までの遅延時間（stimulus onset asynchrony：SOA）により結果が異なってくる．すなわち，200ミリ秒以下の短時間のSOAでは，古典的な反応時間の促進が観察される．一方，300ミリ秒以上の長時間のSOAでは，反対に反応時間が遅くなる．これは復帰抑制（inhibition of return：IOR）と呼ばれる現象であり，すでに注意を向けたことのある位置への定位が抑制される，情報収集を効率的に行うための機能と考えられている[2]．

先行手がかり法による注意定位の障害

頭頂葉損傷による半側空間無視を呈する患者では，この先行手がかり法による注意定位が障害されることが示されている．半側空間無視患者は，健常視野にターゲットが出たときは，健常被検者の場合と同様に一致条件と不一致条件の反応時間の差は数十ミリ秒といわれている．しかし，障害側にターゲットが出現した場合は，一致条件では健常側とほぼ同じ反応時間でターゲット検出が可能であったのに対して，キューがターゲットと反対側を示す不一致条件の場合の反応時間は300ミリ秒以上さらに遅くなる[3]．この結果はキューによって注意が引きつけられ，キューが示す反対側のターゲットに注意を向けることができないことを表していると解釈され，頭頂葉は注意の解放（disengaging attention）にかかわると考えられている．

Posnerによると，注意定位は3つのコンポーネントに分類される[4]．1つはそれまで向けられた注意を引き剝がす注意の解放であり，半側空間無視の「消去」現象などの症状メカニズムを説明するもので，頭頂葉の機能と考えられている．次に，解放された注意を別の空間位置へ移動させる（attentional shift）働きは上丘（superior colliculus）が担っていることが示唆されている．そして，サルの実験などからは視床枕核（pulvinar nucleus）が新しい空間位置へ注意の捕捉（engaging attention）に関与することが示されている[5]．

視線方向による注意定位の障害

顔刺激を画面中央に提示し視線方向を中心手がかりとするターゲット検出においても，同様の効果が得られることが報告されている[6]．視線によるキューは，キューとターゲット提示までの時間間隔が100ミリ秒という短い時間で生じる．このことから，視線によるキューは中心的手がかりであるにもかかわらず，視線方向に反射的・自動的に注意を向けさせる外発的な手がかりであることを示している．さらに，視線が示す方向と反対側にターゲットが出現する不一致条件の割合を高く

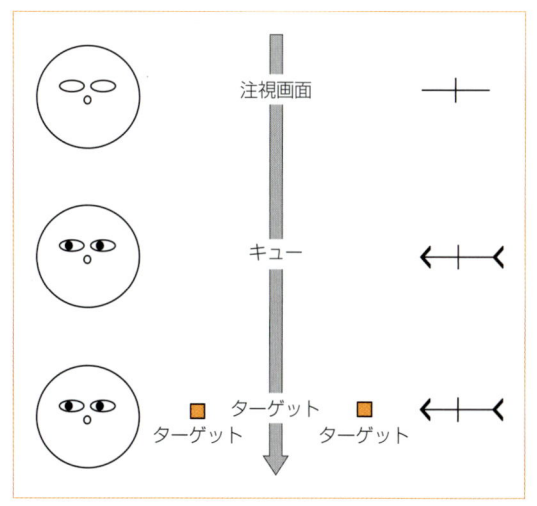

❻ 左：視線方向課題（不一致条件）と右：矢印方向課題（一致条件）
（Akiyama T, et al. Neuropsychologia 2006[8] をもとに作成）

し，その旨を被検者に明言した条件下においても，被検者は視線方向に注意を向ける（その結果，ターゲット検出の反応時間が遅くなる）ことが示されており[7]，他者の視線がいかに強力な吸引力をもって注意を引きつけているかを物語っている．

この視線による注意定位は右上側頭回損傷例で障害されることが報告されている[8]．この症例は視線と矢印によるキューを用いたターゲット検出において，矢印によるキューでは典型的な反応時間の促進が認められたのに対し，視線によるキューはターゲット検出までの反応時間に影響しなかった（❻）．このことから，この症例では注意定位の障害だけでは説明されない，視線に特異的な注意転導機能が障害されたと考えられた．

他者の視線情報をもとに自身の注意を転導するという働きは，社会生活を営むヒトにおいて，言語発達やコミュニケーションに重要な役割を果たすことは明らかである．コミュニケーションの質的障害を示す自閉症（自閉スペクトラム症）などの広汎性発達障害（神経発達症）においても，この視線によるキューを用いた spatial cueing paradigm による研究が行われているが，今のところ視線方向による注意定位への効果について一致し

IV. その他の高次脳機能の評価法

た見解は得られていない[9-11]．自閉症児では他者の顔を見るとき，目を見ることは少ないが口に注目する時間が長いことが知られている[12]．近年では，より自然な会話場面において，自閉症児も健常児と同様に視線方向による注意定位への促進効果は認められるが，視線の動きと同時にことばが発せられると目よりも口へ注目が高まり，健常児よりも視線方向の情報が発話による干渉を受けやすいことが報告されている[13]．

（小西海香）

引用文献

1) Posner MI. Orienting of attention. *Q J Exp Psychol* 1980 ; 32 : 3-25.
2) Posner MI, Cohen Y. Components of visual orienting. In : Bouman H, Bouwhuis D (eds). Attention and Performance X. Hillsdate, NJ : Erlbaum ; 1984. pp531-556.
3) Posner MI, Walker JA, Friedrich FJ, et al. Effects of parietal injury on covert orienting of visual attention. *J Neurosci* 1984 ; 4 : 1863-1874.
4) Posner MI. Cognition and neural system. Cognition 1981 ; 10 : 261-266.
5) Robinson DL, Petersen S. The pulvinar and visual salience. *Trends in Neuroscience* 1992 ; 15 : 127-132.
6) Friesen C, Kingstone A. The eyes have it! Reflexive orienting is triggered by nonpredictive gaze. *Psychon Bull Rev* 1998 ; 5 : 490-495.
7) Driver J, Davis G, Ricciardelli P, et al. Gaze perception triggers reflexive visuospatial orienting. *Visual Cognition* 1990 ; 6 : 509-540.
8) Akiyama T, Kato M, Muramatsu T, et al. Gaze but not arrows : A dissociative impairment after right superior temporal gyrus damage. *Neuropsychologia* 2006 ; 44 : 1804-1810.
9) Chawarska K, Klin A, Volkmar F. Automatic attention cueing through eye movement in 2-year-old children with autism. *Child Dev* 2003 ; 74 : 1108-1122.
10) Senju A, Tojo Y, Daikoku H, et al. Reflexive orienting in response to eye gaze and an arrow in children with and without autism. *J Child Psychol Psychiatry* 2004 ; 45 : 445-458.
11) Ristic J, Mottron L, Friesen CK, et al. Eyes are special but not for everyone : The case of autism. *Brain Res Cogn Brain Res* 2005 ; 24 : 715-718.
12) Klin A, Jone W, Schultz R, et al. Visual fixation patterns during viewing of naturalistic social situations as predictors of social competence in individuals with autism. *Arch Gen Psychiatry* 2002 ; 59 : 809-816.
13) Potter DD, Webster, S. Normal gaze cueing in children with autism is disrupted by simultaneous speech utterances in 'live' face-to-face interactions. *Autism Res Treat* 2011 ; 2011 : 545964.

IV. その他の高次脳機能の評価法
遂行機能

12 遂行機能障害症候群の行動評価（BADS）

1 評価法の概要

　遂行機能障害は日常生活活動のなかで気づかれることが多く，たとえば料理や掃除などの家事，仕事の手順や能率，銀行や交通機関の利用などがうまくできなくなる．一方で，要素的な神経心理学的検査では障害を的確にとらえることがしばしば困難である．遂行機能はさまざまな神経心理学的側面から構成される「様式横断的機能」であるため，特定の検査法で定量評価することが難しく，一般的には遂行機能障害に比較的鋭敏と考えられている，いわゆる前頭葉機能検査でも成績低下を示さない例もある[1,2]．

　種々の問題解決課題を有機的に組み合わせ，日常生活場面に近く生態学的妥当性（ecological validity）を有するような課題を机上検査にしたのが遂行機能障害症候群の行動評価（Behavioural Assessment of Dysexecutive Syndrome：BADS）である（❶）．BADSは遂行機能障害を症候群としてとらえ，さまざまな行動面を評価しうる系統的で包括的な検査バッテリーとしてWilsonらにより開発された[3]．6種類の検査と1つの質問紙から構成され，下位検査それぞれは課題の達成度，所要時間などにより評価される．実施には30〜40分程度を要する．下位検査の合計点で遂行機能障害の定量評価を行い，さらに合計点から年齢に応じた遂行機能障害指数を算出する．原版のBADSには日本人にとってなじみの少ない内容の課題も含まれていたため，筆者らは内容を一部改変した日本語版BADSを翻訳・作成した[4]．わが国では日本語版BADSが用いられている．

2 BADSの下位検査

Rule Shift Cards Test（規則変換カード検査）

　この検査では，裏返しにされた21枚のトランプを用いて2種類の課題を行う．最初の課題ではめくられたカードが赤（ダイアかハート）なら「はい」，黒（クラブかスペード）なら「いいえ」と回答してもらう．同じカードセットを用いた2番目の課題では，示されたカードがそのすぐ前に示されたカードと同じ色なら「はい」，違う色なら「いいえ」と回答してもらう．記憶の要因を除外するため，規則は常に被検者に見えるところに示される．それぞれの課題の所要時間，誤りの数で全体を評価する．

Action Program Test（行為計画検査）

　この検査は❷に示した材料を用いて行う．被検者は管の底にあるコルクを取り出すよう求められる．基盤となる台，ビーカー，コルクの入った管などを持ち上げることや，ビーカーの蓋を直接手

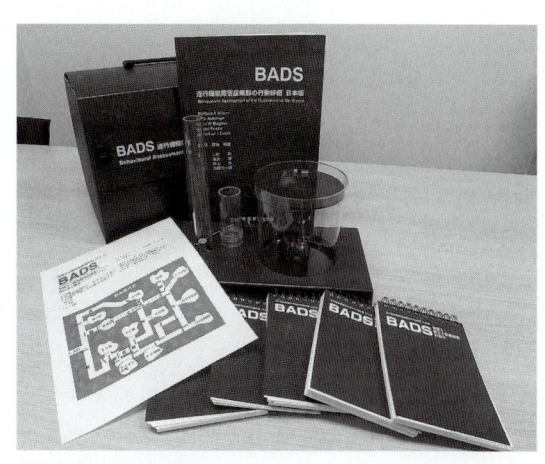

❶ BADSの検査キット

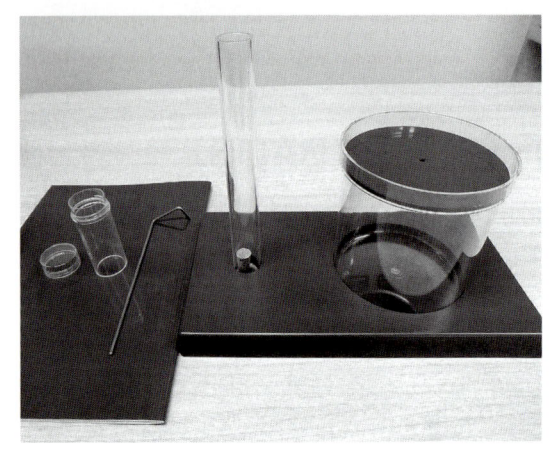

IV. その他の高次脳機能の評価法

❷ 行為計画検査の道具

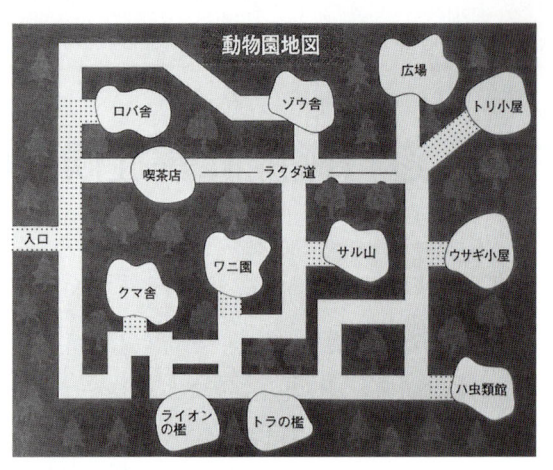

❸ 動物園地図検査の地図
（鹿島晴雄〈監訳〉．BADS 遂行機能障害症候群の行動評価・日本版．2003[4] より）

で触れることは禁止される．被検者がコルクを取り出すためには，①針金のフックでビーカーの蓋を外し，②図の左側にあるプラスチックの容器にネジ蓋をとりつけ，③容器でビーカーの水をくみ，④くんだ水を管の中に注ぎ，⑤それを何度も繰り返す，という5つのステップが必要である．被検者が先に進めないときは検者によってヒントが与えられる．独力で達成できたステップ数により評価を行う．

Key Search Test（鍵探し検査）
検査には正方形とその下に黒い点が描かれた用紙を用いる．正方形は10cm四方で，底辺から5cm離れたところに黒い点が打たれている．正方形が広場を示し，広場のどこかで鍵をなくしたと仮定される．被検者は，黒い点から歩き始め，鍵を探して広場を歩く道筋を用紙に描くよう指示される．鍵を探すためにどのように広場を歩いたかが評価対象となる．採点方法はやや複雑で，探し方のパターンを8つの細項目に分類し，細項目それぞれの得点を合計して全体を評価する．

Temporal Judgement Test（時間判断検査）
この検査は時間的な長さを推測する4つの質問から構成されている．質問の答えは明確には存在せず，正確な答えを知っていることは要求されない．常識的な推論ができるかどうかが要求される．この種の設問では，文化的な違いが回答に反映されるため，日本語版BADSではオリジナル版から設問を日本人になじみのある内容に改変した日本人用 Temporal Judgement Test が用いられる．

Zoo Map Test（動物園地図検査）
この検査では，❸に示した動物園の地図を用いる．被検者は動物園を訪れたと仮定され，2つのルールに従いながら，入り口から動物園に入り，示された6つの場所を訪れ，最後に広場に行くために歩く道筋を地図の上にペンで描く．2つのルールとは，影のついていない道は1度しか通ることができないこと，ラクダ道はたとえその1部であっても1度しか通れないことである．このルールを守り，示された6か所を訪れ広場に行くルートは4通り存在する．検査はヒントなし，ヒントありの条件で2回実施され，2回の結果を用いて評価を行う．

Modified Six Elements Test（修正6要素検査）
Shallice らの検査[5] を簡便にしたもので，計算，挿絵の呼称，口述の3つのカテゴリーに関する課題がそれぞれ2種類ずつ，計6個の課題から構成される．被検者には，10分間に6つの課題すべてに手をつけ，ある課題に取り組んだすぐ後に同じカテゴリーのもう1つの課題に手をつけない，という2つのルールが示される．たとえば計算課題

❹ Dysexecutive Questionnaire (DEX)

1. 単純にはっきり言われないと，他人の言いたいことの意味が理解できない
2. 最初に思いついたことを，何も考えずに行動する
3. 実際には起こり得ないことを，本当にあったかのように信じ，人にその話をする
4. 将来のことを考えたり，計画したりすることができない
5. 物事に夢中になりすぎて度を越してしまう
6. 過去の出来事がごちゃまぜになり，実際にはどういう順番で起きたかわからなくなる
7. 自分の問題点がどの程度なのかよくわからず，将来についても現実的でない
8. ものごとに対して無気力だったり，熱意がなかったりする
9. 人前で他人が困ることを言ったりやったりする
10. いったん何かをしたいと思っても，すぐに興味が薄れてしまう
11. 感情をうまくあらわせられない
12. ごくささいなことに腹をたてる
13. 状況に応じてどう振舞うべきかを気にかけない
14. 何かをやり始めたり，話し始めると，何度も繰り返してしまう
15. 落ち着きがなく少しの間でもじっとしていられない
16. たとえすべきでないとわかっていることでも，ついやってしまう
17. 言うこととやることが違っている
18. 何かに集中することができず，すぐに気が散ってしまう
19. 物事を決断できなかったり，何をしたいのかを決められなかったりする
20. 自分の行動を他人がどう思っているのか気付かなかったり，関心がなかったりする

（鹿島晴雄〈監訳〉．BADS 遂行機能障害症候群の行動評価・日本版．2003[4]）より）

に取り組んだすぐ後は，もう1つの計算課題でなく，呼称か口述の4課題から次に取り組む課題を選ぶことになる．10分で6つの課題のすべての問題に答えることは不可能であり，ルールを破らないようにうまく時間配分しながら，すべての課題に取り組むことが重要である．回答数や正確性はまったく評価されず，ルールを守って6つの課題すべてに手をつけることができたかのみが評価される．

❸ 質問紙による遂行機能障害の評価

BADS には遂行機能障害を評価する方法として，質問紙の Dysexecutive Questionnaire (DEX)（❹）が用意されている．DEX は20項目からなる質問票で，遂行機能障害が関与していると思われる日常生活上の障害について，患者本人およびその家族らに，「まったくない」から「いつも」の5段階で回答してもらう．それぞれの質問は，原著者らの解析から「行動」「情動」「認知」といった3種類の障害の内容に大別されている．本人用と家族用は言い回しを除けば同じ内容である．

神経心理学的検査の結果だけでは患者に生じた遂行機能障害を十分に評価できない場合でも，自記式質問紙を使って患者の症状を評価することができる．また，遂行機能障害患者は障害の自覚に乏しいことも多く，評価点の差から病識の程度を推測することができる．

4 留意すべき点

遂行機能は認知的階層構造のなかで上位に位置づけられるシステムであり，記憶や知覚・運動・言語などの認知機能を制御・監督・統合している．遂行の実現にはこれら要素的な認知機能が不可欠であるが，遂行機能自体はこれら下位システムのどの機能にも属さない．これらの認知機能が障害された場合でも，BADS の成績が低下する可能性があり，評価にはこの階層構造を考慮する必要がある[6]．

（田渕　肇）

引用文献

1) Eslinger PJ, Damasio AR. Severe disturbance of higher cognition after bilateral frontal lobe ablation : Patient EVR. *Neurology* 1985 ; 35 : 1731-1741.
2) Goldberg E, Bougakov D. Neuropsychologic assessment of frontal lobe dysfunction. *Psychiatr Clin North Am* 2005 ; 28(3) : 567-580.
3) Wilson BA, Alderman N, Burgess PW, et al. Behavioural Assessment of the Dysexecutive Syndrome. Bury, St. Edmundes : Themes Vally Test Company ; 1996.
4) 鹿島晴雄（監訳），三村　將，田渕　肇，森山　泰ほか（訳）．BADS 遂行機能障害症候群の行動評価・日本版．東京：新興医学出版；2003．
5) Shallice T, Burgess PW. Deficits in strategy application following frontal lobe damage in man. *Brain* 1991 ; 114 : 727-741.
6) 田渕　肇，鹿島晴雄．認知機能の評価にあたって留意すべ

IV. その他の高次脳機能の評価法

きこと，精神疾患と認知機能．東京：新興医学出版；2009．
pp168-172．

▶ **BADS 入手先**

● 新興医学出版社
〒113-0033　東京都文京区本郷 6-26-8
TEL：03-3816-2853／FAX：03-3816-2895

13 ウィスコンシンカード分類検査（WCST）

1 WCST とは

　前頭葉症状として最もよくみられるものに，概念ないしセットの転換の障害がある．これはいったん抱かれたり，操作されたりした一定の概念や心の構え（セット）から他の概念や心の構えに移ることができなくなったり，移ることが困難になったりするという症状である．より高次の水準での保続とも考えうる症状である．この概念ないしセットの転換障害（高次の保続）を評価する検査として，最もよく使用されるのがウィスコンシンカード分類検査（Wisconsin Card Sorting Test：WCST）である．WCST は分類・変換検査に属し，概念の転換の課題とされる．

　WCST は 1948 年に Grant DA と Berg EA[1] により考案されたもので，1980 年に両者により The Wisconsin Card Sort Test Random Layout (Wells Printing) が，1993 年に Heaton RK らにより Wisconsin Card Sorting Test (PAR) が出版されている．鹿島と加藤らは 1985 年に，Nelson[2] の A modified card sorting test にさらにいくつかの変更，追加を行った簡便な Wisconsin Card Sorting Test 新修正法を作成した[3]．以後，現在までわが国において同新修正法は広く使われてきており，慶應版ウィスコンシンカード分類検査（KWCST）[4] として出版されている．ここでは KWCST を紹介する．

2 慶應版ウィスコンシンカード分類検査（KWCST）（2013）[4]

概要

　従来の WCST である The Wisconsin Card Sort Test Random Layout（Grant ら：Wells Printing, 1980）と Wisconsin Card Sorting Test（Heaton ら：PAR, 1993）では，反応カード数はそれぞれ 64 枚，128 枚と多く，被検者の疲労性亢進のために，しばしば検査の施行が困難になることがみられた．また両検査とも分類カテゴリーの重複するカードが半数以上あるために，被検者の分類カテゴリーを同定しえないことがある．たとえば「2 個の赤の三角」の反応カードが含まれているが，このカードが刺激カード「1 個の赤の三角」に合わせて置かれた場合，被検者の分類カテゴリーが色なのか形なのか判断できない．そのため，KWCST では，Nelson[2] に従い分類カテゴリーの重複するカードを除いた 24 枚の反応カードを用いている（24 枚のカードを 2 シリーズ実施するため，使用する反応カードは 48 枚である）．また反応カードの提示順を，同一の分類カテゴリーが連続して出現しないように配慮した．すなわち，1 つ前のカードとは色，形，数がすべて異なるように反応カードを配列し，この検査の本質を理解した場合，最大 2 回の誤反応の後には必ず正反応が得られるようにした．これらの変更により，検査施行時間は短縮され，ほとんどの脳損傷者にも施行が可能となり，被検者の分類カテゴリーの同定も確実に行えるようになった．なお 1980 年の

124

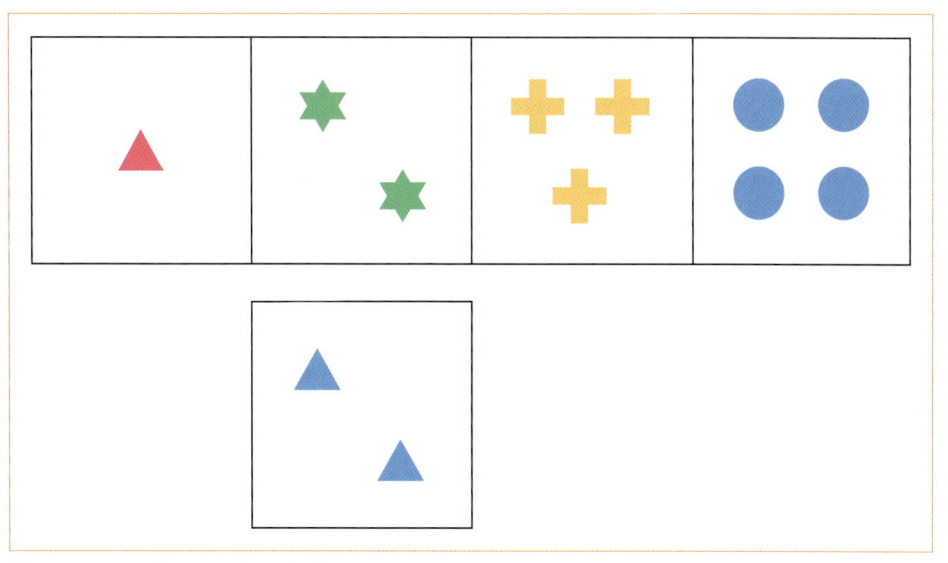

❺ **KWCSTの刺激カードと反応カード**
（鹿島晴雄ほか〈編著〉. 慶應版ウィスコンシンカード分類検査〈KWCST〉. 2013[4] より）

Grantらの検査は反応カードの順序は固定されていないが，1993年のHeatonらの検査では反応カードの提示順は同じ分類カテゴリーが連続して出現しないように決められている．

さらにKWCSTでは，課題遂行がより容易となるように教示の与え方を2段階としてある．第1段階の教示は従来のWCSTと同じであるが，第2段階では，"検者は正答がある程度続くと分類カテゴリーを変えている"ことが教示される．この第2段階の教示はWCSTの本質にかかわる教示であるが，前頭葉損傷ではこの教示が他の脳領域の損傷に比べ有効でないことがあり，前頭葉機能障害の評価に重要な情報となる．なおNelson[2]の方法では，6連続正答が続くとそのつど，分類カテゴリーの変換が被検者に教示されている．

実施法

❺に示したような，赤，緑，黄，青の1～4個の三角形，星型，十字形，円からなる図形の印刷されたカードが用いられ，被検者は色，形，数の3つの分類カテゴリーのいずれかに従って，反応カードを置いていくことが求められる．図の上の4枚のカードは刺激カードで，下の1枚が反応カードである．❺では，2つの緑の星形の刺激カードの下に2つの青の三角形の反応カードが置かれており，"2つ"という数の分類カテゴリーに従った反応である．検者は，検者の分類カテゴリーと被検者のそれとの一致，不一致を正否の形で答える．❺の場合，検者が"数"の分類カテゴリーを考えていれば"正"となり，"色"や"形"を考えていれば"否"となる．被検者は検者の正否の返答のみを手がかりとして，検者の考えている分類カテゴリーを推測し反応カードを置いていかねばならない．正反応が6枚続いた後に検者は分類カテゴリーを被検者に予告なく変えていく．このようにして，分類カテゴリーの転換の程度や保続の程度などが評価される．施行時間は通常，20～30分である．

評価法

達成カテゴリー数，ネルソン型の保続数，セットの維持困難などを評価する．達成カテゴリー数とは，連続正答（連続6正答）が達成された分類カテゴリーの数であり，概念の転換の程度を総体として表す指標である．また，ネルソン型の保続数は直前の誤反応と同じカテゴリーに分類された誤反応数である．セットの維持困難は2以上5以下の連続正答の後に誤反応が生じた場合の数で，

IV. その他の高次脳機能の評価法

被検者が準拠していた分類カテゴリーを見失ってしまう程度を表し，記憶，注意の障害と関連のある指標である．また前頭葉症状とされる言語による行為の制御障害（impaired verbal regulation：IVR）[5]の評価も行う．前頭葉損傷では，概念ないしセットの転換障害（高次の保続）のために，分類カテゴリーの転換が困難になり，しばしば達成カテゴリー数は低下し，保続数が増加する．

評価における留意点

　前頭葉機能検査一般にいえることであるが，前頭葉機能検査は複雑なものが多く，発動性低下や情動変化の強い場合はしばしば施行不能である．また前頭葉機能検査はより要素的な機能の保持を前提とするものであり，前頭葉以外の損傷でも当然成績は低下する．前頭葉損傷ではその成績低下がより特異的であるということであり，前頭葉機能検査の成績の評価にあたっては，常に他の検査成績（たとえばWAIS-III）との比較，検討が必要であることを強調しておきたい．

（鹿島晴雄）

引用文献

1) Grant DA, Berg EA. A behavioral analysis of degree of reinforcement and ease of shifting to new responses in a Weigl-type card sorting problem. *J Expr Psychol* 1948；38：404-411.
2) Nelson HE. A modified card sorting test sensitive to frontal lobe defects. *Cortex* 1976；12：313-324.
3) 鹿島晴雄，加藤元一郎，半田貴士．慢性分裂病の前頭葉機能に関する神経心理学的検討— Wisconsin Card Sorting Test 新修正法による結果．臨床精神医学 1985；14：1479-1489.
4) 鹿島晴雄，加藤元一郎（編著）．慶應版ウィスコンシンカード分類検査（KWCST）．京都：三京房；2013.
5) 鹿島晴雄．前頭葉損傷と awareness の障害—特に impaired verbal regulation との関連について．失語症研究 1995；15：181-187.

▶ **KWCST 入手先**

● 三京房
〒605-0971　京都府京都市東山区今熊野ナギノ森町11
TEL：075-561-0071／FAX：075-525-1244

14　VCT

1　評価法の概要

　Vygotsky Category Test（VCT）は Kasanin-Honfmann Concept Formation Test とも呼ばれ，色，形，高さ，大きさの異なる22個の積木を用いて分類を行う検査である．

　積木の色は赤，黒，黄，緑，白の5種類，形（上面からみた形状）は円，正方形，三角形，台形，半円，六角形の6種類，大きさ（面積）は大小2種類（大は小の4倍），高さも高（3 cm）低（1 cm）の2種類である．積木の裏にはCEV，BIK，MUR，LAGという無意味語が記載されている．

　検査には収斂性検査と発散性検査の2種類があり，抽象的概念を使用することによって問題解決を行う能力を評価し，抽象的思考のレベルと問題解決の際に最も優先的にとられるアプローチの方法についての情報を提供することが検査の目的であるとされている[1]．また，本検査は遂行機能検査に分類され，概念形成検査として位置づけられている[2,3]．

2　収斂性検査：収斂性思考の検査

　❻には筆者らが作成したPC版VCTの画面を示す[4]．❻のように試験盤（実際のVCTでは縦

126

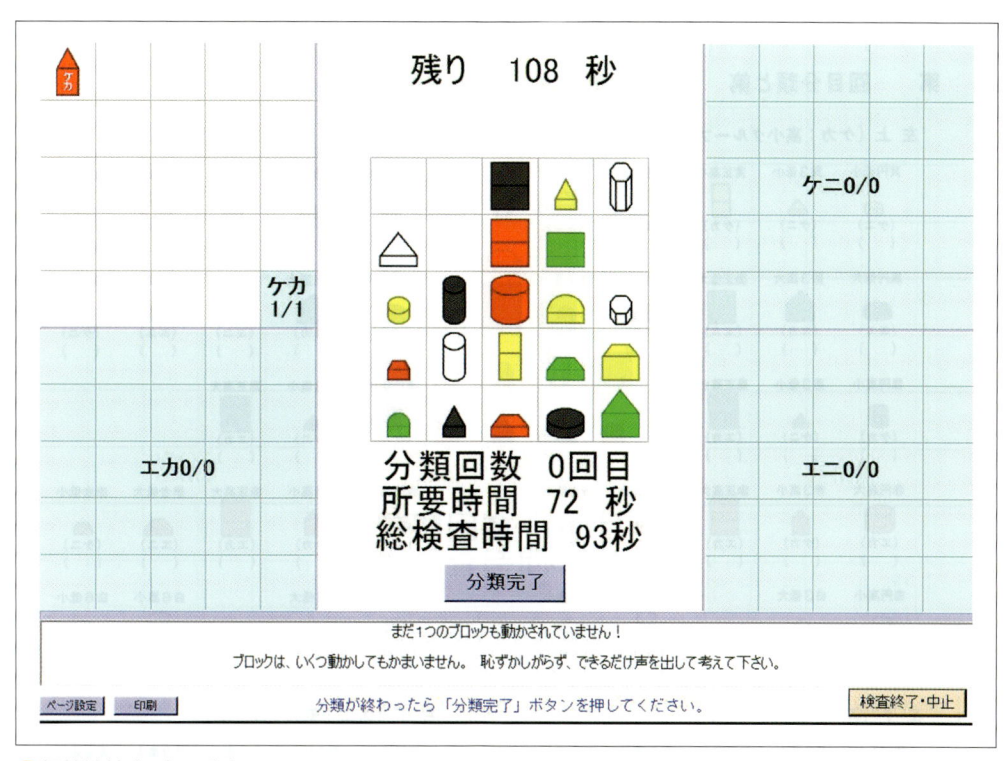

❻収斂性検査（PC版）

（酒井　浩ほか．生体医工学 2006[4]）より）

50 cm，横 60 cm）の中央には 22 個の積木を配置し，試験盤の四隅には無意味語（PC 版では無意味語をケカ，ケニ，エカ，エニとしている）が記載された枠がある．

　第 1 回目分類の第 1 施行では検査者が赤三角高小（ケカ）の積木を裏返し，試験盤の左上枠内（ケカの枠）に裏返した積木を移動させる．次に，被検者は左上枠内（ケカ）に入ると思う積木を分類した理由を述べながら移動させる．このとき，第 1 回分類の所要時間と移動させた積木，言及した分類理由を記録する（❼）．さらに第 2 回目分類では被検者が左上枠内に移動させた積木のうちで最も異なる積木を検査者が選択して裏返し，たとえばそれがエニの積木であれば右下枠内（エニの枠）に移動させる．その後，被検者は左上枠内に分類した裏返されていない積木も含めて，まだ移動していない積木を正しいと思われる枠内（4 つの枠）に分類理由を述べながら移動する．第 2 回目分類以降も同様に所要時間，移動させた積木，分類理由を記録する．また，1 回の分類は制限時間 3 分とし，新たな施行ごとに検査者は間違って分類された積木を 1 つ裏返し，正しい枠内へ移動する．

　このようにして，22 個の積木を 4 つに分類する分類原則を推測しながら積木を移動させ，最終的に正しい分類原則で分類するという検査である．

　PC 版の所要時間は約 30 分程度である．

3 発散性検査：発散性思考の検査

　収斂性検査の後に実施する．収斂性検査で使用した試験盤を取り除き，すべての積木を被検者の前に無意味語が見えないように（裏返さないように）置く．次に，「今度はグループ（群）の数にこだわらず，これらの積木を分けてみてください．考えつく限り，できるだけ多くの異なった分類を行ってみてください．1 回の施行では 1 つの分類原

IV. その他の高次脳機能の評価法

1) tion. New York: Oxford University Press; 1995／鹿島晴雄（総監修）. レザック神経心理学的検査集成. 東京：創造出版；2005.
2) 鹿島晴雄, 加藤元一郎, 本田哲三. 認知リハビリテーション. 東京：医学書院；1999. p165.
3) 加藤元一郎, 鹿島晴雄. 概念の形成と変換に関する検査について（2）. 精神科治療学 1989；4(5)：675-679.
4) 酒井 浩, 福長一義, 村井俊哉ほか. ヴィゴッキー検査 PC 版の開発・試用とその有用性について. 生体医工学 2006；44：227.

15　ハノイの塔

　ハノイの塔（tower of Hanoi Puzzle）はパズルの1種である．主に手続き記憶検査として認知技能の獲得，あるいは遂行機能検査としての問題解決能力技能の獲得をみる課題として用いられる．
　原法[1]では3本の棒と大きさの異なる5枚の円盤からなる．課題目的としては円盤を動かしてできるだけ効率よく異なる棒に移動させるものであるが，ルールが2つある．ルールの1つ目は「一度に円盤を1枚ずつ動かすこと」，2つ目は「大きな円盤の上に必ず小さな円盤をのせること」である．対象年齢，所要時間に特に制限はない．しかし，臨床的には，「教示が理解できる」知的状態の人を対象とし，かつ，所要時間も，「一応15分以内」など大まかな枠を設ける必要がある．
　高次脳機能障害者，認知症症例などにおいては検査手順が複雑で課題意図を理解できず時間がかかる場合も多いため，通常GoelとGrafmanの変法[2]が用いられることが多い（移動回数が7~15回・9課題で構成）．さらに脳損傷者を対象とした認知リハビリテーションでは3つの円盤や4つの円盤（❾，❿）が使われることもある．すなわち一番左の棒には大きな円盤を最下段となる順番である左の塔（❾）が立っているが，この円盤を移動して，一番右の棒に大きな円盤が最下段の形になる塔を作る（❿）．この課題の反復練習と他の遂行機能課題を組み合わせ，問題解決能力向上を目指した認知リハビリテーション効果も報告されている[3]．また，認知技能の獲得を目的とした手続き記憶のリハビリテーションとしてさらに応用した研究報告[4]も散見される．認知リハビリテーションを行う場合は課題遂行時間の短縮と円盤移動回数の減少を目的として，より適切な課題上の問題解決を目指す．
　近年は，本課題を用いて器質性疾患のみならず

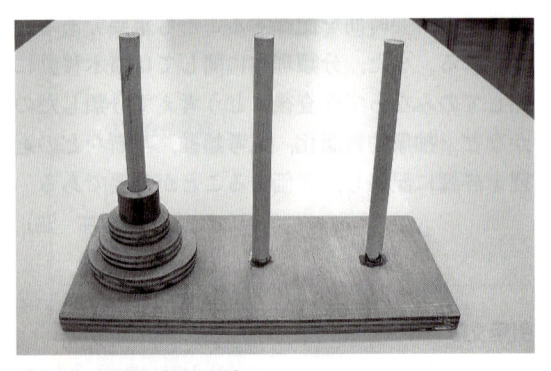

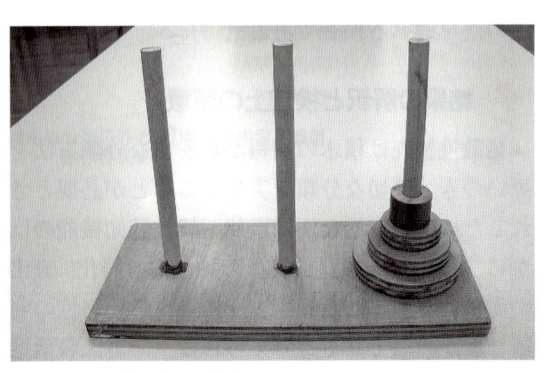

❾ ハノイの塔（課題前）

❿ ハノイの塔（課題後）

統合失調症等の機能性精神病患者の遂行機能障害についても分析がされている[5,6]．

（穴水幸子）

引用文献

1) Cohen NJ, Eichenbaum H, DeAcedo Bs, et al. Different memory systems underlying acquisition of procedural and declarative knowledge. Ann NY Acad Sci 1985 ; 444 : 54-71.
2) Goel V, Grafman J. Are the frontal lobes implicated in "planning" functions? Interpreting data from the Tower of Hnoi. Neuropsychologia 1995 ; 33 : 623-632.
3) 穴水幸子, 加藤元一郎, 斎藤文恵ほか. 右前頭葉背外側損傷に対する遂行機能リハビリテーション. 認知リハビリテーション 2005 ; (1) : 51-58.
4) 早川裕子, 吉岡 文, 高橋素彦ほか. 手続き記憶と遂行機能の評価について―「ハノイの塔」を行った1症例から. 神経心理学 2007 ; 23 (4) : 289 (抄).
5) Rushe TM, Morris RG, Miotto EC, et al. Problem-solving and spatial working memory in patients with schizophrenia and with focal frontal and temporal lobe lesions. Schizoprenia Res 1999 ; 37 : 21-33.
6) 高木美和, 片山征爾, 小嶋和重ほか. ハノイの塔課題を用いた統合失調症患者の問題解決能力の検討. 米子医誌 2005 ; 56 : 61-71.

16 TTT

1 評価法の概要

　遂行機能とは，目的をもった一連の活動を有効に成し遂げるために必要な4つの要素（①目標の設定，②計画の立案，③目標に向かって計画を実際に行うこと，④効果的に行動を行うこと）が含まれている．Tinker Toy Test（TTT）はLezak[1]により遂行機能の評価のための一つの検査として考案されたティンカートーイを用いる自由構成課題である．

2 評価の方法

　対象年齢に特に制限はない．特に教示の理解ができれば，非言語的表現が可能なため，児童から高齢者まで，その範囲は広いと考えられる．
　ティンカートーイは，⓫に示すように，赤・黄色・オレンジ・青・紫などカラフルな色をし，また釘・球体・スティック・コネクター・キャップ・ポイントなどの形状の異なる50ピースからなる．これらのピースを結合させることによって被検者はさまざまな物体を作ることができる．他の多くの遂行機能検査が収束的な結果を目指すという課題設定があるなかで，TTTでは50ピースのティンカートーイを被検者が座る何もない机の上の正面に置き「何でもよいので自由なものを作ってください」といった教示を与える．被検者がどれだけ豊富に自由な回答を産出するかをみるため，遂行機能の発散的側面を評定する検査とも考えられ

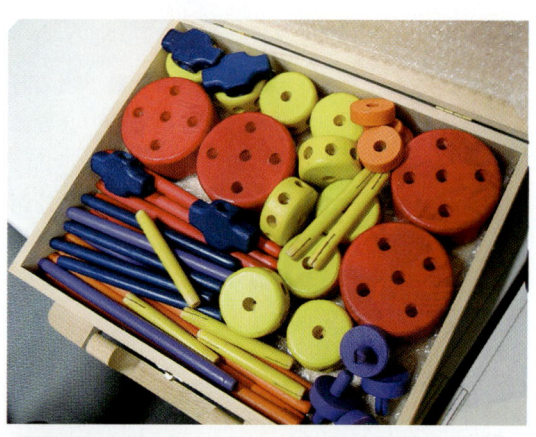

⓫ 実際のティンカートーイ

（穴水幸子ほか．高次脳機能障害．2012[2]より転用）

IV. その他の高次脳機能の評価法

⓬ Tinker Toy Test（TTT）の採点表

変数	採点基準	最大得点
物品使用数（np）	$n≧20=1$, $n≧30=2$, $n≧40=3$, $n≧50=4$	4
名称（name）	あり=1，なし=0	1
可動性（mov）	全体=1，部分=1	2
対称性（sym）	2方向=1，4方向=2	2
立体性（3d）	三次元=1	1
安定性（stand）	支えずに立っている=1	1
構成（cons）	何らかの組み合わせをした=1	1
誤り（error）	1つ以上のつなぎ方の誤り	−1

最高（可能）得点：12，最低（可能）得点：−1.
　　（穴水幸子ほか．高次脳機能障害．2012[2])より転用）

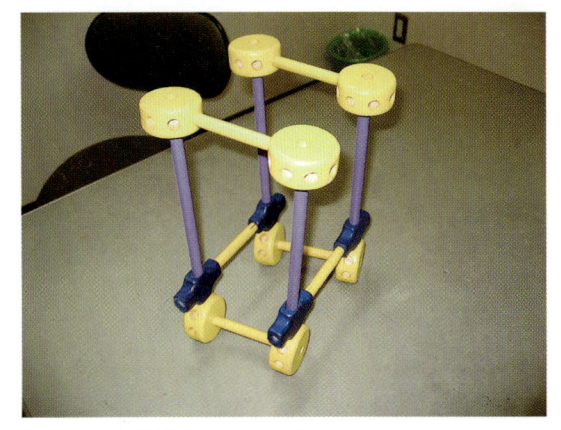

⓭ 前脳基底部健忘症例の作品

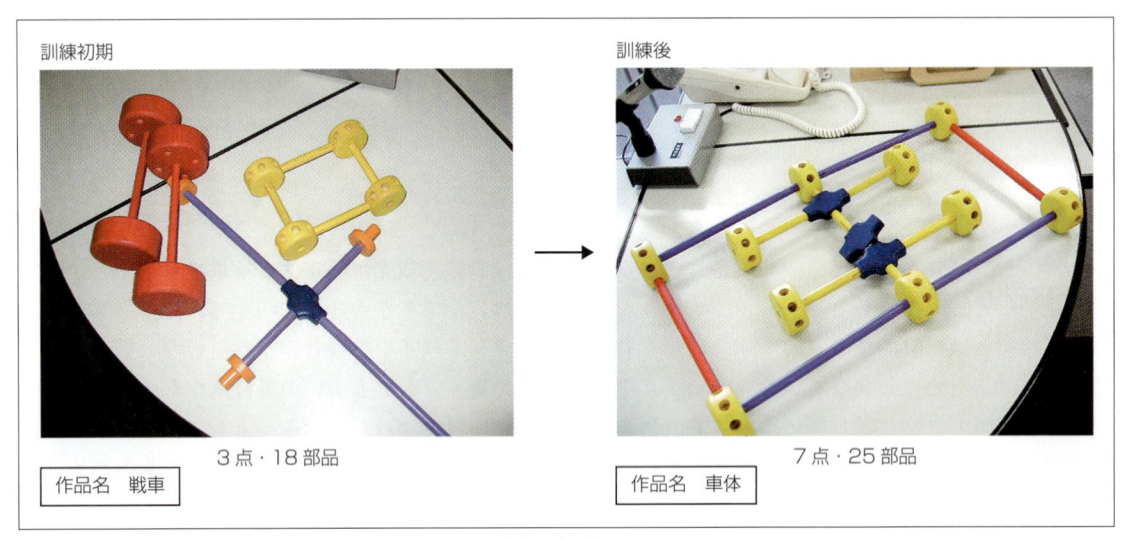

訓練初期　3点・18部品　作品名　戦車
訓練後　7点・25部品　作品名　車体

⓮ 右前頭葉背外側損傷症例における TTT による訓練の経過

（穴水幸子ほか．認知リハビリテーション　2005[5])より転用）

ている．また TTT には 5 分間という最小限の時間以外に特には制限時間を設けていない．必要により被検者を励ますことも可能である．

評価は，できあがった作品に対して，物品使用数・名称・可動性・対称性・立体性・安定性・構成を加点とし，1つ以上の誤りがある場合は減点する．最高（可能）得点は 12 点である（⓬）．

3　評価法の特徴と最近の知見

TTT を認知リハビリテーションの材料として用いる方法も散見される[2,3]．筆者が主治医であった前脳基底部健忘症患者の認知リハビリテーションの一環として行った TTT の作品を示す（⓭）．本症例のプロフィールについては文献[4]を参照していただきたい．この作品で使ったピースは少なく「適当に作った」と言い名前をつけることができなかった．一方，可動性，対称性，立体性，安定性は確立していた．評価点は 8 点であり，リハビリテーション期間中に数回 TTT を施行したが点数の向上は認めなかった．前頭葉背外側損傷症例に対しては評価点の向上を認め（⓮），TTT を用いた認知リハビリテーションは訓練の

適する症例をある程度限定して行う必要性もあると考える.

また近年の研究では，TTTの評価を作品の評価だけではなく遂行過程自体を質的に分析することの意味も論じられている[6]．

（穴水幸子）

引用文献

1) Lezak MD. Neuropsychological Assesment, 3rd edition. New York：Oxford University Press；1995／三村　將, 村松太郎（監訳）. 遂行機能と運動行為. 鹿島晴雄（総監修）. レザック神経心理学的検査集成. 東京：創造出版；2005. pp375-393.
2) 穴水幸子, 三村　將. 遂行機能障害のアセスメント, リハビリテーション. 武田克彦, 長岡正範（編）. 高次脳機能障害—その評価とリハビリテーション. 東京：中外医学社；2012.pp129-137.
3) 三村　將. 遂行機能障害. 鹿島晴雄, 大東祥孝, 種村　純（編）. よくわかる失語症セラピーと認知リハビリテーション. 東京：永井書店；2008.pp505-515.
4) 穴水幸子, 加藤元一郎, 斎藤文恵ほか. 前脳基底部健忘症例に対する「自伝的記憶ビデオ」を用いた認知リハビリテーション. 認知リハビリテーション 2006；129-136.
5) 穴水幸子, 加藤元一郎, 斎藤文恵ほか. 右前頭葉背外側損傷に対する遂行機能リハビリテーション. 認知リハビリテーション 2005；51-58.
6) 狩長弘親, 用稲丈人, 種村　純, Tinker Toy Test 遂行過程からみた遂行機能障害の質的分類の試み. 作業療法 2013；32(1)：33-45.

17 ストループテスト

1 ストループテストとは

1935年にStroop[1]は，同時に提示される2つの刺激（多くは色と語）がどのように干渉し合うかという実験を行った．第1課題である不一致条件として，red, blue, green, brown, purpleといった色に関する5語が違うインクで印刷されているセットを用意した．すなわち，redという語が，青，緑，茶，紫のインクで印刷されていた．課題は，1つの語がそれぞれ20回ずつ提示され，合計100語であった．

一方，一致条件のコントロール課題を2つ用意した．同じ語順であるものの上記の5語がすべて黒で印刷されている100語からなる第2課題，および，同じ色の順であるものの語が□や卍といった決まった形に置き換えられている第3課題を用いた．1つ目の実験では，第1課題である不一致条件の語および第2課題である一致条件の語を読ませて，その差を調べた．2つ目の実験では，第1課題である不一致条件の色および第3課題である一致条件の色を読ませ，その差を調べた．

結果は，1つ目の実験，すなわち，語を読ませる場合は色がついていても（色の干渉があっても），コントロール課題と比べて5.6%しか多くの時間を要さなかった．一方で，2つ目の実験，すなわち，実際の色を読ませる場合には語がついていると（語の干渉があると），コントロール課題と比べて74.3%も多くの時間を要した．すなわち，実際の色を答える際の語の干渉が，語を答える際の色の干渉よりも強いことが判明した．

上記のStroopから始まったストループテストは，比較的簡単に施行できることから，後に多くの研究者が使用するようになった．刺激する色の数，語の数，課題の数，評価の方法（時間で行うか誤答数で行うか）は，各研究者が独自に作成した検査法によって異なる[2]が，ストループテストに関する研究者の共通した考えは，日常的でより習慣化されたステレオタイプな反応を抑制する能

力を測定する検査として用いていることである．

さまざまなバージョンのストループテストがあるが，一般的には字が読めれば検査可能である．所要時間は数分内である．

同時刺激と干渉作用という観点から，上述の色と語の同時刺激だけではなく，白鳥の絵にラクダという文字が描かれているような絵と語の同時刺激，5という数字が4つ並べてあるような数字と個数の同時刺激，上という文字が下方に書かれてあるような位置と語の同時刺激など，さまざまなストループテストの応用例がある．

さらに1980年代からは，情動に関するストループテストが心理学者のあいだで用いられるようになった．うつ病の患者に misery（みじめさ），クモ恐怖症者に対して crawly（ぞっとする）という単語を用い，うつ病やクモ恐怖症者は健常群と比較してそれぞれの語を読む時間が増加するといった干渉効果がみられるなどというものである．ストループテストは，fMRIなどの脳機能画像研究にも応用され，注意機能に関する神経基盤の知見が集積された．

2 Modified Stroop Test

わが国にて比較的頻繁に使用されているストループテスト（Modified Stroop Test）[3]は，赤青緑黄の4色，刺激項目を24個とした課題である．Part I～IIIと3課題に分かれているが，いずれも漢字や色名を読むのではなく，実際のプリントされたインクの色を答える検査である．一致条件であるPart Iは色を塗った24個のドットをランダムに並べたものである．Part IIは色の順序はPart Iと同じであるが，ドットの代わりに山などの漢字を用いている不一致条件である．Part IIIも色の順序は同じであるが，青インクで塗られた赤という文字が提示され，文字ではなく実際のインクの色を答えるよう求められる不一致条件である．したがって，Part IIIはPart IIよりもストループの干渉作用が強く出現する課題である．評価としては，それぞれの所要時間，誤答数，干渉効果の指標としてPart IIIからPart Iの所要時間の差が用いられている．

また，注意機能を測定するために汎用されている標準注意検査法[4]では，位置に関するストループテストが用いられている．

3 解釈に際する注意

ストループテストの成績は，脳損傷例による研究からは，両側の前頭葉背内側損傷群においては他の部位の損傷群と比較して不一致条件で有意に誤答数や反応速度の低下を認めたという損傷例研究[5]はあるが，必ずしも前頭葉損傷に限って成績が落ちるものではない[6]．失語，半側空間無視，視空間障害などの影響が成績に影響する．

この検査の結果が最も有意義となる場合は，後部脳の諸機能に問題のない前頭葉限局損傷例において成績の低下を認めた場合である．この場合は，前頭葉機能の1つであるステレオタイプの反応を抑制する機能が低下していることが明らかに示唆される．

4 ストループテストに関連する神経基盤

機能画像研究からは，ストループテストの際に活性化する領域として，背側前部帯状回および前頭葉背外側があげられる．では，その両部位がどのようにこの課題にかかわっているのであろうか．MacDonaldら[7]は，ストループテストを施行中にfMRIを用いて経時的に両部位の活性を調べて，その機能の違いを明らかにしている．左前頭葉背外側は，色名を答えるか語を読むかという指示が与えられ，まだ実際の検査の施行に至っていないときに，ストループ干渉作用の強い色名を答える指示では，より自動的な反応である語を読む指示と比較して，より強い活性がみられた．一方，背側前部帯状回ではこの際に活性化することはなかった．また，左前頭葉背外側に強い活性化を示した被検者のストループ干渉作用は最も小さかった．実際に検査が施行されると，右背側前部帯状回において不一致条件において一致条件よりも強い活性がみられた．しかし，前頭葉背外側の活性は不一致条件と一致条件で差はなかった．彼らは

これらの結果から，前頭葉背外側は課せられた課題に必要な注意機能を表象し維持することによって行為や行動の管理や実行をすることを，一方で背側前部帯状回は行為に2つ以上の選択肢がある際に誤りの検出など監視する役を担っていると考察している．

（船山道隆）

引用文献

1) Stroop JR. Studies of interference in serial verbal reactions. *J Exp Psychol* 1935 ; 18 : 643-662.
2) Lezak MD. Neuropsychological Assessment, 3rd edition. New York : Oxford University Press ; 1995. pp373-376.
3) 加藤元一郎．前頭葉損傷における概念の形成と変換について．慶應医学 1998 ; 65 : 861-885.
4) 岩田 誠．標準注意検査法・標準意欲評価法．東京：新興医学出版社；2006．
5) Stuss DT, Floden D, Alexander MP, et al. Stroop performance in focal lesion patients : Dissociation of processes and frontal lobe lesion location. *Neuropsychologia* 2001 ; 39 : 771-786.
6) 斎藤寿昭，加藤元一郎，鹿島晴雄ほか．前頭葉損傷とword fluency—特に抑制障害との関連について．失語症研究 1992 ; 12 : 223-231.
7) MacDonald III AW, Cohen JD, Stenger VA, et al. Dissociating the role of the dorsolateral prefrontal and anterior cingulate cortex in cognitive control. *Science* 2000 ; 288 : 1835-1837.

▶ストループテスト（新ストループ検査Ⅱ）入手先

● トーヨーフィジカル
〒810-0014　福岡県福岡市中央区平尾 3-7-21 圓ビル
TEL：092-522-2922／FAX：092-522-2933

18　Fluency Test（流暢性テスト）

1　Word Fluency Test—語の列挙に関する課題

　頭文字およびカテゴリーによるWord Fluency Testがある[1]．頭文字によるWord Fluency Testでは，その文字で始まる頻度の多い「し」と「い」，および頻度の少ない「れ」を頭文字として用いる[2]．カテゴリーによるWord Fluency Testでは「動物」「果物」「乗り物」をカテゴリーとして用いる．検査時間はそれぞれ1分間とし，被検者に語をできるだけ多く口頭で述べさせ，語想起数の合計を評価値とする．

2　Idea Fluency Test—言語的な発想に関する課題[3]

　Idea Fluencyの検査法としては，Test for Creative Thinking[4]に含まれる「用途テスト」を改訂して用いる[1]．被検者に「缶詰の空き缶にはどんな使い方がありますか．使い方をできるだけたくさんあげてください」と指示し，5分間，回答を口頭で言わせ記録する．「缶詰の空き缶」のもつ容器的用途からどの程度かけ離れた発想がどの程度，豊富に産生されるかを評価する．回答の質的側面を評価するために回答を3つの評価基準に分類した．まず，「物入れ」「灰皿」など空き缶本来の容器としての形状，性質に着目したステレオタイプな回答を課題依存の回答とし，「ランプの傘」「下駄」など空き缶の用途としての常識的な枠を脱し空き缶のもつ円筒，空洞などの容器的性質に着目した回答を課題変形の回答とした．また，「おもし」「アクセサリー」など空き缶のもつ円筒，空洞などの容器的性質を無視し空き缶の部分的特徴のみに着目した回答を部分再生の回答とした．回答がいずれの評価基準に属するかを評価し，全回答数と各評価基準に属する回答数からIdea Fluencyの量的および質的評価を行う．

IV. その他の高次脳機能の評価法

3 Design Fluency Test
―非言語的な発想に関する課題

　形やデザインの産生能力を調べる検査として前述の Test for Creative Thinking における 4 点描画テストを改訂し Design Fluency Test として用いた．被検者に 4 つの点を提示し「次にあげる 4 つの点を使ってできるだけたくさんの絵を描いてください」と指示し，4 点の正方形的特徴にとらわれないで，どの程度かけ離れた発想がどのくらい豊富に描画されるかが検討される．検査の制限時間は 5 分間とする．回答の質的側面を評価するために回答を 3 つの評価基準に分類した．4 点の作る正方形にとらわれた幾何学的発想を課題依存の回答，正方形を主体としているが単なる幾何学的発想でない回答を課題変形の回答，4 点の絵の要素または要所として利用した発想を「部分再生」の回答とする．評価は全回答数と各評価基準に属する回答数により，量的および質的に行う．

（齋藤寿昭）

引用文献

1) 齋藤寿昭．前頭葉損傷における流暢性の障害について―Fluency Test を用いた検討．慶應医学 1996；73(6)：399-409.
2) 岩淵悦太郎．分類語彙表．東京：国立国語研究所；1982.
3) 加藤元一郎，鹿島晴雄．社会的行動異常と発想の流暢性障害を示した左前頭前野損傷の 1 例．総合リハ 1998；26(6)：553-558.
4) 髙野隆一．創造性思考の評価基準について (6) そのⅡ．カテゴリーによる評価．日本心理学会第 44 回大会発表論文集．1988.

19 TMT

1 評価法の概要

　Trail Making Test（TMT）はアメリカ軍の心理学者により開発され Army Individual Test Battery（1944）に含まれ，以後さまざまな改変が加えられ現在の形となっている[1,2]．TMT は検査が容易で所要時間が短いこともありさまざまな検査バッテリーに含まれている．

　本検査は A，B 2 つの Part からなり，Part A では被検者は 8.5×11 インチ（1 インチ＝2.54 cm）の紙の上に不規則に書かれた 1～25 までの数字が書かれた円を順に線で結んでいく．Part B では別の紙の上で，数字とアルファベットが書かれた円を 1-A-2-B-3-C というように交替に順に結んでいく[1,2]．成人用の刺激数は 25 個で，小児用は 15 個に設定されており，また視覚障害，重篤な運動障害の患者に適した口頭バージョンもある[1,2]．

　近年ではポピュラーな遂行機能検査となっており，従来の脳損傷（外傷，血管障害）・認知症などだけでなく，統合失調症・うつ病などの精神障害の認知障害の評価にも用いられる[1,2]．

2 具体的な評価の方法ならびに施行上の注意

　日本語版としては A4 サイズの紙を横にしてアルファベットの代わりに「かな」の「あ」から「し」を配置した検査用紙[3,4]（英語版のものと比較すると数字や文字の位置が異なっている）と，A4 サイズの紙を縦にした形状のオリジナルに近いものがある[5]．手順は，Part A の練習，Part A のテスト，Part B の練習，Part B のテストの順で進める[4,5]．ストップウォッチなどを用いて測定を開始し，被検者が間違いを犯したら即座に指摘し，間違った場所から再び始める．その間ストップウ

オッチの計測は止めずに最後まで到着した時点での所要時間を評価する[4,5]．縦[4]・横[5]版それぞれの詳細な手順は文献を参照されたい．横版は20～60歳代の健常者の成績が報告[6]され（⓯），縦版は40～74歳[7]と65歳以上の高齢者の健常値[8]が報告されている．本検査のように正解数でなく反応時間を評価する課題では，加齢による影響が大きく，年齢が高くなるほど施行時間は長くなる[2]．

3 評価法の特徴，制約，解釈に際しての注意

本検査は視覚性注意，視覚探索機能，手の運動と視覚の協調能力，注意，作動記憶，遂行機能を評価する[1,2]．

このなかで遂行機能は高次の注意機能と関連が深いが，注意障害は臨床上「持続性」「選択性」「転換性」「配分性」の4つのコンポーネントに分類され，後者になるほど高次の注意障害と関連が深い[9]．これらを説明するうえで事務作業を例にすると，注意集中を妨害する要因のない静かな環境で集中して作業を行うのが持続性注意である．選択性注意は周囲の騒音などノイズがあふれる環境でこれらの妨害因子を無視して本来の作業に専念することである．転換性注意は複数の情報処理を交替して行い，たとえばワープロ作業中に電話がかかってきた場合電話対応中はワープロ操作を中断し，電話を切った後にワープロ業務を再開する．これに対しワープロ作業を中断せず電話対応中も継続するのが配分性注意である[9]．Part AとBの違いを注意障害から考察するとPart Aは注意の選択性，Part Bは転換性と配分性を反映する[5,6]．

Part AとBの成績の比較では，Part Aに比べPart Bの成績が明らかに不良な場合と，Part AおよびPart B両方で成績が不良な場合とがあり，前者の場合被検者は注意の転換性・配分性など，遂行機能と関連が深い能力が障害されていることが示唆される[10]．一方，後者の場合運動の遅延，協調機能の障害，視覚探索機能の障害，検査への意欲低下などを鑑別する必要がある[1,2]．

⓯ Trail Making Test（TMT）の健常値

年齢群	人数	Part A 平均（標準偏差）	Part B 平均（標準偏差）
20歳代	91	66.9（15.4）	83.9（23.7）
30歳代	58	70.9（18.5）	90.1（25.3）
40歳代	48	87.2（27.9）	121.2（48.6）
50歳代	45	109.3（35.6）	150.2（51.3）
60歳代	41	157.6（65.8）	216.2（84.7）

（豊倉 穣ほか．脳と精神の医学 1996[6]より一部改変）

その他の評価指標としてはPart B－A，Part B/Part Aの比がある．Part B－Aは，評価者間信頼性（異なる検者が検査を行っても同等の結果になるのか）[1]の問題を解決し，また運動の影響を取り除いた認知機能の評価値として有用である[1,2]．一方Part B/Part Aは遂行機能の指標として用いられ，鹿島ら[3]は前頭葉損傷群では，他部位損傷が健常群と同程度の値（約1.2）であったのと比較してより大きい値（2以上）を呈したと報告している．

本検査と脳局在との関連を考えるうえで，数字や文字の認識は左脳，空間に配置された数字や文字の視覚探索機能は右脳，テスト遂行の速度と効率は全般的な脳機能を反映していると考えることもできる．また本検査は前頭葉機能障害の検出に有効と論じられた時期もあった[1,2]．実際，脳賦活研究ではTMT施行時に機能的磁気共鳴画像法（fMRI）[11]や近赤外分光法（NIRS）[12]などの脳機能イメージング法上，前頭葉に活動がみられることが示されている（ただし他の部位の活動も伴っている）．しかし近年の脳損傷研究では，脳損傷の存在を示す鋭敏な検査であるものの，左右，前後の病巣間の判別には有用でないとされている[2]．

一方で近年TMTの成績は，頭部外傷患者の自立度を予測する[10]，高齢者の下肢の運動動作を予測する[13]といった報告がある．これらは本検査が認知機能の評価のみでなく，日常生活上の障害を予測する，すなわち生態学的妥当性（ecological validity）を有することを示唆している．

（森山　泰）

引用文献

1) Lezak MD. Neuropsychological Assessment, 3rd edition. New York : Oxford University Press ; 1995. pp381-384.
2) Spreen O, Strauss E. A Compendium of Neuropsychological Tests, 2nd edition. New York : Oxford University Press ; 1998. pp533-547.
3) 鹿島晴雄, 半田貴士, 加藤元一郎ほか. 注意障害と前頭葉損傷. 神経進歩 1986 ; 30(5) : 847-857.
4) 高岡 徹, 尾崎浩子. Trail Making Test. *J Clin Rehabilitation* 2005 ; 18(3) : 246-250.
5) 長谷川千洋, 博野信次. Trail Making Test (TMT) A and B. 日本臨牀 2011 ; 69 (増刊号 8) : 423-427.
6) 豊倉 穣, 田中 博, 古川俊明ほか. 情報処理速度に関する簡便な認知検査の加齢変化―健常人における paced auditory serial addiction task および trail making test の検討. 脳と精神の医学 1996 ; 7(4) : 401-409.
7) 安部光代, 鈴木匡子, 岡田和江ほか. 前頭葉機能検査における中高年健常日本人データの検討―Trail Making Test, 語列挙, ウイスコンシンカード分類検査（慶応版）. 脳神経 2004 ; 56(7) : 567-574.
8) Hashimoto R, Keguro K, Lee E, et al. Effect of age and education on the Trail Making Test and determination of normative data for Japanese elderly people : The Tajiri Project. *Psychiatry Clin Neurosci* 2006 ; 60 : 422-428.
9) 豊倉 穣. 注意障害の臨床. 高次脳機能研究 2008 ; 28(3) : 320-328.
10) Acker MB, Davis JR. Psychology test scores associated with late outcome in head injury. *Neuropsychology* 1988 ; 3 : 1-10.
11) Zakzanis KK, Mraz R, Graham SJ. An fMRI study of the Trail Making Test. *Neuropsychologia* 2005 ; 43 : 1878-1886.
12) Shibuya T, Sumitani S, Kikuchi K, et al. Activation of the prefrontal cortex during the Trail-Making test detected with multichannel near-infrared spectroscopy. *Psychiatry Clin Neurosci* 2007 ; 61 : 616-621.
13) 広田千賀, 渡辺美鈴, 谷本芳美ほか. 地域高齢者を対象とした Trail Making Test の意義―身体機能と Trail Making Test の成績についての横断分析から. 日老医誌 2008 ; 45(6) : 647-654.

IV. その他の高次脳機能の評価法
意思決定課題

20 アイオワ・ギャンブリング課題（IGT）

1 評価法の概要

アイオワ・ギャンブリング課題（Iowa Gambling Task：IGT）は，前頭葉眼窩部の機能障害を評価するため，また Damasio らが提唱したソマティックマーカー仮説[1]を実証するために，Bechara ら[2]によって報告された神経心理の検査法である．この仮説によれば，前頭葉眼窩部には，外界の刺激と体性感覚を結びつけ，重みづけをし（行動の帰結としての"よい""悪い"を判断する），行動選択の幅を制限することで，最終的に長期的な利益を得させるシステムがあるとされている．

本検査においては，トランプを繰り返し引き，それに伴い疑似金銭（おもちゃのお金など）がやりとりされる．すなわちカードを引くという行動選択によって金銭的なやりとり（報酬と罰）を受けていくこととなる．その繰り返しの選択を通して，長期的な利益を増大させられるかを計る検査となっている．

2 具体的な評価の方法ならびに試行上の注意

"い，ろ，は，に"と名づけられた4つのトランプのデッキ（すべて裏向きで積まれている）が，被検者の前に置かれる．検査にあたって被検者は2,000ドルの疑似金銭（日本バージョン[3]では200,000円）を渡され，「この検査は一種の賭けであること」「どのデッキから引いてもいいし，いつ別のデッキに変更してもいいが，1枚ずつカードを引いていくこと」「カードを引くたびに検査者から金銭が支払われること，しかし時々罰金が課せられること」「この検査の目標は持っている金額を最大にすること」が教示される．合計100回カードを引くと終了となるが，そのことは教示されていない．

被検者はいかなるルールで報酬と罰が決まっているかは，わからないまま進行していくこととなるため，カードの図柄や引く順番，果ては"金銭の受け取り方までもが関係しているのではないか"などと思いをめぐらせながら進行していく．しかし❶のように実際はトランプのデッキごとに報酬と罰金が計画されており，金銭の増減は4つのデッキのそれぞれの選択回数によってのみ決められることとなる．デッキ"い"とデッキ"ろ"は「不利なデッキ」とされている．なぜならば，カードを引くごとに 10,000 円がもらえるが，罰金も高くなっている（10 回単位でみると，100,000 円の報酬を得て，125,000 円の罰金を払う）．一方デッキ"は"とデッキ"に"は「有利なデッキ」とされており，カードを引くごとに 5,000 円しかもらえないが，罰金も低く設定されているため，10 回単位でみると 25,000 円の黒字となる．それゆえ IGT で好成績をあげるためには，不利なデッキよりも有利なデッキからより多くのカードを引くことが求められる．

被検者は上述した前頭葉眼窩部の損傷例[2,4]が始まりではあるが，他にも注意欠如・多動性障害[5]や強迫性障害[6]の患者など IGT の成績の低下が報告される疾患は増えてきている．

実施時間に関しては，被検者の入れ込み加減によるところが大きいが，速くても 30〜40 分程度，平均的には 60 分程度であろう．

3 評価法の特徴，制約，解釈に際しての注意

基本的には，いかに不利なデッキから引かず有利なデッキから引くかということが，成績に影響するのだが，当然 IGT 開始当初は"報酬・罰金が

IV. その他の高次脳機能の評価法

❶ IGT における各デッキの報酬・罰金表

選択ブロック カード番号	1	2	3	4	5	6	7	8	9	10	1	2	3	4	5	6	7	8	9	10	1	2	3	4	5	6	7	8	9	10	1	2	3	4	5	6	7	8	9	10
い +10,000			−15,000		−30,000		−20,000		−25,000	−35,000		−35,000			−25,000		−20,000		−30,000	−15,000		−30,000			−35,000		−20,000	−25,000		−15,000		−35,000	−20,000	−25,000				−15,000	−30,000	
ろ +10,000					−125,000			−125,000						−125,000													−125,000													
は +5,000	−5,000			−5,000		−5,000		−5,000	−2,500	−7,500			−2,500	−7,500	−5,000		−5,000	−2,500	−5,000				−7,500			−2,500	−2,500		−7,500	−5,000	−7,500									
に +5,000					−25,000							−25,000										−25,000									−25,000									

デッキ "い" とデッキ "ろ" は毎回 10,000 円の報酬を,デッキ "は" とデッキ "に" は毎回 5,000 円の報酬を得る.罰金に関しては,各デッキを何回引いたかで決められており,たとえばデッキ "い" を3回引いたところで,15,000 円の罰金を払うこととなる.

(加藤 隆ほか.脳と精神の医学 2001[3] をもとに作成)

デッキに依存している"ということがまったくわからないため,確率的には同程度の割合で各デッキから引いていくこととなる.検査が進むにつれ,だんだんと不利なデッキを避け,有利なデッキを選択する確率が上がっていくのが一般的である.明らかに IGT のルールを見抜く被検者もまれに存在するが,多くの成績優良者はルールを明確には見抜けないが,"何となく"不利なデッキを避けるようになっていく.

評価方法は,終了時の所持金額,全体での不利なデッキの選択数などさまざまではあるが,検査の進行とともに選択の仕方が推移していくことが理解できることが望ましいので,全100回の試行を20回ごと5ブロックに分け,不利/有利なデッキの選択を示しているものが多い[7,8].

評価に関して,何らかの指数におけるカットオフポイントが示されているわけではないため,実施しているときの様子(入れ込み度)や,終盤での選択傾向などを総合的に考慮していく必要がある.特にデッキ "ろ" を9回引いた際に支払う 125,000 円の罰金の後の反応は興味深く,取り返そうと躍起になって不利なデッキの 10,000 円を引き続ける被検者もいれば,本人が意識していなくてもデッキ "ろ" にはしばらく手を出そうとしない被検者もいる.

また IGT において成績が低下する者は,「デッキ "い" と "ろ" は毎回 10,000 円がもらえること」に気づくが,「デッキ "い" と "ろ" は罰金が多いこと」に気づかない者なので,「デッキ "い" と "ろ" は毎回 10,000 円をもらえること」にも気づけない被検者は成績の低下も起きてこない.その点は注意して検討する必要がある.

(小平雅基)

引用文献

1) Damasio AR. The somatic marker hypothesis and the possible functions of the prefrontal cortex. *Philos Trans R soc Lond B Biol Sci* 1996;351:1413-1420.
2) Bechara A, Damasio AR, Damasio H, et al. Insensitivity to future consequences following damage to human prefrontal cortex. *Cognition* 1994;50:7-15.
3) 加藤 隆,加藤元一郎,鹿島晴雄.ギャンブリング課題―前頭葉眼窩部機能障害を検出する検査法.脳と精神の医学 2001;12(2):157-163.
4) Bechara A. Disturbances of emotion regulation after focal brain lesions. *Int Rev Neurobiol* 2004;62:159-193.
5) Garon N, Moore C, Waschbusch DA. Decision making in children with ADHD only, ADHD-anxious/depressed, and control children using a child version of the Iowa Gambling Task. *J Atten Disord* 2006;9:607-619.
6) Starcke K, Tuschen-Caffier B, Markowitsch H-J, et al. Skin conductance responses during decisions in ambiguous and risky situations in obsessive-compul-

sive disorder. *Cogn Neuropsychiatry* 2009 ; 14 : 199-216.
7) Bechara A, Tranel D, Damasio H. Characterization of the decision-making deficit of patients with ventromedial prefrontal cortex lesions. *Brain* 2000 ; 123 : 2189-2202.
8) van den Bos R, Homberg J, de Visser L. A critical review of sex differences in decision-making tasks : Focus on the Iowa Gambling Task. *Behav Brain Res* 2013 ; 238 : 95-108.

21 ケンブリッジ・ギャンブル課題（RCGT）

1 検査法の概要

ケンブリッジ・ギャンブル課題（Rogers Cambridge Gamble Task：RCGT）は，ケンブリッジ大学のRogersらが開発したコンピュータを使った意思決定課題の一つ[1]であり，単にCambridge Gamble Task（CGT）と表記されることも多い．

先行して開発された意思決定課題として前項目で解説されているアイオワ・ギャンブリング課題（Iowa Gambling Task：IGT）があるが，IGTでは4つのカードの束のうち，どのカードの束が得点を増やす確率が高いかは明示されておらず，課題中に得られる結果からそれを推測する能力が，高得点を得るためには必要である．そのためIGTの結果はリスクを好む傾向のほかに，途中経過から学習する能力，学習した戦略を維持する能力などが混在したものを反映している．その点，RCGTでは学習能力やワーキングメモリーの影響を最小化するために，各選択により得点を増やす確率がそれぞれどの程度あるかが視覚的にわかりやすく明示されており，また各試行は独立していて，それ以前の試行の結果には無関係であるように設計されている[2]．これはRCGTの利点であるが，逆にRCGTはIGTとは違い，リスクがあいまいな場合の意思決定を測定することができない．

RCGTは現在Cambridge Neuropsychological Test Automated Battery（CANTAB）と呼ばれるコンピュータを用いた心理検査バッテリーのなかの一つの検査として利用可能である（http://www.camcog.com/cantab-tests.asp）．実施時間は約30分である．CANTABに組み込まれる他の検査と同時に行うことで，意思決定以外の他の認知機能も同時に測定可能だという利便性がある．

RCGTの妥当性は脳損傷[1,2]，薬物使用障害[1,3]，ギャンブル障害[3]，強迫症[4]，注意欠如・多動症[5]，多発性硬化症[6]などで確かめられている．

対象年齢については，特に規定がない．CANTABのなかのより簡単な課題は小児にも実施されており，RCGTもやり方を理解可能な年齢であれば実施可能ではあるが，結果の解釈が難しくなる．そのため，小児や高齢者への実施には慎重さが求められる．

2 検査の実際

❷にRCGT施行中の典型的な画面を示す．画面上部に赤と青の合計10個の四角形が並んでいる．赤と青の比率は試行ごとに異なり，9対1から1対9まで擬似ランダムに表示される．被検者は，この10個の四角形のどれか1つにだけ，ランダムに黄色の四角形が隠されていることを告げられ，赤と青のどちらに隠されているかを推測，選択することを求められる．赤か青かの選択は下部に表示されている赤青それぞれのパネルを触れるこ

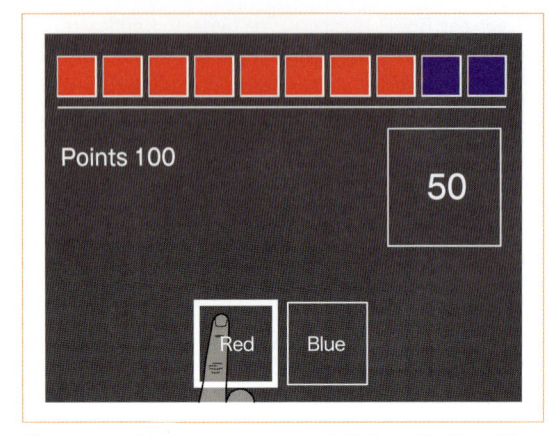

IV. その他の高次脳機能の評価法

❷ RCGT試行中にモニターに表示される画面の例

とで行う．赤青の選択終了後，次に被検者はその選択にどれだけの点数をかけるか決めることを求められる．はじめに与えられた持ち点（画面中央左に表示）は100点で，課題によりできるだけ持ち点を増やすように求められるが，かけられる点数（画面中央右のパネルに表示）は以下のようにあらかじめ決まっている．課題は「上昇系列」と「下降系列」の2種類に分けられており，「上昇系列」ではかけられる点数が，現在の持ち点の5%から時間とともに25%，50%，75%，95%に自動的に上昇していく．被検者は自分のかけたい点数が表示されているときにパネルに触れることで，その点数をかけることができる．最後まで選択しないと自動的に95%を選択したことになる．「下降系列」では逆の順となる．「上昇系列」と「下降系列」の2系列があるのは行動の衝動性をみるためである．衝動性が高い被検者は「上昇系列」では低い点数を「下降系列」では高い点数をかけるが，リスクを好む被検者は「上昇系列」でも高い点数が表示するまで待てると考えられている．かける点数の選択の後，黄色の四角形の場所が明らかにされる．赤青の選択が正しければ，かけた点数と同じだけ持ち点に加算され，間違えれば減算される．各系列は9つの試行からなり，「上昇系列」と「下降系列」それぞれ4系列を行うと課題終了となる．持ち点が1以下になった場合も「破産」となり，その系列は終了し，次の系列に移る．

3 検査の評価と注意点

RCGTでは以下の6つの変数が結果として得られる．

①リスク傾向（Risk taking）：正解の可能性が高い色（たとえば赤：青＝6：4であれば赤）にかけたときに，持ち点数の何%をかけたかの平均値
②意思決定の質（Quality of decision making）：正解の可能性が高い色にかけた比率
③意思決定速度（Deliberation time）：色の選択に要した時間の平均
④リスク調整能（Risk adjustment）：赤青の比率の変化に対し，かける点数をどの程度調整したかの指標
例：[2×（9：1の際にかけた割合の平均）＋（8：2の際にかけた割合の平均）—（7：3の際にかけた割合の平均）2×（6：4の際にかけた割合の平均）]／かけた割合の全体平均
⑤衝動性（Delay aversion）：衝動性の指標
例：「下降系列」の「リスク傾向」スコア—「上昇系列」の「リスク傾向」スコア
⑥全体リスク傾向（Overall proportion bet）：持ち点数の何%をかけたかの全施行の平均値

「リスク調整能」と「衝動性」の計算式は研究によっては異なる式を使っている場合もあり，注意が必要である．また，他にも「破産」の回数や，最終持ち点も結果として扱われることがある．これらのうち，「リスク傾向」「意思決定の質」「意思決定速度」が評価対象として使用されることが多い．

再検査信頼性に関しては，DeVitoらは学習効果を認めなかったとしている[5]が，認知機能検査である以上，まったくないとは考えにくく，治療効果判定のため複数回施行する場合はプラセボを置いたほうがよいと思われる．

（吉田泰介）

引用文献

1) Rogers RD, Everitt BJ, Baldacchino A, et al. Dissociable deficits in the decision-making cognition of chronic amphetamine abusers, opiate abusers, patients with focal damage to prefrontal cortex, and tryptophan-depleted normal volunteers : Evidence for monoaminergic mechanisms. *Neuropsychopharmacology* 1999 ; 20(4) : 322-339.
2) Manes F, Sahakian B, Clark L, et al. Decision-making processes following damage to the prefrontal cortex. *Brain* 2002 ; 125 (Pt 3) : 624-639.
3) Lawrence AJ, Luty J, Bogdan NA, et al. Problem gamblers share deficits in impulsive decision-making with alcohol-dependent individuals. *Addiction* 2009 ; 104(6) : 1006-1015.
4) Dittrich WH, Johansen T. Cognitive deficits of executive functions and decision-making in obsessive-compulsive disorder. *Scand J Psychol* 2013 ; 54(5) : 393-400.
5) DeVito EE, Blackwell AD, Kent L, et al. The effects of methylphenidate on decision making in attention-deficit/hyperactivity disorder. *Biol Psychiatry* 2008 ; 64(7) : 636-639.
6) Simioni S, Schluep M, Bault N, et al. Multiple sclerosis decreases explicit counterfactual processing and risk taking in decision making. *PloS one* 2012 ; 7(12) : e50718.

▶ RCGT 入手先

- CANTAB（Cambridge Neuropsychological Test Automated Battery）
  URL : http://www.camcog.com/cantab-tests.asp
  ＊上記 URL より利用可能．

22 神経経済学的検査（Discounting 課題）

1 評価法の概要

　神経経済学とは，数学，行動経済学，心理学および神経科学の手法を組み合わせることにより，意思決定の基本的な原理を探る学問である[1]．もともと行動経済学を基盤とした研究分野であったが，1990 年代から，神経科学の分野と融合する形で著しい進展がみられた．近年は，精神疾患や神経疾患などにおける意思決定の障害を評価する際に，神経経済学の課題が使用されることがある．神経経済学の課題は多数存在するが，本項では代表的なパラダイムである時間割引（temporal discounting）課題について述べる．

2 時間割引

　時間割引とは，ある出来事が実現するまでの遅延に伴い，その出来事の主観的な価値が時間とともに減衰する現象である．時間割引の程度は，時間割引率（k）と呼ばれ，各個体で異なる値をとる．k を求めるには，遅延報酬（例：「1 か月後に 100 円もらう」）と即時報酬（例：「今すぐ 50 円もらう」）のどちらかを選択する報酬選択課題を繰り返し，即時報酬と遅延報酬が主観的に等価となる主観的等価点を同定することにより求められる．これまでに複数の割引関数が提唱されているが，双曲線モデルでは次の式に近似される．

$$V = R/(1+kD)$$

　V は遅延期間後の報酬の主観的等価点，R は現在の報酬の大きさ，D は遅延時間を表す．双曲線モデルでは，k が大きい個体は，報酬をより小さい値に割り引いて評価してしまうため，将来のより大きな報酬まで待つことができず，衝動的な選択を行ってしまう．一方，k が小さい個体は，報酬の割引率が小さいため，即時的な選択を行わず，遠い未来のより大きな報酬を待つことができる．このようなことから，しばしば k を衝動性の指標

場合もあり，次に説明する遅延割引率算出シートを作成する．

遅延割引率算出シートでは，10個の主観的等価点（K_{est}）が，被検者の実際の回答パターンにそれぞれどれだけ一致するかという一致率を求めている．この一致率が最も高い区分が，被検者の真の主観的等価点となる．❹のE（0s）は，各主観的等価点（K_{est}）に対して被検者が即時報酬（0）を選択すると予測される回数である．被検者1をみてみると，$k=0.0039$の一致率が最も高いことがわかり，上に述べた結果と矛盾しない．一方，被検者2では，一致率が最大となる主観的等価点が，2つ存在する．このような場合，MCQでは，この2つのk値（0.026と0.0039）の幾何平均0.0107が真のkとなる．

同様の手順で，他の報酬額（中，小）に対してもkが求められる．最終的に，3つのk値の幾何平均がその被検者のkの推定値となる．詳細は，文献[2]を参照されたい．

（高畑圭輔）

引用文献

1) Camerer CF. Neuroeconomics : Opening the gray box. Neuron 2008 ; 60 : 416-419.
2) 岡本泰昌, 岡田 剛, 志々田一宏ほか. 遅延報酬の割引に対するセロトニンの効果—精神疾患の病態理解への応用. 精神経誌 2012 ; 114(2) : 108-114.
3) 小野田慶一, 岡本泰昌, 国里愛彦ほか. 遅延報酬選択における衝動性と抑うつ傾向. 脳と精神の医学 2010 ; 20(3) : 1-6.
4) Kirby KN, Petry NM, Bickel WK. Heroin addicts have higher discount rates for delayed rewards than non-drug-using controls. J Exp Psychol Gen 1999 ; 128 : 78-87.
5) Kirby KN. Instructions for inferring discount rates from choices between immediate and delayed rewards. Unpubulished manuscript. 2000.

23 最終通牒課題

最終通牒課題（Ultimatum Game）は「最終提案ゲーム」と訳されることもある．実験経済学・行動経済学の分野において用いられてきた課題であり，2人のあいだで金銭を分けてもらうゲームである．このゲームは以下の通りに進められる．まず1人が提案者となり，与えられた金銭（たとえば1,000円）を自分と相手のあいだでどのように配分するかを提案する（たとえば自分が700円，相手が300円）．応答者は，提案を了承することもできるし拒否することもできる．応答者が提案を了承した場合は，提案通りの金額を2人が受け取る（たとえば提案者700円，応答者300円）．応答者が提案を拒否した場合は，2人とも金銭を受け取ることができない．

このゲームにおいて，応答者が提案を拒否することは，応答者にとってまったく利益にならない．提案を拒否すると1円も受け取ることができないため，1円以上のどのような提案でも，拒否するより了承するほうが金銭的なメリットとなるからである．となると，相手は1円でも受諾すると考えられるため，提案者は自分が最大限となるような提案をすることが最も合理的である（たとえば自分が999円，相手が1円）．

しかし，実際の行動実験ではこのような提案はほとんどみられない．むしろ40～50％の額を相手に提案することも少なくない．また20％以下の提案については，拒否する応答者が多い．すなわち，提案者は理論的予測に比べ公平な配分を提案し，応答者は不利益であっても不公平な配分を拒否する．新古典派と呼ばれる標準的な経済理論

に従えば，ヒトは自らの利益を最大限にするような経済行動をとると考えられているが，この課題における人間の行動からは，合理的利得の最大化だけが目的ではなく，利得配分の公平性や互恵性も重要であることが示されている．

近年，最終通牒課題のような行動経済学的手法を用いて，経済的活動（意思決定）における脳活動を調べる「神経経済学」と呼ばれる分野が注目されている．Sanfey らによれば，最終通牒課題における不公平な提案に対しては，情動と関連する島回および前頭前野背外側領域などの動きが活発化することが示された[1]．その後も機能的 MRI を使用して最終通牒課題を実施中の脳活動が調べられており，不公平な提案に対して，島回，前部帯状回，補足運動野，小脳の活動が上昇することが繰り返し報告されている．さらに，提案を受諾したときよりも拒否したときのほうが島回や補足運動野の活動がより大きいことも報告されている[2]．

（田渕　肇）

引用文献

1) Sanfey AG, Rilling JK, Aronson JA, et al. The neural basis of economic decision making in the Ultimatum Game. *Science* 2003 ; 300(5626) : 1755-1758.
2) Gabay AS, Radua J, Kempton MJ, et al. The Ultimatum Game and the brain : A meta-analysis of neuroimaging studies. *Neurosci Biobehab Rev* 2014 ; 47 : 549-558.

IV. その他の高次脳機能の評価法
表情・情動判断 その他

24 表情・情動判断課題

1 表情認識とは

　他者と協力する，感情を分かち合う，競い合うといった社会的なかかわりは，人間が人間らしい生活を送るために非常に重要なものである．ある状況や対象に対して，他者がどのような気持ちをもっているのかを正確に理解することで，円滑なコミュニケーションが可能になっている．

　表情は，自分の感情を他者に伝えたり，他者の感情を感じ取ったりするために欠かすことができないものである．社会認知を扱う多くの研究が，刺激として表情を用いていることからも，その重要性がうかがえるだろう．表情は対応した情動反応に伴う身体運動の習慣に基づく性質であり[1]，その認知は情動の認知と切り離して考えることはできないものである．高次脳機能障害において，コミュニケーションの問題は頻繁にみられるが，その基盤として表情の認識あるいはその表出に問題が生じていることがある．さらに，脳への局所的な損傷によって特定の感情を感じることができなくなってしまうと，同時にその感情を表す表情の認識もできなくなる事例があることも，その関係の密接さを示している．

　表情認識に問題を呈する精神・神経疾患としては，統合失調症，Parkinson病，多発性硬化症，うつ病，認知症，てんかん，Huntington病と並んで，脳血管障害，脳梗塞，頭部外傷などがあげられる．多くの脳損傷例を対象とした研究では，体性感覚関連領域や島皮質，前島・側頭・辺縁系ネットワークなどの損傷によって表情認識に問題を示す可能性が指摘されており，これらの領域が表情や情動の認識に非常に重要な役割を担っていると考えられている[2,3]．

2 評価に使用する刺激

　記憶，注意，遂行機能，言語機能といった種々の認知機能については，数多くの神経心理学検査が開発され高次脳機能障害におけるその病態の解明が進められてきている．他者の表情の適切な理解，そして自身の表情の適切な表出が，円滑なコミュニケーションにおいて担う役割は非常に大きいにもかかわらず，わが国において入手が容易で，臨床場面で一般的に使用されている検査バッテリーは現在のところほとんどない．統合失調症の評価のために開発された CogState Schizophrenia Battery，およびその日本語版検査[4]には社会認知能力の検査として表情認識の項目が組み込まれているが，現状では高次脳機能障害例に対する検査として，臨床現場で広く使用されるには至っていない．

　海外に目を向けてみると，表情の認識およびその意味の理解の検査としては Ekman と Friesen[5]による表情写真が最もよく使われている．彼は，Darwinの立場を踏襲し，怒り，恐れ，喜びといった基本感情は，文化や人種を超えた普遍的価値をもつものであると考えた．この仮説を検証するために，さまざまな表情を示した写真を用意し，さまざまな国に住む人々を対象としてこの表情刺激を見せたときにどのような感情を表す画像として同定されるのかを調査した．各写真が意図した表情（例：怒り）として正確に認識される率を調べ，画像のセットとともに公表している．この画像のセットには，怒り，軽蔑，嫌悪，恐怖，喜び，悲しみ，驚きが含まれている．表情の認識検査として機能するためには，それぞれの刺激がある程度，意図した通りの効果をもたらすことを

148

検証しておく必要がある．Ekmanらの刺激はこの点において条件を満たしており，表情認識の普遍性のみならず，さまざまな精神疾患や脳損傷例における表情認識能力の検査に使用されている．

スウェーデンのカロリンスカ研究所が作成した表情写真のセット（The Karolinska Directed Emotional Faces：KDEF）も，70人のモデルによる怒り，嫌悪，恐怖，喜び，悲しみ，驚き，無表情の7種類の表情が刺激として収録されており，表情認識にかかわる検査や研究において広く使用されている[6]．

当初はEkmanの刺激は人種を問わず，普遍的な検査結果を得られると想定されてはいたが，その検証結果は一様とはいいがたく，西洋人の表情の認識は日本人にとっては困難な場合もある[7]．特に恐怖表情を正しく認識できない割合が高いことが知られている．そこでMatsumotoらは，日本人の表情写真を用いたセット（Japanese and Caucasian Facial Expression of Emotion：JACFEE）と，特定の表情を表していない無表情のセット（Japanese and Caucasian Neutral Faces：JACNeuF）を作成している．JACFEEにも怒り，軽蔑，嫌悪，恐怖，喜び，悲しみ，驚きの7つの感情を表す表情刺激が収められている．日本人を対象とした調査によって，いずれの表情についても，一定の割合で作成者が意図した通りの感情を表す表情として認識されることが示されているが，作成されてからすでに20年以上が経過している点には留意が必要である．有料ではあるが，株式会社国際電気通信基礎技術研究所（ATR）の作成した顔表情データベース（DB99）にも複数の人物の軽蔑，嫌悪，恐怖，喜び，悲しみ，驚き，真顔の写真が収録されている．それぞれの刺激が意図した表情として認識される割合も調査され，公表されている．

3 評価の方法

表情から，表示されている感情を正しく認識できるかを調べるための最も単純な方法は，表情写真をカード，あるいはPCのモニターによって提示し，どのような感情を表しているように見えるかを問うことである．表情刺激と感情語の選択肢を提示し，いずれの感情を表す表情であるかを問う．あらかじめ想定されている感情を選択することができれば正解，それ以外の感情を選択した場合には不正解と評価し，全般的，あるいは特定の表情の認識能力に顕著な異常がないかを判断する．この方法による検査において，高い表情認識能力を示すためには，顔として認識するための視覚処理能力，感情語の読みや聞き取り，意味の理解，そして単語と視覚情報のマッチングといった複数の能力が前提となる．このため，検査の結果が優れなかったとしても，表情認識そのものに問題があるのか，あるいは前提となっている何らかの機能に問題があるために，結果として表情認識検査の成績に影響が生じたのかは慎重な判断を要する．特に，高次脳機能障害や認知症などが疑われる症例においては，他の検査結果に照らした総合的な判断が必要である．

上述のような方法の他にも，Ekmanらは作成した表情刺激を用いて，感情認識能力を多角的に評価するためのテストバッテリー（Comprehensive affect testing system：CATS）を開発している（http://www.psychologysoftware.com/CATS.htmを参照）．複数の顔写真に対する人物の異同判断（3枚の顔写真のうち2枚は同じ人物，1枚が別人である），表出している感情の異同判断（3枚の顔写真のうち2枚は同じ感情を表す表情，1枚は異なる表情をしている），感情の命名，感情を含む韻律であるプロソディと表情のマッチングなど，13種類の下位検査から構成されている．単に表情写真と，想定される感情語のマッチングが正しくできる，というだけでは，感情にかかわる情報処理全般が良好に保たれていると考えるには不十分である．どのような場面でその感情を感じるのか，人間関係においてどのような意味をもっているのかといったことを適切に理解できている必要がある．CATSはこのようなニーズに応じて，視覚や聴覚といった複数の感覚モダリティを介した感情の理解を評価することが可能である．下位

IV. その他の高次脳機能の評価法

検査におけるプロフィールの分布をみることで，当該症例が日常生活において求められる感情の処理に何らかの困難を抱えているのか否か，特にどのような性質の困難さをもっているのかを評価することができよう．

Ekman ら以外にも，Mayer らは表情や感情を喚起する状況の描写などを用いて，情動の知覚や理解，コントロールを評価するテストを開発している（The Mayer-Salovey-Caruso Emotional Intelligence Test：MSCEIT)[8]．Lane らも同様に感情が喚起されるような状況を表した短いストーリィを題材として，自分あるいは他者の感情状態をどの程度の複雑性をもって豊かに表現できるかを評価するテストを開発している（Levels of Emotional Awareness Scale：LEAS)[9]．いずれも多角的な視点から感情の処理能力を評価している点においてたいへん興味深いテストであるが，その施行および採点においては文化の違いに起因する差異が存在する可能性を理解しておく必要があるだろう．

（寺澤悠理）

引用文献

1) Darwin CR. The Expression of the Emotions in Man and Animals. London：William Clowes and Sons；1872.
2) Adolphs R, Damasio H, Tranel D, et al. A role for somatosensory cortices in the visual recognition of emotion as revealed by three-dimensional lesion mapping. *J Neurosci* 2000；20：2683-2690.
3) Dal Monte O, Krueger F, Solomon JM, et al. A voxel-based lesion study on facial emotion recognition after penetrating brain injury. *Soc Cogn Affect Neurosci* 2013；8：632-639.
4) Yoshida T, Suga M, Arima K, et al. Criterion and construct cvalidity of the CogState Schizophrenia Battery in Japanese patients with schizophrenia. *PLoS one* 2012；6：e20469.
5) Ekman P, Friesen W. Pictures of Facial Affects. Palo Alto, CA.：Consulting Psychological Press；1976.
6) Lundqvist D, Flykt A, Oehman A. The Karolinska Directed Emotional Faces（KDEF）. Stockholm：Department of Neurosciences Karolinska Hospital；1998.
7) Matsumoto D, Ekman P. Japanese and Caucasian Facial Expressions of Emotion（JACFEE）[Slides]. San Francisco：Intercultural and Emotion Research Laboratory, Department of Psychology, San Francisco State University；1988.
8) Mayer JD, Salovey P, Caruso DR. Mayer-Salovey-Caruso Emotional Intelligence Test（MSCEIT）. Toronto, Ontario：Multi-Health Systems, Inc.；2002.
9) Lane RD, Quinlan DM, Schwartz GE, et al. The levels of emotional awareness scale：A cognitive- developmental measure of emotion. *J Pers Assess* 1990；55：124-134.

25 心の理論課題

1 心の理論とは

日常場面において，人は言葉を使って自分の気持ちを表現したり，他者の言葉からその人の心の世界を推論したりする．また，言葉を使わずとも，その場の雰囲気や顔の表情などを通して，他者の心の状態を推論することもある．このような理解のメカニズムがうまく機能しないと，他者とのコミュニケーションに支障をきたすばかりでなく，自分自身の行為を客観的に振り返ることにも困難が生じる．「心の理論（theory of mind）」が対象とするのは，「直接目で見ることのできない自己や他者の心的活動に関する理解」である[1]．

「心の理論」という用語が初めて用いられたのは，Premack らの 1978 年の論文である[2]．この論文には「チンパンジーは心の理論をもっている

か」というタイトルがつけられており，この刊行がきっかけとなって，心の理論に関する研究が一つの分野として確立されるに至った．「心の理論」という用語は，小さい頃から子どもが「心の世界とはいかなるもので，どのように働くものなのか」ということについて仮説をもち，それを理論として検証するかのように理解を発達させるのではないか，というとらえ方をもとに用いられるようになった．

現在，心の理論に関する研究は，心の理論の定型発達の過程に焦点をあてる発達心理学，心の理論に低下を示す自閉スペクトラム症（自閉症スペクトラム障害）をはじめとする発達障害学，心の理論を実現する脳機能について調べる認知神経科学，および脳損傷や精神・神経疾患に伴う心の理論の低下について調べる神経心理学など，幅広い分野からの注目を集めている．

2 誤信念課題

心の理論の理解を調べる課題は，これまでに多くのものが提案されている．まずは，心の理論の障害についてわかりやすく理解するために，比較的広く用いられている誤信念課題について述べる．

誤信念課題とは，物語や実演を通して，登場人物の信念についての理解を調べる課題である．比較的単純な構造をもつ「第1次誤信念課題（標準誤信念課題）」と呼ばれる課題には，「スマーティ課題」や「サリーとアンの課題」などがある．ここでは「サリーとアンの課題」を例にあげる．この課題では，まず次のような物語を聞かせる[3]．

> サリーはバスケットを持っていて，アンは箱を持っています．サリーはボールを自分のバスケットの中に入れました．サリーは外に散歩に出かけました．サリーがいないあいだに，アンはバスケットからボールを取り出し，自分の箱の中に入れました．さて，サリーが帰ってくる時間です．サリーは自分のボールで遊ぼうと思いました．サリーはボールがどこにあると思うでしょう．

この課題では，サリーはボールが移されたという事実を知らないので，バスケットを探すというのが正答である．この課題に正答するためには，現状とは異なるサリーの信念を理解することが必要となる．そのためには，物語で述べられた事実の正確な表象，すなわち，現状（ボールは箱の中）とは異なるサリーの頭の中の表象（ボールはバスケットの中）を形成することが求められる．このような表象を形成できるのは，定型発達児では4歳以降とされており，それまではこの課題の遂行が困難であるとされる．

一方，より複雑な構造をもつ「第2次誤信念課題」には，「アイスクリーム屋課題」などがある．この課題では，次のような物語を聞かせる[4]．

> ジョンとメアリーが公園で遊んでいると，アイスクリーム屋さんがやってきました．2人はアイスクリームを食べたいと思いましたが，2人とも財布を持っていませんでした．そこで，メアリーは財布を取りに家に帰りました．ところが，アイスクリーム屋さんは公園ではお客が来ないので，教会に移動するとジョンに告げます．公園に戻ろうとしていたメアリーは，教会に向かうアイスクリーム屋さんと出会い，教会に移動することを知ります．では，今，メアリーがアイスクリーム屋さんはどこにいると思うと，ジョンは考えるでしょうか．

この課題に正答するためには，アイスクリーム屋さんが教会にいることを知っているメアリーの1次表象に加えて，そのことを知らないジョンの表象，すなわち2次表象が必要とされる．この2次表象は「ある人の心の世界をある人がどう考えるか」という二重の構造をしている．このような，いわば表象の表象をメタ表象と呼ぶ．アイスクリーム屋課題に正答するためには，メタ表象の理解が必要なのであり，難易度も高くなるため，定型発達児でも，6〜7歳にならないと遂行が困難であるとされる．

Baron-Cohenの一連の研究によると，自閉スペクトラム症の比較的重度のケースでは，第1次誤

信念課題の成績に低下が認められる．このようなケースでは，視線方向課題を用いた研究でも，パフォーマンスの低下が報告されている[5]．この課題では，たとえば，上下左右に4つのお菓子を置き，画面中央にいる子どもが右上のお菓子を見ている絵を見せる．そして，参加者に「この子どもはどれか一つのお菓子を欲しがっています．どのお菓子を欲しがっていますか」と尋ねる．この課題に困難を示すケースでも，いずれかの方向を向いた子どもの顔を見せ，「あなたのほうを向いていますか」と尋ねるような課題では，正しく答えることができる．したがって，自閉症児においては，視線方向の認識に障害があるわけではなく，その視線を投じる人がどのようなことを考えているかということの推論に問題があると考えられる．

3 高次の心の理論課題

一方，従来，高機能自閉症，あるいはAsperger症候群と呼ばれていた，比較的軽度の自閉スペクトラム症においては，上記のような課題には困難を示さない．そのようなケースに対しては，より高度な心の理論課題を用いるのが一般的である．これらの課題は「高次の心の理論課題（advanced theory of mind task）」と呼ばれており，「奇妙な物語課題」[6]や，「失言検出課題」[7]などがそれに該当する．ここでは，失言検出課題について例をあげる．この課題も誤信念課題などと同様に物語形式の課題であり，まず次のような物語を聞かせる．

> ジェームスはリチャードの誕生日におもちゃの飛行機をプレゼントしました．数か月後，2人がこの飛行機で遊んでいると，ジェームスは突然それを落としてしまいました．するとリチャードは次のように言いました．「気にしないで．どうせ，あまり気にいっていなかったから．誰かが私の誕生日にくれたんだ」．

物語を聞かせた後，質問として「物語のなかで，誰かが何か言うべきでないことを言いましたか」と尋ねる．軽度な自閉スペクトラム症のケースにおいては，物語の登場人物や流れは覚えているにもかかわらず，リチャードの失言を指摘できる確率が低い．

自閉スペクトラム症に限らず，脳損傷や他の疾患においても，高次の心の理論課題に困難を示すケースは比較的多い．これらの課題を通して，物語で展開される文脈を理解し，失言，皮肉，比喩などの発言に隠された本来の意味を理解できるかどうかを調べることで，日常生活におけるコミュニケーションのレベルを課題の成績として表すことができる．

〈梅田　聡〉

引用文献

1) Baron-Cohen S, Tager-Flusberg H, Cohen DJ (eds). Understanding Other Minds : Perspective from autism. Oxford : Oxford University Press : 1993／田原俊司（監訳）. 心の理論（上）（下）. 東京：八千代出版：1997.
2) Premack D, Woodruff G. Does the chimpanzee have a theory of mind? *Behav Brain Sci* 1978 ; 4 : 515-526.
3) Baron-Cohen S, Leslie AM, Frith U. Does the autistic child have a "theory of mind"? *Cognition* 1985 ; 21 : 37-46.
4) Baron-Cohen S. The autistic child's theory of mind : A case of specific developmental delay. *J Child Psychol Psychiatry* 1989 ; 30 : 285-297.
5) Baron-Cohen S, Campbell R, Karmiloff-Smith A, et al. Are children with autism blind to the mentalistic significance of the eyes? *Br J Dev Psychol* 1995 ; 13 : 379-398.
6) Happé FGE. An advanced test of theory of mind : Understanding of story characters' thoughts and feelings by able autistic, mentally handicapped and normal children and adults. *J Autism Dev Disord* 1994 ; 24 : 129-154.
7) Baron-Cohen S, O'Riordan M, Stone V, et al. Recognition of faux pas by normally developing children and children with Asperger Syndrome or high-functioning autism. *J Autism Dev Disord* 1999 ; 29 : 407-418.

26 ベンダー・ゲシュタルト・テスト（BGT）

1 評価法の概要

ベンダー・ゲシュタルト・テスト（Bender Gestalt Test：BGT）は，1938年にBender Lによって発表された心理検査である[1]．Wertheimer Mが視知覚の研究に用いたデザインから適宜選んだ図形とBender自身が考案した計9枚の幾何図形を被検者に模写してもらい，その過程や配列，形態的特徴から，視覚・運動ゲシュタルト機能の成熟度および障害様相，心理的な障害，パーソナリティの偏り，器質的脳疾患などを解明する．ゲシュタルト心理学の思想に基づいており，BenderはBGTにおいて「図形を模写することは，単に刺激となるデザインを正確に知覚し，再生することではなく，刺激と有機体との関連において，過去の経験を統合することになる．図形の模写がこの統合の所産である以上，模写する人の人格要因が反映される」と述べている[2]．

本検査は，短時間で施行できる負荷の少ない検査であり，児童から高齢者まで検査の対象範囲が広い．投影法の一つとして分類されたり，神経心理学的検査として学習障害や高次脳機能障害，認知症の評価などに用いられることもある．たとえば，渡辺ら[3]は，左右片麻痺患者におけるBGTについて検討した結果，①BGTにみられる種々のゆがみは，量的に左片麻痺群が右片麻痺群に比して多いこと，視野異常を有する群が視野異常を有しない群より多いこと，さらに質的差異もみられることから，BGTでの図形模写の能力は，右半球後半部との機能的関連が高い，②左・右片麻痺群とも，脳波の異常の度合が大きくなるほどBGTも有意に得点が高く，皮質損傷の度合とBGTのあいだに相関関係がある，③BGTと他の心理テストとの相関は，視運動性テスト，全体的知能テストと高い相関を示すと述べている．また，坂上ら[4]は，BGTのいくつかの採点項目は，脳損傷に対し左右半球あるいは皮質皮質下の障害の特徴を反映していることから，神経心理学的症状に対する有効な検査法として位置づけている．近年では，村山ら[5]が，Lewy小体型認知症（dementia with Lewy bodies：DLB）患者に特有の視覚認知障害は，Alzheimer型認知症（ATD，Alzheimer病：AD）患者にはみられないことが多いことから，両疾患の鑑別に重要であることを指摘しており，BGTによるDLBの簡易鑑別法を開発している．

2 具体的な評価の方法ならびに施行上の注意

評価の対象者
5歳～成人．

実施に要する時間
5～10分（被検者によっては10分以上要する場合もある）．

テスト材料
- 図版カード：計9枚（❶）．佐藤[6]が指摘しているように，図版Ⅵの図形については，各研究者の解説書や市販の図版に一部相違があるため，注意が必要である．
- 模写用紙：21.59 cm×27.94 cm（アメリカのレターサイズ）の白紙1枚．規格の都合上，A4サイズの紙を使用する場合もある．数枚必要とする場合もあるため準備しておく．
- 鉛筆（2B），消しゴム

施行法
Benderの用いた個別実施法が一般的である．検査者と被検者との位置関係は，被検者への心理的負荷を軽減し，被検者の行動観察が可能となるように，検査者は被検者の対面ではなく，左右い

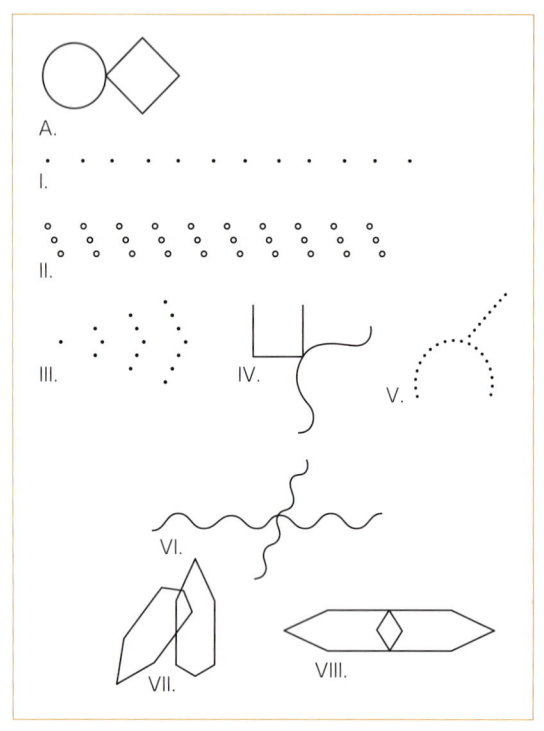

IV. その他の高次脳機能の評価法

❶ベンダー・ゲシュタルト・テストの図形
(Bender L. A Visual Motor Gestalt Test and its Clinical Use. 1938[1] より)

いか」「線を消してもよいか」「用紙をもっと多く使ってもよいか」などの質問を受けることもあるが，その場合は指示的な回答はせず，自分の思うように模写するよう伝える．定規・コンパスなどの器具類は使用させない．教示にもあるように，描画はスケッチ風に描いてはいけないが，あえてスケッチするものはそのままとし記録する．所要時間は各図版ごとに記録する．また，検査者は被検者の模写の仕方だけでなく，表情や行動，態度なども観察し記録する．

3 評価法の特徴，制約，解釈に際しての注意

BGTについては，これまでに多くの研究者により採点および解釈法が発表されており，結果を数量的に処理する立場や全体としてのゲシュタルトを重視し質的に分析する立場などがある[2]．

日本では11歳～成人ではPascal・Suttel法，5～10歳の児童ではKoppitz法が多く用いられており，採点用の記録用紙が市販されている[2]．Pascal・Suttel法は，図版Aを除く図版Ⅰから図版Ⅷまでの図形について採点を行うが，各図形ごとに10～13項目の採点項目と，用紙に模写された図形全体の構成に関する採点項目がある．それぞれ採点に重みづけがしてあり，それらの合計得点を用いる．Koppitz法は，図版Aから図版Ⅷまでの図形について計30の採点項目を設けており，各項目についてその誤りの有無を採点し，合計得点を用いる．また，佐藤[7]は，XYZ法を提唱し，実施法・スコアリング法を紹介している．

解釈に際して留意すべき点としては，佐藤[6]が指摘しているように，結果を数量化することによって客観的な分析が可能となるが，一方で数量化することのできない特徴を見逃してしまう危険性があることであろう．また，佐藤ら[8]は，心理検査の各指標に対する固有のゆれの程度を「固有漂動性」と呼び，精神疾患患者の症状変化や治療の進行によって，BGTの各指標の固有漂動性に差が生じると指摘している．したがって，本検査のみの単独実施で解釈するのではなく，他の心理検査とのテストバッテリーのなかに組み込み実施す

ずれかの90度の位置に座ることが望ましい．模写用紙は，被検者の前に縦長に置き，図版カードは模写用紙の上辺の左上の位置に提示する．1枚描き終わると，次の図版カードを提示するが他のものは伏せておく．

検査者は，①図版カードが9枚あること，②1枚ずつ順次提示すること，③それらの図形を模写用紙に見た通りに描くが，スケッチ風に描いてはいけないこと，④時間制限はないことを教示し，図版カードを図形A，図形Ⅰ～図形Ⅷまで順番に提示し1枚の模写用紙に9枚すべての図形を模写させる．

施行上の注意点

図版カードや模写用紙の位置を変えさせない．回転させようとする場合には注意し制止する．それでも回転させる場合はそのままにしておくが，そのことを記録しておく．描く図形の大きさや配置は被検者の自由である．「ポツ点を数えてもよ

ることが必要であり，総合的に解釈することが望ましい．

（色井香織，深津玲子）

引用文献

1) Bender L. A Visual Motor Gestalt Test and its Clinical Use. New York：The American Orthopsychiatric Association；1938／高橋省己（訳）．視覚・運動 ゲシュタルト・テストとその臨床的使用，改訂版．京都：三京房；2012．
2) 高橋省己．ベンダー・ゲシュタルト・テスト ハンドブック，増補改訂版．京都：三京房；2011．
3) 渡辺俊三，北條 敬，大沼悌一ほか．左右片麻痺患者におけるBender-Gestalt検査について―左右半球損傷，視野異常の有無，脳波異常の程度，他の心理検査との相関の検討．脳神経 1978；30(3)：311-315．
4) 坂上清美，篠置昭男，西川 隆．Bender Gestalt Testの神経心理学的検査法としての位置づけ（I）―左右大脳半球損傷における検討．日本教育心理学会総会発表論文集 1985；27：744-745．
5) 村山憲男，井関栄三，杉山秀樹ほか．ベンダーゲシュタルトテストによるレビー小体型認知症の簡易鑑別法の開発．老年精神医学雑誌 2007；18(7)：761-770．
6) 佐藤忠司．ベンダー・ゲシュタルト検査．岡堂哲雄（編）．心理検査学 心理アセスメントの基本．東京：垣内出版；1975．pp344-369．
7) 佐藤忠司．ベンダー・ゲシュタルト検査．岡堂哲雄（編）．増補新版 心理検査学―臨床心理査定の基本―心理アセスメントの基本．東京：垣内出版；1993．pp141-156．
8) 佐藤忠司，小林摂子，橘 玲子．精神病者の症状変化とRorschach Test，Bender Gestalt Testとの関係―各指標の固有漂動性の検討．日本臨床心理学会（編）．臨床心理学の進歩 1968年版．東京：誠信書房；1968．pp225-236．

参考文献

- Golden CJ, Espe-Pfeifer P, Wachsler-Felder J. Neuropsychological Interpretations of Objective Psychological Tests. New York：Kluwer Academic／Plenum Publishers；2000／櫻井正人（訳）．高次脳機能検査の解釈過程―知能，感覚-運動，空間，言語，学力，遂行，記憶，注意．東京：協同医書出版社；2004．

▶ BGT入手先

- 三京房
  〒605-0971 京都府京都市東山区今熊野ナギノ森町11
  TEL：075-561-0071／FAX：075-525-1244

V

パーソナリティの評価法

V. パーソナリティの評価法
質問紙法

1 コーネル・メディカル・インデックス（CMI）

1 評価法の概要

コーネル・メディカル・インデックス健康調査表（Cornell Medical Index-health questionnaire：CMI）は，コーネル大学のBrodman Kらが，軍人向けに作成された指標を改良して，1949年に一般臨床用に考案した質問紙法[1]で，被検者の精神面と身体面の自覚症状を短時間で測定できる．1952年には，情緒障害の評価の有力な手がかりとなることも発表された[2]．金久卓也はアメリカ留学にCMIを知り，日本に持ち帰って，深町健とともに臨床研究を重ね，1972年に原法の基準をより精度化した日本版CMI[3]を作成した．日本版CMIでは，新たに設けられた神経症判別基準（深町基準）により，大まかな神経症判別が可能になった．1976年増補版，1983年改訂版[4]，2001年に改訂増補新版[5]が出版され，臨床場面での問診補助としてだけでなく，簡便なスクリーニングテストとして，医療・産業・学校など，幅広く用いられている．

2 評価の実施法[6]

14歳以上の，質問内容が理解できる程度の知能をもっている人を対象とする．「はい」「いいえ」の2件法で，所要時間は30分前後．個人でも集団でも実施可能．質問項目は，身体的自覚症状（A：目と耳，B：呼吸器系，C：心臓脈管系，D：消化器系，E：筋肉骨格系，F：皮膚，G：神経系，H：泌尿生殖器系，I：疲労度，J：疾病頻度，K：既往歴，L：習慣）と，精神的自覚症状（M：不適応，N：抑うつ，O：不安，P：過敏，Q：怒り，R：緊張）についての項目に分けられる．原法では，身体的項目144と精神的項目51の計195項目であるが，日本版では，男女別に身体的項目がそれぞれ追加され，男性版211項目，女性版213項目となっている．各質問は，初診の際に，臨床医が患者に尋ねる主要な症状を，広範囲かつ，詳細に，わかりやすい言葉で，質問形式で記述されている．

3 評価の判定

判定は以下の3方法によって検討される．
①自覚症プロフィール：項目別の得点を記入して作成した項目別自覚症の訴え率（％）のプロフィールから，被検者の神経症的傾向や情緒障害，器質疾患が把握できる．
②深町による神経症判別基準：身体的自覚症状のうち，心気傾向の指標となるC，I，Jの合計点を縦軸に，精神的自覚症状のM～Rの合計点を横軸にとり，交点の属する領域から神経症の判別を行う．領域Ⅰ：5％の危険率で心理的正常と診断しうる．領域Ⅱ：心理的正常である可能性が高い．領域Ⅲ：神経症である可能性が高い．領域Ⅳ：5％の危険率で神経症と診断しうる．
③心身両面の症状を前提としている上記の判別基準では，特定の対象，観念，行為に対して，不安や恐怖，葛藤が高い神経症や行動障害者は把握されにくい．それを補うために，特定の精神的項目についてチェックできるようになっている．

4 評価法の限界

平易な表現で，簡便である一方，妥当性を判断する項目は設定されておらず，被検者が回答を操作する可能性がある．また，内因性精神病，病識に乏しい被検者に対しては，必ずしも有用なテストとはいえない．

〔住山眞由美〕

引用文献

1) Brodman K, Erdmann AJ Jr, et al. The Cornell medial index : An adjunct to medical interview. *J Am Med Assoc* 1949 ; 140 : 530-534.
2) Brodman K, Erdmann AJ Jr, Lorge I, et al. The Cornell Medical Index-Health Questionnaire (Ⅲ) The evaluation of emotional disturbances. *J Clin Psychol* 1952 ; 8 : 119-124.
3) 金久卓也, 深町　健. 日本版CMI健康調査表. 京都：三京房；1972.
4) 金久卓也, 深町　健. 日本版コーネル・メディカル・インデックス　その解説と資料, 改訂版. 京都：三京房；1983.
5) 金久卓也, 深町　健, 野添新一. 日本版コーネル・メディカル・インデックス, その解説と資料, 改訂増補新版. 京都：三京房；2001.
6) 上池安昭. コーネル・メディカル・インデックス（CMI）. 上里一郎（監）. 心理アセスメントハンドブック第2版. 東京：西村書店；2001.

▶ **CMI健康調査表入手先**

● 三京房
〒605-0971 京都府京都市東山区今熊野ナギノ森町11
TEL：075-561-0071／FAX：075-525-1244

2　矢田部-ギルフォード性格検査（Y-G性格検査）

1 評価法の概要

矢田部-ギルフォード性格検査（Y-G性格検査）は，Guilford JP[1-3]が1930～1940年代に考案したギルフォード性格検査をモデルとして，1953年に矢田部達郎[4]が着手し，園原太郎と辻岡美延[5]が標準化を行った．ギルフォード性格検査は3種類の性格検査からなり，質問項目は数百に及ぶ．そのことから実用性の点において質問項目が少なくかつ検査の信頼性や妥当性の高いもの，検査の施行や採点の容易なものが望まれ，さらに日本人に適合するようにY-G性格検査が作成された[6-8]．Y-G性格検査は，質問紙法性格検査として，教育・臨床・産業の諸分野において非常に広く用いられている．性格を12の特性によってプロフィール（グラフ）化することにより視覚的に把握することができる．Guilfordの原典には，12尺度のほかにもう1つM（男子性対女子性）という性格特性があるが，これは環境によって構成される社会的態度ととらえられることから，Y-G性格検査では除外された．適応年齢別に，一般，大学用，中学・高校用，小学生用がある．

2 評価の実施方法

Y-G性格検査の内容は，各因子10問の計120項目の質問に「はい（○印）」「いいえ（○印）」「どちらでもない（△印）」のいずれかで答える．施行時間は，約30分程度である．

3 評価の結果の整理および解釈

回答の○印には2点，△印には1点を与え，各基礎因子の集計点（粗点）をプロットしてプロフィールを描く．プロフィール欄のプロット数（統計値）によって，平均（A型），不安定積極（B型），安定消極（C型），安定積極（D型），不安定消極（E型），分類不能（F型）の6種の性格類型に分類される．

Y-G性格検査によって測定される12種類の性格特性とその特徴を❶に示す．結果として，それぞれの性格特性について，どの程度その特徴があるか，視覚的に表現されるので，比較的わかりやすい．また，被検者が自分で意識しているものが反映されやすいので，本人にも受け入れやすい．一方で，意識されていない面に関しては結果に反

V. パーソナリティの評価法

❶ Y-G 性格検査の性格特性と特徴

	性格特性		特徴
D	抑うつ性	Depression	陰気，悲観的気分，罪悪感の強い性質
C	回帰性傾向	Cyclic Tendency	著しい気分の変化，驚きやすい性質
I	劣等感の強いこと	Inferiority Feelings	自信の欠乏，自己の過小評価，不適応感が強い
N	神経質	Nervousness	心配性，神経質，ノイローゼ気味
O	客観的でないこと	Lack of Objectivity	空想的，過敏性，主観性
Co	協調的でないこと	Lack of Cooperativeness	不満が多い，人を信用しない性質
Ag	愛想の悪いこと	Lack of Agreeableness	攻撃的，社会的活動性，ただしこの性質が強すぎると社会的不適応になりやすい
G	一般的活動性	General Activity	活発な性質，身体を動かすことが好き
R	のんきさ	Rhathymia	気がるな，のんきな，活発，衝動的な性質
T	思考的外向	Thinking Extraversion	非熟慮的，瞑想的および反省的の反対傾向
A	支配性	Ascendence	社会的指導性，リーダーシップのある性質
S	社会的外向	Social Extraversion	対人的に外向的，社交的，社会的接触を好む傾向

映されにくく，自己制御しやすいという限界がある．

（小野田暁子）

引用文献

1) Guilford JP. An Inventory of Factors STDCR. Beverly Hills, Calif.：Sheridan Supply Co.；1940.
2) Guilford JP, Martin HG. Personal Inventory；Manual of directions and norms. Beverly Hills, Calif.：Sheridan Supply Co.；1943.
3) Guilford JP, Zimmerman WS. The Guilford-Zimmerman Temperament Survey：Manual of instruction and interpretations. Beverly Hills, Calif.：Sheridan Supply Co.；1949.
4) 辻岡美延．矢田部 Guilford 性格検査の因子分析的研究．矢田部達郎（編）．性格自己診断検査の作製．京都大学文学部紀要 1954；3：139-155.
5) 辻岡美延．新性格検査法—Y-G 性格検査実施・応用・研究手引．東京：竹井機器工業；1972.
6) 辻岡美延．新性格検査法・YG 性格検査応用・研究手引．大阪：日本心理テスト研究所；2000.
7) 八木俊夫．YG 性格検査．東京：日本心理技術研究所；1987.
8) 八木俊夫．YG テストの診断マニュアル．東京：日本心理技術研究所；1989.

▶ Y-G 性格検査入手先

● 日本心理テスト研究所
〒565-0853　大阪府吹田市春日 1-4-28
　　　　　　　緑地シティハイツ 207 号
TEL：06-6339-2828／FAX：06-6339-2800

3 東大式エゴグラム

1 東大式エゴグラムの背景

　エゴグラムとは，Eric Berne によって創始された交流分析をもとに，その弟子 John M Dusay が考案した性格診断法である[1]．人の心を5つの自我状態，「批判的な親（CP：Critical Parent）」「養育的な親（NP：Nurturing Parent）」「大人（A：Adult）」「自由な子ども（FC：Free Child）」「順応した子ども（AC：Adapted Child）」に分け，それぞれの自我（エゴ）の分量（グラム）がどのようなバランスで機能しているかをみていこうとしたものである．しかし，Dusay のエゴグラムは判定に習熟が必要で，直感に左右されやすいため，その後，より客観性のある質問紙法が開発された．日本では 1984 年に東大式エゴグラム（Tokyo University Egogram：TEG）[2]が作成され，統計的手法やサンプル数の改訂を加え，TEG 第 2 版[3,4]，新版 TEG[5]を経て，2006 年に新版 TEG II[6,7]が出版されている．

2 実施方法および結果整理方法

　15 歳以上を対象とし，53 項目からなる質問紙で，所要時間は 10 分程度である．5つの自我状態にそれぞれ 10 項目ずつ質問があり，「はい」が 2 点，「どちらでもない」は 1 点，「いいえ」は 0 点として，その合計点を標準化されたエゴグラムプロフィール表に棒グラフで書き込むようになっている．また，妥当性尺度（L）が 3 点以上の場合は，信頼性が乏しく判定に注意を要し，疑問尺度（Q）が 32 点以上の場合は，判定保留したほうがよいとされている[6,7]．

3 解釈および留意点

　5つの尺度を簡単に解説する．CP は，責任感が強く規律を守り，良心的な生き方を重んじるが，理想を追求する価値観ゆえに，自他に厳しく，がんこで融通が利かない面がある．NP は，思いやりがあり，包容力や共感性があるが，度がすぎると過干渉・過保護になる面もある．A は，冷静で，理性的・客観的な判断力をもっているが，これが強すぎると無味乾燥の人間味のない人になる．FC は，自由にのびのびと振る舞い，好奇心旺盛な素直な子どものエネルギーを有しているが，そうしたエネルギーをコントロールすることが苦手で，協調性に欠け自分勝手な側面がある．AC は，周囲に気を配り，相手の期待に合わせようとする従順さや同調性を特徴としているが，「よい子」として振る舞うために自分を過度に抑え，不満や不安がたまり，自己主張が屈折したものになる可能性がある．

　以上のように，解釈においては各尺度のプラスとマイナスの両面に目を向けることが重要である．また，TEG プロフィールは，5つの尺度の高低によって，優位型，低位型，混合型など，37 のパターンに分類され，それぞれのタイプの特徴は，新版 TEG II にわかりやすく解説されている[7]．そのパターン分類を用いると，比較的簡便に，各人が自分の性格や行動パターンを把握し，他者との交流の仕方を振り返ることができるため，手軽に自己理解の一助とすることが可能である．また医療場面のみならず，企業や学校でも性格特性の把握のために用いられることが多いテストである．

（松本智子）

引用文献

1) Dusay JM. EGOGRAMS：How I See You and Me. New York：Harper & Row Publishers；1977／池見酉次郎（監），

1) 新里里春（訳）．エゴグラム．東京：創元社；1980．
2) 石川　中ほか．TEG（東大式エゴグラム）手引き．東京：金子書房；1984．
3) 末松弘行，野村　忍．TEG（第2版）手引き．東京：金子書房；1993．
4) 東京大学医学部心療内科（編）．新版エゴグラム・パターン―TEG（東大式エゴグラム）第2版による性格分析．東京：金子書房；1995．
5) 東京大学医学部心療内科（編）．新版TEG実施マニュアル．東京：金子書房；1999．
6) 東京大学医学部心療内科TEG研究会（編）．新版TEGⅡ実施マニュアル．東京：金子書房；2006．
7) 東京大学医学部心療内科TEG研究会（編）．新版TEGⅡ解説とエゴグラム・パターン．東京：金子書房；2006．

▶新版TEGⅡ入手先

● 金子書房
℡ 112-0012　東京都文京区大塚3-3-7
TEL：03-3941-0111／FAX：03-3941-0163

4　ミネソタ多面的人格検査（MMPI）

1　評価法の概要

　ミネソタ多面的人格検査（Minnesota Multiphasic Personality Inventory：MMPI）は，パーソナリティ構造や病理水準の査定・診断，予後の見通し，治療法への示唆など，臨床的で現実的に有用な情報を提供してくれる臨床心理検査であり，世界的に広く用いられている．
　MMPIは，ミネソタ大学病院神経精神科の心理学者Hathaway SRと精神医学者McKinley JCによって1943年に公刊された．現在用いられている566項目の原版冊子版や14の標準尺度が確立したのは1947年であり，その後も数多くの追加尺度などさまざまな指標が開発されている．1989年にはButcher JNらによって，MMPI-2が作られている．
　HathawayとMcKinleyは，経験的な手法で項目文章を作成したうえで，各項目に対して2選択回答のカード式の用具を作った．その用具を，厳密に選択された精神科患者と健常者に適用し，その回答をもとにMMPIの基本的な尺度を構成した．まず最初に，心気症（hypochondriasis）と診断された患者を用いて検討を重ね，Hs尺度（第1尺度）を作った．その後，抑うつ（depression：D尺度，第2尺度），ヒステリー（hysteria：Hy尺度，第3尺度），精神病質的偏倚（psychopathic deviate：Pd尺度，第4尺度），パラノイア（paranoia：Pa尺度，第6尺度），神経衰弱（psychasthenia：Pt尺度，第7尺度），統合失調症（schizophrenia：Sc尺度，第8尺度），軽躁病（hypomania：Ma尺度，第9尺度）の8つの臨床尺度を作った．その後，当初同性愛患者を特定するための男性性・女性性尺度（masculinity-femininity：Mf尺度，第5尺度）が追加され，さらにDrakeによる社会的内向性尺度（social introversion：Si尺度，第0尺度）が取り入れられ，現在の10の臨床尺度が完成した．
　さらに，MMPIには受検態度を測定する疑問尺度（Cannot Say：？尺度），虚偽尺度（Lie：L尺度），頻度尺度（Frequency：F尺度），修正尺度（Correction：K尺度）という4つの妥当性尺度が作成された．
　日本へのMMPIの導入は1950年代に始まり，数多くの日本語版のMMPIが作られた．現在，日本で利用可能な日本語版MMPIとして，三京房から公刊されている新日本版があげられる[1,2]．また，コンピュータ利用を全面に押し出し，1992年に刊行された村上・村上版「MMPI-1」[3]がある．なお，短縮版として，250項目のMINI，124項目のMINI-124がある．施行年齢は，15歳以上である．

2 評価の実施方法

基本となる検査用具として，カード形式と冊子形式がある．カード形式は，被検者が無作為の順序になった550枚のカードを，「どちらともいえない」を許容するが，基本的には「当てはまる」と「当てはまらない」の2選択で振り分けて回答していくものである．冊子形式の項目文章は566項目あり，16項目が重複している．施行時間は，正式であると約60分以上かかり，略式は約40分程度である．

3 評価結果の整理および解釈

結果の整理には，採点盤を使用する．MMPI-1はコンピュータ上で解析できる．第1, 4, 7, 8, 9尺度はK尺度の粗点による修正手続きを行う（Hs＋0.5K, Pd＋0.4K, Pt＋1.0K, Sc＋1.0K, Ma＋0.2K）．粗点を算出した後，換算表を用いて各尺度の粗点をT得点に変換する．結果は，10種類の尺度それぞれに関して傾向が示される．また，4つの妥当性尺度についても，受検態度の傾向が表れる．多次元的な意味をもつ各尺度の相対的な組み合わせ，プロフィールパターンの分析を重視し解釈を行う．

4 評価法の利点および問題点

充実した臨床尺度を備えているので，さまざまなパーソナリティ傾向を把握するうえで有用な検査である．ただし，他の質問紙法検査に比べ，MMPIは項目数が多く，被検者の負担が大きいという問題をもっている．

〔小野田暁子〕

引用文献

1) MMPI新日本版研究会（編）．新日本版MMPIマニュアル．京都：三京房；1993.
2) MMPI新日本版研究会（編）．MMPI新日本版の標準化研究．京都：三京房；1997.
3) 村上宣寛，村上千恵子．コンピュータ心理診断法—MINI, MMPI-1自動診断システムへの招待．東京：学芸図書；1992.

参考文献

- 日本MMPI研究会（編）．日本版MMPI・ハンドブック増補版．京都：三京房；1973.
- Friedman AF, Webb JT, Lewak R. Psychological Assessment with the MMPI. Mahwah, NJ：Lawrence Erlbaum Associates；1989／MMPI新日本版研究会（編）．MMPIによる心理査定．京都：三京房；1999.
- Graham JR. The MMPI：A Practical Guide. New York：Oxford University Press；1977／田中富士夫（訳）．MMPI臨床解釈の実際．京都：三京房；1985.
- 小口 徹（編）．国際的質問紙法心理テストMMPI-2とMMPI-Aの研究．東京：私家本；2001.
- 日本臨床MMPI研究会（監），野呂浩史，荒川和歌子，井手正吾（編）．わかりやすいMMPI活用ハンドブック．東京：金剛出版；2011.

▶ MMPI新日本版入手先

- 三京房
  〒605-0971　京都府京都市東山区今熊野ナギノ森町11
  TEL：075-561-0071／FAX：075-525-1244

5 精研式パーソナリティ・インベントリィ改訂版

1 概要

精研式パーソナリティ・インベントリィは，ドイツの精神医学者Kretscmerの体格と気質の研究[1]に基づき，精神医学的性格類型の把握を意図して，1960年に日本で作成された質問紙法である[2]．具体的には，5つの性格類型，S型（分裂気質：Schizothyme Temperament），Z型（循環気

質：Zyklothyme Temperament），E型（粘着気質：epileptisches Temperament），H型（ヒステリー：Hysterie），N型（神経質：Nervosität）の把握と，その5つの指標を通した人間理解を試みている．1985年に再標準化された改訂版[3]が作成され，1997年に手引きの第3版[4]が出版されている．

5つの類型の基本特性は以下の通りである．Sは，内閉性を特徴とし，他者への関心が乏しい．実際の行動よりも思考することを好み，外界とは距離をおく冷静さは，時に高慢にみられる．繊細さと鈍感さの両極を併せもつ．Zは，Sと正反対で，同調を特徴とし，外向的で明るく開放的である．友好的で親しみやすいが，考えるよりも先に行動するタイプで，冷静さに欠ける．Eは，粘り強さが特徴である．ものごとをやり遂げる力があるが，のめりこみすぎて視野が狭くなることがある．また，一度怒り出すと激しく執拗である．Hは小児性と自己顕示の強さを特徴とする．自己中心的で，依存心が強い．社交的な側面もあるが，虚栄心も強い．Nは不安定感を特徴とし，自信がなく，劣等感も強い．その結果，過度に自己反省し，自責的になって意気消沈しやすい．

2 実施方法および結果整理方法

15歳以上を対象とし，50問からなる質問紙法で，所要時間は20分程度である．5つの類型おのおのに10項目ずつ質問があり，「あまりないほう」から「非常にあるほう」までの4段階で自己評価する．結果の整理は簡便で，各性格類型の各得点と合計を特性欄とヒストグラムに記入する．ヒストグラムが20パーセンタイルを超えると，その類型の特徴が明確であることを表し，10パーセンタイルを超えると，その類型の特徴が顕著であることを示している．このヒストグラムから5つの類型の純粋型，混合型，どの類型にも属さない無型を判定し，性格類型を把握する．

3 限界と留意点

本検査のように簡便な質問紙法では，望ましい自己像に向けて自らが回答を操作することが可能である．それに対する妥当性尺度や信頼性尺度が本検査にはなく，不正直な回答のチェックができないという限界がある．

また，こうした類型論は，人をいくつかの型に分類して，基本的な性格を把握するには便利であるが，その類型のなかでの個々の違いがみえにくいという限界をもっている．それを補うために，たとえば同じS型でも，特性欄やヒストグラムから，「内閉性」という基本特性がどの程度強いかを，他の類型とのバランスに基づいて読み込んでいく．さらに，テストバッテリーを組み，他のテストを施行することで，より多角的・立体的な性格の把握が可能となる．

（松本智子）

引用文献

1) Kretscmer E. Körperbau und Charakter. 1955／相場 均（訳）. 体格と性格 体質の問題および気質の学説によせる研究. 東京：文光堂；1955.
2) 佐野勝男, 槇田 仁, 坂部先平. 精研式パーソナリティ・インベントリィの手引き. 東京：金子書房；1960.
3) 佐野勝男, 槇田 仁, 坂部先平. 精研式パーソナリティ・インベントリィ改訂版手引き. 東京：金子書房；1985.
4) 佐野勝男, 槇田 仁, 坂部先平. 精研式パーソナリティ・インベントリィ手引き. 第3版. 東京：金子書房；1997.

▶改訂版精研式パーソナリティ・インベントリィ入手先

● 金子書房
〒112-0012　東京都文京区大塚3-3-7
TEL：03-3941-0111／FAX：03-3941-0163

V. パーソナリティの評価法
投映法

6 文章完成法テスト（SCT）

1 概略

文章完成法テスト（Sentence Completion Test：SCT）は，文頭の単語もしくは未完成文章を刺激語として提示し，そこから自由に連想したことを記述して文章を完成させる検査である．特定の理論に基づいて作成されたものではなく，研究の目的に合わせて刺激語・文を自由に設定できるため，研究者によって刺激語・文の長さや内容，実施方法が異なっている．初期には知的統合力の測定に使用された[1]が，その後パーソナリティの把握に用いられるようになった．現在では，SCT は性格検査のなかでも投映法の一つとして位置づけられている．日本では精研式文章完成法テスト[2,3]と，構成的文章完成法（K-SCT）[4]が市販されており，入手しやすい．その他には法務省式文章完成法（MJSCT）[5]などが知られている．

ここでは，最も一般的に活用されている精研式文章完成法テストについて概説する．精研式文章完成法テストは，特定の対象を想定して作成されたものではなく，パーソナリティを広く俯瞰しようとしたものである．そのため，提示される刺激は単語もしくは短文で，比較的自由に内面が投映できるようになっている．また，刺激には，「子どもの頃，私は」「私はよく人から」「私の失敗」など，「私」をめぐる項目が過半数で，常に自分について意識することを求められる点も，他の投映法にはない特徴の一つである．

2 実施方法

検査用紙は，対象年齢に応じて，小学生用，中学生用，高校・成人用と 3 種類ある．項目数は，小学生用，中学生用は 50 項目，高校・成人用は 60 項目ある．提示されている刺激文・語を見て，頭に浮かんできたことを自由にできるだけ早く記述してもらう．所要時間は，個人差が大きいが，約 40〜60 分くらいである．個人でも集団でも施行可能である．また，教示を説明し，持ち帰って記述してもらうことも可能である．なお，知的水準が低く，教示の理解が難しい場合には，検査者が刺激文を読み上げ，被検者が口頭で答える内容を，検査者が書き取ることもある．いずれにしても，個人で施行する際には，検査を動機づける人（臨床場面においては主治医や検査者）との関係が検査に反映されやすい．すなわち，検査を勧めた人や検査者に，自分をどの程度理解してほしいと思うかによって，表現される内容の深さや質が影響されることが多い．

3 解釈

解釈の方法は，研究者によってさまざまに試みられている．市販の評価用紙には，パーソナリティを知的側面（知能や精神的分化度など），情意的側面（意志の強さや気質・性格など），指向的側面（価値観や目標など），力動的側面（劣等感・コンプレックスや葛藤などのダイナミズムなど）の 4 側面から概観し，そうしたパーソナリティを決定する要因として，身体的要因，家庭的要因，社会的要因の 3 つをあげ，計 7 つのカテゴリーを設定している．そして，1 つ 1 つの文章がこれら 7 つのカテゴリーの何を反映しているのかを読み込み，分析していく．しかし，この作業は習熟を要するため，最初は熟練者と一緒に，記述されている内容を丁寧に読み込む作業を繰り返していくことが必要である．なお，情意的側面の気質や性格に関しては，佐野・槇田の性格類型[6]をもとにし

ているので，それを参考にするとよい．

また，内容的側面のみならず，形式的側面（文の長さ，書体や筆圧・筆跡，誤字・脱字，文法の誤り，記述量のバラツキ，未記入や後回しにした文章の有無，前半と後半で違いがあるか，など）からもパーソナリティ理解の補助となる情報が多く得られる．

4 利点および留意点

SCT は刺激が言語であるため，被検者は常に知的機能を働かせながら刺激に向き合うことになる．その結果，他の，より多義的な投映法（ロールシャッハテストや主題統覚検査〈TAT〉など）ほど自我が脅かされることがなく，現実検討を保った状態で検査にのぞむことができる．そうした検査構造と，教示の簡便さも加わり，自記式で持ち帰っての記述が可能であり，他の投映法よりはるかに簡便に施行できる．さらに，書かれたものを被検者と一緒に見ながら質問し，インテークの代用とすることも可能であり，また時にはその内容を被検者と共有し，洞察につなげることもできるなど，メリットも多い．

その一方，刺激が言語であることから，より曖昧で意図のわからない他の投映法よりも自由度が制限されている．そのため，SCT には，意識に近い部分や現実の生活状況などが投映されやすく，より潜在的な防衛や葛藤は反映されにくい．また，刺激語・文によっては，意図が推測しやすいものもある．たとえば「私の父」「私の母」といった刺激文からは，家族関係を読み取ろうとしているということが予測できるため，ある程度は操作的に望ましい内容を記述することが可能である．

こうした点を補うには，投映水準の深いロールシャッハテストなど，他の投映法と組み合わせることで，立体的なパーソナリティの把握が可能となる．ロールシャッハテストと組み合わせた例をあげると，SCT においては，全体的に否認・美化されたよい世界を強調している被検者が，ロールシャッハテストにおいては，原始的な投影が活発で被害的な世界が頻繁に出現しているような場合には，境界例水準の「good と bad の分裂」した世界の一端の all good な世界が SCT に現れていると考えることができる．このように投映水準の違う検査をテストバッテリーとして組み合わせることで，病態の理解に役立つことが多い．特に境界例に関しては，馬場[7]が SCT とロールシャッハテストを心理療法と照合してパーソナリティを詳細に検討しているので参考になる．

最後に，SCT に限らず，投映法への批判として，解釈が主観的で，信頼性・妥当性において問題が残るという点は常に指摘されている．しかし，人のこころへの接近は数量化だけでできるものではなく，主観というこころを通したアプローチも必須である．有効に活用していきたい検査である．

（松本智子）

引用文献

1) Ebbinghaus H. Über eine neue Methode zur Prüfung geistiger Fähigkeiten und ihre Anwendung bei Schulkindern. *Zeitschrift für Psychologie und Physiologie der Sinnesorgane* 1897 ; 13 : 401-459.
2) 佐野勝男, 槇田 仁. 精研式文章完成法テスト（成人用）. 東京：金子書房；1976.
3) 佐野勝男, 槇田 仁. 精研式文章完成法テスト（中学生用）. 東京：金子書房；1976.
4) 片口安史, 早川幸夫. 構成的文章完成法（K-SCT）解説. 東京：千葉テストセンター；1989.
5) 法務省矯正局. 法務省式文章完成法解釈手引. 東京：法務省矯正局；1965.
6) 佐野勝男, 槇田 仁, 坂部先平. 精研式パーソナリティ・インベントリィ手引き, 第 3 版. 東京：金子書房；1997.
7) 馬場禮子（編著）. 改訂 境界例－ロールシャッハテストと心理療法. 東京：岩崎学術出版社；1997.

▶入手先

● 精研式文章完成法テスト（SCT）
金子書房
〒112-0012　東京都文京区大塚 3-3-7
TEL：03-3941-0111／FAX：03-3941-0163
● 構成的文章完成法（K-SCT）
千葉テストセンター
〒167-0022　東京都杉並区下井草 4-20-18
TEL：03-3399-0194／FAX：03-3399-7082

7 P-Fスタディ (PFS)

1 概略

　P-Fスタディ(PFS)は，絵画欲求不満テスト(Picture-Frustration Study)の略で，Sawl Rosenzweigが独自の欲求不満理論に基づいて作成した，投映法と呼ばれる性格検査の一つである．日本においては，1955年に児童用（4～14歳）が，1956年に成人用（15歳以上）が標準化された．その後，1987年に青年用（12～20歳）が標準化され，児童・青年・成人に共通する手引[1]が刊行された．また，2006年には児童用の刺激図版の全面改訂が行われ，対象年齢も小学生から中学生までに改められ，2006年版手引[2]が出版されている．

　この検査は，日常的に遭遇しそうなフラストレーション場面に対する被検者の反応を分析することで，フラストレーションやストレスに対する耐性，あるいは集団場面での適応力や自己主張，攻撃性などを予測することができる．

2 P-Fスタディの実施方法

　検査用紙は，対象年齢に応じて，児童用（小学～中学生），青年用（中学～大学2年生），成人用（15歳以上）の3種類がある．年齢的に重なるところではどちらの検査用紙を使用してもよい．

　検査用紙には24のフラストレーション場面が1コマ漫画風に描かれており，どの場面も2人以上の人物が描かれている．登場する人物には表情が描かれておらず，被検者が描かれた人物に自分の感情を投映しやすいようになっている．それぞれの場面の左側の登場人物（欲求阻止者）が何かを発言しており，被検者は右側の人物（被欲求阻止者）の発言として，空いている吹き出しに思いついたことを書き込む．所要時間は20分程度である．教示の理解ができれば，個別でも集団でも実施でき，集団法は小学3年生以上になれば可能となる．また，教示の理解が難しい場合は，検査者が問題を読み，被検者に口頭で答えてもらい，検査者が記述していく口頭法も可能である．なお，個別法の場合は，検査終了後，被検者に書いた反応を音読してもらい，反応のニュアンスを確認し，誘導的にならないように曖昧な反応の意味を確認すると有益であるとされている[3]．

3 結果の整理方法および解釈

　おのおのの反応語は，アグレッションの方向と型という2つの次元の組み合わせで分類していく．ただし，Rosenzweigのいうアグレッションとは，フラストレーション場面においてなされる自己主張的反応の総称であり，建設的なものから破壊的なものまで含んでいる[4]．分類の仕方は，フラストレーションの責任を誰に負わせるのかという観点からアグレッションの方向が決まり，「他責的（相手を責める）」「自責的（自分を責める）」「無責的（誰も責めない）」の3方向に分類される．アグレッションの型は，フラストレーションにどのように反応するのかという観点に基づき，「障害優位型（フラストレーションそのものを指摘することにこだわる）」「自我防衛型（責任の所在が誰にあるかにこだわる）」「要求固執型（問題が解消されることにこだわる）」の3型に分類される．反応の分類は3方向×3型で9つのカテゴリーができ，それに2つの変型が加わり，合計11のカテゴリーに分類される．たとえば，アグレッションの方向が「他責的」な場合，「障害優位型」の反応は「他責逡巡反応」，「自我防衛型」は「他罰反応」，「要求固執型」は「他責固執反応」として分類される．この反応語の分類に際しては，手引に分類の仕方と反応例が載っているので，それを参照しな

がら記号化していく．記号化ができれば，それを記録票に記入し，集計する．

解釈にあたっては，主として以下の4つの指標をみていく．

① GCR（group conformity rating）：集団一致度（集団順応度）と呼ばれており，常識的な反応がどの程度できるかをみるものである．標準より高いGCRを示す人は過剰適応の傾向があり，反対に低いGCRの人は，型にはまらない個性的な反応をすると解釈される．

② プロフィール欄：アグレッションの方向と型，および9つの評定因子のどこが強調されたり，回避されたりしているかを標準値と比較して解釈していく．例をあげると，他責が多く，自責や無責が少ないようであれば，他罰的で自己主張が強い未熟な性格が推測される．

③ 超自我因子欄：自分の好ましくない行いを他者から非難・叱責されたときの反応の仕方に関する因子である．他罰傾向，責任転嫁傾向，自己主張の程度，短絡的な攻撃傾向，素直な謝罪傾向，などが評定される．

④ 反応転移：24の場面の前半後半で，おのおのの因子やアグレッションの型や方向の出現の仕方に変化があるかどうかをみる．安定した心境で検査にのぞんでいれば，反応転移は少なく，防衛的であれば，前半と後半で変化が生じやすい．以上のような点を総合して，解釈を行っていく．

4 利点および留意点

P-Fスタディは，投映法のなかでは自記式で，施行時間も短く，比較的簡便に実施できる．結果の整理も記号化に慣れれば，さほど難しくなく，集計したものを標準値と比較できるなど，投映法としては解釈も容易である．

また，近年では，高機能広汎性発達障害者の苦手とする対人関係場面での知覚の偏りが，P-Fスタディに反映されやすいため，その臨床的診断の補助や臨床像の理解にも活用されている．

留意点としては，P-Fスタディは，刺激図の意図するものがわかりやすいので，被検者が社会的に望ましい方向に記述を操作することが容易である．同様に，刺激の曖昧さは限定されており，より潜在的な無意識を投映するものでない．さらに特定のフラストレーション場面への反応を分析するが，パーソナリティ全体を俯瞰するわけではない．より立体的にパーソナリティを理解するには，他の投映法とテストバッテリーを組む必要がある．

また，児童用の刺激図版は2006年に改訂されたが，成人用は作成されてから半世紀以上たち，時代に合わない状況設定になっているものもある．成人用においても改訂，再標準化が待たれる．

（松本智子）

引用文献

1) ソール・ローゼンツァイク（原著），林　勝造ほか．P-Fスタディ解説―基本手引―1987年版．京都：三京房；1987．
2) ソール・ローゼンツァイク（原著），林　勝造ほか．P-Fスタディ解説―基本手引―2006年版．京都：三京房；2007．
3) 秦　一士．P-Fスタディ絵画欲求不満テスト．上里一郎（監）．心理アセスメントハンドブック第2版．東京：西村書店；2001．pp160-172．
4) Rosenzweig S. Aggressive Behavior and the Rosenzweig Picture-Frustration Study. New York：Preager；1978．

▶ P-Fスタディ入手先

● 三京房
〒605-0971　京都府京都市東山区今熊野ナギノ森町11
TEL：075-561-0071／FAX：075-525-1244

8 主題（絵画）統覚検査（TAT）
（幼児・児童絵画統覚検査〈CAT 日本版〉）

1 評価法の概要

　主題（絵画）統覚検査（Thematic Apperception Test：TAT）は，ロールシャッハテストと並ぶ代表的な投映法検査である．アメリカの臨床心理学の発展のなかで，精神分析理論を背景にMurray HA[1]によって1930年代に考案された．実際には，絵を刺激として被検者に空想の物語を作ってもらう投映法検査で，検査者との直接的なやりとりのなかで施行される．TATの図版は，人物が描かれているものが多く，ロールシャッハテストの刺激であるインクのしみのように，漠然とした曖昧なものではない．その点で，ロールシャッハテストほど，不安を与え，退行促進的に作用しない．ただし，白黒の絵で，人物の表情も暗く，ネガティブな印象のものが多く，全体的にどことなく不安，陰うつ感を醸し出し，図版によっては不気味な雰囲気も漂っている．さらに絵のなかにはどこか物語を構成しにくい部分が含まれていたり，人物の登場しない抽象画があったり，あるいは白紙のカードもあるなど，被検者が困惑するような状況が作り出される．こうした一連の絵を刺激として作られた物語をめぐり，その内容や作成過程などを通して，被検者のパーソナリティを解釈する検査である．

　幼児・児童絵画統覚検査（CAT日本版）（Children's Apperception Test：CAT）は，Bellak L[2]のCATに基づいて10歳以下の子どもを対象として日本で作られたもの[3,4]で，刺激として子どもが同一化しやすい動物を擬人化した絵が用いられている．

2 評価の実施方法と解釈

　白紙を含む31枚の図版には，共通，男性用，女性用，少年用，少女用が含まれ，基本的には，検査対象に応じて20枚が用いられる．図版の裏側にはそれらが識別できるように，男性，女性，少年，少女を示す略語（M，F，B，G）と，提示する順番を示す番号が記載されている．なお，明確な年齢規定はなく，大人用，子ども用とされている．実施に際してはそれぞれに特徴ある絵を1枚ずつ見て，自由に物語を作ってもらう．20枚の図版による施行時間は，1時間半から2時間に及ぶ．ただし，10枚必ずセットとして施行するロールシャッハテストと異なり，TATでは決まった20枚の図版を用いなくてはならないという原則はない．

　TATは，Murrayが考案して以来，70年余りを経て現在に至るまで，多くの研究者，臨床家が研究と実践を重ねるなかで，さまざまな実施方法と解釈の仕方が試みられている．Murrayは20枚の図版を前半と後半に分けて，少なくとも1日はおいて2回施行する方法をとった．しかし，1つの検査にそれだけの労力をかけることは，被検者，検査者両者にとって負担となることから，現在では一度にまとめて行うことが一般的である．さらに，検査者が被検者に合わせて，図版を1枚，あるいは数枚選定して施行することも許容されている．教示の仕方については，検査者の解釈法に応じて微妙に異なる．基本的には，自由に物語を作ってもらう検査であることに変わりないが，被検者の自発性に重きをおき，「絵を見て，そこから感じることをもとに自由にお話を作ってください」という教示から，「そこにいる人が何を感じ，何をしているのかを含んだ物語を作ってください」と付け加える教示，さらに「過去・現在・未来を含めた物語を作ってください」と，物語の展開を求める教示もある．また，1つの物語にかかる時間を3分，あるいは5分と指定する方法もあ

169

る．そうした時間制限には，小説のようなりっぱな物語を作らなくてもよいという意味が込められているとともに，検査者側の時間的都合を考慮している場合もある．

CAT は，練習用の 1 図版を含め，17 枚の図版からなり，5 歳以上の年齢の子どもを対象とする．TAT と大きく異なる点は，あらかじめ，主人公（リス）が決まっており，教示の段階で子どもがその主人公の立場から物語を作るように導入する点である．

分析および解釈の方法としては，Murray による欲求-圧力分析，すなわち主人公がもつ欲求と環境からの圧力，その相互関係を力動的に分析する方法から，診断的理解を目的とする[5]，主題に現れている欲求や衝動，基調となる情緒など内容的特徴を重視する内容分析や物語全体のまとめ方や，言語化の仕方に注目する形式分析[6]，さらには治療的理解を目指し豊かな人間理解の方法としてのかかわり分析[7]など，10 種類以上の分析方法がある．

3 評価法の利点および留意点

その施行法と解釈において，TAT は検査者にゆだねられている自由度の高い心理検査である．その点で，結果の整理，解釈の仕方が曖昧で主観的な要素が入りやすいなどの問題も内在している一方で，それゆえに，人間理解における豊かな可能性をもった検査ともみなされている．

TAT は代表的な投映法であるにもかかわらず，ロールシャッハテストほど，活用されないのは，ロールシャッハテストのようにある程度客観的な数量化による整理に基づいた分析が難しいためである．さらに 20 枚の図版をすべて用いるとしたら，図版それぞれに物語を語ってもらうので，多大な時間がかかる．またその解釈の精度，あるいは精神科診断における鑑別の補助になるかどうかに関しては，検査者ないし分析者の熟練度や臨床経験によるところが大きい．

ただし，検査者あるいは精神療法を行う治療者が，被検者の内的葛藤を知るうえで，その現実状況に合わせて図版を 1 枚，あるいは数枚選んで柔軟に簡便に施行することも可能である．また，対人関係をめぐる連想が反映されやすく，登場人物に同一化して物語を作ることが多いので，被検者自身が途中で自分の体験を語っていることに気づきやすい．そのために連想が抑制的になることもあるが，体験と結びついた自己理解が深まるので，臨床的に有意義に活用できるという利点もある．

以上の TAT の特徴をふまえたうえで，依頼者ないし検査者は，TAT 施行において，その目的を明確にしておくことが重要である．それによって施行法が有効に選択され，その目的にかなう形で分析結果が整理されることになる．

なお，高齢者向けに GAT（Gerontological Apperception Test）[8]，SAT（Senior Apperception Test）[9]，PAAM（Projective Assessment of Aging Method）[10] が開発されている．

（森さち子）

引用文献

1) Murray HA. Explorations in Personality. New York：Oxford University Press；1938／外林大作（訳編）．パーソナリティ I, II. 東京：誠信書房；1961.
2) Bellak L. The T. A. T., C. A. T. and S. A. T. in Clinical Use. New York：Larchmont；1975.
3) 戸川行男，本明　寛，松村康平ほか（編）．幼児・児童絵画統覚検査図版　CAT 日本版．東京：金子書房；1995.
4) 戸川行男（編）．幼児・児童絵画統覚検査　解説．東京：金子書房；1995.
5) Rapaport D, Gill MM, Schafer R. Diagnostic Psychological Testing.（revised and edited by Holt RR）．New York：International Universities Press；1968.（Original edition. 2 vols；1945）
6) 坪内順子．TAT アナリシス．東京：垣内出版；1984.
7) 山本和郎．TAT かかわり分析．東京：東京大学出版会；1992.
8) Wolk RL, Wolk RB. The Gerontological Apperception Test. New York：Behavioral Publications；1971.
9) 下仲順子．老年期の心理診断―人格テスト．長谷川和夫，霜山徳爾（編）．老年心理学．東京：岩崎学術出版社；1977.
10) Star BD, Weiner MB, Rahetz M. The Projective Assessment of Aging Method（PAAM）．New York：Springer Publishing；1979.

▶ **CAT 日本版試案 絵画統覚検査入手先**

● 金子書房
〒112-0012　東京都文京区大塚3-3-7
TEL：03-3941-0111／FAX：03-3941-0163

9　ロールシャッハテスト

1　概略

　ロールシャッハテスト（Rorschach Test）は，1921年，スイスの精神科医Hermann Rorschachによって考案された心理検査で，代表的な投映法検査である．10枚のインクのしみ図版が何に見えるかを問うものであるが，この刺激は曖昧で多義的であるため，被検者は不安になりやすく，自我機能を動揺・退行させられるが，一方では言語による説明も求められ，現実機能を維持しつつかかわらなくてはならない．このように退行促進的でありながら現実検討の維持を求める検査構造を備えているため，被検者の自我機能や現実検討力の程度が反映されやすく，被検者のパーソナリティのみならず，病態水準の把握や鑑別診断の補助となりうる．そのため誕生から1世紀近くたつが，現在でも臨床における有用性は，高く評価されている検査である．
　Rorschach自身はこの検査を紹介した翌年，急逝したが，その着想[1]を土台に，主としてアメリカで，本検査の体系化が展開された．日本でも，1950年以降，著しい発展があり，片口法[2]，阪大法[3]，名大法[4]，慶應グループ[5]など，おのおののグループが，それぞれの検査体系や解釈システムを展開させ，実践や研究を蓄積している．こうした状況はアメリカにおいてもみられ，1974年にExnerは，林立する研究グループに統合を呼びかけ「包括システム（Exner法）」を提唱し[6]，現在は日本においても主要な学派の一つとなっている．
　ここでは，慶應グループの施行法および解釈法，すなわち片口法に基づいた実施方法と分類法，および被検者のこころの動きをダイナミックにとらえ，その特徴を浮き彫りにする継起分析[7]を重視する解釈法を紹介する．

2　実施方法

　対象年齢は，言語的やりとりができる幼稚園年長児以上であれば実施可能となる．
　実施方法は，10枚の図版を決められた順番に1枚ずつ提示し，それが何に見えるかを問い，被検者の反応，初発反応時間，反応終了時間，検査者の介入などをすべて記録用紙に記述していく．これを自由反応段階と呼ぶ．次の質問段階では，また最初の図版から，1つ1つの反応が，どこにどのように見えたのかを確認していく．なお，全体を通して，人間や色彩を用いた反応がまったくない場合，あるいは，公共反応といわれる多くの人に見えやすい反応が少ない場合などは，限界吟味段階を設け，そうした反応を見ることができるかどうかを確認することがある．他にも，好きな図版と嫌いな図版の選択や，自己イメージ・家族イメージ図版を選択し，その理由を述べてもらうこともある．

3　結果の整理および解釈

　片口法による反応の分類は，①反応領域，②反

応決定因（そのように見えた理由），③反応内容，④形態水準（妥当な見方であるか）を，1つ1つの反応に対して記号化していく．記号化の詳細は片口[8]を参照されたい．例をあげると，Ⅰカードに「コウモリ：（質問段階で）形が似ているし，飛んでいるところ，黒いからコウモリ．ちょっと不気味」と反応した場合は，W, FM±, FC', A, P となる．これを，分類表に記載し，集計したものをもとにして，Summary Scoring Table に分類結果の整理をする．

解釈にあたっては，このように数量化したものを平均と比較し，おのおのの数値の総合的布置から解釈していく量的分析と，反応語の継起から自我機能の動き方を把握し解釈していく質的分析があり，そのどちらを重視するか，学派によって立場が分かれる．膨大なデータに基づいてスコアをコード化した包括システムは，独自のカテゴリーをもち，量的分析を精緻にし，信頼性・妥当性を担保している．一方，量的分析をしたうえで，質的分析を重視する慶應グループは，精神分析理論に基づいた自我機能のありようの変遷を読み取るプロセスを，継起分析と呼ぶ．具体的には，前述のⅠカードで「コウモリ」と反応した被検者を例にとると，この被検者は，心理検査でどのように評価されるのかという不安を抱きつつ，緊張や戸惑いのなかで，検査の最初の図版に対して，まずは多くの人が反応する「コウモリ」という無難な対応で図版全体にかかわり，その場の状況に適応している．しかし，発語を「コウモリ」だけにとどめ，慎重に様子をうかがっている．その後，時間の経過とともに，少し緊張がほぐれてくると，本来の心的な自由さが出現し，形の指摘や運動が加わり，内的想像性が広がったと推察される．その一方で，黒さや不気味さへの言及からは，自分が主体的に動くことや気持ちを解放することへの不安や，見知らぬ状況への不気味さも感じている可能性が考えられる．このように，「コウモリ」という適応的な反応ではあっても，心のなかでは繊細な揺れ動きが生じている．そうした動き（継起）が1つの図版のなかで，さらに，10枚の図版を通してどのように起きているのかを丁寧に追っていき，外界とのかかわり方，退行と防衛機制，内的欲動や不安，現実検討力，対人関係の特徴などを読み取るとともに，病態水準を推測するのが継起分析である．

以上のような量的分析，および質的分析の精度を高め，それらを統合して解釈することによって，被検者のパーソナリティ理解がさらに豊かなものになる．

4 利点および留意点

インクのしみからなる刺激が非常に曖昧・多義的であることから，被検者は評価基準が見出せず，自分の反応を望ましい方向に意図的に操作することが困難であり，本人自身も自覚していない潜在的なパーソナリティの特徴が豊富に反映されやすい，という利点がある．

一方，この検査を実施・解釈するにあたって，記号化の習得や解釈の習熟には，かなりの時間がかかる．また，解釈には，熟練度が反映されやすい．ただし，解釈を洗練させていくことは，臨床場面において，力動を読み取るために必要な感性を養うことにつながるため，精神療法家が本検査を習熟する意義は大きい．

（松本智子）

引用文献

1) Rorschach H. Psychodiagnostik : Methodik und Ergebnisse eineswahrnehmungsdiagnostischen Experiments [Deutenlassen von Zufallsformen]. Bern : Hans Huber ; 1921／東京ロールシャッハ研究会（訳）．精神診断学—知覚診断的実験の方法と結果（偶然図形の判断）．東京：牧書店；1958／鈴木睦夫（訳）．新・完訳 精神診断学 付 形態解釈実験の活用．東京：金子書房；1998.
2) 片口安史．心理診断法—ロールシャッハ・テスト．東京：牧書店；1956.
3) 辻 悟．ロールシャッハ検査法—形式・構造解析に基づく解釈の理論と実際．東京：金子書房；1997.
4) 土川隆史ほか（編）．ロールシャッハ法解説—名古屋大学式技法 1999年改訂版．愛知：名古屋ロールシャッハ研究会；1999.
5) 小此木啓吾，馬場禮子．精神力動論．東京：金子書房；1989.

6) Exner JE. The Rorschach：A Comprehensive System. New York：John Wiley & Sons；1974.
7) 馬場禮子. ロールシャッハ法と精神分析　継起分析入門. 東京：岩崎学術出版社；1995.
8) 片口安史. 改訂新・心理診断法　ロールシャッハ・テストの解説と研究. 東京：金子書房；1987.

▶ロールシャッハ・テスト入手先

● ロールシャッハ・テスト スイス版図版
千葉テストセンター
☎167-0022　東京都杉並区下井草 4-20-18
TEL：03-3399-0194／FAX：03-3399-7082

● 片口法／ロールシャッハ・テスト整理用紙（K-Ⅷ）
金子書房
☎112-0012　東京都文京区大塚 3-3-7
TEL：03-3941-0111／FAX：03-3941-0163

● ロールシャッハ包括システム
金剛出版
☎112-0005　東京都文京区水道 1-5-16
TEL：03-3815-6661（代）／FAX：03-3818-6848

10　バウムテスト

1　評価法の概要

バウムテスト（樹木画テスト）は，被検者が自由に描いた「1本の木の絵」を手がかりに，発達診断のみならず，性格傾向，心理状態，潜在的可能性など，被検者の重層的理解の助けとなる投映法である．木は人間にとって根源的な事柄に属し，象徴的類似性を有し，描き手の木のイメージに自己像が投映されると仮定される[1]．実施法は簡便で，侵襲性も低く，医療・教育・産業など，幅広い領域で用いられている．

スイスでは，1928年頃から，職業適性診断に使われていたが，直感的解釈に頼るところが大きかった．心理学者 Koch K（1906〜1958）は，大量の樹木画を分析し，枝や幹，陰影など，形態や表現の特徴（指標）を分類した．表現様式の発達過程にも着目し，文化史や神話，空間象徴論，筆跡学などを理論的基盤に体系化し，1949年 "Der Baumtest" を出版したが，改訂第3版[2]が出されてまもなく，1958年に急逝した．わが国には1961年に導入，1970年に英語版からの和訳が出版され[1]，急速に普及，数々の基礎的，臨床的研究が行われた[3]．一方で，その複雑性や多義性から，解釈は難解とされていたが，2010年，前出第3版の和訳[2]が出版され，これまで伝えられなかった Koch の哲学や解釈への態度が明らかとなり，バウムテスト研究に新たな視点を投げかける契機となった．

2　評価の実施法

用具と教示

A4画用紙，4Bの鉛筆，消しゴムを用意し，「実のなる木を1本描いてください」と教示する．時間や用紙の向きに制限は設けない．被検者がリラックスできるよう治療的態度で接し，木が描かれるプロセスを見守るように観察する．無理強いはしない．描画に要した時間を記録し，描き終わったら裏面に，姓名，生年月日，性別を記入してもらう．適用範囲は広く，個人でも集団でも実施できる．

解釈と注意点

絵の巧拙は問わない．Koch の解釈法は，①先入観を取り払い，直感的で全体的印象を把握する．②丁寧に観察し，指標を弁別し，それらが何を意味するのか考察する．③整合性のある，統合的解釈を行う，である．

本テスト法の習得は容易ではなく，訓練と経験を要し，施行者の責任感が求められる．指標の一

V. パーソナリティの評価法

義的な意味づけや，目隠し診断は，危険性を伴い，用いるべきではない．

3 評価法の限界と今後の課題

投映法検査に共通であるが，客観性は低く，他のテストの併用も考慮に入れる．Kochの解釈仮説は，未整理で解明されていない点も多い．今後の課題として，発達指標の再検討や現代的標準の検証[4]，Kochの思想や哲学的背景のさらなる理解が期待される．

（住山眞由美）

引用文献

1) Koch C. The Tree Test : The tree-drawing test as an aid in psychodiagnosis. Bern : Verlag Hans Huber ; 1952／林 勝造, 国吉政一, 一谷 彊（訳）．バウムテスト 樹木画による人格診断法．東京：日本文化科学社；1970．
2) Koch K. Der Baumtest : Der Baumzeichenversuch als psychodiagnostisches Hilfsmittel 3. Auflage, Bern : Verlag Hans Huber；1957／岸本寛史，中島ナオミ，宮崎忠男（訳）．バウムテスト 心理的見立ての補助手段としてのバウム画研究．東京：誠信書房；2010．
3) 一谷 彊．バウムテスト診断的解釈の基礎理論と実際的技法（I）：診断的解釈の理論と手順．京都教育大学紀要 1998；Ser A, 93：55-77．
4) 中島ナオミ．コッホのドイツ語原著における58指標の判定基準．関西福祉科学大学紀要 2008；12：71-90．

参考文献

- 青木健次．バウムテスト 臨床描画研究I 描画テストの読み方．東京：金剛出版；1986．
- 山中康裕．樹木・心・たましい．臨床心理学 2010；10(5)：651-654．
- 氏原 寛，亀口憲治，成田善弘ほか．心理臨床大辞典改訂版．東京：培風館；2004．

▶バウムテスト入手先

- 日本文化科学社
〒113-0021　東京都文京区本駒込6-15-17
TEL：03-3946-3134／URL：http://www.nichibun.co.jp

11 家-木-人描画テスト（HTP）

1 評価法の概要

1948年John N Buckが考案したHTPテスト（House-Tree-Person Test）[1]は，家（House）・木（Tree）・人（Person）を別々の紙に描かせる描画法で，被検者の感受性，成熟度，柔軟性，効率性，パーソナリティの統合度，環境との相互作用に関する情報を得て臨床家の援助にすることを目的としている．3つの課題は，被検者に親しみがもて，描きやすく，幅広い年齢層の被検者に好意的に受け入れられやすい．また，これらの刺激の非特定性が，被検者自身の体験や自己を投映しやすいという仮説に基づいている．さらに，Buckは，被検者の知的水準の測定も可能であるとしている．

1949年には，鉛筆とクレヨンを用いる方法を標準と定め，1964年にテスト手引き補遺を出版，1966年には全面改訂される[2]など，数度にわたり検討・修正が重ねられた．しかし，日本では，鉛筆のみを用いる本来の方法が主流で，高橋[3,4]がBuckのHTP法をもとに発展させた家・木・人・その反対の性の人を鉛筆で描かせるHTPP法[5]や，1枚の用紙に項目を描かせる統合型HTP法[6]が多く使用されている．

2 評価の実施法[1,7,8]

用具と教示

4枚綴りの7×8.5インチの画用紙，HBの鉛筆，消しゴムを用意する．1枚目は，日付と書き込み

用である．2枚目以降の各用紙の上辺にあらかじめ，「家」「木」「人」と項目名を記入しておく．まず初めに，2枚目を開け，「家」の文字が上にくるように置く．教示は「鉛筆を1本持って，できるだけ上手に家の絵を描いてください．どのような家を描いても結構ですが，精一杯描いてください．何度消してもかまいません．時間も特に制限しません」と告げる．1つ目の項目を描き終えたら，同様に次の項目を教示する．描画に抵抗した場合には，絵の上手下手は問わない旨を伝える．定規を用いないこと以外は特に制限はない．施行者は，描画に要した時間，休止時間，描く順序，被検者からの質問，情緒，態度などを記録しておく．

質問段階

描画が終わったら，「その家は自分の家ですか」「男性ですか，女性ですか」など，描画に関する質問64項目と，感想を聞き，記録する．

対象年齢は幼児から成年である．特に制限時間は設けない．

3 評価の結果と解釈

①数量的分析：知能検査として用いる．評価点表に従い，部分，釣り合い，パースペクティブの各項目別に採点し，粗点合計から，知能水準の評価を行う．
②質的分析：部分，釣り合い，パースペクティブ，時間，描線の質，批判性，描画の態度，衝動，色彩，注釈，概念，まとめの各項目につき，平均からずれている項目と，被検者にとって意味があると思われる項目を確認し，それをもとに，描画や質問への答えを慎重に分析する．
③分析によって確認された各項目の構成や相互関連性を評価し，解釈を構成する．
④被検者のパーソナリティ全体や，被検者の置かれている環境との力動的関係を総合化する．

4 評価法の限界

パーソナリティの評価に意義が認められているが，解釈をめぐる妥当性には検証の問題が残されている．また，文化的差異については，考慮がされておらず，時代や文化の検討が必要とされる．

（住山眞由美）

引用文献

1) Buck JN. The H-T-P Technique : A qualitative and quantitative scoring manual. *J Clin Psychol Monograph Supplement* 1948；5：1-20／加藤孝正，荻野恒一（訳）．HTP 診断法．東京：新曜社；1982．
2) Buck JN. The House-Tree-Person Technique Revised Manual. California：Western Psychological Services；1966．
3) 高橋雅春．描画テスト診断法　HTP テスト．東京：文教書院；1967．
4) 高橋雅春．描画テスト入門　HTP テスト．東京：文教書院；1974．
5) 高橋雅春．HTPP テスト．家族画研究会（編）．臨床描画研究（1）特集描画テストの読み方．東京：金剛出版；1986．pp50-67．
6) 三上直子．S-HTP－統合型 HTP 法における臨床的・発達的アプローチ．東京：誠信書房；1995．
7) 高橋雅春．HTPP テスト．上里一郎（監）．心理アセスメントハンドブック．新潟：西村書店；1993．pp209-222．
8) 松本真理子．division II 臨床心理査定学 HTP．岡堂哲雄（監）．臨床心理学入門辞典．東京：至文堂；2005．pp99-100．

V. パーソナリティの評価法
作業法

13 内田クレペリン精神検査

1 評価法の概要

　Kraepelin E が連続加算法の実験において，作業中の精神活動は，練習，疲労，慣れ，興奮，意志緊張の特徴があることを提唱した．その研究を参考にして，内田勇三郎が 1933 年に内田クレペリン精神検査（Uchida-Kraepelin Psychodiagnostic Test）[1] を完成させた．当初は，「15 分作業，5 分休憩，10 分作業」という実施方式であったが，1940 年代に休憩後も 15 分の作業に改められた．集団にも実施可能であり，現在までに，学校，企業，病院，相談機関などさまざまな場所で施行されている．また，非言語的な検査であるため，外国人にも実施できる．なお，幼児から成人まで試行可能であり，標準型（中学〜成人），児童型（小学生用），幼児型（就学時前幼児用）の用紙がある．
　作業量の高低，作業曲線の型，誤りの数など，その全体の現れ方から，特殊な単純作業場面における特徴というだけでなく，日常の種々の行動場面で現れる比較的変化しにくい「その人らしさ」を理解し，性格や行動面の特徴，偏り，異常を判定する検査である．気持ちの変化や生理的変動，学習や技能的経験などの影響は比較的受けにくく，意識的に結果を操作しにくい．

2 評価の実施方法

　検査の内容は，数字が横に並んでいて，隣同士の数字をできるだけ早く連続的に加算して，1 の位の数字を検査用紙に記入していく．本検査は各行 1 分で連続加算し，前半 15 分，5 分間の休憩を挟み，後半 15 分実施する．練習 2 分を含め，施行時間は約 50 分程度である．

3 評価結果の整理および解釈

　定型（健康者常態定型）曲線からのズレの程度と作業量から曲線類型を判定する．定型曲線にみられる特徴を以下にあげる．
①前半（休憩前）が，その骨組みにおいて U 字型，もしくは V 字型をしている．
②後半（休憩後）が，その骨組みにおいて右下がりである．
③前半の作業量に対して，後半の作業量が全体的に増加している．（特に後半 1 行目が最高位）．
④曲線に適度な動揺（ギザギザ）がみられる．
⑤誤答がほとんどない．
⑥作業量が極端に低くない．
　24 の作業の曲線類型判定から，主として性格の偏りと異常の程度がわかり，一種のスクリーニング検査としての意味合いが強い．諸種の精神病患者，精神薄弱者，異常性格者，災害頻発者，その他の問題行動者などに実施した場合にみられる問題となる曲線の特徴として，以下のようなものがある．①誤答の多発，②大きい落ち込み，③大きい突出，④激しい動揺，⑤動揺の欠如，⑥後半作業量の下落，⑦後半 1 行目の初頭努力の著しい不足，⑧作業量の著しい不足，⑨その他．非定型の種類として 9 種類あげたが，各種類の非定型ごとに，それを示した被検者の性格・行動面の特性に共通のものがみられる．

（小野田暁子）

引用文献
1) 内田勇三郎. 内田クレペリン精神検査法手引. 東京: 日本・精神技術研究所; 1951

参考文献

- 柏木繁男. 内田クレペリン検査の作業曲線について. 心理学研究 1962；33(2)：98-100.
- 柏木繁男. 内田クレペリンにおける解析的評価法. 東京：金子書房；1975.
- 日本・精神技術研究所（編）. 内田クレペリン精神検査・基礎テキスト. 東京：日本・精神技術研究所；1973.
- 日本・精神技術研究所（編）. 内田クレペリン精神検査・数量的評価法. 東京：日本・精神技術研究所；1972.
- 日本・精神技術研究所（編）. 内田クレペリン精神検査・データブック. 東京：日本・精神技術研究所；1990.

▶**内田クレペリン検査入手先**

- 金子書房
  〒112-0012　東京都文京区大塚 3-3-7
  TEL：03-3941-0111／FAX：03-3941-0163
- 日本・精神技術研究所
  〒102-0074　東京都千代田区九段南 2-3-27
  　　　　　　あや九段ビル 3 階
  TEL：03-3234-2961／FAX：03-3234-2964

VI

精神発達の評価法

VI. 精神発達の評価法

1 遠城寺式・乳幼児分析的発達検査法

1 評価法の概要

本検査法は1958年，九州大学の遠城寺宗徳教授らによって発表された．乳幼児向けの発達検査法としては，日本で最初のもので，1976年に改訂され現在でも広く使用されている乳幼児の発達評価法である．知的な面のみでなく身体的発達も含めて全人的に発達状況を評価するために，発達における運動，社会性，言語の各領域を，それぞれ移動運動と手の運動，基本的習慣と対人関係，発語と言語理解に分け，検査問題が設定されている．

2 具体的な評価の方法ならびに施行上の注意

発達段階について，乳児期は1か月ごと（12段階），1歳から1歳6か月までは2か月ごと（3段階），1歳6か月から3歳までは3か月ごと（6段階），3歳から5歳までは4か月ごと（6段階）の計27段階に分けられている．参考文献には各項目について前後4つの発達段階ごとの通過率が記載されている．検査表は左から暦年齢，発達グラフ記入欄，検査問題と分かれており，発達グラフおよび検査問題は左から移動運動，手の運動，基本的習慣，対人関係，発語，言語理解と並んでいる．各検査問題は上にいくにつれて年齢が進み，0か月から4歳8か月未満まで測定できる．乳児期の言語理解の検査項目には空欄があるが，遅れの程度が大きいときには検出できる．所要時間は15分ほどであるが，母親からの聞き取りではなく検査問題を実施させることが重要であり，必要なカードなどの一部は参考文献に付録されているが，ボール，コップなど用意すべきものもある．

3 評価法の特徴，制約，解釈についての注意

発達プロフィールの診断

各発達分野の検査結果をグラフ記入欄の各点を結ぶことで，発達のプロフィールを分析できる．結果は折れ線グラフで表示され保護者にも説明しやすい．この線が暦年齢の点より上にあれば発達が優れ，下にあれば発達が遅れていることになる．折れ線が平行線に近ければバランスの取れた発達を示し，凸凹があったり傾斜したりしていれば，不均衡な発達といえる．脳性麻痺では運動面の遅れが目立ち，移動運動と手の運動を比較することで障害が下肢優位か上肢優位かがわかる．言語面では言語理解は良好だが発語が遅れていることが多い．知的能力障害（精神遅滞）では発語，言語理解，手の運動の遅れがよくみられる．自閉スペクトラム症（広汎性発達障害）では社会性，特に対人関係の遅れがあり，発語，言語理解と合わせた右側3項目の結果が障害の特性を現している．

発達の経時的診断

本検査は0か月から4歳8か月までのあいだの発達が測定できるので，同一検査用紙に検査結果を何回も記入でき，前の検査結果と比較して発達の状況を継続的にみることができる．乳児では4か月ごと，以後6～8か月おきに行うのが適当である．知的能力障害や自閉スペクトラム症の例では運動面の発達と言語，社会性などの発達との乖離が，年齢が進むにつれて明らかになる例が多い．

〔石崎義人〕

1. 遠城寺式・乳幼児分析的発達検査法，2. 乳幼児精神発達診断法　0才〜3才，3才〜7才について

参考文献

- 遠城寺宗徳．遠城寺式・乳幼児分析的発達検査法　九州大学小児科改訂新装版．東京：慶應義塾大学出版会；2009．

▶遠城寺式・乳幼児分析的発達検査法入手先

● 慶應義塾大学出版会
〒108-8346　東京都港区三田 2-9-30
TEL：03-3451-3168 ／ FAX：03-3454-7024

2　乳幼児精神発達診断法　0才〜3才，3才〜7才について

　第二次世界大戦が終わり，津守は幸運にも生きて自宅に帰ることができた．陸軍二等兵として，もし生きて帰れたら日本の子どもたちに自由でのびのびとした心を育みたいと思っていた．そのもとには以前愛育研究所の心理教育部長の岡部彌太郎の研究室で Arnold Gesell の写真入りの研究書（The Onto Genesis of Infant Behavior）を見たことが心に残っていた．その頃講師としてお茶の水女子大学幼稚園の子どもたちのところに遊びに行ったが，朝登園してから降園するまで自由に実によく遊ぶことに心を奪われて観察記録や逸話記録を取り始めた．学生にも手伝ってもらったので1,000枚くらいのカードになった．これをまとめたのが『乳幼児精神発達診断法　3才〜7才まで』である．初めてのことで，どのようにまとめればよいかわからないまま診断法の形をとったが，このことは津守の心に悔を残した．戦後の日本は経済の高度成長の波に乗って，教育や保育も「早く，強く」という風潮があった．しかし，3〜7歳の診断法に出てくる子どもは自由に遊びを発展させていく．そこには保育者の保育力が静かに働いている．

　次に0〜3歳の子どもの行動発達についての研究に着手したが，従来のように実験場面を作ってやるのではなく，家庭で母親と過ごす子どもの日常の行動を母親に質問して，それを秩序づけて基礎資料とした．そこから各地の保健所などにも広げて，実に長い年月をかけた．

　こうして0〜7歳までの乳幼児の発達の資料ができあがったのであるが，そこでは子どもの日常の生活を知らない人でも興味をそそるほど，実感をもって子どもの生活を丸ごとすくい取っていた．

　道ばたの縁石の上などを歩くことを子どもはよくやる（18：56　1歳半）．少しの高さであるのに診断法でも取り上げられている．またおもちゃの車にひもをつけて引っぱることもよくやるが（18：41　1歳半），少し大きくなって幼稚園で動物のしっぽをつけて気にして後を見て遊ぶ姿と重なるものがある．合理的説明ではないが，子どものイメージと重なるものと思う．

　同じ頃母子愛育会の家庭指導グループで障碍のある子どもの保育実践の場を開いたが，ここで得られた項目に教えられ，また自分の家庭の子育てとも重なっていた．こうして発達指数を出さずに診断法が出されるようになった．障碍の子どもとの付き合いは長い期間となるので発達の見方が深くなり，幼い頃に困ったこととして悩んだことも，後では，悩みではなくなることも経験し，この子の成長の仕方として受け入れることができるようになる．

　乳幼児期は人間一生の出発点であり基礎であるから，他の子どもと比較するよりも，その子自身の成長の仕方や感じ方を養育者である母親と話し合って，育てる力を出せるようにと思う．

　この時期の後に続く学童期・青年期・壮年期・

老年期と過ごしてみると，少しでも高いところを歩こうとしたり，後ろを振り向きながら気にしていた姿なども人間の基本の姿として大切に受け止められるであろう．

①この診断法の中で何を明らかにしようとしているのか．
　子どもの日常の生活で起こる普通の行動について早い遅いを問題にせず，すべて集めた．
②この診断法は，母親・保育者と対面し，その頃子どもがやることについて気づいたことを母親・保育者が話し，実施者はその1つ1つを大切に受け取ることを目標とした．
　したがって時間は長くかかり生活全般にわたって，話し合いは楽しいことも，心配なことも語られた．専門家と一般の母親・保育者とのあいだに知見の上下はないと考えていた．
③後に，この診断法によっては評価を数値で記入することはまったくやめた．

（津守　眞，津守房江）

参考文献
- 津守　眞，稲毛教子．乳幼児精神発達診断法　0才〜3才まで．東京：大日本図書；1961/2007．
- 津守　眞，磯辺景子．乳幼児精神発達診断法　3才〜7才まで．東京：大日本図書；1965/2009．

▶乳幼児精神発達診断法入手先
- 大日本図書
　〒112-0012　東京都文京区大塚 3-11-6
　TEL：03-5940-8674　／　FAX：03-5940-8687

3　絵画語い発達検査（PVT-R）

1　評価法の概要

絵画語い発達検査（Picture Vocabulary Test-Revised：PVT-R）は，基本的な語いの理解力を短時間に測定するための検査であり，本格的なアセスメントの導入検査としても用いられる．本検査は1978年に作成され，1991年の修正を経て，2008年，語いの全面的な見直し，適用年齢の延長，図版のフルカラー化がなされた[1]．

2　具体的な評価の方法ならびに施行上の注意

子どもに4つの絵が描かれた図版を見せ，検査者の言う単語に最もふさわしい絵を指さして選択させるという方法で行う．練習問題実施後，子どもの年齢に応じた問題から開始し，上限に達するまで進められる．所要時間は約15分である．当て推量によるまぐれあたりが1/4の確率で生じるため，結果の算出に際しては，修正得点を算出する工夫が施されている．得られる結果は，子どもの語いの理解力がどのくらいの年齢水準にあるのかを表す「語い年齢」と，子どもの成績が同一年齢水準ではどのあたりに位置するのかを表す「評価点」（平均値10，1標準偏差3）である．語い年齢は評価点ほど厳密ではない．

対象年齢は3歳0か月〜12歳3か月である．知的発達がこの範囲にあれば，生活年齢が12歳3か月を超えても適用できるが，評価点は算出されず，語い年齢のみが得られる．

3　評価法の特徴，制約，解釈に際しての注意

手続きがわかりやすく，短時間で，指さしで回答できるので，低年齢や話すことが苦手な子ども

にも実施しやすく，結果もシンプルで理解しやすい検査である．しかし，本検査の結果には，語い理解力だけではなく，検査時の指示理解，集中，体調なども反映されている．このこともふまえ，結果は，語い理解の発達の「目安」としてとらえ，日頃の対応の見直しに役立てるとよい．たとえば，本検査の語い年齢を参考に，指示に使う語いを見直した事例や，構造化された本検査場面では集中して取り組め，語い理解もよいことが確認されたので，学級でも気を散らすものを片づけ，名前を呼んでしっかり注意を向けさせてから指示を出すようにした事例がある．また，本検査は，語い理解力という限られた力しか評価できないため，保護者からの聴取，検査中の様子から他の言語的側面や視覚認知能力などの評価が必要と判断されれば，別のアセスメントを行うことになる．たとえば，短くパターン化された作文を書く事例は，語い理解は平均的であったため，文法や語用，表現などの言語的側面，また，知的機能の全般的な水準や個人内差の評価を行うことになった．

(名越斉子)

引用文献

1) 上野一彦，名越斉子，小貫 悟．PVT-R 絵画語い発達検査手引き．東京：日本文化科学社；2008.

4 子どもの行動チェックリスト (CBCL, YSR, TRF)

1 ASEBA について

ASEBA（Achenbach System of Empirically Based Assessment）とは，Achenbach らが開発した，心理社会的な適応/不適応状態を包括的に評価するシステムである[1,2]．1960 年代以降，開発を重ね，現在では 1 歳半の幼児から 90 歳以上の成人までを対象とした情緒と行動の問題を評価する尺度が開発されている．

ASEBA の特徴として，次の 5 点があげられる．
① エビデンスに基づく尺度である．臨床実践や研究を通して項目を抽出し，その後，分析と修正をしながら作成されてきた．つまり，ボトムアップのやり方で作成された尺度という特徴をもつ．
② 情緒と行動の問題について，不安や抑うつといった内在化する問題，攻撃性や非行といった外在化する問題，社会性の問題など包括的に評価できる．
③ 保護者，教師（または上司），本人自身が回答する調査票があることで，ある個人の状態を多面的に評価することが可能となっている．
④ 量的・質的に検討できる．標準化されているため量的な検討が可能である．これに，社会適応に関する質問項目や自由記述を併せることで，回答者の言葉で語られる日常の様子を把握することができる．これは支援のニーズや予後を評価するうえで役立つものである．
⑤ 研究や臨床の場で広く用いられている点である．現在，85 言語に翻訳されており，7,000 以上の研究で使用されている．

2 CBCL, YSR, TRF に関して

ASEBA には幼児期から成人までを対象とした調査票があるが，本項では幼児期から学童期に該当するものを紹介する．

調査票の概要

CBCL（Child Behavior Checklist），YSR（Youth

Self-Report），TRF（Teacher's Report Form）は ASEBA を構成する調査票の一つであり，学童期（school-age）を対象としている．同様に，幼児期（preschool）を対象としたものもあるが，本人を対象とした YSR は学童期のみである（❶）．

子どもは場面や相手との関係で問題行動の現れ方が違うことがあるが，たとえば，11 歳男児の場合，児本人に回答を求める YSR，教師に回答を求める TRF，親に回答を求める CBCL を実施することで，それらの評価をつきあわせ，状況や相手との関係で問題がどのように起こっているのかを多面的に検討することができる．

調査票の構成について CBCL を例にあげて紹介する．CBCL は親またはそれに準ずる養育者に，現在から過去 6 か月間の子どもの状態について回答を求める，全部で 4 ページからなる調査票である．1～2 ページ目は社会適応に関する質問項目が中心となる．子どもの好きなスポーツ，趣味や活動，家での手伝いについて，親しい友達やきょうだい・親との関係，学業成績や学校生活の様子を尋ねる．また，子どもについて記入者（親）が最も心配していること，長所と思うことを自由記述する欄が設けられている．3～4 ページ目は行動，情緒，社会性に関する問題行動が 118 項目あげられており，3 件法（0＝当てはまらない，1＝ややまたはときどき当てはまる，2＝よく当てはまる）で回答を求める．回答にかかる時間は 15～20 分である．YSR，TRF も質問項目は若干異なるが構成は同様である．

尺度構成

CBCL では 118 項目の回答から，問題行動尺度（Problem Scales）を算出することができる．問題行動尺度は上位尺度として外向尺度（Externalizing Scale）と内向尺度（Internalizing Scale），下位尺度として学童期版は 8 つの症状群尺度（ひきこもり，身体的訴え，不安/抑うつ，社会性の問題，思考の問題，注意の問題，非行的行動，攻撃的行動）をもつ（❷）．

素点に加えて，年齢群（4～11 歳・12～18 歳），性別ごとに標準得点（T 得点）が算出でき，正常域，境界域，臨床域を区分するためのカットオフポイントが設定されている．8 つの下位尺度については T＜67 が正常域，67≦T≦70 が境界域，T＞70 が臨床域であり，上位尺度については T＜60 が正常域，60≦T≦63 が境界域，T＞63 が臨床域である．臨床場面では T 得点を用いることで同年代の子どもを基準としたときの逸脱レベルを評価できる．❸は CBCL 下位尺度のプロフィール表である．

TRF，YSR，幼児期の尺度である CBCL，C-

❶ 幼児期から思春期に該当する ASEBA

	回答者	1991 年版	2001 年版
preschool（幼児期）	親 保育士・教師	CBCL/2-3* C-TRF	CBCL/1½-5** C-TRF/1½-5**
school-age（学童期～思春期）	親 教師 本人	CBCL/4-18* TRF/5-18* YSR/11-18*	CBCL/6-18** TRF/6-18** YSR/11-18**

＊調査票・プロフィール表ともに配布（問い合わせ先：スペクトラム出版社）
＊＊調査票のみ配布（問い合わせ先：京都国際社会福祉センター）

❷ CBCL/4-18 の尺度構成

症状群尺度（Syndrome Scales）	項目数	項目内容	上位尺度
Ⅰ．ひきこもり尺度（Withdrawn）	9	ひきこもる，しゃべろうとしないなど	内向尺度 (Internalizing)
Ⅱ．身体的訴え尺度（Somatic Complaints）	9	めまい，頭痛，腹痛など	
Ⅲ．不安/抑うつ尺度（Anxious/Depressed）	14	落ち込んでいる，自分に価値がない，心配するなど	
Ⅳ．社会性の問題尺度（Social Problems）	8	行動が幼い，仲良くできないなど	
Ⅴ．思考の問題尺度（Thought Problems）	7	強迫観念，強迫行為など	
Ⅵ．注意の問題尺度（Attention Problems）	11	注意が続かない，落ち着きがない，衝動的など	
Ⅶ．非行的行動尺度（Delinquent Behavior）	13	うそをつく，家出をするなど	外向尺度 (Externalizing)
Ⅷ．攻撃的行動尺度（Aggressive Behavior）	20	言うことをきかない，けんかをする，ものを壊すなど	

（井潤知美ほか．小児の精神と神経 2011[3]）より）

TRFも同様に上位尺度として外向尺度と内向尺度が算出できる．また構成は若干異なるが，それぞれ下位尺度として症状群尺度をもっている．

使用上の注意

約10年ごとに改訂が行われており，たとえば，CBCLは1991年版[1]，2001年版[2]がある．2014年11月現在，わが国で販売されているものは1991年版，2001年版の両方がある（❶）．1991年版は4～18歳を対象としたCBCL/4-18日本語版[3]，2～3歳を対象としたCBCL/2-3日本語版[4,5]がある．2001年版は年齢構成が変わり，6～18歳を対象としたCBCL/6-18，1歳半～5歳を対象としたCBCL/1½-5となっている[6,7]．

調査票の入手先は，1991年版（調査票，プロフィール表）はスペクトラム出版社，2001年版（調査票のみ）は京都国際社会福祉センターである．2001年版のプロフィール表は現在作成途中とのことであり，いずれ販売されるものと思われる．それぞれの販売元に連絡をとり，最新情報を確認してほしい．

〔井澗知美，上林靖子〕

引用文献

1) Achenbach TM. Manual for the Child Behavior Checklist/4-18 and 1991 Profile. Burlington VT：University of Vermont Department of Psychiatry；1991.
2) Achenbach TM, Rescorla LA. Manual for ASEBA School-Age Forms & Profiles. Burlington VT：University of Vermont Research Center for Children, Youth & Families；2001.
3) 井澗知美，上林靖子，中田洋二郎ほか．Child Behavior Checklist/4-18日本語版の開発．小児の精神と神経 2011；41(4)：243-252.
4) 中田洋二郎，上林靖子，井澗知美ほか．幼児の行動チェックリスト（CBCL/2-3）の日本語版作成に関する研究．小児の精神と神経 1999；39(4)：305-316.

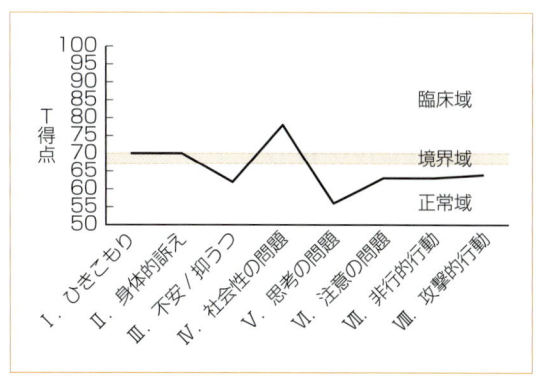

❸ 14歳男児AのCBCL下位尺度のプロフィール表
実際のプロフィール表をもとに作成したイメージ図．

5) 中田洋二郎，上林靖子，井澗知美ほか．幼児の行動チェックリスト（CBCL/2-3）の標準化の試み．小児の精神と神経 1999；39(4)：317-322.
6) 河内美恵，木原望美，瀬戸屋雄太郎ほか．子どもの行動チェックリスト2001年版（CBCL/6-18）日本語版の標準化の試み．小児の精神と神経 2011；51(2)：143-155.
7) 長沼葉月，北 道子，上林靖子ほか．ASEBA就学前子どもの行動チェックリスト親記入様式および保育士・幼稚園教諭記入様式の日本語版の開発．小児の精神と神経 2012；52(3)：193-208.

参考文献

- 井澗知美．CBCLの概要と活用の仕方について．児童青年精神医学とその近接領域 2012；53(3)：271-275.
- 倉本英彦，上林靖子，中田洋二郎ほか．Youth Self Report（YSR）日本語版の標準化の試み—YSR問題因子尺度を中心に．児童青年精神医学とその近接領域 1999；40(4)：329-344.

▶ CBCL入手先

- **1991年版（調査票・プロフィール表）**
スペクトラム出版社
〒120-0006　東京都足立区谷中2-7-13
TEL：03-5682-7169／FAX：03-5682-7157
- **2001年版（調査票のみ）**
京都国際社会福祉センター
〒612-8027　京都府京都市伏見区桃山町本多上野84
TEL：075-612-1506／FAX：075-621-8264

5　日本版ミラー幼児発達スクリーニング検査（JMAP）

　日本版ミラー幼児発達スクリーニング検査（Japanese version of Miller Assessment for Preschool：JMAP）は，日本感覚統合学会によって1989年に出版されたもので，Miller Assessment for Preschool（MAP）の日本版である．MAPは1985年のBaros Mental Measurement Yearbookにおいて，"軽度の前学業的問題をもつ就学前幼児のスクリーニング検査として最適"（De Loria）との論評を受けるなど，アメリカで高い評価を得ており，JMAPはこのMAPの優れた特性を損なうことなく，日本の幼児，文化，社会制度にも適用しやすいよう，さらに発達の男女差も考慮し一部の検査内容や対象年齢，判定基準などに改変を加えている（❹，❺）．

　JMAPの目標は，①可能な限り早期に幼児の軽度の発達上の問題とその性質を示唆することで，さらに詳しい発達検査の必要性を十分な統計的妥当性をもって提示する，②早期に子どもの発達上の問題点を把握することで，その特性に合った早期の治療的，療育的介入を可能にし，治療，療育の効果を高める，ことである．

　その特徴として，①対象を就学前児（2歳9か月から6歳2か月）に絞り，発達的問題をもつ可能性が高い子どもを早期に発見する，②従来の発達スクリーニング検査では，往々にして見逃しやすい中〜軽度の発達的問題を拾い出す，③検査領域は，感覚―運動（基礎的な神経学的発達や協応性），認知（言語や非言語），複合能力（行為機能：不器用さ）のほか，行動，対人交流の質，注意の転導性などの観察項目や感覚調整障害の有無，発育歴などの総合的な発達領域をカバーしている，④幼児が対象であることを考慮し，短時間で終了し，遊び感覚で評価できるよう工夫されている，⑤検査施行，結果の整理が簡便で，さまざまな職種の人々が容易に使用でき，かつ専門家が使用することで，発達診断の資料としても使用できる，⑥標準サンプルとして日本全国にまたがる655人の子どものデータを用いている，⑦医師らが診察室にて簡便に使用できるよう10〜15分で終了し，道具もほとんど使用しないJMAP簡易版も併せて開発されている，⑧検査法習得のための講習会が毎年日本感覚統合学会にて開催されている，などがあげられる．

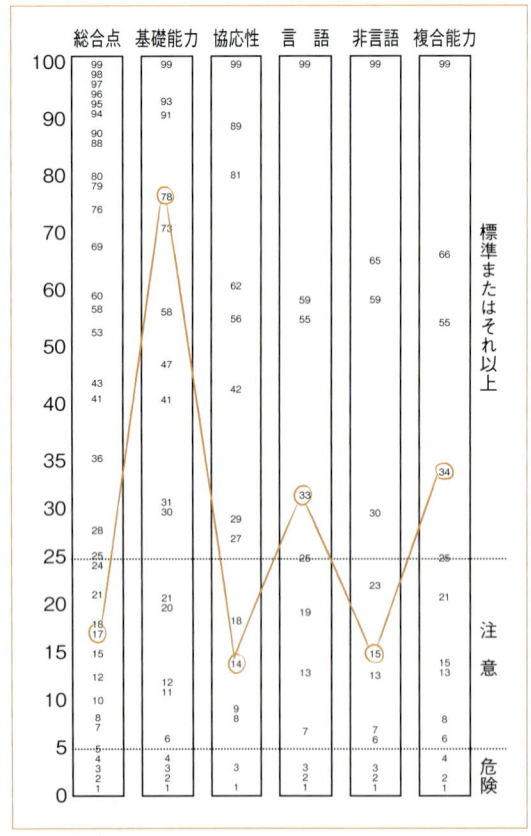

❹ 日本版ミラー幼児発達スクリーニング検査記載用紙の発達プロフィール記載例

（土田玲子）

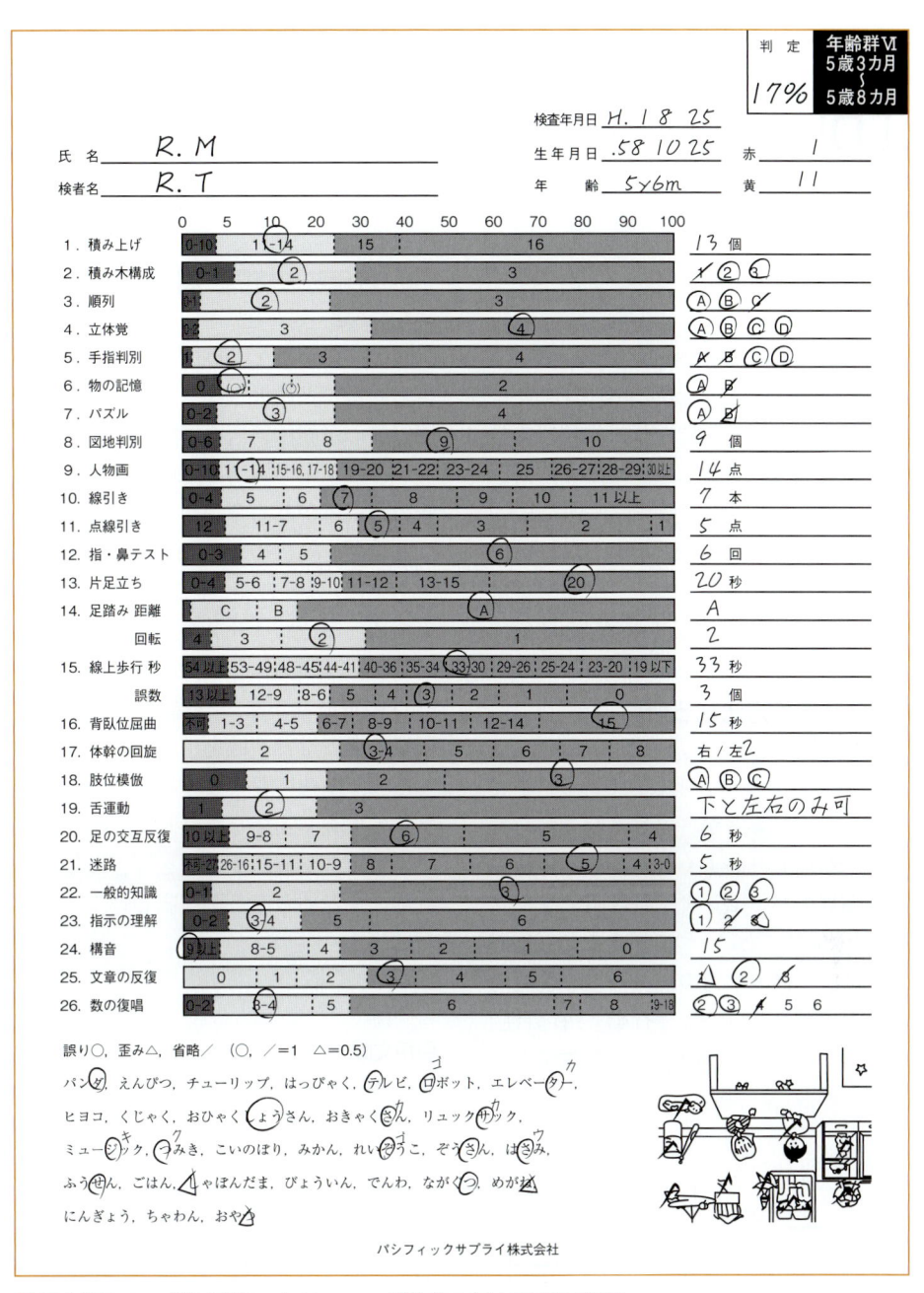

❺ 日本版ミラー幼児発達スクリーニング検査の採点用紙記載例

▶ JMAP 器具入手先

• パシフィックサプライ
  〒574-0064　大阪府大東市御領1-12-1
  TEL 072-875-8008 ／ FAX 072-875-8010

6 LDI-R（LD判断のための調査用紙）

1 評価法の概要

LDI-R（Learning Disabilities Inventory-Revised）は，学習障害（learning disabilities：LD）の有無の可能性を判断する調査票であり，学校での学習困難の把握や専門家によるLDの判断・診断に用いられる．LDの基礎学力領域「聞く」「話す」「読む」「書く」「計算」「推論」と「行動」「社会性」を合わせた小学生用LDIが2005年，中学生用に「数学」「英語」が追加されたLDI-Rが2008年に出版された．

2 具体的な評価の方法ならびに施行上の注意

各領域は12項目（数学は8項目）であり，子どもの学習状況をよく知る者が，項目に記された特徴が子どもに「ない」～「よくある」の4件法で評価する．各領域のパーセンタイル段階でプロフィールを描くと，領域ごとに「つまずきなし/疑い/あり」が示され，基礎的学力の個人内差を視覚的にとらえることができる（❻）．「行動」「社会性」を除くプロフィールからLDの可能性が判定される．回答時間は約30分である．

3 評価法の特徴，制約，解釈に際しての注意

子どもに負担をかけずに，間接的評価で結果が得られることは大きなメリットである．質問紙は回答者の主観的判断の影響が生じやすいので，ノートや授業中の観察などの十分な資料を集め，複数の指導者が話し合いながら回答するとよいだろう．また，「LDの可能性が高い」という結果が出ても，LD以外の発達障害であることも考えられるため，「行動」「社会性」領域の結果を含めて，多角的に判定することが大事である．そして，「LDの可能性が高い/可能性はある」の場合は，困難のある学習領域を子どもに直接アセスメントしたり，困難の背景となっている認知能力などの特性の検査を実施したりして，総合的な解釈に基づく目標や支援の手立てを導き出し，個別の指導計画にまとめることが望ましい．

（名越斉子）

引用文献
1）上野一彦，篁倫子，海津亜希子．LDI-R―LD判断のため

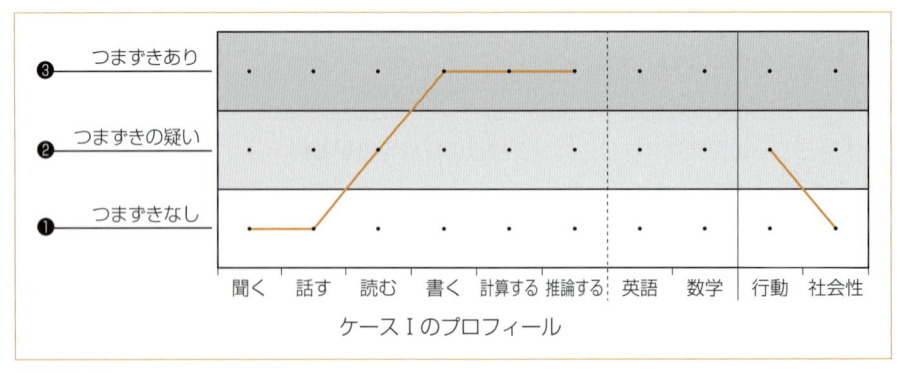

❻ LDI-R

（上野一彦ほか．LDI-R―LD判断のための調査票―手引き．2008[1]より日本文化科学社の許可を得て転載）

の調査票―手引き．東京：日本文化科学社；2008．

▶ LDI-R（LD 判断のための調査用紙）入手先

● 日本文化科学社

〒113-0021　東京都文京区本駒込 6-15-17
TEL：03-3946-3134／URL：http://www.nichibun.co.jp
＊心理検査販売代理店を通じて入手すること．

7　新版 S-M 社会生活能力検査

1　評価法の概要

新版 S-M 社会生活能力検査は，社会生活に必要な基本的な生活能力のおおよその発達レベルをみるための質問紙である．1959 年に作成されたものに，時代の変化をふまえた修正と適用範囲を就学前の子どもに広げる改良を施し，1980 年に出版されたのが本検査である．さらに三十数年を経て生じた子どもをとりまく社会情勢の変化に対応すべく，第 3 版の作成が進められている．

2　具体的な評価の方法ならびに施行上の注意

適用年齢は 1～13 歳であるが，社会生活能力の遅れがあれば，暦年齢が 13 歳を超えても利用できる．回答者は，子どもの日常生活の様子をよく知る保護者や担任などであり，社会生活能力を構成する 6 領域（身辺自立，移動，作業，意志交換，集団参加，自己統制）の項目について，「日常生活の中でできている」ならば○，「まだできない」ならば×をつける．暦年齢に応じた段階から開始し，下限がとれたら上限に達するまで進める．回答時間は約 15 分である．結果は，社会生活能力が何歳相当の水準にあるかを示す社会生活年齢（SA）と社会生活能力の暦年齢に対する発達の割合を示す社会生活指数（SQ）である．

3　評価法の特徴，制約，解釈に際しての注意

SA 尺度は非常に大ざっぱであり，おおよその発達年齢をとらえるためのものである（❼）．作成から三十数年がたち，生活様式や社会情勢が様変わりし，評価基準や内容が現状に即さない項目があることからも，SA や SQ は幅をもってとら

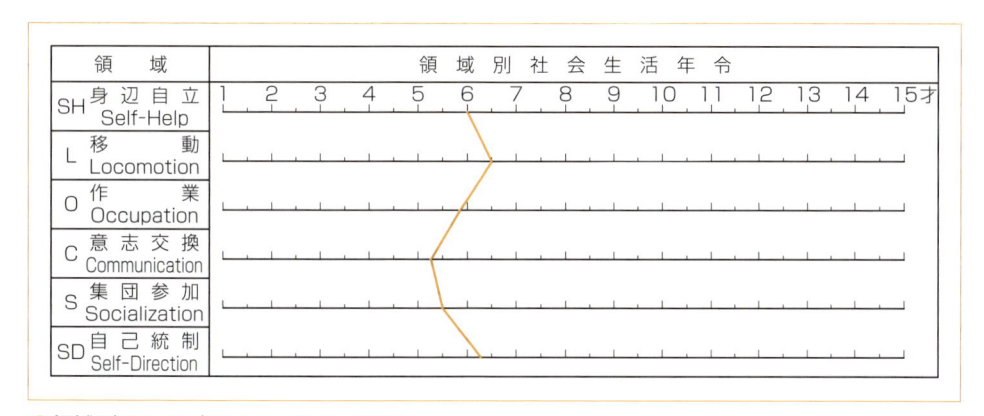

❼ 領域別 SA のプロフィールの記載例

（三木安正．新版 S-M 社会生活能力検査．1980[1] より日本文化科学社の許可を得て転載）

VII

精神症状の評価法

VII. 精神症状の評価法
A. 健康調査ならびに精神科診断に関連した臨床評価

1 [精神健康・スクリーニング]
BASIS-32

1 評価法の概要

Behavior and Symptom Identification Scale (BASIS-32) は，行動および症状測定尺度である．対象者の精神症状を5つの次元から評価する．それは，①自己と他者との関係，②日常生活と役割機能，③抑うつと不安，④衝動と依存的行動，⑤精神病，の5つの下位尺度に対応している．

BASIS-32 は Eisen らにより開発された[1]．当初は精神科入院患者を対象とした面接法として開発がなされたが，その後自記式としても使用可能となり，対象も入院患者に限ったものではなくなった．日本語版[2,3]は川野らにより翻訳がなされ，瀬戸屋ら[4]により信頼性と妥当性が検証された[*1]．

なお，英語版では，BASIS-32 の短縮版である BASIS-24[*2] も開発されている[5]．

2 内容

BASIS-32 は 32 項目から構成され，対象者は各項目について「ここ1週間にそれぞれのことがらについて経験した困難な状況の程度を最もよく表すもの」を，「特に問題はない」「少し」「中程度」「かなり」「非常に」の5つの選択肢から1つを選ぶことで回答する．

32 の項目はすでに述べたように5つの下位尺度にそれぞれ対応し，自己と他者との関係は，「項目7：この1週間に，家族との関係でこまったことがありましたか？」など7項目，日常生活と役割機能は，「項目1：この1週間に，毎日の生活をうまくやっていくことで難しいことがありましたか？（たとえば，時間を守る，お金を上手に使う，日常生活上の決定をすること）」などの9項目（ただしこのうち項目2〜4の3項目はそれらのなかから最も得点が高い項目のみがこの下位尺度得点の算出においては使用される），抑うつと不安は，「項目6：この1週間に，大きな生活上の出来事をのりこえることでこまったことがありましたか？（たとえば，別居，離婚，引っ越し，新しい仕事，新しい学校，身近な人の死）」など6項目，衝動と依存的行動は，「項目25：この1週間に，気分の波があったり，不安定なためにこまったことがありましたか？」など6項目，精神病は，「項目22：この1週間に，気が動転したり，現実的でない考えや信念を持つことがありましたか？」など4項目からそれぞれ構成される．

3 対象集団

精神障害の治療を受けている青年中期（14歳以上）から成人の者を測定の対象とすることができる[6]．ただし重度の認知症の高齢者は対象外である．

4 方法

構造化面接，自記式質問紙，電話による面接，および自記式質問紙を用いた郵送法に用いることができる[6]．

5 スコアリング

各項目への回答は，「特に問題はない」から順に

[*1] BASIS-32 は，川野雅資，森千鶴，國生拓子，Robert L. Anders により日本語に翻訳された．日本語版については川野雅資が問い合わせ先となっている[10]．

[*2] 初期の名称は The Revised Behavior and Symptom Identification Scale (BASIS-R) であった．

0, 1, 2, 3, 4点の5段階に得点化される．下位尺度得点は，その下位尺度に含まれる項目の得点の算術平均により算出される．また全32項目の得点の算術平均により算出される得点も全般的な症状の重症度をとらえるために利用される．つまり，下位尺度および全得点はともに0から4点のあいだの値をとり，その得点が高いほど重症であることを意味する．

なお，アメリカにおける標準化データによると臨床例（入院）と非臨床例を弁別する最良の区分点はT得点で59-60点である[6]．これはBASFS-32得点では0.94～1.03にあたる．

6 信頼性と妥当性

BASIS-32の原版では面接式および自記式とも信頼性と妥当性が検証され，確立している[7-9]．日本語版の信頼性と妥当性について次に述べる．すでに述べたように瀬戸屋ら[4]により信頼性と妥当性が検証された．信頼性（内部一貫性）はCronbachのαが入院時の5下位尺度で0.59～0.87（平均0.73）であり精神病の下位尺度（$\alpha=0.59$）を除いては一定の内部一貫性を有しており，BASIS-32全項目では$\alpha=0.92$と十分な内部一貫性が確認できたと報告されている．妥当性に関しては，5つの下位尺度得点がともに入院時と比べて退院時で有意に低下していたことをもって一定の構成概念妥当性があると考えられること，および下位尺度のプロフィールは，アメリカの精神科病院入院患者のそれと類似していたことから一定の交差妥当性があることが報告されている．ただし，これは1つの病院に限定した調査であり，BASIS-32日本語版は，今後さらに検討が進められる必要があると記されている．

7 実施に要する時間

自記式と構造化面接の2種類の実施法がある．実施に要する時間は，前者が後者に比べて短い．自記式にて実施する場合には最短で5分，最長でも20分程度を要するが，ほとんどの対象者は5～10分程度で終えることができるだろう[10]．一方で構造化面接の場合にはおおよそ15～20分を要する[10]．

8 利点と限界

利点：疾患特異的な尺度ではないので，精神科のさまざまな疾患に用いることのできる包括的な尺度である．また，32項目と比較的項目数が少なく（英語版ではさらに項目を減らした24項目版もある），実施も簡便であるため，対象者やスタッフの負担を軽くできる．また入院時だけでなく，退院時および退院後の追跡時にも利用することが可能である．

限界：急性の精神病や中毒および認知症の患者に用いることができない，もしくは実施したとしても適切な回答が得られない可能性が高い[10]．

〔立森久照〕

引用文献

1) Eisen SV, Grob MC, Dill DL. Outcome measurement: Tapping the patient's perspective. In: Mirin SM, Gossett J, Grob MC (eds). Psychiatric Treatment: Advances in Outcome Research. Washington, DC: American Psychiatric Press; 1991. pp213-235.
2) 川野雅資．精神神経症状の客観的評価．看護用評価尺度．浅井昌弘ほか（編）．精神科臨床検査法マニュアル．東京：国際医書出版；1996. pp89-101.
3) 松本賢哉．社会適応能力の評価．川野雅資（編）．看護学実践 精神看護学．第2版．東京：日本放射線技師会出版会；2007. pp93-97.
4) 瀬戸屋雄太郎，立森久照，伊藤弘人ほか．精神科入院患者における行動及び症状測定尺度BASIS-32日本語版の有用性．臨床精神医学 2002；31(5)：571-575.
5) Eisen SV, Normand SL, Belanger AJ, et al. The Revised Behavior and Symptom Identification Scale (BASIS-R): Reliability and validity. Medical Care 2004；42：1230-1241.
6) Eisen SV, Normand SL, Belanger AJ, et al. BASIS-32® and the Revised Behavior and Symptom Identification Scale BASIS-R. In: Maruish MM (ed). The Use of Psychological Testing for Treatment Planning and Outcome Assessment, 3rd edition, Vol 3. Mahwah, NJ: Lawrence Erlbaum; 2004. pp79-113.
7) Eisen SV. Assessment of subjective distress by patients' self-report versus structured interview. Psychol Rep 1995；76：35-39.
8) Hoiifmann FL, Capelli K, Mastrianni X. Measuring treatment outcome for adults and adolescents: Re-

liability and validity of BASIS-32. *J Ment Health Adm* 1997 ; 24 : 316-331.
9) Russo J, Roy-Byrne P, Jaffe C, et al. The relationship of patient-administered outcome assessments to quality of life and physician ratings : Validity of the BASIS-32. *J Ment Health Adm* 1997 ; 24 : 200-214.
10) Eisen SV, Grob MC. Behavior and Symptom Identification Scale (BASIS-32). In : Sederer LI, Dickey B (eds). Outcomes Assessment in Clinical Practice. Baltimore : Williams & Wilkins ; 1996. pp65-69／伊藤弘人, 栗田 広 (訳). 行動および症状測定尺度 (BASIS-32). 精神科医療アセスメントツール. 東京：医学書院；2000. pp44-48.

2 ［精神健康・スクリーニング］ 日本版精神健康調査票（GHQ）

1 評価法の概要

精神健康調査票（the General Health Questionnaire：GHQ）は，イギリスのGoldberg[1]）によって開発された質問紙法による検査法で，主として神経症者の症状把握，評価および発見にきわめて有効なスクリーニングテストである（日本版GHQ[2-4]）。

この質問紙法は病院などの一般外来やその他の集団に効率よく応用することを目的としているために，健常という範囲から変化した症状の発見に主眼点をおいている．主たる内容は健常な精神的機能が持続できているかどうか，あるいは患者，被検者を苦悩させるような新しい事実が出現しているかどうかの質問項目である．すなわち，神経症症状および不安や社会的な機能の不全さをも反映する．緊張やうつを伴う疾患性を有効に判別できる．なお，判定基準策定の対象としたのは，大学生以上の年齢の人々であるが，実施に際しては，高校生以上であれば評価対象者としてよい．

したがって，WHOの疾患分類では精神症状を幅広く取り扱っているが，そのなかのパーソナリティ障害，性別違和（性同一性障害），知的能力障害（精神遅滞），老人性認知症，躁病などについては，その症状を把握するものではない．なお，統合失調症，うつ病（内因性）の発見にも有効であることは認められている．その理由は，機能性精神病者は苦悩の状態にあるため，それに関係する項目を数多くもつGHQ質問票の回答の得点が，高得点になるからである．

2 項目内容

GHQのオリジナルは60項目の質問項目で構成されている．その内容は，以下に関する心的状態，感情などについての質問内容である．
(a) 一般的健康と中枢神経系
(b) 心臓脈管系，筋神経系，消化器系
(c) 睡眠と覚醒
(d) 個人独自の行動
(e) 客観的行動—他者との関係ある行動
(f) 自覚的感情—充足感欠如，緊張
(g) 自覚的感情—主としてうつ感情，不安

これらの質問内容は，一般病院の外来患者を対象に，「適応」と「苦悩」という面について詳細な面接を行い，その結果から得られた，①不幸，②心理的障害，③社会的適応障害，④自信（精神的，身体的）欠如，の4要素に由来している．この4要素がGHQ質問項目作成の出発点となっている．

GHQは，いわゆる精神症状およびその関連症状（minor psychiatric complaints）をもつ人々が容易に回答でき，その結果から症状の評価，診断を目的とする質問紙検査である．

これまでの研究で，スクリーニングテストとし

ての有効性は広く認められている．この種の検査では対象者の判別性を高めること，さらに検査項目の節約（短縮版の作成）を図ることは重要である．Goldbergら[5]は，GHQ 60項目の回答結果を因子分析し，11因子を抽出している（63.4%）．

そのうち因子性の明確な6因子（一般的疾患性——一般因子——，身体的症状，睡眠障害，社会的活動障害，不安と気分変調，重篤なうつ傾向）を採用し，各因子の代表項目（各5項目）で構成した30項目版（GHQ 30），および検査の簡潔化を目指した4因子（身体的症状，不安と不眠，社会的活動障害，重篤なうつ傾向）の代表項目（各7項目）を用いた28項目版（GHQ 28），さらに簡便な12項目版（GHQ 12，中川ら[4]）の3種類の短縮版を提出しており，検査のスクリーニング性から，メリットは確認されている．多くの研究でも，この有効性は支持されている．

なお，質問項目については，back translation法を厳密に適用し，オリジナルの英文項目を翻訳し，さらに別の専門家により日本語から英文に翻訳して吟味を行っている．

質問文を理解できる者に広く実施できるものであり，個別にも集団的にも容易に実施できるものである．

3 実施・採点法

実施

質問項目を読み，その左にある4種類の選択肢のいずれか自分の現在の状態に当てはまる箇所の□の欄に○を記入する．原則として質問文の内容の説明は行わず，回答者の判断に任せる．時間の制限はないが，通常およそGHQ 60で10分程度，短縮版では3～7分程度を要する．

採点法

4種類の選択肢のうち，いずれも右の2欄に回答したものについては0，左の2欄につけられた○の個数を数え，その合計を求める．したがって最高可能な点数は，GHQ 12では12点，GHQ 28では28点，GHQ 30では30点，GHQ 60では60点，最低点はいずれも0点となる．

なお，仔細な項目分析などのためにLikert採点法に従う場合には，左から順に，0，1，2，3点の重みをつけ，その合計点を求める．その場合の最高可能な点数は，項目数の3倍となる．

4 判定法

いずれの版についても因子分析の結果に基づく，因子の代表的な項目群によって構成されている．したがって，合計点による心理的な健康度の判定のほかにも，下位因子尺度についての特徴を把握することができる．質問票の要素スケール欄に該当する回答該当数によって下位尺度の得点が示される．

感度，特異性を考慮すると，GHQ 12についての区分（臨界）点は3/4点となる．全神経症者の76%が4点以上，健常者の91%が3点以下となる．GHQ 28についての区分点は5/6点，GHQ 30についての区分点は6/7点となる．GHQ 60の区分点は16/17点となる．GHQ 28では全神経症者の90%が6点以上，健常者の86%は5点以下となる．GHQ 30については，全神経症者の92%は7点以上，健常者の85%は6点以下となる．GHQ 60については，全神経症者の80%は17点以上，健常者の96%は16点以下となる．これらの基準をスクリーニング的な意味での弁別点といえる．

なお，平均点には，男女差はなく，GHQ 12では，健常者では1.8点，神経症者では6.5点である．GHQ 28ではおおむね5点以上が上位群，1点以下が下位群となるが，判定範囲については，総得点をもとにしながら，柔軟に考慮すべきであろう．なお，大学生を主とする青年期層については，平均値が高く（6.6～7.8点），上位群はおおむね12点以上，下位群はおおむね2点以下となる．GHQ 30についても同様におおむね6点以上が上位群，1点以下が下位群となる．大学生群については，上位群は13点以上，下位群は3点以下とみなしてよい．

（大坊郁夫）

引用文献

1) Goldberg D. Manual of the General Health Questionnaire. Windsor：Nfer-Nelson；1978.
2) 中川泰彬, 大坊郁夫. 日本版 GHQ 精神健康調査票手引. 東京：日本文化科学社；1985.
3) 中川泰彬, 大坊郁夫. 日本版 GHQ 精神健康調査票手引（改訂版）. 東京：日本文化科学社；1996.
4) 中川泰彬, 大坊郁夫. 日本版 GHQ 精神健康調査票手引（増補版）. 東京：日本文化科学社；2013.
5) Goldberg DP, Hillier VF. A scaled version of the General Health Questionnaire. *Psychol Med* 1979；9：139-145.
6) Goldberg D, Williams P. A User's Guide to the General Questionnaie. London：Nfer-Nelson；1988, 2004.

▶ **GHQ 入手先**

● 日本文化科学社
〒 113-0021　東京都文京区本駒込 6-15-17
TEL：03-3946-3134／URL：http://www.nichibun.co.jp
＊心理検査販売代理店を通じて入手すること.

3　[精神健康・スクリーニング] K6/K10

1　K6/K10 の概要

検査の目的

K6/K10 は近年開発された抑うつ，不安を測定する 6 あるいは 10 項目からなる 5 件法の自己報告式質問紙で，common mental disorder（頻度の高い精神疾患，つまり単極性うつ病および不安障害）のスクリーニングをする尺度である．スクリーニングだけではなく，psychological distress（つまり抑うつ症状および不安症状を合わせたもの）の重症度評価も可能である[1,2]．

また過去 12 か月の自殺関連行動を発見するうえでも有用であることが示されている[3]．

日本語版の信頼性，妥当性は 20 歳以上の成人を対象に確認されている[4]．

対象疾患（ゴールドスタンダード診断）

K6/K10 がスクリーニングすることができる対象疾患のゴールドスタンダードは Composite International Diagnostic Interview（CIDI）による DSM-IV 診断で，過去 12 か月間の抑うつ性の気分障害（大うつ病，気分変調症）と不安障害（パニック障害，広場恐怖，社会恐怖，強迫性障害，全般性不安障害，心的外傷後ストレス障害〈PTSD〉）である[4]．

特徴

K6/K10 は複数の既存のスクリーニング尺度から得られた 612 個の質問文から 5 段階の大規模疫学研究を経て，項目反応理論に基づき選択された項目である．どのような時点においても 5〜10％ の人々が精神障害を有することが知られているため，一般母集団の分布の 90〜99 パーセンタイルで，回答者の弁別力を最大にする項目から構成されている．さまざまな社会，人口統計学的な特徴においても心理測定特性が安定して示されている項目のみが最終的に含まれている[2]．

K6/K10 はこれまで広く用いられてきたスクリーニング質問紙と同等あるいはそれ以上によいものであることが見出されている[5,6]．

項目数が少ない自己報告式尺度であるため非常に簡便に施行することができる．

ROC 分析の AUC は K6 と K10 で大きな差はなく，また K6 のほうが異なる背景をもつ集団に一般化可能なスクリーニング尺度であるようである．そのためより短く簡便な K6 のほうが使いやすいと考えられる．著作権はフリーである．

2　具体的な評価の方法ならびに解釈に際しての注意

スクリーニング対象者に ❶ の各質問に対し 5 段

❶ K6/K10 の項目

過去 30 日の間にどれくらいの頻度で次のことがありましたか.

	全くない	少しだけ	ときどき	たいてい	いつも
1. 理由もなく疲れきったように感じましたか.（K10）	0	1	2	3	4
2. 神経過敏に感じましたか.（K6/K10）	0	1	2	3	4
3. どうしても落ち着けないくらいに，神経過敏に感じましたか.（K10）	0	1	2	3	4
4. 絶望的だと感じましたか.（K6/K10）	0	1	2	3	4
5. そわそわ，落ち着かなく感じましたか.（K6/K10）	0	1	2	3	4
6. じっと座っていられないほど，落ち着かなく感じましたか.（K10）	0	1	2	3	4
7. ゆううつに感じましたか.（K10）	0	1	2	3	4
8. 気分が沈み込んで，何が起こっても気が晴れないように感じましたか.（K6/K10）	0	1	2	3	4
9. 何をするのも骨折りだと感じましたか.（K6/K10）	0	1	2	3	4
10. 自分は価値のない人間だと感じましたか.（K6/K10）	0	1	2	3	4

（古川壽亮ほか．平成 14 年度厚生労働科学研究費補助金〈厚生労働科学特別研究事業〉「心の健康問題と対策基盤の実態に関する研究」分担研究報告書．2002[7]より）

❷ K6 と K10 の SSLR

World Mental Health Survey Japan（WMH-J）における K6 と K10 の SSLR

K6	0	1, 2	3～5	6～8	9～13	14～24
SSLR	0.00 (0, 0.0001)	0.29 (0.07, 0.85)	1.5 (0.41, 3.5)	4.9 (1.7, 11.2)	16 (6.1, 34)	110 (11, 400)
K10	0, 1	2～4	5～9	10～14	15～19	20～40
SSLR	0.00 (0, 0.0001)	0.16 (0.00, 0.71)	1.8 (0.70, 3.4)	6.1 (2.1, 14)	11 (2.3, 32)	110 (32, 280)

オーストラリアでの K6 と K10 の SSLR

K6	0	1, 2	3～5	6～8	9～13	14～24
SSLR	0.09 (0.06, 0.13)	0.23 (0.18, 0.28)	1.0 (0.84, 1.1)	3.8 (3.3, 4.4)	11 (8.9, 13)	46 (33, 65)
K10	0, 1	2～4	5～9	10～14	15～19	20～40
SSLR	0.08 (0.05, 0.12)	0.29 (0.23, 0.37)	1.3 (1.2, 1.5)	5.4 (4.7, 6.2)	15 (12, 18)	83 (40, 170)

括弧内は 95％信頼区間.

（Furukawa TA, et al. *Int J Methods Psychiatr Res* 2008[4]より）

階の項目から回答を選択してもらう．一つの質問に対し，0～4 点あるいは 1～5 点のどちらで採点してもよい．以下は 0～4 点で採点した場合について記載する．

カットオフ値と層別尤度比（SSLR）

K6 では得点は 0～24 点，K10 では得点は 0～40 点の範囲で，高得点ほど気分障害，不安障害の可能性が高い．

すべてのスクリーニング尺度がそうであるように，適用する集団の特徴（特に有病率），およびスクリーニングの目的などを考慮しカットオフ値を選択する必要がある．アメリカの住民と同じ有病率である場合，K6 では一般住民心理ストレスを評価するカットオフ値は 5 点以上，重度精神障害を予測するカットオフ値としては 13 点以上が勧められている[6]．しかし有病率の違いが 1 つの要

因となり，研究ごとに異なるカットオフ値が提案されるため，有病率から独立し臨床的に直感的に使用できる層別尤度比（stratum-specific likelihood ratio：SSLR）でのアプローチが推奨される．SSLRを用いると検査後確率は次のように計算される．

　　検査前オッズ×SSLR＝検査後オッズ
　　［ただし，オッズ＝確率／（1－確率）］

❷に日本とオーストラリアの研究でのSSLRを示す．目安として，検査後確率はSSLRが0.1よりも小さい場合は大きく下がり，10より大きい場合は大きく上がる．0.5から2のあいだでは検査前確率からあまり変化しないと解釈できる[7]．

有病率10％程度の集団において，精神疾患である確率が50％以上の検査後確率の集団を得たいならば，K6ならば9点以上，K10ならば15点以上をカットオフ値として用いるのが適切と考えられる．

〔早坂　佑，古川壽亮〕

引用文献

1) National Comorbidity Survey. K10 and K6 Scales. http://www.hcp.med.harvard.edu/ncs/k6_scales.php.
2) Kessler RC, Andrews G, Colpe LJ, et al. Short screening scales to monitor population prevalences and trends in non-specific psychological distress. *Psychol Med* 2002；32(6)：959-976.
3) 川上憲人ほか．成人期における自殺予防対策のあり方に関する精神保健的研究．平成16年度厚生労働科学研究費補助金（こころの健康科学研究事業）「自殺の実態に基づく予防対策の推進に関する研究」．2005. pp147-169.
4) Furukawa TA, Kawakami N, Saitoh M, et al. The performance of the Japanese version of the K6 and K10 in the World Mental Health Survey Japan. *Int J Methods Psychiatr Res* 2008；17(3)：152-158.
5) Furukawa TA, Kessler RC, Slade T, et al. The performance of the K6 and K10 screening scales for psychological distress in the Australian National Survey of Mental Health and Well-Being. *Psychol Med* 2003；33(2)：357-362.
6) Kessler RC, Barker PR, Colpe LJ, et al. Screening for serious mental illness in the general population. *Arch Gen Psychiatry* 2003；60(2)：184.
7) 古川壽亮ほか．一般人口中の精神疾患の簡便なスクリーニングに関する研究．平成14年度厚生労働科学研究費補助金（厚生労働科学特別研究事業）「心の健康問題と対策基盤の実態に関する研究」分担研究報告書．〈http://mental.mu-tokyo.ac.jp/h14tokubetsu/分担研究報告書2-2.pdf〉．2002．

▶ K6/K10 入手先

- National Comorbidity Surveyのウェブサイトからダウンロード可能．
  URL：http://www.hcp.med.harvard.edu/ncs/k6_scales.php

4　[精神健康・スクリーニング] PRIME-MD，PHQ

1　PRIME-MD

概要

PRIME-MD（Primary Care Evaluation of Mental Disorders）[1]は，Robert SpitzerとJanet Williamsらによって開発されたプライマリ・ケア医のための評価ツールである．一般人口中あるいはプライマリ・ケアにおいてよく遭遇する気分障害（抑うつ障害），不安障害（不安症），身体表現性障害（身体症状症），アルコール使用障害，摂食障害などの精神疾患について，まず質問票でスクリーニングし，次に簡易構造化面接を行う2段階で評価するシステムである．

評価・診断方法

患者問診票（Patient Questionnaire：PQ）

PQは，医師が問診する前に，精神疾患群の症

状をスクリーニングする質問票である．PQ は，過去 1 か月間の症状を，「はい」「いいえ」で回答する 25 問と全体的な健康状態に関する質問 1 問に答える形式になっている．PQ の質問項目は，気分障害，不安障害，摂食障害，身体表現性障害，アルコール使用障害に対応する 5 つの症状群からなる評価モジュールで構成されている．

医師評価ガイド（Clinician Evaluation Guide：CEG）

CEG は，18 精神疾患が 5 評価モジュールによって分類されている簡易構造化面接である．医師は，PQ で，「はい」と回答のあったモジュールについて，評価を進めると現時点で可能性のある精神疾患の診断が得られる．

PRIME-MD で診断・評価される精神疾患群

PRIME-MD 診断は，開発当時は，DSM-III-R に対応して作成され，その後は，DSM-IV[2]に基づいている．しかし，プライマリ・ケア施設でプライマリ・ケア医による使用が簡便になるように診断名が改変されている．そのために DSM-IV の診断基準を満たさない疑似型の診断名も含まれている．PRIME-MD で評価・診断される精神疾患群を❸に示す．身体表現性障害モジュールでは，DSM-IV-PC の「多発性身体表現性障害」の診断名を使用している．除外診断として気分障害モジュールに双極性障害が入れられている．また，気分障害および不安障害のモジュールにそれぞれ身体疾患および薬剤が原因となる場合を除外診断するようになっている．

PRIME-MD は，患者が PQ を記入後，CEG にて評価するが，CEG の平均所要時間は，8 分 30 秒であると報告されている．この平均は，アメリカのプライマリ・ケア医の所要時間である．著者らが，わが国のプライマリ・ケア医によって実施した際には，約十数分程度を要した．アメリカの内科医が，ルーチンのプライマリ・ケア診療に PRIME-MD を取り入れた際，CEG インタビューは，約 8 分程度であっても診療時間の 1/3 を割かなければいけないうえに，診療報酬にも反映されない．アメリカの PRIME-MD の研究に参加し

❸ PRIME-MD で評価・診断される精神疾患群

気分障害（抑うつ障害）
大うつ病性障害（うつ病〈DSM-5〉）
大うつ病性障害の部分寛解
気分変調症（持続性抑うつ障害）
小うつ病性障害（軽度うつ病〈DSM-5〉）
双極性障害（除外診断）
身体疾患，治療薬またはその他の薬物によるうつ病性障害（他の医学的疾患による抑うつ障害，物質・医薬品誘発性抑うつ障害）（除外診断）
不安障害（不安症）
パニック障害（パニック症）
全般性不安障害（全般的不安症）
特定不能の不安障害（特定不能の不安症）
身体疾患，治療薬またはその他の薬物による不安障害（他の医学的疾患による不安症，物質・医薬品誘発性不安症）（除外診断）
アルコール使用障害
アルコール乱用/依存（アルコール使用障害）の可能性
アルコール乱用（確認）
アルコール依存（確認）
摂食障害
むちゃ食い性障害（神経性過食症）
神経性大食症排出型（神経性やせ症過食・排出型）
神経性大食症非排出型（神経性やせ症摂食制限型）
身体表現性障害（身体症状性および関連症）
多発性身体表現性障害
特定不能の身体表現性障害（特定不能の身体症状症および関連症）

た症例の約半数が CEG インタビューについて診療報酬がなかった．プライマリ・ケアにおいてより診療効率を上げるためには，所要時間の短縮化が要求された．これらの要請から，PRIME-MD の自己記入式質問票である PHQ[3] が開発された．

❷ PHQ[3]

オリジナルの PRIME-MD では，18 精神疾患が診断分類可能であったが，PHQ（Patient Health Questionnaire）では，評価を簡単にするために，診断分類ではなく，自己報告質問項目が 4 個の症状症候群のカテゴリーによってまとめられ整理された．気分障害モジュールでは，大うつ病性障害以外の気分変調症，大うつ病性障害の部分寛解，小うつ病性障害などは，1 つの症状症候群カテゴリー「その他のうつ病性障害」にまとめられた．同様に不安障害モジュールでは，パニック障害以

❹ Patient Health Questionnaire (PHQ) 系の自己記入式質問票と評価される精神疾患・症状群

- Patient Health Questionnaire（PHQ）: PRIME-MD™ の問診票 PQ から派生
  - 身体表現性障害疑い → PHQ-15
  - 大うつ病性障害 → PHQ-9
  - その他のうつ病性障害
  - パニック障害 → GAD-7
  - その他の不安障害
  - 神経性過食症
  - むちゃ食い
  - アルコール乱用/依存疑い

- Patient Health Questionnaire（PHQ）-15
  - 身体（化）症状（症状レベル）

- Patient Health Questionnaire（PHQ）-9
  - 大うつ病性障害
  - その他のうつ病性障害
  - うつ状態（症状レベル：重症度）

- Generalized Anxiety Disorder（GAD）-7
  - 不安症状（症状レベル）
  - 全般性不安障害
  - （パニック障害，社会不安障害，PTSD）

外の全般性不安障害と特定不能の不安障害は，「その他の不安障害」にまとめられた．

すなわち，PHQは自己記入式質問票であるがプライマリ・ケア医が日常診療において遭遇する8種類の疾患の診断・評価ができるようになっている．PHQの実施には，8～12分程度を要する．PHQは多くの言語に翻訳され，妥当性および有用性が検討されており，筆者らは，PRIME-MDの開発者であるSpitzer RLらとPHQ日本語版を再翻訳法によって作成し，妥当性研究を行っている[4]．

PHQ[3]のなかから，大うつ病性障害モジュールの9個の質問項目を抽出した質問票がPHQ-9[5-7]である．PHQ-9については，本書の別項目（p.332）で述べる．身体症状にかかわる身体表現性モジュール13個とうつ病性障害モジュールから2個の質問項目を抽出した自己記入式質問票がPHQ-15[8]である．不安障害にかかわる質問項目を抽出し別途の自己記入式質問票として開発したものがGAD-7[7,9]である（❹）．DSM-5[2]では，

精神疾患における重要な症状レベルをCross-Cutting Symptom Measure によって評価する．身体症状の症状レベルは，Level 2において，Somatic Symptom Severity（身体症状レベルの重症度）をPHQ-15によって測定することが推奨されている[10]．PHQ-15日本語版（症状評価版2013）については文献[11]を参照されたい．

（村松公美子）

引用文献

1) Spitzer RL, Williams JBW, Kroenke K, et al. Utility of a new procedure for Diagnosing Mental Disorders in Primary Care ; The PRIME-MD 1000 study. JAMA 1994 ; 272 : 1749-1756.
2) American Psychiatric Association. Diagnostic and Statistical Manual of Mental Disorders, 4th Edition, Text Revision Edition. DSM-IV-TR. Washington DC : American Psychiatric Association ; 2000.
3) Spitzer RL, Kroenke K, Williams JBW, et al. Validation and utility of a self-report version of PRIME-MD : The PHQ Primary Care Study. JAMA 1999 ; 282 : 1737-1744.
4) Muramatsu K, Miyaoka H, Kamijima K, et al. The Patient Health Questionnaire, Japanese version : Validity according to the Mini-International Neuropsychiatric Interview-Plus. Psychological Reports 2007 ; 101 : 952-960.
5) Kroenke K, Spitzer RL, Williams JBW. The PHQ-9 (2001) : Validity of a brief depression severity measure. J Gen Intern Med 2001 ; 16 : 606-613.
6) 村松公美子, 上島国利. プライマリ・ケア診療とうつ病スクリーニング評価ツール : Patient Health Questionnaire-9日本語版「こころとからだの質問票」. 診断と治療 2009 ; 97 : 1465-1473.
7) 村松公美子. 心と身体の接点の診療, プライマリケア医に何を求めるか. 宮岡 等（編). 脳とこころのプライマリケア. 東京：シナジー社. 2013. pp544-555.
8) Kroenke K, Spitzer RL, Williams JBW. The PHQ-15 (2002) : Validity of a New Measure for Evaluating the Severity of Somatic Symptoms. Psychosomatic Medicine 2002 ; 64 : 258-266.
9) Spitzer RL, Kroenke K, Williams JB, et al. A brief measure for assessing generalized anxiety disorder : The GAD-7. Arch Intern Med 2006 ; 166(10) : 1092-1097.
10) American Psychiatric Association. Diagnostic and Statistical Manual of Manual of Mental Disorders, Fifth Edition. Arlington, VA : American Psychiatric Association ; 2013.
11) Patient Health Questionnaire（PHQ-9, PHQ-15）日本語版および Generalized Anxiety Disorder-7 日本語版―up-to date. 新潟青陵大学大学院臨床心理学研究 2014 ; 7 ;

35-39.

▶ PHQ 日本語版入手先
＊公刊していないが，使用の場合は下記に連絡を取り，入手する

ことは可能．
● 村松公美子
〒951-8121　新潟県新潟市中央区水道町 1-5939
新潟青陵大学大学院臨床心理学研究科

---

5 ［精神健康・スクリーニング］
SF-36

1 評価法の概要

SF-36（Medical Outcome Study 36-Item Short Form Health Survey）は，健康関連 QOL（quality of life）を測定する自記式の包括的尺度である．SF-36 を国際的な指標にすることを目的とした国際共同研究プロジェクト（International Quality of Life Assessment：IQOLA）が 1990 年から開始され，欧米を中心に多くの参加国で SF-36 の信頼性と妥当性はすでに確認されている．日本においても一般人口における SF-36 日本語版の信頼性と妥当性は，一般人口では Fukuhara ら[1,2]が，統合失調症はプロジェクトとは独立した研究グループで瀬戸屋ら[3]が検証している．

SF-36 は多次元一般的 QOL 評価尺度で，患者の QOL を 8 下位尺度（計 36 項目）によって表される 8 次元から評価する．すなわち，①身体機能（Physical Functioning：PF），②日常役割機能（身体）（Role-Physical：RP），③体の痛み（Bodily Pain：BP），④全体的健康観（General Health Perceptions：GH），⑤活力（Vitality：VT），⑥社会生活機能（Social Functioning：SF），⑦日常役割機能（精神）（Role-Emotional：RE），および⑧心の健康（Mental Health：MH）である．各下位尺度は，最低得点が 0 点，最高得点が 100 点になるように得点が変換され，得点が高いほどその次元の QOL が高いことを示す．

本尺度は 8 つの下位尺度ごとの得点によって，それぞれが代表する QOL の各次元を示すものであり，2〜3 の要素にまとめる方法は提案されている（後述）が，総得点はない．下位尺度は独立しているため，単独でも使用することができるという利点がある．日本語版 SF-36 の使用には使用料が必要で，iHOPE からの使用許諾を受けたうえでの実施が求められている[4]．

2 具体的な評価方法ならびに施行上の注意

自記式尺度である SF-36 の記入に要する時間は，記入者の特性にもよるがおおむね 5〜10 分程度である．内容を理解し回答のできる 16 歳以上の者であれば，対象者に制限はなく，健常者から慢性疾患患者まで広範囲に包括的に評価できる．疾患特異的ではない QOL 評価尺度であることは，SF-36 の特徴である．

3 評価法の特徴，制約，解釈に際しての注意

SF-36 の特徴には，疾患特異的ではない包括的尺度であること，尺度の有用性の検討が国内外でなされていること，国民標準値が公開されているため（SF-36v2，2007 年）[5]実施対象者の健康状態を比較できること，がある．健康関連 QOL という共通概念で尺度は構成されているため，健常者の QOL との比較や異なる疾患の患者の QOL の比較も可能である．

課題は，独立している 8 つの下位尺度を代表する値がない点にある．英語版では 2 つのコンポー

ネント・サマリースコア（身体的側面のQOL，精神的側面のQOL）が算出できる．しかし，日本およびその他のアジア諸国では欧米と同じような因子構造がみられないためこの2つの代表値の使用は推奨されていない．なお，2011年に日本でも使用可能な「身体的側面」「精神的側面」に「役割/社会的側面」を加えた3コンポーネント・スコアリング法が開発されている[6]．なお「⑧心の健康」に関しては，精神健康・スクリーニングには十分とはいえないため，精神医学の領域での臨床評価に活用する場合は，他の尺度と併用することが望ましいと考えられる．

　国際的共同研究プロジェクトで，日本も参加して開発されたQOLを測定するSF-36は，国内外で広く用いられている．精神医学領域の研究において，QOLの評価を盛り込んだ臨床評価がなされていくことが期待されている．

（伊藤弘人）

引用文献

1) Fukuhara S, Bito S, Green J, et al. Translation, adaptation, and validation of the SF-36 health survey for use in Japan. *J Clin Epidemiol* 1998 ; 51 : 1037-1044.
2) Fukuhara S, Ware J, Kosinski M, et al. Psychometric and clinical tests of validity of the Japanese SF-36 health survey. *J Clin Epidemiol* 1998 ; 51 : 1045-1053.
3) 瀬戸屋雄太郎，長沼洋一，立森久照ほか．精神科退院患者における多次元QOL尺度SF-36日本語版の有用性の検討．臨床精神医学 2000 ; 59 : 185-192.
4) 健康医療評価研究機構．SF-36®（MOS 36-Item Short-Form Health Survey）．iHope Website. http://www.i-hope.jp/activities/qol/list/sf-36.html.
5) 福原俊一，鈴鴨よしみ．SF-36v2™日本語版マニュアル，2011年11月版．京都：健康医療評価研究機構；2011.
6) Suzukamo Y, Fukuhara S, Green J, et al. Validation testing of a three-component model of Short Form-36 scores. *J Clin Epidemiol* 2011 ; 64 : 301-308.

▶ SF-36 入手先

- iHope International（京都府京都市）に使用登録をし，許諾を得ること．

---

6 ［精神健康・スクリーニング］
PIL テスト日本版

1 PILとは

　Frankl[1-3]は，意味への意志を人間の基本的動機と考え，人間の精神の自由，責任性によってどのような状況でも生きる意味を見出し，「～にもかかわらず，人生にイエスと言う」ロゴセラピーの理論を発展させた．PIL（Purpose-in-Life Test）[*1]はFranklのロゴセラピーの考えに基づいて，人生の意味・目的意識—実存的欲求不満を測定する道具として，アメリカのCrumbaughら[4-6]によって考案され，広く世界で使用されている．日本では佐藤が1967年に紹介し[7]，その後PIL研究会によって1993年に日本版PILが標準化・出版され[8]，2008年に改訂新版が出された[9]．

　PILは3部から構成されている．Part Aは「態度スケール」と呼ばれ，20の質問項目からなる質問紙法，Part Bは13の刺激語による文章完成法，Part Cは自由記述の方法で，人生の意味・目的，そしてそれをどのように体験しているかについて記述を求める．

　Crumbaugh は Part A のみを標準化しており，B，Cは clinical portion として臨床的に使用しているが，日本版ではB，Cの記述についても数量化・標準化した．以下においては日本版PILにつ

[*1] PILは初期には「PIL-生きがいテスト」あるいは「PIL-実存心理検査」等の副題名を付していたが，今は「PILテスト日本版」を正式名称として用いている．

❺ PIL テスト日本版の質問の一部

part A の質問票（図）

part B の質問票（図）

part C の質問票（図）

いての施行，採点，解釈の概要を述べる．

2 施行法

施行は個人でも集団でもよい．日本では中学生以上の年齢の人々に用いられてきた．

施行に要する時間は30～40分．適用領域はカウンセリング，心理療法，ガイダンス，自己啓発的研修などに広く用いられる．

3 採点

Part A は7段階評定の20の質問項目からなる（❺）．採点は各項目の点数を加算して総得点を出す．したがって得点は20～140点のあいだに分布する．

B は13の刺激文による文章完成法（❺），C は自由記述による回答であるが，B，C の記述を以下の枠組みにより数量的に評定する．B，C の数量化は日本版独自のものである．まず B，C の記述を大きく，①「人生に対する態度」，②「人生の意味・目的意識」，③「実存的空虚感」，④「態度価値」の4つの局面に分ける．そして①の局面は「過去受容」「現在受容」「未来受容」「人生に対する主体性」の4つの下位項目の合計点で，②の局面は「意味・目的意識の明確度」「意味・目的意識の統合度」「達成感」の3下位項目の合計点で表される．③には下位項目はない．④の「態度価値」の局面は「死生観」「病気・苦悩観」「自殺観」の3下位項目の合計点で表される（❻）．

上記の下位項目の評定は理論的・経験的にあらかじめ作成されたそれぞれの評定基準に基づいて7段階で点数化される（詳細は文献[9,10]を参照のこと）．

❼ SDQの3評定フォームの適応年齢とカットオフ値

	教師評定[3]				保護者評定[1]				自己評定[2]			
適応年齢	4〜16歳				4〜16歳				11〜17歳			
	境界水準		臨床水準		境界水準		臨床水準		境界水準		臨床水準	
	得点	比率(%)	得点	比率(%)	得点	比率(%)	得点	比率(%)	得点	比率(%)	得点	比率(%)
困難性総合	8〜11	10.4	12〜40	10.9	12〜14	10.1	15〜40	9.8	18〜20	9.8	21〜40	8.4
情緒不安定	2	8.3	3〜10	10.2	3	6.5	4〜10	7.8	6	7.9	7〜10	12.2
問題行動	2〜3	18.0	4〜10	7.7	3	9.1	4〜10	8.1	4	11.0	5〜10	9.4
多動・不注意	4〜5	13.2	6〜10	10.3	5	7.2	6〜10	10.6	7	8.3	8〜10	8.2
友人関係問題	2	10.8	3〜10	10.5	2	12.4	3〜10	11.2	5	7.9	6〜10	6.4
向社会的行動	4〜5	14.3	0〜3	10.8	4	9.5	0〜3	10.4	4	12.9	0〜3	12.1

2 SDQの使用・判定手続き

　SDQ日本語版（25項目）は，SDQのウェブサイト（http://www.sdqinfo.org/）よりダウンロードが可能である．評定者の違いによって，保護者・教師・自己評定の3種類のフォームがあり，各項目の文言も異なるため注意されたい．自己評定フォームに関しては，児童・生徒自身のセルフモニタリングスキルに影響を受けるため，他のフォームよりも設定年齢が高くなっている（❼）．各項目について，当てはまらない（0），まあ当てはまる（1），当てはまる（2），の3段階で評定を行う．5つの下位尺度（情緒不安定，問題行動，多動・不注意，友人関係問題，向社会的行動）のうち，向社会的行動を除く4つの下位尺度との得点を合計し，困難性総合得点を算出する．向社会的行動は得点が高いほど適応的であり，そのほかの4つの下位尺度と困難性総合得点は得点が高いほど不適応的であることを意味する．またSDQ日本語版では，3つの評定フォームそれぞれに，カットオフ値を設定している．各下位尺度および困難性総合得点について，パーセンタイル順位上位10％（向社会的行動については下位10％）が臨床水準，次の10％が境界水準となるようにカットオフ値を設定している[1-3]．SDQは医療診断のための補助ツールではなく，保育や教育など広い領域における適応に関する包括的評価を目的としている．どちらかといえば，各種の発達検査や知能検査に用途は近い．したがってカットオフ値の設定には，標準域からの乖離度合を示すパーセンタイル順位を採用しており，それぞれの下位尺度の臨床水準や境界水準の値は，標準と比べての困難さの強さを意味する．❼に3評定フォームの臨床水準と境界水準のカットオフ値を載せる．

3 SDQの妥当性
—— 一般傾向・臨床症状との関連

　SDQは先述の通り5つの下位尺度から構成されているが，Goodman[4]は各国の調査結果をふまえ，情緒不安定と友人関係問題を「内在化問題」，問題行動と多動・不注意を「外在化問題」と概念化し，2次因子モデルを採用している．日本の標準化に向けたコミュニティサンプルの調査では，外在化問題と関連する問題行動尺度・多動不注意尺度は男子において頻度が高く，内在化問題に関連する情緒不安定尺度は，女子において得点が高いことが報告されている[1-3]．SDQが神経発達障害をはじめとする精神医学的問題の臨床症状を同定しうるか否かという点を検討した報告がみられる．Goodman[4]は，SDQの下位尺度得点と4種類の疾患群（情緒障害，素行症，ADHD，自閉スペクトラム症）の臨床症状との関連について検討している．その結果，情緒不安定尺度は情緒障害，問題行動尺度は素行症，多動・不注意尺度はADHD，友人関係問題および向社会的行動は自閉

スペクトラム症の臨床症状とそれぞれ最も強い関連を示していることを明らかにしている．日本語版 SDQ に関しては Iizuka[5] が，ADHD 児と高機能自閉スペクトラム症児を比較する検証を行い，ADHD 児は多動・不注意得点と問題行動得点が高く，高機能自閉スペクトラム症児は友人関係問題得点と情緒不安定得点が高いことを示し，プロフィールがそれぞれの発達障害特性を反映していることを報告している．他のメンタルヘルス指標の関連では，内在化問題（情緒不安定・友人関係問題）と抑うつ傾向，外在化問題（問題行動，多動・不注意）と攻撃性との関連，多動・不注意と知的能力との関連性の強さなどが報告されている[6,7]．

4 SDQ の導入と解釈の留意点

　繰り返しになるが，SDQ は子どもたちの現在の支援ニーズを把握するためのものである．医療診断を目的にしていないため，診断には，成育歴などを考慮に入れた各種の診断補助ツールを用いるなどが求められる．解釈には困難性総合得点のみでなく，5つの各下位尺度をプロフィールとして総合的に把握することが望ましく，先述のような性別や年齢といった要因をふまえる必要がある．また，子どもの状態像も環境や発達とともに変化するため，可能であれば経年的に利用し，状態像の軽減・維持・悪化を考慮に入れることが望ましい．集団実施をする際には，学校や園全体としての方針を明確に共有したうえで，各家庭へより丁寧な説明が求められる．SDQ には向社会的行動などポジティブな内容を含むため，「子どもたちの得意なことや不得意なことを知るためのアンケート」などの説明が一般的である．導入や結果の説明の際は，教育現場での保護者の不安が喚起されやすい「多動・不注意」や「情緒不安定」などの専門用語は用いず，「落着きのなさ」「気持ちの揺れ動きやすさ」などの用語に置き換えたほうが抵抗は受けにくい．自己評定フォームは，子どもたち自身の文章理解力や判断力に影響を受けやすいため，どの年齢帯であっても担任教員が一文ずつ読み上げ，記入漏れや内容理解の確認を項目ごとに確認しながら進めるのが望ましい．

〈中島俊思〉

引用文献

1) 野田　航，伊藤大幸，藤田知加子ほか．日本語版 Strengths and Difficulties Questionnaire 親評定フォームについての再検討―単一市内全校調査に基づく学年・性別の標準得点とカットオフ値の算出．精神医学　2012；54(4)：383-391．

2) 野田　航，伊藤大幸，原田　新ほか．日本語版 Strengths and Difficulties Questionnaire 自己評定フォームの信頼性・妥当性の検討―単一市内全校調査を用いて．臨床精神医学 2013；42(1)：119-127．

3) 野田　航，伊藤大幸，中島俊思ほか．日本語版 Strengths and Difficulties Questionnaire 教師評定フォームの標準化と心理測定学的特徴の検討―単一市内全校調査を用いて．臨床精神医学　2013；42(2)：247-255．

4) Goodman R, Lamping DL. When to use broader internalizing and externalizing subscales instead of the hypothesized five subscales on the Strengths and Difficulties Questionnaire (SDQ): Date from British parents, teachers and children. *J Abnorm Child Psychol* 2010；38：1179-1191．

5) Iizuka C, Yamashita Y, Nagamitsu S. Comparison of the strengths and difficulties questionnaire (SDQ) scores between children with high-functioning autism spectrum disorder (HFASD) and attention-deficit/hyperactivity disorder (AD/HD). *Brain Dev* 2010；32：609-612．

6) 中島俊思，伊藤大幸，谷　伊織ほか．日本語版 Strengths and Difficulties Questionnaire の構成概念妥当性の検証―1郊外市の全数コホートデータを用いた検討．臨床精神医学 2012；41(7)：917-924．

7) 原田　新，伊藤大幸，望月直人ほか．日本語版 Strengths and Difficulties Questionnaire 自己評定フォームの構成概念的妥当性：抑うつ，攻撃性，親評定フォームとの関連から．小児の精神と神経　2013；53(4)：343-351．

▶ SDQ 日本語版（25 項目）入手先

- SDQ のウェブサイトからダウンロード可能．
  http://www.sdqinifo.org/

8 ［精神健康・スクリーニング］
症状チェックリスト（SCL-90-R®）日本語版

1 評価法の概要

　SCL-90-R®（Symptom Checklist-90-Revised）英語版は，Derogatisらによって開発された自己記入式の質問紙であり，広範囲な心理的な問題や精神症状を測定することができる．SCL-90は，SCL-90-R®のプロトタイプであり[1]，SCL-90を改訂したものがSCL-90-R®である．SCL-90-R®英語版は，信頼性および妥当性が高いことが確認され，Pearson's Clinical Assessment Groupによって出版，販売されている[2]．スペイン語版やフランス語版なども入手可能であり，多くの国々で使用されている．SCL-90-R®日本語版（Japanese version of Symptom Checklist-90-R）には，富岡らによって和訳・作成されたものがあり，信頼性と妥当性が確認されている[3]．

2 評価の方法および施行上の注意

　SCL-90-R®は，13歳以上に使用可能であり，精神科や内科の患者および健常者の心理的な問題や精神症状のパターンを把握するために作成された質問紙である[4]．SCL-90-R®には90項目あり，回答するのに12〜15分程度の時間を要する．被検者は，今日を含めて過去1週間にそれぞれの項目に示されている問題や症状がどのくらい自分を不快にさせたかを最もよく言い表している選択肢の番号を0（まったくない），1（少しだけ），2（中くらいに），3（かなり），4（きわめて）のなかから1つ選択する．その選択肢の番号がその項目における得点となる．SCL-90-R®には，身体化，強迫，対人感受性，抑うつ，不安，敵意，恐怖症性不安，妄想様観念および精神病傾向の9つの下位尺度がある．それぞれの下位尺度の略語および項目数を❽に示す．それぞれの下位尺度のスコアは，得点の合計を項目数で割った値を用いる．また，全般的な指標としてGlobal Severity Index（GSI），Positive Symptom Distress Index（PSDI），Positive Symptom Total（PST）の3つの指標がある．これらの全般的な指標には，下位尺度に含まれない7項目も含まれる．GSIは，すべての項目の平均得点に相当し，全般的な心理学的苦悩を測定するのによい指標である．PSDIは，症状があった項目（得点が1以上の項目）の平均得点に相当し，症状の強度を測定するのによい指標である．PSTは，症状があった項目（得点が1以上の項目）の数を表す．

3 特徴

　SCL-90-R®は，現在の心理的な問題や精神症

❽ SCL-90-R®の下位尺度の略語および項目数

下位尺度	略語	項目数
身体化 Somatization	SOM	12
強迫 Obsessive-Compulsive	O-C	10
対人感受性 Interpersonal Sensitivity	I-S	9
抑うつ Depression	DEP	13
不安 Anxiety	ANX	10
敵意 Hostility	HOS	6
恐怖症性不安 Phobic Anxiety	PHOB	7
妄想様観念 Paranoid Ideation	PAR	6
精神病傾向 Psychoticism	PSY	10

状の状態を測定している．SCL-90-R®は，英語版および日本語版ともにミネソタ多面的人格検査（Minnesota Multiphasic Personality Inventory：MMPI）を用いて妥当性が検討されている．MMPIは，質問数は550と数が多く，検査時間は約60分と被検者の負担も大きい．そのため，SCL-90-R®は，MMPIと比較して質問項目数が少なく，検査時間が約12～15分と短いため，被検者の負担が少ないという利点がある．また，SCL-90-R®における9つの下位尺度や3つの全般的な指標は，治療や心理的介入の経過や効果の判定または研究目的に使用され[2]，治療や心理的介入による心理的苦悩の変化の感受性が高いことが報告されている．

4 制約

SCL-90-R®の項目は最も基本的な単語を用いて，できるだけ簡単な表現が使用されているが，SCL-90-R®の心理テストを受けるには，小学6年生の読解レベルが必要である[4]．また，SCL-90-R®の使用許諾に関しては，Pearson's Clinical Assessment Groupとのライセンス契約が必要であり，富岡らによって和訳・作成されたSCL-90-R®日本語版の使用に関しては，九州大学大学院医学研究院臨床医学部門心身医学の富岡光直に別途使用許諾が必要である．

5 解釈に際しての注意

SCL-90-R®英語版では，9つの下位尺度や3つの全般的な指標についてのT得点（得点の分布が平均50，標準偏差10の正規分布に近似するように換算して得られた得点）が，男女別に成人（18歳以上）の精神科の外来患者，成人の健常者，成人の精神科の入院患者および思春期（13～17歳）の健常者の4つのグループで示されている[4]．一方，富岡らによって和訳・作成されたSCL-90-R®日本語版では，男女別に健常者，大学生，心療内科の外来患者および心療内科の入院患者の4つのグループに対する9つの下位尺度の平均値および

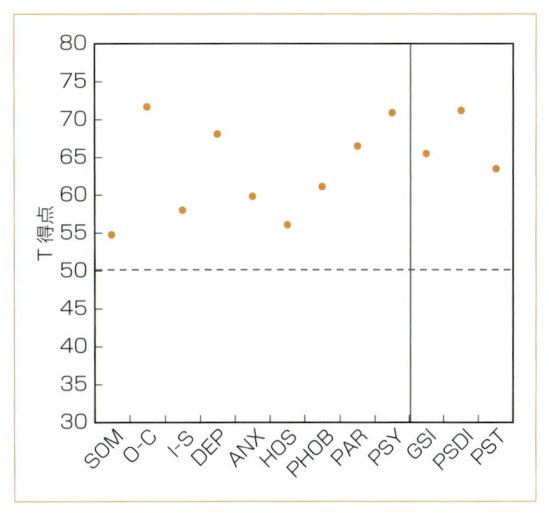

❾ 下位尺度および全般的な指標のT得点プロファイルの例

身体化（SOM），強迫（O-C），対人感受性（I-S），抑うつ（DEP），不安（ANX），敵意（HOS），恐怖症性不安（PHOB），妄想様観念（PAR），精神病傾向（PSY）の9つの下位尺度およびGlobal Severity Index（GSI），Positive Symptom Distress Index（PSDI），Positive Symptom Total（PST）の3つの全般的な指標を横軸に，それぞれのT得点を縦軸にしてプロットした被検者のプロファイルの一例を示す．このようにT得点を視覚化することで被検者の精神症状のパターンを一目で把握することができる．

標準偏差の値が示されている[3]．横軸を下位尺度や全般的な指標，縦軸をT得点としたときの，被検者のプロファイルの一例を❾に示す．このようにT得点を視覚化することで被検者の精神症状のパターンを一目で把握することが容易になる．ただし，どのグループのT得点を使用するかによってT得点のプロファイルが異なってくるため注意が必要である．また，自己記入式の質問紙であるため，T得点が高くても客観的には症状が軽そうな被検者がいたり，逆にT得点が低くても客観的には症状が重そうな被検者がいる．したがって，SCL-90-R®のT得点だけでなく，他覚的所見やほかの検査所見を総合して被検者の精神症状を判断する必要がある．

〈吉原一文，久保千春〉

引用文献

1) Derogatis LR, Lipman RS, Covi L. SCL-90 : An outpatient psychiatric rating scale--preliminary report. Psychopharmacol Bull 1973 ; 9 : 13-28.
2) http://www.pearsonclinical.com/education/products/100000645/symptom-checklist-90-revised-scl90r.html
3) Tomioka M, Shimura M, Hidaka M, et al. The reliability and validity of a Japanese version of symptom checklist 90 revised. Biopsychosoc Med 2008 ; 2 : 19.
4) Derogatis LR. SCL-90-R : Administration, Scoring and Procedures Manual, 3rd edition. Towson, Md : Clinical Psychometric Research ; 1994.

▶ SCL-90-R®日本語版入手先

- 九州大学大学院医学研究院臨床医学部門心身医学 富岡光直氏に使用許諾を得ること．
  ☎ 812-8582　福岡県福岡市東区馬出 3-1-1

9 [精神健康・スクリーニング] UPI 学生精神的健康調査

1 評価法の概要

UPI 学生精神的健康調査（University Personality Inventory）は，大学新入生を主に対象とした質問紙を用いたスクリーニングテストで，回答は○×式の2件法である．1996年に全国大学保健管理協会の学生相談カウンセラーや精神科医らによって作成された．大学生時代は，アイデンティティの形成上重要な青年期後期に属す者が多い．統合失調症や神経性やせ症など精神保健上の問題の好発・顕在化の年齢である．不本意入学や受験勉強の燃え尽き，大学生活への期待と現実のずれ，授業についていけない，友人ができないなどにより，大学への不適応を起こし，無気力・不登校・ひきこもり，休学・退学をまねくことへの予防対策も必要とされる．そのため，深刻な悩みや精神的な問題を抱える大学生を早期発見し，早期対応・支援・治療に結びつけることを目的としている．

著作権フリーのため，インターネット上にも公開され，無料で使用することができる．すでに開発から半世紀を経ているが，所要時間が約10分と短く，ある程度の有効性が認められているため，現在も広く活用されている．多くの国公私立大学などで入学時に実施され，学生相談や精神保健相談に利用されている．英語や中国語に翻訳され，留学生にも用いられている．

心理テストの実施によって，新入生へ学生相談室や保健管理センターの存在を周知したり，相談への敷居を低くし，悩みを抱えながらSOSを出せず，相談に来ることができない学生を減らす効果も期待される．その大学や学部・学科の学生の心身の健康上の特徴や，経時的変化をつかんだり，来談する学生の予備資料に用いられることもある．

汎用されているだけに，さまざまな検討がなされ，関連の研究論文も多い．各大学で，UPIのより有効な活用法について，工夫がされている．新たな質問項目を独自に追加する，矢田部-ギルフォード性格検査[1] や文章完成法テスト（SCT），ロールシャッハテスト，バウムテストなど他のテストと併用するなどである．

新入生全員にUPIの実施とともに，保健師や看護師などの問診[2] や，内科医や精神科医の面談を行う大学もある．平山は，「診断的有用性は『心理テストまたは健康調査』＋『全員面接』の組み合わせの場合に，かなり問題を把握，ないしはある程度問題を把握できる率がもっとも高い．次に

❿ UPI：A5 版カード

これは，あなたの健康の理解と増進のための調査です．番号順によく読んで，あなたが最近1年位の間に，ときどき感じたり，経験したりしたことのある項目の番号に，軽い気持ちで○印を，ない項目には×印を書いてください．（○×印のみ，必ずつけること）

1. 食欲がない	16. 不眠がちである	31. 赤面して困る	46. 体がだるい
2. 吐気・胸やけ・腹痛がある	17. 頭痛がする	32. 吃ったり，声がふるえる	47. 気にすると冷や汗がでやすい
3. わけもなく便秘や下痢をしやすい	18. 顎すじや肩がこる	33. 体がほてったり，冷えたりする	48. めまいや立ちくらみがする
4. 動悸や脈が気になる	19. 胸が痛んだり，しめつけられる	34. 排尿や性器のことが気になる	49. 気を失ったり，ひきつけたりする
5. いつも体の調子がよい	20. いつも活動的である	35. 気分が明るい	50. よく他人に好かれる
6. 不平や不満が多い	21. 気が小さすぎる	36. なんとなく不安である	51. こだわりすぎる
7. 親が期待し過ぎる	22. 気疲れする	37. 独りでいると落ちつかない	52. くり返したしかめないと苦しい
8. 自分の過去や家庭は不幸である	23. いらいらしやすい	38. ものごとに自信をもてない	53. 汚れが気になって困る
9. 将来のことを心配しすぎる	24. おこりっぽい	39. 何事もためらいがちである	54. つまらぬ考えがとれない
10. 人に会いたくない	25. 死にたくなる	40. 他人にわるくとられやすい	55. 自分のへんな匂いが気になる
11. 自分が自分でない感じがする	26. 何事も生き生きと感じられない	41. 他人が信じられない	56. 他人に陰口をいわれる
12. やる気がでてこない	27. 記憶力が低下している	42. 気をまわしすぎる	57. 周囲の人が気になって困る
13. 悲観的になる	28. 根気が続かない	43. つきあいが嫌いである	58. 他人の視線が気になる
14. 考えがまとまらない	29. 決断力がない	44. ひけ目を感じる	59. 他人に相手にされない
15. 気分に波がありすぎる	30. 人に頼りすぎる	45. とりこし苦労をする	60. 気持が傷つけられやすい

▨ はライ・スケールである．

『心理テストまたは健康調査』＋『問題例のみ面接する』場合が高い」と述べている[3]．

UPI の有効性に関しては，たとえば，中川らによる学生231人を入学から卒業まで追跡したコホート研究によると「心理的問題で学生相談室を利用した者や精神疾患を持つ者は，そうでない者と比較して UPI の得点が高く，また学業の遂行に問題があった者も，そうでない者と比較して UPI の得点が高い傾向が明らかとなった」と結論づけている[4]．

❷ 評価の内容と方法

用具
専用の質問カード（❿）．

テスト内容
全60項目から構成され，そのうちの56項目が，学生の悩みや心配ごと，不安，迷い，葛藤などに関する質問項目，すなわち不健康尺度である．大学生活に不適応を引き起こす可能性の高い性格的傾向や，抑うつ傾向，神経症傾向などをおおよそ把握することができる．

残りの4項目，「5番：いつも体の調子がよい」「20番：いつも活動的である」「35番：気分が明るい」「50番：よく他人に好かれる」は健康尺度であり，この調査に正直に回答しているかを推し量るためのライ・スケール（lie scale）＝虚構尺度・検証尺度でもある．現実を表している場合もあるが，自分自身を実際よりもよく見せたい，問題があると思われたくないという防衛意識によるバイアスがかかって，○印をつけている場合もありうる．一般に健康尺度4個中3個以上に○印をつけた学生の場合，不健康尺度の○印は少なくなる．

UPI の A5 版カードでは，ライ・スケールが横一列に並び，上が身体的訴え，下が精神的訴えに区分され，上左側に「心気的症状」，上右側に「自律神経症状」，下左側に「抑うつ症状」，下右側に「神経症および対人症状」が配置されている（⓫）．さらに下部を細分化し，それぞれ「B：抑うつ傾向」「C：劣等感」「D：強迫傾向」「E：被害・関係的な症状」の領域としている（⓬）．

不健康尺度のなかの「1番：食欲がない」「8番：自分の過去や家庭は不幸である」「16番：不眠がちである」「25番：死にたくなる」は，特に配慮を要する Key 項目である．

実施方法
入学式後の健康診断中，またはオリエンテーション期間中に行う．実施前に，本調査の主旨などを説明する．「皆さんが4年間，心身ともに健康

VII. 精神症状の評価法

```
心気的症状                自律神経症状
━━━━━━ ライ・スケール（lie 項目）━━━━━━
抑うつ症状              神経症および対人症状
```

⓫ A5 版カードの領域

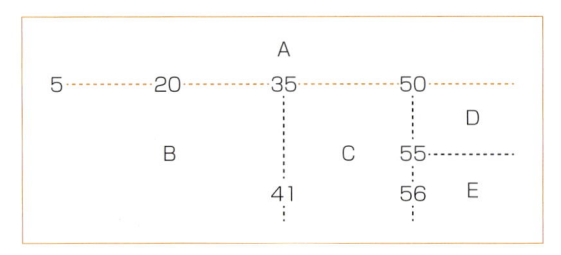

```
              A
  5 ⋯⋯ 20 ⋯⋯ 35 ⋯⋯ 50
                        D
         B        C    55 ⋯⋯
                  41    56  E
```

⓬ A5 版カードの下位領域
A：身体的訴え，B：抑うつ傾向，C：劣等感，D：強迫傾向，E：被害・関係的な症状．

で，大学生活を快適に過ごすための資料として，これから約10分間，簡単な調査をします．番号順によく読んで，あなたが最近1年間に，ときどき感じたことがあったり，経験したことのある項目の番号に○印を，ない項目には×印をつけてください．全部に，○か×をつけるようにしてください．なお，この調査は，プライバシーを厳守し，相談員以外には見せませんので，正直に回答してください」．約10分が経過したら，終了する．

3 評価の整理方法

① 不健康尺度 56 項目中，健康尺度 4 項目のそれぞれ何項目に○印がついているかを数える．○印 1 つを 1 点，×印 1 つを 0 点とし，不健康尺度と健康尺度それぞれの合計得点を算出する．不健康尺度の得点の高い者は，心身の健康度が不良である可能性が高いと考えられる．
② 健康尺度と不健康尺度の○印の数から，正直に，真剣に回答したか否かを推察する．

4 結果の解釈および対応

① 不健康尺度 56 項目中，30～35 項目以上に○印をつけた者，Key 項目のいずれかに○印をつけた者，相談希望を記した者を呼び出し，面接相談を行う．

この呼び出し面接の基準は，各大学で試行錯誤が重ねられている．最近の学生の気質として，不健康の訴えが減る傾向があるという指摘もある．
「35 項目以上」ではやや厳しく，「Key 項目に○印をつけた者」ではやや甘くなる傾向がみられたとし，呼び出し面談の対象者を「総得点 30 点以上，および Q25 の希死念慮項目との併用が実用的である」[5] とする．また，「25 点以上」「特定の 4 項目」（25 番：死にたくなる，34 番：排尿や性器のことが気になる，49 番：気を失ったり，ひきつけたりする，55 番：自分のへんな匂いが気になる）とするところもある[6]．
精神症状のために適応困難に陥った 13 例を検討し，「25 番：死にたくなる」「56 番：他人に陰口をいわれる」の両方に得点している場合に，「いっそうの留意が必要である」という指摘がある[7]．
Key 項目に「25 番：死にたくなる」を含めることに関して異論はないと思うが，筆者としては，身体の不具合の項目，「1 番：食欲がない」と「16 番：不眠がちである」を含めることの重要性を強調しておきたい．入学当時，身体的な訴えのある者が，時間の経過とともに，精神的訴えに進展していくことが少なくないからである．
テスト結果自体，大学の種類（国立，公立，私立，共学，女子大など），大学の規模や学部学科，性別，時代によっても，かなりの幅がある．対応する相談スタッフのマンパワーなども，大学によって異なる．介入基準や Key 項目は，必要に応じて柔軟に見直しながら，スクリーニングとしての適切度を調整していくのが望ましいだろう．
② 不健康尺度の多くに○印をつけながら，健康尺度にも○印をつけている学生は，正直に回答しておらず検査結果の信頼性が低かったり，何か心理的問題を抱えていることが推察される．そのような結果が出た学生へ，再検査か，呼び出し面談の対象とする．
③ 総得点が高値を示す者だけでなく，「低得点，特に 0 点に統合失調症の疑いのある者など問題学生が多い」という指摘もある[7]．総得点の低さ

は，不調や悩みが実際に少なく健康な場合，自覚が乏しかったり無意識に否認している場合，不調を意図的に隠している場合などが考えられることを考慮する必要がある．

④平山は，得点の多寡以上に，回答の全体を見渡し，領域別得点など反応パターン分類を考慮する重要性を喚起する．「短時間の面接で全体像の当たりをつけ，当該の学生の心的問題の概略を知って面接の切り口を見つけるのに都合がよい」とする[3]．

また，平山は，因子分析を用いることで，診断精度がさらに向上したことを報告している[3]．

（松原達哉）

引用文献

1) 大江米次郎，益出三三子．女子学生のスクリーニングテストにおける傾向 UPI と Y-G 性格テストに関して．第28回全国大学保健管理者研究集会報告書．1990. pp344-345.
2) 濱田康子，鹿取淳子，荒木乳根子ほか．大学生精神衛生スクリーニング用チェックリスト（UPI）から見た女子大学生の特徴．聖徳大学研究紀要短期大学部 1991；24号（Ⅱ）：125-133.
3) 平山 皓，全国大学メンタルヘルス研究会．大学生のメンタルヘルス管理 UPI 利用の手引き．東京：創造出版；2011.
4) 中川正俊，荒木乳根子，平 啓子．UPI（大学精神健康調査）とその後の心理的問題の発生および学業遂行との関連性に関する研究．田園調布学園大学紀要 2006；1(1)：51-67.
5) 蔵本信比古，上村かおる，佐々木春喜．UPIによる呼び出し基準の検討．CAMPUS HEALTH 2008；45(1)：255-256.
6) 髙岸幸弘，櫻井興平，橋根千尋ほか．入学時の学生精神的健康調査（UPI）と授業の出席状況との関連．関西国際大学研究紀要 2013；14号：177-184.
7) 坂口守男．学生の精神的・身体的自覚症状の動向—最近5年間の UPI でみた推移．大阪教育大学紀要第Ⅲ部門 2009；58(1)：45-55.

参考文献

- 松原達哉（編著）．第4版心理テスト法入門 基礎知識と技法習得のために．東京：日本文化科学社；2001. pp112-113.
- 湊 博昭．UPIにみる女子学生の変化について．第4回大学精神衛生報告書．1982. pp47-52.

10 [社会機能] 生活機能評価（GAF）

Global Assessment of Functioning Scale（GAF）は，生活機能の全体的レベルを 0〜100 で評価するもので，家庭・学業・職場などの生活場面での社会的機能評価を大まかにとらえるものである．機能の全体的評定尺度としても知られ，小児期から老年期に至る幅広い年齢層に適用できる．アメリカ精神医学会による DSM（Diagnostic and Statistical Manual of Mental Disorders：精神障害の診断と統計マニュアル）の多軸システムの第Ⅴ軸として採用されたことから広く利用されるようになった．

1 開発

最も古いものとして，1962年，Luborskyによる健康—疾病スペクトラムのなかで，患者の全般的な機能レベルから重症度を一元的に評価するための尺度として開発された[1]．それを発展する形で，1976年に Endicott らによって，精神症状に基づく重症度に焦点を絞って患者の全般的な機能レベルを反映する形に改訂された Global Assessment Scale（GAS）が発表された[2]．さらに，それを改訂する形で 1987年の DSM-Ⅲ-R（改訂第3版）から正式採用されたのが GAF である．

2 採点法

まず，ある時点の「現在」のGAF得点は過去1週間の機能レベルと操作的に定義される．100点から0点までのあいだで，10点ごとに例示されたリストを高いほうから読んでいき，大まかな10点法の評価をする（例：51-60のあいだ，21-30のあいだ，など）．さらに10点ごとの範囲のなかで最も高いほうか低いほうで機能しているかを判断して1つのGAF得点を決定する（例：58点，23点など）．その際，①精神症状の重症度と②社会・職業的機能の2つの側面から2種類の得点をつけ，いずれか低いほうの点数を最終的なGAF尺度として採用するというものである．

たとえば，入院治療を要するような重篤な症状がある場合，入院時はほぼ全例が40点以下の得点となるであろうし，症状は目立たなくなり，休職から職場復帰が可能となるような時期であれば51点以上になるであろう．この際，DSMでは精神疾患による影響をGAF得点に反映するよう強調するために，身体的もしくは環境的な制約による機能レベルの障害は含めないこととしている．

ただし，例示が極端な表現で採点しづらいという批判もある．例示から細かい数値への採点に自信がもてない場合や初心者の場合，より構造的なシステムにより操作的に得点をつけられるように工夫した修正版GAF（Modified-GAF）[3]を参考にすることもできる．筆者の所属する東京大学医学部附属病院精神神経科では原著者Hall氏から限定使用の許可を得て，日本語訳したものを研究用に利用している．

治療開始時，開始後3か月後や1年後，および治療終了時（たとえば退院時）など，治療の区切りとなる時点で複数回記載しておくことが推奨されている．治療開始時には社会的および職業的機能レベルの低下の程度を評価したり，回復期には社会復帰の進み具合を評価したりするのに有用である．

大まかな採点方法であるが，評価者間の級内相関係数は0.8以上ときわめて高く，その他同様の尺度との有意な相関関係から，妥当性と信頼性があることが確認されている[4,5]．また，症状の重症度の要素を削除し，社会・職業的機能の評価のみに焦点をあてた社会的職業的機能評定尺度（Social and Occupational Functioning Assessment Scale：SOFAS）を使うこともできる．

3 脳生物学的基盤

GAF得点と脳構造・脳機能との有意な相関があり，生活機能の脳生物学的基盤をとらえることができる可能性が指摘されている[6,7]．脳構造のなかでも，特に前頭葉との関連が統合失調症，双極性障害，うつ病（大うつ病性障害）のいずれにおいても報告されている[8-10]．これらの結果からは，生活機能障害と高次な脳神経機能である実行機能との関連を強く示唆する結果であった．将来は，こうした生活機能を反映する生物学的指標（バイオロジカルマーカー）をもとに，治療を開始したり，治療法を選択・評価したりできるようになる可能性もある．このように，客観的に治療の導入や社会復帰（復職）のタイミングを決めることも期待される．

4 評価法の特徴，制約

GAFは，心理・精神的な症状の側面，社会的・人間関係としての機能の側面，学業・職業における機能の側面といった，異なった次元を複合的にまとめているとして批判もある．しかし，こうした批判は，いずれかの側面の最も低い得点を最終的なGAF得点とする採点方法が見過ごされていることによる可能性がある．

一般的な症状尺度が症状だけに焦点を絞っているのに対し，GAF尺度は，あえてこれら複数の次元を一つにまとめ，いずれの側面をも取り込んで，全般的な機能レベルの重症度を反映できるよう意図している．症状面がよくなるのは，機能面より先であることが一般的であるため，治療の前半のGAF得点は症状面と機能面をともに反映し，後半の回復過程では機能面をよく反映していると考えることができる．このことを理解してマニュア

ル通りに正しく利用すれば，臨床場面における有用な指標の一つになると考えられる．

実際にGAFは，臨床場面での利用にとどまらず，アメリカではThe U. S. Department of Veterans Affairsなどの公的機関でも使用されている．日本でも最近，厚生労働省の告示する診療報酬点数の算定の際においても使用されるに至っている（GAF得点30点もしくは40点以下を重症者と規定）．

こうして広く使用されている背景には，精神疾患の治療の本質的な目標は，症状が目立たなくなるという「寛解（Remission）」ということだけでなく，それに加えて生活機能全般が発症以前のレベルに戻るという「回復（Recovery）」に向けたものである，という基本的な理解があると考えられる．

（滝沢　龍）

引用文献

1) Luborsky L. Clinicians' judgments of mental health. *Arch Gen Psychiaty* 1962 ; 7 : 407-417.
2) Endicott J, Spitzer RL, Fleiss JL, et al. The Global Assessment Scale : A procedure for measuring overall severity of psychiatric disturbance. *Arch Gen Psychiatry* 1976 ; 33 : 766-771.
3) Hall RC. Global assessment of functioning. A modified scale. *Psychosomatics* 1995 ; 36(3) : 267-275.
4) Hilsenroth MJ, Ackerman SJ, Blagys MD, et al. Reliablity and validity of DSM-IV axis V. *Am J Psychiatry* 2000 ; 157 : 1858-1863.
5) Startup M, Jackson MC, Bendix S. The concurrent validity of the Global Assessment of Functioning (GAF). *Br J Clin Psychology* 2002 ; 41 : 417-422.
6) Ho BC, Andreasen NC, Nopoulos P, et al. Progressive structural brain abnormalities and their relationship to clinical outcome : A longitudinal magnetic resonance imaging study early in schizophrenia. *Arch Gen Psychiatry* 2003 ; 60 : 585-594.
7) Light GA, Braff DL. Mismatch negativity deficits and associated with poor functioning in schizophrenia patients. *Arch Gen Psychiatry* 2005 ; 62 : 127-136.
8) Wilke M, Kaufmann C, Grabner A, et al. Gray matter changes and correlates of disease severity in schizophrenia : A statistical parametric mapping study. *Neuroimage* 2001 ; 13 : 814-824.
9) Takizawa R, Kasai K, Kawakubo Y, et al. Reduced frontopolar activation during verbal fluency task in schizophrenia : A multi-channel near-infrared spectroscopy study. *Schizophr Res* 2008 ; 99 : 250-262.
10) Takizawa R, Fukuda M, Kawasaki S, et al. Neuroimaging-aided differential diagnosis of the depressive state. *Neuroimage* 2014 ; 85 : 498-507.

参考文献

- 滝沢　龍，福田正人．心の健康に光トポグラフィー検査を応用する会．多数データ・個別データの解析．福田正人（編）．精神疾患とNIRS．東京：中山書店，2009．pp232-247．
- 滝沢　龍，笠井清登，福田正人．前頭極FPの構造と機能．福田正人，鹿島晴雄（編）．専門医のための精神科臨床リュミエール　第21巻　前頭葉でわかる精神疾患の臨床．東京：中山書店；2010．p77-90．
- American Psychiatric Association. Diagnostic and statistical manual of mental disorders, 4th edition, Text Revision (DSM-IV-TR). Washington DC : APA ; 2000／高橋三郎ほか（訳）．DSM-IV-TR精神疾患の診断・統計マニュアル，新訂版．東京：医学書院；2003．

11 [社会機能] Rehab—精神科リハビリテーション行動評価尺度

1 Rehabの構成

Rehab(Rehabilitation Evaluation Hall and Baker)の日本版であり，精神科リハビリテーションのための行動評価尺度である[1-4]．スタッフが1週間以上にわたって患者（利用者）を観察できる精神科病院，デイケア，共同住居，作業所などの施設で利用できる．以下のようなものから構成されたセットである．

①評価用紙：A3版の表裏の用紙の評定尺度である．⓭に示すように「逸脱行動（DB）」7項目と「全般的行動（GB）」16項目の2種類，23項目から構成されている．評定者は患者（利用者）を1週間観察した後に，その1週間の行動についてのみ，評価用紙に記入する．「逸脱行動」は，3段階に分かれる該当する箱のいずれかにチェックを入れる．「全般的行動」は質問の下に線が引かれており，評定者はその線上に1点だけマークをつける．

②スコアスケール：透明のプラスチック板で，全般的行動の項目ごとに10の区分がされている．評価用紙に当ててスコアを読み取るようになっている．

③スコアシート：スコアをまとめて記録するためのシート．

④評定者のためのガイド：評定者のために，個々の項目について詳しい説明が書かれたマニュアル．

⑤個人の記録：1人の患者（利用者）についての結果を見やすく提示するための用紙．

⑥グループの記録：1つの患者グループ，1つの病棟，病棟群，1つの施設などの評価の結果を見やすく提示するための用紙．「個人のスコア」「逸脱行動—逸脱行動項目の得点分布」「全般的行動—全般的行動全得点の分布」「各因子のスコア—各因子のスコアの分布」の4種類がある．

⑦Rehab—精神科リハビリテーション行動評価尺度：評価を企画・推進する人のための詳しいガイド．第Ⅰ部は，評定を企画し，評定者を訓練し，評定をスコアし，解釈し，結果を提示する方法についての手引きである．第Ⅱ部は，Rehabの信頼性，妥当性，その技術的な情報について詳しく説明している．

「3 Rehabの特徴」で述べる「準備段階」「教育のためのセッション」「フィードバックセッション」において，評定する各項目の基準を理解し，1週間の観察を行った後であれば，評価用紙の記入に要する時間は，1人の患者（利用者）について20分程度となる．

2 Rehabの使用目的

多目的な評価尺度であり，以下のような目的に使用される[5]．

- 集団の特徴の把握：病棟や施設の特徴を把握し，退院可能群の抽出，活動のグループ分け，働きかけの目標設定，病棟再編成の際の資料，社会復帰施設の特徴の把握などに活用できる．
- 集団の行動上の変化の把握：グループワークの実践，職員が平服で勤務する試みの効果など，さまざまな活動の結果による集団の変化を評価

⓭ Rehabの評定項目

パートⅠ 逸脱行動	1. 失禁，2. 暴力，3. 自傷，4. 性的問題行動，5. 無断外出・離院，6. 怒声・暴言，7. 独語・空笑
パートⅡ 全般的行動	8. 病棟内交流，9. 病棟外交流，10. 余暇，11. 活動性，12. ことばの量，13. 自発的言語，14. ことばの意味，15. ことばの明瞭さ，16. 食事の仕方，17. 身繕い，18. 身支度，19. 所持品の整頓，20. 助言・援助，21. 金銭管理，22. 公共施設の利用，23. 全般的評価

できる．
- 他の施設との比較が可能：病棟や施設について，他の施設との比較を行うことで，自施設の特徴を明らかにするとともに，生活支援のためのネットワークづくりに有効である．
- 個人の行動上の課題の把握：行動上の問題点は具体的で，日常用語により患者（利用者）との共通の認識を得やすいので，行動の目標を設定するうえで有効に活用できる．
- 個人の行動上の変化の評価：ベースラインを設定し，介入の結果や薬物の効果などの変化を評価することが可能である．

3 Rehab の特徴

長期的なかかわりの必要な精神病圏が対象であるため，評定者の思い込みを排すること，施設としてのリハビリテーション計画のため，次のような具体的な方法を提示している．

①評定のトレーニングが，「準備段階」「教育のためのセッション」「フィードバックセッション」と病棟やデイケアのチームのために具体的に教示されている．このトレーニングのセッションを通して観察項目を具体的に話し合うことで，精神科リハビリテーションのイメージを共有することになる[6]．

②評定の結果は，個人とグループの両方の結果を得ることができる．

　ⅰ）個人の結果：結果のスコアは，すべての項目と因子に関して，0が地域社会における生活で普通のことを意味する．そのため，スコアの点数が高いほど，その患者（利用者）の障がいは重いことになる．最も重要なスコアは全般的行動得点（TGB）である（0〜144）．この得点が40以下である場合，単身で地域社会での生活が可能と判断できる．全般的行動は，「社会的活動性」「ことばの技能」「ことばのわかりやすさ」「セルフケア」「社会生活の技能」の5つの因子がある．個人の記録において，どの因子が地域社会での生活を送るための問題となるかをみて，リハビリテーションの計画を作ることができる．

　ⅱ）グループの結果：「グループの記録」より，病棟の経年比較を行うことで，活動などの病棟運営について考えることができる[6]．また「各因子のスコア―各因子のスコアの分布」をみることで，その病棟やデイケアなどの患者（利用者）が「社会的活動性」「ことばの技能」「ことばのわかりやすさ」「セルフケア」「社会生活の技能」のどの因子について，障がいの重い人が多いかをみることができる．そしてこの障がいが施設や環境によるものであるかどうかを考えることもできる[7]．

③行動評価尺度であるため，個人の心的内容はわからない．また慢性の人たちが主たる対象で社会的なスキルの評価に偏っているため，対人関係を主とした課題をもつ人たちの評定には向かない．

（藤　信子）

引用文献

1) Baker R, Hall JN. Rehabilitation Evaluation Hall and Baker. Aberdeen：Vine Publishing；1984／田原明夫，藤信子，山下俊幸（訳）．Rehab―精神科リハビリテーション行動評価尺度．東京：三輪書店；1994.
2) Baker R, Hall JN. A new instrument for chronic psychiatric patients. *Schizophr Bull* 1988；14(1)：97-111.
3) Baker R, Hall J. A review of the applications of the REHAB Assessment System. *Behav Cogn Psychother* 1994；22：211-231.
4) 藤　信子，田原明夫，山下俊幸．デイケアとその評価．精神科診断学 1994；5(2)：165-172.
5) 田原明夫．行動評価尺度 Rehab．精神科看護 1999；26(7)：13-17.
6) 藤　信子．心理臨床における援助．望月　昭（編）．朝倉心理学講座17．対人援助の心理学．東京：朝倉書店；2007．pp115-139.
7) 藤　信子，大木文代，田原明夫ほか．Rehabの因子を通して見た治療環境の比較―病棟とデイケア．病院・地域精神医学 1997；40(3)：22-24.

▶ Rehab―精神科リハビリテーション行動評価尺度　入手先

- 三輪書店
  〒113-0033　東京都文京区本郷6-17-9 本郷綱ビル
  TEL：03-3816-7796

12 [社会機能] 社会機能評価尺度（SFS）

1 社会機能の評価

社会機能（social functioning）とは，社会的関係性のなかで個人が相応の社会的役割を果たすために発揮すべき機能を指し，さらに役割に対する満足度，セルフケア能力，余暇を楽しむ能力なども社会機能を構成するとされる[1]．精神障害のなかでも特に統合失調症においては，社会機能の障害が日常社会生活におけるさまざまな困難や制約をもたらし，予後を規定する大きな要因であると考えられている[2]．

欧米においては脱施設化の促進に伴い，社会機能に関する評価尺度が多数考案されてきた．しかし，その評価の内容や手法はさまざまであった．日本でも1980年代以降にいくつかの評価尺度が開発されてきたが，欧米に比肩する地域ケアサービスの拡充には，国際的な比較を可能にする評価方法の導入が必須といえる．

2 SFSの開発

社会機能評価尺度（Social Functioning Scale：SFS）は，統合失調症における家族介入の効果を社会機能の観点から測定するために，イギリスのBirchwoodらが開発したものである[3]．既存の社会機能の評価手法は，もっぱら就労状況，婚姻，親としての役割遂行などを評価するものであったが，慢性経過をとる統合失調症においては，日常生活における活動性など，より基本的な機能に関する評価が望まれていた．また，評価法の多くは熟練した評価者による長時間の面接を要し，臨床現場においての適用がしばしば困難であった．これら既存の評価尺度の問題点をふまえてSFSは開発された．

3 SFSの特徴

SFSは外来統合失調症患者を対象とした自記式評価尺度である．当事者による自己評価と家族などの介護者による評価の両方が可能である．基本技能や社会的行動に関するさまざまな項目が列挙されており，その存否を問うことにより評価する．自立生活技能については，「能力」の有無と環境要因により影響を受ける「実行」の有無を区別して測定することにより，より的確に機能の評価ができるよう工夫されている．さらに，下位尺度を用いることで，当事者の得手，不得手を領域ごとに評価することができる．

4 SFS日本語版（SFS-J）について

筆者らは原著者の許可を得て，日本の文化的背景も考慮に入れた社会機能評価尺度日本語版（SFS-J）を作成し（⑭），その信頼性と妥当性を確認した[4]．当事者本人と母親のあいだ，および両親間の評価の検討から，高い評価者間信頼性が示され，現在臨床や研究において，SFS-Jは当事者のみの評価を用いて使用されることが多い．

また，Birchwoodらは治療による変化に対するSFSの良好な反応性についても言及しているが，筆者らの認知リハビリテーションを用いた介入研究でも良好な反応性が示され[5]，縦断的評価においても非常に有用であるといえる．

評価尺度は日常生活を送るための基本的な技能と社会的行動に関する計75の項目からなり，各項目は7つの下位尺度のいずれかに属し，下位尺度得点および総得点で評価される．具体的には，①ひきこもり，②対人関係，③社会参加，④娯楽，⑤自立（能力），⑥自立（実行），⑦就労，の各下位尺度に属する質問項目に対し，回答者はそれら

A. 健康調査ならびに精神科診断に関連した臨床評価／12. 社会機能評価尺度

⓮ 社会機能評価尺度日本語版（SFS-J）採点マニュアル

1　いつも何時に起きますか？

　　　＿＿＿＿ 時＿＿＿＿ 分ごろ　　　9時以前　3　　9～11時　2　　11～1時　1　　1時以降　0

2　1日のうち，何時間ぐらいをひとりで過ごしますか？

□0～3時間	ひとりで過ごす時間はたいへん短い	3
□3～6時間	たまにひとりで過ごす時間がある	2
□6～9時間	ひとりで過ごす時間が長い	1
□9～12時間	ひとりで過ごす時間はかなり長い	0
□12時間以上	ほとんどの時間をひとりで過ごす	0

3　家で自分から家族に話しかけることはどのくらいありますか？

　　□全くない　0　　　　□めったにない　1　　　□たまにある　2　　　□よくある　3

4　何かの目的で外出することはどのくらいありますか？

　　□全くない　0　　　　□めったにない　1　　　□たまにある　2　　　□よくある　3

5　よく知らない人に対して，あなたはどんな態度をとりますか？

　　□その人を避ける　0　□緊張する　1　　　□普通に接する　2　　□友好的に接する　3

　　　　　　　　　　　　　　　　　　　　　　　　　「ひきこもり」合計　　＿＿＿＿

6　現在何人の友人がいますか？（定期的に会ったり，一緒に何かをしたりする人）

　　　＿＿＿＿ 人　　　　　　友人の数＝得点　ただし3人以上はすべて3点

7　異性の友人はいますか？または結婚していますか？

　　□はい　3　　　　　□いいえ　0

8　家族，友人，知人などと，どのくらいの頻度で会話をしますか？

　　□全くしない　0　　　□めったにしない　1　　□たまにする　2　　　□よくする　3

9　人と話をすることは，どのくらい難しいと感じますか？

　　□とても簡単　3　　　□簡単　2　　　　□普通　2　　　　□難しい　1　　　□とても難しい　0

　　　　　　　　　　　　　　　　　　　　　　　　　「対人関係」合計　　＿＿＿＿

10　最近3ヶ月間，以下の活動をどのくらいの頻度でしましたか？

	全くしなかった　0	ほとんどしなかった　1	たまにした　2	よくした　3
店で日用品を買う（助けを借りずに）	□	□	□	□
皿洗い，片付けなど	□	□	□	□
洗面，入浴	□	□	□	□

（根本隆洋ほか．日社精医誌 2008[4]）より一部抜粋）

の行動を，どの程度の頻度で行ったか（全くしなかった，ほとんどしなかった，たまにした，よくした），あるいはそれらの行動をどの程度適切にできるか（やり方を知らない，できない，援助があればできる，適切にできる）などについて，最も当てはまると考えられる回答欄を選択し記入するように指示される．各項目は0～3の4段階に得点化され，各下位尺度は構成する項目の合計点によって表される．得点が高いほど機能が高いことを示す．SFS-Jの施行に要する時間は10～20分程度で非常に実用的である．

ところで，SFSはGlobal Assessment of Functioning（GAF），Global Assessment Scale（GAS）に次いで世界で頻繁に用いられている社会機能に関する評価尺度である[6]．GAFやGASは単一の測定値を求める全体的な尺度であり，精神症状もその評価に含まれる．それを考慮すると，SFSは現在最も使用されている社会機能の評価尺度であるといえる．日本においても研究や臨床現場で数多く用いられ，その有用性の証左となっているといえよう．

5 社会機能の評価への期待

近年，精神医学領域において社会機能およびその評価が注目されている背景として，①病院からコミュニティでのケアへの移行が促進されるにつれて，それに応じた効果判定のための適切な機能評価が必要となったこと，②精神症状と社会機能は関連があるもののそれぞれ独立したものであることが明らかとなり，認知機能や社会機能をその標的とした心理社会的治療手法の導入など，治療選択のうえでも適切な社会機能の評価が不可欠であること，などがあげられる[7]．

精神症状のみならず社会機能の観点からも効果の測定を行うことは，いまや薬物療法の領域においても重要視されつつあり[6,8]，治療や支援のゴールとして今後さらに重要性を増していくと考えられる．

（根本隆洋，水野雅文）

引用文献

1) Mueser K, Tarrier N. Handbook of Social Functioning in Schizophrenia. Boston : Allyn & Bacon ; 1998.
2) 水野雅文，山下千代，根本隆洋ほか．精神分裂病における社会的認知機能とその障害．脳と精の医 2000 ; 11 : 247-253.
3) Birchwood M, Smith J, Cochrane R, et al. The Social Functioning Scale : The development and validation of a new scale of social adjustment for use in family intervention programs with schizophrenic patients. *Br J Psychiatry* 1990 ; 157 : 853-859.
4) 根本隆洋，藤井千代，三浦勇太ほか．社会機能評価尺度（Social Functioning Scale ; SFS）日本語版の作成および信頼性と妥当性の検討．日社精医誌 2008 ; 17 : 188-196.
5) Nemoto T, Yamazawa R, Kobayashi H, et al. Cognitive training for divergent thinking in schizophrenia : A pilot study. *Prog Neuropsychopharmacol Biol Psychiatry* 2009 ; 33 : 1533-1536.
6) Burns T, Patrick D. Social functioning as an outcome measure in schizophrenia studies. *Acta Psychiatr Scand* 2007 ; 116 : 403-418.
7) Wiersma D. Measuring social disabilities in mental health. *Soc Psychiatry Psychiatr Epidemiol* 1996 ; 31 : 101-108.
8) Nuechterlein KH, Barch DM, Gold JM, et al. Identification of separable cognitive factors in schizophrenia. *Schizophr Res* 2004 ; 72 : 29-39.

▶社会機能評価尺度日本語版入手先

● 東邦大学医学部精神神経医学講座 根本隆洋
〒143-8541 東京都大田区大森西6-11-1
TEL : 03-3762-4151／FAX : 03-5471-5774

13 [社会機能] WHODAS 2.0

1 背景

　WHODAS 2.0（World Health Organization Disability Assessment Schedule 2.0：国際障害評価票）[1]は，WHOが開発した健康と障害を測定する評価票であり，International Classification of Functioning（ICF：国際機能分類）[2]の概念的枠組みに基礎をおいている．ICFはもともと1980年にInternational Classification of Disease（ICD：国際障害分類）の補助として開発されたInternational Classification of Impairment, Disability and Handicap（ICIDH：国際障害分類）の改訂版である．ICIDHが，障害を「疾病の結果（帰結）」ととらえ，身体機能の欠損により機能障害が起きた場合，それがどのような社会的不利を生み出すかを測定するという考え方に基づいていたが，ICFでは，たとえ身体機能に欠損があっても環境因子によって機能的障害は補うことができ，それにより社会的な不利はなくなるという，よりポジティブな見方を採用している．たとえば，多くの先進諸国において，会社員が突然，交通事故で片足を失くしても，義足や車いすを使えば，歩行や移動という機能を補償でき，それにより職場復帰が可能であるが，開発途上国においては，社会医療システムが整わず，機能欠損がそのまま差別や，失業といった社会的不利になることがある．つまり環境因子が整えば，障害をもっても社会参加が可能となり，より健康的な社会生活を送れるようになること，それがICFの目指す一つの方向性であるように思う．
　また，WHOの国際分類において，ICD-10とICFは相互補完的な役割を果たしている．患者の健康状態はICD-10による病因論的な枠組みで診断され，生活機能と障害はICFによって分類されることで，患者の健康を包括的に評価することができる．医師はICD-10により患者を診断し，治療介入を決定し，その予後の予測をするが，患者はもともと自分自身が病気であるという認識よりも，病気のために以前はできていたことができなくなったために医療機関を訪れることが多い．ICFでは，そのできなくなったこと，つまり「各機能領域の低下」を障害と定義し，さらに生活機能と障害を「心身機能・身体構造」「活動」「参加」の3つの次元および「環境因子」などの影響を及ぼす因子で構成し，分類するものである．WHODASは，ICFの主な特徴を反映させつつ，日常的に障害を評価・測定するために開発され，個人が生活のなかで体験する活動の制限や社会参加への制約も含めて評価するために，個人の主観に重点をおいている．

2 WHODAS 2.0とは

　WHODAS 2.0は，成人を対象とした実用的で，特定の疾患を対象としない一般的な調査票であり，個人であっても集団レベルでの障害や臨床において，健康と障害を測定することができる．

WHODAS 2.0評価票の構造

　WHODAS 2.0は，⓯に示す6つの領域における機能レベルを把握する．
　WHODAS 2.0では，自己記入版，インタビュアの聞き取りによる面接版，代理人が回答する代理人版の3つの形態があり，それぞれ36項目版と12項目版があり，加えて問題のある生活機能領域を調べるために与えられた12＋24項目版を合わせて7種類の版がある．
　12＋24項目版には，面接版とコンピュータ版がある．
　自己記入版や代理人版は対象者の障害程度によ

⑮ WHODAS 2.0 の領域

領域1	理解と繋がり：集中力，記憶，問題解決
領域2	動き回ること：立っていること，長距離の歩行など
領域3	セルフケア：排尿排便，着衣，摂食，一人でいること
領域4	他者との交流：友人関係の保持，親しい人との交流
領域5	日常活動：家庭での責任，レジャー，仕事および学校
領域6	社会への参加：地域社会活動に加わり，社会に参加

り異なるであろうが，面接版のおおよその所要時間は，36項目版が20分，12項目版が5分，12＋24項目版が20分程度である．

すべての版の質問項目は，6つの領域における30日間における生活機能上の困難さを問う．いずれも5件法からなる回答尺度に回答する形をとる．得点が高いほど，障害に対して強く困難さを感じていることを示している．どの調査票にも人口動態・社会的背景（性別・教育歴など），現在の就労状態などについての質問項目がついている．

WHODAS 2.0 の特徴

異文化の比較調査

他の障害測定と異なり，WHODAS 2.0 は，世界の19か国にわたる広範囲な異文化間調査に基づいて開発されているため，質問項目は多様な文化圏での健康状態評価がどのようなもので，どのようになされているかを研究した後に選択され，それに加えて定性的調査を実施し，健康関連用語，重要な情報提供者との面接およびフォーカスグループを使って達成された．その後，WHODAS 2.0 は，多様な文化環境と健常者で定量的な調査を実施し，対象者の社会背景にかかわらず変化に対する感受性があることを確認している．現在13か国語が入手可能である．

心理測定的特性

そのような手続きをふんだことで，WHODAS 2.0 は，テスト-再テスト調査では，非常に信頼性が高く，高い内的一貫性と強い因子構造をもち，信頼性，妥当性が高いことが示されている．

使いやすさと入手しやすさ

WHODAS 2.0 は，約5分で自己記入ができ，面接版は約20分で実施することができる．評価票は，採点と解釈が容易なように設計されている．標準化されたものは，WHODAS 2.0 のウェブサイトから入手が可能である．

WHODAS 2.0 日本語版開発調査結果について

筆者らが日本語版開発調査の依頼を受け，定性的調査の後，それぞれの調査票に対し，それぞれ異なる対象者（総計320人）に定量的調査[3,4]を実施したところ，高い内的整合性が確認された．また要介護認定を受けている群の得点は，受けていない群より有意に高いことから弁別妥当性も高く，また主観的幸福感を問うWHOQOL調査票とは高い負の相関がみられたことから，障害が重いほど，QOLが低いことが示された．よってWHODAS 2.0 日本語版は他言語のWHODAS 2.0 調査票同様，信頼性と妥当性が高く，障害による「日常生活の困難さ」を測定するツールとして望ましいものであることが示された．

〔田崎美弥子〕

引用文献

1) WHO. WHO Disability Assessment Schedule 2.0 WHODAS 2.0
   http://www.who.int/classifications/icf/whodasii/en/
   （平成25年11月20日現在）
2) 社会・援護局障害保健福祉部企画課．国際生活機能分類—国際障害分類改訂版—（日本語版）の厚生労働省ホームページ掲載について
   http://www.mhlw.go.jp/houdou/2002/08/h0805-1.html
   平成14年8月5日（平成25年11月20日現在）
3) 田崎美弥子，山口哲生．WHODAS 2.0 日本語版開発研究．平成23年度財団法人厚生統計協会委託調査研究　研究成果報告書　平成24年3月；2011.
4) 田崎美弥子，山口哲生，中根允文ほか．WHODAS 2.0 日本語版開発調査研究に関する報告．東京：日本医事新報；2012. pp87-90.

▶ WHODAS 2.0 入手先

- WHOのウェブサイトからダウンロード可能．
  URL：http://www.who.int/classifications/icf/whodasii/en/
- 米国ストレス研究所日本支部のウェブサイトからダウンロード可能．（2015年6月以降の予定）
  URL：http://www.stress-j.com

14 [精神医学診断] WHO 統合国際診断面接（CIDI）

1 評価法の概要

世界保健機構（WHO）統合国際診断面接（Composite International Diagnostic Interview：CIDI）は，精神疾患に関するエピソードを評価するための構造化面接である．WHO およびアメリカの Alcohol, Drug Abuse, and Mental Health Administration（ADAMHA）の合同委員会は，精神疾患の有病率調査の方法論として，アメリカの Diagnostic Interview Schedule（DIS）とイギリスの Present Status Examination（PSE）を土台にして 1988 年に CIDI を開発した[1,2]．最新版（2013 年時点）である CIDI 3.0 版では，DSM-IV に基づく 31 種類の精神疾患と ICD-10 に基づく 27 種類の精神疾患について，生涯，過去 12 か月間，過去 1 か月間の経験を評価できると同時に，関連要因も調査できるようになっている（http://www.hcp.med.harvard.edu/wmhcidi/about.php#jump2）．

CIDI の最も大きな特徴は，精神医学の知識や経験がない者でも診断のための面接が実施できる点にある．数千人以上の地域住民を対象とする調査では，精神科医などの専門職がすべての診断面接を行うことは難しい．CIDI はトレーニングを受けた面接者であれば誰が面接をしても同じ回答が得られるように高度に構造化されている．また，得られた回答は，症状の数や持続期間，生活への支障の程度など具体的な基準（操作的基準）に照らし合わせて評価されるため，面接者による違いが生じにくい．CIDI は SCID（Non-patient edition of the Structured Clinical Interview for DSN-IV）を用いた臨床家による診断とも一定以上の一致率を有している[3]．このため CIDI は国内外の多くの精神保健の疫学研究で用いられている[1,4]．

2 評価の方法と結果の解釈

対象
認知機能やコミュニケーション能力が大きく障害されている場合を除いて，すべての成人を対象に実施できる．

質問票の構成
CIDI 3.0 版は精神疾患に関するセクションと関連要因に関するセクションの 2 つに分けられる（⑯）．精神疾患に関するセクションでは，すべての対象者がスクリーニング・セクションに進み，各疾患について診断がつく可能性の有無が評価される．診断ありの可能性がある者は，当該疾患の詳細なセクションに進み質問を受ける．関連要因に関するセクションでは，人口統計学的要因や社会経済的状況に加え，慢性的な身体疾患や保健医療サービスの利用状況，社会的ネットワーク，家族関係，子ども時代の経験などについて評価することができる．英語版 CIDI 3.0 版の質問項目は以下の URL で確認することができる（http://www.hcp.med.harvard.edu/wmhcidi/instruments_download.php）．

実施の方法
最も一般的な実施方法は対面式面接だが，電話面接やインターネットで回答する形式でも使用されている．質問票には紙媒体の PAPI（Paper-based Personalized Interview）とパソコンを用いる CAPI（Computer-based Personalized Interview）とがある．CAPI の場合，調査員はパソコンのスクリーン上に表示された質問文と選択肢を読み上げ，得られた回答を入力画面に入力する．複雑な枝分かれに沿って次の質問が決まるが，CAPI を使用する場合にはパソコン上のプログラムが次の質問に誘導するため，スキップロジック

VII. 精神症状の評価法

⓰ CIDI セクションの概略

I. スクリーニング・セクション	
II. 疾患セクション	
気分障害	うつ病，躁病，激越性うつ病
不安障害	パニック障害，特定の恐怖症，広場恐怖，全般性不安障害，心的外傷後ストレス障害，強迫性障害，社会不安障害
物質使用性障害	物質使用，たばこ
小児期の精神障害	注意欠如・多動性障害，反抗挑戦性障害，行為障害，分離不安障害
その他	間歇性爆発性障害，摂食障害，月経前症候群，精神病性障害スクリーン，病理的賭博，神経衰弱（Neurasthenia），人格障害スクリーン
III. 機能と身体疾患のセクション	
	自殺傾向，30日間の機能，30日間の症状，慢性疾患
IV. 治療セクション	
	サービス利用，薬剤疫学
V. 関連要因セクション	
	パーソナリティ（社会的望ましさ），ソーシャル・ネットワーク，子ども時代，家族の負担
VI. 人口統計セクション	
	雇用状態，経済的状態，結婚，子ども，子ども時代の人口統計学的要因，成人期の人口統計学的要因
VII. 方法論	
	面接者の観察

(Kessler RC, et al. *Int J Methods Psychiatr Res* 2004[1] より一部抜粋)

に関するミスを防ぐことができる．

所要時間
実施するセクションや回答者が有する精神疾患関連エピソードの数によって質問項目の数が増減するため，事前に所要時間を予測することは難しい．すべてのセクションを実施する場合には2時間以上かかる可能性が高いが，数セクションのみ実施する場合には，30分未満，回答によっては数分で終了することもある．

トレーニング
CIDIを実施する調査員にはトレーニングが義務づけられている．トレーニングではCIDIの構造や精神疾患の概要に関する講義に加え，正確な回答を得るための面接技法について演習を行う．トレーニングは，公式なCIDIトレーニングセンターでトレーナートレーニングを受けた者が実施することができる．

ライセンス
CIDI 3.0は無料で利用できるが，CAPI版を利用する場合には基本ソフトのライセンス料を支払う必要がある．日本語版CIDI 3.0版の使用に関する問い合わせは，東京大学大学院医学系研究科精神保健分野・川上憲人 (kawakami@m.u-tokyo.ac.jp) まで．

結果の解釈
CIDI 3.0版では，DSM-IVとICD-10に基づく精神疾患の有無をアセスメントできる．CIDI 3.0版で得られた結果は，臨床医が半構造化面接を用いて判断した診断の有無に相応する[5]．生涯における疾患の有無については，臨床医の判断に比べて保守的な結果が得られやすい（疾患の過小評価）との報告がある[3]．

3 評価法の特徴

面接者には精神医学のバックグラウンドが要求されないため，多くの調査員をトレーニングして大規模な調査を実施することができる．調査員トレーニングに加え，構造化された質問票を用いることで高い信頼性を確保していることも特徴である．世界27か国以上の大規模な精神保健疫学調査で使用されているため，国際比較も容易である (http://www.hcp.med.harvard.edu/wmh/participating_collaborators.php)．

一方，複数の精神疾患のエピソードがある回答者では質問項目数が多くなり，面接に時間がかかる．また対面式の面接では，人に知られたくない

情報について回答拒否や社会的望ましさによるバイアスが生じる可能性がある．プライバシーに配慮した面接場所の選定が重要である．近年では，回答しにくい項目についてはヘッドフォンを介して質問を流し，回答者自身が回答を入力するAudio-Computer Assisted Interview（Audio-CASI）[6]を取り入れた調査もみられる．

（梅田麻希，川上憲人）

引用文献

1) Kessler RC, Üstün TB. The World Mental Health(WMH) Survey Initiative Version of the World Health Organization (WHO) Composite International Diagnostic Interview (CIDI). *Int J Methods Psychiatr Res* 2004；13：93-121.
2) Kessler RC, Wittchen HU, Abelson JM, et al. Methodological studies of the Composite International Diagnostic Interview (CIDI) in the US national comorbidity survey (NCS). *Int J Methods Psychiatr Res* 1998；7：33-55.
3) Haro JM, Arbabzadeh-Bouchez S, Brugha TS, et al. Concordance of the Composite International Diagnostic Interview Version 3.0（CIDI 3.0）with standardized clinical assessments in the WHO World Mental Health surveys. *Int J Methods Psychiatr Res* 2006；15：167-180.
4) Kawakami N, Takeshima T, Ono Y, et al. Twelve-month prevalence, severity, and treatment of common mental disorders in communities in Japan：Preliminary finding from the World Mental Health Japan Survey 2002-2003. *Psychiatry Clin Neurosci* 2005；59：441-452.
5) Kessler RC, Abelson J, Demler O, et al. Clinical calibration of DSM-IV diagnoses in the World Mental Health (WMH) version of the World Health Organization (WHO) Composite International Diagnostic Interview (WMH-CIDI). *Int J Methods Psychiatr Res* 2004；13(2)：122-139.
6) Newman JC, Des Jarlais DC, Turner CF, et al. Thedifferential effects of face-to-face and computer interview modes. *Am J Public Health* 2002；92：294-297.

▶ CIDI 入手先

- Department of Health Policy, Harvard Medical School
  URL：http://www.hcp.med.harvard.edu

---

15 ［精神医学診断］ M.I.N.I. および MINI-KID

1 M.I.N.I. とは

Mini-International Neuropsychiatric Interview（M.I.N.I.）は，Sheehan ら[1]により作成された精神科簡易構造化面接法である．M.I.N.I. は，短時間（約15分前後）で，16のⅠ軸診断（大うつ病エピソード，気分変調症，躁病エピソード，パニック障害，広場恐怖，社会不安障害，強迫性障害，外傷後ストレス障害，アルコール依存と乱用，薬物依存と乱用，精神病性障害，神経性無食欲症，神経性大食症，全般性不安障害）と，自殺の危険性，反社会性パーソナリティ障害が診断可能となっている．これらの疾患は，アメリカの大規模有病率調査で，12か月有病率が0.5％以上のもので，精神科で扱う疾患の重要なものはほとんど含まれているといえる．また，すべての設問は「はい」か「いいえ」で答え，その答えにより次にどこに進むかが指定してある完全構造化面接のため，比較的簡単なトレーニングのみで，専門家でない評価者でも施行可能であるという特徴をもっている．

2 M.I.N.I. が必要とされた理由

従来，精神科診断の評価者間一致度の低さが問題となっていた．それを解決する目的で，DSMなどの操作的診断基準が作成された．しかし，操作的診断基準だけでは，その症状の聞き出し方や，面接から得られた情報の統合の仕方にばらつきがあり，必ずしも診断の一致度は良好にはならなか

⓱ M.I.N.I. と SCID の一致度

	SCID + TP / − FN	SCID + FP / − TN	kappa	感度	特異度	陽性的中率 (PPV)	陰性的中率 (NPV)
大うつ病エピソード	35 / 0	6 / 41	0.85	1.0	0.85	0.90	1.0

M.I.N.I.：Mini-International Neuropsychiatric Interview, SCID：Structured Clinical Interview for DSM-III-R, TP：真陽性, FP：偽陽性, FN：偽陰性, TN：真陽性.

った．そこで，標準化された質問を行い，その回答を一定のアルゴリズムに従い統合し診断できるような構造化面接法が作成された．代表的な構造化面接法が，Structured Clinical Interview for DSM-IV（SCID）や Composite International Diagnostic Interview（CIDI）などである．しかし，SCID は施行に 45〜60 分，CIDI は 120〜180 分と時間がかかり，方法も煩雑で相当のトレーニングが必要という欠点があった．そこで，Sheehan らは，既存の構造化面接より簡便で，かつプライマリ・ケアのために作成された簡易なスクリーニングテストより包括的な面接法として M.I.N.I. を開発した．簡単で施行しやすいことのほかに，高い感度，特異度を示し，DSM-IV などの国際的診断基準に対応し，かつ，臨床場面と研究の両面で有用であることを課題としている．

3 M.I.N.I. 日本語版の信頼性・妥当性

筆者らは M.I.N.I. 日本語版[2]の妥当性・信頼性を検討するため，すでに日本において妥当性検討が行われている SCID による診断との一致度と，信頼性を検討するため 2 人の評価者の診断一致度を検討した[3]．⓱には，M.I.N.I. の大うつ病エピソード診断と SCID の大うつ病性障害診断の一致度を示した．kappa 係数は 0.85 であり，感度，特異度，PPV，NPV いずれも 0.9 前後で，きわめて良好な一致度を示していた．英語版の大うつ病エピソードの一致度が 0.84 であった[1]ので，ほぼ同等の一致度であるといえる．また，PPV が 0.90，NPV が 1.0 であることから，M.I.N.I. は SCID よりやや大うつ病エピソードとして拾いやすいこと（偽陽性が多い可能性）と，逆に，M.I.N.I. で大うつ病エピソードでなかった場合，SCID では 100％ 大うつ病性障害とはならない（偽陰性がない）ことがいえる[3]．評価者間の信頼性を示す kappa 係数は気分変調性障害を除くすべての I 軸診断が 0.7 以上で，良好な一致度を示した[3]．

4 M.I.N.I. の面接時間

SCID との比較試験において，SCID を施行するのに，平均 45.4±12.8 分要したのに対し，M.I.N.I. は 18.8±6.8 分と 60％ 近く時間が短縮された[3]．

5 M.I.N.I. の特徴

SCID との比較でもふれたが，M.I.N.I. は，偽陽性が多い傾向がある．これは，Sheehan らが M.I.N.I. を，簡便でルーチンな臨床検査と同様に反復して使用できるようデザインする過程で，偽陰性が多くなるより，偽陽性が多くなることを選択したことによる．鑑別診断や，精神症状による機能障害の程度に言及しない（ただし，6.0.0 バージョンでは，全般性不安障害の後の，「医学的，器質的もしくは薬物関連の病因をすべての障害に関し除外」というモジュールで，「これらの症状が始まる直前に，a．あなたは何かくすりや薬物を使用していましたか？」「b．あなたは何か病気を患っていましたか？」と質問をするようになっており，多少器質因の鑑別も可能となった．さらに，「大うつ病エピソード」モジュールのなかで，「これらの症状のために，家庭，仕事，社会，学校で明らかな問題がありましたか？」という質問を追加し，

機能障害の有無を聞けるようになっている）分，簡便になったが，偽陽性が多くなりやすい傾向はある．M.I.N.I. の診断がそのまま治療対象となるわけではないという点に注意しなければならない．

6 MINI-KID について

Mini-International Neuropsychiatric Interview for Children and Adolescents（MINI-KID）は，小児・思春期（6～17歳）にみられる疾患を，理解しやすい平易な言葉で構成した M.I.N.I. の改訂版である．M.I.N.I. にはなく，MINI-KID にある疾患として，分離不安障害，特定の恐怖症，Tourette 障害・チック障害（運動性，音声，一過性），注意欠如・多動性障害，行為障害，反抗性挑戦性障害，適応障害，広汎性発達障害がある．2010 年に MINI-KID の信頼性・妥当性検討が行われた[4]．Schedule for Affective Disorders and Schizophrenia for School Aged Children-Present and Lifetime（K-SADS-PL）との一致度を示す kappa 係数は，成人の M.I.N.I. と SCID との一致度と比較すると低いが，許容範囲であった．評価者間一致度と再テストの信頼性検討は良好な結果であった．

7 M.I.N.I. の限界点と方向性

M.I.N.I. の限界点は，すべて簡略化したことによるものである．それは，診断ごとに，診断に至るまでの厳密度に差がある可能性があること，調査対象期間が異なること，鑑別診断が厳密でないこと，過剰診断傾向があること，診断が治療に結びつくものではないこと，精神病性障害などでは疾患亜型の分類がなされていないことなどである．M.I.N.I. はその限界を十分理解しながら使用すれば，疫学調査や臨床試験において，素早く均一な症例を集めるのにはきわめて有用である．また，併存症調査や，プライマリ・ケアにおいて，診断スクリーニング法としても有用であると考えられる．

6.0.0 バージョンでは，主要な診断名を特定する方法として，「最も患者を悩ませている，他よりも際立っている，あるいは症状経過記録で第一番目に記載されている診断名は何ですか？」という質問が，最初のページにあり，主診断を決定できるようになった．

8 入手方法

M.I.N.I. 5.0.0 日本語版は，M.I.N.I. 精神疾患簡易構造化面接法日本語版 5.0.0（2003）[2] が星和書店より出版されている．MINI-KID 5.0.0 日本語版に関しては，筆者（otsubot@tkn-hosp.gr.jp）まで連絡をいただければ，施設での臨床と研究目的使用であればお送りする．

M.I.N.I. 6.0.0 英語版・日本語版は，Sheehan のホームページ（http://www.medical-outcomes.com/）にアクセスすれば，臨床と研究目的であれば，1 試験 5 ドルで購入できる．ただし，製薬会社の臨床試験（治験）使用目的となれば，契約を結んだうえ，被験者の人数に応じた金額を請求される．MINI-KID 6.0.0 の日本語版はない．M.I.N.I. family の 6.0.0 以降のすべての言語の著作権管理は，Sheehan の委託でフランスの翻訳会社 Mapi Research Institute が行っているので注意が必要である．なお，筆者が M.I.N.I. についての総説を書くことに関しては，Sheehan より直接の許可を得ている．

（大坪天平）

引用文献

1) Sheehan DV, Lecrubier Y, Sheehan KH, et al. The Mini International Neuropsychiatric Interview (M.I.N.I.) : The development and validation of a structured diagnostic psychiatric Interview for DSM-IV and ICD-10. *J Clin Psychiatry* 1998 ; 59 (Suppl 20) : 22-33.
2) 大坪天平, 宮岡 等, 上島国利. M.I.N.I. 精神疾患簡易構造化面接法 (2003). 東京：星和書店；2003.
3) Otsubo T, Tanaka K, Koda R, et al. The reliability and validity of Japanese version of Mini-International Neuropsychiatric Interview. *Psychiatry Clin Neurosci* 2005 ; 59 : 517-526.
4) Sheehan DV, Sheehan KH, Shytle RD, et al. Reliability and validity of the Mini International Neuropsychiatric Interview for Children and Adolescents (MINI-KID). *J Clin Psychiatry* 2010 ; 71 : 313-326.

VII. 精神症状の評価法

▶入手先

- M.I.N.I.5.0.0 日本語版
  星和書店
  〒168-0074　東京都杉並区上高井戸 1-2-5
  TEL：03-3329-0031／FAX：03-5374-7186
- MINI-KID5.0.0 日本語版

JCHO 東京新宿メディカルセンター精神科　大坪天平
E-mail：otsubot@tkn-hosp.gr.jp
＊施設診療と研究目的使用に限る．

- M.I.N.I.6.0.0 英語版・日本語版
  Medical Outcome Systems（MOS）
  URL：http://www.medical-outcomes.com/

16　[精神医学診断] 精神神経学臨床評価尺表（SCAN）

1　評価法の概要

　SCAN（the Schedule for Clinical Assessment in Neuropsychiatry：精神神経学臨床評価尺表）は WHO（世界保健機関）が 1993 年に作成した一般的な精神症状評価のための semi structured interviews（半構造化面接）のツールである．現在利用できるのは，2005 年に作成された SCAN 2.1 である．これは，インタビューとグロッサリーの 2 部構成をとる．グロッサリーとは症状の定義集のことであり，症状について理解するための教材として有益である．また SCAN は，IShell システムと呼ばれるコンピュータを用いる個人面接のツールの頂点に位置する．IShell システムは CIDI（統合国際診断面接）や WHODAS 2.0（WHO Disability Assessment Schedule 2.0）などの WHO の他の評価票とともに使用される．

2　具体的な評価の方法，施行上の注意

　SCAN は，個々の精神症状の有無を確認しそのうえで診断に至る道筋を示すボトムアップアプローチともいえるシステムである．また，構造化ではなく半構造化面接ということで，面接者のその場の判断により質問文を変更したり，新たな質問文を追加したりすることも可能である．英語版は，whoscan.org のホームページよりダウンロード可能である．世界で 23 か所の SCAN のトレーニングセンターがあげられており，日本では長崎大学である．現在のところ公式に利用できる日本語版は存在しない．現在，筆者らが日本語版作成の準備をしている段階である．対象はすべての精神障害であり，ICD-10 と DSM-IV のどちらにも対応している．対象年齢は明記されていないが成人を対象としていると思われる．使用する場面は，臨床と研究の両方を想定しているが，これを使用するのは精神疾患の専門家とされる．これは，同様の総合的な診断面接ツールである CIDI が非専門家の使用を想定しているのと異なる．

3　特徴，制約，解釈に際しての注意

　歴史的には，Wing JK が慢性統合失調症のリハビリテーションの効果判定を意図して開発した PSE（Present State Examination）があり，これは統一的な症状評価を目指した半構造化面接法でコンピュータ診断も可能なものであった．この第 9 版は 1973 年 3 月に発表され，140 項目を有していた．この PSE-9 は CATEGO クラスと呼ばれるディメンショナルな評価を経て，最終的には ICD-8 に従った臨床診断に到達できるものであった．この CATEGO クラスには，S（統合失調性精神病），M（躁病および循環型躁うつ病），O（その他の精神病），P（妄想性精神病），D（うつ病），R（抑制型うつ病），N（神経症性うつ病），A（不安状態）といったものがあった．さらに他の精神疾

232

患も含めた総合的な面接法として開発されたものがSCANである。SCANもCATEGO4といわれるディメンショナルな評価を経て、最終的には、ICD-10もしくはDSM-IVの診断に至ることができる。英語版のSCANを使いこなすには、アメリカとオランダで、それぞれ年1回ずつ行われる1週間のトレーニングコースに参加する必要がある。現在使えるのはSCAN2.1だが、今後3.0も予定されている。SCANの一般的な使用には1時間半から2時間程度かかるとされるが、SCANには短縮版のmini-SCANがある。施行時間はmini-SCANを病棟で40～50分、外来で30分とされている。また、上記のトレーニングコースにおけるmini-SCANのトレーニングは2日間である。

2010年のNienhuisらは、mini-SCANとSCANの使用感と有用性を詳細に検討し報告している。これによると、106の患者にSCANとmini-SCANをそれぞれ1回ずつ使用したところ、平均するとmini-SCANのほうが25分短くすみ、参加者も面接者もその質問内容に満足し、mini-SCANは、診断の根拠として臨床にも使えること、特に現在症にフォーカスをあてるときには有用であると結論づけている。

（木下裕久、中根秀之）

参考文献
- SCAN Program User's Guide. 2002.
- Nienhuis FJ, van de Willige G, Rijnders CA, et al. Validity of a short clinical interview for psychiatric diagnosis: The mini-SCAN. Br J Psychiatry 2010 ; 196 : 64-68.
- 参考ウェブサイト：whoscan.org

▶ SCAN 英語版入手先
- WHO-SCAN
  URL：http://whoscan.org

---

17 [精神医学診断] 精神科診断面接マニュアル（SCID）

1 評価法の概要

Structured Clinical Interview for DSM-IV-TR（SCID）は、精神医学的な診断を相応の信頼性をもって下せるように作られた、半構造化された面接法およびその実施のためのマニュアルである[1]。Spitzerらによって開発され、1990年にDSM-III-Rに対応したものが出版された。現在のSCIDはDSM-IV-TRに対応しており、その日本語版は2003年に出版され、2010年に第2版に改訂されている。最新のDSM-5に対応したSCID-5は、アメリカ精神医学会（APA）により、2014年11月に出版されているが、日本語版はまだ出版されていない。

2 評価法の構成

SCIDは、DSM-IV-TRの主たるI軸診断を評価できるSCID-IとII軸パーソナリティ障害を評価するためのSCID-IIによって構成され、研究者や臨床家は用途に応じて選択して実施が可能である[1,2]。現在は研究用のSCID-RV（Research Version）と臨床場面で利用できるよう簡略化された臨床用のSCID-CV（Clinical Version）の2つのバージョンがある。研究用SCIDは精神障害患者を対象としたSCID-I/P、非患者用のSCID-I/NP（非患者用版 Non-patient Edition）の2つの標準版がある。精神病症状に関する詳しい鑑別診断を除いたSCID-I/Pの簡略版（精神病スクリー

ニング付 SCID-I/P；SCID-I/P W/PSYCHOTIC SCREEN）もある[1]．本項では主に患者を対象とした研究用 SCID について解説する．

3 具体的な評価の方法と施行上の注意

SCID-I は 8～9 のモジュールによって構成され，各モジュールは気分障害，不安障害，…といった各精神障害の診断基準に沿った質問内容となっている．SCID-II については被面接者が自分で記入する質問紙と組み合わせて DSM-IV-TR の 10 のパーソナリティ障害に加え，depressive personality disorder と passive-aggressive personality disorder の診断が可能になっている[2]．

SCID は 18 歳以上の成人に用いるのが最も適切であるが，わずかな修正を加えれば，青年期の者にも用いることができる[1]．

SCID は検査施行者として精神科臨床のトレーニングを積んだ者を想定している．SCID の実施手順としては，初めに現病の経過や治療歴の聴取といった疾患の概要をとらえる面接（概観セクション）がなされ，おおよその鑑別診断を行う．次いで概観セクションで得た鑑別診断に従って，どのモジュールに進むか決定する．DSM-IV-TR の各診断基準と対応した質問文が用意された各モジュールを進めながら，I 軸障害が今までに存在したことがあるか（生涯有病診断率）と，現在のエピソード（過去 1 か月以内に診断基準を満たすものと定義）について決定し，鑑別の必要なモジュールを順次評価していく．基本的にはすべての質問はその語句通りに尋ねていくが，すでに被検者が必要な情報を述べている場合は，あえて語句通りに質問しなくともよい．ただし診断基準を適切に満たしているか確認する必要がある[1]．

検査の所要時間

SCID-I は通常，60～90 分かかるが，精神医学的病歴の経過の長さや複雑さ，被検者自身の精神症状をどれだけ簡潔に述べられるかによって異なる．

評価の方法

評価可能な具体的項目を❶❽に示した．

各質問項目について

「1」「2」「3」「？」のいずれかの評価を下す．
- 1：なし，または否定
- 2：閾値未満
- 3：閾値以上，または肯定
- ？：その診断基準を 1, 2, 3 のいずれかにコードするには情報が不十分

4 評価法の特徴と施行上の注意，問題点

SCID は DSM-III-R 以降の診断基準をもとに作成された，精神医学の広い領域で最もよく用いられている評価尺度である．臨床的には通常の精神科的面接と組み合わせて使うことで臨床診断の確実性や正確性を高めることができる[3,4]．また，臨床研究を行う際に SCID を用いることで，組み込み基準と除外基準を明確にすることが可能となり，このことによって研究の信頼性・妥当性は大幅に高まる．研究用 SCID は多くの診断カテゴリー，その下位分類，重症度と時系列の特定用語，過去の気分エピソードに関する特異的詳細のコード化用規定が含まれるため，すべてを施行するには相当な時間を要する．その点を解消するため，研究用 SCID では研究者が特定の研究に関連した部分のみを選んで利用することができるようになっている．たとえば，物質使用障害の病歴のある患者をすべて除外するために研究用 SCID を用いることができる[1]．

面接者は構造化された質問を行うが，評価の際には必ずしも質問の答えのみに基づくのではなく，診断基準をふまえて行うべきである．これは，質問の内容を十分に理解せずに適当に「はい」と答えてしまう可能性を考慮してのことである．特に肯定的な評定は診断基準が満たされることに面接者が納得したときにのみ行う必要がある．そのために家族や記録などの情報源からの裏づけをとり，時に被検者が症状の概念を理解できるようにわかりやすく言い換えることが重要となる[1]．

最後に SCID の問題点と限界について述べる．SCID は DSM の診断基準を用いたものであるため，おおよそ DSM と同様の問題点を抱える．し

⑱ SCIDモジュールに含まれる診断

A：気分エピソード	大うつ病エピソード（現在／過去） 躁病エピソード（現在／過去） 軽躁病エピソード（現在／過去） 気分変調性障害（現在のみ） 一般身体疾患による気分障害 物質誘発性気分障害		幻覚剤依存 幻覚剤乱用 アヘン類依存 アヘン類乱用 フェンシクリジン依存 フェンシクリジン乱用 鎮静剤，催眠剤，または抗不安薬依存 鎮静剤，催眠剤，または抗不安薬乱用 多物質依存 他の（または不明の）物質依存 他の（または不明の）物質乱用
B：精神病性症状	妄想 幻覚 緊張病性行動 まとまりのない会話や行動 陰性症状		
C：精神病性障害	統合失調症 　妄想型 　緊張型 　解体型 　鑑別不能型 　残遺型 統合失調症様障害 統合失調感情障害 妄想性障害 短期精神病性障害 一般身体疾患による精神病性障害 物質誘発性精神病性障害 特定不能の精神病性障害	F：不安障害	広場恐怖を伴うパニック障害 広場恐怖を伴わないパニック障害 パニック障害の既往のない広場恐怖 社交恐怖 特定の恐怖症 強迫性障害 心的外傷後ストレス障害 全般性不安障害（現在のみ） 一般身体疾患による不安障害 物質誘発性不安障害 特定不能の不安障害
		G：身体表現性障害	身体化障害（現在のみ） 鑑別不能型身体表現性障害（現在のみ） 疼痛性障害（現在のみ） 心気症（現在のみ） 身体醜形障害（現在のみ）
D：気分障害	双極Ⅰ型障害 双極Ⅱ型障害 他の双極性障害（気分循環性障害，特定不能の双極性障害） 大うつ病性障害 特定不能のうつ病性障害	H：摂食障害	神経性無食欲症 神経性大食症 むちゃ食い障害（付録カテゴリー）
E：物質使用障害	アルコール依存 アルコール乱用 アンフェタミン依存 アンフェタミン乱用 大麻依存 大麻乱用 コカイン依存 コカイン乱用	I：適応障害	適応障害（現在のみ）
		J：付加モジュール	急性ストレス障害 小うつ病性障害（付録カテゴリー） 混合性不安－抑うつ障害（付録カテゴリー） 過去の大うつ病／躁病エピソードの症状の詳細

(First MB, et al. 2002／高橋三郎〈監修〉．精神科診断面接マニュアル，SCID：使用の手引き・テスト用紙［第2版］．2010[1]）より)

ばしば行われる批判として「臨床精神病理学的視点が欠如しており，問診に基づき現在の精神症状について記述する操作的診断基準だけでは，病態の本質的な理解は得られない」という指摘がある[5,6]．そのような観点から，精神医学の臨床や研究の発展のため，生物学レベル，精神病理学レベルでの記述を行い，操作的診断と相補的な関係としていく必要性が論じられている．

また，SCIDを行う者の習熟度の問題があげられる．構造化された面接であるがゆえに，十分な臨床経験のない者が用いると硬直的で機械的な面接となり，精神科医が患者とかかわり受け止める力量を著しく低下させる危険をはらむ．本来SCIDには面接者の自由裁量が多く与えられており，特に初めに概観セクションで患者に自由な言葉で自己の問題とその経過について語らせて，お

およその鑑別診断に必要な情報を収集できるようになっている[7]．SCID は「DSM 診断と精神病理学の基礎知識があり，臨床経験をもっている精神科医または精神保健の専門家によって使われる」ことを前提としており，SCID に関しての十分な研修と理解のうえで適切な使用が求められる．

（中尾智博，本田慎一）

引用文献

1) First MB, Spitzer RL, Gibbon M, et al. Structured Clinical Interview for DSM-IV-TR Axis I Disorders. New York：Biometrics Research, New York State Psychiatric Institute；2002／高橋三郎（監修）．北村俊則，岡野禎治（訳）．精神科診断面接マニュアル，SCID：使用の手引き・テスト用紙［第2版］．東京：日本評論社；2010．
2) First MB, Gibbon M, Spitzer RL, et al. Structured Clinical Interview for DSM-IV-TR AxisII Personality Disorders. Washington, DC：American Psychiatric Press；1997／高橋三郎，大曽根彰（訳）．SCID-II-DSM-IV，II 軸人格障害のための構造化面接．東京：医学書院；2002．
3) 宇治雅代．診断面接法，Structured Clinical Interview for DSM-IV（SCID）の紹介．臨床精神医学 2010；39（増刊号）：38-42．
4) Lobbestael J, Leurgans M, Arntz A. Inter-rater reliability of the Structured Clinical Interview for DSM-IV Axis I Disorders（SCID I）and Axis II Disorders（SCID II）．Clin Psychol Psychother 2011；18：75-79．
5) 加藤　敏．操作的診断体系の今日的問題．精神医学 2006；48(7)：709-713．
6) 江川　純，遠藤太郎，染矢俊幸ほか．精神科疾患の診断をめぐる諸問題．精神医学 2010；52(9)：891-898．
7) 北村俊則．精神疾患診断の問題点と操作診断の必要性．精神科診断学 2000；11(2)：191-218．

▶ **SCID 日本語版入手先**

- 日本評論社
  〒170-8474　東京都豊島区南大塚 3-12-4
  TEL：03-3987-8621／FAX：03-3987-8590

VII. 精神症状の評価法
B. 神経症領域に関連した臨床評価法

1 [不安] 顕在性不安検査（MAS）

1 評価法の概要

Tayler JA は，精神・身体面に表出される慢性不安反応を測定するために，ミネソタ多面的人格検査（Minnesota Multiphasic Personality Inventory：MMPI）から質問項目を厳密に抽出し，最終的に 50 項目から成る顕在性不安尺度（Manifest Anxiety Scale：MAS）を作成した．それ以来，MAS は個人が有する種々の不安を包括的に測定するための自記式質問紙として，その臨床的有用性と簡便さから世界各国で広く用いられてきた．MAS が測定しているのは，ある状況における一時的な情動反応である「状態不安」ではなく，状況を脅威と認知して不安な態度で反応しやすい傾向の個人差である「特性不安」であるとされる．

MAS の用途としては，スクリーニング検査，治療経過の確認，被験者の選別などがあげられる．MAS の得点分布，平均得点は健常者と神経症患者で著しく異なり，記入，採点ともに簡便である．ゆえに，集団のなかから不安を中心とした精神的問題を抱える人を見つけ出す際のスクリーニング検査として有用である．また，治療開始前を含めた複数回の施行によって，その得点は治療経過の一指標となりうる．ただし，特性不安を反映する MAS は 1 回の治療セッションの前後など短期間の変化をみるのには適しておらず，より長期的スパン（1 か月以上が望ましい）で，より本質的な変化を測定する目的で用いられるべきである．実験心理学などの領域では，Tayler の当初の目的がそうであったように，被験者を不安の高さによって分けるために用いられている．

2 評価の方法

わが国には正式に版権を有する日本版 MAS があり，50 項目の不安尺度に妥当性尺度として MMPI の L 尺度 15 項目を加えた 65 項目から構成されている．それぞれの質問に対して「そう」「ちがう」のいずれかに○をつけて回答する形式を採っているが，「どちらでもない」ときには両方に × 印をつける．対象年齢は 16 歳以上．所要時間は約 15 分．実施前の教示では，全問に回答し，できるだけ「どちらでもない」と回答することを避けるように伝える．回答結果の集計により，A 得点（不安得点），？点（疑問点），L 点（虚構点）が得られる．

？点，すなわち「どちらでもない」と答えた数や無回答項目が多くなると，A 得点は実際より低めの点数を示している可能性が高くなる．このため，？点と無回答が合わせて 10 以上の場合は結果に信頼性なしと判定する．

妥当性尺度の質問内容は，いずれも社会的には望ましいが実行は困難な行動，態度に関するものである．L 点が高い場合，被験者が自分を好ましく見せようと構えて素直に答えていない疑いがあり，11 点以上なら妥当性なしと判定する．

A 得点が高い人は，ストレス状況下で不安感，緊張感，不幸感，無能感などを自覚しやすく，精神的問題を抱えている可能性がある．日本版 MAS の使用手引には 5 段階の点数規準が示されており，それによると大学生では 27 点以上，一般男子では 23 点以上，一般女子では 26 点以上が高度の不安と判定される．

〔高石 穣〕

VII. 精神症状の評価法

参考文献

- 阿部満洲, 高石 昇. 顕在性不安検査使用手引. 京都：三京房；1985.
- 大村政雄. テーラー不安スケール. 精神科 Mook 10 心理検査法. 東京：金原書店；1985. pp99-107.
- 高石 穣. 顕在性不安検査. 松原達哉（編）. 最新心理テスト法入門. 東京：日本文化科学社；1995. pp118-119.

▶ 顕在性不安検査（MAS）入手先

- 三京房
  〒605-0971　京都府京都市東山区今熊野ナギノ森町 11
  TEL：075-561-0071／FAX：075-525-1244

2 ［不安］不安検査（STAI）

1 評価法の概要

STAI-X（State-Trait Anxiety Inventory Form X）は，Spielberger[1]の考案になるものである．刻々と変化する不安状態を示す状態不安尺度と不安になりやすいパーソナリティ特性を示す特性不安尺度で構成され，この2つを区別して測定するための質問紙法による心理検査である．各20項目，5段階評定であり，得点範囲は20〜80点である．

従来からある顕在性不安検査（Manifest Anxiety Scale：MAS），CAS（Clinical Anxiety Scale）などの不安検査はパーソナリティ特性である神経症傾向を測定するものであるが，それを状態不安の指標としても使うことが多かった．しかし，不安になりやすい人がいつも高不安状態にあるとは限らない．逆に，不安になりにくい人でも極度の緊張状態におかれると不安が高くなるかもしれない．したがって，不安傾向の検査で状態不安を測ることには無理がある．そこで，状態不安と特性不安を区別して測定する検査として，STAI が作られたのである．

一般に，質問紙で不安を測定する場合，回答者はそのときの状態を考えながら，回答すると考える人が多い．しかし，回答者は，「普段はどうだろうか」と考えて回答する．そこで，特性不安を測定するのは容易であるが，状態不安を測定するほうが難しいのである．状態不安項目への回答は「今現在の」という言葉を添えて，特性不安項目への回答は「普段の」という言葉を添えることによって区別させている．また，状態不安は項目の自分への当てはまり方で，特性不安は経験する頻度で回答する．

STAI-X の日本版が作られ，標準化され，臨床的にも広く使われている[2,3]．子ども版も STAIC として標準化されている[4]．その他に，STAI Form Y（STAI-Y）の日本語版である新版 STAI（State-Trait Anxiety Inventory-Form JYZ）も出版されている（Spielberger・肥田野ら，2000）．STAI-X と STAI-Y または JYZ との違いは，STAI-X が不安項目だけでなく，抑うつ項目も含んでいるのに対し，STAI-Y と JYZ は不安項目だけを含む点である．これは STAI-Y の出版後に出版された State-Trait Personality Inventory[5]が不安尺度，抑うつ尺度，好奇心尺度と怒り尺度を含むものであるため，不安尺度と抑うつ尺度のあいだの項目の重複を避ける必要からの改訂と思われる．

また，Spielberger ら[6]は，STAI-X から STAI-Y への改訂について以下のように述べている．①不安と抑うつの感情を弁別するための不安障害とうつ病の鑑別診断のためのより堅固な基礎を与

238

えるために，より純粋な不安の測度を開発する．②年少で教育水準の低いあるいは社会経済的地位の低い人に対して，相対的に心理測定的に性質が弱い項目を置き換える．③特性不安の因子構造を肯定と否定項目のバランスをとることにより改善する．STAI-Yの日本版であるSTAI-JYZでは，さらに項目のバランスに配慮し，肯定と否定項目を等数にした．

2 評価法の制約

一般に，臨床的不安検査には不安項目だけでなく，抑うつ項目も含められてきた．MAS[7,8]も抑うつ項目を含んでいる．MASはMMPIを構成する項目のなかから不安と関係する項目を抽出したものである．因子分析的研究でも，抑うつと関係する自信欠乏因子の存在が認められている[9]．また，CAS不安診断検査[10]もそうである．CASは16PF[11-13]の2次因子分析から得られた不安因子を測定するものである．下位因子として，自我統制力の欠如，自我の弱さ，パラノイド傾向，罪悪感，衝動による緊迫の5因子を含んでいる．罪悪感は抑うつと関係している．

したがって，こころの体温計としてスクリーニングツールとして用いられる臨床的不安検査の場合は，抑うつ項目を排除する積極的な理由はないと考えられる．また，最近の研究からも，この点が裏づけられている．たとえば，村田ら[14]は口腔外科患者から状態不安の高い患者をスクリーニングし，積極的に精神鎮静法を行っている．STAI-JYZを使用すると，STAI-Xを使用した場合よりも状態不安段階がⅤ（非常に高い，上位5％）とⅣ（高い，それに続く20％）と判定される場合が減少することに疑問を抱いた．そこで，両者を比較検討した．その結果，不安存在項目が減ったことが高不安者の減少に影響していると考えた．そして，臨床的にはSTAI-Xを用いるほうがよいという結論に達した．

この研究結果は肯定と否定項目のバランスをとるという配慮が，臨床検査としての利用の場合には裏目に出たことを意味しよう．MASやCASも含めて，臨床的不安検査では，その得点分布は低得点側にピークが偏り，高得点側では裾を引く形になることが知られている．このような低得点側に歪んだ得点分布は高不安者をスクリーニングするという臨床的不安検査の目的にかなうものである．低得点側では多くの人が同点となるが，高得点側では同点者が少なくなるからである．

（中里克治）

引用文献

1) Spielberger CD, Gorsuch RL, Lushene RE. STAI Manual. Palo Alto : Consulting Psychologist Press ; 1970.
2) 水口公信，下仲順子，中里克治．日本版STAI（状態・特性不安検査）使用手引き．京都：三京房；1992.
3) 中里克治，水口公信．STAI不安尺度日本版の試み．心身医学 1982 ; 22 : 107-112.
4) 曽我祥子．日本版STAICの標準化の研究．心理学研究 1983 ; 54 : 215-221.
5) Spielberger CD, Barker LR, Russell SF, et al. The preliminary manual for the State-trait Personality Inventory. Unpublished manual. Tampa : University of South Florida ; 1979.
6) Spielberger CD, Gorsuch RL, Lushene RE, et al. Manual for the State-Trait Anxiety Inventory : STAI (Form Y). Palo Alto : Consulting Psychologist Press ; 1983.
7) Taylor JA. A personality scale of manifest anxiety. J Abnorm Soc Psychol 1953 ; 48 : 285-290.
8) Taylor JA, 阿部満州, 高石 昇. 日本版MMPI顕在性不安検査（MAS）使用手引き．京都：三京房；1968.
9) 木下 功, 今田 寛, 古賀愛人. MASについて（その2）：因子分析の結果から．日本心理学会第36回大会発表論文集．1972. pp824-825.
10) 対馬 忠, 辻岡美延, 対馬ゆき子. C.A.S.不安診断検査：性格検査と精神的健康の測定尺度解説書改訂版．東京：東京心理；1960.
11) Cattell RB, Eber HW, Tatsuoka MM. Handbook for the Sixteen Personality Factor Quesionnaire. Champaign, Ill : Institute for Personality and Ability Testing ; 1970.
12) Cattell RB, Scheier IH. Handbook for the IPTA Anxiety Scale Questionnaire. Champaign, Ill : Institute for Personality and Ability Testing ; 1963.
13) 伊沢秀而, 山口 薫, Tatsuoka MM, ほか．16PF人格検査手引．東京：日本文化科学社；1982.
14) 村田枝里子, 瀬戸美夏, 濱崎理恵ほか．口腔外科手術時のState-Trait Anxiety Inventoryによる不安度予測に関する検討：form Xとform JYZによる比較．福岡大学医学部紀要 2011 ; 38 : 177-182.

VII. 精神症状の評価法

❶ PDSS 日本語版（Panic Disorder Severity Scale-Japanese）の各評価項目と点数

点数	1. PA・LSE の回数・頻度	2. PA の程度	3. 予期不安の程度	4. 広場恐怖・回避の程度	5. 内的感覚の恐怖・回避の程度	6. 職業上の機能障害の程度	7. 社会機能障害の程度
0	なし	なし（エピソードに不快感なし）	なし	なし	なし	なし	なし
1	軽症 PA なし/週 かつ LSE 1回以下/日	軽度の不快 困難なく活動可能	軽症 PA への恐怖，心配，懸念がときどきあり	軽症 軽度の恐怖，回避がときどきあり 状況に直面し耐えられる 生活様式に変更なし	軽症 身体感覚を生じる活動や状況に直面できて苦痛なし 生活様式に変更なし	軽症 軽微な障害あり 以前より難しいと感じる 効率はよい	軽症 軽微な障害あり 活動の質は落ちている 社会機能は十分と感じている
2	中等症 PA 1～2回/週 かつ/または LSE 2回以上/日	中等度の不快，苦痛 困難を伴うが，活動は可能 手に負える程度	中等症 しばしば恐怖，心配，懸念がある 手に負える程度 生活様式に変化が目立つ 全般的な機能障害はなし	中等症 目立った恐怖・回避はあるが，手に負える程度 単独は不可，同伴なら可 生活様式に多少変更あり 全般的な機能障害はなし	中等症 目立った回避あるが，手に負える程度 限定された生活様式の変更あり 全般的な機能障害なし	中等症 障害はあるが手に負える程度 効率は落ちているが他人からは十分な程度	中等症 障害はあるが手に負える程度 社交上の活動・対人交渉の質がいくらか落ちている 普段の社交活動のほとんどは可能
3	重症 PA 2回以上/週 かつ PA 1回以下/日	重症で顕著な不快感，苦痛，障害 活動は不可能 とどまることは可能	重症 恐怖，心配，懸念にとらわれている 集中力，効率にかなり障害あり	重症 広範な恐怖・回避あり 生活様式にかなり変更あり 通常の活動は困難	重症 広範な回避あり 生活様式にかなり変更あり，または機能障害あり	重症 かなり障害されている 他人に気づかれる 仕事を休んだり，まったく仕事ができない日がある	重症 社交上に障害あり 人との接触は困難 無理して話せるが，楽しめないし，うまく機能できない
4	極度に重症 期間中の半数以上の日において PA 1回以上/日	極度に重症 機能できないほどの不快感と苦痛 その場にとどまれないか，いても集中力が続かない	極度に重症 常に不安にさいなまれている 重要な仕事が不可	極度に重症 生活様式が広範に変更あり 重要な仕事もできない	極度に重症 広範な回避で機能できない 生活様式に変更あり 重要な仕事や活動ができない	極度に重症 機能できない 仕事ができない	極度に重症 機能できない 外出・対人の接触なし 友人関係を絶ったかもしれない

PA：パニック発作，LSE：症状限定エピソード（完全なパニック発作に似ているが，3つ以下の随伴症状しかない）．
【面接者への注意事項】（筆者により小括）
・パニック障害に精通している者が，10～15分程度で，過去1か月の中核的特徴を7項目で評価できる臨床面接評価尺度である．
・自己評価尺度にならぬよう，面接者が重症度レベルを区別するため質問し，評価する．
・最後の2つの機能障害評価（6，7）は，患者の自己矛盾に注意する．
・パニック障害以外の不安や全般性不安は，本尺度では評価しない．

（PDSS 日本語版より許可を得て抜粋し転載）

年の DSM-IV では「繰り返す予期しないパニック発作および予期不安」と特徴づけられ，生物学的背景重視を継続する流れとなった．そして 2013 年，DSM-5 が刊行され，米国精神医学会は「広場恐怖は PD に付随して起こる」という考えを潔く捨て去り，広場恐怖（広場恐怖症）をコード化し PD と同列に格上げした．「繰り返す予期しないパニック発作」は踏襲され PD 中核群の診断には大きな変わりはなさそうであるが，前述通り DSM-IV の影響を受けている PDSS が DSM-5 で診断された PD を評価できるか，今後の検討が必要かもしれない．

PDSS 日本語版（PDSS-Japanese）の各評価項目と各点数について，キーワードを❶にまとめた．

掲載されている注意事項も合わせて，実物を熟読後にご使用願いたい．

（高塩　理）

引用文献

1) Shear MK, Maser JD. Standardized assessment for panic disorder research. A conference report. *Arch Gen Psychiatry* 1994；51(5)：346-354.
2) Shear MK, Brown TA, Barlow DH, et al. Multicenter collaborative panic disorder severity scale. *Am J Psychiatry* 1997；154(11)：1571-1155.
3) Yamamoto I, Nakano Y, Watanabe N, et al. Cross-cultural evaluation of the Panic Disorder Severity Scale in Japan. *Depress Anxiety* 2004；20(1)：17-22.

▶パニック障害重症度評価尺度（PDSS）入手先

● 日本精神科評価尺度研究会
〒104-0032　東京都中央区八丁堀3-23-8　ニュー石橋ビル5F
株式会社イメージプレーン内
E-mail：info@jsprs.org／FAX：03-3555-0776

---

5 ［パニック症状］パニック障害・広場恐怖尺度（PAS）

1 評価法の概要

　パニック障害・広場恐怖尺度（Panic and Agoraphobia Scale：PAS）はパニック障害（パニック症）の重症度あるいは変化をとらえる評価尺度として，Bandelowら[1]によって開発された．ヨーロッパにおけるパニック障害治療薬の開発ガイドライン[2]において，パニック障害の有効性評価では，総合的な重症度を評価すべきと指摘されており，PASが評価尺度として推奨されている．わが国でも，PASの信頼性と妥当性が実証されている[3]．欧米や日本において，パニック障害を対象とする抗うつ薬などの臨床試験の評価尺度としてPASが用いられている[4-8]．

2 具体的な評価方法ならびに施行上の注意

評価方法

　評価対象者は，パニック障害および広場恐怖（広場恐怖症）と診断された患者である．実施に要する時間は，5～10分程度で簡便かつ短時間で評価できる．過去1週間の状態を評価する．0～4の5件法で，評点が高いほど重症を意味する．採点方法は，項目Uを除く，すべての項目を足して総得点を求める．合計点は52点であり，境界で4.3点，軽症で11.3点，中等症で18.3点，重症で25.9点，かなり重症で27.2点，きわめて重症で34.2点である．

項目内容

　具体的な評価項目と注意点は以下の通りである．

パニック発作

　（A1）パニック発作について心理教育をしてから評価をする．ここではすべてのパニック発作の正確な回数を評価するために，DSMまたはICDのパニック発作の定義に厳密に一致している必要はない．

　（A2）患者の主観的感覚も含めて，パニック発作の平均的な重症度を評価する．

　（A3）ほとんどの症状が現れた時点を発作開始として評価する．

　（U）状況性パニック発作か，特発性パニック発作かを評価する．

広場恐怖，回避行動

　（B1）パニック発作が起こりそうな状況を患者が避ける傾向にあるのか，それともそのような状況を避けずに遂行しているかを評価する．

(B2) 実際に避けている場面，避けなかった場合に不快感またはパニック発作を起こすかもしれない状況，同伴者がいない場合に不安症状が引き起こされる状況をカウントして評価する．

(B3) 個人の生活環境との関係で重症度を評価する．

予期不安

(C1) 過敏性，神経質，驚愕反応，緊張などの症状も含めて，頻度を評価する．

(C2) 予期不安によって活動がどれほど障害されたかを評価する．

病気による障害

(D1) 移動に同伴者を必要としたり，口論が生じたりすることがある．たとえば，症状によりパートナーと離別が生じた場合，4と評価される．

(D2) レストラン，映画館，パーティなどを避けることによって制約を受ける場合がある．たとえば，公共の場に遊びに行くことがまったくない場合，4と評価される．

(D3) たとえば，症状が直接的または間接的に失業の原因になった場合，4と評価される．

健康に関する危惧

(E1) パニック発作が健康に対して害があるとどの程度信じているかを評価する．たとえば，パニック発作によって心筋梗塞が生じると信じている場合，4と評価する．

(E2) 病識を評価する．

3 評価法の特徴，制約，解釈に際しての注意

本尺度の特徴はパニック障害の総合的な重症度を評価できるところにあり，診断用の評価尺度ではないことに留意する．実施前に，パニック障害についての心理教育を必ず行う．

（貝谷久宣，石井　華）

引用文献

1) Bandelow B. Panic and Agoraphobia Scale (PAS). Göttingen, Bern, Toronto, Seattle : Hogrefe & Huber Publishers ; 1999.
2) European Medicines Agency. Guideline on clinical investigation of medical products indicated for the treatment of panic disorder. European Medicines Agency ; 2005.
3) 貝谷久宣, 吉田栄治, 熊野宏昭ほか. Panic and Agoraphobia Scale 日本語版（PAS-J）の信頼性および妥当性. 臨床精神医学 2008 ; 37(8) : 1053-1064.
4) Bandelow B, Behnke K, Lenoir S, et al. Sertraline versus paroxetine in the treatment of panic disorder : An acute, double-blind noninferiority comparison. J Clin Psychiatry 2004 ; 65 : 405-413.
5) Pande AC, Pollack MH, Crockatt J, et al. Placebo-controlled study of gabapentin treatment of panic disorder. J Clin Psychopharmacol 2000 ; 20 : 467-471.
6) Stahl SM, Gergel I, Li D. Esciatalopram in the treatment of panic disorder : A randomized, double-blind, placebo-controlled trial. J Clin Psychiatry 2003 ; 64 : 1322-1327.
7) 上島国利, 貝谷久宣, 今枝孝行ほか. 日本人パニック障害患者を対象とした sertraline と paroxetine の有効性および安全性を検討する無作為化, 二重盲検, 非劣性試験. 臨床精神薬理 2010 ; 13(10) : 1943-1960.
8) 上島国利, 塩入俊樹, 今枝孝行ほか. パニック障害患者における sertraline と paroxetine の有効性の比較. 臨床精神薬理 2012 ; 15(5) : 775-784.

参考文献

● 貝谷久宣, 横山知加, 村岡理子ほか. 精神科臨床評価-特定の精神障害に関連したもの—パニック障害・恐怖症. 臨床精神医学 増刊号, 精神科臨床評価検査法マニュアル. 東京：アークメディア ; 2004. pp251-261.

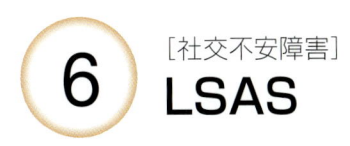

B. 神経症領域に関連した臨床評価法／6. LSAS

6 [社交不安障害] LSAS

1 評価法の概要

LSAS（Liebowitz Social Anxiety Scale）は，評価者が社交不安障害（社交不安症）患者の臨床症状を評価する尺度として開発されたものである．LSAS 日本語版（LSAS-J）（❷）についてもその

❷ Liebowitz Social Anxiety Scale 日本語版（LSAS-J）

	恐怖感/不安感 0：全く感じない 1：少しは感じる 2：はっきりと感じる 3：非常に強く感じる	回避 0：全く回避しない（0%） 1：回避する（1/3 以下） 2：回避する（1/2 程度） 3：回避する（2/3 以上または 100%）
1. 人前で電話をかける（P）	0　1　2　3	0　1　2　3
2. 少人数のグループ活動に参加する（P）	0　1　2　3	0　1　2　3
3. 公共の場所で食事をする（P）	0　1　2　3	0　1　2　3
4. 人と一緒に公共の場所でお酒（飲み物）を飲む（P）	0　1　2　3	0　1　2　3
5. 権威ある人と話をする（S）	0　1　2　3	0　1　2　3
6. 観衆の前で何か行為をしたり話をする（P）	0　1　2　3	0　1　2　3
7. パーティーに行く（S）	0　1　2　3	0　1　2　3
8. 人に姿を見られながら仕事（勉強）する（P）	0　1　2　3	0　1　2　3
9. 人に見られながら字を書く（P）	0　1　2　3	0　1　2　3
10. あまりよく知らない人に電話する（S）	0　1　2　3	0　1　2　3
11. あまりよく知らない人達と話し合う（S）	0　1　2　3	0　1　2　3
12. まったく初対面の人と会う（S）	0　1　2　3	0　1　2　3
13. 公衆トイレで用を足す（P）	0　1　2　3	0　1　2　3
14. 他の人達が着席して待っている部屋に入って行く（P）	0　1　2　3	0　1　2　3
15. 人々の注目を浴びる（S）	0　1　2　3	0　1　2　3
16. 会議で意見を言う（P）	0　1　2　3	0　1　2　3
17. 試験を受ける（P）	0　1　2　3	0　1　2　3
18. あまりよく知らない人に不賛成であると言う（S）	0　1　2　3	0　1　2　3
19. あまりよく知らない人と目を合わせる（S）	0　1　2　3	0　1　2　3
20. 仲間の前で報告をする（P）	0　1　2　3	0　1　2　3
21. 誰かを誘おうとする（P）	0　1　2　3	0　1　2　3
22. 店に品物を返品する（S）	0　1　2　3	0　1　2　3
23. パーティーを主催する（S）	0　1　2　3	0　1　2　3
24. 強引なセールスマンの誘いに抵抗する（S）	0　1　2　3	0　1　2　3

P：performance（行為状況），S：social interaction（社交状況）．

（朝倉　聡ほか．精神医学　2002[1]）より改変引用）

245

信頼性と妥当性が検討され，確立されている[1]．LSASは，社交不安障害患者が症状を呈することが多い行為状況（13項目），社交状況（11項目）の24項目からなる．それぞれの項目に対して恐怖感/不安感と回避行動の程度を0～3の4段階で評価する．これによって，LSASでは6つの下位評価が行われることとなる．すなわち，恐怖感/不安感合計得点，行為状況恐怖感/不安感得点，社交状況恐怖感/不安感得点，回避合計得点，行為状況回避得点，社交状況回避得点である．LSASの総得点は0～144になるが，全般性の社交不安障害では，60以上となることが多く，95～100以上になると働くことができない，学校に行けないなど社会的機能を果たすことができなくなり，活動能力がきわめて低下した状態に陥っているとされている[2]．

2 具体的な評価方法ならびに施行上の注意点，評価法の特徴

LSASの評価は，過去1週間の症状を評価するものとされ，項目にあたる状況を経験していなかった場合は，そのような状況におかれた場合を想像して回答してもらい評価することとなる．LSASにより，治療反応性の検討を行う場合は，項目ごとの想定されている状況を一定にすることに注意が必要である．たとえば「人に姿を見られながら仕事（勉強）する」の項目であれば，社長や友人に見られながら仕事をすることはまれであり，一般的に直属の上司の下で仕事をすることが多いと考えられる人であれば，治療経過を通して一貫して上司の見ている状況で仕事をしているときの症状を評価することにする．また，恐怖感/不安感の得点がないにもかかわらず，回避行動がみられる場合は，なぜ回避するのか質問する必要がある．たとえば，汚いから，病原菌がつくから公衆トイレを使用しないという理由であれば，社交不安によるものではないのでLSASでは回避得点とはしない．このようにLSASの評価にあたっては，評価者が評価項目で想定されている状況を一定にし，回避行動が社交不安に基づくものか確認しながら施行する必要がある．

〔朝倉　聡〕

引用文献

1) 朝倉　聡, 井上誠士郎, 佐々木史ほか. Liebowitz Sosial Anxiety Scale（LSAS）日本語版の信頼性および妥当性の検討. 精神医学 2002；44：1077-1084.
2) Mennin DS, Fresco DM, Heimberg RG, et al. Screening for social anxiety disorder：Using the Liebowitz Social Anxiety Scale. J Anxiety Disord 2002；16：661-673.

---

7 ［社交不安障害］ FNE

1 評価法の概要

対人場面での不安測定の代表的な評価尺度の1つがFNE（Fear of Negative Evaluation）である．他者からの否定的評価に対する不安を測定する尺度として，1969年にWatson DとFriend Rによって開発された[1]．それ以来，妥当性，信頼性のある尺度として社会的不安の研究で頻繁に用いられる測度の1つである．日本語版の標準化は1992年に石川らによって行われ，原版と同じく30項目（3），2件法の回答方式をとっており，日本語版についても，妥当性，信頼性は実証されてきている[3]．標準化が成人で行われていることから，成人に適用するのが妥当であり，実施時間は

❸ 日本語版 FNE の項目内容

1	人に馬鹿だと思われるのではないかと心配することは，ほとんどない．
2	人がなんと思おうと，どうということがないとわかっていても，自分のことを人がどう思うか気になる．
3	誰かが私のことを評価していることがわかると，緊張して神経過敏になる．
4	人が私についてよくない印象を持ちつつあるとわかっても気にしない．
5	人前で失敗すると，ひどくうろたえてしまう．
6	自分にとって大切な人たちが私をどう思うか不安になることはほとんどない．
7	馬鹿げたようにみえないかとか，馬鹿な真似をして物笑いにならないかとよく心配する．
8	自分のことを，他の人が認めてくれなくてもほとんど動じない．
9	他の人が私の欠点に気づくのではないかとしばしば心配する．
10	他の人が自分のことを認めてくれなくても，あまり気にならない．
11	誰かが私のことを評価していると，最悪の場合を予想しがちである．
12	どんな印象を人に与えているか，ほとんど気にしない．
13	他の人が私を認めてくれないのではないかと思う．
14	人に自分の欠点を，見つけられるのではないかと心配だ．
15	他の人が私をどう思うかが，私を左右することはない．
16	人に気に入られなくても，必ずしもうろたえたりしない．
17	誰かと話しているとき，その人が自分のことをどう思っているか心配だ．
18	誰だって時には失敗することがあるのだから，私は失敗を気にする必要はないと思う．
19	自分がどんな印象を与えているのかいつも気になる．
20	自分の目上の人が私のことをどう思って言うか，ひどく気になる．
21	もし誰かが私のことを評価しているとわかっても，私にはほとんど関係ない．
22	他の人が私のことを価値がないと思うのではないかと心配だ．
23	他の人が私のことをどう思うかほとんど気にならない．
24	他の人が私をどう思っているか，気にしすぎると思うことがときどきある．
25	間違ったことを言ったり，したりするのではないかとしばしば心配になる．
26	他の人が私をどう思っているか気にかけない方である．
27	たいていの場合，他の人が私に対してよい印象をもつだろうという自信がある．
28	私にとって大切な人が，私のことを気にかけてくれないのではないかと思うことが多い．
29	私の友達が自分をどう思っているかをあれこれ考えてしまう．
30	目上の人が私を評価しているとわかると緊張して神経過敏になる．

（坂野雄二ほか〈編〉．人はなぜ人を恐れるか—対人恐怖と社会恐怖．2002[2]）より）

個人差はあるが5分程度であろう．

2 評価の方法と特徴

質問項目には不安の存在を問う項目だけでなく，逆転項目である不安の不在を問う項目も含まれている．前者は「はい」と答えると1点，「いいえ」が0点，後者は「はい」が0点，「いいえ」が1点となる．30項目の合計得点が他者からの否定的評価に対する不安の高さを示しており，最高得点が30点，最低点が0点となる．得点が高いほど他者からの否定的評価に対する不安が高く，適応上の問題を有すると判断される．

アメリカの研究では，成人男性の平均が13.9点，成人女性の平均が16.1点であったが，日本での石川らの研究では一般成人男性平均が13.8点，一般成人女性平均が14.6点，成人全体の平均は13.8点であり，男女差はなかった．一方，対人不安を訴えた人たちの平均は22.0点で，一般成人に比べ高いという結果が示されている．したがって，日本語版FNEは性差を考慮する必要のない尺度であり，高不安者の弁別力を有している．しかし，FNEの得点だけで社交不安障害（社交不安症）であるかどうかを判断することは適切ではなく，他の不安障害を有する患者が社交不安障害を併発している可能性も否定できないため他の尺度との併用を検討すべきである．

FNEは対人的不安を維持させている認知的特徴を示すものであり，認知行動療法などの治療に伴う変化を評価するうえで有用な尺度といえる．

〈石川利江〉

引用文献

1) Watson D, Friend R. Measurement of social-evaluation anxiety. *J Consult Clin Psychol* 1969；33：448-457.
2) 坂野雄二，不安・抑うつ臨床研究会（編）．人はなぜ人を恐れるか―対人恐怖と社会恐怖．東京：日本評論社；2002.
3) 石川利江，佐々木和義，福井 至．社会的不安尺度 FNE・SADS 日本版標準化の試み．行動療法研究 1992；18(1)：10-17.

8 ［社交不安障害］ 社会的場面からの回避行動と参加時の不安・緊張測定尺度（SADS）

1 評価法の概要

社会的場面からの回避行動と参加時の不安・緊張測定尺度（Social Avoidance and Distress Scale：SADS）は，対人場面での不安測定の尺度として，FNE（Fear of Negative Evalution）と同時に Watson D と Friend R[1] によって開発され，日本語版の標準化は石川ら[2] によって行われている．SADS の原版，日本語版ともに妥当性と信頼性が確認されており，多くの社会的不安の研究で用いられてきた．FNE が対人場面において否定的な評価を受けるのではないかという不安をみるものであるのに対し，SADS は他の人と何らかのやりとりをしなければならないような社会的な場面からの回避行動と参加したときに生じる不安感を測定する客観的な尺度である．

2 評価の方法と特徴

28 の質問項目（❹）は，不安の存在を尋ねる 14 項目と不在を尋ねる 14 項目で構成され，前者は「はい」が 1 点，「いいえ」が 0 点，後者は「はい」が 0 点，「いいえ」が 1 点となり，28 項目で 1 つの合計得点が算出される．

Watson らによって作成された SADS の原版では，回避と不安の 2 因子構造であったが，日本語版では 1 因子構造となっている．この違いについて石川らは，Watson らの結果でもこれら 2 因子間の相関が $r=0.75$ と高かったことや他の研究[4] でも 1 因子構造となっていることから，SADS を 1 因子構造ととらえても問題ないとしている．

全 28 項目の合計得点が社会的場面からの回避行動と参加時の不安・緊張の高さを示し，最高得点が 28 点，最低得点が 0 点となる．得点が高いほど回避行動や不安・緊張が高く，適応上の問題を有していると判断される．石川らの研究[2] によれば日本語版 SADS の一般成人平均得点は 8.8 点で男女差はなく，対人不安を訴えた人たちの平均は 17.5 点で，一般成人に比べ高いという結果が示されている．したがって，日本語版 SADS は対人場面における不安の高い者を弁別できる尺度であるとされている．

対象者は一般成人であり，施行時間は 5 分程度で実施可能である．ただ質問に社会的場面，社会的状況という用語が使用されており，人によってはわかりにくいことがある可能性がある．その場合には挨拶をしたり話したりするような他の人と何らかのやりとりをする場面であるといった説明が必要かもしれない．

SADS も FNE 同様，その得点のみで社交不安障害（社交不安症）であるかどうかを判断することは適切ではない．対人的不安を維持させている認知的特徴を示すものとして，認知行動療法などの治療に伴う変化をみていくうえで有用な尺度といえる．

（石川利江）

❹ 日本語版 SADS の項目内容

1	なれない社会的状況でもリラックスしている.
2	非常に社会的にふるまわなければならないような状況を避けようとする.
3	見知らぬ人と一緒にいても，容易にリラックスできる.
4	人を避けたいとは特に思わない.
5	私は社会的な場面でろうばいすることがよくある.
6	私は社会的な場面では，いつも落ちついて，くつろいでいられる.
7	異性と話しているときにいつも気楽にしていられる.
8	よく知らない人とは話さないようにする.
9	知らない人と知り合いになるチャンスは活かすようにしている.
10	気楽な集まりでも異性がいると神経過敏になったり，緊張したりすることがよくある.
11	よく知らない人たちといると，いつも神経過敏になる.
12	集団の中でも，いつもリラックスしている.
13	人を避けたいと思うことがよくある.
14	知らない人たちの中にいると，いつも居心地が悪い.
15	初対面の人たちと会うときでも，いつもリラックスしてられる.
16	人に紹介されるときに，緊張し神経過敏になる.
17	部屋の中に知らない人ばかりいても，そこに入っていける.
18	大勢の集団に近づいて仲間入りするのは，避けようとする.
19	目上の人から話しかけられても，気おくれせずに応対できる.
20	集団の中に入ると，落ち着かなくなることが多い.
21	私は引っ込み思案になりがちである.
22	パーティーや集会で人と話をするのは特に気にならない.
23	大勢の集団の中では，めったにくつろぐことがない.
24	社会的な用向きを避けるために，いいわけを考えることがよくある.
25	人を引き合わせるようなことは，それほど気にならない.
26	公式の社会的場面を避けようとする.
27	いったん決まった社会的用向きであれば，どのような場であれ，とにかく出かけていく.
28	誰か他の人と一緒にいても，リラックスできる.

（坂野雄二ほか〈編〉. 人はなぜ人を恐れるか――対人恐怖と社会恐怖. 2002[3]）より）

引用文献

1) Watson D, Friend R. Measurement of social-evaluation anxiety. *J Consult Clin Psychol* 1969 ; 33 : 448-457.
2) 石川利江, 佐々木和義, 福井 至. 社会的不安尺度 FNE・SADS 日本版標準化の試み. 行動療法研究 1992 ; 18(1) : 10-17.
3) 坂野雄二, 不安・抑うつ臨床研究会（編）. 人はなぜ人を恐れるか――対人恐怖と社会恐怖. 東京：日本評論社；2002.
4) Oei TPS, Kenna D, Evans L. The reliability, validity and utility of SAD and FEN scales for anxiety disorder patients. *Pers Individ Dif* 1991 ; 12(2) : 111-116.

9 [社交不安障害] SPAI

1 評価法の概要

社会恐怖・不安インベントリー（Social Phobia and Anxiety Inventory：SPAI）[1]は実証的な手順によって工夫された自己報告インベントリーである．これは社会不安と恐怖の個々のレベルを測定する．特定の身体症状，認知および潜在的恐怖生成状況，幅広い行動を評価する．

2 評価の方法

SPAI は社会恐怖症（32項目）と広場恐怖症（13項目）の2つの下位尺度からなる45項目のインベントリーである．回答は「まったくない（0）」から「頻繁に（7）」までの8段階評定で行う．適用年齢は14歳以上であり，20～30分で施行できる．この尺度は学校，病院，刑務所などの矯正施設，外来クリニック，採用試験などさまざまな状況や場面で，社会不安障害のスクリーニングテストとして使うことができる．SPAI を使用すると，営業職など高度な人間関係の能力を必要とする労働状況での困難さや人前でのスピーチの適性などがわかる．臨床現場では，治療法の変更をモニターするのに役に立ち，不適応になるほどの社会不安に悩んでいるかどうかを知ることができる．

子ども用も開発されている[2]．項目数は26項目であり，「ほとんどない」または「まったくない」(0)，「ときどきそうだ」(1)，「いつもそうだ」または「だいたいそうだ」(2) で回答する．総得点である社会不安得点のみを計算する．

わが国でも，成人用と子ども用の両方が作られている．成人用は SPAI-J であり，原版と同じ項目構成であり，社会恐怖症と広場恐怖症の2つの下位尺度からなる45項目のインベントリーである[3]．項目内容などに関しては，石川ら[4]を参照されたい．

子ども用も原版とほぼ同じであり，項目数は26項目で総得点のみの利用となるが，得点の算出法はやや複雑である．一部の項目では枝問が作られており，いくつかの項目をまとめて得点を算出するなどの手続きが必要である．項目内容などに関しては，詳しくは，笹川ら[5]を参照されたい．

3 評価法の制約

日本版では，成人用・子ども用ともに，まだ，研究段階であり，標準化やマニュアルの整備がされておらず，市販もされていない．使用には原著者からの許諾が必要である．

（中里克治）

引用文献

1) Turner SM, Beidel DC, Dancu CV, et al. An empirically derived inventory to measure social fears and anxiety : The Social Phobia Inventory. Psychological Assessment. J Consul Clin Psychol 1989 ; 1 : 35-40.
2) Beidel DC, Turner SM, Morris TL. A new inventory to assess childhood social anxiety and phobia : The Social Phobia and Anxiety Inventory for Children. J Consult Clin Psychol 1995 ; 7 : 73-79.
3) 岡島　義，金井嘉宏，笹川智子ほか．社会不安障害尺度（Social Phobia and Anxiety Inventory 日本版）の開発．行動療法研究 2008；34：297-309.
4) 石川信一，美和健太郎，笹川智子ほか．日本語版 Social Phobia and Anxiety Inventory (SPAI-C) 開発の試み．行動療法研究 2008；34：17-31.
5) 笹川智子，高橋　史，佐藤　寛ほか．日本の児童生徒における社会不安の特長：日本版 Social Phobia and Anxiety Inventory (SPAI-C) を用いた検討．心身医学 2009；49：909-921.

▶ **SPAI および SPAI-C の入手先**

- 版権は Multi-Health Systems, Inc. (MHS) に帰属しており，許諾なしに使用することはできない．使用料は1部 US$ 1.25 である．

10 [社交不安障害] SPS

1 評価法の概要

Social Phobia Scale（SPS）は，社交不安の重症度を測定する自己記入式尺度である．特にスピーチ場面や人前での書字場面など，他者から見られることに対する不安に焦点をあてた尺度である．また，社交場面における身体症状（赤面，震えなど）に対する恐れを測定する項目も含まれている．SPS原版はMattickとClarke[1]によって作成され，金井ら[2]によって日本語版の信頼性と妥当性が確認されている．他者との会話といった対人交流場面に対する不安を測定するSocial Interaction Anxiety Scale（SIAS）と併用されることが多く，社交場面の種類別に重症度を評価することができる．

2 具体的な評価の方法と施行上の注意

評価の対象は社交不安障害（社交不安症）患者だけではなく，健常者の社交不安の強さを測定するためにも利用可能である．高校生にも使用可能である．本尺度は20項目で構成され，0（まったく当てはまらない）～4（非常に当てはまる）の5件法で評定を行う．実施に要する時間は5分程度である．

スコアは，評定で○をつけられた数字を20項目分，合計することによって算出される．得点が高いほど他者から見られることに対する不安が強いことを示す．金井ら[2]において示されている平均値，標準偏差は次の通りである．

社交不安障害患者（$n=21$）の平均＝32.3（SD 16.25）

大学生（$n=615$）の平均＝19.1（SD 12.59）

3 評価法の特徴，制約，解釈に際しての注意

SPSは治療感受性が高く，欧米においても広く用いられている．また，金井ら[2]では，SPSの得点が高い人はスピーチ場面における状態不安が高いことが示され，予測的妥当性を有することも明らかにされている．

ただし，SPSは社交不安の重症度を測定するものであり，得点が高いからといって社交不安障害と診断されるわけではない．また，スピーチ場面のみを恐れる非全般性社交不安障害の場合には，当該場面に対する不安を問う質問は1項目だけであるため，合計得点は低くなりやすい．スピーチ場面のみを恐れる患者の場合にはスピーチ場面に特化した尺度（Personal Report of Confidence as a Speakerなど）を用いてアセスメントを行う必要があるだろう．

（金井嘉宏）

引用文献

1) Mattick RP, Clarke JC. Development and validation of measures of social phobia scrutiny fear and social interaction anxiety. Behav Res Ther 1998 ; 36 : 455-470.
2) 金井嘉宏, 笹井智子, 陳 峻文ほか. Social Phobia Scaleと Social Interaction Anxiety Scale 日本語版の開発. 心身医 2004 ; 44(11) : 841-850.

▶ SPSの入手先

● 東北学院大学教養学部人間科学科　金井嘉宏
　E-mail : kanai51@mail.tohoku-gakuin.ac.jp

11 [社交不安障害] SIAS

1 評価法の概要

　Social Interaction Anxiety Scale（SIAS）は，社交不安の重症度を測定する自己記入式尺度である．特に他者との会話場面や集団でつきあう場面など，対人交流場面に対する不安に焦点をあてた尺度である．SIAS は Mattick と Clarke[1] によって原版が作成され，金井ら[2] によって作成された日本語版も信頼性と妥当性を有することが確認されている．人前でのパフォーマンス場面に対する不安を測定する Social Phobia Scale（SPS）と一緒に用いられることが多く，社交場面の種類別に重症度を評価することができる．

2 具体的な評価の方法と施行上の注意

　評価の対象は社交不安障害（社交不安症）患者だけではなく，健常者の社交不安の強さを測定するためにも利用できる．高校生にも使用可能である．本尺度は 20 項目で構成され，0（まったく当てはまらない）〜4（非常に当てはまる）の 5 件法で評定を行う．実施に要する時間は 5 分程度である．
　スコアは，逆転項目である項目 5（同年代の人と友達になるのはたやすい），項目 9（パーティなどで人と会うのは平気だ），項目 11（話題を見つけるのはたやすい）の逆転処理を行ってから，評定で○をつけられた数字を 20 項目分，合計することによって算出される．得点が高いほど対人交流場面に対する不安が強いことを示す．金井ら[2] において示されている平均値，標準偏差は次の通りである．
　社交不安障害患者（$n=21$）の平均＝47.7（SD 23.07）
　大学生（$n=615$）の平均＝30.1（SD 14.03）

3 評価法の特徴，制約，解釈に際しての注意

　SIAS は治療感受性が高く，欧米においても広く用いられている．また，社交不安障害の認知的特徴である「他者から否定的に評価されることの恐れ」については，Social Phobia Scale 得点に比べて SIAS 得点のほうが関係が強いことがわかっている[2]．多くの社交場面に対して不安を抱く全般性社交不安障害患者では，SIAS の得点も高くなるため，全般性・非全般性の鑑別材料として利用することができる[3]．ただし，SIAS はあくまで社交不安の重症度を測定するものであり，得点が高いからといって社交不安障害と診断されるわけではない．

（金井嘉宏）

引用文献

1) Mattick RP, Clarke JC. Development and validation of measures of social phobia scrutiny fear and social interaction anxiety. *Behav Res Ther* 1998 ; 36 : 455-470.
2) 金井嘉宏, 笹井智子, 陳 峻文ほか. Social Phobia Scale と Social Interaction Anxiety Scale 日本語版の開発. 心身医 2004 ; 44(11) : 841-850.
3) Heimberg RG, Mueller GP, Holt CS, et al. Assessment of anxiety in social interaction and being observed by others : The social interaction anxiety scale and the social phobia scale. *Behav Ther* 1992 ; 23 : 53-73.

▶ SIAS の入手先

- 東北学院大学教養学部人間科学科　金井嘉宏
  E-mail : kanai51@izcc.tohoku-gakuin.ac.jp

12 [社交不安障害] 東大式社交不安尺度（TSAS）

1 評価法の概要

東大式社交不安尺度（TSAS）は，Davidsonらによって開発されたBrief Social Phobia Scale（BSPS）[1]をもとに，日本の生活習慣に沿った社交不安症症状についての質問に書き改めて作成された．この症状票は重症度を調査するための尺度として作成され，信頼性と妥当性が社交不安症患者と健常者を対象として実証されている[2]．本尺度は，社会的状況に対する恐怖と回避の評価に加えて，身体症状や日常生活支障度についても評価できるため，心身相関を基本的な考えにおく臨床における有用性が高い．

2 具体的な評価の方法ならびに施行上の注意

評価対象者は社交不安症と診断された思春期以降の患者である．本尺度は自記式の評価尺度であり，実施に要する時間は5分程度である．

項目内容は，社会的状況に対する恐怖9項目（0：ない，1：軽度，2：中等度，3：高度，4：非常に高度），社会的状況に対する回避9項目（0：ない，1：まれに，2：時々，3：しばしば，4：いつも），身体症状10項目（0：ない，1：軽度，2：中等度，3：高度，4：非常に高度），日常生活支障度1項目（A：日常生活にほとんど支障はない【0点】，B：日常生活に多少支障がある【10点】，C：日常生活にかなり支障がある【20点】，D：日常生活に大変支障がある【30点】）の合計29項目で構成されている．

合計得点は142点で，カットオフポイントが35点である．

3 評価法の特徴，制約，解釈に際しての注意

社交不安症の患者は，社会的状況に直面したり，その状況に入ることを想像したりすることによって，生理的覚醒が生じることが明らかにされている[3]．したがって，社交不安症の症状を評価する際は，身体症状について十分に評価する必要があり，社交不安症尺度のなかで唯一身体症状を取り扱っているTSASは臨床的有用性が高いと考えられる．また，一般人や学生を対象に作成した尺度とは異なり，社交不安症患者からデータを取り，尺度の標準化を行ったので，臨床において使用するのにはより適した尺度であると考えられる．

（貝谷久宣，小松智賀）

引用文献

1) Davidson JR, Miner CM, De Veaugh-Geiss J, et al. The Brief Social Phobia Scale : A psychometric evaluation. *Psychol Med* 1997 ; 27(1) : 161-166.
2) 貝谷久宣, 金井嘉宏, 熊野宏昭ほか. 東大式社交不安尺度の開発と信頼性・妥当性. 心身医学 2004 ; 44(4) : 279-287.
3) American Psychiatric Association. Diagnostic and Statistical Manual of Mental Disorders, 5th edition. Washington DC : APA ; 2013.

▶「社会不安障害尺度」入手先

● 金子書房
　112-0012　東京都文京区大塚3-3-7
　TEL：03-3941-0111／FAX：03-3941-0163

13 [強迫症状] MOCI

1 評価の方法

　Maudsley Obsessional-Compulsive Inventory（MOCI）はHodgsonら[1]が考案した自己記入式質問票である．30項目の質問をそれぞれ「はい」「いいえ」のいずれかで回答する．30項目のうち15項目は「はい」を1点，「いいえ」を0点とし，残りの15項目は「いいえ」を1点，「はい」を0点とし，総得点（30点）を求める．また30項目のうちHodgsonらが因子分析により抽出した「確認」9項目，「清潔」11項目，「優柔不断」7項目，「疑惑」7項目の下位尺度の合計得点を求める（4項目は重複）．

　確認項目としては「何事も時間通りにできないとだめだと思いますがよく遅れてしまいます」「ガスの元栓や，水道の蛇口，ドアの鍵などを閉めたかどうかを何回も確認しないと気がすみません」「手紙を出す前に，何度も相手の住所や名前を確認することはありません」「何度も確かめるので，毎日ひどく時間がかかってしまいます」などがある．清潔項目としては「不潔だと思うので，公衆電話は使わないようにしています」「動物に触れるのがあまり汚いとは，思いません」「石鹸は普通の量しか使いません」「ばい菌や病気のことは特に気になりません」などがある．優柔不断項目としては「いやな考えに取りつかれて，それからなかなか離れられません」「毎日のようにいやな考えが意志に反してわき上がってきて困っています」「朝の身支度にそれほど時間はかかりません」「帰宅後，服をかたづけるのにあまり時間はかかりません」などがある．疑惑項目としては「私は，非常に融通のきかない人です」「日常の何でもないことをしていても，これでいいのかとひどく疑問に思っています」「細かいことまで，あれこれ考えすぎて困っています」「いくら慎重に行ったところで，うまくいかないと思うことがあります」などがある．

　総得点による評価とともに，下位尺度で強迫性障害（強迫症）のサブタイプをある程度把握することができる．

　信頼性・妥当性試験についてはHodgsonら[1]が行い十分な結果を得ている．わが国では吉田ら[2]が日本語版MOCIを作成し信頼性・妥当性の検討を行い，それらが十分であることを示し，強迫性障害患者のスクリーニングには13点（13/12）をカットオフ値とすることが望ましいことを報告した．ただカットオフ値については12/11とするもの[3]もある．

2 評価法の注意点

　MOCIの欠点としては，攻撃的な観念や収集癖に関する観念や行為をもった患者が漏れてしまう可能性や，単一の強迫症状のみしかもっていない患者の総得点が低く出る可能性が生ずることである．すなわち，幅広い強迫症状の把握や重症度評価には向いていない．また薬物療法や行動療法による治療効果判定にも向いていないといわれる[4]．よってMOCIは，多数例を対象とした強迫性障害や強迫症状のスクリーニングに適しているものと考えられる．

　原文はHodgson[1]ら，日本語訳は吉田ら[2]の論文を参照されたい．

（多賀千明）

引用文献
1) Hodgson RJ, Rachman S. Obsessional-compulsive complaints. *Behav Res Ther* 1977 ; 15 : 389-395.

2) 吉田充孝, 切池信夫, 永田利彦ほか. 強迫性障害に対するMaudsley Obsessional Compulsive Inventory（MOCI）邦訳版の有用性について. 精神医学 1995；37：291-296.
3) Tadai T, Nakamura M, Okazaki S, et al. The prevalence of obsessive-compulsive disorder in Japan：A study of students using the Maudsley Obsessional-Compulsive Inventory and DSM-III-R. *Psychiatr Clin Neurosci* 1995；49：39-41.
4) Goodman WK, Price LH. Rating scales for obsessive-compulsive disorder. In：Jenike MA, Baer L, Minichiello EW (eds). Obsessive-compulsive Disorder, Theory and Management. Chicago：Year Book Medical Publishers；1990. pp154-166.

▶ **MOCI 日本語版入手先**

● 原田誠一（編）. 強迫性障害治療ハンドブック：2006
※巻末資料として掲載
金剛出版　☎112-0005　東京都文京区水道 1-5-16
TEL：03-3815-6661／FAX：03-3818-6848

14 ［強迫症状］LOI

1 評価法の概要

Leyton Obsessional Inventory（LOI）は Cooper[1]が, 一般健康男女, 家事に熱心な主婦, 強迫神経症者の強迫性についての研究を目的として作成した. わが国では築山ら[2], 西村ら[3], 福山ら[4]によって翻訳され, その後数々の研究報告がなされてきた. この評価法については権[5]の論文に詳しいが, その特徴は強迫現象を, 強迫性格傾向, 強迫症状, 症状に対する抵抗意識, 症状に対する妨害意識の 4 因子に分析し評価することである.

2 評価の方法

強迫症状 46 評価項目と強迫性格傾向 23 評価項目の計 69 項目で構成され, それぞれについて「はい」「いいえ」で回答する. 強迫症状項目（1～46）は, 強迫観念, 確認, 不潔・汚物, 危険物, 身だしなみ, 家庭内の清潔さ・整頓, 順序・手順, 反復, 念の入れすぎ・不満足感, 優柔不断の 10 カテゴリーからなる. また強迫性格傾向項目（47～69）は, 買いだめ, 清潔, 倹約, 怒りっぽさ・気難しさ, 厳格さ, 健康, 整然としたこと, 几帳面の 8 カテゴリーからなる. そのなかで決められた質問（40 項目）で,「はい」と答えたら, 抵抗意識（5 段階：0, 1, 1, 2, 3）, 妨害意識（4 段階：0, 1, 2, 3）で回答する. たとえば, 第 3 項目「子どもや夫が事故にあったり, 何か起こるのではないかと, ひどく心配することがありますか」という質問には,「はい」「いいえ」で回答し, その後, 抵抗意識（当然のことだと思っている 0 点, あまり考えず自然に行っている 1 点, 必要ないがやめたいと思わない 1 点, やめたい 2 点, 非常にやめたい 3 点）で回答する. また妨害意識（全く妨害なし 0 点, 少し妨害あり 1 点, かなり妨害あり 2 点, 非常に妨害されている 3 点）に回答する. すなわち, 強迫症状得点（46 点満点）, 強迫性格傾向得点（23 点満点）, 抵抗意識得点（120 点満点）, 妨害意識得点（120 点満点）となる.

LOI の原法は 69 の質問が記入されたカードを患者に提示して,「はい」また「いいえ」の箱に入れさせ, さらに「はい」と答えた場合には, 抵抗意識項目・妨害意識項目に, カードを 4 段階の該当する得点の上に置かせるという方法（postbox form）で行われた. その後, 質問紙法による方法（written form）が Allen[6]らにより開発され現在多用されている.

16 [強迫症状] Y-BOCS

1 評価法の概要

　Yale-Brown Obsessive-Compulsive Scale（Y-BOCS）は，強迫性障害（強迫症：obsessive-compulsive disorder：OCD）症状の重症度，ならびに治療反応性評価などを目的とし，Goodmanらが開発した半構造化面接法である[1,2]．現在OCDの臨床や研究，治験などにおいて，世界中で最も頻用されており，強迫症状の分類基準としても，国際標準となるものである．この日本語版は，中嶋らが作成しており（JY-BOCS）[3]，Y-BOCS原版と同程度に高度の信頼性が検証されている．また，インタビューマニュアルが作成されており，これを用いることでより信頼性の高い重症度評価が可能である．

2 具体的な評価の方法，ならびに施行上の注意

　Y-BOCSを実施する場合，面接者は，列挙されている順序で，各項目をあらかじめ決められた質問により進めるが，答えを明確にするための追加質問は許される．Y-BOCSは3部から構成されており，最初は「全般的説明」で，対象者に強迫観念，行為など強迫症状の理解を促し，評価の信頼性を高める目的で，面接者がそれらの定義や例を示し説明する．

　次の「症状評価リスト」では，50項目以上の強迫症状が，観念，行為の順で列挙されている（❺）．面接者は対象者に対し，現在または過去において，各項目が存在したかどうかを順次質問し確認していく．そして現時点で最も著明であり障害となっている強迫観念，および行為を，通常はおのおの3項目ずつ選択させ，重症度評価に用いる標的症状リストを作成，合わせて強迫症状に関連した回避の有無を明確にする．これも重症度評価の際に参照すべきで，不安を惹起する嫌悪刺激を回避しながら対処している場合などは，刺激に直面した状況を想定させ，不安や苦痛，障害の程度を評価する必要がある．

　最後は，「強迫観念・強迫行為尺度」で，強迫症状の重症度を，強迫観念，および行為それぞれについて，①症状に占められる時間，②症状による社会的障害，③症状に伴う苦痛，④症状に対する抵抗，⑤症状に対する制御など各5項目，合わせて10項目で評価する．各項目は0〜4点の5段階で評価され，5項目の合計点が，それぞれ強迫観念，および行為得点となり，これら2つの総和がY-BOCS総得点となる．

　このようにY-BOCSでは，強迫症状の数は重症度に反映されず，またこの評価点には，過去1週間を通しての各項目の平均的出現を反映させる必要がある．さらに研究段階の項目として，強迫症状に関する洞察，回避，優柔不断の程度，過剰な責任感，緩慢，病的な猜疑心などに関する項目が含まれている．しかしこれらの臨床的有用性については，さらに検討が必要である．

3 評価法の特徴，制約，解釈に際しての注意

　Y-BOCSは，強迫症状の分類，重症度および治療反応性評価などに関して，国際的にも現在最もスタンダードな評価法であり，実臨床にも広く適用されている．これの「強迫観念・強迫行為尺度」のうち，重症度評価に用いる10項目の信頼性，および妥当性に関しては，すでに十分な検討がなされている．たとえば信頼性については，再テスト法，面接者間信頼性，およびCronbachのα信頼性係数などの方法により，高度の信頼性が検証されている[1]．また妥当性に関しては，強迫症状を評価する他尺度との関連性から高度の収斂的妥当

❺ Y-BOCS 症状評価リストと主な項目

強迫観念
1. 攻撃的な強迫観念
   - 他人を傷つけてしまうかもしれないという恐れ
   - 不注意から人に危害（自動車事故でのひき逃げなど）を加えるのではないかという恐れ
   - 何か恐ろしいこと（火事など）が起きると自分の責任ではないかと思う恐れ
2. 汚染に関する強迫観念
   - 体から出る老廃物や排泄物（尿，糞便，唾液など）に関する心配や嫌悪
   - 汚れやばい菌に関する過剰な心配
   - 日用品（洗剤など）に関する過剰な心配
3. 性的な強迫観念
4. 保存と節約に関する強迫観念
5. 宗教的な強迫観念
6. 対称性や正確さを求める強迫観念
   - 魔術的超自然的な考えを伴うもの（たとえば，ものがしかるべき場所にないと母親が事故にあうという心配）
7. その他の強迫観念
   - 幸運な数と不吉な数，迷信的な恐れ
   - ものをなくすのではないかという心配
   - 迷信的な恐れ
8. 身体に関する強迫観念

強迫行為
1. 掃除と洗浄に関する強迫行為
   - 過度なあるいは儀式的に行う手洗い行為
   - 過度なあるいは儀式的に行うシャワー，入浴，歯磨き，見繕い，トイレなどの日常行為
2. 確認に関する強迫行為
   - 戸締り，ストーブ，電気のスイッチなどの確認
   - 人に危害を加えたか，それとも加えるのではないかを心配し確認する
   - 間違いをおかさなかったかの確認
3. 繰り返される儀式的行為
   - 必要以上に繰り返される読み書き
   - 普段していること（部屋の出入り，椅子の立ち座りなど）を何度もやり直したいという欲求
4. ものを数えるという強迫行為
5. 整理整頓に関する強迫行為（テーブルの上に置かれたものをすべてきちんと整理し，並べなかったら気がすまないなど）
6. 物をためたり，集めたりする強迫行為
7. その他の強迫行為
   - 精神的に儀式化された行為で，しかもそれをしなければ一日中不安になるような行為
   - 話したい，聞きたい，告白したいという欲求
   - 触りたい，叩きたい，擦りたいという欲求
   - 過剰なリスト作成

(Goodman WK, et al. *Arch Gen Psychiatry* 1989[1]／Goodman WK, et al. *Arch Gen Psychiatry* 1989[2] より)

性が報告されているが，抑うつや全般的不安症状との相関も指摘され，判別的妥当性は不十分と考えられている[2]．

Y-BOCS は成人用のため，これを小児用に改訂したもの（CY-BOCS）[4] や，従来の symptom dimension 研究[5] に基づいて，強迫症状を 6 つのディメンションとして，それぞれの重症度を測定できるように開発された dimensional Y-BOCS（DY-BOCS）[6] などがあり，また自記式版，コンピュータ化版などもある．自記式版は，治療反応性評価での感度は劣るものの，面接法による原版とおおむね高い相関を示したとされる[7]．一方，両者間の一致率には，項目によるばらつきを認め，特に抵抗に関する項目が最も低く，自記式版では

このような得点の解釈に注意が必要である[7]．自記式版の日本語版は浜垣らが作成し，その妥当性や信頼性を検証している[8]．

Y-BOCS は通常，OCD 患者を対象とするが，摂食障害など，OCD または強迫症状がしばしば併存する他の精神障害でも使用されている．さらには，とらわれや繰り返し行為を特徴とする一群，すなわち強迫スペクトラム障害のなかで，たとえば身体醜形障害などでは，その重症度評価を目的に Y-BOCS を改訂したものが作成されている．

最後に Y-BOCS では次のような制約や問題点が指摘されており，結果を解釈する際に注意を要する：

①強迫症状の内容について，対象者自身の理解が不十分であったり，明らかにすることが躊躇されたりする場合がある．このため，症状評価リストでは，50 項目以上の強迫症状について，1 項目ごと直接的に，その有無を確認する必要があり，かなりの時間と労力を要する．特に初回の評価時には 45 分程度は必要である．しかし 2 回目以降は重症度評価のみのため 10～20 分程度で行える．

②症状評価リストでは，声を出さず，呪文のような言葉を繰り返すといった「心の中の行為」が含まれていないなど列挙された強迫症状が限定的であり，症状の見落としを生じる可能性がある．

③重症度評価は強迫観念および行為得点の総和で行うため，対象者がどちらか一方のみを有する場合（純粋強迫観念など），あるいはいずれかの症状に比重が偏る場合（チック関連性など），その重症度が正当に評価されない可能性がある．

（松永寿人）

引用文献

1) Goodman WK, Price L, Rasmussen SA, et al. The Yale-Brown Obsessive-Compulsive Scale, I : development, use, and reliability. Arch Gen Psychiatry 1989 ; 46 : 1006-1011.
2) Goodman WK, Price L, Rasmussen SA, et al. The Yale-Brown Obsessive-Compulsive Scale, II : validity. Arch Gen Psychiatry 1989 ; 46 : 1012-1016.
3) Nakajima T, Nakamura M, Taga C, et al. Reliability and validity of the Japanese version of the Yale-Brown Obsessive-Compulsive Scale. Psychiatry Clin Neurosci 1995 ; 49 : 121-126.
4) Scahill L, Riddle MA, McSwiggin-Hardin M, et al. Children's Yale-Brown Obsessive Compulsive Scale : Reliability and validity. J Am Acad Child Adolesc Psychiatry 1997 ; 36 : 844-852.
5) Bloch MH, Landeros-Weisenberger A, Rasario MC, et al. Meta-analysis of the symptom structure of obsessive-compulsive disorder. Am J Psychiatry 2008 ; 165 : 1532-1542.
6) Rosario-Campos MC, Miguel EC, Quatrano S, et al. The dimensional Yale-Brown Obsessive-Compulsive Scale (DY-BOCS) : An instrument for assessing obsessive-compulsive symptom dimensions. Mol Psychiatry 2006 ; 11 : 495-504.
7) Fenderici A, Summerfeldt LJ, Hamington JL, et al. Consistency between self-report and clinician-administered versions of the Yale-Brown Obsessive-Compulsive Scale. J Anxiety Disord 2010 ; 24 : 729-733.
8) 浜垣誠司，髙木俊介，漆原良和ほか．自己記入式 Yale-Brown 強迫観念・強迫行為尺度（Y-BOCS）日本語版の作成とその検討．精神経誌 1999 ; 101 : 152-168.

▶ Y-BOCS 入手先

- 原田誠一（編）．強迫性障害治療ハンドブック：2006
  ※巻末資料として掲載
  金剛出版　☎112-0005　東京都文京区水道 1-5-16
  TEL：03-3815-6661／FAX：03-3818-6848
- 上島国利ほか（編）．エキスパートによる強迫性障害（OCD）治療ブック：2010
  ※資料として Y-BOCS 日本語版，自己記入式 Y-BOCS 日本語版，DY-BOCS 日本語版を掲載
  星和書店　☎168-0074　東京都杉並区上高井戸 1-2-5
  TEL：03-3329-0031／FAX：03-5374-7186

17 [トラウマ体験評価] 外傷後症状尺度（PTSS-10）

1 評価法の概要

外傷後症状尺度（Post-traumatic Symptom Scale：PTSS-10）はノルウェーのWeisaethら[1]により開発された自記式質問紙尺度である．日本語版は，加藤・飛鳥井により作成された．災害後の特異的なストレス症状を評価することを目的とした尺度であり，災害後早期の段階から使用が可能である[2]．きわめて簡便な尺度ではあるが，次項の改訂出来事インパクト尺度（IES-R）などと比べれば，海外の先行研究での使用は少ない．日本では阪神淡路大震災の被災者を対象として，身体症状項目を加えた健康調査として使用された[3]．

2 具体的な評価の方法ならびに施行上の注意

質問項目は，睡眠障害，災害に関する悪夢，抑うつ感，刺激に対する過剰な反応，他者からのひきこもり，いらいら感，気分の動揺，罪責感，思い出させる場所への接近恐怖，身体の緊張の10項目である．それぞれの項目に対して「あり」「なし」で回答し，有症状数をもって得点とする[3]．おおむね中学生以上であればあらゆる対象者に2～3分で実施可能な簡便な尺度である．

3 評価法の特徴，制約，解釈に際しての注意

1995年の阪神淡路大震災5か月後の調査では，上記10項目中4項目以上が「あり」とした者の割合は，全壊群11.5%，半壊群2.7%，一部損壊群2.6%，被害なし群0.7%，被災地外群1.2%であり，被害程度と得点に量-反応関係が認められた[4]．ただし日本語版の信頼性および妥当性の検証はまだなされていない．

（飛鳥井望）

引用文献

1) Weisaeth L. Torture of a Norwegian ship's crew-the torture, stress reactions and psychiatric aftereffects. *Acta Psychiatr Scand* 1989；80（Suppl 355）：63-72.
2) Kato H, Asukai N, Miyake Y, et al. Post-traumatic symptoms among younger and elderly evacuees in the early stages following the 1995 Hanshin-Awaji earthquake in Japan. *Acta Psychiatr Scand* 1996；93：477-481.
3) 飛鳥井望．心的外傷後ストレス障害（PTSD）．臨床精神医学 2010；39（増刊号）：285-291.
4) 飛鳥井望, 三宅由子. 企業職員層における阪神・淡路大震災復興期のストレス要因. 精神医学 1998；40：889-895.

18 [トラウマ体験評価] 改訂出来事インパクト尺度（IES-R）

1 評価法の概要

改訂出来事インパクト尺度（Impact of Event Scale-Revised：IES-R）はWeissら[1]により作成された，PTSD（posttraumatic stress disorder）関連症状を測定するための自記式質問紙である．PTSDの診断基準は，再体験症状，回避・精神麻痺症状，過覚醒症状から構成されるが，旧IESでは侵入症状（再体験症状）と回避症状に関する15項目しか含まれていなかったため，IES-Rでは過覚醒症状を加え22項目となった．

IES-Rはすでにわが国において阪神淡路大震災後の仮設住宅住民調査，性暴力被害者調査，水害被災者調査，津波被災者調査，毒物混入事件被害者調査，交通事故被害者調査，いじめ被害者調査など，トラウマ体験に曝露したさまざまな集団を対象として実際に使用されている．したがって，各集団の調査結果の比較を可能なものとする共通尺度として広く使用されている．

・対象年齢：中学生～成人．
・所要時間：約5分．

2 具体的な評価の方法ならびに施行上の注意

評価方法としてWeissらは，当初はIESと同じく過去1週間の症状頻度を4段階で評価していた．しかしその後方法を変更し，現在のIES-Rでは，過去1週間の頻度ではなく症状強度を5段階（0～4点）で評価する形をとっている．下位尺度構成は，侵入症状8項目，回避症状8項目，過覚醒症状6項目となっており，尺度全体ないし下位尺度ごとの得点ないし平均得点で症状程度の評価を行う．

3 評価法の特徴，制約，解釈に際しての注意

Asukaiら[2]により作成されたIES-R日本語版は，一般成人で2週後の再テストにおいてSpearman順位相関係数0.86と十分な再テスト信頼性を確かめることができた．4集団（工場労働者，阪神淡路大震災被災者，毒物混入事件被害者，地下鉄サリン事件被害者）を対象としたCronbach α 係数は，総得点0.92～0.95，侵入症状0.88～0.91，回避症状0.81～0.90，過覚醒症状0.80～0.86であり，優れた内部一貫性が認められた．

また合計得点24/25点をカットオフ値とすることで，PTSDと部分PTSDを合わせた群の検知能力をみると，心的外傷体験後の早期の段階（毒物混入事件被害3か月後時点）では，感度0.89，特異性0.93，陽性的中率0.80，陰性的中率0.96であり，尺度として優れたスクリーニング能力が示された．一方，長期の段階（震災後44か月時点）では，感度0.75，特異性0.71，陽性的中率0.44，陰性的中率0.90であり，陽性的中率が低下していることから，早期の段階に比べて偽陽性の割合が増大していることがわかる．ただし長期の段階でもスクリーニングとして一定の有用はあると思われる．

（飛鳥井望）

引用文献

1) Weiss DS, Marmar CR. The Impact of Event Scale-Revised. In：Wilson JP, Keane TM（eds）. Assessing Psychological Trauma and PTSD. New York：The Guilford Press；2003.
2) Asukai N, Kato H, Kawamura N, et al. Reliability and validity of the Japanese-language version of the Impact

of Event Scale-Revised (IES-R-J): Four studies on different traumatic events. *J Nerv Ment Dis* 2002; 190: 175-182.

▶ IES-R 入手先

- 東京都医学総合研究所　飛鳥井望
  〒156-8506　東京都世田谷区上北沢 2-1-6
  FAX：03-5316-3198
  URL：http://www.igakuken.or.jp/mental-health/IES-R.pdf
- 日本トラウマティック・ストレス学会のウェブサイトからもダウンロード可能
  URL：http://www.jstss.org/wp/wp-content/uploads/2014/07/IES-R 日本語版と説明書 2014.pdf

19 [トラウマ体験評価] 外傷後ストレス診断尺度（PDS）

1 評価法の概要

外傷後ストレス診断尺度（Posttraumatic Diagnostic Scale：PDS）は，DSM-IV の外傷後ストレス障害（posttraumatic stress disorder：PTSD）診断基準に準拠して作られた，成人用の自己評価尺度である[1]．PTSD のスクリーニングとともに，診断基準 A に該当するトラウマ体験，基準 B 〜 D に関する症状（0 〜 17 個），総合的重症度（0 〜 51 点），発症形態（急性，慢性，遅延），そして，機能障害の程度を，短時間で評定することができる．

2 具体的な評価の方法ならびに施行上の注意

安全な環境のもと，検査者が臨席して，被検者に自己記述を促すのが基本である．スクリーニングのために，集団調査を実施することもできる．一般的に，検査は 20 分程度，結果処理は 10 分程度で完了する．ただし，被検者にトラウマ体験がある場合，トラウマ体験の想起がリマインダーとなり，まれに精神症状を誘発することがある．検査者は，被検者の安心感を確保しつつ，過呼吸や解離，悪夢の増加など，精神症状への対処に備える必要がある．

3 評価法の特徴，制約，解釈に際しての注意

PDS は，2006 年（平成 18 年）度保険診療改定により，診療報酬の対象となった．医師が自ら，または医師の指示により心理士らが自施設において検査および結果処理を行い，かつその結果に基づき医師が自ら結果を分析し，診療録に分析結果を記載した場合に算定される．診療報酬点数は 80 点である（区分 D285_1）．

PDS は簡便な尺度であるが，PTSD のスクリーニングに用いる場合は，細心の注意を要する．PDS の利点の一つは，PTSD 診断基準を網羅している点であるが，基準 A の該当が見逃された場合，基準 B 以降の質問すべてが打ち切られてしまう．トラウマ体験の開示は，回答を行う環境の安全性や検査者との関係性に大きく左右される．精神症状の誘発に備えるとともに，トラウマ体験が開示できないという，偽陰性の可能性も想定する必要がある．

なお，日本語版 PDS[2] は，福岡大学長江研究室のウェブサイトで配布している．守秘義務を有する専門家（精神科医，臨床心理士など）に対しては，採点マニュアルや集計用紙なども，無料で提供している．

（長江信和）

引用文献

1) Foa EB, Cashman L, Jaycox L, et al. The validation of a self-report measure of posttraumatic stress disorder: The Posttraumatic Diagnostic Scale. Psychological Assessment 1997 ; 9(4) : 445-451.
2) 長江信和, 廣幡小百合, 志村ゆずほか. 日本語版外傷後ストレス診断尺度作成の試み：一般の大学生を対象とした場合の信頼性と妥当性の検討. トラウマティック・ストレス 2007 ; 5 : 51-56.

▶ PDS 入手先

● 福岡大学人文学部教育・臨床心理学科　長江信和（検索：長江研究室）
☎ 814-0180　福岡県福岡市城南区七隈 8-19-1
E-Mail：nnagae@cis.fukuoka-u.ac.jp
URL：http://researchmap.jp/nobukazu_nagae/research/
＊採点マニュアルや集計用紙は守秘義務を有する専門家（臨床心理士，精神科医等）にのみ，配布．

20 [トラウマ体験評価] PTSD 臨床診断面接尺度（CAPS）

1 評価法の概要

PTSD 臨床診断面接尺度（Clinician-Administered PTSD Scale：CAPS）はアメリカの National Center for PTSD の研究グループによって開発された構造化診断面接法である[1]．1990 年にDSM-III-R の基準に基づいた CAPS-1 および CAPS-2 が作成され，1997 年に DSM-IV の基準に合わせた CAPS-DX と CAPS-SX として改訂された．CAPS-1 と CAPS-DX は面接時点よりさかのぼる 1 か月間の症状評価（現在診断）と，さらに心的外傷的出来事後から最近までの，いずれかの 1 か月間の症状評価（生涯診断）が可能である．一方，CAPS-2 と CAPS-SX は面接時点の過去 1 週間の症状評価を行うものである．CAPS は PTSD（posttraumatic stress disorder）診断の有無を判定するだけでなく，各症状項目の得点を足し合わせることで重症度を定量的に測定することが可能である．

CAPS は現在のところ最も精度の高い PTSD の診断面接法として，10 以上の言語に翻訳され，各国の臨床研究で広く用いられている．また PTSD を対象とした薬効治験の転帰指標としても，CAPS は最も多く使用されている．CAPS 日本語版は，原著者の許可を得て飛鳥井らが作成し，十分に優れた信頼性と妥当性を認めた[2]．日本語版の評価者間信頼性（κ）は 0.86〜0.93 であり，精神科医 SCID（Structured Clinical Interview for DSM-IV）診断との一致率（κ）は 0.82, 0.87 であった．また重症度指標となる合計得点の評価者間 Pearson 相関係数は 0.99 ときわめて高いものであった．

2 具体的な評価の方法ならびに施行上の注意

CAPS は，DSM-IV の PTSD 17 症状項目のそれぞれについて調査者が構造化された面接のなかで質問し，頻度と強度の両方を一定のアンカーポイントに沿って評価するものである．さらに症状が被検者の社会的，職業的機能に及ぼした影響の程度，総合的重症度について評価する．

CAPS の実施に際しては，まず被検者に一通りの導入的説明を行った後，心的外傷的出来事（災害，事故，暴行被害など）のチェックリストを渡し，被検者がこれまで体験したことのある出来事項目をチェックしてもらう．面接者は回答リストを見て，最大限 3 つまでの出来事について症状評価することができる．面接の目的に応じて，最もストレスとなった出来事，最近の出来事，あるい

は研究上関心のある出来事などを決定する．そしてそれらの出来事について「どんなことがあったのか，そのときどのように感じたか」について尋ね，PTSD診断の基準Aに該当する出来事であるかどうかを判定する．

CAPS-DXでは，まずPTSDの現在診断として，面接前の1か月間を評価対象の時期として各症状項目について質問を進める．その後に生涯診断として，心的外傷的出来事後に，最も症状が顕著であった1か月間を評価対象の時期として同じ質問を繰り返す．各質問では，まずその症状が1か月のあいだにどれくらいの頻度で生じたかを尋ね，次いでどれくらいの強度，つまりどの程度の強さで気持ちの負担や不快な感じとなったかについて尋ねる．評価はそれぞれ5件法（0～4点）で行われ，質問ごとにアンカーポイントが示されている．採点の結果は，頻度と強度の基準を満たす症状項目数と，頻度と強度の合計得点として示される．合計得点により，軽度，中等度，重度などの重症度評価をすることができる．

PTSDの17の中核症状とその持続期間を評価した後，被検者の症状による全体的な苦痛の程度，ならびに社会的，職業的，総合的な障害の程度をやはり5段階で評価する．

なおCAPSにはオプションとして5つの関連症状項目が含まれている．これらの症状項目はPTSDに関連していることが臨床研究上指摘されているものである．自分の行動あるいは行動しなかったことに対する罪責感，生き残り罪責感，自分の周囲に対する注意の減退，非現実感，離人感である．

・対象年齢：中学生～成人．

3 評価法の特徴，制約，解釈に際しての注意

CAPSはPTSDの各症状項目について一定の形式でつぶさに査定するために，施行にはおおむね1時間以上がかかり，被検者および面接者にとっても負担は少なくない．またPTSD症状について詳しい陳述を求めることも被検者にとって負担となる場合があり，面接者は共感的支持的な臨床的配慮を十分にしなければならない．さらにCAPSの実施にあたっては，評価方法について一定の研修を受けることが必要となる．

なお継時的に反復想定することで症状経過を観察することが可能であるが，その場合は，合計得点で15点以上の変化が認められたときに意味のある症状変化（改善ないしは悪化）と考えられる．

DSM-5で改訂されたPTSD診断基準では，それまでの3クラスター（再体験，回避・精神麻痺，過覚醒）17症状項目から，4クラスター（侵入，回避，認知と気分の陰性変化，覚醒度と反応性の変化）20症状項目へと修正がなされた．新たな基準に対応したCAPS-5もすでに英語版が作成されており，原著者らの許可を得て，日本語版への翻訳も進められている．CAPS-5では，各症状の頻度と強度を合わせて症状程度を評価する方式に変更されている．

〔飛鳥井望〕

引用文献

1) Blake DD, Weathers FW, Nagy LM, et al. The development of a clinician-administered PTSD scale. J Traumatic Stress 1995；8：75-90．
2) 飛鳥井望，廣幡小百合，加藤寛ほか．CAPS（PTSD臨床診断面接尺度）日本語版の尺度特性．トラウマティック・ストレス 2003；1：47-53．

▶ CAPS 入手先

● 日本トラウマティック・ストレス学会
〒651-0073　兵庫県神戸市中央区脇浜海岸通1丁目3番2号
　　　　　　兵庫県こころのケアセンター 相談室内
E-mail：info@jstss.org

＊CAPS質問紙はCAPS講習会にて配布．講習会の情報は上記学会から提供される．

21 [トラウマ体験評価] 子ども用トラウマ症状チェックリスト（TSCC）

1 評価法の概要

子ども用トラウマ症状チェックリスト（Trauma Symptom Checklist for Children：TSCC）は，Briere J[1] によって作成された，子どもを対象とした自記式質問紙であり，トラウマ性の体験後に生じる子どもの精神的反応や心理的症状の評価を目的としたものである．TSCC が想定している子どものトラウマ性体験とは，身体的虐待，性的虐待，子ども間の暴力の被害，深刻な喪失体験，他者の暴力被害の目撃，あるいは自然災害など広範囲に及んでいる．

TSCC は，アメリカ3州で実施された3つの研究[2-4] のコントロール群となった8～16歳の3,008人の子どものデータによって標準化され，T 得点が算出されている．日本においては，関東各県の公立小中学校に通う7～15歳の子ども1,698人の結果を標準化データとして T 得点が算出されている[5]．

TSCC は54の質問項目からなり，2つの妥当性尺度（過剰反応尺度と過少反応尺度）と，トラウマ体験に起因すると考えられる6つの臨床尺度が設定されている．

TSCC の臨床尺度には，不安尺度，抑うつ尺度，怒りの尺度，心的外傷後ストレス尺度，解離尺度，性的関心尺度がある．不安尺度は，全般的不安や過覚醒，特定的な恐怖（男性への恐怖，女性への恐怖，殺されるという恐怖など），漠然とした不安，危険の切迫感を評価する．抑うつ尺度は悲しみ，不幸感，孤独感，罪悪感や自己卑下などの抑うつ的認知と，自己毀損や自殺傾向の程度を評価する．怒りの尺度は，怒りの思考，感情および行動，怒りのコントロール不全，人を傷つけたいという欲求などを評価する．心的外傷後ストレス尺度は，過去の苦痛な出来事にまつわる思考，感覚，記憶の侵入などの外傷後の侵入性症状や，恐怖，苦痛となる感情の認知的回避などを評価する．解離尺度は，現実感の喪失などの解離性症状群，感情麻痺，記憶の問題，解離性回避を評価する．そして性的関心尺度は，通常よりも早期に，あるいは頻繁に起こる性的な思考や感情，性的葛藤，性的刺激に対する否定的反応，性的搾取への恐れを評価する．なお，子どもに対して性的な内容を質問することに抵抗がある場合に備えて，TSCC には，性的関心尺度を含まない44項目のバージョン（TSCC-A）が用意されている．

2 具体的な評価の方法ならびに施行上の注意

TSCC は，8～16歳（日本版では7～15歳）の子どもについて標準化されている．実施に要する時間は，年齢によって多少のばらつきはあるものの，おおよそ20分程度である．

3 評価法の特徴，制約，解釈に際しての注意

先述のように，TSCC はさまざまなトラウマ性の体験が子どもにもたらす心理的・精神的影響の評価のために作成されているが，臨床研究では，主として身体的虐待や性的虐待などの慢性的・反復的なトラウマ性の体験をした子どもの評価に用いられている[2,6]．トラウマ性の症状を評価する他の尺度と大きく異なるのは，TSCC が，上述のように，PTSD（posttruamatic stress disorder）の症状以外の不安や抑うつ，解離症状，性的行動・思考など広範囲のトラウマ性反応・症状を評価の対象としている点にある．

なお，日本版 TSCC では，性的関心尺度に関して標準化ができておらず，原版の標準化データを援用しているので，解釈にあたっては留意する必

要がある．

（西澤　哲）

引用文献

1) Briere J. Trauma Symptom Checklist for Children (TSCC) : Professional Manual. Florida : Psychological Assessment Resource ; 1996.
2) Singer MI, Anglin TM, Song LY, et al. Adolescents' exposure to violence and associated symptoms of psychological trauma. J Am Med Assoc 1995 ; 273 : 477-482.
3) Evans JJ, Briere J, Boggiano AK, et al. Reliability and validity of the Trauma Symptom Checklist for Children in a normal sample. San Diego, CA : Paper presented at the San Diego Conference on Responding to Child Maltreatment ; 1994.
4) Friedrich WN. Unpublished dataset. Rochester, MN : Mayo Clinic ; 1995.
5) 西澤　哲，山本知加．日本版 TSCC（子ども用トラウマ症状チェックリスト）の手引き：その基礎と臨床．東京：金剛出版；2009.
6) Nelson-Gardell D. Validation of a treatment outcome measurement tool : Research for and with human service agencies. Jackson, WY : Paper presented at the 35th annual workshop of the National Association for Welfare Research and Statistics ; 1995.

▶ TSCC 入手先

● 金剛出版
〒112-0005　東京都文京区水道 1-5-16
TEL：03-3815-6661／FAX：03-3818-6848

22 ［身体表現性障害］SDS

1 評価法の概要

　医師-患者間のトラブルの増加あるいは医療経済的な問題から，プライマリ・ケアや一般内科診療のなかで身体表現性障害の問題が近年扱われるようになってきた．医師-患者間のトラブルとは，医師が患者の状態を心因性と性急に決めつけ，患者に切り捨てるような態度をとるために，医原性に患者の病状が悪化するケースなどが該当する．一方，過剰な検査や無用な治療が行われることも多く，身体表現性障害は医療経済的に無視できない問題である．このような背景から WHO は，1993 年身体表現性障害に関する国際共同研究を行い，身体表現性障害の構造化診断面接である Somatoform Disorders Schedule（SDS）[1] が開発された．

　SDS は，総合的国際診断面接 1.1 版（Composite International Diagnostic Interview ver.1.1：CIDI 1.1）[2] の身体表現性障害の項をもとに，Janca らによって開発された，114 項目の構造化された設問を 5 段階にて評価する診断面接である．

2 評価の方法

　SDS の所要時間は 45 分程度であり，トレーニングを受けた者であれば医師以外でも実施できる．

　内容は大きく分けて，①身体化，②心気化，③神経衰弱，④他の精神症状，⑤症状のまとめ，の 5 つから構成される．具体的には，①「身体化」では，出現した身体症状について，②「心気化」では病気に対する心配や不安の程度などについて，③「神経衰弱」では疲労感などについて，④「他の精神症状」では抑うつ感やパニック発作，妄想，幻聴などの出現について，⑤「症状のまとめ」では，重症度，頻度，持続期間，症状の可変性，知覚症状，相談パターン，治療の効果と満足度などについて評価がなされる．

❻ DSM-IV 身体表現性障害（Somatoform Disorders）の下位分類の特徴

1. 身体化障害（Somatization Disorder）：歴史的にはヒステリーまたは Briquet 症候群と呼ばれていたもので，30 歳以前に発症し，何年にもわたって持続する多症状性の障害であり，疼痛，胃腸，性的，および偽神経症状が認められるもの．
2. 分類不能型身体表現性障害（Undifferentiated Somatoform Disorders）：身体化障害の診断閾値以下でかつ，6 か月以上続いている説明できない身体愁訴が認められるもの．
3. 転換性障害（Conversion Disorder）：随意運動や感覚機能の障害で，神経疾患やその他の一般身体疾患が疑われるが，それを裏づける器質的異常は認められていないもの．
4. 疼痛性障害（Pain Disorder）：疼痛を中心症状とするもので，その発症，重症度，悪化，または持続に心理的要因が重要な役割を果たしていると判断されるもの．
5. 心気症（Hypochondriasis）：身体症状や身体機能に対するその人なりの誤った解釈に基づいて，重篤な病気にかかるのではないかという恐怖感や，そうした病気にかかっているという概念にとらわれている状態のもの．
6. 身体醜形障害（Body Dysmorphic Disorder）：身体的外見に欠陥があると想像し思い込んだり，ごくわずかな問題を誇張してとらえ考え込んだりしている状態のもの．
7. 特定不能の身体表現性障害（Somatoform Disorder Not Otherwise Specified）：身体表現性の症状をもつが，上記のいずれの診断基準も満たさないもの．

（大野　裕．心療内科 1998[3]）より）

3 評価法の特徴と注意

SDS は，DSM-IV 身体表現性障害の診断分類（❻）に含まれるが，従来の身体表現性障害の評価法ではあまり加味されていなかった慢性疲労や疼痛性障害も含まれているのが特徴である．一方，ICD-10 診断では身体醜形障害は心気障害の下位診断に分類されているため，ICD-10 に準拠している本構造化面接では，身体醜形障害は心気障害として扱われてしまうことに留意する必要がある．なお，2013 年に改訂された DSM-5 では，身体症状に関する懸念が臨床的に有意な苦痛または障害のレベルに達している臨床群は身体症状症（Somatic Symptom Disorder）という新しい診断分類に変更された．

SDS は，鑑別診断のために，うつ病評価スケールの Beck Depression Inventory（BDI），ハミルトンうつ病評価尺度（HAM-D），Zung Self-Rating Depression Scale（SDS），神経症の尺度である Profile of Mood States（POMS）などの他の評価尺度を同時に行うものが望ましいとされている．

Janca ら[1]により SDS の信頼性は検証されているものの，妥当性はまだ評価されておらず，今後調査されることが望まれる．

（工藤由佳，中川敦夫）

引用文献

1) Janca A, Burke J Jr, Isaac M, et al. The world health organization somatoform disorders schedule. A preliminary report on design and reliability. Eur Psychiatry 1995；10：373-378.
2) World Health Organization. Composite International Diagnostic Interview. Geneva, Switzerland：World Health Organization, Publication MNH/NAT/89；1989.
3) 大野　裕．身体表現性障害の診断．心療内科 1998；2：171-175.

▶ SDS 入手先

- WHO Divison of Mental Health
  URL：http://www.who.int/iris/handle/10665/61007
  ＊上記 URL よりダウンロード可能．

23 [身体表現性障害] SDSC

1 評価法の概要

プライマリ・ケアや一般内科診療のなかで身体表現性障害（身体症状症）の問題が近年扱われるようになってきた背景からWHOは、1993年身体表現性障害に関する国際共同研究を行い、身体表現性障害のチェックリストであるSomatoform Disorders Symptom Checklist（SDSC）がJancaらによって構造化診断面接であるSomatoform Disorders Schedule（SDS）とともに開発された[1]。

2 評価の方法

SDSCは、yes/no形式の60項目からなる半構造化面接であり、医師がICD-10の診断を簡便にするために作られた。そのためICD-10に精通した医師によって使用されることを想定している。

SDSCは胃腸症状、循環器症状、泌尿器症状、皮膚および疼痛症状などの身体化障害の症状をリストアップし、鑑別不能型身体表現性障害、転換性障害（心気障害）、持続性身体表現性疼痛障害、身体表現性自律神経機能不全、神経衰弱の診断をするために、以下の質問をする（⑦）：症状の総数、症状の持続期間、身体症状は身体疾患で説明できるか、症状のためにひどく困っていて、3回以上相談をしたり検査を受けたりしているか、身体症状に身体的な原因がないということを確信させるために他の科に何度も紹介してきたか、である。

3 評価法の特徴と注意

地域によっては症状のなかには文化特異的なものも含まれている（インドにおける精液の喪失など）ため、考慮が必要である。また、所要時間の研究報告はされていないが、SDSよりは短時間で実施できるとされている。

（工藤由佳、中川敦夫）

引用文献

1) Janca A, Burke J Jr, Isaac M, et al. The world health organization somatoform disorders schedule. A preliminary report on design and reliability. *Eur Psychiatry* 1995 ; 10 : 373-378.

▶ SDSC入手先

- WHO Divison of Mental Health
  URL：http://www.who.int/iris/handle/10665/61007
  ＊上記URLよりダウンロード可能。

VII. 精神症状の評価法

❼ Somatoform Disorders Symptom Checklist（SDSC）

A．症　状
1. 腹痛
2. 背部痛
3. 関節痛
4. 脚や腕の痛み
5. 胸痛
6. 頭痛
7. 月経痛
8. 排尿痛
9. 排尿不能
10. 性器の痛み
11. 嘔吐もしくは食べ物の逆流
12. 妊娠期間を通じての嘔吐
13. 嘔気
14. おなかが緩くなることまたは下痢
15. 過剰なガス，または腹部の膨張感
16. げっぷまたはしゃっくり
17. 胃やおなかが動くような感じ，落ち着かない感じ，不快な感じ
18. 数種類の食物に対する不耐性
19. 目が見えなくなる
20. 目がかすむ
21. 耳が聞こえなくなる
22. 耳や頭で，音が鳴ったりブンブン音がする（キーンという音がする）
23. 歩きにくくなる
24. 腕や脚の感覚がなくなる
25. 何かが這っているような感覚
26. 麻痺
27. 失声
28. けいれん
29. 意識が遠くなる
30. 意識消失
31. 意識を失わないで身体が大きく揺れ動くという発作
32. 健忘
33. 複視
34. 息切れ
35. 深くて早い息
36. 激しく鼓動をうつ，または動悸
37. めまい，または頭がくらくらする
38. 力が弱くなる
39. 皮膚の染みまたは変色
40. 暑くなって汗をかく，または冷汗
41. 赤面
42. 身体の一部がひどく重く感じる，または軽く感じる
43. 口の中が苦くなる，または舌に白いものがつく
44. 口渇
45. 頻繁な尿意，または排尿困難
46. 感覚がなくなる，またはチリチリするような感覚
47. 喉の塊
48. 月経不順
49. 月経時の多量の出血
50. おりものの異常，または多くなりすぎる
51. 苦痛を伴う性交渉
52. 快感を伴わない性交渉
53. 性的な問題
54. 持続的な疲労感
55. 易疲労性（疲れきる，弱くなる）
56. ほんの少し身体を動かしただけでひどく疲れる
57. リラックスできない
58. 疲れがなかなか取れない
59. 入眠困難，途中覚醒，早朝覚醒
60. （いつも以上に）我慢できない，またはイライラしている

〈症状群〉
1. 身体化障害
　　胃腸症状：A1, A11, A13, A14, A15, A43
　　循環器症状：A5, A35
　　泌尿器症状：A8, A9, A10
　　皮膚および疼痛症状：A3, A4, A39, A46
2. 身体表現性自律神経機能不全（失調）
　　自律神経症状：A17, A36, A40, A41, A44
　　その他の症状：A5, A7, A14, A15, A16, A17, A34, A35, A45, A55, A56
3. 神経衰弱：A4, A6, A37, A57, A58, A59

B．症状の総数（1つだけコードせよ）
1. 2つ以上の症状群で6つ以上
2. 3つ（2つは自律神経症状群より，1つはそれ以外の群）以上
3. 少なくとも1つの症状があり，それに加えて症状A55またはA56を満たす

C．症状の持続期間（1つだけコードせよ）
1. 3か月
2. 6か月
3. 2年

D．身体症状は身体疾患で説明できるか？

E．症状のためにひどく困っていて，3回以上相談をしたり検査を受けたりしているか？

F．身体症状に身体的な原因がないということを確信させるために他の科に何度も紹介してきたか？

G．評価して，ICD-10の診断をコードせよ
1. 身体化障害
2. 鑑別不能型身体表現性障害
3. 心気障害
4. 身体表現性自律神経機能不全
5. 持続性身体表現性疼痛障害
6. 神経衰弱

H．面接者の臨床診断を記入せよ（ICD-10と異なっている場合）

（大野　裕．身体表現性障害の診断．心療内科 1998；2：171-175 より）

24 [身体表現性障害] SSD

1 評価法の概要

プライマリ・ケアや一般内科診療のなかで身体表現性障害（身体症状症）の問題が近年扱われるようになってきた背景から WHO は，1993 年身体表現性障害に関する国際共同研究を行い，身体表現性障害のチェックリストである Screener for Somatoform Disorders（SSD）が Janca らによって構造化診断面接である Somatoform Disorders Schedule（SDS）とともに開発された[1,2]．SSD は SDS を実施する前のスクリーニングを目的として作成されたものである．SSD は，身体表現性障害の質問票で 12 の症状の有無を評価するものである．

2 評価の方法

SSD の質問票は自記式または評価者式の両方により可能であり，12 の症状のうち 3 つ以上が 3 か月以上持続したものを陽性としている（❽）．❽の 12 項目を評価する．

❽ Screener for Somatoform Disorders（SSD）

あなたはこれまで，次のような問題のためにひどく困られたことがございますか？
それぞれに「はい」か「いいえ」に○をつけてください．

1. 頭痛
   はい ・ いいえ
2. 胸がドキドキする感じ
   はい ・ いいえ
3. 胃やおなかの不快感
   はい ・ いいえ
4. 背中の痛み
   はい ・ いいえ
5. めまい
   はい ・ いいえ
6. 頭が重い感じ，または軽い感じ
   はい ・ いいえ
7. 嚥下困難
   はい ・ いいえ
8. 筋肉の痛み
   はい ・ いいえ
9. ほんの少し頭を使ったり身体を使ったりするだけでずっと疲れが残る
   はい ・ いいえ
10. 腕や脚が重く感じる，または軽く感じる
    はい ・ いいえ
11. 身体を何かが這うような感じ
    はい ・ いいえ
12. 不快なしびれ，またはひりひりする感じ
    はい ・ いいえ

12 の質問のうち「はい」と回答したものが 3 つ以上あり，それぞれ 3 か月以上続いていますか？
はい ・ いいえ

（大野　裕．身体表現性障害の診断．心療内科 1998；2：171-175 より）

❾ Dissociative Experiences Scale (DES)（つづき）

> 23. ある状況の下では，普段なら困難なこと（例えばスポーツや仕事や対人関係など）をとても容易に，思うままになしとげられることがある，というような人がいます．あなたにはこのようなことがどれくらいありますか．
> 24. あることを実際にしたのか，それともしようと思っただけなのかよく思い出せない（例えば手紙を出してきたのか，それとも出そうと思っただけなのかはっきりしない），というようなことのある人がいます．あなたにはこのようなことがどれくらいありますか．
> 25. したという記憶はないのに，何かをしていた（自分がそれをしたという形跡があった），というようなことのある人がいます．あなたにはこのようなことがどれくらいありますか．
> 26. 確かに自分が書いたと思われるメモや絵や文章があるのだが，それを自分で書いたということが思い出せない，というようなことのある人がいます．あなたにはこのようなことがどれくらいありますか．
> 27. 何かをするよう促したり，自分のしていることに意見を言ったりする声が頭の中に聞こえる，というようなことのある人がいます．あなたにはこのようなことがどれくらいありますか．
> 28. まるで世界を霧を通して見ているように感じられ，人や物が遠くに見える，または，ぼんやりと見える，というようなことのある人がいます．あなたにはこのようなことがどれくらいありますか．

（田辺　肇, 小川俊樹. 1992；田辺　肇. 2004）

2 評価の実施・採点の留意点

　社会的望ましさ（social desirability）に配慮した尺度作成がなされているとはいえ，採り上げられている体験をもつことがどう受け取られるかについての被検者の思いが得点に影響を与えることは避けがたい．また，MPD（DID）の体験であると容易に推測されるだろう項目が1/3ほどある．この点も臨床適用に際して配慮が必要だろう．十分な信頼関係を築き，防衛的あるいは誇張的な反応バイアスの影響を受けにくい実施状況を準備することが肝要である．また，実施が症状の示唆（患者役割のモデルの提示）となる可能性も考えられる．場合によっては，その点にも留意が必要かもしれない．

　実施には10分程度を要するが，個人差が大きい．解離性の体験について話すきっかけとして用いるのは，この検査の最も有用な活用法の一つといえる．検査後個々の体験について話をするとより多くの情報が得られる．検査実施後の対話ではじめて語られる事項も少なくない．

　採点では，各項目得点を平均した値を算出する（range＝0〜100）．3項目程度なら無回答があっても結果に大きな影響はないだろう．他に，病的解離タクソンに属すか否かの推定であるDES-Taxonメンバシップの判定もあり，特定の項目について，定められた閾値を超えた項目数で簡易に判定する方法もある[6]．

3 解釈における留意点

　得点分布は歪度が高く，標準偏差を用いて平均からの相対的位置を評価する際留意が必要である．カットオフ値で30点が用いられることが多いがfp（偽陽性）も少なくないので，得点を加味した解釈をするほうがよい（二分法的解釈をするならTaxon判定が簡便である）．ただし5点程度の小さな得点差に臨床的な意味があると考えるべきでない．「15点前後（高くない）」「25点前後（高めだがカットオフ値は超えない）」「35点前後（カットオフ値を超える程度）」「50点以上（きわめて高得点）」といった大くくりのとらえ方でよい．青年は平均的にやや高得点を示す（平均15点程度で1割ほどが30点を超える）ので若年事例の解釈ではfpが多くなる．一方fn（偽陰性）も時折みられる．回答の意図的・無意図的歪曲による可能性はあるだろう．検査は査定過程の一手がかりにすぎないのは論を俟たないが，基本的事項をまとめた解説論文も参照願いたい[7,8]．

（田辺　肇）

引用文献

1) Bernstein EM, Putnam FW. Development, reliability, and validity of a dissociation scale. J *Nerv Ment Dis*

⑨ Dissociative Experiences Scale (DES)(つづき)

23. ある状況の下では、非常に鮮明な記憶（例えばスポーツや事故、あるいは人間関係）を、まさにそれらが再び起こっているかのように、また実際に再び経験しているかのように感じることがあります。あなたにはこのようなことがどのくらいありますか。
24. 自分を信頼できるかどうか、あなたにはこのようなことがどのくらいありますか。これらは実際にはやっていないにもかかわらず（例えば署名を継続しているのを発見する）、あることを実行してきたかもしれないという証拠を見つけることがあります。
25. したという記憶はないのに、何かをしていた（自分がそれをしている形跡がある）ということがあります。あなたにはこのようなことがどのくらいありますか。
26. 書かれたものの中にそれを自分が書いた覚えがないような書き物や絵が出てくることがあります。あなたにはこのようなことがどのくらいありますか。
27. 何か中から声が聞こえたり、自分のしていることについて考えを言ったり頭の中に聞こえることがあります。あなたにはこのようなことがどのくらいありますか。
28. まるで霧の中を通して見ているように、人や物が遠くに見える、またはぼんやりと見えるというようなことがあります。あなたにはこのようなことがどのくらいありますか。

(田辺・小川修編, 1992: 田辺 肇, 2004)

❷ 評価の実施・採点の留意点

社会的望ましさ（social desirability）に配慮して、わざと作為がなされていることもあるが、採り上げられている体験をあることを受けとらず取り上げていることについて当惑者の高い体験は症状状に影響を与えることを覚悟しなければならない。また、MPD (DID) の体験であることで継続的に測定される項目が1/3ほどある。十分な信頼関係を築き、防衛的であるとは限らない面接態度でこの点も留意適用に際しても配慮が必要だろう。自バイアスの影響を受けている症状状を兼備する者の検査状況の光源である。また、実施が他者の光源者・検査者のモデルの影響。そのために応報性が考えられるとこともある。検討にあたっては、その点にも留意が必要がある。
実施には10分程度を要するが、個人差が大きい。
離職の体験について質問することを一つの出口は、この検査の善も有効な活用の一つである。検査後個々の体験について話をすることもよい。検査後のほどをよく検討する必要の対象ではさまざまな情報が得られる。

採点は、各項目情点を平均して値を算出する。scoreは、各項目情点から平均回答数の（range = 0～100）。3項目程度から平均回答数のでも結果には大きな変動はないだろう。更に、離職傾向クラシターに関するか否かの推定であるDES-Taxonメンバーシップの推定もあり、特定の項目について、左右される項目値を境え設定で頻点に

❸ 解釈における留意点

信頼分布は正規分布せず、標準偏差を用いても平均からの相対的な位置を推定する意思表が必要であるから、カット値で30点が出いられることが多い（臨床的）。20以下、借点を加点した場合Taxon 傾向者と見てよい。ただし5点程度した傾向者と少なくない。二つの臨床的理由をするのが小さな得点差に臨床的意味が無意味であるとうことも「15点以下（恐く＜ない）」「25点以下（多少だがトラウマや解離を感じる）」「35点以上（多少だがトラウマや解離を受ける）」「50点以上（多少に感激を感じる）」という状況を用いながら（平均15点程度で1例は200点程度）。

被検査者はある程度の手掛かりとなるかもしれない。だから結果の原因的・無原因的な用途があり、被検査者は注意深くある。検査者が慎重にそれらを検査者や被検査者を扱う態度を調整にしたい[7,8]。

(田辺 肇)

引用文献

1) Bernstein EM, Putnam FW. Development, reliability, and validity of a dissociation scale. J Nerv Ment Dis

⑨ Dissociative Experiences Scale (DES)

これは、日常生活であなたに起こるかもしれないいくつかのことがらについて書かれたものです。項目に挙げた体験の量を受けけした頻度について、それぞれの項目に示されている<あてはまる>の割合を答えてください。「そういうことはない」100%を「いつもそうだ」として、各項目の下にある回答欄の該当する数字に○印をつけてください。

回答例： 日動車・バス・自転車などに乗って、ちょっと前に起きたはずのことを（全く、または一部）思い出せないことがある、あるいは覚えていないことに気がつく、とあなたにあてはまることがどれくらいありますか。

0% 10 ⑳ 30 40 50 60 70 80 90 100%

（回答欄は1～28まで同じ）

0% 10 20 30 40 50 60 70 80 90 100%

2. 人の話を聞いているときに、言われたこと、またはその一部が、まったく耳に入っていなかったことに気がつく、とあなたにあてはまることがどれくらいありますか。

3. 自分がある場所にいるのに、そこにどうやってたどりついたのかわからない、とあなたにあてはまることがどれくらいありますか。

4. 着たはずの覚えのない服を、自分が身につけていることに気がつく、とあなたにあてはまることがどれくらいありますか。

5. 自分の持ち物の中に、買った覚えのない新しいものがあることに気がつく、とあなたにあてはまることがどれくらいありますか。

6. 知らない人から近寄ってこられて、別の名前で呼ばれたり、前に会ったことがあるかのように言われる、とあなたにあてはまることがどれくらいありますか。

7. まるで自分が自分の<そばに立って>、自分が何かしているのを見ているように感じる、ある いは、まるで他人を見ているように、自分自身を観察しているように感じる、とあなたにあてはまることがどれくらいありますか。

8. 良く知っている（友達や家族）なのに、それらの人たちのことがわからないと指摘されたことがある、とあなたにあてはまることがどれくらいありますか。

9. 人生での重要な出来事を重要なこと（例えば、結婚式や結婚式など）の記憶がまったくない、とあなたにあてはまることがどれくらいありますか。

10. 自分が嘘をついていないのに、うそつきだと言われる、とあなたにあてはまることがどれくらいありますか。

11. 鏡を見ているのに、映っている自分の自分を認識できない、とあなたにあてはまることがどれくらいありますか。

12. 周囲の人や物や世界が実在しないように感じられる、あるいは自分はそれらの中にいないと感じる、とあなたにあてはまることがどれくらいありますか。

13. 自分の体が自分のものではないように感じられる、あるいは自分は体の外に置したように感じる、とあなたにあてはまることがどれくらいありますか。

14. 過去の出来事をとても鮮明に思い出したり、まるでその出来事をもう一度体験しているように感じられる、とあなたにあてはまることがどれくらいありますか。

15. 自分の質えていることが、実際に起こったことなのか、それとも夢だったのか、はっきりしないことがある、とあなたにあてはまることがどれくらいありますか。

16. 良く知った場所にいるのに、なじみがない、見慣れないように感じられる、とあなたにあてはまることがどれくらいありますか。

17. テレビや映画を観ていて、周囲を忘れるほどにそのなかの物語や登場人物に没頭していることがある、とあなたにあてはまることがどれくらいありますか。

18. まるでそれが現実に起こっているかのように、空想や白昼夢にひどくまきこまれる、あるいはこんでしまうことがある、とあなたにあてはまることがどれくらいありますか。

19. 痛みを無視できる（感じない）ことがある、とあなたにあてはまることがどれくらいありますか。

20. じっと宙を見つめて、何も考えず、時間が経ってもこにも気がつかないでいることがある、とあなたにあてはまることがどれくらいありますか。

21. 一人でいるとき、大声で自分自身にしゃべっていることがある、とあなたにあてはまることがどれくらいありますか。

22. 状況にようて、違ったふるまいに差異があるので、自分がまるで2人の別の人間のように感じる、とあなたにあてはまることがどれくらいありますか。

25 DES
[解離症状]

1 評価法の概要

Dissociative Experiences Scale (DES)[1] は，当初は解離性障害と結びつく28項目のグループから解離性同一性障害 (dissociative identity disorder：DID) の判別性で抽出された multiple personality disorder (MPD) と呼ばれていた解離性障害）など，さまざまな解離性障害から解離性の程度をとらえる「体験頻度」について，体験の頻度（種類の多さ）と頻度の関連性の判別性は明確ではない。心的外傷後ストレス障害 (PTSD) などをみる尺度がある，外傷体験後との関連が一貫して認められている。しかし，心因性健忘などその他の解離性障害の判別性は明確ではない。作成の経緯から，この尺度にみられている非特異的な側面があるから，この尺度にみられている非特異的な側面があるから，この尺度にみられている非特異的な側面があるから日常生活で自身の身体的要因の影響のない日常生活で生じる種類をもとらえる。0%「全く感じない」から 100%「いつもそうだ」の 11件 Likert 法で評価する 8 項目の質問法であり，2 項目は，外傷の連ニミリティー，没入，実験の，経験，リースとモニタリング，エラー・没入・実験の，

3 評価法の特徴と注意点

SSD の妥当性・有効性は検証されているが，今後は感度と精度を明らかにする必要がある．

（工藤由理，中川彰大）

引用文献

1) Janca A, Burke J Jr, Isaac M, et al. The world health organization somatoform disorders schedule. A pre-liminary report on design and reliability. Eur Psychiatry 1996 ; 10 : 373-378.

2) Isaac M, Janca A, Burke KC, et al. Medically unexplained somatic symptoms in different cultures. A preliminary report from phase I of the world health organization international study of somatoform disorders. Psychother Psychosom 1995 ; 64 : 88-93.

SSD 入手先

• WHO Division of Mental Health
URL : http://www.who.int/iris/handle/10665/61007
＊上記 URL よりダウンロード可能．

また，それぞれに作成された簡略版 (DES-B) や DSM-5 Disorder-Specific Severity Measure に採用されている．ただし，項目選定は経験的であり，さらなる検討が進められている．

最近の展開として，自伝的な睡眠を問う回数を考えるものが一般的である．下位尺度については「離人・現実感消失への関心」の 3 つと下位尺度を多くの研究で認められていること，項目内容から「離人」「没入」，遍歴感等への関心が認められていることから，因子分析の結果は明確ではない．しかし，比較的回答できる項目が全体として少ないこととなっている．⑥

信頼性，妥当性も確認されており，併診その様式で多く，コミュニティサンプルから臨床サンプルまで，さまざまな対象における妥当性や関連測度との相関関係などの検証がなされた文献から利用可能である[2,3]．日本語版は，筆者らの項目より，平易的な原案をいくつか得られており，ほぼトラウマ・没入・幻覚などを含む．

妄想，フラッシュバック，幻覚などを含む．
項目の正式な版 (DES-R) がある[5]（日本語版についてはさらなる検討が進められている）．

24 SSD
[身体表現性障害]

B. 神経症候論に関連した臨床評価法／24. SSD

1 評価法の概要

プライマリ・ケアの一般内科的診療のなかで身体表現性障害（身体化症状）の問題が近年指摘されるようになってきたことから，WHOは1993年に身体表現性障害に関する国際共同研究を行い，身体表現性障害のチェックリストであるScreener for Somatoform Disorders（SSD）がJancaらによって精緻化された面接様式であるSomatoform Disorders Schedule（SDS）とともに開発された[1,2]。SDSは

SDSを実施する前のスクリーニングを目的として作成されたものである。SSDは，身体表現性障害の質問項目で12の症状の有無を評価するのである。

2 評価の方法

SSDの質問は自己記述式または面接者の質問によりが可能であり，12の症状のうち3つ以上が3カ月以上持続したものを陽性としている（❽）。❽の12項目を評価する。

❽ Screener for Somatoform Disorders (SSD)

あなたにそれぞれ，次のような症状のうちどれくらい困られたことがありますか？
それぞれに「はい」か「いいえ」に○をつけてください。

1. 頭痛　　　　　　　　　　　　　　　　　はい　・　いいえ
2. 胸がドキドキする　　　　　　　　　　　はい　・　いいえ
3. 喉やみぞおちの不快感　　　　　　　　　はい　・　いいえ
4. 背中の痛み　　　　　　　　　　　　　　はい　・　いいえ
5. めまい　　　　　　　　　　　　　　　　はい　・　いいえ
6. 頭が重い，重い，または軽い感じ　　　　　はい　・　いいえ
7. 嚥下困難　　　　　　　　　　　　　　　はい　・　いいえ
8. 息切れ　　　　　　　　　　　　　　　　はい　・　いいえ
9. ほおのひりひり感を伴った身体の使ったりする力が弱くなる　　　　　　　　　　　　はい　・　いいえ
10. 胸や脚が重く（痛くし，または軽く〉感じる　　　　　　　　　　　　　　はい　・　いいえ
11. 身体を何かが這うような感じ　　　　　　はい　・　いいえ
12. 不快なしびれ，またはひりひり感じ　　　　はい　・　いいえ

12の質問のうち「はい」と回答したものが3つあり，それぞれ3カ月以上続いていますか？
　　　　　　　　　　　　　　　　　　　　はい　・　いいえ

(大野 裕．身体表現性障害の診断法．心療内科 1998；2：171-175より)

271

1986 ; 174 : 727-735.
2) Carlson EB, Putnam FW. An update on the Dissociative Experience Scale. *Dissociation* 1993 ; 6 : 16-27.
3) van Jzendoorn MH, Schuengel C. The measurement of dissociation in normal and clinical populations : Meta-analytic validation of the Dissociative Experiences Scale (DES). *Clin Psychol Rev* 1996 ; 16 : 365-382.
4) 田辺 肇, 後藤和史, 福井義一ほか. 日本語版DES (Dissociative Experiences Scale) による解離性把握の拡張. 日本トラウマティック・ストレス学会第13回大会 2014 発表論文集. p112.
5) Dalenberg C, Carlson E. New versions of the Dissociative Experiences Scale : The DES-R (revised) and the DES-B (brief). Paper presented at the annual meeting of the International Society for Traumatic Stress Studies 2010, November 5. Montreal.
6) 田辺 肇. 病的解離性のDES-Taxon簡易判定法―解離性体験尺度の臨床的適用上の工夫. こころの臨床 à·la·carte 2009 ; 28 : 285-291.
7) 田辺 肇. 解離性の尺度化と質問票による把握. 精神科治療学 2007 ; 22 : 401-407.
8) 田辺 肇. F4：解離症状評価尺度（DESなど）. 特集「精神科臨床評価検査法マニュアル」〔改訂版〕. 臨床精神医学 2010 ; 39 増刊号 : 303-320.

▶ DES 日本語版入手先

● 田辺 肇（静岡大学大学院人文社会科学研究科臨床人間科学専攻）　E-mail : jdes@ipc.shizuoka.ac.jp
＊著者作成の日本語版については上記宛に請求すればPDF版の入手可能.

26 ［解離症状］ CDS

1 評価法の概要

SierraとBerrios[1]は，離人症に関する先行研究200件をもとにCambridge Depersonalisation Scale (CDS) を作成した[1]．29項目の自記式の質問票で，最近6か月における離人症状について，頻度 (0. まったくない～4. いつも) と持続時間 (1. 数秒間～6. 一週間以上) の2つのLikert尺度により評価する(⑩)．項目配置は，おおむね臨床上の発生頻度が高い順になっている．項目内容は，一般に離人症状とされる現実感，自己所属感，自己主体感，感情の切迫性の喪失などに加え，既視感，小視症，巨視症など周辺症状が広く含まれている．信頼性，妥当性も確認されており，CDSの探索的因子分析では「Anomalous Body Experience」「Emotional Numbing」「Anomalous Subjective Recall」「Alienation from Surroundings」の4因子が確認されている[2]．日本語版には田辺[3]に掲載されたもの (2006年に項目6の修正を行ったver.3.1jが最新) などがあり，心理測定学的特性の検討も行われている[4]．対象年齢は青年期後期から，回答可能と思われる．

2 評価の実施・採点の留意点

頻度が「0」の場合，持続時間は回答しなくてよい旨を回答者に伝えるほうがよい．離人体験になじみのない者は「質問の意味がわからない」と感じる場合もあるので，その点も回答者への説明上の配慮があってもよいかもしれない．また明らかに病理性を推測させる項目が多いので，正直に回答してもらえるよう実施前に十分なラポールが形成されていることが必要になるだろう．実施には10分程度を要するが，個人差が大きい．

採点は，各項目の頻度得点と持続時間得点の合計が項目得点 (range＝0～10)，すべての項目得点の合計が尺度得点となる (range＝0～290)．

3 解釈における留意点

SierraとBerrios[1]は，臨床サンプルでの検討から，他の疾患から離人症性障害を弁別するカッ

VII. 精神症状の評価法

❿ Cambridge Depersonalisation Scale（CDS）

> この質問は，ふつうの人も日常生活で体験するかもしれないちょっと変わった「不思議な」経験に関するものです．
> （a）ここ半年の間にどれくらいこういった経験をしましたか．（頻度）
> （b）また，頻度が0ではない場合，それらはどれくらい続きましたか．（持続時間）
> それぞれの質問に，その最もあてはまるものの番号に○印をつけて答えてください．
> はっきりと分からない場合には，推測でもかまいません．

1. ふと，自分が現実には存在しないかのような，あるいは世界から切り離されたかのような，妙な感じがする．

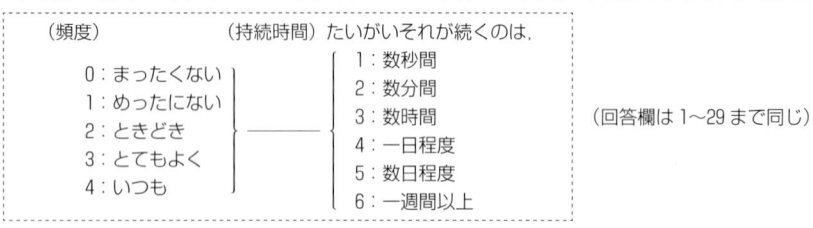

   （頻度）　　　　　（持続時間）たいがいそれが続くのは，
   0：まったくない　　　　1：数秒間
   1：めったにない　　　　2：数分間
   2：ときどき　　　　　　3：数時間　　　　（回答欄は1～29まで同じ）
   3：とてもよく　　　　　4：一日程度
   4：いつも　　　　　　　5：数日程度
   　　　　　　　　　　　 6：一週間以上

2. 自分の見ているものが，まるで絵や写真を見ているかのように，平面的に見える，あるいは，生き生きと感じられない．
3. 自分の体の一部が，まるで自分のものでないかのように感じる．
4. 普段の自分だったら，こわかったり，苦しかったりするはずの状況なのに，自分がちっともこわがったりしていないことに気づく．
5. 大好きなことをしているはずなのに，楽しさが感じられない．
6. 自分が何かしているときに，客観的に自分自身を「観察」しているような感じがする．
7. 食べ物の味や香りに，おいしいとかまずいとか，快，不快といった感じがわからない．
8. 自分の体が，まるで宙に浮いているように，とても軽く感じられる．
9. 泣いたり，笑ったりしているときでも，自分自身の感情が心に迫ってこない．
10. 自分が何か考えているという感じがまったくなくて，自分が話しているときも，まるで自動機械がそのことばを発音しているような感じがする．
11. （自分の声も含め）聞き慣れた声が，遠くから響いてくるように聞こえる，あるいは，現実のものでないまぼろしのような感じがする．
12. 自分の手や足が大きくなった，あるいは，小さくなったように感じる．
13. まるで，自分と外の世界との間にヴェールがかかっているかのように，自分の周囲が，自分から隔てられている，あるいは，現実でないような感じがする．
14. 例えば，今朝自分がしたことが一週間前にしたことのように思えるといったように，最近したことなのに，まるでずっと前にしたことのように感じる．
15. 寝ぼけていないときでも，鏡に映った自分の姿を見ているかのように，外側に自分の幻影が見える．
16. 自分の身に起こったことの記憶なのに，なんだか他人ごとのように切り離された感じがし，自分が体験しなかったことのような感じがする．
17. 初めてのことなのに，あたかも以前に体験したことがあるかのように感じる．
18. ふと，家族や親しい友人に対して自分がなんの親しみの情も感じていないことに気が付く．
19. 自分の周りのものが小さく，あるいは，ずっと遠くに見える．
20. 手で何かに触れても，触れたという感じがわからないので，それに触っているのは自分ではないような感じがする．
21. 例えば，親しい友人の顔や，なじみ深い場所といったものを心に思い浮べることができないような気がする．
22. 自分の体の一部が傷ついたのに，まるで誰か他の人の痛みであるかのように感じるほど，その痛みから切り離された感じがする．
23. 自分が自分の体の外側にいる感じがする．
24. 動いても，自分で動かしている感じがしないので，まるで自分がロボットであるかのような，自動的で機械的な感じがする．
25. 匂いをかいでも，快，不快という感じがしない．
26. 自分が考えていることが，それ自身で独自の生命を持っているかのように，自分から切り離されているように感じる．
27. 自分に触らないと，自分の体があること，あるいは，自分が現実に存在することを確信できない．
28. 例えば，おなかが空いた，のどが渇いたといった体の感覚がなくなったような気がするので，飲んだり食べたりしても，機械的な作業をしているかのように感じる．
29. 慣れ親しんでいた場所が，まるで初めて見たような，見知らぬなじみのない所に見える．

（田辺　肇, 2002；2004）

トオフ得点として 70 点を提示している．感度，特異度はそれぞれ 75.5％, 87.2％と高く，臨床場面において離人性障害を鑑別するための質問票としてとても有用だろう（なお別の日本語版を用いた検討で Sugiura ら[5] は 60 点のカットオフ値を提示している）．

ただし，青年期には平均的にやや高い得点を示す傾向があるので，若年事例の場合には注意が必要であろう．また，臨床的な場面では，同じ項目得点でも回答者の重症度が異なることが知られており，得点をそのまま離人症の重篤さの指標として解釈するべきではない．「項目を読んで自分の体験が初めて言葉になった」と述べる回答者も少なくない．検査後に回答者と各質問項目の体験について話をするとより多くの情報が得られるだろう．

なお，得点分布は歪度が高く低得点に偏っており，正規分布から離れているため，先行研究などの平均得点や標準偏差などを参照する場合には注意が必要である．

（田辺　肇，大部聡子）

引用文献

1) Sierra M, Berrios GE. The Cambridge Depersonalisation Scale : A new instrument for the measurement of depersonalisation. *Psychiatry Res* 2000 ; 93 : 153-164.
2) Sierra M, Baker D, Medford N, et al. Unpacking the depersonalization syndrome ; An exploratory factor analysis on the Cambridge Depersonalisation Scale. *Psychol Med* 2005 ; 35 : 1523-1532.
3) 田辺　肇．DES —尺度による病理的解離性の把握．特集「精神科臨床評価検査法マニュアル」．臨床精神医学 2004 ; 33 増刊号 : 293-307.
4) 田辺　肇，後藤和史，小澤幸世ほか．CDS（Cambridge Depersonalisation Scale）日本語版の心理測定学的特性．日本心理学会第 74 回大会発表 ; 2010 年 9 月（大阪大学）．
5) Sugiura M, Hirosawa M, Tanaka S, et al. Reliability and validity of a Japanese version of the Cambridge Depersonalization Scale as a screening instrument for depersonalization disorder. *Psychiatry Clin Neurosci* 2009 ; 63 : 314-321.

▶ CSD 日本語版入手先

● 田辺　肇（静岡大学大学院人文社会科学研究科臨床人間科学専攻）　E-mail : jdes@ipc.shizuoka.ac.jp
＊著者作成の日本語版については上記宛に請求すれば PDF 版の入手可能．

27　[解離症状] SDQ-20

1　評価法の概要

Somatoform Dissociation Questionnaire-20 (SDQ-20)[1] は，「医学的に説明のつかない解離性の（状態依存的な）身体表現性の反応」（身体表現性解離）を測定する尺度である．臨床的所見から作成された 77 の項目プールを，解離性障害（解離症）の治療経験をもつ 6 人の臨床家の表面的妥当性確認により 75 項目を選定し，解離群と非解離群の患者を最もよく弁別する 20 項目が抽出された．5 項目短縮版 SDQ-5[2] も作成されている．日本語版には，福島ら[3] が作成したものがある．質問紙調査用に教示などを一部改変した日本語版も作成され[4,5]，研究や臨床で現在利用可能である．なお，現在別の研究グループ（藤本昌樹〈東京未来大学〉，鈴木伸〈前橋協立病院〉）による日本語版の作成も進められている（⓫）．

回答は，過去 1 年間における身体表現性解離に相当する項目について，体験頻度を 5 件法（1. 全く当てはまらない〜5. 非常に当てはまる；調査用改変版では 0.〜4.）で評定する．「全く当てはまらない」以外ではさらに，医師によりそれが身体疾患によると診断されているかを回答する．項目内容には，感覚の消失や麻痺を中心とした陰性身

277

VII. 精神症状の評価法

⓫ 藤本，鈴木による身体表現性解離尺度 日本語版（SDQ-20J）

これは，あなたの様々な身体的な症状や体験（それが短い時間だったか，長い時間だったかに関係なく）を調べるアンケートです。この1年間にあったことをお答えください．

各々の項目について最も当てはまるところに丸をつけてください
　1 ＝ ぜんぜん当てはまらない．
　2 ＝ すこし当てはまる．
　3 ＝ わりに当てはまる．
　4 ＝ だいぶ当てはまる．
　5 ＝ 非常に当てはまる．

その症状や体験が「身体的な病気と関連がある」と医師が判断している場合はその欄にチェック☑してください．「はい」の場合，分かっていればその原因や診断名をお書きください．「ぜんぜん当てはまらない」場合は，この欄のチェックは不要です．

・飛ばさず，すべての項目にお答えください

(1) ときどき，排尿について問題を抱えていると感じる．

　1・2・3・4・5　　身体的病気と関連がある　☐ はい　　　（回答欄は(1)～(20)まで同じ）
　　　　　　　　　　病名・原因（　　　　　　　）

(2) いつもなら好ましく感じる味をイヤだと感じることがある（女性の場合，妊娠や月経に関する事情以外で）．
(3) 近くからの音が遠くから聞こえてくるように感じることがある．
(4) ときどき，排尿の時，痛みがある．
(5) 自分のからだ全体，もしくは一部の感覚が鈍いと感じることがある．
(6) 人や物がいつもよりも大きく見えると感じることがある．
(7) ときどき，てんかんのような発作（意識がなくなると伴に身体がけいれんする）が起きる．
(8) 自分のからだ全体，もしくは一部が痛みを感じないことがある．
(9) いつもなら好ましく感じるにおいをイヤだと感じることがある．
(10) 陰部に痛みを感じる（性行為以外で）ことがある．
(11) しばらくの間，（聴覚がないかのように）音が聞こえなくなることがある．
(12) しばらくの間，（視覚がないかのように）眼が見えなくなることがある．
(13) 自分を取り巻く物事がいつもとは違って感じられる（例えば，トンネルを通して見るように感じる，あるいは，それがモノの一部のように感じる）ことがある．
(14) いつもより，においにかなり敏感であったり，鈍感であったりする（風邪などの症状は除く）．
(15) ときどき，自分のからだ全体，もしくは一部がなくなってしまったかのように感じる．
(16) 飲み込めない，もしくは，飲み込むのに非常に努力を要することがある．
(17) 日中は元気に過ごせるのに，眠れない日が何日も続くことがある．
(18) 声が出せない（もしくは，声を出すのに非常に努力を要する），または，ささやき声でしか話せないことがある．
(19) しばらくの間，身体が麻痺して動かせないことがある．
(20) しばらくの間，身体が硬直してしまうことがある．

＊身体表現性解離尺度（SDQ-20）の著作権は，E. R. S. Nijenhuis, O. van der Hart, J. Vanderlinden に帰属する．
＊身体表現性解離尺度 日本語版は，E. R. S. Nijenhuis の正式な許可を得て邦訳した尺度である．SDQ-20 J と略称する．SDQ-20 J の内容的妥当性は，開発者本人によって確認されている．
＊本尺度の著作権は，藤本昌樹（東京未来大学）と鈴木伸（前橋協立病院）に帰属している．臨床での使用においては，制限を設けないが，研究における使用の場合，著作権者に連絡のうえ，許可をとって使用すること． （藤本昌樹，鈴木 伸. 2013）

体表現性解離と，知覚の変容や泌尿生殖器系の疼痛・困難の項目などを中心とした陽性身体表現性解離が含まれる．

信頼性，妥当性も確認されている[1]．探索的因子分析で「感覚無視」「知覚的歪みへの主観的反応」「覚醒調節の障害」の3因子構造の報告もみられるが[6]，因子の頑健性については不明である．日本語版の心理測定学的特性の検討も行われている[7]．

2 評価の実施・採点の留意点

医師による診断の有無についてはしばしば回答

漏れ（時に矛盾する回答）が生じ，得点化に際しては参考にとどめ加味しない．すべての項目得点の合計が尺度得点となる（range＝20〜100；改変版0〜80）．改変版では若干の欠測値（無回答）があった場合にも（0点とみなすので）そのまま得点を算出できる利点がある．原版と得点をそろえる場合20点を加算する．項目内容から，プライバシーの配慮について安心できる回答環境が必要だろう．実施には10分程度を要するが個人差が大きい．

3 解釈における留意点

SDQ-20の得点（M±SD）は，解離性障害の患者群（48.14±15.24）[1]と，一般成人（23.3±6.1）[8]とで，通過率が大幅に異なり，健常群ではほとんど体験されていない．そのため健常群では，信頼性係数が低めに出る傾向がある[5]．性別や年齢による有意な得点差は認められない[1,9]．

精神表現性の解離（いわゆる解離性の体験）を問う一般的な解離性の尺度と異なり，身体的な症状に焦点をあてるため，特に医療の文脈では，意図的・無意図的な回答操作の影響を受けにくく，より適正に解離性の病理をとらえられることが期待される．また，SDQ-20の項目のうち無痛覚・知覚麻痺・凍りつき反応を含む陰性身体表現性解離は，心的外傷と密接な関連があり，他の身体表現性解離よりも複雑な解離を非常によく予測することが指摘されている[10]．

（田辺　肇，小澤幸世）

引用文献

1) Nijenhuis ERS, Spinhoven P, Van Dyck R, et al. The development and psychometric characteristics of the Somatoform Dissociation Questionnaire (SDQ-20). J Nerv Ment Dis 2004; 184: 688-694.
2) Nijenhuis ERS, Spinhoven P, Van Dyck R, et al. The development of the Somatoform Dissociation Questionnaire (SDQ-5) in the screening for dissociative disorders. Acta Psychiatr Scand 1997; 96: 311-318.
3) 福島春子，胡桃澤伸，田中　究ほか．SDQ-20日本語版．神戸大学医学部精神神経科．（未公刊）
4) 小澤幸世，田辺　肇．身体表現性解離質問票（SDQ-20）に関する研究動向．静岡大学心理臨床研究 2010；9：27-36.
5) 小澤幸世，後藤和史，田辺　肇．一般大学生における被虐待歴と精神表現性・身体表現性解離との関連―身体医学的に説明のつかない皮膚症状に着目して．日本トラウマティック・ストレス学会第9会大会発表論文集．2010．p97．
6) El-Hage W, Darves-Bornoz JM, Allilaire JF, et al. Post-traumatic somatoform dissociation in French psychiatric outpatients. J Trauma Dissociation 2002; 3: 59-74.
7) 小澤幸世，田辺　肇，後藤和史．身体表現型解離質問票（SDQ-20）の心理学的特性．日本心理学会第74回大会発表論文集．2010．p374．
8) Maaranen P, Tanskanen A, Haatainen K, et al. Somatoform dissociation and adverse childhood experiences in the general population. J Nerv Ment Dis 2004; 192: 337-342.
9) Nijenhuis ERS. Somatoform dissociation: Major symptoms of dissociative disorders. J Trauma Dissociation 2000; 1: 7-32.
10) Nijenhuis ERS, Spinhoven P, Vanderlinden J, et al. Somatoform dissociative symptoms as related to animal defensive reactions to predatory imminence and injury. J Abnorm Psychol 1998; 107: 63-73.

▶ SDQ-20J 入手先

- 藤本昌樹（東京未来大学こども心理学部）
  E-mail：fujimoto-masaki@tokyomirai.ac.jp
  ＊本尺度の著作権は藤本昌樹（東京未来大学）と鈴木伸（前橋協立病院）に帰属している．臨床での使用においては制限を設けないが，研究における使用の場合は著作権者に許可をとって使用すること．
- 田辺　肇（静岡大学大学院人文社会科学研究科臨床人間科学専攻）　E-mail：jdes@ipc.shizuoka.ac.jp
  ＊著者作成の日本語版については上記宛に請求すればPDF版の入手可能．

28 [解離症状] 子ども版解離評価表（CDC）

　児童青年期の精神科臨床や小児科臨床では解離性障害を診ることはまれではない．たとえば「心因性」疾患として心因性視力障害，心因性聴力障害，心因性運動障害などをしばしば診るが，これらは ICD-10 では解離性感覚障害や解離性運動障害に相当する．また「こっくりさん遊び」などの後にトランス状態や憑依状態として報告される病態を診ることもある．解離性運動障害は児童思春期全般に，解離性けいれんは思春期中期にみられ，解離性知覚麻痺および知覚脱出は前思春期に多いことが報告されている[1]．また，幼児期から学童期における「想像上の仲間（imaginary companion：IC）」やトランス状態など解離症状類似あるいは軽度の解離症状は健康な子どもにも認められる．一般に解離しやすさ（解離傾性）は年少で高く，成人よりも児童は解離しやすいと考えられており，低年齢児では転換症状が多く，年齢とともに減少し，解離症状が増えるとされている．

　一方，多くの解離性障害患者の病歴に重大な心的外傷が認められることが多くの臨床家によって見出されており[2]，児童思春期では子ども虐待や不適切な養育に伴ってしばしば出現することが報告されている．子どもの解離症状は行動上に現れることが多く，主観的な体験として言語化されることは多くないため，評価には綿密な行動観察が欠かせない．たとえば「重要な出来事を覚えていない」「ぼんやりして，夢を見ているかのように過ごす」「気分，性格，口調などが時間により大きく変化する」「赤ちゃんのように振る舞う」「自傷行為があるが覚えていない」「誰か，空想の友達と話しているなどのひとりごと」など[3]である．

　子ども版解離評価表（Child Dissociative Checklist：CDC）はこうした行動観察に基づいた解離症状の評価方法で，Putnam ら[4]によって作成された．本評価表は著作権フリーとなっており，各国訳が作成され世界中で使われている．5〜12歳の子どもを対象にしており，20の子どもの行動を記した評価項目に対して，その頻度をおのおの3段階（0〜2点）で評価することになっている．評価は養育者，保護者，教師ら，対象児童をよく知る観察者が行い，健忘，態度・認知能力・行動の急速な変化，自発性トランス状態，同一性の変化，幻覚，攻撃的・性的行動などに現れる解離症状が対象となる．全項目の総得点で評価されるので，得点は0〜40点のあいだに分布することになる．Putnam らによるアメリカでの調査によれば，健常児で 2.3 ±2.7，特定不能の解離性障害（dissociative disorder not otherwise specified：DDNOS）16.8 ±5.2，解離性同一性障害（dissociative identity disorder：DID）24.5±4.7であったと報告されている[4]．わが国での児童養護施設入所児と一般家庭児童を対象とした調査[5]では，一般家庭児童群で何らかの心的外傷をもつ群が 1.55±2.48 に対して，もたない群が 0.91±1.56 であり，児童養護施設入所児群でも被虐待群 3.19±3.56 に対して，虐待なし群では 1.99±2.85 とともに心的外傷をもつ群は有意に高かった．

　本評価表にはアメリカ版でも日本語版でも臨床診断群とのカットオフ値は未定である．

　　　　　　　　　　　　　　　　（玉岡文子，田中　究）

引用文献
1) 吉田公輔，鎌田尚子，藤内栄太ほか．福岡大学病院精神神経科外来における児童思春期患者の解離性障害の臨床的特徴について．九州精神神経誌　2002；48：160-174.
2) Putnam FW. Dissocation in Children and Adolescents-A Developmental Perspective. New York：Guil-

ford Press；1997／中井久夫（訳）．解離―若年期における病理と治療．東京：みすず書房；2001．
3) 森　茂起．兵庫県児童養護連絡協議会，心のケア専門委員講義資料．2001．
4) Putnam FW, Helmers K, Trickett PK. Development, reliability, and validity of a child dissociation scale. *Child Abuse Negl* 1993；17：731-741／田中　究（訳）．子ども版解離評価表．金　吉晴（編）．心的トラウマの理解とケア，第2版．東京：じほう；2006．pp321-323．
5) 田中　究．髙田　哲，北山真次ほか．児童虐待による心的外傷後ストレス障害および解離性障害の発生頻度と治療に関する研究．2002年度科学研究費研究成果報告書．2002．

29 [解離症状] 日本語版解離質問票（DIS-Q）

　解離（dissociation）の特徴は，「意識，記憶，同一性，情動，知覚，身体表象，運動制御，行動の正常な統合における破綻および／または不連続」と記述され（DSM-5）[1]，解離性障害（解離症）の病理とされている．解離しやすさ（解離傾性）に性差，年齢差，個人差を認めることから，何らかの素因が推測されるが決定的な知見はない．一方，解離性障害における病歴の多くに，重大な心的外傷が認められることは多くの研究者が報告している[2]が，不安障害や摂食障害などに心的外傷と関連のない解離症状もみられ，心的葛藤がその要因と推測されることも少なくない．

　この解離症状の評価には，解離体験尺度（Dissociative Experiences Scale：DES）が用いられることが多い（p.272参照）．しかしDESは質問項目が曖昧な部分もあり，またインターネット上にも公開されて被検者に既知のものとなっている可能性も指摘されて，他の評価尺度が必要とされていた．

　解離質問票（Dissociative Questionnaire：DIS-Q）は，Vanderlindenら[3]によって解離傾性の程度を測定する目的で作成された自記式尺度である．質問票は大きく2つに分かれており，対象者の属性と心的外傷の有無とその種類に関する部分と，63項目からなる解離症状を問う部分で構成されている．日本語訳は宋らが「DIS-Q日本語版」[4]を作成した．この63項目の設問は解離体験の強度，頻度を，「1＝まったくなし」から「5＝非常に」の5段階で回答し，その総得点の平均を評価点とするものである．したがって，平均総得点は0～5のあいだに分布することになる．DIS-Qも下位項目によって，同一性混乱・分裂，コントロール喪失，健忘，没頭といった解離特性を評価できるようになっている．Vanderlindenら[3]はDIS-Q1（同一性混乱・分裂）は非現実感および離人体験と，DIS-Q2（コントロール喪失）は行動，思考，感情の制御の困難と，DIS-Q4（没頭）は没我体験，催眠状態との関連が強いと述べている．また，DESとの高い相関は原著者も確認しており，宋らも統合失調症群ではあるが確認している．

　また原著者らは健常群（$n=374$）におけるDIS-Q平均総得点は$1.61±0.40$と報告し[3]，同様に健常群におけるDIS-Qの下位項目分類の各得点を，DIS-Q1（同一性混乱・分裂）$1.42±0.45$，DIS-Q2（コントロール喪失）$1.83±0.54$，DIS-Q3（健忘）$1.47±0.41$，DIS-Q4（没頭）$2.07±0.62$と報告し[5]，解離性障害とのカットオフポイントを2.5と設定している．わが国では松井ら[6]が健常群（$n=68$）のDIS-Q平均総得点は$1.37±0.26$，下位項目分類のDIS-Q1は$1.27±0.23$，DIS-Q2は$1.48±0.330$，DIS-Q3は$1.37±0.25$，DIS-Q4は$1.43±0.43$と報告しているが，臨床群とのカットオフポイントについては未定である．

　解離症は症状，発症状況などから臨床診断を行

うことが多く，解離尺度は補助的役割にとどまる一方，精神鑑定などで精神状態を測定する尺度としてしばしば用いられる．筆者はDIS-QをDESとともに司法鑑定で用いることがあるが，これらはおおむね一致した傾向を示すが，子どもを加害した後に自らを解離性同一性障害であると主張した事例で，DESが非常に高値でDIS-Qが低値と乖離しており，他の所見と併せて詐病を判断したことがある．

本尺度の入手については神戸大学医学部附属病院精神科神経科もしくは筆者に問い合わされたい．

（松井裕介，田中　究）

引用文献

1) American Psychiatric Association. Diagnostic and Statistical Manual of Mental Disorders, 5th edition. Arlington, VA：APA；2013／高橋三郎，大野　裕（監訳）．DSM-5 精神疾患の診断・統計マニュアル．東京：医学書院；2014.
2) Putnam FW. Dissocation in Children and Adolescents-A Developmental Perspective. New York：Guilford Press；1997／中井久夫（訳）．解離—若年期における病理と治療．東京：みすず書房；2001.
3) Vanderlinden J, Van Dyck R, Vandereycken W, et al. The Dissociation Questionnaire（DIS-Q）：Development and Characteristics of a new Self-Report Questionnaire. Clin Psychol Psychiatry 1993；1：21-27.
4) 宋　建華，福島春子，田中　究．心的外傷との関連からみた精神分裂病患者の解離症状．神戸大学医学部紀要（0075-6431）2001；61(4)：145-177.
5) Vanderlinden J, Van der Hart O, Varga K. European Studies of Dissociation. In：Michelson LK, Ray WJ (eds). Handbook of Dissociation：Theoretical, Empirical, and Clinical Perspectives. New York：Plenum Press；1996. pp25-49.
6) 松井裕介，田中　究，内藤憲一ほか．解離症状に対するDIS-Q日本語版での評価．精神医学 2010；52：49-54.

▶ DIS-Q 入手先

- 神戸大学医学部附属病院
  〒650-0017　兵庫県神戸市中央区楠町7丁目5-2
- 田中　究（兵庫県立光風病院）
  〒651-1242　兵庫県神戸市北区山田町上谷上字登尾3
- 松井裕介（兵庫県立淡路医療センター精神科）
  〒656-0021　兵庫県洲本市塩屋1-1-137

VII. 精神症状の評価法
C. 行動障害・自閉症・子どもの発達

1 乳幼児期自閉症チェックリスト修正版（M-CHAT）

1 評価法の概要

乳幼児期自閉症チェックリスト修正版（Modified Checklist for Autism in Toddlers：M-CHAT）[1]は，2歳前後の幼児に対して自閉症スペクトラム障害（自閉スペクトラム症：autism spectrum disorders：ASD）のスクリーニング目的で使用される親記入式の質問紙である．M-CHATは，乳幼児期自閉症チェックリスト（Checklist for Autism in Toddlers：CHAT）[2]の親への質問9項目に，Robinsら[1]が新たに14項目を追加した23項目（❶）から成り，親がはい・いいえの二者択一で回答する．

項目内容は，共同注意（大人と注意を共有しながら環境を認知すること），模倣，対人的関心，遊びなどのノンバーバルな社会性の発達に関する16項目を主とするが，他にASDに特異的な感覚反応や常同行動に関する4項目，言語理解に関する1項目，そしてダミー項目も含む（❶）．

M-CHATで尋ねる対人行動は，定型発達の子どもでは，遅くとも1歳半までに獲得されていることがわかっている[3]．そしてASD児の場合，1歳半から2歳の時期は言葉は話す高機能児でも共同注意や模倣などのノンバーバルな社会的行動は少ない．したがって，1歳半の時点でこれらの行動が乏しいということは，社会性の発達に何らかの懸念があり，精査とフォローが必要であることを意味する．つまり，言い方を変えると，M-CHATは乳幼児期の社会性の発達が定型的なマイルストーンをたどっているかどうかを確認するツールであり，低年齢の幼児に使用できる最も簡便で有用なASDのスクリーニング尺度である[4]．現在，世界中で使用されており，その日本語版[5]は筆者らによって，オリジナルな絵を加えて作成された（http://www.ncnp.go.jp/nimh/jidou/research/mchat.pdf）．

2 具体的な評価の方法ならびに施行上の注意

M-CHATを用いた標準的なスクリーニング手続きは2段階である．第1段階（18～24か月時）では，親にM-CHATに回答してもらう．採点は，基本的には，いいえに○がつくと不通過とカウントするが，項目11, 18, 20, 22については，はいに○がつくと不通過となる．カットオフ値を超えた陽性ケースには，約1～2か月後に第2段階として電話面接で再度，不通過項目を中心に発達状況を具体的に確認する．健診では，このように1回限りではなく複数回行うことが推奨される．第1段階で陽性となっても後に陰性となるケースが多いからである．2回とも陽性の場合，個別に詳細な聴き取りと行動観察および発達検査を行う．アメリカの原版では，全23項目中3項目以上，または重要6項目［他児への関心（項目2），興味の指さし（7），興味あるものを見せる（9），模倣（13），呼名反応（14），指さし追従（15）］中2項目以上の不通過がカットオフ基準として用いられている[1]．最新の18,989人を対象とした報告[6]では，2段階スクリーニングのASD陽性的中率0.54，ASD以外の発達障害（神経発達症）や何らかのDSM診断を含めた陽性的中率は0.98である．つまり，ASD診断は陽性児の2人に1人，そして定型発達児が陽性となることはほとんどない，ということになる．また，カットオフ基準のうち全23項目中3項目基準のみでも精度が変わらないことも示された．

日本語版は，18か月健診での通常の全般的発達

VII. 精神症状の評価法

❶ M-CHAT の項目別特徴

項目番号	項目内容	関連領域	親に確認するのに適した時期	標準化判別係数
1	体を揺らすと喜ぶ	ダミー項目		
2	他児への関心	対人的関心	8か月以前	
3	高所のぼり	ダミー項目		
4	イナイイナイバーを喜ぶ	ダミー項目		
5	ふり遊び	対人的想像	11～12か月	.197
6	要求の指さし	コミュニケーション	11～12か月	.511
7	興味の指さし	共同注意	11～12か月	
8	機能的遊び	物の操作の理解・感覚反応	15～17か月	
9	興味あるものを見せる	共同注意	15～17か月	.132
10	合視	対人的反応	8か月以前	
11	聴覚過敏	感覚反応（逆転項目）		
12	微笑み返し	情動的反応性	8か月以前	
13	模倣	対人的反応	11～12か月	.437
14	呼名反応	情動的反応性	8か月以前	.335
15	指さし追従	共同注意	11～12か月	.153
16	歩行	ダミー項目		
17	視線追従	共同注意	15～17か月	
18	常同行動	常同行動（逆転項目）		
19	親の注意喚起	対人的関心	15～17か月	
20	耳の聞こえの心配	対人的反応（逆転項目）		
21	言語理解	言語コミュニケーション		.143
22	感覚への没頭	感覚反応（逆転項目）		
23	社会的参照	対人理解	15～17か月	

スクリーニングに追加する形での導入を想定したため, アメリカより対象児の月齢が低いことを考慮して, 第1段階では, 全23項目中3項目以上, または重要10項目中［原版の重要6項目に, 要求の指さし（項目6）, 耳の聞こえの心配（20）, 言語理解（21）, 社会的参照（23）を追加］1項目以上の不通過, 第2段階では全23項目中3項目以上または重要10項目中2項目以上の不通過と, 閾値を低くして導入した経緯がある. この方式でM市の18か月健診（$n=1,851$）で実施した結果を平均4歳まで長期追跡したところ, 陽性的中率は0.455であった[7]. 後にASDと診断された児童のうち, 遅れのない児の36%, 遅れのある児の75%がM-CHAT 2段階法で陽性であったことからも, 高機能ASDの大半はまだこの段階で発見することが難しいことがわかる[7]. 一方, 偽陽性ケースの多くは親の育児支援ニーズが高かった. したがって, M-CHATの聴き取りに際しては, できるだけ具体的な例を聞くなど児の問題の把握と具体的な育児支援につなげるよう, 可能な限りニーズを拾う工夫が望まれる.

3 評価法の特徴

M-CHATは18～24か月児の乳幼児集団健診や個別健診, または専門クリニックでの問診に用いれば, 簡便でかつ精度の高いASDのスクリー

ニングが可能となる．ただし，乳幼児期のASD児の発達経過には個人差が大きく，真のエビデンスは紹介したような長期追跡[7]に基づく必要がある．現時点では，限られたエビデンスしか存在しないが，使用に際しての留意点について，以下にあげる．

- 適切にM-CHATを使用し結果を解釈するためには，健診スタッフやクリニックの専門家は，乳幼児期の社会性の発達についてよく知っておく必要がある．
- 親回答に加えて，専門家の行動観察を追加情報とすることで精度は高くなる．
- 乳幼児期の子どもへのかかわり方について親に情報提供するとともに，具体的に助言する機会とする．
- スクリーニング結果が陽性の場合には，診断が確定するまで待たずに，個々の児の特徴や育児支援ニーズに合わせた支援を早期に開始すべきである．
- M-CHATの結果は乳幼児期だけでなく，また乳幼児期に支援に結びつかなかった場合でも，地域の保育所，幼稚園，育児相談，クリニック，療育機関などのあいだで共有することで，途切れない支援が可能となる．
- 陽性ケースの一部の親は気づきが遅れるが，気づきが乏しいことは育児支援ニーズがないとは限らない．ニーズがはっきりする集団生活場面で適切な支援につなげられるよう，親や専門家同士での話し合いをしておく必要がある．
- ASDに最も鋭敏な項目は5，6，9，13，14，15，21の7項目である[8]（❶）．
- 対人行動に関する項目は，その芽生え時期（❶）である0歳代後半から1歳前半にかけてチェックすれば，育児支援とひいてはASD早期発見・早期支援につながる（項目15は2012年度改正

された母子健康手帳の1歳の頃のチェック項目に導入された）．

（神尾陽子）

引用文献

1) Robins DL, Fein D, Barton ML, et al. The Modified Checklist for Autism in Toddlers : An initial study investigating the early detection of autism and pervasive developmental disorders. *J Autism Dev Disord* 2001 ; 31 : 131-144.
2) Baron-Cohen S, Allen J, Gillberg C. Can autism be detected at 18 months? : The needle, the haystack, and the CHAT. *Br J Psychiatry* 1992 ; 161 : 839-843.
3) Inada N, Kamio Y, Koyama T. Developmental chronology of preverbal social behaviors in infancy using the M-CHAT : Baseline for early detection of atypical social development. *Res Autism Spectr Disord* 2010 ; 4 : 605-611.
4) 神尾陽子．自閉症スペクトラム障害の早期発見：ライフステージにわたる支援のために．コミュニケーション障害学 2013 ; 30 : 18-24.
5) Inada N, Koyama T, Inokuchi E, et al. Reliability and validity of the Japanese version of the Modified Checklist for Autism in Toddlers（M-CHAT）. *Res Autism Spectr Disord* 2011 ; 5 : 330-336.
6) Chlebowski C, Robins DL, Barton ML, et al. Large-scale use of the Modified Checklist for Autism in low-risk toddlers. *Pediatrics* 2013 ; 131(4) : e1121-e1127.
7) Kamio Y, Inada N, Koyama T, et al. Effectiveness of using the Modified Checklist for Toddlers with Autism in two-stage screening of autism spectrum disorder at the 18-month health check-up in Japan. *J Autism Dev Disord* 2013, DOI 10.1007/s10803-013-1864-1.
8) Kamio Y, Inada N. Early diagnosis of ASD in toddlers and school children : Community studies and national surveys in Japan. In : Patel VB, Preedy VR, Martin C (eds). The Comprehensive Guide to Autism, Vol 3. New York : Springer ; 2013. pp2561-2577.

▶M-CHAT日本語版入手先

- 国立精神・神経医療研究センター児童・思春期精神保健研究部
  URL : http://www.ncnp.go.jp/nimh/jidou/research/mchat.pdf
  ＊上記URLからダウンロード可能．

2 自閉症スペクトラム（障害）指数（AQ）日本語版

1 自閉症スペクトラム

　自閉症や Asperger 障害から定型発達までを，社会的・コミュニケーション障害の連続体として理解する「自閉症スペクトラム」という考え方[1,2]に基づいて，アメリカ精神医学会の最新の診断基準である DSM-5[3] では，自閉症圏の障害は「自閉症スペクトラム障害（自閉スペクトラム症：Autism Spectrum Disorder：ASD）」として一括して診断されることになった．Baron-Cohen らは，知的障害を伴わない ASD やその幅広い自閉症の表現型（broad autism phenotype）[4]における ASD の程度を測定することを目的として「自閉症スペクトラム指数（Autism-Spectrum Quotient：AQ）」を作成した．これは，DSM-IV の診断基準を前提としているが，DSM-5 の新しい診断基準にもおおむね適合したものである[5]．

2 AQ の構成

　AQ の項目内容は，ASD に認められる認知的・行動的特徴を中心とした内容から構成されており，ASD を特徴づける症状の5つの領域「社会的スキル」「注意の切り替え」「細部への注目」「コミュニケーション」「想像力」について10問ずつの下位尺度があり，全体で50項目となっている．回答形式は，「当てはまる，どちらかといえば当てはまる，どちらかといえば当てはまらない，当てはまらない（そうではない）」という4肢選択の強制選択法であり，採点法は，各項目で ASD 傾向とされる側に該当すると回答した場合に1点が与えられ，50点が最高得点である．
　なお，所要時間は約10分である．

3 AQ 日本語版・成人用（AQ-J）

　AQ（一般用・成人用）は，対象年齢が17歳以上である．日本語版の標準化は，精神科医によって DSM に基づいて高機能自閉症（high-functioning autism：HFA）または Asperger 障害（AS：標準化時）の診断を受けた57人と一般社会人194人，大学生1,050人を対象に行われた．その結果，ASD 群は2つの定型発達群に比べ，総合得点と5つの下位尺度すべてにおいて高得点であり，明らかに識別できることが示されている[6]（❷）．
　また，得点分布から，ASD 群の約9割（87.8％）が含まれ，定型発達群では3％弱（社会人の2.6％，大学生の2.8％）のみが該当する33点を，ASD 群と定型発達群を最もよく識別できるカットオフポイントとしている．すなわち，AQ の得点が33点以上であることが，自閉症スペクトラム上において診断的水準に対応する自閉症傾向をもつことを意味すると考えられる（❸）．
　なお，定型発達群においても，男性が女性よりも高得点であることや，大学生では理系学生が文系学生より高得点である点など，ASD の超男性脳仮説と一致する結果が示されている．また，ASD の第一度親族は家族内に ASD がいない成人に比べ AQ で高得点を示すという報告もあり，自閉症スペクトラムの幅広い表現型仮説を裏づけている[7]．

4 AQ 日本語版・児童用（AQ-JC）

　成人を対象として作成された AQ をもとに，臨床上・研究上の要請が高い児童期から青年期前期の年齢層を対象として作成されたもので，構成内容は成人用と同じである．成人用との最も大きな違いは，成人用が自己回答形式であるのに対して，

❷ AQ 日本語版・成人用（AQ-J）の平均得点（標準偏差）

Group	n	総合 AQ 得点	社会的スキル	注意の切り替え	細部への注目	コミュニケーション	想像力
AS/HFA 群	57	37.9 (5.31)	8.3 (1.80)	7.9 (1.43)	6.2 (2.22)	8.2 (1.28)	7.4 (1.63)
一般社会人	194	18.5 (6.21)	3.4 (2.38)	4.3 (2.06)	4.9 (1.96)	2.8 (2.07)	3.2 (1.67)
男性	103	19.1 (5.98)	3.7 (2.46)	4.2 (2.04)	4.7 (1.91)	3.0 (2.09)	3.4 (1.67)
女性	91	17.9 (6.44)	3.1 (2.29)	4.3 (2.11)	5.0 (2.02)	2.6 (2.04)	2.9 (1.65)
大学生	1,050	20.7 (6.38)	3.9 (2.60)	5.2 (2.01)	4.8 (1.95)	3.7 (2.08)	3.2 (1.78)
男性	555	21.5 (6.29)	4.1 (2.57)	5.3 (1.96)	4.8 (1.96)	3.8 (2.11)	3.5 (1.86)
女性	495	19.9 (6.38)	3.7 (2.64)	5.1 (2.06)	4.8 (1.95)	3.5 (2.04)	2.8 (1.60)

AS：Asperger 障害，HFA：高機能自閉症．

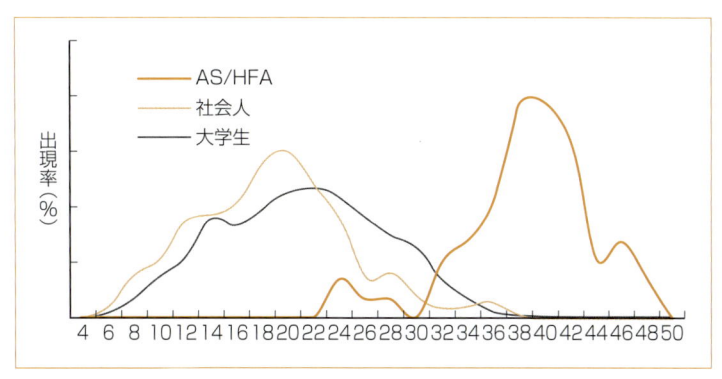

❸ AQ 日本語版・成人用（AQ-J）の得点分布

児童用では保護者などの対象児をよく知っている他者による評定形式であるという点である．

日本語版では，小学生から中学生に対応する6〜15歳を対象に標準化が行われている[8]．なお日本語版では，予備調査の結果をもとに，イギリスの予備調査で使用されていた補足説明を参考にして，外部からの観察では回答が難しい項目には説明を加えている．また，予備調査の結果，保護者でも判断が難しく無回答の割合が一定以上あった項目が一部認められたため，日本語版では4肢選択に加えて「わからない（判断できない）」という選択肢を加えている．

AQ-JC は，標準化実施時に DSM-IV に基づいて2人の小児精神科医によって HFA または AS と診断された6〜15歳（平均年齢10歳4か月）の ASD 児童81人，定型発達群としては，無作為に抽出された同じ年齢範囲の小・中学校生徒372人（平均年齢10歳9か月）を対象に標準化された（いずれも，実際のデータは保護者による回答）．なお，ASD 群については，全員知能検査（WISC-III）で FIQ が85以上（平均 FIQ＝102.5）の児童が対象である．

結果は，成人用と同様に，ASD 群は2つの定型発達群に比べ，総合得点と5つの下位尺度すべてにおいて高得点であり，明らかに識別できるとともに，定型発達群では，男児が女児よりも得点が高い傾向を示している（❹）．

AQ-JC のグループ別・尺度別の得点結果は，❹ に示した通りである．ASD 群と定型発達群の得点分布に基づいて，ASD 児を定型発達児から最も適切に識別する得点を検討した結果，カットオフポイントとしては25点が妥当であると考えられている．すなわち，ASD 群の82.5％が25点以上であるのに対して，定型発達群では25点以上は3.8％であった[8]．したがって，AQ-JC では，得点が25点以上であることが自閉症スペクトラム上で診断レベルに該当する程度の自閉症傾向をもっていることを示している（❺）．

287

❹ AQ日本語版・児童用（AQ-JC）の平均得点（標準偏差）

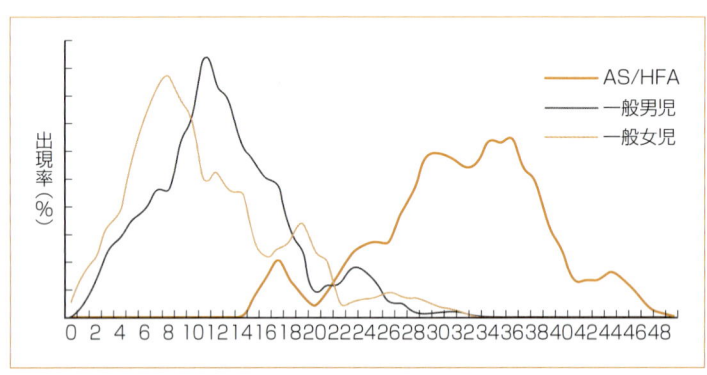

Group	n	総合AQ得点	社会的スキル	注意の切り替え	細部への注目	コミュニケーション	想像力
AS/HFA児	81	31.9 (6.69)	6.9 (2.16)	6.2 (1.81)	5.1 (2.19)	7.2 (2.17)	6.5 (2.01)
男児	63	32.5 (6.72)	6.9 (2.27)	6.3 (1.82)	5.3 (2.14)	7.2 (2.27)	6.7 (1.96)
女児	18	29.7 (6.08)	7.1 (1.72)	5.8 (1.71)	4.2 (2.17)	6.9 (1.75)	5.7 (1.97)
定型発達児	372	11.7 (5.94)	2.2 (1.94)	2.3 (1.73)	3.6 (1.85)	1.3 (1.55)	2.4 (1.72)
男児	188	12.4 (5.52)	2.3 (1.83)	2.5 (1.69)	3.6 (1.95)	1.3 (1.44)	2.7 (1.69)
女児	184	11.0 (6.27)	2.1 (2.05)	2.2 (1.76)	3.5 (1.73)	1.2 (1.65)	2.0 (1.68)

❺ AQ日本語版・児童用（AQ-JC）の得点分布

5 AQの有用性

AQ日本語版の結果は，成人用・児童用ともに，ASD群と定型発達群の得点分布や，両群の差においてイギリスのデータとほぼ共通であり（ASDと社会人の平均得点の差は，成人用では，イギリス・日本ともに19.4点，児童用では，イギリスの19.6点に対して日本では20.2点），ASD群を定型発達群から識別するという点ではきわめて高い安定性を示している．

また，幅広い表現型仮説に基づき，定型発達者やASD児者の血縁者のASD傾向を調べた研究も多いが，定型発達者においてはAQ得点に性差がみられ女性よりも男性が高得点を示すことや理系の学部の学生のほうが文系の学部の学生よりも高得点であること，ASDの血縁者では一般定型発達者よりも得点が高いことなどが報告されており，ASDの幅広い表現型仮説を裏づけている．

AQの実施上の特徴としては，回答（記入）時間が約10分程度であり，採点も簡便であることから，ASDの簡易的なスクリーニングだけでなく，うつや不安障害などで精神科を受診したケースの背後にASDが疑われる場合などでも使用可能である．

6 AQ使用上の注意点

原著者のBaron-Cohenも指摘しているように，AQはスクリーニングの検査であり，その得点でASDと診断すべきではない．特に成人用は，自己回答形式であるため，ASDであっても回答者が自分の特性にあまり気づいていない場合には低得点となることがある．したがって，カットオフポイントを超えていない場合でもASDが疑われる場合には専門的な診断が必要である．また，カットオフポイントを超える場合でも，ASD類縁のパーソナリティ障害などの可能性もある．最終的な診断は，発達精神医学などの専門家が詳細に評価したうえで行うことが必要である．

なお，DSM-5では，ASDの中核症状の一つでもあるコミュニケーション上の問題が，「社会的

コミュニケーション障害（social communication disorder：SCD）」として別の診断カテゴリーとして独立して設けられた．このSCDとAQとの関係については，現在研究中である．

（若林明雄）

引用文献

1) Wing L. Asperger's syndrome：A clinical account. Psychol Med 1981；11：115-129.
2) Wing L. The autistic spectrum. Lancet 1997；350：1761-1766.
3) American Psychiatric Association. Diagnostic and statistical manual of mental disorders, 5th edition：DSM-5TM. Washington DC：American Psychiatric Publishing；2013.
4) Bailey A, Le Couteur A, Gottesman I, et al. Autism as a strongly genetic disorder：Evidence from a British twin study. Psychol Med 1995；25：63-77.
5) Baron-Cohen S, Wheelwright S, Skinner R, et al. The autism-spectrum quotient (AQ)：Evidence from Asperger syndrome/high-functioning autism, males and females, scientists and mathematicians. J Autism Dev Disord 2001；31：5-17.
6) Wakabayashi A, Baron-Cohen S, Wheelwright S, et al. The Autism-Spectrum Quotient (AQ) in Japan：A cross-cultural comparison. J Autism Dev Disord 2006；36：263-270.
7) Bishop DVM, Maybery M, Maley A, et al. Using self-report to identify the broad phenotype in parents of children with autistic spectrum disorders：A study using the autism-spectrum quotient. J Child Psychol Psychiatry 2004；45：1431-1436.
8) Wakabayashi A, Baron-Cohen S, Uchiyama T, et al. The Autism-Spectrum Quotient Children's Version in Japan：A cross-cultural comparison. J Autism Dev Disord 2007；37：534-540.

▶ **AQ日本版入手先**

● 千葉大学文学部行動科学科心理学講座 若林研究室
　E-mail：akiow@L.chiba-u.ac.jp
　＊臨床上の使用については原著者の意向で一定の条件が必要なため，無断で使用することはせずに事前にメールで問い合わせること．

3 PARS-TR

1 PARS-TRの評定目的—尺度構成と評定方法

　PARS-TRは日本で独自に開発された広汎性発達障害（pervasive developmental disorders：PDD）の評定尺度PARSのテキスト改訂版である．PARS-TRのアクロニムは自閉スペクトラム症（自閉症スペクトラム障害：autism spectrum disorders：ASD）を含んでいるが，PARSとの連続性のためにPDDの表記を用いる．PARS-TRの目的は，母親（あるいは他の主養育者）へのインタビューにより把握されたPDD特有の行動特徴の状態に基づいて，①対象児者の適応困難性がPDDに由来するものか否かを「PDDが強く示唆される/その可能性は低い」という診断補助情報の形で提供すると同時に②対象児者の支援ニーズと支援の手がかりを把握することである．その意味でPARS-TRは支援ツールの性格をもつ評定尺度である．当然のことながらPARS-TRによるPDDの確定診断はできない．

　PARS-TRには57項目の質問があり，幼児期（就学前）尺度（34項目），児童期（小学生）尺度（33項目），思春期・成人期（中学生以上）尺度（33項目）の3年齢帯の下位尺度が重なり合って構成されている．各項目はPDDによくみられる行動特徴で日常生活の適応困難につながりうるもので，低機能・高機能両タイプの行動特徴をカバーしている．またPARS-TRには，少ない項目数で57項目版と同じ精度の診断補助情報を提供する

短縮版が用意されている．検査の所要時間は対象児者の年齢によって異なるが，57項目版の場合，就学前では40〜50分，小学生以上は60〜90分である．短縮版の場合は，就学前では20分弱，小学生以上では30分程度である．なお，PARSの各年齢帯尺度および短縮版の信頼性と妥当性は尺度作成時の4つの論文[1-4]で示されている．

評定は当該の行動特徴について「0」(なし)，「1」(多少目立つ)，「2」(目立つ)の3段階である．評定には幼児期ピーク評定と現在評定の2種類があり，各年齢帯で両評定を実施する．幼児期ピーク評定は幼児期尺度の回顧評定で質問項目の行動特徴が就学前に最も顕著であったときの状態像の評定であり，診断補助情報を提供する．現在評定は各年齢帯に該当する尺度による現在の状態像の評定であり，現在の適応状況を反映する．幼児期対象においても2種類の評定を行うのは，たとえば5歳時の現在評定において，3歳時には顕著であった行動特徴が軽減あるいは消失している場合が考えられるからである．

PARS-TR の評定結果である PARS-TR 得点は評定不能となった質問以外の評定値の単純加算値である．PARS-TR は幼児期ピーク評定，児童期現在評定，思春期現在評定，および各短縮版について「PDD が強く示唆される」基準得点を提示しており，幼児期の回顧評定が困難でも利用可能である．基準該当について幼児期ピーク評定と現在評定が異なった場合は PDD を示唆する結果が採用される．なお評定児者の対象年齢は3歳以上である．

❷ 評定の構造とその意味 ―評定の実際と留意点

PARS から PARS-TR への改訂で，①各評定段階の指針（評定例），②「頻度と程度」観点の指針，③評定不能の記録方法，④項目の視点（質問項目を理解するうえでの補足情報），⑤評定の視点（評定を実施するうえでの補足情報）の5つが付記された．ただし②と③以外は必要と思われる質問項目のみに付記されている．❻は PARS-TR の項目9「友達とごっこ遊びをしない」の実際の表記であるが，以下，❻に基づいて，評定の実際を解説する．

項目タイトルの右に本項目の評定の観点として頻度と程度を考慮して評定することが示されている．この場合の頻度とは「ごっこ遊びをどのくらい頻回に行っているか」であり，程度とは「母親が語ったごっこ遊びの背景にどの程度の想像活動を想定しうるか」である．

以上の「頻度・程度」の観点をさらに具体的に補足しているのが「項目の視点」である．ここでは「ごっこ遊びの相手が同年代他児であること」「遊びのなかで想像力が活かされていること」が明示され，ごっこ遊びに見えるが想像力が欠けている活動として「一人で行っている模倣や場面再現的な遊びは含まない」ことが示されている．その下は，評定インタビューの基本的な聞き方の例示であるが，実際にはこれだけでは不十分であり，この点の補足として「評定の視点」および「評定例」が評定段階のところに記載されている．

「評定の視点」は評定段階1に付記されていることが多い．その理由は，評定1の判断が PDD 特性の十分な理解を求めるものだからである．PDD の行動特徴（病理症状）は常に生起するわけではない．DSM-5 の ASD 診断基準 C にあるように，社会的コミュニケーションの要求が児者のキャパシティを超えなければ顕在化しない場合もある．PARS-TR の評定1はこの事実を反映しており，本項目では評定の視点として「ごっこ遊びが見られるのは，特定の場面や相手との場合のみだった」と記されている．

「評定例」は「評定の視点」のさらに具体的な補足である．❻では「自発的にはやらないが相手にリードしてもらえればできた」や「母親など特定の人としかしなかった」が記されている．これらのエピソードの基底には PDD 特有の認知的困難さが存在しており，大多数の子どもたちが同年齢他児とのあいだで想像力豊かに展開するごっこ遊びとは質的に異なるものである．しかし同時に，ある条件下では，他児の想像活動に追随したり，限られた範囲ではあっても萌芽的な想像活動が可

❻ PARS-TRの項目9「友達とごっこ遊びをしない」

短縮版項目

項目 9. 友達とごっこ遊びをしない　（頻度と程度を考慮して評定）

　　　　[項目の視点] 同年代の他児と想像力を活かした遊びをするかどうかを評定する．ごっこ遊びに見えても一人で行っている模倣や場面再現的な遊びは含まない．

聞き方(幼児期ピーク評定(幼児期の症状がもっとも顕著な時)：全対象者)：
　お子さん(・・・さん)は，(幼児であれば)これまでに／(小学生以上であれば)幼児期(就学前)に友達とごっこ遊び(ままごと，お店屋さんごっこ，電車ごっこ，たたかいごっこなど)をしましたか？　友達とごっこ遊びをよくしましたか？　時々(多少)友達とごっこ遊びをしたという程度ですか？　それとも，友達とごっこ遊びはしなかったですか？

評定段階(数字を○で囲む)：
　0. 友達とごっこ遊びをよくした．
　1. 時々(多少)友達とごっこ遊びをした．
　　　[評定の視点] ごっこ遊びが見られるのは，特定の場面や相手との場合のみだった．
　　　[評定例] 自発的にはやらないが相手にリードしてもらえばできた；母親など特定の人としかしなかった；
　　　　ごっこ遊びのストーリーのパターンが限られていて，他児にも決まった振る舞いを求めた；
　　　　限られた特定の友達とならできたが，それ以外の友達とはできなかった；
　　　　できるごっこ遊びの種類や内容がとても限られていた，など．
　2. 友達とごっこ遊びはしなかった．
　　　[評定例] 友達がごっこ遊びを近くでやっていても参加しなかった；
　　　　他児がごっこ遊びをしていてもやらなかった；ごっこ遊び的なことはしたが，
　　　　ほとんどがビデオ場面などの再現だった；ごっこ遊びはまったくやらなかった，など．
　8. 評定不能(幼児期の生育歴を母親(主養育者)が十分に想起できない場合)

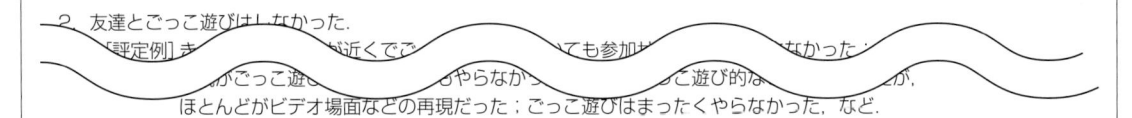

聞き方(現在評定(現在／最近の症状の評定)：幼児のみ)：
　現在はどうですか？　友達とごっこ遊びをよくしますか？　時々(多少)友達とごっこ遊びをする程度ですか？　それとも，友達とごっこ遊びはしないですか？

評定段階(数字を○で囲む)：
　0. 友達とごっこ遊びをよくする．
　1. 時々(多少)友達とごっこ遊びをする．
　2. 友達とごっこ遊びはしない．
　8. 評定不能(現在の状態を母親(主養育者)が十分に把握していない場合)

能となることも示唆している．この点で，評定1と判断されるエピソードは対象児者の支援の手がかりを伝えるものでもある．そして評定2と判断された場合でも，評定1に該当するエピソードとなりうる特定場面を探索したり工夫したりすることが支援の一手ともなる．たとえば，好みのアニメの一場面をリアルな人形で再現する遊びを提示して共有を試みるといったことである．

　最後にPARS-TRには評定不能を示す評定値として「8」(母親の想起不能)と「9」(その他の

障害や発達レベルの影響による評定不能)が項目に応じて設定されており，これらのチェックを通じて対象児者の状態像をより詳細にとらえることができる．

　以上に示した情報を把握するには，当該項目の内容とPDDの基本的な障害特性との関連を念頭におきつつ，さまざまな日常場面でのエピソードを聴取していくことが求められる．実際の評定では，最初に評定0か評定2かを確認し，その後，3つの評定段階のどの辺りに位置するかの検討作

業に入るのが有用であろう．具体的には，評定0の回答には，その実際の状況を確認後，社会的コミュニケーション要求が高い場面や初めての場面での様子を聴取していく．評定2の回答には社会的コミュニケーション要求が低い場面や慣れ親しんだ場面での様子を聴取するという逆の手順となる．その際，母親が具体的な状況をイメージできる聴取を心がける必要があろう．また，PARS-TRには項目番号順に聴取する決まりはないため，子どもの幼児期の遊びの様子を尋ねつつ，関連項目を評定していくこともできる．

3 PARS-TRに関連する諸研究とPARS-TRの有用性

従来版のPARSを用いた研究は，思春期・成人期項目の現在評定でPDDと非PDD臨床群を鑑別しえた[5]，4〜17歳の学齢児で幼児期ピーク得点および現在得点が対人応答性尺度（Social Responsiveness Scale：SRS）得点と高い相関を示した[6]，幼児を対象に6か月を経て2回実施した幼児期現在得点に有意差がなかった[7]，幼児から成人の対象で幼児期ピーク評定が自閉症診断面接改訂版（ADI-R）の社会的相互作用およびコミュニケーション得点と高い相関を示した[8]，成人知的障害者でPARS短縮版現在評定と強度行動障害得点が高い相関を示した[9]などを報告している．以上のようにPARS-TRはPDDにかかわる臨床場面での評定において多くの点で有用な尺度と考えられる．

（安達　潤）

引用文献

1) 辻井正次，行廣隆次，安達　潤ほか．日本自閉症協会広汎性発達障害評価尺度（PARS）幼児期尺度の信頼性・妥当性の検討．臨床精神医学 2006；35：1119-1126.
2) 安達　潤，行廣隆次，井上雅彦ほか．日本自閉症協会広汎性発達障害評価尺度（PARS）・児童期尺度の信頼性と妥当性の検討．臨床精神医学 2006；35：1591-1599.
3) 神尾陽子，行広隆次，安達　潤ほか．思春期から成人期における広汎性発達障害の行動チェックリスト：日本自閉症協会版広汎性発達障害評定尺度（PARS）の信頼性・妥当性についての検討．精神医学 2006；48：495-505.
4) 安達　潤，行廣隆次，井上雅彦ほか．広汎性発達障害日本自閉症協会評定尺度（PARS）短縮版の信頼性・妥当性についての検討．精神医学 2008；50：431-438.
5) 安田由華，橋本亮太，大井一高ほか．精神科における広汎性発達障害日本自閉症協会尺度（PARS）思春期・成人期尺度の有用性についての予備的検討．精神医学 2009；51(12)：1197-1203.
6) 神尾陽子，稲田尚子，井口英子ほか．対人応答性尺度（Social Responsiveness Scale；SRS）日本語版の妥当性検証．精神医学 2009；51(11)：1101-1109.
7) 塩川宏郷．広汎性発達障害日本自閉症協会評価尺度PARS（幼児期尺度）の経時的変化に関する考察．小児の精神と神経 2010；50(2)：171-173.
8) Ito H, Tani I, Yukihiro R, et al. Validation of an interview-based rating scale developed in Japan for pervasive develpmental disorders. *Res Autism* 2012；6：1265-1272.
9) 井上雅彦，岡田　涼，野村和代ほか．強度行動障害における自閉性障害との関連性．精神医学 2012；54(5)：473-481.

▶ PARS-TR入手先

● スペクトラム出版社
〒120-0006　東京都足立区谷中2-7-13
TEL：03-5682-7169／URL：http://www.spectpub.com

4 小児自閉症評定尺度東京版（CARS-TV）

小児自閉症評定尺度（Childhood Autism Rating Scale：CARS）は，Schopler らによって開発された対象児の行動観察に基づく自閉症状の 15 項目の評定尺度であり，その信頼性・妥当性に関する論文[1]の付録として発表されたものである．筆者は Schopler の了解を得て CARS を和訳し，英文への逆翻訳を経て小児自閉症評定尺度東京版（Childhood Autism Rating Scale-Tokyo Version：CARS-TV）を作成し，その信頼性・妥当性論文[2]の付録としてマニュアル[3]を希望者に無償配布してきた．

CARS とその改訂版については，筆者以外の著者による和訳版も市販されている．しかしそれらの和訳版に CARS-TV の信頼性・妥当性は適用できないことに注意が必要である．以下に CARS-TV の項目，評定法および心理測定学的特性について述べる．

1 項目

CARS-TV は ❼ に示す対象児の自閉度を評定する 15 項目からなっている．以下に 15 項目の概要を述べる．

1. **人との関係**（行動観察場面での観察者との関係の評定）
   異常性は過度な内気，多少の拒否，アイコンタクトの多少の不足（軽度），かなりの冷淡さや反応を得るのに強い介入が必要（中度），極度の冷淡さや回避，非常に強い介入のみが反応を生み出す（重度）までにわたる．

2. **模倣**（言葉と運動の模倣行動の評定）
   言葉の指示に従おうとすることは言葉の模倣とされる．異常性は大部分の時間は模倣するが時折励ましが必要あるいは遅延模倣（軽度），一部の時間だけ模倣（中度），めったに模倣しない（重度）までにわたる．

3. **情緒**（情緒反応の不適切性の評定）
   それらは適切な反応性の多少の不足（軽度），明確に不適切な反応（中度），状況に対して滅多に適切でない反応（重度）までにわたる．

4. **身体の使用**（身体運動の異常性の評定）
   それらは不器用や協調運動の不十分性（軽度），奇妙な姿勢，自傷，身体ゆすり，回転，つま先歩き（中度），それらの極度のもの（重度）までにわたる．

5. **人間でない対象に対する関係**（物との関係の評定）
   異常性は物への軽度の無関心や幼児的使用（軽度），物への無関心や物の反復的使用への多少の奇妙な没頭（中度），それらの極度のもの（重度）までにわたる．

6. **環境の変化への適応**（変化に対する適応の異常性の評定）
   それらは変化への多少の抵抗（軽度），いらだちなどを伴う変化への積極的抵抗（中度），変化への極度の抵抗（かんしゃくを起こす）（重度）までにわたる．

7. **視覚的反応性**（目を合わせることなどの異常性の評定）
   それらは目を合わせることの多少の回避，鏡で自分自身を過度にながめる（軽度），強制されてもほとんど目が合わない，物を目に非常に近づけて見る（中度），広汎な視覚的回避（重度）までにわたる．

8. **聴覚的反応性**（聴覚的反応性の異常性の評定）
   それらは音への反応の多少の不足（軽度），反応させるのに音刺激の反復が必要か特定の音に非常に過敏（中度），広汎な聴覚的回避や極度の過敏性（重度）までにわたる．

293

❼ 小児自閉症評定尺度東京版（Childhood Autism Rating Scale-Tokyo Version：CARS-TV）の項目と評定段階

項目	評定段階（○で囲む）：1. 正常範囲内（年齢相応）；2. 軽度異常；3. 中度異常；4. 重度異常						
1. 人との関係	1	1.5	2	2.5	3	3.5	4
2. 模倣	1	1.5	2	2.5	3	3.5	4
3. 情緒	1	1.5	2	2.5	3	3.5	4
4. 身体の使用	1	1.5	2	2.5	3	3.5	4
5. 人間でない対象に対する関係	1	1.5	2	2.5	3	3.5	4
6. 環境の変化への適応	1	1.5	2	2.5	3	3.5	4
7. 視覚的反応性	1	1.5	2	2.5	3	3.5	4
8. 聴覚的反応性	1	1.5	2	2.5	3	3.5	4
9. 近接受容器での反応性	1	1.5	2	2.5	3	3.5	4
10. 不安反応	1	1.5	2	2.5	3	3.5	4
11. 言語的コミュニケーション	1	1.5	2	2.5	3	3.5	4
12. 非言語的コミュニケーション	1	1.5	2	2.5	3	3.5	4
13. 活動性の水準	1	1.5	2	2.5	3	3.5	4
14. 知的機能	1	1.5	2	2.5	3	3.5	4
15. 全般的な印象	1	1.5	2	2.5	3	3.5	4

総得点による自閉度の区分：1. 非自閉（15〜29.5）；2. 軽・中度自閉（30〜36.5）；3. 重度自閉（37〜60）.

9. 近接受容器での反応性（触覚，味覚，嗅覚および痛覚への反応の異常性の評定）

それらは痛覚反応の多少の不足，触覚での探索への軽度の没頭（軽度），痛覚反応の中度の不足，触覚での探索への中度の没頭（中度），それらの過度のもの（重度）までにわたる．

10. 不安反応（不安の程度の評定）

不安は分離不安や通常怖くはない対象への不安などがある．また不安の際には，泣く，金切り声をあげる，ひきこもる，怖がるなど多くの表現がある．評定には頻度，重症度そして持続を考慮する．

11. 言語的コミュニケーション（言語的コミュニケーションの異常性の評定）

それらは単純な言葉の遅れ（軽度），言葉はないか多少の不適切な言葉と多少の言葉の混合（中度），言葉がないがそれに相当する複雑な雑音の表出やより認知可能な言葉の奇異な使用（重度）までにわたる．

12. 非言語的コミュニケーション（非言語的コミュニケーションの異常性の評定）

それらは総体的な遅れ（欲する物への単純なはっきりしない指さしや手を伸ばすこと）（軽度），非言語的コミュニケーションを用いないかそれに反応しない（中度），非言語的コミュニケーションは奇妙で理解できない（重度）までにわたる．

13. 活動性の水準（活動性の異常性の評定）

それらは軽度に落ちつきなく動き回るか動き回るのがいくぶん遅い（軽度），抑制困難で頻回のコントロールが必要かまったく不活発でゆっくり動く（中度），ほとんど絶え間のないコントロールが必要（重度）までにわたる．

14. 知的機能（知的機能の遅れのみでなく凹凸を評定）

それらは遅滞している（軽度），年齢水準かそれに近い技能と組み合わさりいくつかの技能は遅滞している（中度），年齢水準より高いか特別に普通でない技能と組み合わさりいくつかの技能は遅滞

している（重度）までにわたる．

15. 全般的な印象（全体的な自閉度の評定）

これは1～14項目の評定を考慮した判断ではなく，行動観察を通しての検者の印象で自閉度を年齢相応から重度異常までに総合評定する．

2 評定法

15項目は対象児の行動観察から，異常性を4段階，すなわち，1．正常範囲内（年齢相応），2．軽度異常，3．中度異常，4．重度異常とし，その中間段階を0.5とする7段階で評定する．したがってCARS-TVの総得点は15～60点に分布し，総得点で自閉度を非自閉（15～29.5点），軽・中度自閉（30～36.5点）および重度自閉（37～60点）と3段階に区分する．不当に総得点を高くしないために1つの行動は2つ以上の項目で評定しない．

また，対象児が評定に必要なすべての行動を診察場面で示すとは限らない．したがってCARS原版でもCARS-TVでも，観察できないことは母親などからの聴取やカルテ情報に基づく評定も許されている．評定は習熟すれば15分ほどで終了する．

3 心理測定学的特性

信頼性・妥当性

筆者ら[2]はCARS-TVの信頼性・妥当性を167人（平均＝5.1±2.6歳）のDSM-IIIの6診断群（幼児自閉症（IA）36人，その他の広汎性発達障害（OPDD）48人，非自閉的精神遅滞（MR）40人，特異的発達障害（SDD）23人，注意欠陥障害（ADD）14人，その他（Others）6人）で検討した．

内部一貫性信頼性（α）は0.87であり，評価者間信頼性は128人で検討され，15項目の平均のr値は0.62（範囲＝0.43～0.77）であった．

CARS-TV総得点の分類的妥当性は，整合性ある自閉度の診断群間差により示された．すなわちCARS-TV総得点（平均±SD）は，IA（32.2±7.2），OPDD（28.4±6.1），MR（22.6±3.2），SDD（21.1±3.1），ADD（23.5±4.8），Others（17.3±1.6）であり，IAはOPDDより高得点の傾向があり，他の4群より有意に高得点であった．OPDDはADDとは有意差がなくMR，SDDおよびOthersより有意に高得点であった．またMR，SDD，ADDおよびOthersの4群間に有意差はなかった．

カットオフ値

立森ら[4]はCARS-TV総得点のカットオフ値は，広汎性発達障害（PDD）群（430人，平均＝6.7±3.9歳）と非自閉的精神遅滞群（75人，平均＝6.7±4.2歳）のあいだで25.5/26.0点（感度0.86，特異性0.83，陽性的中率0.97，陰性的中率0.50）であり，自閉性障害（自閉症）群（212人）と特定不能の広汎性発達障害（PDD-NOS）群（181人）のあいだで30.0/30.5点（感度0.71，特異性0.75，陽性的中率0.77，陰性的中率0.69）であることを示した．この自閉症のカットオフ値は，CARS原版の自閉症のカットオフ値と同じである．

CARS-TVは15分ほどで評定でき，自閉症のカットオフ値はアメリカと同じ30点で自閉症状の国際比較に有用な尺度である．またアメリカ版にはないPDD-NOSのカットオフ値が25.5点であり，総得点が26.0～29.5点の例をPDD-NOSと診断でき，DSM-IVに診断基準のないPDD-NOSの診断が可能という有用性もある．また総得点が26.0点以上でかつRett障害ではない例をDSM-5[5]の自閉スペクトラム症（自閉症スペクトラム障害：autism spectrum disorder：ASD）と診断でき，ASD診断にも使用できる．

（栗田　広）

引用文献

1) Schopler E, Reichler RJ, DeVellis RF, et al. Toward objective classification of childhood autism : Childhood Autism Rating Scale（CARS）. J Autism Dev Disord 1980 ; 10 : 91-103.
2) Kurita H, Miyake Y, Katsuno K. Reliability and validity of the Childhood Autism Rating Scale-Tokyo Version

(CARS-TV). *J Autism Dev Disord* 1989 ; 19 : 389-396.
3) 栗田 広. 小児自閉症評定尺度東京版（CARS-TV）：Childhood Autism Rating Scale—Tokyo Version.（請求先：hkurita@mvf.biglobe.ne.jp）, 東京, 1989.
4) Tachimori H, Osada H, Kurita H. Childhood Autism Rating Scale—Tokyo Version for screening pervasive developmental disorders. *Psychiatry Clin Neurosci* 2003 ; 57 : 113-118.
5) American Psychiatric Association. Diagnostic and Statistical Manual of Mental Disorders, 5th edition. Arlington, VA : American Psychiatric Association ; 2013.

▶ CARS-TV 入手先

● 栗田 広
E-mail : hkurita@mvf.biglobe.ne.jp
＊診断を業務としている専門家に限る.

5 自閉症診断観察検査包括版（ADOS-G）

1 評価法の概要

自閉症診断観察検査包括版（The Autism Diagnostic Observation Schedule-Generic：ADOS-G）[1]は，自閉症スペクトラム症（autism spectrum disorders：ASD）の診断の信頼性を高め，研究者間の診断の一貫性を保つために開発されたもので，診断・研究の補助ツールとしてはゴールドスタンダードの1つと考えられており[2]，臨床での有用性も認められている．ADOS-G は，3歳相当の言語レベル以上の児童を対象とする Autism Diagnostic Observation Schedule（ADOS）[3]と，表出言語のない児童用の Pre-Linguistic Autism Diagnostic Observation Scale（PL-ADOS）[4]を統合し，その問題点を改善したものである[1]．

ADOS-G では ASD が疑われる児・者に対して，一定の手続きに沿って観察検査を行い，検査者が被検者を直接観察したデータに基づき，その時点での症状を数量的に評価し，得られた評点を診断アルゴリズムに当てはめて ASD か否かの判断を行う．

言い換えると，半構造化された場面で決められた課題を行い，一定の社会的な刺激（ソーシャルプレス）を被検者に与え，それに対する反応を観察することで被検者のコミュニケーションや行動の特徴を数量的に評価する．

ADOS-G では ASD の診断に役立つ特徴的な行動を最大限引き出すように，課題や場面が工夫されている．また，ASD 診断において注目すべき言動が具体的かつ詳細に記述されている．これにより行動観察の効率を上げ，異なる評価者間での評定を均一化しているといえる．

ADOS-G はその後改訂され，2012年に ADOS-2（ADOS Second Edition）が出版され，診断のためのアルゴリズムも一部新しくなった．また，ADOS-2 には生後12か月から30か月レベルの幼児を対象にしたトドラーモジュールが含まれており，12か月の言語のない幼児から成人までの幅広い年齢層での使用が可能である．

ADOS-G，ADOS-2 は一般に ADOS と呼ばれており，本項でも必要時を除きこれを踏襲する．

ADOS 中国語版，韓国語版はすでに刊行され広く使用されているのに対し，日本は大きく遅れをとっていた[5]．しかし2015年に ADOS-2 日本語版（黒田，稲田）が刊行予定で，以後は臨床使用が可能となる．また ADOS を研究目的で使用するには，研究者資格をとったうえで ADOS の版権をもつ WPS（Western Psychological Services）を通じて ADOS-G 日本語版を入手する必要がある．

2 評価の方法

モジュールと課題

被検者の年齢と発達・言語のレベルにより5つのモジュールがあり，適した物を選んで検査を行う．トドラーモジュールは表出言語のない12か月から30か月の発達レベルの子ども，モジュール1は2歳半以上（31か月以上）で表出言語のない子～1-2語文程度の子ども，モジュール2は動詞を含む3語文がしゃべれる幼児～流暢に話せる幼児，モジュール3は流暢に話せる4歳以上の子ども～思春期の者，モジュール4は思春期～成人が対象である．

所要時間はモジュールにより異なるが約45分間～1時間半で，モジュールが高く言語発達水準が高いほど所要時間が長くなる．

課題数は各モジュールそれぞれ10～15ほどあり，レベルの近いモジュール間で共通の課題も多い．たとえばモジュール1と2で共通の「誕生パーティ」課題では，子どもが人形を「生きているもの」と見立てることができるかどうかや，誕生パーティをどのように模倣するか，検査者と遊びの楽しみを共有することができるかなどを観察する．また「おやつ」課題では，おやつを与え子どもの要求行動を観察する[5]．モジュール2, 3, 4共通の「構成課題」も，被検者からはとりにくい位置にあるピースを使わないと完成しないパズルを用いて，被検者の要求行動をみるものである．モジュール3, 4共通の「お話作り」課題では，いくつかの小物を用いて被検者に短い物語を作ってもらう課題で，洗濯バサミや爪楊枝などの小物を別のものに見立てることができるかどうかをみることにより，被検者の想像力を判定する[5]．

観察と評定

ADOSでは，それぞれの課題で，観察されるべき行動や行動の特徴が複数あり，検査者が前もってこれを理解し熟知していることが必要である[5]．たとえば，モジュール1の「おやつ」課題では，子どもの要求行動のあり方や，子どもの視線・ジェスチャー・表情・言語表出，さらに，子どもがおやつを同席している親に見せたり，食べさせようとするかなどの観察項目がある．課題によっては，被検者への社会的働きかけを検査者が順次強化して反応をみていくものもある．

評定に際しては，検査全体を通じてみられた行動を総合して行うことも，大きな特徴といえる[5]．たとえば，モジュール1では，「おやつ」「しゃぼん玉あそび」「共同で行う相互的な遊び」などの課題で子どもが検査者に何かを要求するチャンスが提供されており，これらの場面での子どもの行動を総合して，子どもの要求行動についての評定を行う．

観察すべき行動はマニュアルに詳細に記載されており判定が一定になるように工夫されている．たとえば，「共同注意に対する反応」の課題では，「検査者の視線や指差しを追うことによって，検査者の意味した対象を見つけることができるかどうか」を観察して評価する．これが簡単にできない場合には，検査者が誇張した行動を順次とることによって被検者の能力を観察していく．

評定と診断のためのアルゴリズム

評定は，0～3の4段階に数値化され検査直後に行う．ADOSによって評定される症状は，①対人的相互反応の質的障害，②意思伝達の質的障害，③反復的，常同的な行動と限局された興味，の3つの領域にわたっており，各領域に数個の評定項目がある．これを診断のアルゴリズムに当てはめASDの診断がつくかどうかの判断を行う．

ただし，乳幼児期早期の子どもの発達は変化が激しく，新しい症状が後から出現する可能性もあるため，トドラーモジュールでの結果の判定は，ASDの可能性（Range of Concern）を，Little-to-No Concern, Mild-to-Moderate Concern, Moderate-to-Severe Concern の3つに分類するものとなっている．

当初のADOS-Gでは，③の「反復的，常同的な行動と限局された興味」のスコアは，診断アルゴリズムのなかに入っていなかった．これは，「反復的・常同的な行動様式や興味」は，ADOSという限られた観察の場でのみでは評価しきれないと

考えられていたためであるが[6]，Lord らの研究[7]により，「反復的・常同的行動様式」の項目を加えたアルゴリズムが，それまでのアルゴリズムより高い感度，特異度を示すことが明らかになり，2012 年に出版された ADOS-2 マニュアルでは，モジュール 1～3 で新しいアルゴリズムが使われている．新しいアルゴリズムではこれまでの①②の項目が「Social Affect：SA」としてまとめられ，③がアルゴリズムに加えられた．

3 評価法の特徴，制約，解釈に際しての注意点

養育者からの病歴，発達歴の聴取による診断では養育者の記憶や症状の認識の程度によって診断精度が左右される．ADOS は，検査者が被検者を直接観察したデータに基づき，その時点での評価を行うもので，このような診断上の限界を補うと考えられる．

また被検者のそのときの得意・苦手な領域が判定できることや，言語のない児童に対しても使用できることも強みである．また臨床家にとっては，ADOS のトレーニングにより ASD の診断技術が上がると考えられる．日常臨床での診断精度と診断技術向上のためにも，臨床研究の成果のためにも，ADOS を使いこなせる臨床家や研究者が増えることが望まれる．

2013 年春に発表された DSM-5 では診断名・診断概念として ASD が採用された．またこれまでの 3 つの主徴候（①対人的相互作用の質的障害，②コミュニケーションの質的障害 ③反復的，常道的な行動様式や興味の限局）のうち①と②が一つにまとめられた．ADOS-2 でのアルゴリズムの改訂は DSM-5 での変更点に一致したものとなっている．

ADOS では評定の判定方法自体は変わらないため，新しいアルゴリズムになっても，以前のスコアを新しいアルゴリズムに当てはめて判定を行うことが可能であることも，長所の一つといえる．

一方で，ADOS は現在の状態の観察であり，過去に一番症状が重かったときにどうだったかはわからないこと[5]，したがって療育などで症状の改善がみられている成人の ASD を見逃す可能性があることが欠点である[8]．また，ADOS という限られた場でのみの観察となるため，診断のためには，詳細な発達歴・病歴や，現在の行動についてのていねいな聞き取りも行う必要がある．

ADOS のキットで使用されるおもちゃや本は，欧米で使われているものであり，日本の子どもたちにはなじみの薄いものであることも制約の一つといえるかもしれない．

（森野百合子）

引用文献

1) Lord C, Risi S, Lambrecht L, et al. The autism diagnostic observation schedule-generic：A standard measure of social and communication deficits Associated with the spectrum of autism. *J Autism Dev Disord* 2000；30(3)：205-223.
2) 松本かおり，土屋賢治．評価尺度からみた自閉症スペクトラムの症候— Autism Diagnostic Interview-Revised［ADI-R］と Autism Diagnostic Observation Schedule-Generic［ADOS-G］からみる autism spectrum disorders（ASD）に特有な症候について．精神科治療学 2010；25(12)：1573-1581.
3) Lord C, Rutter ML, Goode S, et al. Autism Diagnostic Observation Schedule：A standardized observation of communicative and social behavior. *J Autism Dev Disord* 1989；19(2)：185-212.
4) DiLavore PC, Lord C, Rutter M. Pre-linguistic autism diagnostic observation schedule. *J Autism Dev Disord* 1995；25(4)：355-379.
5) 黒田美保，稲田尚子．Autism Diagnostic Observation Schedule（自閉症診断観察検査）日本語版の開発状況と今後の課題．精神医学 2012；54(4)：427-433.
6) Gotham K, Risi R, Pickles A, et al. The Autism Diagnostic Observation Schedule：Revised algorithms for improved diagnostic validity. *J Autism Dev Disord* 2007；37(4)：613-627.
7) Lord C, Risi S, DiLavore PS, et al. Autism from 2 to 9 years of age. *Arch Gen Psychiatry* 2006；63(6)：694-701.
8) 土屋賢治，稲田尚子，神尾陽子ほか．自閉症とその関連疾患の診断尺度— ADI-R と ADOS-G について．脳 21 2007；10(3)：223-227.

参考文献

- Luyster R, Gotham K, Guthrie W, et al. The Autism Diagnostic Observation Schedule-Toddler Module：A new module of a standardized diagnostic measure for autism spectrum disorders. *J Autism Dev Disord* 2009；39

- (9) : 1305-1320.
- Wing L. The autistic spectrum. *Lancet* 1997 ; 350(9093) : 1761.

▶ **PARS-TR 入手先**
- ADOS の版権は WPS が所有
  URL : http://www.wpspublish.com/
  ＊ADOS-2 日本語版は 2015 年刊行予定

6 自閉症診断面接改訂版（ADI-R）

1 評価法の概要

　自閉スペクトラム症（自閉症スペクトラム障害：autism spectrum disorders：ASD）は，現在，診断における生物学的指標は確立しておらず，ASD 診断を行ううえで検討すべき点は，発達歴や日常生活の様子および実際に観察可能な行動となっている．こうした ASD 診断のアセスメントにおけるゴールドスタンダードと考えられているのが，Autism Diagnostic Interview-Revised（ADI-R：自閉症診断面接 改訂版）[1]と Autism Diagnostic Observation Schedule（ADOS：自閉症診断観察検査）[2]である．ADI-R は，ASD 児者の養育者を回答者とする半構造化面接であり，発達歴や日常生活の行動について，ASD の診断に関連した特定領域における情報を収集できるものである．ASD の診断は主として幼児期の特性をもとに判定される．一方，ADOS は本人を対象とした半構造化面接であり，現在の相互的対人関係と意思伝達能力，常同行動と限局された興味が把握できるように構成されている．つまり，ADI-R は主として過去の特性から，ADOS は現在の特性から診断の判定を行い，それぞれが相補的な関係になっている．

　そもそも ADI-R は，Le Couteur ら[3]が開発した The Autism Diagnostic Interview（ADI）を改良して作成された．オリジナルの ADI も，ASD 児者の養育者を回答者とし，ICD-10 の操作的診断に適合する信頼性の高いアセスメントである．しかし，面接に要する時間が 2〜3 時間と長いことや，対象年齢が 5 歳以上と早期発見に対応できないという制約から，1994 年に ADI-R として改訂された．これにより，面接時間は 90 分〜2 時間に短縮され，対象年齢は 2 歳以上成人までとなった．診断をつけることを目的にしないのであれば 1 歳 6 か月以上で使用できる．各面接項目に対して評定（コード化）を行い，そのなかから診断有効性の高い項目のコードを診断アルゴリズムに転記して，最終診断を導く．診断アルゴリズムには 2 歳〜3 歳 11 か月用と 4 歳以上用の 2 種が用意されている．

　ADI-R と ADOS はもともと研究上の診断の妥当性を担保するために開発された検査であり，現在，研究領域においてはこれら 2 つの検査を用いて診断をしていない場合，エビデンスレベルが一段低いものとされる．しかしながら，研究用に開発されたものではあるが，臨床上も非常に有用な検査である．特に，ASD 診断において，操作的診断基準として世界的に使用されている DSM-IV-TR（精神疾患の診断・統計マニュアル第 4 版 新訂版）（American Psychiatric Association, 2000）に対応している点でも診断の判定がしやすく，熟練した精神科医でなくとも診断精度を上げることができる．また，DSM は DSM-5 に改訂されたが，ADI-R と ADOS は，アルゴリズムの項目を変更することで，診断基準の変更に対応可能となっており，収集したデータを無駄にすることがないように工夫されている．

2 具体的な評価方法と評価上の注意点

対象は，一般精神科や小児科からASDの可能性があるとして紹介されたケース，ADI-RとADOSを開発した研究者たちが診断に至る前の2次スクリーニングとして開発した対人コミュニケーション質問紙（Social Communication Questionnaire：SCQ）[4]がカットオフポイントを超えているケースなど，ASDの疑いのある児者である．回答者はこの対象者の養育者とされているが，母親が一般的であり，両親や祖父母，また施設職員などが考えられる．ただ，4歳0か月～5歳0か月の年齢期に注目して質問が作られているため，この時期の対象者の行動をよく知っていることが必須となる．回答者が複数の場合情報量は増えるが，矛盾点が出てくるため，それを解消するよう質問をする必要が生じ，結果として面接時間が長くなる．ADI-Rの実施者の条件としては，ASDの概念と多様な行動に精通していること，詳細な行動の聞き取りを行うための面接スキルがあることも必要である．また，当然であるが，ADI-Rの各項目で取り扱う行動を評定するためのスキルがあることも，必須である．面接においては，誘導的にならないように気をつける．臨床的には，「あれもできない，これもできない」という面接にならないように，回答者の気持ちに配慮しつつ，進める必要がある．

ADI-Rには全体で93項目の質問が用意されており，回答は面接プロトコルにコード化して記入する（コードは主として以下になる．0＝その項目で指定された行動はない，1＝指定された行動の異常形態（または行動の欠如）がある，2＝指定された明白な異常がある，3＝明白な異常があり，その表出の仕方が2より深刻）．なお，各質問においては，「現在」の症状，および「4～5歳のあいだで最も異常の場合」「10～15歳のあいだで最も異常な場合」あるいは「今まで」の症状をセットにして把握する．特定の質問のコードを包括的アルゴリズム用紙に移して診断分類を行う．これには4領域があり，①対人的相互反応の質的異常に関連する項目が16項目，②意志伝達の質的異常に関連する項目が13項目，③反復的，常同的な行動様式や興味に関連する項目が8項目，④発症年齢の判定に関連する項目が5項目含まれている．各年齢帯のアルゴリズムには，現在症アルゴリズムと診断アルゴリズムがあり，前者は現在の問題を把握し，後者が診断に用いられる．4領域それぞれでカットオフポイントを超えると，DSM-IVおよびICD-10において対応する症状の存在が強く示唆される．

日本語版ADI-R

日本語版ADI-Rの開発は，土屋らによって進められ，信頼性・妥当性が示されている[5]．2013年に，日本語版ADI-R[1]も刊行されており，それを購入することで臨床使用は可能となっている．日本語版と原版との大きな違いは，「言語と意思伝達機能の項目　37．人称代名詞の反転」についてである．人称代名詞の反転（たとえば，「私」と言う代わりにあなたと言ったり，彼・彼女と言うなど）に関しては，日本語では主語をはっきりと言わないため，こうした現象がほとんどみられない．この問題について，原著者と話し合った結果，項目37に関しては，評定を行わず，「8（該当なし）」とすることとなったため，面接プロトコルおよび包括的アルゴリズムには，あらかじめ「8」が印字されている．

3 評価法の特徴，制約，解釈に際しての注意

ADI-Rによる評価には，養育者の症状への気づきや記憶が強く影響する．したがって，母親が子どもの症状に気づいていないとカットオフポイントを超えないし，また，成人期の対象者の診断においては，母親の記憶があいまいでカットオフポイントが超えないこともしばしば経験される．したがって，診断においてはADOSとの組み合わせが必須である．また，ADI-Rの実施においては，マニュアルを読むことで可能ではあるが，詳細な実施方法や具体的な補足質問の仕方などを修得するには，国内で開催される日本語版ADI-Rの臨床用研修に参加することが望ましい（http:

//www.kanekoshobo.co.jp/np/shinri_test.html）．また，ADI-R日本語版を研究目的で使用したい場合は，現在（2015年1月時点），日本には研究用研修のトレーナー資格を有する者がいないため，海外で開催される研究用研修に参加する必要がある．ADI-RとADOSは，研究者資格を厳密に規定しており，研究者資格をもたない者が，これらを用いて研究を行うことは許されていない．

ASDの診断においては，繰り返しになるが，ADI-Rのみではなく，必ずADOSを併用すべきである．ただ，残念ながら現在ADOSは日本語版が存在していない（筆者らがADOS-2[6]日本語版を作成中で，2015年に刊行予定である）[7]．同時に，日本語版ADOSの信頼性と妥当性の研究論文も準備中である．ADIとADOSの両検査を用いることによって，初めてより精度の高いASD診断が可能となる．

（黒田美保）

引用文献

1) Rutter M, Le Couteur A, Lord C. Autism Diagnostic Interview-Revised. Los Angeles, CA：Western Psychological Services；2003／土屋賢治，黒田美保，稲田尚子（訳）．ADI-R 自閉症診断面接 改訂版．東京：金子書房；2013.
2) Lord C, Rutter M, DiLavore PC, et al. Autism Diagnostic Observation Schedule. Los Angeles, CA：Western Psychological Services；1999.
3) Le Couteur A, Rutter M, Lord C, et al. Autism Diagnostic Interview：A standardized investigator-based instrument. *J Autism Dev Disord* 1989；19：363-387.
4) Rutter M, Bailey A, Lord C. The Social Communication Questionnaire. Los Angeles, CA：Western Psychological Services；2003／黒田美保，稲田尚子，内山登紀夫（訳）．SCQ日本語版 対人コミュニケーション質問紙．東京：金子書房；2013.
5) Tsuchiya KJ, Matsumoto K, Yagi A, et al. Reliability and validity of Autism Diagnostic Interview —Revised— Japanese Version. *J Autism Dev Disord* 2013；43：643-662.
6) Lord C, Rutter M, DiLavore PC, et al. Autism Diagnostic Observation Schedule-Second Version. Los Angeles, CA：Western Psychological Services；2012／黒田美保，稲田尚子（監修）．ADOS-2日本語版 自閉症診断観察検査 第2版．東京：金子書房；印刷中．
7) 黒田美保，稲田尚子．Autism Diagnostic Observation Schedule（自閉症診断観察検査）日本版の開発状況と今後の課題．精神医学 2012；54：427-433.

▶ **ADI-R日本語版入手先**

● 金子書房
〒112-0012　東京都文京区大塚3-3-7
TEL：03-3941-0111／FAX：03-3941-0163
＊大学院などで心理検査，測定に関する科目を履修し卒業したか，それと同等な教育・訓練を終えていることが必要．

7 高機能自閉症スペクトラム・スクリーニング質問紙（ASSQ）

高機能自閉症スペクトラム・スクリーニング質問紙（High-Functioning Autism Spectrum Screening Questionnaire：ASSQ）[1] は，高機能広汎性発達障害のスクリーニング尺度である．❽に示すASSQの和訳は，原著者らの許可を得て筆者らが作成した．このASSQの和訳は，その信頼性・妥当性研究が行われていない段階で文部科学省からの要請で，2012年に「特別支援教育の在り方に関する調査研究協力者会議」が実施した「通常の学級に在籍する特別な教育的支援を必要とする児童生徒に関する全国実態調査」のために提供され，その調査用紙の質問項目中の「対人関係やこだわり等」の部分に表現を修正して使用された[2]．その後，その調査に関与した研究者たちによって調査に使用された和訳がASSQ-Rとして研究[3,4]に用いられた．以下にはASSQの概要と

VII. 精神症状の評価法

❽高機能自閉症スペクトラム・スクリーニング質問紙（ASSQ）

子どもの 名　前		男・女	誕生日	年　　　　月　　　　日生
評定者の 名　前			評定日	年　　月　　日（満　　歳　　ヵ月）

この子どもは，同年齢の他の子どもたちと以下のような点で異なっている（該当する番号を○で囲む）：

1. 古風か早熟である	2. あてはまる	1. 多少あてはまる	0. あてはまらない
2. 他の子どもたちから"変わった学者"とみなされている	2. あてはまる	1. 多少あてはまる	0. あてはまらない
3. 限られた特異な知的関心をもって，自分自身の世界に住んでいるようである	2. あてはまる	1. 多少あてはまる	0. あてはまらない
4. 一定の物事について事実を集めているが（よい機械的記憶），意味は本当は，わかっていない	2. あてはまる	1. 多少あてはまる	0. あてはまらない
5. あいまいなまたは隠喩的言語を文字通りに理解する	2. あてはまる	1. 多少あてはまる	0. あてはまらない
6. 形式張った，細かすぎる，古風なまたは"ロボット的な"言語による偏った形のコミュニケーションを有する	2. あてはまる	1. 多少あてはまる	0. あてはまらない
7. 特異な言葉や表現を作り出す	2. あてはまる	1. 多少あてはまる	0. あてはまらない
8. 変わった声または話し言葉を有する	2. あてはまる	1. 多少あてはまる	0. あてはまらない
9. 不随意な音を出す：咳払い，喉を鳴らす，唇を鳴らす，泣く，叫ぶなど	2. あてはまる	1. 多少あてはまる	0. あてはまらない
10. あることには驚くほど優れており，他のことには驚くほど劣っている	2. あてはまる	1. 多少あてはまる	0. あてはまらない
11. 言語を自由に使うが，社会的文脈や異なった聴衆の要求に合わせて調節できない	2. あてはまる	1. 多少あてはまる	0. あてはまらない
12. 共感性に欠ける	2. あてはまる	1. 多少あてはまる	0. あてはまらない
13. 無邪気な当惑させる言動をする	2. あてはまる	1. 多少あてはまる	0. あてはまらない
14. 視線に偏ったスタイルがある	2. あてはまる	1. 多少あてはまる	0. あてはまらない
15. 社交的でありたいと願いながら，仲間との関係形成に失敗する	2. あてはまる	1. 多少あてはまる	0. あてはまらない
16. 自分流のやり方でのみ，他の子どもたちと一緒にいることはできる	2. あてはまる	1. 多少あてはまる	0. あてはまらない
17. 親友がいない	2. あてはまる	1. 多少あてはまる	0. あてはまらない
18. 常識が欠けている	2. あてはまる	1. 多少あてはまる	0. あてはまらない
19. ゲームが下手である：チームの中で協力するという考えがない，"味方のゴールにボールを蹴りこむ"ようなことをする	2. あてはまる	1. 多少あてはまる	0. あてはまらない
20. 不器用で，協調の不良な，ぶざまな，ぎこちない運動またはジェスチャー	2. あてはまる	1. 多少あてはまる	0. あてはまらない
21. 不随意の顔または体の運動がある	2. あてはまる	1. 多少あてはまる	0. あてはまらない
22. ある行動または考えの強迫的反復のために単純な日常の活動を遂行することが困難である	2. あてはまる	1. 多少あてはまる	0. あてはまらない
23. 特別なきまりがある：変化を起こさないことにこだわる	2. あてはまる	1. 多少あてはまる	0. あてはまらない
24. 物への特異的な愛着を示す	2. あてはまる	1. 多少あてはまる	0. あてはまらない
25. 他の子どもたちにいじめられる	2. あてはまる	1. 多少あてはまる	0. あてはまらない
26. 著しく異様な顔の表情がある	2. あてはまる	1. 多少あてはまる	0. あてはまらない
27. 著しく異様な姿勢	2. あてはまる	1. 多少あてはまる	0. あてはまらない

以上以外の理由を特記：

註："Ehlers S, Gillberg C, Wing L. A screening questionnaire for Asperger syndrome and other high-functioning autism spectrum disorders in school age children. *J Autism Dev Disord* 1999；29：129-141"より原著者の許可を得て翻訳（訳者：栗田広，長田洋和（東大精神保健学）．訳は逆翻訳の成功を意図して固い直訳形となっている）．このASSQ和訳版は信頼性・妥当性が未確立であり，臨床的使用には修正版のASSQ-R[2]の使用が勧められる．

心理測定学的特性を述べる.

1 概要

ASSQ は原著者ら[1]の臨床経験や文献検討から集積された 7 歳から 16 歳までの Asperger 症候群の行動特性を反映する項目プールから選択された項目から作成された. そのいくつかのスウェーデン語草稿を特殊教育教員の協力で試行し項目の削除・改訂を繰り返し, 最終的な英語版質問紙として作成されている. ❽に示すように ASSQ は 27 項目からなり, 各項目は 3 段階（2. あてはまる；1. 多少あてはまる；0. あてはまらない）で親または教師によって評定され, ASSQ の総得点は 0〜54 点に分布する.

2 心理測定学的特性

英語原版

再テスト信頼性の指標である 2 週間間隔での評定の総得点の Pearson の相関係数（r）は, 教師の評定では対象者 65 人で 0.94（$p<0.0001$）であり, 親評定では対象者 86 人で 0.96（$p<0.0001$）であった. また 2 時点での総得点のあいだには, 親評定でも教師評定でも有意差がなかった. 評定者間信頼性については, 親と教師の評定による総得点の関連で検討され, 20 人の高機能広汎性発達障害では, r は 0.77（$p<0.0001$）であった. 併存的妥当性については, 親評定でも教師評定でも総得点は, 高機能広汎性発達障害群で有意に注意欠陥および破壊的行動障害群と学習障害群より高かった. 高機能広汎性発達障害の総得点のカットオフ値は, 親評定で 19 点, 教師評定で 22 点とされている.

和訳版

酒井ら[4]は小学生で発話のある 107 人の自閉症児（平均=9.5 歳, SD=1.5 歳；範囲=6.9〜11.9 歳）と小学生で 311 人の健常児（平均=9.4 歳, SD=1.5 歳；範囲=7.0〜11.9 歳）について, 教師による ASSQ-R 評定を施行した. ASSQ-R 総得点は自閉症児群（平均=27.5, SD=10.9）で健常児群（平均=0.85, SD=2.7）より有意に高く, 項目得点も 27 項目中 25 項目で自閉症児群が健常児群より有意に高値なことから, ASSQ-R 総得点の判別妥当性を示した. また ASSQ-R 総得点は自閉症児群では学年が上がると有意に上昇するが, 健常児群ではそのような変化がないことを示した. このことは高機能自閉症では, 年齢が上がるとその困難性が上昇するという臨床的知見と符合し, ASSQ-R 総得点の構成概念妥当性を示すものである.

信頼性に関しては, ASSQ-R の項目を対人関係の障害, コミュニケーションの障害, 限局的・反復的行動および不器用・チックの 4 領域に分け, それぞれでの α 係数が 0.75, 0.62, 0.62 および 0.84 であることから, 一定の内部一貫性が示された.

しかし, 酒井らの研究ではカットオフ値は原版のそれらが採用されており, 和訳版でのカットオフ値は求められていない.

今後の和訳版での課題は, 親評定の検討と親および教師の評定による尺度であり, 再テスト信頼性の評定が重要である. さらに和訳版の親および教師評定の高機能広汎性発達障害弁別のカットオフ値の決定と感度, 特異性, 陽性的中率, 陰性的中率の検討も必要である.

ASSQ の和訳版の臨床的使用には, 一定の信頼性・妥当性が示されている ASSQ-R の使用が勧められる. しかし, ASSQ-R は高機能広汎性発達障害の弁別のカットオフ値が未確立なことに留意が必要であり, 今後の臨床的使用のためにぜひともその確立が望まれる.

（栗田　広）

引用文献

1) Ehlers S, Gillberg C, Wing L. A screening questionnaire for Asperger syndrome and other high-functioning autism spectrum disorders in school age children. J Autism Dev Disord 1999；29：129-141.
2) 文部科学省.「通常の学級に在籍する特別な教育的支援を必要とする児童生徒に関する全国実態調査」調査結果. http://www.mext.go.jp/b_menu/shingi/chousa/shotou/018/toushin/030301i.htm

め，検査室ではなく通常のリビングに近い状況で心理テストを行う．昼休みには家族と一緒にランチを食べながら，社会性やコミュニケーションについても評価する．このように，できるだけ通常の社会的場面に近い状況を設定し，その情報も評定に加えていくのがDISCOのユニークな点である．

3 DISCO日本語版

DISCO日本語版の作成に際しては，まず筆者が1年間Lorna Wing Centreに留学しWingとGouldのもとで実際にDISCOを使用した診断面接に約50回参加しトレーニングを受けた．その後，日本語版を作成し，バックトランスレーションを作成し，さらに原著者らとのディスカッションを繰り返し現在の日本語版を作成した．DISCO日本語版は項目レベルでもセクションレベルでも高い評価者間信頼性を認め，ASDの診断のみならず，発達状況を把握するうえでも高い信頼性を有することが認められた．また，DISCO日本語版の診断に関する項目とDSM-IV-TRとのκ係数も0.92と，非常に高い基準関連妥当性が認められた．したがって，DISCO日本語版がASDの診断に際して高い評価者間信頼性と基準関連妥当性を有しており，有益な診断のための（半）構造化面接技法となることが示された[8]．

4 DISCOの使用について

Wingは研究目的よりも臨床目的を重視しており，臨床に使用する場合でもトレーニングを受けて認定される必要がある．DISCOをチェックリストのように用いて誤診を招くと臨床的な弊害が大きい．どのような（半）構造化面接もそのようなリスクを内在している．そのような危険を避けるためにDISCOマニュアルは市販されていない．DISCOを臨床や研究に使用するためには，イギリス本国でも日本やオランダなど外国でも5日間の研修会に参加することが義務づけられている．セミナーは前半のステージ1（3日間），後半のステージ2（2日間）に分かれており，受講生は自分自身が直接関与している事例についてDISCOを用いて評定し，ステージ2において発表し認定を得る必要がある．DISCO日本語版についての研修会は毎年，筆者が所属するよこはま発達クリニックとイギリス自閉症協会Lorna Wing Centreの共催で開催されておりDISCOが使用可能であると認定された場合は原著者のLorna Wingにより認定書が発行される．

DISCOは単なる診断ツールではなく，対象者について臨床的支援を行うために必要な情報をシステマティックに集積するためのツールである．筆者の経験では情報収集する過程で親が子どもの行動や発達過程について振り返り，子どもの理解を深めることが多い．情報収集の過程そのものが精神療法の過程である．

日本語版が自閉症スペクトラムの診断に関して，非常に高い信頼性と妥当性を有している可能性が示唆された．また，さらに発達状況を把握するうえでも高い信頼性を有している可能性が示された．適切な診断・評価ツールが整備されることで，今後の自閉症スペクトラム臨床および研究に貢献できることが期待される．

本研究は「厚生労働科学研究費補助金障害者対策総合研究事業　精神神経分野　青年期・成人期発達障がいの対応困難ケースへの危機介入と治療・支援に関する研究（主任研究者：内山登紀夫）」による援助を得て行われた．

（内山登紀夫）

引用文献

1) Wing L. Diagnostic interview for social and communication disorders, 11th revision. The center for social and communication disorders. Bromley：Kent；2005／内山登紀夫ほか（訳）．DISCO 第11版　日本語版．東京：スペクトラム出版；2007.
2) Wing L, Gould J. Severe impairments of social interaction and associated abnormalities in children：Epidemiology and classification. J Autism Dev Disord 1979；9：11-29.

3) Wing L, Gould J. Systematic recording of behaviors and skills of retarded and psychotic children. *J Autism Child Schizophr* 1978；8：79-97.
4) van Berckelaer-Onnes IA, Noens I, Dijkxhoorn Y. Diagnostic Interview for Social and Communication Disorders：Nederlandse Vertaling ［Diagnostic Interview for Social and Communication Disorders：Dutch Translation］. Leiden：Universiteit Leiden；2008.
5) Nygren G, Hagberg B, Billstedt E, et al. The Swedish version of the Diagnostic Interview for Social and Communication Disorders（DISCO-10）. Psychometric properties. *J Autism Dev Disord* 2009；39：730-741.
6) Leekam SR, Libby SJ, Wing L, et al. The Diagnostic Interview for Social and Communication Disorders：Algorithms for ICD-10 childhood autism and Wing & Gould autistic spectrum disorder. *J Child Psychol Psychiatry* 2002；43：327-347.
7) Maljaars J, Noens I, Scholte E, et al. Evaluation of the criterion and convergent validity of the Diagnostic Interview for Social and Communication Disorders in young and low-functioning children. *Autism* 2012；16：487-497.
8) 内山登紀夫, 吉川 徹, 宇野洋太ほか. The Diagnostic Interview for Social and Communication Disorders-11（DISCO-11）の日本語版に関する研究：厚生労働科学研究費補助金（障害者対策総合研究事業（精神障害分野, 発達障害者に対する長期的な追跡調査を踏まえ, 幼児期から成人期に至る診断等の指針を開発する研究　課題番号：H23―精神――般―016, 総合報告書, 2013）.
9) Wing L, Leekam SR, Libby SJ, et al. The Diagnostic Interview for Social and Communication Disorders：Background, inter-rater reliability and clinical use. *J Child Psychol Psychiatry* 2002；43：307-325.
10) World Health Organisation. The ICD-10 Classification of Mental and Behavioral Disorders. Diagnostic Criteria for Research. Geneva：World Health Organisation；1993. pp147-154.
11) Gillberg C, Rastam M, Wentz E. The Asperger Syndrome（and high-functioning autism）Diagnostic Interview（ASDI）：A preliminary study of a new structured clinical interview. *Autism* 2001；5：57-66.
12) Kanner L, Eisenberg L. Early infantile autism, 1943-1955. *Psychiatr Res Rep Am Psychiatr Assoc* 1957；(7)：55-65.
13) American Psychiatric Association. Diagnostic and Statistical Manual of Mental Disorders, 5th edition. Arlington, VA：American Psychiatric Association；2013.
14) Kent RG, Carrington SJ, Le Couteur A, et al. Diagnosing Autism Spectrum Disorder：Who will get a DSM-5 diagnosis? *J Child Psychol Psychiatry* 2013；54：1242-1250.
15) Newson E, Maréchal K Le, David C. Pathological demand avoidance syndrome：A necessary distinction within the pervasive developmental disorders. *Arch Dis Child* 2003；88：595-600.

▶ **DISCO 日本語版研修会参加問い合わせ先**

- よこはま発達クリニック
  〒224-0032　神奈川県横浜市都筑区茅ヶ崎中央 7-7
  TEL：045-942-1077／FAX：045-942-1099
  E-mail：info@ypdc.ne

9　広汎性発達障害評定システム（PDDAS）

　広汎性発達障害評定システム（Pervasive Developmental Disorders Assessment System：PDDAS）[1]は, DSM-IV[2] に基づき PDD と単位障害を診断または除外するために, 対象児の母親に行う信頼性・妥当性のある日本語の半構造化面接である. 以下にはその構成, 使用法および信頼性・妥当性を述べる.

1　構成

　PDDAS は, I～XVI のセクション（全91項目）からなる. I～VII は早期発達里程に, VIII～X は発達退行, XI は 3 歳前の発達の遅れ・異常に関するセクションである. XII は自閉症状を評定するセクションで, DSM-IV の自閉性障害（autistic disorder：AD）の自閉症状の診断基準 A に対応し, （1）対人関係の障害, （2）コミュニケーショ

307

⑩ **領域(2)コミュニケーションの障害：大項目(a)〜(d)と項目a)〜d)**

(a) 言葉がないか遅れており，身振りなど他の伝達法で補おうとしない
　a) 言葉がないか遅れている
　b) 身振り・表情・ジェスチャーを使わない
　c) 要求の対象/行きたい方向を指さししない
　d) 人の手をつかんで自分のやりたいことをやらせる（クレーン症状）
(b) 十分に言葉を話す者では，会話を始めたり，続ける能力の著しい障害がある
　a) 自分の言いたいことはよく言うが，やりとりのある会話ができない
　b) 相手にあわせて話ができない
(c) 常同的で反復的な言語の使用または特異な言語
　a) 決まった言葉・セリフを状況に関係なく言う/オウム返しになり会話ができない
　b) 言語新作/言葉を普通とはちがった意味で使う
　c) 代名詞反転（"ただいま"の代わりに"お帰り"と言うなど）
　d) 不適切な質問（同じ質問をくり返すなど）
(d) 発達水準相応の様々な自発的なごっこ遊びや社会性のある模倣遊びが乏しい
　a) 自発的に親などの日常動作の真似をすることがない
　b) 自発的にごっこ遊びをすることがない
　c) 自発的に親や他の人の役割を真似て遊ぶことがない

ンの障害，(3) こだわり・常同行動，の3領域からなる．3領域はおのおの4つの大項目から構成され，3領域全体で12の大項目がある．この12大項目はADの診断基準Aの12項目であり，各大項目にはそれを詳細化した自閉症状に関する2〜4の項目がある．⑩に領域(2)の大項目と項目を示す．

XIIIはICD-10[3]の"非定型自閉症，発症年齢非定型性"に，XIVは診断アルゴリズム，XVは対象者の遺伝負因，XVIは対象者の医学的問題に関するセクションである．

PDDASの評定部分を集約したものが短縮版（PDDAS-SV）で，PDDAS評定法に習熟しPDDAS-SVを用いて面接を行いPDDと単位障害の診断を行う．全評定時間は1.5時間程度である．

2 使用法

セクションXIIの36項目は，⑪に示すように母親の回答に基づき，生涯評定（児が4歳以上なら4歳までの，4歳未満なら評定時点までの症状最盛期の評定で診断に必要），現在評定（評定時から1か月以内の症状の平均的状態）および経過評定（追跡時から1か月以内の症状の平均的状態）を3段階（0，1，2）で行う．

大項目と項目には対象児の発達水準では評定しないものがある．たとえば領域(2)⑩では，大項目(b)(c)は言葉がないなら評定しない．

⑫に示すように大項目の評定は評定可能な項目が半数以上の場合に，基準該当（D：評定2の項目数で決定），閾値下該当（S：評定2と1の項目数で決定），非該当（N：D，S以外）の3段階で行う（大項目が表すADの診断基準項目を，Dは満たす，Sは十分には満たさない，Nは満たさないことを示す）．DとSの評定基準は，PDDASの予備的臨床施行で決定され，その妥当性が示されている[4]．

大項目の生涯評定に基づき⑬の診断アルゴリズムにより，PDD単位障害の診断を行う．

Asperger障害（AS）の診断は，領域(1)（対人関係の障害）で2以上の大項目が評定DならASスクリーニングを行い，早期の言語・認知発達に遅れがなければ領域(3)（こだわり・常同行動）の評定を行い，1以上の大項目で評定Dなら，領域(2)（コミュニケーションの障害）の評定は算入せずにASと診断する．これは，DSM-IVのAS診断ではADの除外が必要だが，AS例にADの診断基準を適用するとコミュニケーション障害が該当しADの診断基準を満たし，ASと診断されない例があるという問題を避けるためである．

⓫項目例：領域(2) 大項目(a) 項目d)

項目 d)	人の手をつかんで自分のやりたいことをやらせる（クレーン症状）
評定目的	クレーン症状の程度を，生涯と現在および経過について評定．
生涯評定	聞き方：(4歳以上なら) 4歳までに／(4歳未満なら) これまでに，お子さんは物を取りたいときに自分の手で取らず，お母さんの手をつかんで，その物に近づけてクレーンが物をつかむようにして，その物を取らせようとすることがありましたか？ そのようなことは，よくありましたか，多少ありましたか，それともなかったですか？
	評定段階： 0. 非該当：なかった 1. 多少該当：多少あった 2. 明確に該当：よくあった ×．評定対象外
現在評定	聞き方：今はどうですか？ お子さんは物を取りたいときに自分の手で取らず，お母さんの手をつかんで，その物に近づけてクレーンが物をつかむようにして，その物を取らせようとすることは，よくありますか，多少ありますか，それともないですか？
	評定段階： 0. 非該当：ない 1. 多少該当：多少ある 2. 明確に該当：よくある ×．評定対象外
経過評定	聞き方と評定段階は現在評定と同じ	第1回．評定段階：0.　1.　2.　×． 第2回．評定段階：0.　1.　2.　×． 第3回．評定段階：0.　1.　2.　×．

⓬大項目評定例：領域(2) 大項目(a)

項目 a)-d) の2以上が評定可なら，それらで大項目評定を行う．		生涯	現在	経過		
評定は生涯と現在は段階を○で囲み，経過は，段階を1-3回は経過欄に記入．				1	2	3
項目 a)	言葉がないか遅れている（語彙少／表出乏しい／初語2歳過ぎ／2語文3歳過ぎ）（2歳前の子どもでは評定しない）	0 1 2	0 1 2			
項目 b)	身振り・表情・ジェスチャー（首を肯定のとき縦，否定のとき横にふるなど）を使わない（2歳前では評定しない）	0 1 2	0 1 2			
項目 c)	要求の対象／行きたい方向を指さしをしない（1.5歳前では評定しない）	0 1 2	0 1 2			
項目 d)	人の手をつかんで自分のやりたいことをやらせる（クレーン症状）	0 1 2	0 1 2			
大項目 (a)	言葉がないか遅れており，身振りなど他の伝達法で補おうとしない	N S D	N S D			
大項目評定段階	D．基準該当（評定2の項目が2以上）； S．閾値下該当（評定2の項目が1か，評定2はなく評定1が2以上）； N．非該当（D，S以外：評定2はなく評定1が1で評定0が3か，評定0が4）					

特定不能の広汎性発達障害（PDD-NOS）はDSM-IVに診断基準がなく，PDDASではICD-10の"非定型自閉症，症候上非定型性"の診断基準により，PDD-NOSの診断基準を「生涯評定で少なくとも1領域でDが1，他2領域でSが各1存在すること（領域 (1) がSのみなら，(a)"人と関わるときに視線や表情などの非言語性行動を用いない"か(d)"人との情緒的な交流が乏しい"がSであること)」としている．

3 信頼性・妥当性

信頼性・妥当性[4]は，77人のPDD児（AD 15,

VII. 精神症状の評価法

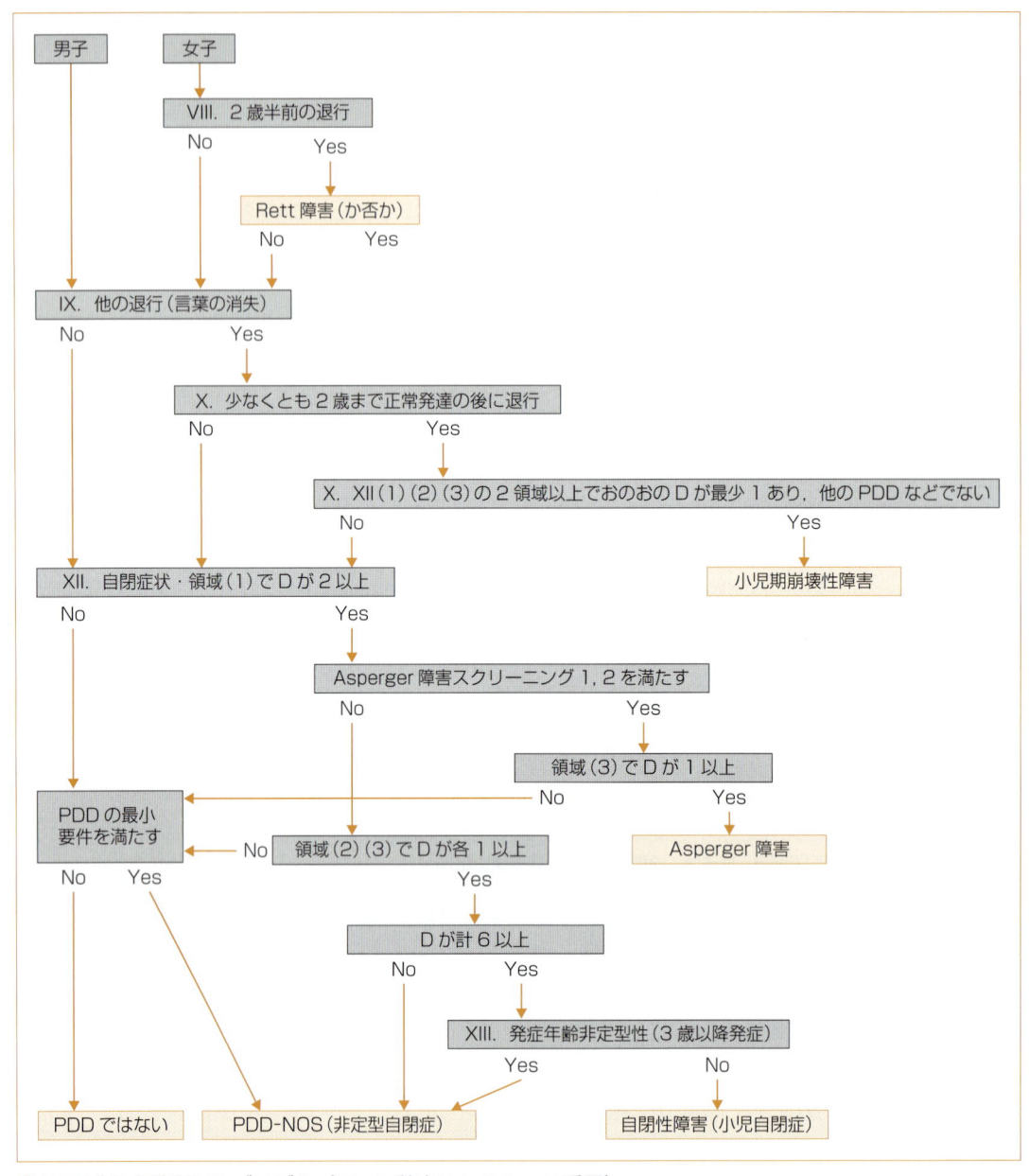

❸ PDDAS の診断アルゴリズム（ローマ数字はセクション番号）

PDD-NOS 58，AS 3，Rett 障害 1；年齢＝2～11歳）と 64 人の非 PDD 児（年齢＝2～11歳）の母親に同意を得て施行した PDDAS データで検討され，満足すべき結果を得た．

評価者間信頼性

筆者が PDDAS 面接を PDDAS-SV を用いて行い，同席する共同研究者も独自に PDDAS-SV 評定を行った．筆者と共同研究者の PDDAS-SV 評定データに基づき，各項目の一致度を名義尺度と順序尺度では κ，連続量では Pearson の r，κ 計算不能なら粗一致率を計算し，評価者間信頼性を検討した．76 項目で κ の範囲は 0.69～1.00，連続量全 11 項目で r は 1.00，κ 計算不能の 4 項目で粗一致率は 0.91～1.00 であった．

妥当性

セクション XII の 36 項目は，経験ある臨床家が DSM-IV の AD の診断基準 A の 12 項目の内容を詳細化し作成した項目であり，内容的妥当性があると思われる．

妥当性検討の基準には，PDDAS 面接に参加しなかった専門家が対象児の PDDAS-SV を除く診療記録を閲覧して行った DSM-IV によるコンセンサス診断を用いた．

判別妥当性は，共同研究者の生涯評定の各項目の 0，1，2 を得点化し，大項目も N，S，D を 0，1，2 と得点化し，コンセンサス診断での PDD 群と非 PDD 群の得点を比較し，36 項目中 33 項目と全 12 大項目で PDD 群は非 PDD 群より有意に高得点であることで示された．

併存的妥当性は，共同研究者の生涯評定の PDDAS 診断とコンセンサス診断の一致度で検討した．PDD 診断は全 77 人で一致し，単位障害診断では PDDAS 診断は，AD では 15 人中 14 人，PDD-NOS では 58 人中 57 人，AS と Rett 障害では全員（各 3，1 人）で一致した．各 1 例の AD と PDD-NOS の PDDAS 診断が，コンセンサス診断ではおのおの PDD-NOS と AD で不一致であった．

12 歳以上の対象者での PDDAS の信頼性・妥当性は未確立だが，筆者は経験から成人でも PDDAS で PDD 診断は可能と考えている．

PDDAS は PDD と単位障害を DSM-IV に基づき診断する信頼性・妥当性のある半構造化面接で，1.5 時間程度で施行でき臨床的有用性がある．

DSM-IV の AD，小児期崩壊性障害，AS，PDD-NOS は DSM-5[5] で自閉スペクトラム症（自閉症スペクトラム障害：autism spectrum disorder：ASD）とされるので，PDDAS でそれら 4 障害と診断された例は ASD と診断できる．また信頼性・妥当性が英文論文で発表された日本語尺度を用いた研究は国際誌に発表可能であり，PDDAS は研究での有用性もある．

（栗田　広）

引用文献

1) 栗田　広．広汎性発達障害評定システム（Pervasive Developmental Disorders Assessment System：PDDAS）．2005．
2) American Psychiatric Association. Diagnostic and Statistical Manual of Mental Disorders, 4th edition. Washington DC：American Psychiatric Association；1994.
3) World Health Organization. The ICD-10 Classification of Mental and Behavioural Disorders：Diagnostic Criteria for Research. Geneva：World Health Organization；1993.
4) Kurita H, Koyama T, Inoue K. Reliability and validity of the Pervasive Developmental Disorders Assessment System. *Psychiatry Clin Neurosci* 2008；62：226-233.
5) American Psychiatric Association. Diagnostic and Statistical Manual of Mental Disorders, 5th edition. Arlington, VA：American Psychiatric Association；2013.

▶ PDDAS 入手先

- 栗田　広
  E-mail：hkurita@mvf.biglobe.ne.jp
  ＊診断を業務としている専門家に限る．

10 対人応答性尺度（SRS）

1 評価法の概要

対人応答性尺度（Social Responsiveness Scale：SRS）[1,2]は，自閉症スペクトラム障害（自閉スペクトラム症：autism spectrum disorder：ASD）の児童の日常生活で観察される行動について親または教師が評定する65項目から成る質問紙である．対人的気づき，対人認知，対人コミュニケーション，対人的動機づけ，自閉的常同症の5つの下位尺度で構成される．前4下位尺度は，対人的行動をカバーし（例：項目7　人が何を考え，感じているかに気づいている），自閉的常同症に関する下位尺度は，常同反復的行動パターン（例：項目4　ストレスがかかると，奇妙なほど頑固で融通のきかない行動パターンがみられる）を尋ねる．原版はアメリカでConstantinoらによって開発され[1]，現在は日本語版[3-6]を含め，各国版が作られ，研究目的や臨床場面で広く用いられている．日本語版は，原版同様，1-2因子構造[1,2,4,7]を示し，内的一貫性，再検査信頼性，評定者間信頼性，収束的妥当性（ADI-R〈自閉症診断面接改訂版〉およびPARS-TR〈Pervasive Developmental Disorders Autism Spectrum Disorders Rating Scale〉得点との中程度から強い相関あり）と識別的妥当性（ASD群では非ASD群より高得点）は検証済みである[3-5]．

SRS得点は，一般集団においては，知能指数（IQ）などとよく似たベルカーブを成し，高得点の極は自閉症的症状が極端に顕著な群，もう一方の低得点の極は健常群へと連続する（⑭）．知的障害のあるASDではIQが低いほどSRS得点が高くなるが，平均知能群ではSRS得点はIQとは無関係に自閉症的症状/行動特性を量的に評価する．このことから，SRSの最大の特徴は，ASDの重症度を反映し，診断スクリーニングの目的に加え，臨床閾下群の把握が可能な点にある[3,4]．

2 具体的な評価の方法ならびに施行上の注意

SRSは，4～18歳の児童を対象とし，過去6か月間の行動をもとに，4件法（0＝当てはまらない，1＝ときどき当てはまる，2＝たいてい当てはまる，3＝ほとんどいつも当てはまる）で各項目の頻度（程度の強さではない）を評定する（0～195点）．15～20分ほどで実施可能である．子どもの日常行動をよく知る大人であれば，親でも教師でも評定可能であるが，誰が評定するかによるバイアスを無視できないため（特に女児においては），親評定と教師評定とは別々に取り扱う．日本語版は，原版同様，親評定，教師評定別にそれぞれ男女で分けて標準化している[6]．最新の原版マニュアルでは，Tスコアが59点以下を正常範囲，60～65点を軽度，66～75点を中度，76点以上を重度のめやすとすることを推奨している[2]（Tスコアは偏差値のことで，集団の平均を50，標準偏差を10になるようにし，平均からどの程度ずれているかを示す数値である）．

日本語版SRSを1次スクリーニング用に使用する際のカットオフ値として，親評定の場合は男児53.5点（感度0.91/特異度0.48），女児52.5点（感度0.89/特異度0.41），教師評定の場合は男児58.0点（感度0.73/特異度0.67），女児43.0点（感度0.79/特異度0.67）が推奨されている[4,5]．このカットオフ値は，見落としを少なくするために多数の臨床閾下児を含む可能性があり，一般集団の約10％を切り取る．この陽性児には診断がつかないが，見逃されている支援ニーズをもつ者が少なくない．

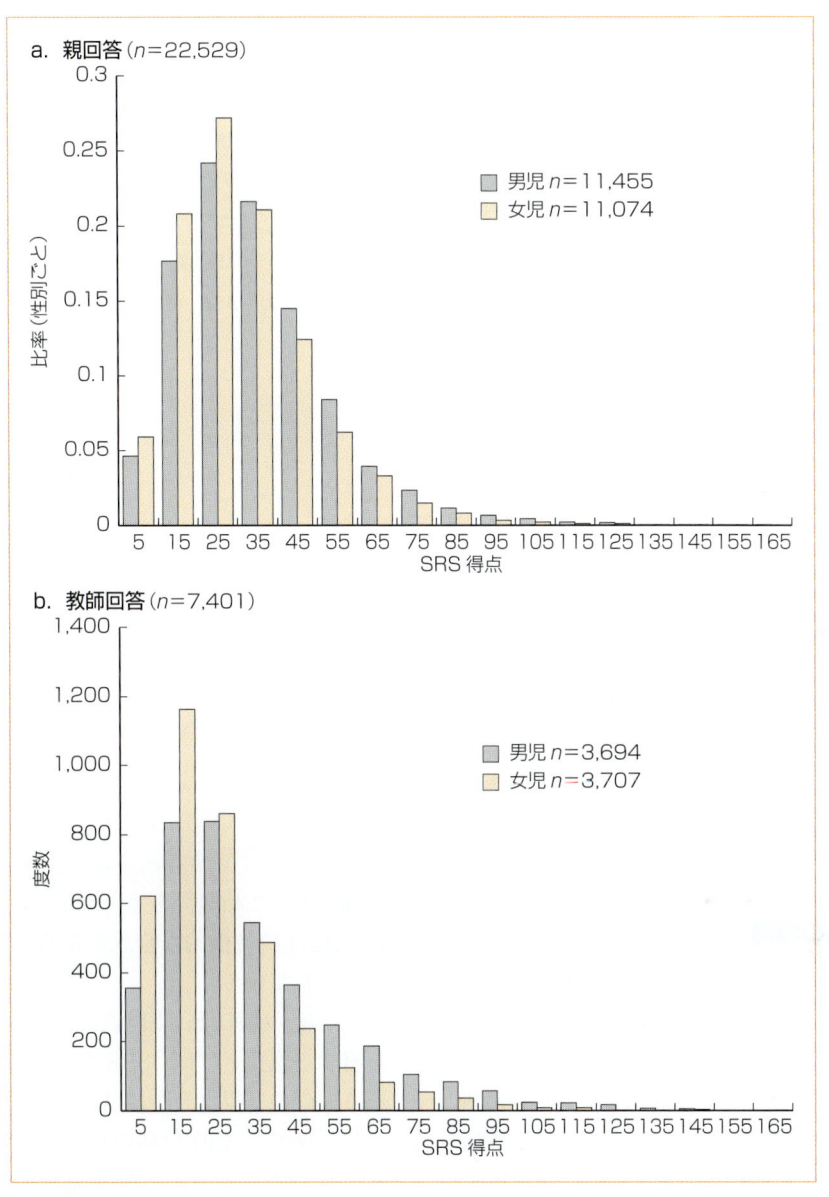

C. 行動障害・自閉症・子どもの発達／10. 対人応答性尺度

a. 親回答 (n=22,529)

男児 n=11,455
女児 n=11,074

縦軸：比率（性別ごと）
横軸：SRS 得点

b. 教師回答 (n=7,401)

男児 n=3,694
女児 n=3,707

縦軸：度数
横軸：SRS 得点

⓮ SRS スコア
a. 全国の通常学級に在籍する小・中学生 22,529 人についての SRS 親回答得点の分布
b. 全国の通常学級に在籍する小・中学生 7,401 人についての SRS 教師回答得点の分布
分布図が示すように，子ども全体に分布する自閉症的行動特徴は，なめらかな連続的な分布を示しており，恣意的なカットオフ値だけで障害の有無を区分することは非常に困難であることがわかる．

(Kamio Y, et al. *Acta Psychiatrica Scand* 2013[4] より改変)

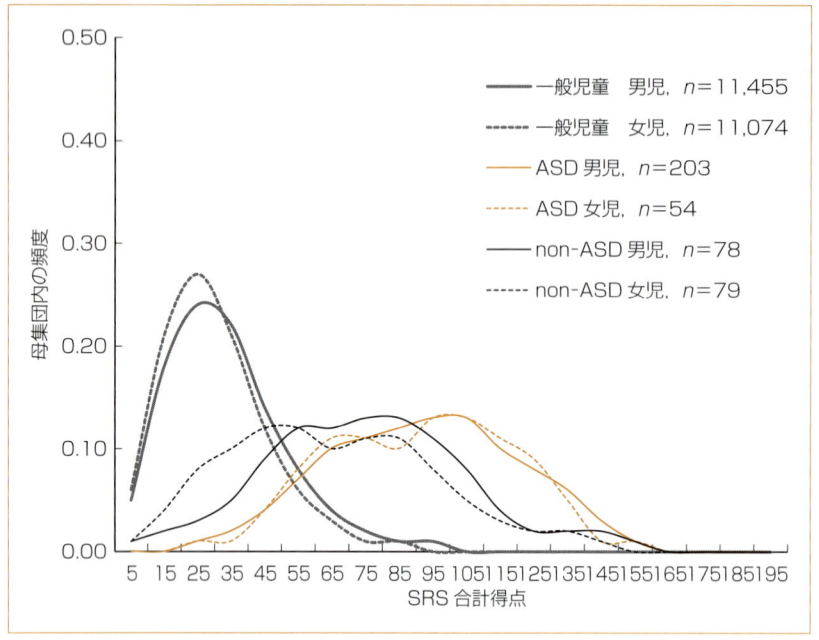

VII. 精神症状の評価法

⓯ 全国の小中学校通常学級に通う一般児童集団（男児 11,455 人，女児 11,074 人）の SRS 得点分布とその重なり

ASD と診断された児童（男児 203 人，女児 54 人），ASD 以外の精神科患児（男児 78 人，女児 79 人）．

(Kamio Y, et al. *Acta Psychiatrica Scand* 2013[4] より改変)

3 評価法の特徴

特記すべき主な特徴の第一は，性差である．どの年齢帯でも，誰が評定しても常に男児が女児よりも高得点の傾向がある．したがって，個々のケースの得点を解釈する際には，男女別に換算表[6]を用いて T スコアを算出し，判断する必要がある．女児の自閉症的症状の重症度は，女児集団内でその偏りを判断することで，男女合わせて評価するときよりも過小評価を避けることができる．

第二は，SRS 得点は ASD 診断分類と 1 対 1 には対応しない点である．つまり，DSM-IV-TR で自閉性障害あるいは Asperger 障害と診断された児童が特定不能の広汎性発達障害（pervasive developmental disorder-not otherwise specified：PDD-NOS）の児童よりも必ずしも高く評定されるとは限らない[3,4]．このことは SRS 得点が ASD 症状の重症度を専門家が評定する ADI-R[4,5] や PARS 得点と相関[3] を示すことからもわかるように，ASD に特徴的な症状を量的に評価しうることを示している．

第三は，ASD と ASD 以外の精神医学的な診断を有する児童とでは，SRS 得点の平均に有意差はあるものの，得点分布には重なりが大きい点である[3,4]（⓯）．ASD 自体の精神医学的障害の合併率はきわめて高いが，ASD 臨床閾下ケースにおいても高頻度に合併が多いことを考えると，非 ASD 臨床群には ASD 症状/特性を有するケースが多く含まれている可能性がある．

最後に，臨床的に SRS を用いる際には，できる限り，親評定だけでなく，教師評定も収集することが望ましい[5]．他の行動評価尺度同様，非 ASD 児についての SRS 得点は親-教師間でほぼ変わらないが，ASD 児については親-教師評定に乖離が指摘されているためである．ASD 児の行動が学校場面では家庭と比べてより軽度に評定される理

由として，子どもに要求される行動のレパートリーや要求水準の違い，構造化の程度の違い，特に高機能ASD児は学校ではある程度行動を抑制している可能性があること，などが考えられる．教師の子どもを見る視点と臨床家の視点は比較的近く，それらは親の視点とは異なるという報告もあるが，いずれにしても，親は，教師や臨床家のわが子の理解の仕方が親のそれと異なっていることに苦痛を感じやすいものである．このことも常に留意して，実際に子どもの行動のうち，どのような行動が場面で変わりうるのかを把握することが重要である．

一般的な臨床場面では，知的障害を伴うケースのように発達歴や言語や認知レベルから問題の把握が比較的容易な場合よりも，遅れがなく，臨床閾下から軽度のASD症状を背景に，さまざまな症状が重畳しているケースのほうがはるかに多い．限られた時間内にASD症状を見逃さずに的確な診断を行うために，SRSを親，教師に評定してもらい，複数の場面での行動を把握することは，カテゴリー的診断の限界を補いうる簡便で有用な手段となりうる．診断評価以外にも，治療経過のモニタリングなどの目的にも有用と思われる．

（神尾陽子）

引用文献

1) Constantino JN, Gruber CP. Social Responsiveness Scale (SRS). Los Angeles, CA : Western Psychological Services ; 2005.
2) Constantino JN, Gruber CP. Social Responsiveness Scale (SRS-2), 2nd edition. Los Angeles, CA : Western Psychological Services ; 2012.
3) 神尾陽子, 辻井弘美, 稲田尚子ほか. 対人応答性尺度(Social Responsiveness Scale)日本語版の妥当性検証：広汎性発達障害日本自閉症協会評定尺度（PDD-Autism Society Japan Rating Scales : PARS）との比較. 精神医学 2009 ; 51 : 1101-1109.
4) Kamio Y, Inada N, Moriwaki A, et al. Quantitative autistic traits ascertained in a national survey of 22,529 Japanese schoolchildren. Acta Psychiatrica Scand 2013 ; 128(1) : 45-53.
5) Kamio Y, Moriwaki A, Inada N. Utility of teacher-report assessments of autistic severity in Japanese school children. Autism Research and Treatment 2013 (http : //dx.doi.org/10.1155/2013/373240).
6) 森脇愛子, 小山智典, 神尾陽子. 対人応答性尺度（Social Responsiveness Scale : SRS）の標準化. 平成22年度厚生労働科学研究費補助金（こころの健康科学研究事業）「1歳からの広汎性発達障害の出現とその発達的変化：地域ベースの横断的および縦断的研究（研究代表者：神尾陽子）」総括・分担研究報告書. 2011. pp49-68.
7) Fraizier TW, Ratliff KR, Gruber C, et al. Confirmatory factor analytic structure and measurement invariance of quantitative autistic traits measured by the Social Responsiveness Scale-2. Autism doi : 10.1177/1362361 313500382

▶ SRS入手先

- 日本文化科学社
  〒113-0021　東京都文京区本駒込6-15-17
  TEL : 03-3946-3134／URL : http://www.nichibun.co.jp
  ＊心理検査販売代理店を通じて入手すること．

11 心の理論課題（TOM）検査

1 TOM検査

社会的認知の発達は，社会生活をしていく人にとって基本的な認知発達であり，誕生あるいは受胎とともにその発達的対応の必要性に関心が高まっている．

心の理論課題（Theory of Mind : TOM）検査は，他人の心の状態を推測し，理解する認知能力の発

達を評価するものである．このような能力（心の理論）は，対人関係や状況の理解に必要であるが，一般的に自閉症児や，被虐待児はその発達に遅れがみられる．

社会的認知発達は神経心理学的発達であるが，環境の影響を大きく受ける．そのため，乳幼児期はその評価の妥当性，信頼性の検討が難しい．後方視点的研究からは，社会的認知発達の早期対応の重要性が明らかになっているが，その評価は身体発達，運動発達に比較して困難である．

TOM検査は早期からの社会的認知発達（他者理解）の援助，支援を前提に尺度化されている．したがって評価の方法論より治療教育支援が目的であり，その対象が発達に伴って正常範囲に入ったとしても早期の治療教育的対応は重要であるという前提により尺度化された検査である．

概要
適用年齢：3～7歳，7歳以上であっても社会性の発達に問題が認められるときは適用できる．
検査課題：3つの誤信念課題（げた箱課題⑯，はさみ課題⑰，ウサギのクレヨン課題），表情の理解課題，語彙課題．
所要時間：10分，年齢の高い子どもは5分くらいで終わることもある．
実施のための留意点：TOM検査は人形を使った短い劇の形をとっているが，あくまでも検査であり，教示や人形の動作は遊びにならないように注意する．その意味では，TOM検査は臨床経験，保育の経験を重ねた有資格者がすることが望ましい．検査の最後には，子どもが必ず答えられる質問をし，自信をもって終わるようにする．

検査課題のねらい
表情の理解課題：泣いている表情と泣いている理由の理解をみる．3歳後半で6割，4歳後半で8割が通過．心の理論の発達の前段階として重要．
げた箱課題：日本の子どもが日常的に経験する題材を用いて，子どもが登場人物の行動を予測できるかをみる．5歳前半で8割が通過．
はさみ課題：情報を整理して，仮定の状況で人の行動を予測する．6歳後半で8割が通過．

語彙課題：言語発達の参考として用いる．
判定方法
表情の理解課題と誤信念課題の正答数の組み合わせで相当年齢を算出する．語彙課題の結果は言語発達と社会的認知発達のバランスをみる参考資料とする．
判定結果の活用
TOM検査は社会的認知の発達に問題をもつ子どもたちをスクリーニングするものである．遅れがみられる場合は，経過観察（半年後の再検査），あるいは専門機関の受診などの判定が出る．

自閉症，学習症（学習障害：LD），境界領域知能，知的障害，聴覚障害，視覚障害，運動障害があればTOM検査の年齢レベルの通過は困難となる．したがって明らかな知的障害，視覚障害，運動障害を有する子どもたちは，本来の障害に焦点を合わせての援助，指導が必要であり，詳細な神経心理学的検査が必要となる．また，環境的要因によるときは，保育のなかでの対応，親への指導が必要となる．

❷ TOM検査を用いた症例―自閉スペクトラム症（自閉症スペクトラム障害）

幼児期早期，1歳頃から発達が気にされていた知的発達の遅れのない自閉スペクトラム症男児例である．

この症例について，TOM検査で3課題すべて正答する小学生期までのコミュニケーション（言語・非言語），社会性の発達と特徴を中心に述べる．

「視線」の合いにくさは小学校就学後もみられる．乳幼児期の「人見知り」も「後追い」もみられていない．大人のしていることの「模倣」は3歳過ぎからみられるようになったが，友だちのしていることの「模倣」は，集団生活に入って以後4歳頃からみられるようになった．友だちに対する働きかけは自分本位であるが，4歳から示すようになっている．

「表情」理解は，笑う・怒るなどの単純な表情について質問されると，就学前に答えられたが，その「表情」を児が行うことはできず，生活のなかでは不快なことに対して笑うなどちぐはぐであっ

⓰ げた箱課題

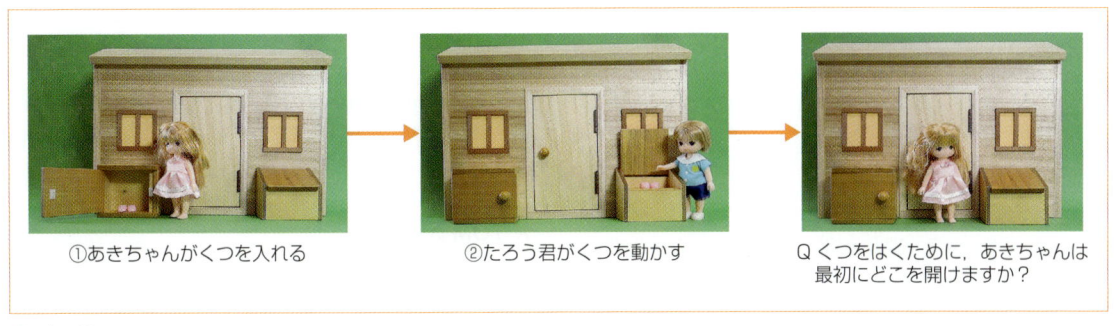

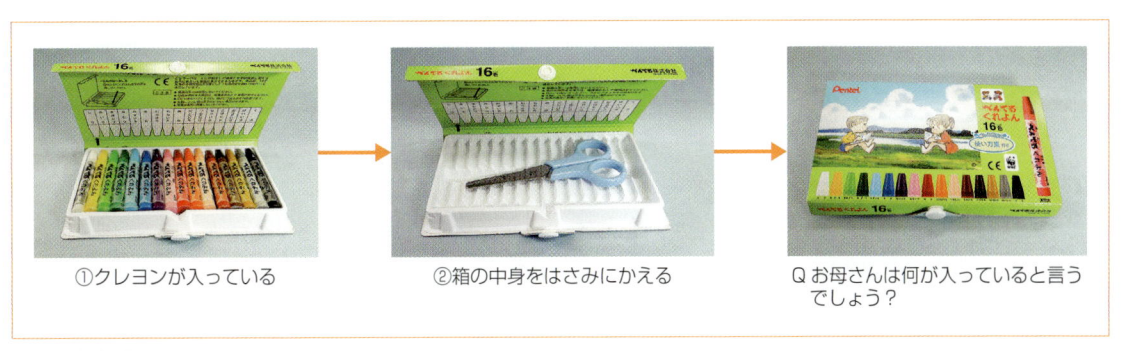

① あきちゃんがくつを入れる　② たろう君がくつを動かす　Q くつをはくために，あきちゃんは最初にどこを開けますか？

⓱ はさみ課題

① クレヨンが入っている　② 箱の中身をはさみにかえる　Q お母さんは何が入っていると言うでしょう？

た．「ふり遊び」は 4 歳頃から行っていたが，小学校低学年でも「ごっこ遊び」は入れてもらっても，役に参加することはできなかった．

ことばの発達は，始語 2 歳，2 語文 3 歳で話すようになったが，人の話の理解はできず，コミュニケーション，すなわち「会話」が成り立ったのは 4 歳半ばを過ぎていた．それに対して，文字・数字の読み書きは，定型発達児同様 4 歳頃からみられている．

自閉スペクトラム症で頻繁にみられる多動・集中困難，こだわり，感覚障害などは幼児期以後改善しているものの，なお小学校低学年でもみられている．

【知能検査】

5 歳 8 か月時の田中ビネー検査結果は，IQ93．

7 歳 10 か月時の WISC-III 検査結果は，IQ105．
　　　　（言語性 IQ＜動作性 IQ）

10 歳 9 か月時の WISC-III 検査結果は，IQ109．
　　　　（言語性 IQ≒動作性 IQ）

【TOM 検査】

検査施行時年齢	6:5	7:1	7:10	9:2	10:9
表情課題	可	可	可	可	可
心の理論課題	0/3	1/3	0/3	2/3	3/3

本児は知能に遅れはなく，平均的な水準である．しかし，「心の理解」の能力は，定型発達児がこの 3 課題すべてできる年齢である 6 歳では，本児は 1 課題もできていない．7 歳になり 3 課題中 1 課題が可能となる．ただそれも不安定である．10 歳になり，3 課題すべて正答するに至る．本児においては，「心の理解」能力は 10 歳になり定型発達児の 6 歳水準能力が示された．

（森永良子）

参考文献

- Colvert E, Rutter M, Kreppner J, et al. Do theory of mind and executive function deficits underlie the adverse

outcomes associated with profound early deprivation? : Findings from the English and Romanian adoptees study. *J Abnorm Child Psychol* 2008 ; 36 : 1057-1068.
- フィスク・S, テイラー・S. 社会的認知研究：脳から文化まで. 京都：北大路書房；2013.
- フリス・U. ウタ・フリスの自閉症入門―その世界を理解するために. 東京：中央法規出版；2012.
- 自閉症スペクトラム学会. 自閉症スペクトラム児・者の理解と支援―医療・教育・福祉・心理・アセスメントの基礎知識. 東京：教育出版；2005.
- 柿沼美紀. 自閉性障害児の意図の共有と心の理論（社会的認知能力の発達）. 自閉症スペクトラム研究 2014；12：7-13.
- 子安増生ほか. 特集　いま，あらためて「心の理論」を学ぶ. 発達 2013；135：2-175.
- Onishi KH, Baillargeon R. Do 15-months-old infants understand false beliefs? *Science* 2005 ; 308 : 255-258.
- 千住　淳. 社会脳の発達. 東京：東京大学出版会；2012.
- トマセロ・M. ヒトはなぜ協力するのか. 東京：勁草書房；2013.

▶ TOM 入手先

- 文教資料協会
〒176-0012　東京都練馬区豊玉北2丁目13-15
TEL：03-5984-5792

12　CAADID

1 評価法の概要

　CAADID（Conners Adult ADHD Diagnostic Interview for DSM-IV）は成人にみられる注意欠如・多動症（注意欠如・多動障害：attention-deficit/hyperactivity disorder：ADHD）関連の症状を診断するための面接ツールである．成人期のADHDの診断については，以下の点において難しさが指摘されている．ADHDに重複した併存疾患が多いこと，診断のためには現在と小児期の両方に症状の存在を立証する必要があること，また，成人期のADHDの状態に関する知識そのものが限られていることなどである．わが国にはこれまで成人ADHDの診断のためのツールがなかったが，欧米で最も多く使用されている成人期ADHDの診断面接ツールであるCAADIDの翻訳版が2012年6月にわが国でも出版された．本項ではこのツールの概要と活用法について述べたい．

2 具体的な評価の方法ならびに施行上の注意

　CAADIDの評価の対象となるのはADHDが疑われる成人である．児童・思春期のADHDを診断するためのツールは，ADHD評価スケール-IV（ADHD Rating Scale-IV）[1] などがあり，わが国でも翻訳されている[2] が，本項では割愛する．CAADIDの構成は大きくパートI，パートIIに分かれており，それぞれの所要時間は1時間〜1時間半程度である．パートIは患者自身が記載することも可能である．

　パートIは患者の背景情報，生育歴，ADHDの危険因子，併存疾患のスクリーニングを行うためのものである．パートIIではADHDの具体的な症状についてDSM-IVに基づき評価する．DSMではADHDと診断するためには，9つの不注意症状の項目のうち6つ以上，もしくは，9つの多動・衝動性の症状の項目のうち6つ以上が，少なくとも6か月以上続いていることを必要条件としている．ADHDは小児期に発症するため，過去から現在まで症状や障害の経過を知ることが重要である．成人の患者を診断する際には，他疾患との鑑別のため，現在の症状だけでなく子どもの頃にADHDの症状があったかどうかも確認する必要がある．CAADIDでは構造化面接により成人

期と小児期の両時期の症状をそれぞれ抽出できるようになっている．さらに，ADHD症状の有無，その発症年齢，および症状が複数の場面で出現するかどうかの広汎性などを順序立てて評価する．不注意症状と多動・衝動性の症状は別々に評価し，また，小児期と成人期の症状の有無も別々に評価する．なお，現行のDSMは第5版であるが，CAADID日本語版は第4版に即して診断する．DSMの診断項目で第4版と第5版の大きな違いはないが，第4版は診断に際し，ADHD症状が"7歳未満"に生じていることを条件としているのに対し，第5版では"12歳未満"となっていることに注意が必要である．

3 評価法の特徴，制約，解釈に際しての注意

CAADIDの特徴と解釈

CAADIDはパートⅠとパートⅡに分かれているが，背景情報がパートⅠにほぼ網羅されており，生活歴や併存疾患の把握が容易である．パートⅡでは幼少期・成人期に分かれて症状が記載されているため，各ライフステージにおいて患者が苦労してきた足跡が把握しやすい．また，パートⅡでは症状が生活上の具体例で記載されているため，日常生活上の困難さが把握しやすい．これらは成人期になって二次障害を生じている患者の病態の把握や支援の参考になるであろう．最終的にはサマリシートとして結果が出されるわけだが，実際に診療に際しては，可能な限りCAADIDの記録冊子そのものに目を通すことを推奨する．

鑑別疾患について

ASDとの鑑別・併診

実際の臨床・支援の場では児童・思春期，成人期のいずれにおいても，ADHDと他の障害との鑑別疾患を十分に行うことが必要となる．しばしば経験するのは自閉スペクトラム症（自閉症スペクトラム障害：autism spectrum disorder：ASD）との鑑別である．ASDでは順序立てて物事を行うことの苦手さ，周囲からの刺激により集中力がそがれる，一方的に話すなど，ADHD類似の症状を呈することはまれではない．しかし，このような症状はASDの中核の症状（基本症状）である社会的なコミュニケーションの障害から生じているのか，それとも注意の障害や多動・衝動性というADHDの中核症状そのものなのかを区別しなければならない．DSM-IV-TRではASDとADHDの両方の診断が同時に成り立つときには，ASDの診断をつける決まりとなっていた．DSM-5では両診断を併記することが可能となったが，それぞれの特性を十分に把握したうえで，どのように治療・支援していくのかを検討する必要がある．ASDの診断や症状評価については他項を参照されたい．

知的障害との鑑別・併診

ADHDはごく軽度の知的な低さ（境界域の知能）がある患者との鑑別を要する場合がある．すなわち，不注意や多動・衝動性の症状がある場合に，それらの症状が全般的な知的水準の低さのなかの一部の問題なのか，知的水準とは関係のない不注意・多動・衝動性の症状のみなのか，または両者を合併しているのかを鑑別して診断する必要がある．ADHD症状のみの場合は薬物療法，心理療法，生活指導などで症状の程度や生活のしやすさが大きく改善することがある．しかし，全般的な知的の低さのみが問題の場合は，知的レベルに合わせた周囲の環境調整が支援の中心となるであろう．

他疾患との鑑別・併診（二次障害）

児童・思春期にADHDの症状が見過ごされ，成人になって社会生活の困難さが顕在化するケースは多い．成人期のADHDでは適応障害，うつ病，双極性障害（躁うつ病）などの鑑別も必要である．ADHDの患者は対人面でトラブルを生じたり，作業をこなすことができず自信を失い，抑うつ的となることが多い（二次障害）．しかし，うつ病や適応障害のみの診断がなされ，ADHDが見過ごされることがしばしばある．逆に，ADHDでないにもかかわらず，「作業が順序立ててできない」「片づけができない」などの理由で，自らADHDの診断を希望して受診するケースもある．適応障害か，ADHDの特性がベースにあり二次

的に不適応を生じてきたものかを鑑別する必要がある．これらの鑑別にも CAADID のパートⅠが役に立つ．また，ADHD の多動・衝動性症状が躁状態と判断され，双極性障害と誤診されていることも多い．ADHD の 10％以上に双極性障害が合併するとの報告[3]もあるため，診断の際には注意を要する．

（竹林淳和）

引用文献
1) DuPaul GJ, Power TJ, Anastopoulos AD, et al. ADHD Rating Scale Ⅳ : Checklists, norms, and clinical interpretation. New York : Guilford ; 1998.
2) 市川宏伸，田中康雄．診断対応のための ADHD 評価スケール ADHD-RS［DSM 準拠］．東京：明石書店；2008.
3) Klassen LJ, Katzman MA, Chokka P. Adult ADHD and its comorbidities, with a focus on bipolar disorder. J Affect Disord 2010 ; 124 : 1-8.

▶ **CAADID 日本語版入手先**

● 金子書房
〒112-0012　東京都文京区大塚 3-3-7
TEL：03-3941-0111／FAX：03-3941-0163

＊大学院などで心理検査，測定に関する科目を履修し卒業したか，それと同等な教育・訓練を終えていることが必要．

13　CAARS

1　評価法の概要

注意欠如・多動症（注意欠如・多動性障害：attention-deficit/hyperactivity disorder：ADHD）は，不注意（inattention）と多動性（hyperactivity）/衝動性（impulsivity）の 2 つを主症状とする神経発達障害の 1 つである[1]．ADHD は，かつては小児期に特有の障害であると考えられてきたが，前方視的フォローアップ研究の成果から，現在では成人期まで継続する障害であるとの認識が一般的である[2]．

大人の ADHD の現れ方は，子どもの ADHD とは異なっており，不注意症状がその中核となる[3]．すなわち，大人の場合，家庭や教室などのような大人が管理する構造化された空間で過ごすことの多い子どもと異なり，複数の作業の同時進行や，見通しを立ててすべての作業を期限内に終えるなどの自己管理能力が求められるため，不注意症状が顕在化しやすい生活環境にあるといえる．そのため，子ども時代に見過ごされてきた ADHD 症状が大人になって顕在化し，治療を求めて医療機関に相談に来るケースも少なからず存在する．

大人の ADHD を適切に治療するためには，実際に生活している多様な文脈のなかでどのような症状が存在し，それがどの程度社会生活を阻害しているかを把握する必要がある．そのためには，家庭や職場，大学，余暇活動の場などで，実際にどのような症状が現れるかを，大人を対象とした調査に基づいて検討し，標準化した評価尺度を使用する必要がある．

Conners' Adult ADHD Rating Scales（CAARS）[4]は，DSM-Ⅳ[5]の診断基準に基づいて大人の ADHD の症状の程度を評価する質問紙形式の尺度である．CAARS は，大人の ADHD の研究・治療が進んでいる欧米圏で作成された数ある尺度のなかで，十分な信頼性と妥当性を備えている点，大規模サンプルによる標準化が行われている点，臨床および研究において使用頻度が高い点などで優れていることから，筆者らが日本語版の標準化を行った[6]．

価法

anual of Mental Disorders, 5th edition.
DC : American Psychiatric Association ;

Murphy K, Fischer M. ADHD in Adults :
ence Says. New York : Guilford Press ;

史緒.大人のADHDの症状重症度評価尺度
語版.中村和彦（監）.大人のADHD臨床.
;印刷中.

rhardt D, Sparrow D. CAARS Adult ADHD
. New Yok : Multi-Health Systems ; 1999.
ychiatric Association. Diagnostic and
anual of Mental Disorders, 4th edition
Washington, DC : American Psychiatric

Press ; 1994／アメリカ精神医学会（編），高橋三郎，大野裕，染矢俊幸（訳）．DSM-IV 精神疾患の診断・統計マニュアル．東京：医学書院；1996．
6) 中村和彦（監修），染木史緒，大西将史（監訳）．CAARS日本語版マニュアル．東京：金子書房；2012．

▶ CAARS 入手先

● 金子書房
〒112-0012　東京都文京区大塚 3-3-7
TEL：03-3941-0111／FAX：03-3941-0163
＊大学院などで心理検査，測定に関する科目を履修し卒業したか，それと同等な教育・訓練を終えていることが必要．

CAARS日本語版は，自己記入式と，観察者評価式があり，ADHDの症状を主観的・客観的にとらえることを可能としている．

CAARS日本語版は全部で66項目あり，因子分析による下位尺度として，①不注意/記憶の問題(12項目)，②多動性/落ち着きのなさ(12項目)，③衝動性/情緒不安定(12項目)，④自己概念の問題(6項目)がある．また，DSM-IV ADHD症状下位尺度として，①不注意症状(9項目)と，②多動性・衝動性(9項目)，③これらを合算した総合ADHD症状がある．さらに，ADHD指標(12項目)と矛盾指標(8組の互いに類似した内容の項目の差得点の絶対値を算出し，回答者の回答ムラの検出を行う)がある．これらの下位尺度によって，大人のADHDの症状を多面的に評価することが可能である．

CAARSは，性別と年齢層によって症状の程度が異なるという観点から，それぞれのグループごとに標準得点(T-score：平均値を50，標準偏差を10にした偏差値)を設定している．年齢層は，①18～29歳，②30～39歳，③40～49歳，④50歳以上の4種類があり，下位尺度ごとに性別(男性と女性の2種類)×年齢層(4種類)により8種類の標準得点が用意されている．これにより，症状ごとに，対象者の性別・年齢層のなかにおける相対的な位置を比較的簡便に把握することが可能である．

CAARSの検査用紙のフォーマットは複写式のクイックスコア用紙になっており，記入された回答から簡単に下位尺度得点を算出できる．また，検査用紙にとじ込まれた換算表により，症状ごとの対象者の性別・年齢層における標準得点を得ることができるとともに，それがプロフィール用紙を兼ねており，用紙上に下位尺度得点を転記することで対象者の状態を視覚的に把握できるように工夫されている．

2 具体的な評価の方法ならびに施行上の注意

CAARSは，前述したように自己記入式と観察者評価式の2種類がある．自己記入式は，本人が自分自身に〔…〕対象者と同〔…〕をよく知る〔…〕価対象者に〔…〕

選択肢〔…〕/まったくな〔…〕どきある」〔…〕る」「3＝非〔…〕の4段階で〔…〕いことを意〔…〕

回答時間〔…〕自己記入式，〔…〕答することが〔…〕

スコアリン〔…〕まず全項目に〔…〕クイックス〔…〕し，次に検査〔…〕別・年齢層ご〔…〕ロットしてい〔…〕で症状ごと（〔…〕成させる．

3 評価法の〔…〕注意

CAARSの〔…〕通底する原則〔…〕ル[6]には，CA〔…〕れているので〔…〕る必要がある．〔…〕数の方法によ〔…〕セスメント全体〔…〕れる情報は回答〔…〕るものとして〔…〕ング・解釈に際〔…〕レーニングを受〔…〕ある．

引用文献

1) American Psy〔…〕

CAARS日本語版は，自己記入式と，観察者評価式があり，ADHDの症状を主観的・客観的にとらえることを可能としている．

CAARS日本語版は全部で66項目あり，因子分析による下位尺度として，①不注意/記憶の問題(12項目)，②多動性/落ち着きのなさ(12項目)，③衝動性/情緒不安定(12項目)，④自己概念の問題(6項目)がある．また，DSM-IV ADHD症状下位尺度として，①不注意症状(9項目)と，②多動性・衝動性(9項目)，③これらを合算した総合ADHD症状がある．さらに，ADHD指標(12項目)と矛盾指標(8組の互いに類似した内容の項目の差得点の絶対値を算出し，回答者の回答ムラの検出を行う)がある．これらの下位尺度によって，大人のADHDの症状を多面的に評価することが可能である．

CAARSは，性別と年齢層によって症状の程度が異なるという観点から，それぞれのグループごとに標準得点（T-score：平均値を50，標準偏差を10にした偏差値）を設定している．年齢層は，①18〜29歳，②30〜39歳，③40〜49歳，④50歳以上の4種類があり，下位尺度ごとに性別（男性と女性の2種類）×年齢層（4種類）により8種類の標準得点が用意されている．これにより，症状ごとに，対象者の性別・年齢層のなかにおける相対的な位置を比較的簡便に把握することが可能である．

CAARSの検査用紙のフォーマットは複写式のクイックスコア用紙になっており，記入された回答から簡単に下位尺度得点を算出できる．また，検査用紙にとじ込まれた換算表により，症状ごとの対象者の性別・年齢層における標準得点を得ることができるとともに，それがプロフィール用紙を兼ねており，用紙上に下位尺度得点を転記することで対象者の状態を視覚的に把握できるように工夫されている．

② 具体的な評価の方法ならびに施行上の注意

CAARSは，前述したように自己記入式と観察者評価式の2種類がある．自己記入式は，本人が自分自身について回答し，観察者評価式は，評価対象者と同居しており，評価対象者の普段の生活をよく知る大人（配偶者，恋人，親族等）が，評価対象者について回答を行う．

選択肢はすべて，「0＝まったく当てはまらない/まったくない」「1＝ほんの少し当てはまる/ときどきある」「2＝ほとんど当てはまる/しばしばある」「3＝非常に当てはまる/とても頻繁にある」，の4段階であり，得点が高いほど症状の程度が強いことを意味する．

回答時間については，一般的な成人であれば，自己記入式，観察者評価式ともに30分以内に回答することが可能である．

スコアリングについては，以下の手順で行う．まず全項目に回答したら，検査用紙の裏側にあるクイックスコア用紙によって下位尺度得点を算出し，次に検査用紙の内側にとじ込まれている性別・年齢層ごとの換算表上に各下位尺度得点をプロットしていく．最後に，それらを線で結ぶことで症状ごと（下位尺度ごと）のプロフィールを完成させる．

③ 評価法の特徴，制約，解釈に際しての注意

CAARSの使用にあたっては，心理検査一般に通底する原則が当てはまる[3]．CAARSマニュアル[6]には，CAARSの使用方法と注意点が記載されているので使用する前に通読し，十分に理解する必要がある．基本的には，複数の情報源から複数の方法によって得られた情報と組み合わせ，アセスメント全体の一部として利用すること，得られる情報は回答者によって歪曲される可能性があるものとして認識しておくこと，実施・スコアリング・解釈に際し，その最終的な責任は専門的トレーニングを受けた者が負うこと，などが必要である．

〈大西将史〉

引用文献

1) American Psychiatric Association. Diagnostic and

Statistical Manual of Mental Disorders, 5th edition. Washington DC：American Psychiatric Association；2013.
2) Barkley RA, Murphy K, Fischer M. ADHD in Adults：What the Science Says. New York：Guilford Press；2000.
3) 大西将史, 染木史緒. 大人の ADHD の症状重症度評価尺度 —CAARS 日本語版. 中村和彦（監）. 大人の ADHD 臨床. 東京：金子書房；印刷中.
4) Conners CK, Erhardt D, Sparrow D. CAARS Adult ADHD Rating Scales. New Yok：Multi-Health Systems；1999.
5) American Psychiatric Association. Diagnostic and Statistical Manual of Mental Disorders, 4th edition（DSM-IV）. Washington, DC：American Psychiatric Press；1994／アメリカ精神医学会（編）, 高橋三郎, 大野裕, 染矢俊幸（訳）. DSM-IV 精神疾患の診断・統計マニュアル. 東京：医学書院；1996.
6) 中村和彦（監修）, 染木史緒, 大西将史（監訳）. CAARS 日本語版マニュアル. 東京：金子書房；2012.

▶ CAARS 入手先

● 金子書房
〒112-0012　東京都文京区大塚 3-3-7
TEL：03-3941-0111／FAX：03-3941-0163
＊大学院などで心理検査, 測定に関する科目を履修し卒業したか, それと同等な教育・訓練を終えていることが必要.

6) Snaith RP, Zigmond AS. The Hospital Anxiety and Depression Scale : Manual. London : GL Assessment ; 1994.
7) Vodermaier A, Millman RD. Accuracy of the Hospital Anxiety and Depression Scale as a screening tool in cancer patients : A systematic review and meta-analysis. Support Care Cancer 2011 ; 19(12) : 1899-1908.

2　POMS

1　評価法の概要―何を明らかにしようとしているか？

　POMS (Profile of Mood States) は，人間の気分や感情を主観的側面から評価することを目的にMcNair らによりアメリカで開発された尺度である．気分や感情の測定のためには，客観的な心理学的および行動学的評価のみではなく，主観的側面に対する評価によって理解する必要がある．これは，主観的側面の評価によって，対象者がどのような状態にあるかを知るためである．このように，対象者に気分，感情の障害があるか，精神疾患患者に各種の薬物治療や心理学的介入がどの程度効果があるかなど，人間の精神的側面の健康と疾病の程度を知ることが可能となる．したがって，このような測定のために，気分，感情を定量的に評価する自記式の質問紙法が開発されてきた．

　わが国では，日本語版 POMS の開発および標準化が，以下のような3つの段階を経て行われている．まず，予備調査として，原版を翻訳した質問紙を健康な成人男性354人に実施し，信頼性係数，因子的妥当性，基準関連妥当性について検討を行った．次に，臨床応用として，うつ病（大うつ病）または持続性抑うつ障害（気分変調症〈抑うつ神経症〉）の診断を受けた治療中の患者92人を対象に，日本語版 POMS と臨床評価との相関および再現性について検討が行われた．最後に，これらの結果をもとに，一般集団5,577人を対象とした大規模サンプルによる標準化および男性3,146人を対象とした短縮版の検討を行った．その結果，日本語版 POMS の因子的妥当性が確認され，30項目の短縮版が作成された．

　わが国では，人間の精神的側面を測定する指標として，自己評価式抑うつ性尺度（Zung Self-Rating Depression Scale : SDS），顕在性不安検査（Manifest Anxiety Scale : MAS），ミネソタ多面的人格検査（Minnesota Multiphasic Personality Inventory : MMPI）などが標準化されて用いられているが，SDS が抑うつのみ，MAS が不安のみを測定するのとは異なり，日本語版 POMS は気分や感情についてさまざまな角度から評価している．また，MMPI が被検者の性格傾向を評価するのに対し，日本語版 POMS は被検者が置かれた条件により変化する一時的な気分，感情の状態を測定できるという特徴を有している．

　また，日本語版 POMS は診療報酬点数の請求対象となる検査である．臨床心理・神経心理検査の区分において，「D285 その他の心理検査-1 操作が容易なもの」に記載されている（2012年3月公表）．

2　具体的な評価の方法ならびに施行上の注意，評価の対象，実施に要する時間

　日本語版 POMS は，65項目の『日本語版 POMS』と，30項目の『日本語版 POMS 短縮版』がある．65項目の『日本語版 POMS』の回答時間は10分程度で，採点の所要時間は5分程度である．専用

● 6つの尺度の詳細

T-A	緊張—不安 (Tension-Anxiety)	「気が張りつめる」「不安だ」などの9項目から構成され，得点が高いほど，緊張および不安感の程度が強いことを示す
D	抑うつ—落ち込み (Depression-Dejection)	「憂うつだ」などの15項目から構成され，得点が高いほど，自信喪失感，抑うつ感の程度が強いことを示す
A-H	怒り—敵意 (Anger-Hostility)	「怒る」「すぐけんかしたくなる」などの12項目から構成され，得点が高いほど，怒り，不機嫌さ，他者への敵意の程度が強いことを示す
V	活気 (Vigor)	「生き生きする」などの8項目から構成され，得点が高いほど，元気さ，躍動感，活力の程度が強いことを示す．この項目は他の5尺度とは異なり，ポジティブな情動を示す項目であるため，この得点が低いと活気が失われていることを示す
F	疲労 (Fatigue)	「ぐったりする」などの7項目から構成され，得点が高いほど，意欲減退，活動性低下の程度が強いことを示す
C	混乱 (Confusion)	「頭が混乱する」などの7項目から構成され，得点が高いほど，当惑，思考力低下の程度が強いことを示す

(横山和仁ほか．日本版POMS手引き．1994[1]) を参考に作成)

のマーク式用紙を使用すれば，コンピュータ採点も可能である．被検者の年齢，疾患などによっては，実施がより簡便な『日本語版POMS短縮版』の実施も選択肢として考えられる．

被検者は，各項目に，その項目が表す気分になることが過去1週間「まったくなかった」(0点) から「非常に多くあった」(4点) までの5段階 (0〜4点) のいずれか1つを選択する．これら65項目中58項目が6つの尺度 (❶) に分類されていて，下位尺度ごとに合計得点を算出する (ただし7つあるダミー項目は計算に用いられない)．また，「活気」尺度得点以外の5つの尺度の合計得点から「活気」尺度の得点を引いた Total Mood Disturbance (TMD) 得点の算出を行う場合もある (しかしながら，2013年の時点では日本語版POMSでのTMD得点の標準化は行われていない)．

評価対象は15歳以上となっており，健康な一般集団のみならず，各種の精神障害の治療経過の評価，患者の気分評価，身体疾患を抱えた患者，職場などの産業ストレス領域におけるスクリーニング，あるいはスポーツやリラクゼーションの効果測定などへの応用が考えられている．従来の研究では，癌患者に対して心理学的介入を行い，気分状態の変化の評価にPOMSを用いた例もある．

3 評価の特徴，制約，解釈についての注意

日本語版POMSは，健康な一般男女の年齢別の得点をもとに，6つの尺度ごとに，平均値±1標準偏差を「健常」，±1〜2.5標準偏差を「他の訴えと合わせ，専門医を受診させるか否かを判断する」，±2.5標準偏差外にあるものを「専門医の受診を考慮する必要あり」とする判断の目安を示しているが，精神疾患の診断の基準となるようなカットオフ値を設けていない．また，気分や感情は被検者の属性や置かれている状況に影響を受けるので，結果の解釈は慎重に行う必要がある．あくまでも，被検者の最近の持続的な気分状態を把握しているのであり，疾病の有無を判定するものではない．

(渡辺詩織，吉川栄省)

引用文献
1) 横山和仁，荒記俊一．日本版POMS手引き．東京：金子書房；1994.

参考文献
- McNair DM, Lorr M, Droppleman LF. Manual for the Profile of Mood States (POMS). San Diego : Educational and Industial Testing Service (EdITS) ; 1971.
- 横山和仁，下光輝一，野村 忍 (編)．診断・指導に活かすPOMS事例集．東京：金子書房；2002.

▶日本語版POMS入手先
- 金子書房
  〒112-0012　東京都文京区大塚3-3-7
  TEL：03-3941-0111／FAX：03-3941-0163
  ＊大学院などで心理検査，測定に関する科目を履修し卒業したか，それと同等な教育・訓練を終えていることが必要．

3 [うつ病・感情障害の症状評価]
ハミルトンうつ病評価尺度（HAM-D）

1 HAM-Dの概要

ハミルトンうつ病評価尺度（Hamilton Depression Rating Scale：HAM-D）[1]は，Hamiltonが自らの臨床経験をもとに開発した尺度で，現在，うつ病の重症度を測定する際に最も広く用いられている評価尺度の一つである．この評価尺度はうつ病を診断するためのものではなく，すでに「うつ病」と診断された患者に対して，その重症度の推移を観察するために開発されたものである．したがって，うつ病の診断基準には含まれていないものの，うつ病によくみられる不安の身体症状，一般的な身体症状，消化器系の身体症状など多彩な自律神経症状や心気症，不安の精神症状など不安障害にみられる症状が評価項目に多数含まれている．原著は21項目版であるが，重症度評価は最初の17項目で行い，残りの4項目はうつ病の性質を示す症状項目と位置づけられている．各項目の重症度は0～2の3段階評価または0～4の5段階評価となっている（❷）．

HAM-Dの普及とともに，研究の目的や用途に応じて，さまざまな改変版，要約版，拡張版が開発される一方，評価の信頼性を高めるために各評価項目のアンカーポイントの設定や評価面接の構

❷ ハミルトンうつ病評価尺度（HAM-D）の評価項目と重症度

	評価項目 日本語版	評価項目 英語版	重症度
1	抑うつ気分	Depressed mood	0 1 2 3 4
2	罪責感	Feelings of Guilt	0 1 2 3 4
3	自殺	Suicide	0 1 2 3 4
4	入眠障害	Insomnia Early	0 1 2
5	熟眠障害	Insomnia Middle	0 1 2
6	早朝睡眠障害	Insomnia Late	0 1 2
7	仕事と活動	Work and Activities	0 1 2 3 4
8	精神運動抑制	Retardation	0 1 2 3 4
9	精神運動激越	Agitation	0 1 2 3 4
10	不安，精神症状	Anxiety Psychic	0 1 2 3 4
11	不安，身体症状	Anxiety Somatic	0 1 2 3 4
12	身体症状，消化器系	Somatic symptoms Gastrointestinal	0 1 2
13	身体症状，一般的	Somatic symptoms General	0 1 2
14	生殖器症状	Genital symptoms	0 1 2
15	心気症	Hypochondriasis	0 1 2 3 4
16	体重減少	Loss of Weight	0 1 2
17	病識	Insight	0 1 2
18	日内変動	Diurnal variation	0 1 2
19	現実感喪失・離人症	Depersonaizaiton and Derealization	0 1 2 3 4
20	妄想症状	Paranoid symptoms	0 1 2 3 4
21	強迫症状	Obsessional and Compulsive symptoms	0 1 2

（Hamilton M. J Neurol Neurusurg Psychiatry 1960[1]／稲田俊也（編）．HAMDを使いこなす ハミルトンうつ病評価尺度（HAMD）の解説と利用の手引き．2014[6] より）

造化などが試みられてきた．アメリカ精神保健研究所臨床精神薬理ユニットで開発されたECDEU版HAM-D（Guy, 1986）は明確なアンカーポイントが定義され，これを一部改変して，面接手法が開発されたWilliams版SIGHD[2]はわが国でも中根ら[3]が翻訳版を公表している．構造化面接は，このほかにも症状の程度と頻度のクロス表に基づいて評点が決定されるGRID HAM-D構造化面接[4]やアメリカで実施された大うつ病性障害（うつ病〈DSM-5〉）に対する大規模臨床試験のSTAR*D（Sequenced Treatment Alternatives to Relieve Depression）アルゴリズムプロジェクトで使用されたSTAR*D版SIGHD[5,6]があり，それぞれ日本語版が開発されている．

2 具体的な評価方法

HAM-D評価の際の全般的な留意事項は，稲田らの解説書[6]に詳述されている．実際にHAM-Dを用いた評価を行うにあたっては，あらかじめDVD[7]などを用いて具体的な評価方法を十分に習得したうえで，評価面接を行うことが望ましい．重症度の評価にあたって，HAM-Dでは評価面接や評価期間内における被験者の行動観察とともに，症状の程度と頻度の両方に等しく重点をおいて最終的な重症度を決定する．また，同一患者を繰り返して評価を行う際には，以前の評価を参考にしないで毎回独立して評価を行う．

3 HAM-Dの限界

うつ病の重症度を測定する標準的な評価尺度として半世紀近く用いられているが，その一方で，HAM-Dの限界や問題点も指摘されている．Zimmermanら[8]は，HAM-Dの問題点として，①DSM-IVで定義される大うつ病性障害の診断基準が網羅されておらず，逆に診断基準にない自律神経症状を示す項目が多数含まれている，②睡眠・食欲が増加する非定型うつ病の特徴が評価されない，③「不安，精神症状」の項目は，イライラ感と不安感を含んでいるように，多様な構成概念を含む項目がある，④重度をもとに評価する項目と頻度をもとに評価する項目の混在や，3段階評価と5段階評価の項目が混在しており，合計得点に不均衡が生じる，などを指摘し，「HAM-Dは引退すべき時期にある」と結論づけている．

（稲田俊也）

引用文献

1) Hamilton M. A rating scale for depression. *J Neurol Neurusurg Psychiatry* 1960；23：56-62.
2) Williams JBW. A structured interview guide for the Hamilton depression scale. *Arch Gen Psychiatry* 1988；45：742-747.
3) 中根允文，Williams J. HAM-D 構造化面接 SIGH-D. 東京：星和書店；2004.
4) Tabuse H, Kalali A, Azuma H, et al. The new GRID Hamilton Rating Scale for Depression demonstrates excellent inter-rater reliability for inexperienced and experienced raters before and after training. *Psychiatry Res* 2007；153(1)：61-67.
5) 稲田俊也（編）．大うつ病性障害の検証型治療継続アルゴリズム STAR*D（sequenced treatment alternatives to relieve depression）：その臨床評価とエビデンス．東京：星和書店；2011.
6) 稲田俊也（編）．HAMDを使いこなす ハミルトンうつ病評価尺度（HAMD）の解説と利用の手引き．東京：星和書店；2014.
7) 稲田俊也（総監修）．日本語版HAM-Dトレーニング DVD. 東京：社団法人日本精神科評価尺度研究会；2008.
8) Zimmerman M, Posternak MA, Chelminski I. Is it time to replace the Hamilton Depression Rating Scale as the primary outcome measure in treatment studies of depression? *J Clin Psychopharmacol* 2005；25：105-110.

▶ **HAM-D 入手先**

● 星和書店
〒168-0074 東京都杉並区上高井戸1-2-5
TEL：03-3329-0031／FAX：03-5374-7186
● 日本精神科評価尺度研究会
〒104-0032 東京都中央区八丁堀3-23-8 ニュー石橋ビル5F
株式会社イメージブレーン内
URL：http://jsprs.org/
E-mail：info@jsprs.org／FAX：03-3555-0776

4 [うつ病・感情障害の症状評価]
非定型うつ病診断スケール質問票（ADDS）

　非定型うつ病は有病率が高く，就労や就学，家庭の役割などにおいて長期の社会的機能の障害を示すことが多く，経済的損失も大きい．しかし，日常の臨床においては十分に周知されておらず，見逃されやすい疾患の一つである．

　本項では，非定型うつ病の構造化面接法である非定型うつ病診断スケール質問票（Atypical Depression Disorder Scale：ADDS）[1]について概説をする．そして，具体的な評価の方法ならびに施行上の注意点を述べ，最後に，解釈法を述べる．

1 評価法の概要

　ADDSは，コロンビア大学のStewartら[1]が作成し，日本語版は貝谷[2]によって作成された．ガイドラインを使用することでより詳しく症状を評価することが可能である．また，患者の機能障害の程度を測定し，患者の臨床像を深く理解できる点においても優れている．

　ADDSは，患者がうつ病の診断基準を満たす状態であることが確認できた後に使用する．気分反応性が保たれていて，かつ，特徴的症状である過眠，過食，鉛様麻痺，拒絶への過敏性の4つのうち2つ以上を満たすものを非定型うつ病の特徴として特定できる．ADDSによって最終的に非定型うつ病確診か疑いなのか，単純な気分反応性うつ病かそうではないか，という4段階での状態像を理解することが可能である．各項目は，1～6の段階で，4以上が「陽性」とされる．評価期間は，過去3か月間（エピソードが短ければ，現在のエピソード）である．

2 具体的な評価の方法ならびに施行上の注意

　実施に要する時間は，おおよそ30～40分である．気分障害の診断を満たした患者に施行してうつ病の型を特定する．

気分反応性について

　気分反応性とは，非定型うつ病を診断する際の必要条件である．過去3か月間でよい出来事があった場合にどのような反応を示したかを質問し，その程度を明らかにする．そして，まったく憂うつ感がなくなった状態（100%）から憂うつ気分のままの状態（0%）で，患者の気分が一時的にでもどこまで100%に近づいたかを評価する．

特徴的症状について

睡眠

　いつ眠るかではなく，全睡眠時間を評価する．睡眠不足のためだと判定できる場合は除外する．そのうえで，1日に10時間以上眠った日が週に3日以上のとき陽性である．

鉛様麻痺

　体が重いという身体的感覚の程度を評価する．これはやる気や興味とは関係なく，"腕や脚の重い感じ"である．これが1日に1時間以上続き，かつ週に3日以上ある場合が陽性である．

食欲/体重

　どの程度過食をしたのかを評価する．明らかな理由で体重が変動した場合は除外する．

①食欲：食事に対する過剰な衝動を評価する．少なくとも週に3回以上を陽性とする．

②摂食：実際にどれくらい食べていたのかを評価する．ふさぎこんでいるときに過食が週2回，または余分な軽食が週に3日以上あるとき陽性である．

③体重：過去3か月間での体重増加を評価する．体重が5kg以上の増加が陽性である．

拒絶過敏性

　対人関係において軽視や拒絶に過剰にどの程度反応するかを評価する．まず，患者がどれくらい

"感じやすい"のかを尋ね，次に4つの状況について反応の程度が適切か過剰かを判定する．

① 過敏性：拒絶や批判への感情的過反応の結果，平静に戻ることができない程度が陽性である．
② 特質：拒絶されたと感じた結果，人間関係に不和が生じたり，仕事や家事を続けられない状況である場合が陽性である．
③ 生活機能の障害：2年間のうち4回以上，職場や学校で支障が出た場合は陽性である．
④ 人間関係の回避：傷つかないようにするために恋愛を回避していれば陽性である．
⑤ その他の拒絶回避：恋愛以外のその他の重要な役割を回避しているかどうかを評価する．

3 評価法の特徴，制約，解釈に際しての注意

ADDSは，ガイドラインを用いることでより臨床像を丁寧に理解でき，障害の程度を測定できるところが特徴である．面接を通して患者と治療者とが対人関係の体験や出来事から心理過程や行動を理解することができ，それが治療関係の構築に寄与することも望まれる．一方，実際の判断は難しく，評価期間が過去2，3か月と長く，体験をうまくつかめない可能性もある．面接者は，現時点で最も適切な回答をとらえる最大の努力を払うこと，繰り返し利用することなどが求められ，臨床の知識や経験が必要である．

本項では，ADDSを紹介した．非定型うつ病は，慢性の経過をたどり，QOLの低下は大きな問題である．的確に診断し，早期から適切な治療を行い，これらの問題を改善させることが可能である．今後，日常の診療で広く用いられることが望まれる．

〔貝谷久宣，正木美奈〕

引用文献

1) Stewart JW, McGrath PJ, Rabkin JG, et al. Atypical depression. A valid clinical entity? *Psychiatr Clin North Am* 1993；16(3)：479-495.
2) 貝谷久宣，林　恵美．パニック障害と非定型うつ病．樋口輝彦，久保木富房，貝谷久宣，不安・抑うつ臨床研究会（編）．うつ病の亜型分類．東京：日本評論社；2003．pp41-59．

▶ ADDS入手先

- 貝谷久宣，不安・抑うつ臨床研究会（編）．うつ病の亜型分類：2003．
  ※巻末資料として掲載
  日本評論社　〒170-8474　東京都豊島区南大塚3-12-4
  TEL：03-3987-8611／FAX：03-3987-8593

[うつ病・感情障害の症状評価]

5 モンゴメリ・アスベルグうつ病評価尺度（MADRS）

1 評価尺度の概要

MontgomeryとÅsberg[1]が1979年に公表したモンゴメリ・アスベルグうつ病評価尺度（Montgomery and Åsberg Depression Rating Scale：MADRS）は，うつ病の重症度を評価するための尺度である．イギリス人54人とスウェーデン人52人のうつ病患者を対象として，主観的精神病理症状40項目と客観的精神病理症状25項目で構成される包括的精神病理学評価尺度（Comprehensive Psychopathological Rating Scale：CPRS)[2]の65症状項目のなかから，うつ病によくみられる症状が17項目抽出され，続いてこの17項目のなかから，三環系抗うつ薬による治療に鋭敏に反応して症状の改善が大きくみられ，なおかつ全体の重症度との関連が強いと判断された10項目（❸）が

抽出されて作成された評価尺度である．

各項目は，それぞれ0〜6の7段階で評価が行われるが，重症度を示す具体的なアンカーポイントは偶数点のみに定義されている．MADRSの最大の特徴は，さまざまな身体症状が評価の対象となるハミルトンうつ病評価尺度とは異なり，身体症状の影響を極力除外して，うつ病の中核症状である精神症状を中心とした抑うつ症状と無快感症（anhedonia）を重視している点である．

MADRS日本語版は上島ら[3]が公表し，その後Takahashiら[4]は，MADRSの各アンカーポイントの項目に対応した具体的な質問文が設定された構造化面接ガイドSIGMA（Structured Interview Guide for MADRS）を開発し，これを用いて行ったMADRSの評価は高い評価者間信頼性の得られることを示している．MADRS構造化面接は，この他，Williamsら[5]も公表している．

2 具体的な評価方法

MADRS評価の際の全般的な留意事項と具体的な評価方法は，稲田らの解説書[6]に詳述されている．まず，被験者に評価の対象期間を伝えて明確な回答を求める．SIGMA[4]では最初に主観症状をもとに評価する9項目の評価を行い，最後に面接全体の印象も含めて抑うつに関する客観症状の評価を行う．原則としてSIGMA[4]に記載されている質問をすべて行い，利用可能な情報はすべて利用して評価を行う．同一患者を繰り返して評価する際には，原則として毎回同じ時間帯における状態を評価する．実際にMADRSの評価を行う際には，あらかじめDVD[7]などを用いて具体的な評価方法を十分に習得したうえで，評価面接を行うことが望ましい．

3 評価にあたっての留意点

奇数点のアンカーポイントに定義がないので，各評価者がさまざまな基準を設けて評価すると，一致率がきわめて低くなるので，高い信頼性を確保するためにはこの点を留意する必要がある．症状項目が選択された経緯からもわかるように，う

❸ モンゴメリ・アスベルグうつ病評価尺度（MADRS）の評価項目と重症度

評価項目	重症度
1 外見に表出される悲しみ	0 1 2 3 4 5 6
2 言葉で表現された悲しみ	0 1 2 3 4 5 6
3 内的緊張	0 1 2 3 4 5 6
4 睡眠減少	0 1 2 3 4 5 6
5 食欲減退	0 1 2 3 4 5 6
6 集中困難	0 1 2 3 4 5 6
7 制止	0 1 2 3 4 5 6
8 感情をもてないこと	0 1 2 3 4 5 6
9 悲観的思考	0 1 2 3 4 5 6
10 自殺思考	0 1 2 3 4 5 6

(Montgomery SA, et al. *Br J Psychiatry* 1979[1]／稲田俊也（編）．MADRSを使いこなす—SIGMAを用いたMADRS日本語版によるうつ病の臨床評価，改訂第3版．2013[6]より)

つ病でしばしば観察される症状でもMADRSの評価項目に含まれない症状が存在する．たとえば，患者全体の60％程度にしかみられなかった「精神運動制止」や，抗うつ薬への治療反応性が低かった「激越」，さらに全体の重症度との関連が小さかった「自律神経症状」は，MADRSの評価項目からは除外されている．したがって，うつ病のこれらの症状を対象とした治療反応性や病態生理などに関する臨床研究には適していないと考えられる．

〔稲田俊也〕

引用文献

1) Montgomery SA, Åsberg M. A new depression scale designed to be sensitive to change. *Br J Psychiatry* 1979；134：382-389.
2) Åsberg M, Montgomery C, Periss C, et al. A comprehensive psychopathological rating scale. *Acta Psychiatr Scand* 1978；271（Suppl）：5-27.
3) 上島国利，樋口輝彦，田村かおるほか．Montgomery Åsberg Depression Rating Scale（MADRS）の日本語訳の作成経緯．臨床精神薬理 2003；6：341-363.
4) Takahashi N, Tomita K, Higuchi T, et al. The inter-rater reliability of the Montgomery-Åsberg Depression Rating Scale（MADRS）using a Structured Interview Guide for Montgomery-Åsberg Depression Scale（SIGMA）．*Hum Psychopharmacol Clin Exp* 2004；19：187-192.
5) Williams JB, Kobak KA. Development and reliability of a structured interview guide for the Montgomery

Åsberg Depression Rating Scale (SIGMA). Br J Psychiatry 2008；192：52-58.
6) 稲田俊也（編）．MADRS を使いこなす— SIGMA を用いた MADRS 日本語版によるうつ病の臨床評価．改訂第 3 版．東京：じほう；2013．
7) 稲田俊也（総監修）．日本語版 MADRS トレーニング DVD．東京：日本精神科評価尺度研究会；2006．

▶ **MADRS 入手先**

- じほう
  〒 101-8421　東京都千代田区猿楽町 1 丁目 5 番 15 号猿楽町 SS ビル
  TEL：03-3233-6333／FAX：03-3233-6338
- 日本精神科評価尺度研究会
  〒 104-0032　東京都中央区八丁堀 3-23-8 ニュー石橋ビル 5F　株式会社イメージプレーン内
  URL：http://jsprs.org/
  E-mail：info@jsprs.org／FAX：03-3555-0776

6　［うつ病・感情障害の症状評価］ PHQ-9

　アメリカで多忙なプライマリ・ケア医が，短時間で精神疾患を診断・評価するシステムとして PRIME-MD（Primary Care Evaluation of Mental Disorders）[1]や自己記入式質問票として Patient Health Questionnaire（PHQ）[2]が開発された．

　PHQ は，4 頁にわたる自己記入式質問票であるが，PHQ のうつ病性障害だけをスクリーニング評価する目的で，うつ病性障害に関する 9 項目の質問のみを抽出して作成された自己記入式質問票を Patient Health Questionnaire-9（PHQ-9）と呼ぶ[3-5]．

　PHQ は他項（p.202 参照）で概説しているので，本項では，PHQ-9 について述べる．

1　評価法の概要

　PHQ-9 は，他の多くのうつ病スクリーニングの自己記入式質問票の約半分の質問数であり，DSM-IV の診断基準と同じ質問から成り立っている．また，他のうつ病スクリーニング自己記入式質問票と特性を比較しても，感度および特異度が高い[6]．他のうつ病評価尺度は，その得点が高い場合さらに問診を加えて DSM-IV の診断を行う必要性があるが，PHQ-9 は，DSM-IV に基づくアルゴリズム診断と症状レベルの評価を同時に行うことができる特性がある．PHQ-9 は，DSM-IV のうつ病性障害にのみに焦点をあてていることが特徴であるが，他のうつ病スクリーニング自己記入式質問票は，DSM-IV にない質問項目（孤独感，不安感など）を含むことから，臨床的付加価値をもっている反面，過剰診断・評価をする可能性がある．また，PHQ-9 は，9 個の質問項目のほかに，「日常生活や社会生活機能障害の程度」の質問が加えられていることから，生活機能の程度についても同時に把握することができる．実施する対象年齢は 18 歳以上であり，所要時間は 3〜5 分である．

2　PHQ-9 スクリーニング評価 （DSM-IV アルゴリズム診断）

　PHQ-9 は，PHQ のうつ病評価に関する 9 つの質問項目で構成されている．過去 2 週間の症状について，「まったくない」「数日」「半分以上」「ほとんど毎日」の 4 段階で回答する．9 つの質問項目のうち，5 つ以上が過去 2 週間の「半分以上」に存在し，そのうち 1 つに「抑うつ気分（質問項目 1）」もしくは，「興味または喜びの消失（質問項目 2）」が存在した場合に"大うつ病性障害"を疑う．また，9 つの質問項目のうち，2〜4 つの症状が過去 2 週間に「半分以上」存在しており，そのうち

1つに「抑うつ気分（質問項目1）」もしくは，「興味または喜びの消失（質問項目2）」が含まれる場合は"その他のうつ病性障害"とする．なお，質問項目9の「死んだほうがましだ，あるいは自分を何らかの方法で傷つけようと思ったことがある」については，「数日」にチェックがあった場合も1点と数えるため，評価時には特に注意が必要である．また"大うつ病性障害"，"その他のうつ病性障害"の診断・評価は，「死別反応の場合，躁病エピソードの既往がある場合や一般身体疾患による気分障害の場合，物質誘発性（投薬を含む）の場合，器質的要因がある場合」は除外する．

PHQ-9を使用した気分障害のスクリーニングのためのステップ評価のフローチャートについては文献[7,8]を参照されたい．

3 PHQ-9スクリーニング評価（症状レベルの評価）

症状レベルの指標として，回答について「まったくない＝0点」「数日＝1点」「半分以上＝2点」「ほとんど毎日＝3点」として総得点を算出したものを，PHQ-9スコアとする．その範囲は0〜27点である．1つのカットオフポイントのみを選択する場合は，PHQ-9の開発者のKroenke Kら[3]は，「10点以上」が大うつ病性障害が存在する可能性の閾値としている．

4 PHQ-9スクリーニング評価後の参考指針

アメリカにおけるPHQ-9を使用したうつ病性障害のスクリーニング診断・治療ガイドライン[5,10]やアメリカ心臓協会（American Heart Association：AHA）のScience Advisoryが推奨するPHQ-9スクリーニング評価後の注意事項については文献[11]を参照されたい．

5 PHQ-9日本語版

筆者らは，PHQ日本語版について，Spitzer RLらと再翻訳法によって作成し妥当性検証を行った[12]．このPHQ日本語版から大うつ病性障害モジュール9個の質問項目を抽出してPHQ-9日本語版[13]を作成している．Inagakiら[14]，Inoueら[15]が，PHQ-9日本語版の性能について報告している．簡易アセスメントツールキットであるPHQ-9日本語版「こころとからだの質問票」[16,17]が，日本ファイザー社から発行されている．最近，PHQ-9日本語版を使用した身体疾患患者のうつ病・うつ状態のアセスメントを支援するコンピュータプログラムを開発している[18]．また，身体疾患患者へのメンタルケアモデル開発ナショナルプロジェクト[19]においても，評価尺度としても推奨されている．PHQ-9は，AHAで推奨されている[11,20]ことから，国内における心血管疾患におけるリハビリテーションに関するガイドライン（2012改訂版）[21]のなかにおいても抑うつの評価尺度（PHQ-9日本語版JCS2012版）としてあげられている．イギリスNICEガイドライン[22]において，うつ病治療の効果指標として，PHQ-9を推奨していることから，国内でも認知行動療法介入の効果指標としてPHQ-9日本語版（JSAD版：日本不安障害学会版）を作成している．

DSM-5[23]では，うつ病性障害の症状レベルの重症度を測定する評価尺度としてPHQ-9が推奨されている．DSM-5で推奨されているPHQ-9は，コアの9個の質問項目は，オリジナルPHQ-9と同様であるが，症状を測定する期間が，オリジナルでは「過去2週間」であるが，DSM-5で推奨されているものは「過去1週間」である．DSM-5の推奨に対応したPHQ-9日本語版（症状評価版2013）は文献[24]を参照されたい．

6 PHQ-9によるスクリーニング評価の限界

PHQ-9によるスクリーニング評価をする場合，スクリーニングツールが内包する問題点[4,8,9]を念頭におき使用することが望ましい．プライマリ・ケア医が，スクリーニングされた症例について，併存する精神疾患や鑑別すべき精神疾患が疑われる場合には，専門医に円滑に紹介・相談し，さらに包括的臨床的視点からの評価・診断を行い適切な治療方針を立てる必要がある．

（村松公美子）

引用文献

1) Spitzer RL, Williams JBW, Kroenke K, et al. Utility of a new procedure for Diagnosing Mental Disorders in Primary Care : The PRIME-MD 1000 study. JAMA 1994 ; 272 : 1749-1756.
2) Spitzer RL, Kroenke K, Williams JBW, et al. Validation and utility of a self-report version of PRIME-MD : The PHQ Primary Care Study. JAMA 1999 ; 282 : 1737-1744.
3) Kroenke K, Spitzer RL, Williams JBW. The PHQ-9 : Validity of a brief depression severity measure. J Gen Intern Med 2001 ; 16 : 606-613.
4) Kroenke K, Spitzer RL. The PHQ-9 : A new depression diagnostic and severity measure. Psychiatr Ann 2002 ; 32 : 509-515.
5) 村松公美子, 宮岡 等, 上島国利ほか. プライマリケアにおけるうつ病スクリーニングに有用な評価ツール— Patient Health Questionnaire (PHQ)-9 について. 精神科治療学 2008 ; 24 : 1299-1306.
6) Löwe B, Spitzer RL, Gräfe K, et al. Comparative validity of three screening questionnaires for DSM-IV depsessive disorders and physician's diagnoses. J Affect Disord 2004 ; 78 : 131-140.
7) 村松公美子, 宮岡 等, 上島国利ほか. プライマリ・ケアにおける気分障害の認識と診断について. 心身医学 2008 ; 49 : 961-969.
8) 村松公美子. プライマリケア医に有用な気分障害の認識・評価方法. 最新 うつ病のすべて. 別冊・医学のあゆみ. 東京 : 医歯薬出版 ; 2010. pp33-39.
9) Hahn SR, Sydney E, Kroenke K, et al. Evaluation of mental disorders with the Primary Care Evaluation of Mental Disorders and Patients Health Questionnaire. In : Maruish ME (ed). The Use of Psychological Testing for Treatment Planning and Outcomes Assessment 3ed. New Jersey : Lawrence Erlbaum Associate, Inc. Publishers ; 2004. pp235-291.
10) Lichtman JH, Bigger T, Blumenthal JA, et al. Depression and coronary heart desease. Circulation 2008 ; 118 : 1768-1775.
11) 村松公美子. 米国心臓病協会（American Heart Association : AHA) 指針と評価. 樋口輝彦（監). 内科患者のメンタルケアアプローチ 循環器疾患編. 東京 : 新興医学出版社 ; 2013. pp15-22.
12) Muramatsu K, Miyaoka H, Kamijima K, et al. The Patient Health Questionnaire, Japanese version : Validity according to the Mini-International Neuropsychiatric Interview-Plus. Psychol Rep 2007 ; 101 : 952-960.
13) 村松公美子, 上島国利. プライマリ・ケア診療とうつ病スクリーニング評価ツール : Patient Health Questionnaire-9 日本語版「こころとからだの質問票」. 診断と治療 2009 ; 97 : 1465-1473.
14) Inagaki M, Ohtsuki M, Yonemoto N, et al. Validity of the Patient Health Questionnaire (PHQ)-9 and PHQ-2 in general internalmedicine primary care at a Japanese rural hospital : A cross-sectional study. Gen Hosp Psychiatry 2013 ; 35 : 592-597.
15) Inoue T, Tanaka T, Nakagawa S, et al. Utility and limitations of PHQ-9 in a clinic specializing in psychiatric care. BMC Psychiatry 2012 ; 12 : 73.
16) 上島国利, 村松公美子（監). こころとからだの質問票（PRIME-MDTM PHQ-9 日本語訳版). 東京 : 日本ファイザー社 ; 2008.
17) 上島国利, 村松公美子（監). こころとからだの質問票（PRIME-MDTM PHQ-9 日本語訳版) 計算機版. 東京 : 日本ファイザー社 ; 2013.
18) 村松公美子. 身体科におけるうつ病スクリーニングツールの留意点. 樋口輝彦（総監修), 村松公美子, 伊藤弘人（編). 身体疾患患者の精神的支援ストラテジー. 東京 : NOVA出版 ; 2013. pp6-11.
19) 国立高度専門医療研究センター共同研究プロジェクト. 身体疾患患者へのメンタルケアモデル開発ナショナルプロジェクト平成 24 年度報告書. 2013.
20) Lichtman JH, Bigger T, Blumenthal JA, et al. Depression and coronary heart desease. Circulation 2008 ; 118 : 1768-1775.
21) 野原隆司（班長). 循環器の診断と治療に関するガイドライン（2011 年度合同研究班報告) : 心血管疾患におけるリハビリテーションに関するガイドライン（2012 改訂版). 2012.
22) National Institute for Health and Clinical Excellence 8 Depression : The treatment and management of depression in adults. (update). (Clinical guideline 90.) www.nice.org/uk/CG90,2009.
23) American Psychiatric Association. Diagnostic and Statistical Manual of Mental Disorders, Fifth Edition. Arlington,VA : American Psychiatric Association ; 2013.
24) 村松公美子. Patient Health Questionnaire（PHQ-9, PHQ-15）日本語版および Generalized Anxiety Disorder-7 日本語版-up-to date. 新潟青陵大学大学院臨床心理学研究 2014 ; 7 : 35-39.

▶ **PHQ-9 の日本語訳版入手（閲覧）先**

- 「こころとからだの質問票」
「こころとひまわり」サイト（ファイザー株式会社）
URL : http://www.cocoro-h.jp/depression/index.html
＊上記 URL で自己記入可能.

7 [うつ病・感情障害の症状評価] CES-D

1 評価法の概要

うつ病のスクリーニング，重症度評価，継時的評価，疫学調査などに利用するため，さまざまなうつ病の自己記入式評価尺度が開発されている．Center for Epidemiologic Studies Depression Scale（CES-D）は，Beck Depression Inventory（BDI：p.346参照），Zung Self-Rating Depression Scale（SDS：p.345参照）などと並ぶ代表的うつ病自己評価尺度である．日本語を含む30か国語以上に翻訳され，世界中に普及している．

CES-D[1]は，一般人におけるうつ病を発見することを目的として，アメリカ国立精神保健研究所（National Institute of Mental Health：NIMH）が，先述のBDIやSDSを参考に，項目を取捨選択し開発した．

2 評価の方法

CES-Dは20項目のうつ病に関連する症状から成り立っている．項目内容は，うつ気分に関するものが7項目（項目3, 6, 9, 10, 14, 17, 18；例：項目3「家族や友達から励ましてもらっても気分が晴れない」），身体症状が7項目（項目1, 2, 5, 7, 11, 13, 20；例：項目1「普段は何でもないことが煩わしいと思う」），対人関係が2項目（項目15, 19；例：項目15「皆がよそよそしいと思う」），ポジティブ感情（逆転項目）が4項目（項目4, 8, 12, 16；例：項目4「他の人と同じ程度には能力があると思う」）に分けられる．各項目に関して，過去1週間のうちの症状出現日数によって4段階に評価する．各項目は，0～3点で採点し，総得点分布は0～60点の範囲となる．過去1週間にその症状を示した日が「ない」場合が0点，「1～2日」が1点，「3～4日」が2点，「5日以上」が3点となる．5項目以上無回答であれば評価対象とせず，4項目以内であれば回答項目に関して総得点を算出後，回答項目数で割り，20をかける．項目4, 8, 12, 16は逆転項目なので，配点が逆となる（0点→3点，1点→2点，2点→1点，3点→0点）ことに注意が必要である．

回答に要する時間は10～15分程度で，慣れるとそれより短くなる．わが国では，15歳以上の患者に対して使用した場合，80点の医科診療点数が認められている．

3 評価法の特徴，制約

作成者のRadloff[1]によれば，健常者の平均得点は9.1点であり，健常者群とうつ病者群の区分点は16/15点とすることが推奨されている．日本語版は島ら[2]により作成され，信頼性・妥当性が検討され，同じく区分点は16/15点と設定している．

CES-Dは項目数が20項目と少なく，回答も1週間のうちの具体的な日数頻度で選択するため，回答者の負担が少ない．しかし，黙従性傾向を抑止するために設けてあるポジティブ感情項目（逆転項目）に困惑する患者がいるのも事実である．

また，うつ病のスクリーニングのためにCES-Dを使用した場合，16点以上であれば，うつ病を疑うことになっているが，当然，偽陽性，偽陰性はあるので，診断や治療につなげる前に慎重な精神科的診察が必要なのはいうまでもない．

CES-Dには20項目に加え，10項目バージョンも存在する[3]．

4 最近の知見

Nishiyamaら[4]は，精神科を受診している患者にCES-Dを施行したところ，CES-Dを正確に実

VII. 精神症状の評価法

❹日本語版 QIDS-SR（つづき）

11. 自分についての見方
0. 普段と変わらない（または，自分のことを，他の人と同じくらい価値があって，援助に値する人間だと思う）
1. 普段よりも自分を責めがちである
2. 自分が他の人に迷惑をかけているとかなり信じている
3. 自分の大小の欠陥について，ほとんど常に考えている

12. 死や自殺についての考え
0. 死や自殺について考えることはない
1. 人生を空っぽに感じ，生きている価値があるかどうか疑問に思う
2. 自殺や死について，1週間に数回，数分間にわたって考えることがある
3. 自殺や死について1日に何回か細部にわたって考える，または，具体的な自殺の計画を立てたり，実際に死のうとしたりしたことがあった

13. 一般的な興味
0. 他人のことやいろいろな活動についての興味は普段と変わらない
1. 人々や活動について，普段より興味が薄れていると感じる
2. 以前好んでいた活動のうち，一つか二つのことにしか興味がなくなっていると感じる
3. 以前好んでいた活動に，ほとんどまったく興味がなくなっている

14. エネルギーのレベル
0. 普段のエネルギーのレベルと変わりない
1. 普段よりも疲れやすい
2. 普段の日常の活動（例えば，買い物，宿題，料理，出勤など）をやり始めたり，やりとげるのに，大きな努力が必要である
3. ただエネルギーがないという理由だけで，日常の活動のほとんどが実行できない

15. 動きが遅くなった気がする
0. 普段どおりの速さで考えたり，話したり，動いたりしている
1. 頭の働きが遅くなっていたり，声が単調で平坦に感じる
2. ほとんどの質問に答えるのに何秒かかかり，考えが遅くなっているのがわかる
3. 最大の努力をしないと，質問に答えられないことがしばしばである

16. 落ち着かない
0. 落ち着かない気持ちはない
1. しばしばそわそわしていて，手をもんだり，座り直したりせずにはいられない
2. 動き回りたい衝動があって，かなり落ち着かない
3. ときどき，座っていられなくて歩き回らずにはいられないことがある

日付）　　　年　　　月　　　日

氏名　　　　　　　　　合計点

（藤澤大介ほか．ストレス科学 2010[2]）より）

　QIDS-SR は他の自己記入式うつ病評価尺度と比較して次の利点を有している．第一に，BDI-II や Zung Self-Rating Depression Scale（SDS）と違って，大うつ病エピソードの診断基準の9項目に正確に一致した項目を有している．第二に，SDS や Patient Health Questionnaire-9（PHQ-9）と違って，アンカーポイントが明確で，症状の頻度と重症度の両方の情報が明記されている．第三に，BDI-II や SDS と違って，"性欲・性活動"に関する項目が含まれておらず，回答者に答えやすいものとなっている．第四に，QIDS-SR の記入に必要とされる時間は5〜7分であり，BDI-II や SDS と比較して患者への負担が少ない．最後に，BDI-II，SDS，PHQ-9 と違ってパブリックドメインであり，使用料なしに誰でも利用できる．

3 評価の方法

　過去1週間の状態について，DSM-IV の大うつ病エピソードの診断基準に対応した9種類16問に回答してもらう．睡眠に関する項目（第1〜4項目），食欲・体重に関する項目（第6〜9項目），精神運動状態に関する2項目（第15, 16項目）は，

D. 気分障害に関連した臨床評価法／9. うつ病の社会適応能力

❺原版 QIDS-SR の重症度評価

QIDS-SR 合計点	うつ病重症度	QIDS-SR 合計点	うつ病重症度
0～5	正常	16～20	重度
6～10	軽度	21～27	きわめて重度
11～15	中等度		

(http://www.ids-qids.org/severity_thresholds.pdf より)

それぞれ最も高い点数のものを1つずつ算入する．その他の項目（第5，10，11，12，13，14項目）はそれぞれそのまま算入する．以上の9項目を合計して総点を算出する．合計点は0～27点である．原版 QIDS-SR の重症度評価は❺のようになっている．

（藤澤大介）

引用文献

1) Rush AJ, Trivedi MH, Ibrahim HM, et al. The 16-Item Quick Inventory of Depressive Symptomatology(QIDS), clinician rating (QIDS-C), and self-report (QIDS-SR) : A psychometric evaluation in patients with chronic major depression. Biol Psychiatry 2003 ; 54(5) : 573-583.
2) 藤澤大介, 中川敦夫, 田島美幸ほか. 日本語版自己記入式簡易抑うつ尺度（日本語版 QIDS-SR）の開発. ストレス科学 2010 ; 25(1) : 43-52.
3) Rush AJ, Trivedi MH, Wisniewski SR, et al. Acute and longer-term outcomes in depressed outpatients requiring one or several treatment steps : A STAR*D report. Am J Psychiatry 2006 ; 163 : 1905-1917.
4) Trivedi MH, Rush AJ, Crismon ML, et al. Clinical results for the patient with major depressive disorder in the Texas Medication Algorithm Project. Arch Gen Psychiatry 2004 ; 61 : 669-679.
5) 厚生労働省ホームページ
http://www.mhlw.go.jp/bunya/shougaihoken/kokoro/index.html
6) Carmody TJ, Rush AJ, Bernstein IH, et al. Making clinicians lives easier : Guidance on use of the QIDS self-report in place of the MADRS. J Affect Disord 2006 ; 95 : 115-118.
7) Rush AJ, Trivedi MH, Carmody TJ, et al. Self-reported depressive symptom measures : Sensitivity to detecting change in a randomized, controlled trial of chronically depressed, nonpsychotic outpatients. Neuropsychopharmacology 2005 ; 30 : 405-416.

▶ 日本語版 QIDS-SR 入手先

- IDS/QIDS ウェブサイト
URL：http://www.ids-qids.org/translations/japanese/japanese_QIDS_SR.pdf
- 厚生労働省ウェブサイト
URL：http://www.mhlw.go.jp/bunya/shougaihoken/kokoro/dl/02.pdf

---

9 ［うつ病・感情障害の症状評価］ うつ病の社会適応能力（SASS）

近年，うつ病治療の目標は，単に抑うつ症状を改善すること，寛解ということから，患者の社会復帰へと変化しつつある．そのような背景のもと，1997年に Social Adaptation Self-evaluation Scale (SASS) は開発され[1]，後藤ら[2]により日本語版も作成されている（❻）．本項では SASS 日本語版の特徴や問題点についてまとめる．

1 SASS の評価法

SASS はうつ病患者の社会参加意欲や社会行動などを測定し社会適応を評価する，自己記入式の評価尺度である．就労可能年齢を対象としており，検査時間は5～10分程度である．質問は20項目あり，各項目に0点から3点までの点数をつけ合計得点で評価する．点数が低いほど社会適応が不十分であることを意味する．後藤らによると

❻ Social Adaption Self-evaluation Scale（SASS）日本語版

以下の質問に対して適当なもの1つに○を付けてください

何か仕事をしていますか	1. はい　2. いいえ
1.（1と答えた方のみ）今の仕事に興味がありますか	3. 大変興味がある 2. まあまあ興味がある 1. 少し興味がある 0. 全く興味がない
2.（2と答えた方のみ）家事に興味がありますか	3. 大変興味がある 2. まあまあ興味がある 1. 少し興味がある 0. 全く興味がない
3. あなたは今の仕事や家事を楽しんでやっていますか	3. 大変楽しい 2. まあまあ楽しい 1. 少し楽しい 0. 全く楽しくない
4. あなたは趣味・余暇に興味がありますか	3. 大変興味がある 2. まあまあ興味がある 1. 少し興味がある 0. 全く興味がない
5. あなたの余暇は充実していますか	3. 大変充実している 2. まあまあ充実している 1. 少し充実している 0. 全く充実していない
6. あなたはどのくらい頻繁に家族（配偶者，子ども，両親など）とコミュニケーションをとりますか	3. 大変頻繁にとる 2. まあまあ頻繁にとる 1. まれにしかとらない 0. 全くとらない
7. あなたの家族関係は良いですか	3. 大変良い 2. 良い 1. まあまあ良い 0. 悪い
8. 家族以外であなたが親しくしている人はどれぐらいいますか	3. 大勢いる 2. 何人かいる 1. 少しいる 0. 1人もいない
9. あなたは他人との関係を積極的に築こうとしますか	3. 大変積極的に築こうとする 2. 積極的に築こうとする 1. それなりに築こうとする 0. ほとんど築こうとしない
10. 全体として，あなたは他人との関係は良いですか	3. 大変良い 2. 良い 1. まあまあ良い 0. 悪い
11. あなたは他人との関係にどのくらい価値をおいていますか	3. 大変重視している 2. 重視している 1. 少し重視している 0. 全く重視していない
12. あなたの周りの人たちはどのくらい頻繁にあなたとのコミュニケーションを求めますか	3. 大変頻繁に求める 2. 頻繁に求める 1. まれにしか求めない 0. 全く求めない
13. あなたは社会のルールや礼儀や礼節を守りますか	3. いつも守る 2. だいたい守る 1. あまり守らない 0. 全く守らない
14. あなたは（教会やクラブなど）地域社会の生活にどのくらい参加していますか	3. 全面的に参加している 2. まあまあ参加している 1. 少ししか参加していない 0. 全く参加していない
15. あなたは物事や状況や人をよりよく理解するために，それらに関する情報を集めるのが好きですか	3. 大変好きである 2. まあまあ好きである 1. それほど好きではない 0. 嫌いである
16. あなたは科学や技術や文化に関する情報に興味がありますか	3. 大変興味がある 2. まあまあ興味がある 1. 少し興味がある 0. 全く興味がない
17. あなたは自分の意見を述べるときに，どのくらい頻繁に困難さを感じますか	0. いつも感じる 1. しばしば感じる 2. 時々感じる 3. 全く感じない
18. あなたはどのくらい頻繁に，周囲から受け入れられていない，また，疎外されていると感じますか	0. いつも感じる 1. しばしば感じる 2. 時々感じる 3. 全く感じない
19. あなたは自分の身体的外観をどのくらい気にしていますか	3. 大変気にしている 2. 気にしている 1. それほど気にしていない 0. 全く気にしていない
20. あなたは財産や収入の管理に対してどのくらい頻繁に困難を感じますか	0. いつも感じる 1. しばしば感じる 2. 時々感じる 3. 全く感じない
21. あなたは周りの環境をあなたの思うままに，また必要に応じて調整することができると感じますか	3. よくできると感じる 2. まあまあできると感じる 1. そんなにできるとは感じない 0. 全くできないと感じる

以上です　　　　　　　　　　　／60

（産業医科大学精神医学教室，国立精神・神経センター武蔵病院）

（Bosc M, et al. *Eur Neuropsychopharmacol* 1997[1]）より）

D. 気分障害に関連した臨床評価法／9. うつ病の社会適応能力

❼うつ病・うつ状態の方の社会機能の評価

うつ病・うつ状態の患者さんの社会機能について，患者さんの自覚的な状態を評価しましょう．
産業医科大学精神医学教室ではうつ病・うつ状態の患者さんの社会機能の評価に SASS 日本語版を用いています．その評価のポイントについてご説明します．

「何か仕事をしていますか」の問いには必ず答えるようにしてください．現在休職中であっても在職している場合は「1. はい」を選択してください．

「1. 仕事への興味」，「2. 家事への興味」はどちらか一方に回答してください．

「10. 他人との関係」は患者さんと他人との人間関係について包括的に尋ねています．患者さんの個々の人間関係を答えるのではなく，全般的な人間関係について回答してください．

「12. 社会的な魅力度」は患者さんの周囲の人たちが患者さんに接触してくる頻度について尋ねています．その頻度を回答してください．

「14. 社会への参加度」は患者さんの社会背景に応じた地域活動についての質問です．具体的な活動内容は患者さんの生活環境に応じて変更してください．（例：町内会，マンションの管理組合，学校のPTAなど）

「17. コミュニケーションの困難さ」は患者さんが何か発言する場合にどのくらいの頻度で困惑するかを尋ねています．その頻度を回答してください．

「20. 財産の管理における困難さ」は患者さんが自己の資産を管理する場合にどのくらいの頻度で困惑するかを尋ねています．その頻度を回答してください．

採点は各項目（20項目）の点数を合計してください．「1. 仕事への興味」と「2. 家事への興味」を両方回答している場合は採点者がどちらかを選択して計算してください．

この評価尺度は患者さんの社会機能の回復の程度をみるためのものです．点数が高いほど社会機能が回復していることを意味します．治療前後で点数の変化を確認し，治療効果の判定に役立ててください．

（監修　産業医科大学　精神医学教室　上田展久，中村　純）

日本人健常者の平均は 36.5±5.7 点である．

SASS 日本語版はその作成過程において，原版である英語版を日本語訳し，さらにその日本語訳を再度英訳して原版とのずれを解消するよう作成された．そのため原版は忠実に翻訳されているが，その質問内容が日本人の特性に合わない部分や，理解しにくい質問項目もある．回答者の誤解を解消し，適切な回答が得られるように，筆者らは❼のような文書を作成した．

2　SASS の有用性の検討と今後の課題

前述したように SASS 日本語版は原版を忠実に翻訳している．そのため健常者であっても欧米人と日本人とで得点に差が生じる．筆者らは SASS 日本語版の臨床的有用性についての検討を行った[3]．健常者 128 人，就労しているうつ病患者 95 人，就労していないうつ病患者 99 人を対象に，SASS 日本語版を施行し，その得点を比較した．その結果 3 群の SASS 得点は，健常者 36.1±6.0 点，就労しているうつ病患者 33.7±7.9 点，就労していないうつ病患者 25.2±7.8 点であり，3 群間の差は有意であった．この結果から，SASS 日本語版はうつ病患者の社会適応能力の指標として有用であることが示唆された．

SASS 日本語版を健常者に用いた研究は他にもいくつかある．❽にその結果をまとめる．報告により若干のばらつきはあるが，日本人健常者の SASS 得点はおおむね 35 点前後であろう．この結果は後藤らや筆者らの報告と矛盾がない．

また，筆者らはうつ病患者の社会適応に関する SASS のカットオフ値を ROC 解析にて算出した．その結果，カットオフ値は 25/26 点であった．た

⑧ SASS 日本語版を健常者に用いた報告

報告者（年）	対象	SASS の平均得点
Okuno, et al (2011)[4]	就労している健常者 269 人	全対象者；33.7±6.8
Pu, et al (2012)[5]	うつ病患者 36 人，健常対照者 35 人	健常対照者；40.1±7.2
Ikenouchi-Sugita, et al (2013)[6]	就労している健常者 606 人	運動習慣のある群 151 人；38.1±6.07 運動習慣のない群 455 人；35.0±6.98
Pu, et al (2013)[7]	就労している男性 210 人	抑うつ傾向のない群 181 人；37.7±7.69 抑うつ傾向のある群 29 人；30.1±8.24

だしこの研究は症例数が少なく，また横断的研究でもあるため，今後は大規模かつ縦断的研究を行う必要がある．

SASS 日本語版は自記式であるため，スクリーニングに優れている．しかし実際にうつ病患者が社会復帰する際の指標としては，項目ごとの分析がなされておらず，研究が不十分であり，現段階では参考程度にとどめるのがよいのかもしれない．

（上田展久，中村　純）

引用文献

1) Bosc M, Dubini A, Polin V. Development and validation of a social functioning scale, the Social Adaptation Self-evaluation Scale. *Eur Neuropsychopharmacol* 1997；7 (Suppl 1)：S57-S70.
2) 後藤牧子，上田展久，吉村玲児ほか．Social Adaptation Self-evaluation Scale（SASS）日本語版の信頼性および妥当性．精神医学 2005；47(5)：483-489.
3) Ueda N, Suda A, Nakagawa M, et al. Reliability, validity and clinical utility of a Japanese version of the Social Adaptation Self-evaluation Scale as calibrated using the Beck Depression Inventory. *Psychiatry Clin Neurosci* 2011；65：624-629.
4) Okuno K, Yoshimura R, Ueda N, et al. Relationships between stress, social adaptation, personality traits, brain-derived neurotrophic factor and 3-methoxy-4-hydroxyphenylglycol plasma concentrations in employees at a publishing company in Japan. *Psychiatry Res* 2011；186：326-332.
5) Pu S, Yamada T, Yokoyama K, et al. Reduced prefrontal cortex activation during the working memory task associated with poor social functioning in late-onset depression：Multi-channel near-infrared spectroscopy study. *Psychiatry Res* 2012；203：222-228.
6) Ikenouchi-Sugita A, Yoshimura R, Sugita K, et al. The effects of a walking intervention on depressive feelings and social adaptation in healthy workers. *J UOEH* 2013；35：1-8.
7) Pu S, Nakagome K, Yamada T, et al. Relationship between prefrontal function during a cognitive task and social functioning in male Japanese workers：A multi-channel near-infrared spectroscopy study. *Psychiatry Res* 2013；214：73-79.

---

10 ［うつ病・感情障害の症状評価］
うつ病症候学評価尺度（IDS）

1 評価尺度の概要

うつ病症候学評価尺度（Inventory of Depressive Symptomatology：IDS）は，大うつ病性障害（うつ病〈DSM-5〉）の重症度を評価するために Rush ら[1,2]により開発された 30 項目からなるうつ病の評価尺度（⑨）であり，DSM-III の大うつ病性障害の診断基準に含まれるすべての項目が網

❾ うつ病症候学評価尺度（IDS-C）の評価項目と重症度および QIDS, HAM-D との関連

	IDS-C				QIDS	HAM-D	
項目番号	評価項目 日本語版	評価項目 英語版	評点		項目番号	項目番号	評価項目（日本語版）
5	気分（悲しみ）	Mood (Sad)			5	1	抑うつ気分（悲しみ，絶望的，ふがいなさ，無価値感）
8	気分の反応性	Reactivity of Mood			―		
17	見方（将来）	Outlook (Feature)			―		
9	気分の変動	Mood Variation			―	―	
10	気分の質	Quality of Mood			―		
16	見方（自己）	Outlook (Self)			11	2	罪責感
18	自殺念慮	Suicidal Ideation			12	3	自殺
1	入眠困難	Sleep Onset Insomnia			1	4	入眠障害
2	中途覚醒	Mid-Nocturnal Insomnia			2	5	熟眠障害
3	早朝覚醒	Early Morning Insomnia			3	6	早朝睡眠障害
4	過眠	Hypersomnia			4	―	
19	興味一般	Involvement			13	7	仕事と活動
21	喜び・楽しみ（性的活動は除く）	Pleasure/Enjoyment (exclude sexual activities)			―		
15	集中力・決断	Concentration/Decision Making			10		
23	精神運動性の制止	Psychomotor Slowing			15	8	精神運動抑制
24	精神運動性の焦燥	Psychomotor Agitation			16	9	精神運動激越
6	気分（イライラ）	Mood (Irritable)			―	10	不安，精神症状
7	気分（不安）	Mood (Anxiety)			―		
27	パニック・恐怖症状	Panic/Phobic Symptoms			―	―	
26	交感神経系の機能亢進	Sympathetic Arousal			―	11	不安，身体症状
28	消化器症状	Gastrointestinal			―		
11	食欲（減退）	Appetite (Decreased)			6	12	身体症状，消化器系
12	食欲（増加）	Appetite (Increased)			7		
20	気力・易疲労性	Energy/Fatigability			14	13	身体症状，一般的
25	身体症状の訴え	Somatic Complaints			―		
30	鉛様麻痺・身体的活力	Leaden Paralysis/Physical Energy			―		
22	性的関心	Sexual Interest			―	14	生殖器症状
―					―	15	心気症
13	この2週間の体重（減少）	Weight (Decrease) Within The Last Two Weeks			8	16	体重減少
14	この2週間の体重（増加）	Weight (Increase) Within The Last Two Weeks			9		
―					―	17	病識
29	対人関係の過敏性	Interpersonal Sensitivity			―	―	
―					―	18	日内変動
―					―	19	現実感喪失・離人症
―					―	20	妄想症状
―					―	21	強迫症状

羅されている．不安/易刺激性といったうつ病に関連する精神症状や，非定型/メランコリー性の特徴と大うつ病性障害の特徴を同定するための症状も評価項目に含まれている．Rushら[3]は，このIDSの30項目のなかから大うつ病性障害を診断する目的で16項目を抽出したQuick Inventory of Depressive Symptomatology (QIDS)を開発し，アメリカの公的研究費の助成を受けて実施された大うつ病性障害の大規模臨床研究であるSTAR*D (Sequenced Treatment Alternatives to Relieve Depression)アルゴリズムプロジェクトで用いている．IDSおよびQIDSには，臨床医（C：clinicians）が評価を行うIDS-C30/QIDS-C16と，被験者自身が記入する（SR：self rated）自記式尺度IDS-SR30/QIDS-SR16の2種類が存在する．IDSでは，項目11/12の2項目が「食欲」を，項目13/14の2項目が「過去2週間の体重」を評価しており，これらについてはいずれか1項目ずつ回答するので，最終的に評価する項目は28項目で合計点は0〜84点の範囲となる．STAR*Dアルゴリズムプロジェクトでは，うつ病の重症度評価にハミルトンうつ病評価尺度（HAM-D）とともにIDS-CとQIDS-SRを採用しており，HAM-DとIDS-Cを同時に評価できる併用評価用構造化面接が開発されている．

② 評価の際の留意点

わが国では，アメリカSTAR*D研究の概要が紹介されている書籍のなかで，IDS-C/HAM-D併用評価用構造化面接日本語版[4,5]が公表されており，Yamamotoら[6]によってその高い評価者間信頼性が報告されている．実際にIDS-Cを用いて評価を行う際には，被験者に評価対象期間を伝え，その期間における被験者の行動観察とともに，うつ病に関連した症状の程度や頻度について被験者から明確な回答を求め，重症度を決定する．

IDS-CとHAM-Dを同時に評価する場合，質問文が共通であっても，両者の評価項目には評価の基準や対象期間が異なることがあるので注意を要する．

（稲田俊也）

引用文献

1) Rush AJ, Giles DE, Schlesser MA, et al. The Inventory for Depressive Symptomatology (IDS): Preliminary findings. *Psychiatry Res* 1986；18：65-87.
2) Rush AJ, Gullion CM, Basco MR, et al. The Inventory of Depressive Symptomatology (IDS): Psychometric properties. *Psychol Med* 1996；26：477-486.
3) Rush AJ, Trivedi MH, Ibrahim HM, et al. The 16-item Quick Inventory of Depressive Symptomatology (QIDS) clinician rating (QIDS-C) and self-report (QIDS-SR): A psychometric evaluation in patients with chronic major depression. *Biol Psychiatry* 2003；54：573-583.
4) 稲田俊也，佐藤康一，山本暢朋ほか．HAM-D/IDS-C併用評価用構造化面接日本語版．稲田俊也（編）．大うつ病性障害の検証型治療継続アルゴリズムSTAR*D (sequenced treatment alternatives to relieve depression)：その臨床評価とエビデンス．東京：星和書店；2011.
5) 稲田俊也，佐藤康一，山本暢朋ほか．HAM-D/IDS-C併用評価用構造化面接 日本語版 ver. 1.0. 稲田俊也（編）．STAR*D研究の臨床評価バッテリー．東京：社団法人日本精神科評価尺度研究会；2009.
6) Yamamoto N, Kawakami S, Sato K, et al. The inter-rater reliability of the Japanese version of the Inventory of Depressive Symptomatology, Clinician version. *Hum Psychopharmacol Clin Exp* 2011；26：267-269.

▶ IDS-C/HAM-D併用評価用構造化面接日本語版入手先

- 稲田俊也（編）．大うつ病性障害の検証型治療継続アルゴリズムSTAR*D：その臨床評価とエビデンス：2011.
  ※稲田俊也ほか著「HAM-D/IDS-C併用評価用構造化面接日本語版」を収載．
  星和書店　☎168-0074　東京都杉並区上高井戸1-2-5
  TEL：03-3329-0031／FAX：03-5374-7186
- 日本精神科評価尺度研究会
  ☎104-0032　東京都中央区八丁堀3-23-8　ニュー石橋ビル5F
  　　　　　　株式会社イメージプレーン内
  URL：http://jsprs.org/
  E-mail：info@jsprs.org／FAX：03-3555-0776

11 [うつ病・感情障害の症状評価] SDS

1 評価法の概要

Zung Self-Rating Depression Scale（SDS）は，1965年に，うつ病の研究者・精神生理学者として知られるデューク大学の精神科医 William W K Zung博士によって考案された評価尺度である[1]．

本来は，治療効果をモニターすることを目的として，うつ病の重症度の評価のために作成された．しかし，今日ではプライマリ・ケアなどでのうつ病および神経症性障害のスクリーニングを目的として使用されることが多いと思われる．1990年の論文[2]で，Zung自身がスクリーニングとしてのSDSの利用について言及している．

わが国においては福田一彦，小林重雄による日本語化が行われた[3]．SDSには1974年版があるが，この日本語版SDS[4]は1965年版のSDSに基づいている．

2 評価の方法

SDSは自己評価式尺度であるため，対象者が各設問に対して回答する．全20項目で構成された4段階の設問からなる．第1項目・第3項目は感情面について，第2項目・第4項目～第10項目は生理面，第11項目～第20項目は心理面の症状についての質問であり，生理面・心理面に関する設問が多い．

全項目の半分の10項目を反転項目としており，対象者にパターンがわかりにくいように工夫されている．全20項目で，各項目は1～4点であり，合計の粗点は20～80点となる．このSDS粗点を1.25倍することにより，上限が100点のSDS指数とすることもできる．

Zungの分類では，SDS粗点が20～39点は正常，40～47点が軽度うつ状態，48～55点は中等度うつ状態，56点以上は重度うつ状態としている．

日本語版SDSでは，3群粗点の平均値と標準偏差から，正常は23～47点，神経症は39～59点，うつ病は53～67点を目安として示している．

適用年齢は18歳以上，所要時間は約15分とされる．

3 評価の特徴，制約，解釈についての注意

上で示したように，SDSの項目では身体に関するものが多いため，実際の身体疾患がスコアに与える影響について留意する必要があるだろう．各項目で示唆される症状の重要性などにより，項目に重みづけをするようなことはされていない．また，1つ1つの項目は順序尺度であり，等間隔性は保証されない．

また，海外とわが国の違いについても留意する必要がある．Zungの調査および福田の調査によると，SDS粗点の健常群の平均値はZung 26.0点・福田35.0点，神経症群ではZung 46.2点・福田49.0点，うつ病群の平均値はZung 59.0点・福田60.0点であった．このように，Zungと福田の結果を比較すると，うつ病群においてはSDSのスコアの平均は大きく変わらない．しかし，健常群においては，わが国の福田の結果のほうが高いスコアとなっている．したがってわが国においては，非うつ病者において比較的高いSDSスコアとなる可能性について留意する必要がある．

また，若年者および高齢者では，健常群においてもSDS粗点が高くなることが示唆されている．Zungによる調査では，健常群でSDS粗点が40点を超える率は，20～64歳では12%だが，19歳以下では48%，65歳以上では44%であった．わが国での新野による高齢者の調査[5]でも，カット

オフ値を40点とした場合，鋭敏度0.96，特異度0.46であったが，カットオフ値を48点とすると鋭敏度0.83，特異度0.77であった．したがって，高齢者でカットオフ値を用いる場合は40点ではなく48点とすることが望ましいと考えられている．

その他，錦織[6]によると，知能の低い患者での利用に困難があること，防衛傾向の強い患者でスコアが低めになること，疾病利得傾向の強い患者ではスコアが高めになること，そして抑制の著しい患者ではスコアが低めになること，の4点の問題が指摘されている．

この尺度を未診断の者にスクリーニングとして用いる際には，抑うつ症状を示す疾患が大うつ病性障害だけではないことに留意する必要がある．さらに，他の検査法にいえることであるが，鋭敏度と特異度について，十分に理解したうえで用いる必要がある．的中度は対象群によって変化するし，状況によって必要とされる正診率は異なるため，一律にいうことはできないが，診断にあたってはSDSで行うのではなく，別の方法を用いる

べきであろう．

（鎌形英一郎，山田和男）

引用文献

1) Zung W. A Self-Rating Depression Scale. Arch Gen Psychiatry 1965 ; 12 : 63-70.
2) Zung W. The role of rating scales in the identification and management of the depressed patient in the primary care setting. J Clin Psychiatry 1990 ; 51 : 72-76.
3) 福田一彦，小林重雄．自己評価式抑うつ性尺度の研究．精神神経学雑誌 1973 ; 75 : 673-679.
4) 福田一彦，小林重雄．SDS使用手引き―増補版．京都：三京房；2011.
5) 新野直明．老人を対象とした場合の自己評価式抑うつ尺度の信頼性と妥当性．日本公衆衛生雑誌 1988 ; 35(4) : 201-203.
6) 錦織 壮．SDS（Zung）について二，三の知見と考察．心身医学 1977 ; 17(4) : 219-227.

▶日本版SDS入手先

・三京房
〒605-0971　京都府京都市東山区今熊野ナギノ森町11
TEL：075-561-0071／FAX：075-525-1244

12 [うつ病・感情障害の症状評価] BDI

1 評価法の概要

Beck Depression Inventory（BDI）は，認知療法で知られるペンシルバニア大学の精神科医Aaron T Beckらが考案した評定法である[1]．

すでに診断されているうつ病の重症度の評価に用いられる．ただし，BDIのスクリーニングにおける有用性も指摘されている．

BDIは数回の改訂が行われたため，いくつかのフォームが存在する．オリジナルのBDI（BDI-I）は，1961年に公刊された．その後，大きな変更を伴わずに使いやすさに配慮した改訂版として，BDI-IAが1970年代に作られた．さらに，DSM-IVの使用開始に際して，質問項目の削除および追加，回答選択肢の修正，症状の対象期間の変更を行ったBDI-II[2]が，1996年に公刊された．それ以外には，13項目のショートフォーム（BDI-SF）も存在する．

わが国においても，小嶋雅代，古川壽亮によるBDI-IIの日本語版[3]が，日本文化科学社から販売されており利用可能である．

2 評価の方法

BDI は，広く用いられている自己評価式尺度である．

BDI-I，BDI-IA，BDI-II は全 21 項目で，各項目は 4 段階である．各項目の回答から，0～3 点の点数が与えられる．したがって，合計は 0～63 点となる．

所要時間は，およそ 5～10 分である．適用年齢は，13～80 歳とされている．

3 評価の特徴，制約，解釈についての注意

BDI は数回の改訂を経ているため，既存の研究などを参照するなどの場合，各フォームに違いがあることを知っておく必要がある．

Beck によると，初版（BDI-I）では合計点が 0～13 点は正常，14～24 点は軽度から中等度のうつ病，25 点以上は重症のうつ病としている．Beck 自身による 409 人の調査結果では，非うつ状態 115 人の平均は 10.9 点，軽症 127 人の平均が 18.7 点，中等症 134 人の平均が 25.4 点，重症 33 人の平均が 30.0 点であった．

1996 年，第 2 版（BDI-II）について Beck らが 111 人のうつ病患者をリクルートして行った調査の結果では，非うつ状態の平均は 7.7 点，軽症の平均は 19.1 点，中等症の平均は 27.4 点，重症の平均は 33.0 点であった．上記に基づき，0～13 点はミニマル，14～19 点を軽症，20～28 点を中等症，29～63 点を重症としている．

Hiroe らの研究[4]では，BDI-II の日本語版においても，スコアが 14～19 点は軽症，20～28 点は中等症，29 点以上は重症とするのが妥当であることが示唆されている．

周知の通り，抑うつに関してはさまざまな尺度が存在する．したがって，これらのうちいずれを用いるのかを考える場合，各評価法の特徴を把握し，他の評価法とどのように違うのか，あるいは同じなのか，ということに関して知っておくことは重要である．

BDI に含まれている項目の特徴をみてみると，気分および認知に重点がおかれており，身体症状に関する項目は比較的少ない．また，それらの項目を利用した正式なサブスケールはない．各項目で示唆される症状の重要性などによって，項目に重みづけをするようなことはされていない．また，1 つ 1 つの項目は順序尺度であり，等間隔性は保証されない．

未診断の者にスクリーニングとして用いる際には，抑うつ症状を示す疾患がうつ病だけではないことに留意する必要がある．すべての検査法にいえることであるが，鋭敏度と特異度がともに 1 ではない以上，それらの検査によって得られた結果の質がどのようなものであるのかを，留意する必要がある．的中度は対象群によって変化するし，状況によって必要とされる正診率は異なるため一律に正しい方法をいうことはできない．少なくとも診療場面での診断の際には，BDI のみで判断すべきではなく，別の方法を併用すべきであろう．

（鎌形英一郎，山田和男）

引用文献

1) Beck A, Ward CH, Mendelson M, et al. An inventory for measuring depression. *Arch Gen Psychiatry* 1961 ; 4 : 561-571.
2) Beck AT, Steer RA, Brown GK. Manual for the Beck Depression Inventory-II. San Antonio : Psychological Corporation ; 1996.
3) Kojima M, Furukawa TA, Takahashi H, et al. Cross-cultural validation of the Beck Depression Inventory-II in Japan. *Psychiatry Res* 2002 ; 110 : 291-299.
4) Hiroe T, Kojima M, Yamamoto I, et al. Gradations of clinical severity and sensitivity to change assessed with the Beck Depression Inventory-II in Japanese patients with depression. *Psychiatry Res* 2005 ; 135 : 229-235.

▶ BDI-II 日本語版入手先

- 日本文化科学社
 ☎ 113-0021　東京都文京区本駒込 6-15-17
 TEL : 03-3946-3134／URL : http://www.nichibun.co.jp
 ＊心理検査販売代理店を通じて入手すること．

13 [うつ病・感情障害の症状評価] CDRS-R

1 評価法の概要

　Children's Depression Rating Scale-Revised（CDRS-R）は，ハミルトンうつ病評価尺度（Hamilton Depression Rating Scale：HAM-D）をもとに Poznanski ら[1]によって開発された児童・青年期のうつ病の臨床症状および重症度を評価するための半構造化面接（子と親を対象にした面接）に基づく評価尺度である．

　原版の内的整合性と妥当性は，うつ病あるいは，閾値下抑うつ症状を示す 12～18 歳の青年 145 人を対象に検討されている．12 週間の fluoxetine 臨床試験において，スクリーニング期，ベースライン，試験終了時の 3 時点で，CDRS-R，全般的重症度，全般的改善度，全般的機能（Children's Global Assessment Scale：C-GAS）を評価した．

　その結果，十分な内的整合性（Cronbach α = 0.74［スクリーニング期］，0.74［ベースライン］，0.92［試験終了時］），全般的重症度との相関性（それぞれ r = 0.87，0.80，0.93；p < 0.01）が示されている[2]．また，臨床試験終了時の CDRS-R スコアは C-GAS と相関し，CDRS-R 改善度と全般的改善度のあいだには相関がみられた（r = -0.83，p < 0.01）．

　また，児童における心理測定学的特性は，モンゴメリ・アスベルグうつ病評価尺度（Montogomery Åsberg Depression Rating Scale：MADRS）との相関性によって検証されている[3]．8～11 歳のうつ病の児童 96 人を対象に，9 週間にわたる fluoxetine のプラセボ対照無作為化二重盲検試験において CDRS-R ならびに MADRS を評価したところ，ベースライン，試験終了時ともに相関し（それぞれ r = 0.51，0.85），内的整合性を示す Cronbach α も，それぞれ 0.86，0.82 であった．ベースラインと試験終了時の変化量について，プラセボ群と実薬群のあいだの差をエフェクトサイズで示したところ，CDRS-R が 0.78，MADRS が 0.61 であり，MADRS よりも CDRS-R のほうが，プラセボと実薬のあいだの差を鋭敏に示した．

　ドイツ語，ヒンズー語，ヘブライ語，スペイン語，ならびに日本語について標準化が実施されている．日本語版は，傳田ら[4]により，7～17歳（平均 15.3±2.1 歳，女児 66.0％）のうつ病（単一エピソード，または反復性エピソード）（DSM-Ⅳ）の外来患者 50 人を対象に信頼性と妥当性を検証しており，十分な内的整合性（Cronbach α = 0.89）および再テスト信頼性（2 週間あけて実施，級内相関係数〈intraclass correlation coefficient〉= 0.995），評価者間信頼性（面接者と面接の観察者の評価の一致，κ = 0.822～），収束的妥当性，ならびに HAM-D とも高い相関（r = 0.896，特に児童期より青年期で高い相関性）を示した．

2 具体的な評価の方法ならびに施行上の注意

　CDRS-R は，子と親を対象にしたおよそ 15～20 分の半構造化面接によって評価され，学業低下（1～7 点），物事を楽しめない（1～7 点），社会的ひきこもり（1～7 点），睡眠障害（1～5 点），食欲障害（1～5 点），過度の疲労感（1～7 点），身体愁訴（1～7 点），いらいら感（1～7 点），過度の罪責感（1～7 点），低い自己評価（1～7 点），憂うつ感（1～7 点），病的な思考（1～7 点），自殺念慮（1～7 点），過度に泣く（1～7 点），憂うつな表情（1～7 点），活気のない話し方（1～5 点），自発性の低下（1～7 点）の 17 項目，総計 17～113 点で評価する．

3 評価法の特徴，制約，解釈に際しての注意

　CDRS-Rを用いた研究は，81報余りが報告されており，抗うつ薬（fluoxetine，セルトラリン，エスシタロプラム，citalopram，venlafaxine），抗精神病薬（アリピプラゾール，クエチアピン，リスペリドン），気分安定薬（リチウム，バルプロ酸），アトモキセチン，クレアチン追加療法の有効性を調べるために用いられている．アメリカの国立精神衛生研究所が実施したTreatment for Adolescents with Depression Study（TADS）でもCDRS-Rが用いられている．その他にも，心理療法（対人関係療法，認知行動療法，問題解決技法），電気けいれん療法，経頭蓋磁気刺激の有効性評価にも用いられているほか，他の精神障害（自閉スペクトラム症，側頭葉てんかん，トラウマ関連障害，オピオイド使用障害〈アヘン類依存〉），2型糖尿病，ぜんそくに伴う抑うつ症状の評価，家族内葛藤が心理社会的状況に与える抑うつ症状への影響が検討されている．

　ただし，これらの研究の多くが児童よりも青年を対象にして実施されており，日本の標準化に組み込まれた患者も50例のうち，13～17歳が42例に対し，7～12歳は8例にすぎない．また，CDRS-RとHAM-Dの相関も低年齢層のほうが低く，低年齢層の評価の妥当性は十分に検討されていない．しかしながら，版権を有するWestern Psychological Services社は，英語版の適用年齢を6～12歳として販売するなど混乱がみられる．

　近年の多くの臨床エビデンスは，疫学的所見，症状プロファイル，治療反応性，併存障害のパターンなどの点において，児童期と青年期のうつ病が異なる可能性を示唆しているが，児童期と青年期のうつ病の異同について因子構造などの点から比較検証した論文は見当たらない．したがって，CDRS-Rを児童と青年に同様に実施しうるのかは今後の検証を要する．

　Russellら[5]は，CDRS-Rならびに自己記入式のBeck Depression Inventory（BDI）を実施し，合わせて精神科医の面接によるICD-10診断を行って，CDRS-R，自己記入式BDIのスクリーニングツールとしての有用性を検証している．ROC（receiver operating characteristic）曲線のAUC（areas under the curve）は，CDRS-Rが0.50，自己記入式BDIは0.67であり，スクリーニングツールとしての有用性は，自己記入式BDIに劣るという結果であった．これらのエビデンスからは，CDRS-Rが治療効果の判定には有用性が高いが，スクリーニング目的には有効性が低いことが示唆される．

〔岡田　俊〕

引用文献

1) Poznanski EO, Mokros HB. Children's Depression Rating Scale-Revised（CDRS-R）. Los Angeles, CA : Western Psychological Services ; 1996.
2) Mayes TL, Bernstein IH, Haley CL, et al. Psychometric properties of the children's depression rating scale-revised in adolescents. *J Child Adolesc Psychophamnacology* 2010 ; 20(6) : 513-516.
3) Jain S, Carmody T, Trivedi MH, et al. A psychometric evaluation of the CDRS-R and MADRAS in assessing depressive symptoms in children. *J Am Acad Child Adolesc Psychiatry* 2007 ; 46(90) : 1204-1212.
4) 傳田健三，藤井　泰，仲唐安哉ほか．Children's Depression Rating Scale-Revised（CDRS-R）日本語版の信頼性および妥当性の検討．最新精神医学 2012 ; 17(2) : 51-58.
5) Russell PS, Basker M, Russell S, et al. Comparison of a self-rated and a clinician rated measure for identifying depression among adolescents in a primary-care setting. *Indian J Pediatr* 2012 ; 79 (Suppl 1) : S45-S51.

▶ CDRS-R原版入手先

- WPS社
  URL：http://www.wpspublish.com/app/
  ＊上記URLより入手可能．

14 [うつ病・感情障害の症状評価]
エジンバラ産後うつ病質問票（EPDS）

1 評価法の概要

妊娠や出産後の女性には心身の変調が起こりやすいことが知られている[1]．そのなかでも産後うつ病は多く10～20%の頻度で生じる[2]．最近では妊娠期のうつ病の頻度も高いことが指摘されている．

産後うつ病の症状は他の時期のうつ病の症状と基本的には同じである．気分がふさぐ，わけもなくもの悲しいなどの抑うつ気分と，何をしても気が晴れないという楽しみや興味の喪失が中核となる症状である．一方，産後うつ病に認められる身体症状は，妊娠・出産による生理学的な身体変化（食欲や睡眠の変化，疲労）との区別が難しい．また，産後の女性の抑うつ症状は，赤ちゃんの発育や健康にまつわるものと置き換えられて訴えられる場合も多い．この時期の女性は，具体的に聞かれなければ，意欲の低下や否定的な感情について自分から言葉にして訴えにくく，何らかの気分の不調に気づいていても誰にも打ち明けず支援を求めないことが多い[3]．赤ちゃんと良好な母子関係を築く重要な時期の母親の精神的な問題は，その後の子どもの情緒や行動の発達にも影響を及ぼす．

産後うつ病の多くは軽度から中等度で，理解と支援によって良好な経過をたどり，精神科専門医による長期間の薬物療法や入院治療は必要でないことが多い．しかしうつ病の存在に気づかれない場合は，症状が長期に持続し増悪することもある．このような背景から，産後うつ病はスクリーニングが重要であると考えられ，1987年にCoxらによって Edinburgh Postnatal Depression Scale（EPDS）が報告された[4]．数分で記入できる自己記入式のスクリーニングであり，既存のうつ病尺度から，体重増加や息切れなど出産による生理的変化や，赤ちゃんの夜泣きなどによる睡眠中断など周産期特有の症状が影響する項目を除き，最終的には10項目が抽出された．その後多くの国々の言語に翻訳，妥当性研究が行われ，産後うつ病のスクリーニングとして広く利用されている．わが国では岡野らによってEPDS日本語版が作成され妥当性検討が行われている[5,6]．

2 具体的な評価の方法ならびに施行上の注意

前述のように周産期の女性の症状は，赤ちゃんとの相互作用や育児困難，その家族の問題と切り離して考えることはできない．つまり，産後うつ病のスクリーニングは単なるうつ病の発見のみならず，母親とその子どもの双方に向けた包括的な母子メンタルヘルスのなかに位置づけられる．また，妊婦と産後の母親とその子どもは，それぞれ相談の窓口は異なり，妊娠中から継続的に多職種多機関をつないでいくことが必要である．

EPDSを用いた最初のアプローチは産科スタッフから始まる．支援の必要性から産前のうつ病が注目されており，最近では妊娠期から開始されている報告もある[7,8]．産科医師や助産師が産後うつ病についての認識をもつことはその後の支援において重要である[9]．産後は，産科病棟退院時（産後5～10日），産後の母乳指導時（産後2週後），1か月健診などで利用される．

EPDSは，0,1,2,3点の4件法の自己記入式質問票で，簡便で数分で記入できる．合計が30点満点で，わが国では9点以上をうつ病の区分点としている．ただし，あくまでスクリーニングであり，この結果によってうつ病が診断されるものではないという点に注意が必要である．高得点であるほどうつ病の可能性が高いというわけではな

350

い．また偽陽性もある．逆に質問票に記入したがらない母親もいる．質問票の内容をもとに母親と面談をし，会話や観察から受ける臨床的印象なども加え，母親の精神面にふれることが重要である．実際には，産後うつ病のリスク要因としてあげられる産前のうつ病や不安，望まない妊娠，自己評価の低下，育児ストレス，パートナーとの関係，結婚形態，経済状況などの心理社会的背景因子に着目しておく．重症度を想定するには，実質的に育児や家事がどのくらい滞っているか，情緒的にはどのくらい切迫しているかの両面において聞き取る必要がある．このような点に留意して母親の評価を包括的に行い，実質的/情緒的支援の必要性を判断する．

産後1か月以降の母子は，乳幼児健診や予防接種システムのために小児科に通う．また，母子訪問事業により保健師や助産師が訪問する際にも，母子とかかわる機会がある．低出生体重児や先天奇形をもって生まれた児，発達障害児などを育てる親には，産後は新たに育児ストレスが加わる．EPDS施行に始まる母子のメンタルケアは，産後の母親の精神的不調が母子に与えるその影響を考慮して，産科から地域行政，小児科へ継続して橋渡しされていくことが望ましい．産後うつ病のスクリーニングツールとしては，EPDS以外にもその有用性について研究がなされているが[10]，いずれのツールを用いた場合も，小児科，看護，家庭医などが教育研修を受け，継続的な連携したケアを目指すことが重要である．

（錦井友美，吉田敬子）

引用文献

1) 吉田敬子．出産後の精神障害．吉田敬子（著）．母子と家族への援助 妊娠と出産の精神医学．東京：金剛出版；2000．pp54-85．
2) 吉田敬子，山下 洋，鈴宮寛子．産後のメンタルヘルスの基礎知識．吉田敬子（監）．産後の母親と家族のメンタルヘルス 自己記入式質問票を活用した育児支援マニュアル．東京：母子保健事業団；2005．pp16-23．
3) Whitton A, Warner R, Appleby L. The pathway to care in post-natal depression: Women's attitudes to post-natal depression and its treatment. *Br J Gen Pract* 1996; 46: 427-428.
4) Cox J, Holden J, Sagovsky R. Detection of postnatal depression development of the 10-item Edinburgh Postnatal Depression Scale. *Br J Psychiatry* 1987; 150: 782-786.
5) 岡野禎治ほか．日本版エジンバラ産後うつ病自己評価票（EPDS）の信頼性と妥当性．精神科診断学 1996；7：525-533．
6) Cox J, Holden J. Perinatal Mental Health: A Guide to the Edinburgh Postnatal Depression Scale (EPDS). London: The Royal College of Psychiatrists; 2003／岡野禎治，宗田 聡（訳）．エディンバラ産後うつ病自己調査票の出典と開発．産後うつ病ガイドブック―EPDSを活用するために．東京：南山堂．2006．pp13-18．
7) Gibson J, Mckenzie-McHarg K, Shakespeare J, et al. A systematic review of studies validating the Edinburgh Postnatal Depression Scale in antepartum and postpartum women. *Acta Psychiatr Scand* 2009; 119(5): 350-364.
8) Hübner-Liebermann B, Hausner H, Wittmann M. Recognizing and treating peripartum depression. *Deutsches Ärzteblatt International* 2012; 109(24): 419-424.
9) Lütje W. Awareness should be raised among doctors. *Deutsches Ärzteblatt International* 2013; 110(1-2): 11.
10) Zubaran C, Schumacher M, Roxo MR, et al. Screening tools for postpartum depression: Validity and cultural dimensions. *Afr J Psychiatry* 2010; 13: 357-365.

15 [うつ病・感情障害の症状評価] GDS

1 評価法の概要と特徴

　老年期うつ病は高齢者の精神疾患で最も頻度が高く，自殺の原因となることが多い．老年期うつ病の特徴として，若年者のうつ病と比べて悲哀の訴えが少なく，抑うつ気分や意欲の低下が目立たないことが多いうえ，脱力感，易疲労感，頻尿，便秘，もの忘れなど多彩な症状を呈することがあげられる．そのため老年期うつ病の診断には苦慮することが多く，そのスクリーニングおよび補助診断としてうつ病の評価尺度を用いることは有用である．これまでにさまざまなうつ病の評価尺度が開発されているが，なかでも Geriatric Depression Scale（GDS）は老年期うつ病の特徴を考慮して作成された評価尺度であるといえる[1]．GDS は，各質問項目に対して「はい」か「いいえ」の二者択一で答えるという優れた特徴を有している．そのため，高齢者でも答えやすく，返事に時間を要することもない．その他の特徴として，身体症状に関する質問項目を含んでいないことがあげられる．高齢になると身体疾患を罹患する頻度が高くなるため，身体症状に関する項目を用いた場合，うつ状態でない身体疾患を有する者でも点数が高くなる可能性がある．

　以上の特徴から，GDS は高齢者のうつ状態の評価尺度として臨床のみならず研究の分野でも国際的に広く用いられている．

2 GDS の種類と判定方法

　1982 年に Blink らによって考案された GDS は 30 項目の質問で構成されている[1]．⑩に GDS の原著を示す．被検者は各質問に対して「はい」か「いいえ」で答え，30 点満点中の 11 点以上がうつ状態の可能性ありと判定される．また，1986 年には同グループにより GDS の 30 項目の質問からうつ症状と特に相関の強かった 15 項目を抽出した短縮版 GDS も作成された[2]．短縮版 GDS は 15 点満点で，6 点以上がうつ状態の可能性ありと判定される．GDS の日本語版はさまざまなものがあるが，なかでも短縮版 GDS については，2009 年に杉下らによって改訂された[3]．

3 臨床的意義

　高齢者はさまざまな合併症を抱えていることが多く，老年期うつ病の診断には，身体症状（易疲労感，便秘，動悸，食欲不振など）や認知機能なども考慮した評価が求められる．また，高齢者は精神的な問題と認めたがらない傾向があるため，患者の多くは最初にかかりつけ医などを受診して心身の不調を訴える．そのため，かかりつけ医はそのような患者の精神的不調に気がつき，適切な対応を図ることが求められる．GDS は老年期うつ病の特性を考慮した評価尺度であるうえ，「はい」か「いいえ」で簡単に返事できるため，精神科以外の医師でも簡便にうつ状態のスクリーニングを行うことができる．特に短縮版 GDS は短時間（5〜7 分）で施行できる簡便さから，外来の待合室で患者自身に記入してもらうことも可能である．また，集中力が持続しない者，身体疾患のために動けない者，または視力障害を有している者に対しては，医療者が直接口頭で質問することで評価できる．

　つまり，GDS は精神科以外の医師でも使いやすく，さまざまな状態の患者でも評価できることから臨床的に有用性の高い評価尺度であると考えられる．

❿ Geriatric Depression Scale (GDS)

	Choose the best answer for how you felt over the past week	
1.	Are you basically satisfied with your life?	yes/ **no**
2.	Have you dropped many of your activities and interests?	**yes** /no
3.	Do you feel that your life is empty?	**yes** /no
4.	Do you often get bored?	**yes** /no
5.	Are you hopeful about the future?	yes/ **no**
6.	Are you bothered by thoughts you can't get out of your head?	**yes** /no
7.	Are you in good spirits most of the time?	yes/ **no**
8.	Are you afraid that something bad is going to happen to you?	**yes** /no
9.	Do you feel happy most of the time?	yes/ **no**
10.	Do you often feel helpless?	**yes** /no
11.	Do you often get restless and fidgety?	**yes** /no
12.	Do you prefer to stay at home, rather than going out and doing new things?	**yes** /no
13.	Do you frequently worry about the future?	**yes** /no
14.	Do you feel you have more problems with memory than most?	**yes** /no
15.	Do you think it is wonderful to be alive now?	yes/ **no**
16.	Do you often feel downhearted and blue?	**yes** /no
17.	Do you feel pretty worthless the way you are now?	**yes** /no
18.	Do you worry a lot about the past?	**yes** /no
19.	Do you find life very exciting?	yes/ **no**
20.	Is it hard for you to get started on new project?	**yes** /no
21.	Do you feel full of energy?	yes/ **no**
22.	Do you feel that your situation is hopeless?	**yes** /no
23.	Do you think that most people are better off than you are?	**yes** /no
24.	Do you frequently get upset over little things?	**yes** /no
25.	Do you frequently feel like crying?	**yes** /no
26.	Do you have trouble concentrating?	**yes** /no
27.	Do you enjoy getting up in the morning?	yes/ **no**
28.	Do you prefer to avoid social gatherings?	**yes** /no
29.	Is it easy for you to make decisions?	yes/ **no**
30.	Is your mind as clear as it used to be?	yes/ **no**

注：網掛けの回答をうつ症状として加算する．

(Blink TL, et al. *Clin Gerontol* 1982[1] より)

4 妥当性の検討

　BlinkらはGDSの原著などで，GDSはZung Self-Rating Depression Scale（SDS）やハミルトンうつ病評価尺度（Hamilton Rating Scale for Depression：HAM-D）と強い相関関係を認めたと述べている[1,4]．老年期うつ病の評価尺度としてGDS，および短縮版GDSの妥当性を検討した最近のメタ解析によると，GDSを用いた老年期うつ病の感度は81.9％，特異度は77.7％であり，短縮版GDSの感度と特異度はそれぞれ84.3％，73.8％と，両者の診断精度に統計学的有意差はなかった[5]．また，認知症を有する者におけるGDSと短縮版GDSの感度はいずれも少し低くなるが

VII. 精神症状の評価法

特異度に変わりはなく，それぞれの変化量に対する統計学的有意差は明らかでなかった[5]．

以上から，GDSと短縮版GDSは認知症のない高齢者のみならず，認知症を有する高齢者においても老年期うつ病の評価尺度として妥当性が高いといえる．

〔小原知之〕

引用文献

1) Blink TL, Yesavage J, Lum O, et al. Screening test for geriatric depression. Clin Gerontol 1982 ; 1 : 37-44.
2) Sheikh JI, Yesavage JA. Geriatric depression scale (GDS) ; Recent evidence and development of a shorter version. Clin Gerontol 1986 ; 5 : 165-173.
3) 杉下守弘, 朝田 隆. 高齢者用うつ尺度-日本版 (Geriatric Depression Scale-Short Version-Japanese, GDS-S-J) の作成について. 認知神経科学 2009 ; 11 : 87-90.
4) Jerome A, Yesavage JA, Blink TL. Development and validation of a geriatric depression screening scale ; A preliminary reprot. J Psychiat Res 1983 ; 17 : 37-49.
5) Mitchell AJ, Bird V, Rizzo M, et al. Which version of the geriatric depression scale is most useful in medical settings and nursing homes? Diagnostic validity meta-analysis. Am J Geriatr Psychiatry 2010 ; 18 : 1066-1077.

16 ［うつ病・感情障害の症状評価］
F-list（Zerssen）

1 評価法の概要

わが国のうつ病論は，ドイツから取り入れられ，その後日本でも広く受け入れられて発展してきたうつ病の病前性格論から大きな影響を受けている．Kretschmerは，内因性精神病患者の体格と性格について，一定の特徴があるという考えのもと，躁うつ病（双極性障害）患者の性格特徴として，社交的で親しみやすく，善良で情が深いという「循環気質」を提唱した．一方，わが国では，下田光造が躁うつ病の病前性格を調査し，まじめで几帳面，正義感が強く，ごまかしやずぼらができない，熱心であり徹底的であり，律儀であるということを見出し，「執着気質」と呼んだ．その後，ドイツのTellenbachが，単極性うつ病の病前性格として「メランコリー親和型性格」，すなわち，まじめで几帳面，責任感が強く，他者との摩擦を避ける傾向，を提唱すると，わが国でも広く受け入れられた[1]．これら病前性格論は，わが国においては，病前性格，発病前状況，病像，治療への反応，経過の5項目をセットとした，木村・笠原らによるうつ状態の臨床的分類に結実した[2]．一方，ドイツでは，München Max-Planck研究所のZerssenらにより引き継がれ，精力的な実証的研究が行われた．

F-listは，Kretschmerの循環気質およびTellenbachのメランコリー親和型性格を測定するために，Zerssenにより作成された自己評価式質問紙である．

2 具体的な評価の方法ならびに施行上の注意

F-listは自己記入式の質問紙であり，逆転項目を含む104問から構成されている．そのうち，Tellenbachのメランコリー親和型性格を測定するための質問が66項目含まれており，各質問項目について，「完全に当てはまる」「だいたい当てはまる」「多少当てはまる」「当てはまらない」の各回答に0点から3点が割り当てられている（❶）．よって，F-listのメランコリー親和型性格得点（TM得点）の合計点数は，0点から198点となっている[3-5]．

D. 気分障害に関連した臨床評価法／16. F-list（Zerssen）

⓫ F-list

1. 勤務時間が終われば，仕事のことをまったく考えないでいることができる
2. 誰かとけんかすると，そのことについてとても悩む
3. 権威のある人間に対して強い嫌悪感をもっている
4. 争い好きの性質である
7. あらゆる人と親しくすることは，自分にとってとても大切なことである
8. 家庭では，わがままにしている
9. ほめられると，いつもよりよく働く
10. もし費用や転居先の住所の心配をする必要がないなら時々住居を変えてみたい
11. 何かをすばやく片づけなければならないときには，多少の間違いなら大目にみることができる
12. 家庭中心の人間である
13. 乞食のそばを，ほどこしをしないで通り過ぎても心がまったく痛まない
15. 自分の古い持ち物を手放したくない
16. 自分で立てたその日の計画が果たせなくなっても，気にはしない
17. 他人が自分を高く評価してくれるかどうかは，自分にとってどうでもよい
18. 親しい人間に，自分の本心のすべてを打ち明けることができる
19. 新しい環境には，早く簡単に慣れてしまう
20. 話し相手の目を見ることを避ける
21. 大きな責任を伴う仕事や課題を，自分一人で引き受けることができるときは，いつもうれしい
24. あらゆる人と親しくすることは，自分にとってとても大切なことである
26. 自分自身や自分の仕事に，特に高い要求をもっていない
27. 人からは，大体のところ善良な人間であると思われている
29. 清潔さは，自分にはとても大事なことである
32. 仲間には，冷たく，堅苦しい人間だと思われている
33. 他人が自分の意見に反対を唱えると，すぐに怒ってしまう
34. 仕事をするときには，きちんとした計画に従うよりはむしろその時々の状況に応じて行動する
36. 他の人に好かれるように振る舞うように，いつも努力している
37. 他人の意見の相違に巻き込まれることは，ひどく不愉快なことだと思う
38. 上司には，絶対的な信頼をおくべきだと信じている
40. ちょっとしたことで，良心がとても痛み，悪いことをしたような気持ちになる
41. 出会いと別れの際にきちんと挨拶することは，自分には当たり前のことである
44. 何か贈物をもらったら，何はともあれすぐにお返しをしたいと思う
45. 自分の気持ちが傷つけられたり侮辱された場合，すぐにはそれを深刻に受け取らない
47. 自分がどこに所属するのか，自分にとってふさわしい場所をいつもわきまえている
51. 自分が成し遂げたことに満足している
52. かなり長い時間でも孤独に耐えられる
54. 自分に好感をもっていない人がたくさんいるような気がする
57. 人が仲間に対して喜んで力になったり好意的に振る舞うことは，当たり前のことだと思う
58. 身内の者の利益になるなら，自分にとって大事なことも，喜んであきらめる
59. 職業において最も大切なものは，自主独立と個人的責任であると思う
60. 他の人の感情を傷つけたら，仲直りするまで落ち着けない
61. 乱暴で無作法な表現や会話を，特に気にはしない
62. 役所の命令でも，よく考えないで従うのはよくないと思う
63. すごくたくさん働いても，まだ不十分だという気持ちにかられやすい
64. 他の人が自分のことをだらしないと思っても，何とも思わない
65. 事実に基づいた正当な事柄については，たとえ他の人からどう思われても，自分の意見をどこまでも押し通す
66. 自分にとっては，他の人の好みより自分自身の好みに合うということが重要である
67. 自分の周りに誰もいないと，楽しい気分になれない
68. もし自分が他の人からたいして必要とされていないなら，人生にはもはや何の意味もないと思う
69. 急ぎの仕事でも，きちんと正確にやろうとして手抜きをすることができない
70. 物事に先立って計画することは，自分には向かない
71. 新しい商品が売り出されると，すぐに試したくなる
74. たとえ仕事時間が超過しても，仕事場をきれいに片づけた後で帰宅することにしている
80. 目立った服装やエレガントな服装で，人の注意を引くことが好きだ
81. 自分自身のために働くときより，他の人のために働くときのほうが，より慎重でやりがいのある仕事ができるように思う

355

⓫ F-list（つづき）

82.	たとえ目標があまりにも高いと知っていても，人生を常に前向きに生きようと思う
83.	学校時代，「勤勉さ」「注意力」「行儀」の通信簿の評価は，いつも「ふつう」だった
84.	重要な決定は，他の人に委ねるより，自分の力だけで行いたい
85.	何か悪いことをしたと思うと，良心のかしゃくから落ち着かなくなる
87.	与えられたすべての仕事を，誰からも批判がないように成し遂げるのにとても気を配る
89.	ある人に好意を抱くと，その人と離れることが難しくなる
94.	自分が，他の人より仕事をしていないのではないかという心配をいつもしている
95.	自分の生活習慣から離れることは，好きでない
99.	金銭の面では，いつもとても几帳面である
101.	強い意志をもっているので，人の反対があっても自分が正しいと思うことをやり通すことができる
103.	自分の環境が快適かどうかを，あまり気にしない
104.	親しい人を失ってしまうことは，自分にとって他の人以上に深刻なことである

（佐藤哲哉ほか．精神医学 1992[5]）の付録2より）

③ 評価法の特徴，制約，解釈に際しての注意

本質問紙の制作には，Tellenbachのメランコリー親和型性格の概念に精通した精神科医がHeidelberg大学から参加して行われた[5]．おもにドイツ語圏で用いられており，本評価法のTM得点が，他の精神疾患と比較して単極性うつ病で高いことが確認されている．

日本語版の翻訳およびその妥当性の検討は，佐藤らにより行われた[4,5]．しかし，その報告のほとんどはTM得点に関連するものである．F-list日本語版のTM得点は，健常者を対象とした再テスト法で高い安定性（相関係数 $r=0.779$）[5]，および精神科外来患者を対象として十分な内的妥当性（Cronbach $α=0.74$）が示されている[3]．また，健常者群と単極性うつ病患者群において，TM得点が有意に後者で高いことが示され，その際にカットオフ得点を112.5点とした場合に最も判別力が高くなることが報告されている[5]．しかし，わが国で同様にメランコリー親和型性格を検出する目的で開発された笠原の質問紙と比較した場合には，笠原の質問紙のほうがより鋭敏に単極性うつ病を判別することが可能であった[4,5]．

その他の人格検査との相関については，古川らが，外来受診患者らを対象として，F-listおよびNEO-FFIを施行し，TM得点が調和性（agreeableness）および誠実性（conscientiousness）と中等度の相関を，外向性（extraversion）とそれらより弱い相関を認めたと報告している[3]．

このように，F-list日本語版は，メランコリー親和型性格の特徴を検討する際に，有用な検査法であるが，日本人サンプルで単極性うつ病患者を健常者と判別する際には，笠原の質問紙にその感度で劣ると考えられる．

（三浦智史）

引用文献

1) 神庭重信．現代うつ病の臨床 その多様な病態と自在な対処法．大阪：創元社；2009．
2) 笠原 嘉．笠原嘉臨床論集 うつ病臨床のエッセンス．東京：みすず書房；2009．
3) Furukawa T, Yamada A, Tabuse H, et al. Typus melancholicus in light of the five-factor model of personality. *Eur Arch Psychiatry Clin Neurosci* 1998；248(2)：64-69.
4) Sato T, Sakado K, Sato S. Differences between two questionnaires for assessment of Typus Melancholicus, Zerssen's F-List and Kasahara's Scale：The validity and relationship to DSM-III-R personality disorders. *Jpn J Psychiatry Neurol* 1992；46(3)：603-608.
5) 佐藤哲哉，坂戸 薫，小林慎一．質問紙法によるメランコリー型性格の測定：F-List（Zerssen）日本語版の信頼性と妥当性．精神医学 1992；34(2)：139-146.

17 [うつ病・感情障害の症状評価]
メランコリー型質問紙（笠原）

1 背景

メランコリー型性格（メランコリー親和型とも）は、几帳面と良心性を特徴とするうつ病の病前性格として、かつてはわが国の精神病理学でさかんに論じられた。笠原嘉はその主唱者の一人である。

2 質問紙について

「質問紙」のもとをたどれば、1984年に「心身医学」に掲載された笠原の講演録にまでさかのぼる[1]。これは日本心身医学総会でのセミナー講演の記録であり、精神医学を専門としない医師に向けてうつ病の治療について説明するなかで提示されているが、当初は診断を容易にするための質問表として掲載された。質問紙では、臨床経験に基づいて選ばれた15の質問に対し、「とても」「少し」「全然そうでない」の3段階で回答することになっていた（⓬）。この質問表が、のちに病前性格の研究に用いられるようになった。

診断の補助を目的として経験をもとに作成された、という性質のため、研究用の質問紙としての信頼性を検討されたものではなかったが、のちに佐藤ら[2]、Uekiら[3]が信頼性を確認している。

採点法は研究によって若干異なっており、「はい」1点、「いいえ」0点を加算して15点満点で計算している研究もあるが、英文で掲載された論文で最も一般的なのは、「完全に当てはまる」3点、「かなり当てはまる」2点、「少し当てはまる」1点、「まったく当てはまらない」0点とした、4ポイント式（0～45点）のものである[3-5]。

3 研究で得られた知見

国内と海外の病前性格論の乖離に驚きつつ、メ

⓬ メランコリー型性格のための質問紙

元気なときのあなたは	とても	少し	全然そうでない
1. 元気なときは働くのが好きだった	___	___	___
2. やりだしたら徹底的にしたい	___	___	___
3. 責任感は強い	___	___	___
4. 義理を重んじる	___	___	___
5. 人に頼まれるといやと言えない	___	___	___
6. 人と争うのは苦手	___	___	___
7. 気が小さい	___	___	___
8. 人にどう思われるかを気にする	___	___	___
9. 常識を大事にする	___	___	___
10. 極端なことをしない	___	___	___
11. 目立つことが嫌い	___	___	___
12. 熱しやすいところがある	___	___	___
13. どちらかというと朗らか	___	___	___
14. 物を片づけるのが好き	___	___	___
15. きれい好き	___	___	___

(笠原　嘉. 心身医学 1984[1]／佐藤哲哉ほか. 臨床精神病理 1996[6] より)

ランコリー型性格について多くの研究を行った佐藤らの尽力もあって[6]，笠原のメランコリー型質問紙は，内外のいくつかの研究で用いられることになった．メランコリー型性格のための質問紙の評点が，健常者と比較して大うつ病性障害で高いことは繰り返し確認されているが[3,7]，これを否定する報告もある[4]．フローレンス大学のStenghelliniとBertelliは，彼ら自身が作成した診断基準であるcriteria for typus melancholicusを評価するためにKasahara Scaleとの相関を調べ，両者に高い相関がみられることを示している[8]．

4 評価法の有用性と限界

評価される項目の内容についてFurukawaらが，Kasahara Scaleによるメランコリー型性格と，NEO Five Factor Inventoryとの対応関係を調べたところ，誠実性および協調性との強い相関，および外向性との弱い相関を見出した[5]．しかし彼らはこの点について，複数のtraitの組み合わせを1つの類型として想定することが妥当かどうかは疑問であると論じている．

メランコリー型性格に関する議論自体，日本およびドイツ，イタリアなど限られた地域でしか行われておらず，偏重による弊害も指摘されているが[9]，議論の形成に文化や時代がどのように影響したのかなど，医療人類学的な見地からの興味は尽きないところである．

(本村啓介)

引用文献

1) 笠原 嘉．各科を訪れる可能性のあるデプレッション．心身医学 1984；24：6-14．
2) 佐藤哲哉，坂戸 薫，西岡和郎，笠原 嘉．メランコリー型性格のための質問紙（笠原）の信頼性．精神医学 1996；38(2)：157-162．
3) Ueki H, Holzapfel C, Washino K, et al. Reliability and validity of Kasahara's scale of melancholic type of personality (Typus melancholicus) in a German sample population. *Psychiatry Clin Neurosci* 2001；55：31-35．
4) Furukawa T, Nakanishi M, Hamanaka T. Typus melancholicus is not the premorbid personality trait of unipolar (endogeneous) depression. *Psychiatry Clin Neurosci* 1997；51：197-202．
5) Furukawa T, Yamada A, Tabuse H, et al. Typus melancholicus in light of the five-factor model of personality. *Eur Arch Psychiatry Clin Neurosci* 1998；248：64-69．
6) 佐藤哲哉，西岡和郎．うつ病病前性格研究の今日の動向—メランコリー親和型性格に関する研究の今後の展開のために．臨床精神病理 1996；17：49-62．
7) 佐藤哲哉，坂戸 薫，小林慎一．質問紙法によるメランコリー型性格の測定：F-List (Zerssen) 日本語版の信頼性と妥当性．精神医学 1992；34(2)：139-146．
8) Stenghellini G, Bertelli M. Assessing the social behavior of unipolar depressives: The criteria for typus melancholicus. *Psychopathology* 2006；39：179-186．
9) Kitanaka J. Depression in Japan. Princeton：Princeton University Press；2012．

18 ［躁病評価］ヤング躁病評価尺度（YMRS）

1 評価尺度の概要

ヤング躁病評価尺度（Young Mania Rating Scale：YMRS）は，気分障害における躁病エピソードの重症度を評価する目的で開発された臨床面接に基づく評価尺度である．⓭に示す11の症状項目で構成され，それぞれの症状項目は各5段階で評価を行う．11項目のうち，易怒性，会話，思考内容，破壊的—攻撃的行為の4項目は，躁病エピソードが重症で面接に協力が得られない場合を補うために，その他の7項目に対して2倍の重みづけがなされている．各項目の得点は0〜4点（7

⓭ ヤング躁病評価尺度（YMRS）の評価項目と重症度

	評価項目		重症度
	日本語版	英語版	
1	気分高揚	Elevated mood	0 1 2 3 4
2	活動の量的─質的増加	Increased motor activity-energy	0 1 2 3 4
3	性的関心	Sexual interest	0 1 2 3 4
4	睡眠	Sleep	0 1 2 3 4
5	易怒性	Irritability	0 2 4 6 8
6	会話（速度と量）	Speech (Rate and Amount)	0 2 4 6 8
7	言語─思考障害	Language-thought disorder	0 1 2 3 4
8	思考内容	Content	0 2 4 6 8
9	破壊的─攻撃的行為	Disruptive-aggressive behavior	0 2 4 6 8
10	身なり	Appearance	0 1 2 3 4
11	病識	Insight	0 1 2 3 4

(Young RC, et al. *Br J Psychiatry* 1978[1]／稲田俊也（編）．YMRS を使いこなす．改訂版ヤング躁病評価尺度日本語版（YMRS-J）による躁病の臨床評価．2012[6] より)

項目）または 0〜8 点（4 項目）で，総得点は 0〜60 点の範囲となっている．

　十分なトレーニングを受けた評価者間では，YMRS は高い評価者間信頼性が確立されており[1]，欧米で実施される薬効評価の臨床試験では，標準的な評価尺度として広く用いられている．YMRS 日本語版は長沼[2]の翻訳に続いて，外国人 4 症例を用いた予備的な評価者間信頼性検定の結果は稲田ら[3]が報告している．その後，2005 年には日本人症例による信頼性検定の結果とともに，各項目を評価する際の具体的な質問例を示した解説書[4]が刊行されている．わが国における双極性障害の躁病エピソードに対する適応が追加されたアリピプラゾール，オランザピンや維持療法期におけるうつ病の再燃予防に対する適応が承認されたラモトリギンの臨床試験では，躁病エピソードの重症度評価は YMRS 日本語版を用いて行われている．

2 具体的な評価方法

　YMRS を用いて躁病エピソードの重症度評価を行う者は，あらかじめ DVD[5] などを用いて十分なトレーニングを行ったうえで，20〜30 分程度かけて評価面接を行う．重症度評価にあたっては評価期間内における被験者の行動観察とともに，面接場面における主観的な陳述を併せて総合的に勘案し，各評価項目における重症度を決定する．

　まず，評価面接を行う際には十分な時間をかけて行い，被験者にはその目的と方法をはっきりと説明する．原著[1]では，面接の時点で過去 48 時間以内を重症度評価の対象期間としているが，臨床試験のプロトコールなどによっては，評価訪問の間隔に合わせて評価対象期間が過去 1 週間と定められていることもあるので，被験者には評価対象期間を明確に伝え，その期間内における自分の状態についての回答を求める．評価に際しては，必要な質問はすべて行い，家族や看護スタッフなどが観察した利用可能な情報はすべて利用する．複数回にわたって評価を行う場合，評価は毎回独立して行う．

3 評価にあたっての留意点

　YMRS 評価の際の全般的な留意事項は，稲田らの解説書[6]に詳述されている．実際に各項目の重症度を評価するにあたっては，定められた評価期間内において観察された最も重度な状態をその症状項目の重症度として評価する．アンカーポイントのなかには面接時のみを対象としたような表現があり，面接時点においてその重症度に当てはまらないと考えられるような場合でも，アンカーポイントに相当する症状が面接時以外の評価期間内にみられると考えられる場合にはその重症度の評

点を採用する．また，アンカーポイントに複数の症状例が記載されている場合には，それらの症状項目のうちの一つでも該当するものがあればそのアンカーポイントの重症度を満足すると考え，被験者に存在する最も重症度の高い症状をその評価項目の評点とする．

重症度が2つのアンカーポイントの中間に位置すると考えられるような場合には，原則として重いほうの評点を採用する．躁病エピソードの患者では，会話が多くて話が脇道にそれやすいため，評価面接をスムースに行うことができないことも珍しくはない．このため，評価面接における主導権は常に評価者が握っておくように心がける必要がある．

（稲田俊也）

引用文献

1) Young RC, Biggs JT, Ziegler VE, et al. A rating scale for mania. Br J Psychiatry 1978; 133: 429-435.
2) 長沼英俊. 気分障害 躁病エピソード. 臨床精神医学 1999; 28（増刊号）: 128-134.
3) 稲田俊也，樋口輝彦，上島国利ほか. Young Mania Rating Scale 日本語版の信頼性についての予備的検討. 臨床精神薬理 2002; 5: 425-431.
4) 稲田俊也（編）. ヤング躁病評価尺度日本語版（YMRS-J）による躁病の臨床評価. 東京: じほう; 2005.
5) 稲田俊也（総監修）. 日本語版 YMRS トレーニング DVD. 東京: 日本精神科評価尺度研究会; 2006.
6) 稲田俊也（編）. YMRS を使いこなす. 改訂版ヤング躁病評価尺度日本語版（YMRS-J）による躁病の臨床評価. 東京: じほう; 2012.

▶ ヤング躁病評価尺度入手先

- 日本精神科評価尺度研究会
  ☎ 104-0032　東京都中央区八丁堀 3-23-8 ニュー石橋ビル 5F 株式会社イメージプレーン内
  URL: http://jsprs.org/
  E-mail: info@jsprs.org／FAX: 03-3555-0776

19　[躁病評価] ペッテルソン躁病評価尺度（PeMaRS）

1　評価尺度の概要

炭酸リチウムが躁病の治療薬として，また予防効果のある薬剤であることが確立されて以来，生化学的所見と関連するような躁病行動を量的に測定する臨床評価手法に関心がもたれるようになった．ペッテルソン躁病評価尺度（Petterson Mania Rating Scale: PeMaRS）[1,2] が開発される以前には，うつ病を対象とした評価尺度はいくつか存在したが，躁病を評価するための評価尺度としては看護者の観察により評価される 26 項目からなるベイゲル躁病尺度（Beigel Mania Scale: BeiMS）のみであり，躁病エピソードの重症度を臨床医が評価する尺度で確立されたものはなかった．

BeiMS は看護者向けに開発されたことから各項目の表現が一般的な文章で記載されており，その表現が躁病行動かどうかで誤解を受ける危険性があること，また項目数が 26 項目と縦断的な臨床研究を行う際の項目数としては多いことから，Petterson ら[1] はより躁状態の行動パターンに特徴的な症状を取り上げ，30 分以内に評価が完了し，日常臨床の一部としても使用できることに主眼をおいて，躁病エピソードに対する薬物療法の縦断的な効果を判定できるような新たな評価尺度 PeMaRS を開発した．

この評価尺度で評価される項目は，主要な躁症状として，過活動（overactivity），観念奔逸（flight of ideas），高揚気分（elation）の 3 症状と，これら

❶④ ペッテルソン躁病評価尺度（PeMaRS）の評価項目と重症度

	評価項目		重症度
	日本語版	英語版	
1	運動活動性	Motor activity	1 2 3 4 5
2	会話心迫	Pressure of speech	1 2 3 4 5
3	観念奔逸	Flight of ideas	1 2 3 4 5
4	騒々しさ	Noisiness	1 2 3 4 5
5	攻撃性	Aggressiveness	1 2 3 4 5
6	見当識	Orientation	1 2 3
7	気分の高揚	Elevated mood	1 2 3 4 5
8	躁状態の総合評価	Global rating of manic state	1 2 3 4 5
9	前回の評価以来，躁状態に見られた変化の総合評価	Global rating of change in manic state since previous rating	1 2 3 4 5

に関連して量的変化の測定が可能と考えられた4症状の合わせて7項目の個別症状と，これに躁状態に関する総合的な横断的評価（項目8）および縦断的評価（項目9）の2項目を含む合計9項目で構成される（❶④）．この尺度を用いて行われた臨床試験としては，Garza-Treviñoら[3]が，急性躁病患者21人に対してベラパミルと炭酸リチウムの有効性を比較し，4週後には両群ともに有意な改善がみられ，両群間で有意な差がなかったと報告している．

❷ 評価の仕方と評価の際の留意点

わが国では1978年に高橋と飯田によって日本語版が作成され，大井ら[4]によってその評価者間信頼性の検証が報告されている．個別症状7項目の重症度は，ほとんど症状がないことを示す1点から最重度であることを示す5点までの5段階で評価を行うが，唯一「見当識」のみは見当識障害のないことを示す1点から明確な見当識障害を示す3点までの3段階で評価を行う．「躁状態の総合評価」は臨床全般印象度（Clinical Global Impression：CGI）における疾患重症度（Severity of Illness：CGI-S）に相当する概念で，その時点での躁状態の概括重症度を1点（躁行動の兆候なし）から5点（顕著な躁行動）までの5段階で評価する．また，「前回の評価以来，躁状態に見られた変化の総合評価」は，CGIにおける全般改善度（Clinical Global Improvement of Change：CGI-C）に相当する概念で1点（著しい悪化）から3点（不変）を経て，5点（著しい改善）までの5段階で評価を行う．

項目1〜8までは躁状態が重篤であるほど高得点となるが，最後の項目9では躁状態が改善して軽度になればなるほど高得点となることに留意して評価を行う．

（稲田俊也）

引用文献

1) Petterson U, Fyro B, Sedvall G. A new scale for the longitudinal rating of manic states. *Acta Psychiatr Scand* 1973；49：248-256.
2) 長沼英俊. 気分障害 躁病エピソード. 臨床精神医学 1999；28（増刊号）：128-134.
3) Garza-Treviño ES, Overall JE, Hollister LE. Verapamil versus lithium in acute mania. *Am J Psychiatry* 1992；149(1)：121-122.
4) 大井 健，飯田英春，辻元 広ほか. ペッテルソン躁病評価尺度と予後予測の有用性. 臨床精神医学 1985；14：1237-1245.

20 [躁病評価] MDQ

1 評価法の概要

双極性障害を正しく診断することは容易でなく，とりわけ外来診療ではしばしば困難を伴う．双極性障害は見逃されやすく，診断や治療導入までに長い年月を要することも以前から報告されている[1]．躁病エピソードでは自覚に乏しく，自ら治療を求めることも少ないため，自発的に医師へ病状を報告することは期待できない．ゆえに，双極性障害の自己記入式評価尺度については，他の精神障害のスクリーニングツールと同様に，診断学的妥当性の限界や感度の低さなどが指摘されている．しかし，その高い利便性から日常診療に導入しやすく，観察者による評価尺度に比べて患者・医療者双方の負担を軽減することができる．

近年，双極性障害についてさまざまな質問紙が考案されているが，そのなかでも，2000年にHirschfeldら[2]によって開発された Mood Disorder Questionnaire（MDQ）がよく用いられる．現在まで，イタリア，フランス，スペイン，トルコ，ブラジル，韓国，中国など各国で翻訳され，信頼性や妥当性が検証されている．MDQは3つのパート（15項目の質問）から構成され，パート1が「はい/いいえ」方式の躁症状に関する13項目の質問，パート2がそれらの症状が同時期に出現していたか否か，パート3が症状によって機能上の障害をどの程度引き起こしていたか（「問題なし」「軽度の問題」「中等度の問題」「重度の問題」の4段階評価）に関する質問となっている．後述するカットオフ値を超えていれば「陽性」となり，過去に（軽）躁病エピソードがあったと判定される．

2 評価の方法

MDQ原版では，パート1の13項目中7項目以上に「はい」があり，パート2で複数の症状が同時期に存在し，パート3で「中等度」以上の問題が認められれば，陽性（＝双極性障害の可能性が高い）と判断される．双極性障害に対する感度および特異度は0.73と0.90であり[2]，一般人口に対する大規模調査でも高い特異度0.97（感度0.28）が検出されている．

わが国でも稲田らによってMDQ日本語版が紹介され，筆者らがその信頼性および妥当性を検証している．予備的検討では，原版のカットオフ値を用いた場合，特異度は0.96と十分に高かったが，感度は0.30まで大きく低下した[3]．このため，感度や特異度に加えて，尤度比，的中率ならびにROC曲線（receiver operating characteristic curve）を用いて，日本語版での新たなカットオフ値を算出した．その結果，13項目中5項目以上に「はい」があり，複数の症状が同時期に存在し，「軽度以上」の問題を認めた場合に陽性（下線部が変更箇所）とすると，感度0.65，特異度0.94となり，原版と遜色のない数値が得られた[3]．なお，筆者らの検討は成人を対象としており，小児の双極性障害に対する信頼性・妥当性は検証されていない．

記入に要する時間は5～10分程度と短く，診察前の待合室などでも施行可能である．簡便なスクリーニングツールとして，プライマリ・ケアの場面で用いることもできる．特にうつ病エピソードや間欠期（正常気分）では，双極性障害とうつ病性障害の鑑別は困難であり，臨床的有用性が高いと考えられる．

3 評価法の特徴と注意点

　質問項目はDSM-IV-TRの診断基準と臨床的に経験される躁症状によって構成されており，軽躁病よりも躁病エピソードの検出に向いている．病型による検討でも，双極I型障害に対する感度に比べて，双極II型障害では劣ることが指摘されている[4,5]．疾患理解の乏しさが感度に影響している可能性があり，双極II型障害やいわゆる"双極スペクトラム"の検出には，より詳細な病歴聴取（双極性障害の家族歴や若年発症など）やBipolar Spectrum Diagnostic Scaleなど他のスクリーニングツール（p.373参照）の併用が望ましい[6]．また，想起バイアスの影響も指摘されており，過去2年間の最近の躁病エピソードについてMDQは正確に検出できるが，早期のエピソードについては記憶が不正確となりやすいという[7]．

　現在，MDQは広く用いられているが，パート3の「機能障害」が検出力を下げている可能性が指摘されている[8,9]．パート3を除いたり，パート1の13項目の質問のみで施行したほうが感度は向上するとの報告[9,10]もあり，筆者らの検討でも全体にカットオフ値を下げたほうがスクリーニングツールとしての有用性は高まった．機能障害の自己評価も病識に影響され，そもそも軽躁病では機能障害は目立たず，双極II型障害の検出感度を下げている理由の一つと考えられる[5]．

　MDQに代表される自己記入式スクリーニングツールは簡便かつ有用であるが，決して診断用ツールではなく，あくまでも補助的利用を目的としたものである．いうまでもなく，最終的な診断確定は医師の診察結果に基づいて総合的になされるべきである．また，質問紙への記入によって患者自身の疾患理解が進み，心理教育的効果が得られるケースも時折経験する．しかし，重症の躁病エピソードや精神病症状を有する場合には回答結果の信頼性は大きく低下するため，このような限界を認識しつつ，自己記入式評価尺度の適用を見極めることが大切である．

（田中輝明）

引用文献

1) Hirschfeld R, Lewis L, Vornik L. Perceptions and impact of bipolar disorder : How far have we really come? Results of the national depressive and manic-depressive association 2000 survey of individuals with bipolar disorder. *J Clin Psychiatry* 2003 ; 64 : 161-174.
2) Hirschfeld RM, Williams JB, Spitzer RL, et al. Development and validation of a screening instrument for bipolar spectrum disorder : The Mood Disorder Questionnaire. *Am J Psychiatry* 2000 ; 157 : 1873-1875.
3) 田中輝明，井上　猛，鈴木克治ほか．単極性うつ病か？双極性うつ病か？　自己記入式評価スケールの有用性に関する検討．*Bipolar Disord* 2007 ; 5 : 21-27.
4) Gervasoni N, Weber Rouget B, Miguez M, et al. Performance of the Mood Disorder Questionnaire (MDQ) according to bipolar subtype and symptom severity. *Eur Psychiatry* 2009 ; 24 : 341-344.
5) Miller CJ, Klugman J, Berv DA, et al. Sensitivity and specificity of the Mood Disorder Questionnaire for detecting bipolar disorder. *J Affect Disord* 2004 ; 81 : 167-171.
6) Lee D, Cha B, Park CS, et al. Usefulness of the combined application of the Mood Disorder Questionnaire and Bipolar Spectrum Diagnostic Scale in screening for bipolar disorder. *Compr Psychiatry* 2013 ; 54 : 334-340.
7) Boschloo L, Nolen WA, Spijker AT, et al. The Mood Disorder Questionnaire (MDQ) for detecting (hypo) manic episodes : Its validity and impact of recall bias. *J Affect Disord* 2013 ; 151 : 203-208.
8) Zimmerman M, Galione JN, Ruggero CJ, et al. Performance of the mood disorders questionnaire in a psychiatric outpatient setting. *Bipolar Disord* 2009 ; 11 : 759-765.
9) Kim B, Wang HR, Son JI, et al. Bipolarity in depressive patients without histories of diagnosis of bipolar disorder and the use of the Mood Disorder Questionnaire for detecting bipolarity. *Compr Psychiatry* 2008 ; 49 : 469-475.
10) Twiss J, Jones S, Anderson I. Validation of the Mood Disorder Questionnaire for screening for bipolar disorder in a UK sample. *J Affect Disord* 2008 ; 110 : 180-184.

▶ MDQ日本語版入手先

- 稲田俊也（編著）．ヤング躁病評価尺度（YMRS-J）による躁病の臨床評価；2005．
- じほう　〒101-8421　東京都千代田区猿楽町1-5-15　猿楽町SSビル
 TEL：03-3233-6333／FAX：03-3233-6338
 ＊「学術・臨床使用」については，上記書籍より，該当ページを自由に何枚でも無償でコピーして使うことができる．

21 [躁病評価] 躁病評価尺度臨床医版（CARS-M）

1 評価尺度の概要

躁病評価尺度臨床医版（Clinician-Administered Rating Scale for Mania：CARS-M）[1,2]は躁病症状の有無と重症度，治療反応性を評価するための，簡便で，臨床医による半構造化面接で施行される評価尺度である．感情障害および統合失調症用面接基準（Schedule for Affective Disorders and Schizophrenia：SADS）をもとに開発され，⑮に示す15項目で構成されている．

Altmanら[1]はCARS-Mが開発されるまでに公表されていた躁病エピソードの重症度を測定する評価尺度には，いずれも問題点があることをそれぞれの尺度ごとに例示し，またそれらの尺度の妥当性の検証を行う臨床研究では，いずれも躁病患者のみを対象としていて，統合失調感情障害や統合失調症患者が含まれていないので，弁別的妥当性（discriminant validity）が検討されていないこと，さらに1つの尺度を除いて対象者数が25人以下と少人数での臨床研究であることから十分な信頼性の検討がなされていないことを指摘し，躁病患者8例を含む14例のビデオ収録症例を5人の評価者で予備的検討を行い，続いて，躁状態あるいは混合状態を呈する双極性障害患者32人を含む気分障害圏および統合失調症圏の患者合わせて96人で信頼性および妥当性の検討を行い，それらが十分に高いことを示している．

CARS-MはDSM-III-Rの双極性障害の診断で定義されるすべての主要症状が含まれており，それに加え，幻覚，妄想，思考障害などの精神病症状を評価する項目が含まれていることが他の躁病評価尺度と異なる特徴的な点である．実際，Altmanら[1]は原著における因子分析の結果でも，項目1〜10の「躁病因子」と，項目11〜15の「精神病因子」の2つの因子に分けられ，分散全体の49％が説明可能であったと報告している．

⑮ Clinician-Administered Rating Scale for Mania（CARS-M）の評価項目と重症度

	評価項目 日本語版	英語版	評点
1	高揚気分・多幸的気分	Elevated/Euphoric mood	0 1 2 3 4 5
2	易怒性・攻撃性	Irritability/Agressiveness	0 1 2 3 4 5
3	運動活動性の亢進	Hypermotor activity	0 1 2 3 4 5
4	言語心迫	Pressured speech	0 1 2 3 4 5
5	観念奔逸・思考の空転	Flight of ideas/Racing thoughts	0 1 2 3 4 5
6	注意散漫	Distractibility	0 1 2 3 4 5
7	誇大性	Grandiosity	0 1 2 3 4 5
8	睡眠欲求の減少	Decreased need for sleep	0 1 2 3 4 5
9	気力の亢進	Excessive energy	0 1 2 3 4 5
10	判断力低下	Poor judgment	0 1 2 3 4 5
11	思考障害	Disordered thinking	0 1 2 3 4 5
12	妄想	Delusions	0 1 2 3 4 5
13	幻覚	Hallucinations	0 1 2 3 4 5
14	見当識	Orientation	0 1 2 3 4 5
15	病識	Insight	0 1 2 3 4

Altmanら[3]は躁病エピソードの重症度を測定する自記式評価尺度 Altman Self-Rating Mania Scale（ASRM）も開発しており，4～6週間の治療の前後で同時に評価した CARS-M とのあいだに，両時点ともに強い関連が示されことから，ASRM が鋭敏な自記式尺度であると報告している．

2 評価の仕方と評価の際の留意点

15項目のうち，「項目15. 病識」は0（あり）から4（完全欠損）までの5段階で，それ以外の14項目は0（なし）から5（重症）までの6段階で評価が行われ，各評点には具体的なアンカーポイントが設けられている．観察のみに基づいて評価する項目もあるが，「項目4. 言語心迫」「項目6. 注意散漫」「項目11. 思考障害」の3項目を除く12項目では，それぞれの症状についての情報を求めるための標準化された1つ～5つの質問文が用意されている．評価対象期間は原則として最近1週間であるが，必要に応じてそれより長い期間で評価してもよい．評価にあたっては面接中の行動観察だけでなく，面接以外での家族や看護者の行動観察など利用可能なすべての情報を活用して重症度を決定する．

（稲田俊也）

引用文献

1) Altman E, Hedeker D, Peterson JL, et al. A comparative evaluation of three self-rating scales for acute mania. Biol Psychiatry 2001 ; 50 : 468-471.
2) 稲田俊也, 岩本邦弘, 山本暢朋. 観察者による精神科領域の症状評価尺度ガイド，改訂第3版．東京：じほう；2014. p31.
3) Altman EG, Hedeker DR, Janicak PG, et al. The Clinician-Administered Rating Scale for mania (CARS-M)：Development, reliability, and validity. Biol Psychiatry 1994 ; 36 : 124-134.

22 ［躁病評価］ 双極性障害の Alda スケール

1 評価法の概要

Alda スケールは，Alda らによって開発された双極性障害患者における長期治療効果の後方視的基準である[1]．リチウムの治療反応性に遺伝因子があることが想定されているが，その治療反応性を規定する因子についてはまだよくわかっていないため，治療反応性に関与する遺伝子解析研究がなされている．しかし，それらはサンプルサイズが小さくしかも治療反応性の基準がまちまちであるという問題点がある．そこで，双極性障害に対するリチウムの治療反応性についての遺伝的基盤を明らかにするために，全世界的な組織として，Consortium on Lithium Genetics（ConLiGen）が創設され，日本も参加している[2]．ConLiGen において，Alda スケールが採用され，評価者間信頼性は中等度からかなりの一致度レベルであることが示された[3]．また，日本においても，理化学研究所，北海道大学，名古屋大学，獨協医科大学，大阪大学のリチウム研究の専門家にて検討を行い日本語訳を作成し日本語版を用いて，同様の一致度が得られた[4]．

2 具体的な評価の方法ならびに施行上の注意

Alda スケールは，臨床的改善と治療の関連を決定するために用いられる基準 A と臨床的改善と治療の因果関係があるかどうかを明らかにするために用いられる基準 B からなる（⑯）．

VII. 精神症状の評価法

⓰ Alda スケール （双極性障害患者における長期治療効果の後方視的基準）

氏名：＿＿＿＿＿＿＿＿＿　日付：＿＿＿＿＿＿＿　薬剤：＿＿＿＿＿＿＿＿　評価者：＿＿＿＿＿＿＿＿

基準 A
基準 A は，臨床的改善と治療の関連を決定するために用いられる．評価はその治療が，投与期間および投与量の両面で適切とみなされる期間について適用される．疾患の重症度は，エピソードの頻度，重症度，および持続期間により判断される．

10＝完全な反応性．適切な治療のあいだ，再発がなく，残遺症状もなく，機能的にも完全に回復している
9＝非常によい反応性．再発はない．わずかな残遺症状（一過性の不安，不眠障害，不機嫌，易刺激性）があるかもしれないが，介入を要するほどではない
8＝非常によい反応性．疾患の活動性が 90％以上低下
7＝よい反応性．疾患の活動性が 80～90％低下
6＝よい反応性．疾患の活動性が 65～80％低下
5＝中等度の反応性．疾患の活動性が 50～65％低下
4＝中等度の反応性．疾患の活動性が 35～50％低下
3＝軽度の改善．疾患の活動性が 20～35％低下
2＝軽度の改善．疾患の活動性が 10～20％低下
1＝わずかな改善．疾患の活動性が 0～10％低下
0＝変化なし，あるいは悪化

A 基準スコア：＿＿＿＿＿

基準 B
基準 B は臨床的改善と治療の因果関係があるかどうかを明らかにするために用いられる．

B1：治療前のエピソード回数
　0＝4 回以上のエピソード
　1＝2 回または 3 回のエピソード
　2＝1 回のエピソード
B1：＿＿＿＿＿

B2：治療前のエピソードの頻度
　0＝平均的あるいは高い．急速交代型を含む
　1＝低い．3 年以上自然寛解
　2＝エピソード 1 回のみ．再発のリスクは明らかでない
B2：＿＿＿＿＿

B3：治療期間
　0＝2 年以上
　1＝1～2 年
　2＝1 年未満
B3：＿＿＿＿＿

B4：寛解期のコンプライアンス
　0＝非常によい．例：期間内の確実なリチウム治療域血中濃度
　1＝よい．80％以上の期間のリチウム治療域血中濃度
　2＝よくない．繰り返し治療をやめる．80％未満の期間のリチウム治療域血中濃度
B4：＿＿＿＿＿

B5：寛解期の付加的薬剤の使用
　0＝時に（週に 1 回以下）睡眠薬を服用するのみ．他には，気分症状コントロール目的の気分安定薬，抗うつ薬，抗精神病薬は服用していない
　1＝「保険」としての低用量の抗うつ薬または抗精神病薬，あるいは長期的な睡眠薬の使用
　2＝抗うつ薬または抗精神病薬の長期的なあるいは系統的な使用
B5：＿＿＿＿＿

B 基準スコア：＿＿＿＿＿

Total Scale Score：＿＿＿＿＿
（A から B を引く）

（©Martin Alda, 2002 許諾を得て筆者が翻訳した）

　基準 A は，その治療が投与期間および投与量の両面で適切とみなされる期間について適用され，0～10 で評価される．10 が完全な反応性であり，9, 8 が非常によい反応性（疾患の活動性が 90％以上低下），6, 7 がよい反応性（疾患の活動性が 65～90％低下），4, 5 が中等度の反応性（疾患の活動性が 35～65％低下），3, 2 が軽度の改善（疾患の活動性が 10～35％低下），1 がわずかな改善（疾患の活動性が 0～10％低下）で，0 が変化なしあるいは悪化である．これらの疾患の重症度は，エピソードの頻度，重症度，および持続期間により判断される．

　基準 B は，治療前のエピソード回数，治療前のエピソードの頻度，治療期間，寛解期のコンプライアンスや付加的薬剤の使用からなる．これらは，点数が高いほど基準 A で示す臨床的改善が他の要因による可能性を示している．基準 B の各項目は，すべて 0, 1, 2 からなり，0 はその要因が A 基準の判断にまったく問題がないと思われるものであり，2 は A 基準の判断に大きな問題を

与えていると考えられる評価であり，1はその中間となる．たとえば，B1の治療前のエピソードの回数については，0は4回以上のエピソードであり，2は1回のエピソード，1が2回または3回のエピソードとなる．B1の治療前のエピソード回数，B3の治療期間，B5の寛解期の付加的薬剤の使用については，明確でわかりやすいが，他の指標については多少判断が難しいところがある．B2の治療前のエピソードの頻度について，「平均的あるいは高い」「低い」は，評価者の判断に委ねられる．また，寛解期のコンプライアンスについても，基本的にリチウムの血中濃度が治療域にあった期間を問われるため，リチウムの血中濃度検査をどのぐらいの頻度で行っているか，行っていない場合にどのように判断するかという点も評価者の判断に委ねられる．

最後に，全体のスケール点数はA評価点からB評価点を引くことによってなされる．

3 評価法の特徴，制約，解釈に際しての注意

本評価法の妥当性に関する研究においては，基準Aと基準Bが4点以下の場合にのみ，評価者間における高い一致率が得られたことをふまえて，Manchiaらは，トータルスコアが7点以上を完全反応者，3〜6点を部分反応者，そして2点以下を無反応者とすることが最もよいと結論づけている[3]．

本評価法の英語版は，高い信頼性が認められることから，臨床的にも研究目的にも有用であると思われた．なお，本評価法の日本語版は，逆翻訳を行っておらず，日本語版のみを用いた信頼性の検討は行っていないため，その利用は参考資料程度にとどまる．

謝辞：本項の作成にあたり，理化学研究所（加藤忠史），北海道大学（増井拓哉，久住一郎，小山司），名古屋大学（伊藤圭人，小笠原一能，笹田和見，小出隆義，足立康則，尾崎紀夫），獨協医科大学（齋藤聡，秋山一文），大阪大学（福本素由己，武田雅俊）の諸先生方にご協力をいただきましたことを深謝いたします．

（橋本亮太）

引用文献

1) Grof P, Duffy A, Cavazzoni P, et al. Is response to prophylactic lithium a familial trait? *J Clin Psychiatry* 2002; 63(10): 942-947.
2) Schulze TG, Alda M, Adli M, et al. The International Consortium on Lithium Genetics (ConLiGen): An initiative by the NIMH and IGSLI to study the genetic basis of response to lithium treatment. *Neuropsychobiology* 2010; 62(1): 72-78.
3) Manchia M, Adli M, Akula N, et al. Assessment of response to lithium maintenance treatment in bipolar disorder: A Consortium on Lithium Genetics (ConLiGen) Report. *PLoS One* 2013; 8(6): e65636. Print 2013.
4) 橋本亮太，増井拓哉，伊藤圭人ほか．Aldaスケール（双極性障害患者における長期治療効果の後方視的基準）の信頼性の検討．第31回リチウム研究会．2012．

▶双極性障害のAldaスケール入手先

● 橋本亮太
大阪大学大学院大阪大学・金沢大学・浜松医科大学連合小児発達学研究科附属子どものこころの分子統御機構研究センター／大阪大学大学院医学系研究科情報統合医学講座精神医学教室
E-mail：hashimor@psy.med.osaka-u.ac.jp

23 [躁病評価] HCL-32

1 軽躁への注目

　アメリカ精神医学会の診断基準であるDSM-5では，双極性障害（bipolar disorders：BPs）は，双極Ⅰ型障害（bipolar Ⅰ disorder：BP-Ⅰ），双極Ⅱ型障害（bipolar Ⅱ disorder：BP-Ⅱ），他の特定される双極性および関連障害（other specified bipolar related disorder：OSBRD）といった病型に分類された[1]．すなわち，BP-Ⅱに比べて，軽躁（hypomania）症状がさらに短期間または軽症の病態であるOSBRDが詳細に定義されるなど，BPsのより幅広いスペクトラムへの関心の高まりが診断基準改訂に反映される形となった．

　BPsの大半は抑うつ症状を伴うという点で，大うつ病性障害（うつ病〈DSM-5〉major depressive disorder：MDD）と症候学的に類似しており，MDDと当初診断された臨床例の3〜4割は，数年間の経過中にBPsに移行することがいくつかの先行疫学研究ですでに報告されている[2]．軽躁症状はBP-ⅠやBP-Ⅱへの移行を予測すると考えられており，アメリカのある疫学縦断研究では，双極スペクトラムの基準を満たす一般大学生201人のうち，気分循環症または（DSM-5におけるOSBRDに相当する）特定不能の双極性障害と診断された57人が平均4.5±2.7年間追跡され，6人（10.5％）がBP-Ⅰへ移行し，24人（42.1％）がBP-Ⅱへ移行したと報告されている[3]．

2 HCL-32について

　スイス・チューリッヒ大学精神科のAngstらは，BPsのDSM-Ⅳ基準における特異度の高さ，感度の低さを指摘し[4]，より感度の高いスクリーニング法として，自記式質問紙であるHypomania Checklist（HCL-32）を開発した[5]．HCL-32の特徴は，気分（mood）のみならず活動性（activity）や活力（energy）という側面をその評価項目に同列に組み込んでいて，活発/高揚（active/elated），易怒的/危険行動（irritable/risk-taking）という2つの因子で軽躁症状が構成されている点である．こうした側面はDSM-5の軽躁概念にもいくらか組み込まれている．HCL-32開発の背景については，阿部らの論文[2]に詳説されている．

　対象年齢：青年（13〜17歳），成人（18歳以上）．
・青年を対象とした信頼性，妥当性の検証はドイツ語版に限られる．
・成人を対象とした信頼性，妥当性の検証は日本語版では行われていない．
　所要時間：10分間またはそれ以上．

3 入手方法

　HCL-32は発表後すぐに各国語に翻訳され，2008年に修正発表された改訂第1版（HCL-32 revised version：HCL-32-R1）と，その使用マニュアル原版はインターネット上で無料で入手し，使用することができる．HCLのパイロット版も含めていくつかのバージョンがあるが，わが国では，阿部ら[2]がHCL-32-R1の日本語訳を発表している．

4 成人における双極性障害のスクリーニング

　HCL-32をスクリーニングに用いた際の感度および特異度は，BPsまたはMDDを伴う成人のサンプルで主に調査されている．HCL-32日本語版の感度，特異度はまだ明らかではないが，HCL-32原版におけるデータから質問紙の性質はある程度推測できる．まず，DSM-Ⅳで定義されたBPsにおいて，HCL-32の感度は高く，特異度はやや低い．BPsとMDDの外来患者を対象とし

て，最初のバージョンで報告された感度は0.80，特異度は0.51であり[5]，より最近のバージョンであるHCL-32-R2では，感度0.82と報告されている[6]．HCL-32-R2は，AngstらのBPs概念に最適化されており，複数の国でサンプルを集めた国際比較研究において，BPsのDSM-IV基準を用いた場合の特異度は0.57，Angstらの修正基準を用いた場合の特異度は0.73であった[6]．

HCL-32と同様に，BPsのために作成された質問紙として，Mood Disorder Questionnaire（MDQ）[7]，Bipolar Spectrum Diagnostic Scale（BSDS）[8]がある．MDQ日本語版の感度は0.65，BSDS日本語版の感度は0.63と報告されているが[9]，HCL-32の感度はMDQやBSDSよりも高く，よりスクリーニングに適した質問紙と考えられる．MDQとHCL-32を直接比較した研究では，HCL-32は特にBP-IIに対する感度が良好であり，たとえばカットオフ値を8としたときの感度は0.90，特異度は0.42であった[10]．物質使用障害患者におけるBPsへの感度は，MDQよりもHCL-32で高いという報告もある[11]．

BPsは情動易変性や多動性を伴うため，MDDのほかに鑑別が問題となる病態として，境界性パーソナリティ障害（borderline personality disorder：BPD）や，注意欠如・多動症（注意欠如・多動性障害：attention-deficit/hyperactivity disorder：ADHD）があげられる[1,12]．日本在住の摂食障害患者において，MDQやBSDSは，併存症としてのBP-IIとBPDを鑑別できなかった[13]．BPsとADHDの鑑別を質問紙で試みた研究はまだ報告されていない．HCL-32の特異度は，BPDやADHDを含むサンプルでは低下するかもしれない．

5 成人における軽躁症状の評価

HCL-32は，軽躁症状をディメンショナルに評価することを目的として使うこともできる．たとえば，不安症（不安障害）[14-16]，摂食障害[17,18]，線維筋痛症[19]，タバコまたはカフェインといった薬物使用者[20]，高度の肥満[21]における軽躁症状について，HCL-32で評価した研究が報告されている．

6 青年における軽躁症状の評価

一定以上の教育を経験した青年では，成人と同内容の質問紙が使用可能であり，ドイツで行われた健常学生サンプル調査では，HCL-32の青年に関する信頼性と妥当性が報告されている[22]．2因子構造が認められた成人と異なり，青年におけるHCL-32は，活発/高揚（active/elated），脱抑制/刺激探求（disinhibited/stimulation-seeking），易怒的/不安定（irritable/erratic）の3因子で構成されていることが示唆された．成人における同名の因子とほぼ同内容である活発/高揚は精神病理との関係が乏しく，良好な仲間関係と関連しており，Holtmannらは，軽躁症状におけるポジティブな側面をこの因子は表しているのではないかと論じている．またスイス・バーゼルの健常高校生107人を対象にしたBrandらの研究[23]では，HCLスコアが恋愛や睡眠パターンの影響を強く受け，さらには高校生の恋愛の初期段階が成人期BP-II患者群の軽躁と類似すると報告された．これらの報告は，青年期における軽躁症状の発達的な意義を考えるうえで，興味深い．

Angstらが新たに開発しているHCL-33 external assessment（HCL-33-EA）は，保護者が本人の行動を評価する形式を採用しており（Angst, 2013, 私信），青年における軽躁症状を他者からみた評価も原理的には可能である．HCL-32やHCL-33-EAによる軽躁症状のディメンショナルな評価は，児童や青年に生じた軽躁症状の診断学的位置づけを検討するための手段になるかもしれない．

7 双極性障害の臨床診断について

青年，成人いずれの年代においても，質問紙によるスクリーニングや軽躁症状のディメンショナルな評価で臨床診断を代替することはできない．臨床診断を行う場合は，BPsの家族歴[24]や以前の治療歴などの背景情報を収集し，包括的な診断

を行うべきである．質問紙の特性をよく理解したうえで使用する場合に限り，HCL-32は有用な質問紙であろう．

（鈴木　太，阿部又一郎，秋山　剛）

引用文献

1) American Psychiatric Association. Diagnostic and Statistical Manual of Mental Disorders : Dsm-5. Washington, DC : American Psychiatric Publishing ; 2013.
2) 阿部又一郎，肥田昌子，三島和夫．Angst J. Hypomania Check List 改訂第1版（HCL-32R1）の紹介と日本語版作成の試み．精神科 2012 ; 20(5) : 554-566.
3) Alloy LB, Urosevic S, Abramson LY, et al. Progression along the Bipolar Spectrum : A Longitudinal Study of Predictors of Conversion from Bipolar Spectrum Conditions to Bipolar I and II Disorders. J Abnorm Psychol 2012 ; 121(1) : 16-27.
4) Angst J, Gamma A, Benazzi F, et al. Diagnostic issues in bipolar disorder. Eur Neuropsychopharmacol 2003 ; 13（Suppl 2）: S43-50.
5) Angst J, Adolfsson R, Benazzi F, et al. The HCL-32 : Towards a self-assessment tool for hypomanic symptoms in outpatients. J Affect Disord 2005 ; 88(2) : 217-233.
6) Gamma A, Angst J, Azorin JM, et al. Transcultural validity of the Hypomania Checklist-32（HCL-32）in patients with major depressive episodes. Bipolar Disord 2013 ; 15(6) : 701-712.
7) Hirschfeld RM, Holzer C, Calabrese JR, et al. Validity of the mood disorder questionnaire : A general population study. Am J Psychiatry 2003 ; 160(1) : 178-180.
8) Miller CJ, Klugman J, Berv DA, et al. Sensitivity and specificity of the Mood Disorder Questionnaire for detecting bipolar disorder. J Affect Disord 2004 ; 81(2) : 167-171.
9) 田中輝明，井上　猛，鈴木克治ほか．単極性うつ病か？双極性うつ病か？―自己記入式評価スケールの有用性に関する検討．Bipolar Disord 2007 ; 5 : 21-27.
10) Carta MG, Hardoy MC, Cadeddu M, et al. The accuracy of the Italian version of the Hypomania Checklist（HCL-32）for the screening of bipolar disorders and comparison with the Mood Disorder Questionnaire（MDQ）in a clinical sample. Clin Pract Epidemiol Ment Health 2006 ; 2 : 2.
11) Nallet A, Weber B, Favre S, et al. Screening for bipolar disorder among outpatients with substance use disorders. Eur Psychiatry 2013 ; 28(3) : 147-153.
12) 鈴木　太．注意欠陥多動性障害と双極性障害．児童青年精神医学とその近接領域 2009 ; 50 : 364-376.
13) Nagata T, Yamada H, Teo AR, et al. Using the mood disorder questionnaire and bipolar spectrum diagnostic scale to detect bipolar disorder and borderline personality disorder among eating disorder patients. BMC Psychiatry 2013 ; 13 : 69.
14) Del Carlo A, Benvenuti M, Toni C, et al. Impulsivity in patients with panic disorder-agoraphobia : The role of cyclothymia. Compr Psychiatry 2013 ; 54(7) : 1090-1097.
15) Del Carlo A, Benvenuti M, Fornaro M, et al. Different measures of impulsivity in patients with anxiety disorders : A case control study. Psychiatry Res 2012 ; 197(3) : 231-236.
16) Perugi G, Del Carlo A, Benvenuti M, et al. Impulsivity in anxiety disorder patients : Is it related to comorbid cyclothymia? J Affect Disord 2011 ; 133(3) : 600-606.
17) Amianto F, Lavagnino L, Leombruni P, et al. Hypomania across the binge eating spectrum. A study on hypomanic symptoms in full criteria and sub-threshold binge eating subjects. J Affect Disord 2011 ; 133(3) : 580-583.
18) Campos RN, Angst J, Cordas TA, et al. ESPECTRA : Searching the bipolar spectrum in eating disorder patients. BMC Psychiatry 2011 ; 11 : 59.
19) Alciati A, Sarzi-Puttini P, Batticciotto A, et al. Overactive lifestyle in patients with fibromyalgia as a core feature of bipolar spectrum disorder. Clin Exp Rheumatol 2012 ; 30（6 Suppl 74）: 122-128.
20) Maremmani I, Perugi G, Rovai L, et al. Are "social drugs"（tobacco, coffee and chocolate）related to the bipolar spectrum? J Affect Disord 2011 ; 133(1-2) : 227-233.
21) Alciati A, D'Ambrosio A, Foschi D, et al. Bipolar spectrum disorders in severely obese patients seeking surgical treatment. J Affect Disord 2007 ; 101(1-3) : 131-138.
22) Holtmann M, Pörtner F, Duketis E, et al. Validation of the Hypomania Checklist（HCL-32）in a nonclinical sample of German adolescents. J Adolesc 2009 ; 32(5) : 1075-1088.
23) Brand S, Luethi M, von Planta A, et al. Romantic love, hypomania, and sleep pattern in adolescents. J Adolesc Health 2007 ; 41(1) : 69-76.
24) Poon Y, Chung KF, Tso KC, et al. The use of Mood Disorder Questionnaire, Hypomania Checklist-32 and clinical predictors for screening previously unrecognised bipolar disorder in a general psychiatric setting. Psychiatry Res 2012 ; 195(3) : 111-117.

24 [躁病評価] The 'Highs' Questionnaire

1 評価法の概要

The 'Highs' Questionnaire は，周産期女性を対象とした軽躁状態のスクリーニングを目的とした自己記入式質問紙である．1994年，感情障害および統合失調症用面接基準（Schedule for Affective Disorders and Schizophrenia：SADS）をもとにGlover らにより開発され[1]，2000年，長谷川により翻訳され日本語版が作成された（⑰）[2]．

周産期は，女性のライフステージにおいて精神障害の発症・悪化を招くリスクがある時期の一つである．筆者らの検討結果によると，妊娠期に11.9％，産後に10.3％の女性が，抑うつ状態を呈していた[3]．近年，周産期の抑うつ状態に関するスクリーニングが広く普及し，早期発見への意識が高まっている．一方，双極性障害に関しては，アメリカでは産後12か月以内に2.9％の女性が発症すると報告されたが[4]，国内においてはいまだに十分に周知されているとはいいがたい．

しかし，うつ病と診断された患者に，実際は双極性障害の可能性があることに留意しなくてはならない．産後うつ病と診断された女性のうち54％が双極性障害であったという報告もある[5]．また，一般のうつ病患者を対象にした研究では，躁もしくは軽躁状態を呈して双極性障害と診断を改めた患者には，軽躁病エピソードの基準を満たす程度ではないが，睡眠欲求の減少や活動性の上昇などの軽躁症状を呈する時期が以前から有意に存在していたことが判明した[6]．つまり，双極性障害の早期発見には，うつ病の経過において見極めの難しい軽躁状態に着目して治療を行うことが重要となる．

The 'Highs' Questionnaire は，軽躁状態に関して，唯一の周産期に特化したスクリーニングツールであり，周産期女性における双極性障害の早期発見・早期介入の一助と考えられる．

2 評価の実施に際して

評価方法

The 'Highs' Questionnaire は7項目3検法の自己記入式質問紙であり，対象者本人に，この3日間における気分について回答を得る．「おおいに」＝2点，「少し」＝1点，「全くない」＝0点で採点し，

---

⑰ The 'Highs' Questionnaire 日本語版

最近出産されて感じられた様子をお教えください．
この3日間に次のような状態のうち，いずれかを感じられましたか？
これらの質問で答えが「はい」ならば，いつその気持ちが表れたかを示してください．
例えば，1日目というのは出産した当日で，2日目は出産の翌日というように記入してください．
1. 気分が高揚する（高ぶったり，異常に明るくなったりする）と感じる．
    1) おおいに 2) 少し 3) 全くない
2. 普段よりも活発に感じる．
    1) おおいに 2) 少し 3) 全くない
3. 普段よりおしゃべりである，あるいはしゃべり続けなければならないような気分になる．
    1) おおいに 2) 少し 3) 全くない
4. 考えが次々と飛ぶ．
    1) おおいに 2) 少し 3) 全くない
5. 自分が特別な才能か能力をもった重要な人物になったような気がする．
    1) おおいに 2) 少し 3) 全くない
6. 睡眠時間を減らしても良いと感じる．
    1) おおいに 2) 少し 3) 全くない
7. 身のまわりの些細なことに注意が向いてしまうため，集中できずに困る．
    1) おおいに 2) 少し 3) 全くない

（版権：Royal college of Psychiatrist．訳：長谷川雅美）
※採点・評価方法
1) を選択＝2点，2) を選択＝1点，3) を選択＝0点．5点以上で軽躁状態である可能性が高いと判断．

（Hasegawa M. *Nursing & Health Sciences* 2000[2]より）

日本語版では5点以上で軽躁状態の可能性が高いと判断する．

対象

双極性障害の診断には，うつ病に加えて躁病相もしくは軽躁病相があることが必須条件となるため，軽躁状態を評価するだけでは十分ではない．よって，うつ病の既往がある，あるいはうつ病として治療中の女性が妊娠・出産する際に使用すると効果的であろう．

いつ施行するか

ある研究では，双極性障害である女性の71%が妊娠中に少なくとも1回は気分エピソードを呈した．そのうち47%が妊娠第一三半期に呈し，74%がうつ病もしくは混合エピソードであった[7]．別の研究では双極性障害である女性は産後1か月以内にも67%が気分エピソードを呈していた[8]．また，産後1週間以内の軽躁状態が後にうつ病相に転じるリスク因子という報告もある[9]．

よって，うつ病相にも，躁病相もしくは軽躁病相にも同等に注意を払い，妊娠早期・産後1週間以内・産後1か月に評価を行うと効果的であろう．また，治療中の女性においては，薬剤の減量・変更が行われる際に行うことも有用と考えられる．

3 評価法の解釈について

双極性障害の診断において，精神科診断用構造化面接（Structured Clinical Interview for DSM-IV：SCID）を外的基準とした場合，The 'Highs' Questionnaireの陽性的中率は0.83と非常に良好であった[5]．また，内的整合性による信頼性の確認[10]と，包括的精神病理学評価尺度（Comprehensive Psychopathological Rating Scale：CPRS），アルトマンマニア自己評価尺度（Altman Self-Rating Mania Scale：ASRM）をはじめとする評価尺度との併存妥当性が確認されている[1,11]．

そして，The 'Highs' Questionnaireを用いた調査によると，産後1週間に9〜18%[1,2,12]，産後6週間に7〜9%の女性が軽躁状態と判断された[1,12]．

しかし，気分状態の評価は質問紙だけでは十分ではない．身体状況や心理社会的背景をはじめとする臨床情報を合わせて多面的に行う必要がある．よって，双極性障害の早期発見に結びつく手がかりとなる，家族歴，既往歴，日中の活動と睡眠の状況などの臨床情報を日頃から確認しておくことも重要である．

The 'Highs' Questionnaireは周産期女性を対象とした軽躁状態のスクリーニングツールである．うつ病の既往がある，もしくはうつ病で治療中の周産期女性に行うと効果的と考えられる．使用時期としては，気分エピソードを呈するリスクが高い妊娠早期・産後1週間以内・産後1か月が適している．陽性の場合は，身体状況や心理社会的背景などの多面的な臨床情報をもとに診断を行う．

〈久保田智香，尾崎紀夫〉

引用文献

1) Glover V, Liddle P, Taylor A, et al. Mild hypomania (the highs) can be a feature of the first postpartum week. Association with later depression. *Br J Psychiatry* 1994 ; 164 : 517-521.
2) Hasegawa M. Mild hypomania phenomenon in Japanese puerperal women. *Nursing & Health Sciences* 2000 ; 2 : 231-235.
3) Ishikawa N, Goto S, Murase S, et al. Prospective study of maternal depressive symptomatology among Japanese women. *J Psychosom Res* 2011 ; 71 : 264-269.
4) Vesga-Lopez O, Blanco C, Keyes K, et al. Psychiatric disorders in pregnant and postpartum women in the United States. *Arch Gen Psychiatry* 2008 ; 65 : 805-815.
5) Sharma V, Khan M, Corpse C, et al. Missed bipolarity and psychiatric comorbidity in women with postpartum depression. *Bipolar Disord* 2008 ; 10 : 742-747.
6) Fiedorowicz JG, Endicott J, Leon AC, et al. Subthreshold hypomanic symptoms in progression from unipolar major depression to bipolar disorder. *Am J Psychiatry* 2011 ; 168 : 40-48.
7) Viguera AC, Whitfield T, Baldessarini RJ, et al. Risk of recurrence in women with bipolar disorder during pregnancy : Prospective study of mood stabilizer discontinuation. *Am J Psychiatry* 2007 ; 164 : 1817-1824 ; quiz 1923.
8) Freeman MP, Smith KW, Freeman SA, et al. The impact of reproductive events on the course of bipolar disorder in women. *J Clin Psychiatry* 2002 ; 63 : 284-287.

9) Heron J, Craddock N, Jones I. Postnatal euphoria ; Are 'the highs' an indicator of bipolarity? *Bipolar Disord* 2005 ; 7 : 103-110.
10) Webster J, Pritchard MA, Creedy D, et al. A simplified predictive index for the detection of women at risk for postnatal depression. *Birth* 2003 ; 30 : 101-108.
11) Smith S, Heron J, Haque S, et al. Measuring hypomania in the postpartum : A comparison of the Highs Scale and the Altman Mania Rating Scale. *Arch Womens Ment Health* 2009 ; 12 : 323-327.
12) Lane A, Keville R, Morris M, et al. Postnatal depression and elation among mothers and their partners : Prevalence and predictors. *Br J Psychiatry* 1997 ; 171 : 550-555.

25 [躁病評価] BSDS

1 評価法の概要

双極性障害の診断には少なくとも1回以上の(軽)躁病エピソードが必要であるが，自覚に乏しい場合が多く，病歴の正確な把握や評価が困難である．症状や徴候の程度もさまざまに推移し，閾値下の気分変動から精神病症状に至るまで，複雑な臨床病像を呈する．軽躁病エピソードの診断基準についても，症状の持続期間や重症度など判断に迷うことが少なくなく，診断安定性の低さは以前から指摘されている．また，双極性障害では(軽)躁病に比べて抑うつエピソードを呈する期間が圧倒的に長く，鑑別診断として単極性うつ病が第一にあげられるが，両者をうつ症状のみから区別することは症候学的に困難である．

近年，双極性障害のスクリーニングツールがいくつか開発され，なかでもHirschfeldらが作成したMood Disorder Questionnaire（MDQ）[1]がよく用いられる．しかし，MDQは双極Ⅰ型障害の検出力が高いものの，双極Ⅱ型障害や特定不能の双極性障害（いわゆる"双極スペクトラム"に該当）では感度が低下する．一方，2005年にGhaemiら[2]によって開発されたBipolar Spectrum Diagnostic Scale（BSDS）は，双極スペクトラムの診断を目的とした自記式スクリーニングツールであり，双極Ⅰ型・Ⅱ型・特定不能といった亜型によらず，ほぼ同等の感度を有している．

BSDSは双極性障害患者が一般に経験する気分変動や躁・うつ症状を記述した19文から構成され，文章全体が自分の病状に合致する程度を評価し，その後に該当する文章をチェックして加算する．25点満点中の総得点でカットオフ値が設定され，原版では「13点以上」で陽性（双極性障害の可能性が高い）と判定される[2]．現在まで，BSDSは英語（原版）のほか，スペイン語，ペルシア語，韓国語，中国語に翻訳され，それぞれ信頼性と妥当性が検証されている．

2 評価の方法 ⑱

BSDSは簡便な自記式質問紙であり，10分程度で施行可能である．手順としては，上述の通り，①一連の文章を読んでから全体がどの程度自分に当てはまるかを4段階（0, 2, 4, 6点の配点）で評価し，②その後に合致する文章をチェックして各文1点として加算する．原版では25点中13点以上が陽性と判断されるが，他言語の翻訳版では適切なカットオフ値が異なっており，文化的差異に加えて対象サンプルの違いが影響している可能性が指摘されている[3]．

BSDS日本語版の翻訳および使用に関しては筆者が原著者から承諾を得ており，その作成および検証を進めている．原版では双極性障害に対して感度0.76かつ特異度0.93となっており，MDQと同等の結果が得られている[2]．しかし，予備的

VII. 精神症状の評価法

⑱ Bipolar Spectrum Diagnostic Scale（BSDS）

注　意：空欄を埋める前に，以下の文章全体を一読してください．

　自分自身の気分および（もしくは）エネルギーの程度が，時々大幅に切り替わることに気づく人がいます＿＿．この人たちは，自分たちの気分および（もしくは）エネルギーの程度が，あるときはとても低く，またあるときはとても高いことに気づきます＿＿．"低い（ローテンション）" 段階にあるあいだ，この人たちはエネルギーが不足していると感じ；ベッドの中に居続けたり，余分に眠ったりする必要があると感じ；そして，自分たちがすべき物事を行うことに，ほとんど，またはまったくやる気を感じないことがしばしばあります＿＿．この期間中，彼らはしばしば体重が増加します＿＿．低い段階のあいだ，この人たちはしばしば "ブルー" になったり，そのあいだずっと悲しく感じたり，あるいは落ち込んだりします＿＿．時々，この低い段階のあいだ，彼らは絶望的になったり，死にたくなったりさえします＿＿．彼らの仕事の能率や社会的な役割を果たす能力に支障をきたしています＿＿．典型的には，彼らの低い段階は数週間持続しますが，時々数日しか続かないことがあります＿＿．この手のパターンをもった人たちは，気分が変動する合間に "正常な" 気分の時期，つまり彼らの気分やエネルギーの程度が "ちょうどよく"，かつ機能するための能力が障害されていない時期，を経験するかもしれません＿＿．そして，彼らは気分が著しく変化したり，"スイッチ" のように切り替わったりしていることに気づくこともあります＿＿．彼らのエネルギーは正常以上に増加し，そして，通常ではできなかったであろう物事をしばしば成し遂げます＿＿．時々，この "高い（ハイテンション）" 段階にあるあいだ，この人たちはまるで過剰なエネルギーに溢れていたり，"ハイな（ハイパー）" 気分になったりしているかのように感じます＿＿．このハイの期間に，イライラしたり，"ピリピリ" したり，あるいは攻撃的になったりするような人がいます＿＿．ある人は，このハイの期間，とてもたくさんの活動に一度に取り組みます＿＿．ある人は，このハイの期間に，自分自身にトラブルを引き起こすようなやり方でお金を浪費するかもしれません＿＿．この期間中，彼らはいつもよりおしゃべりになったり，社交的になったり，性的に活発になったりするかもしれません＿＿．時々，ハイの期間中の彼らの行動が奇妙に見えたり，他人の気に障ったりします＿＿．時々，この人たちは，ハイの期間中に同僚や警察と揉め事を起こしたりします＿＿．時々，このハイの期間に，彼らは飲酒量や市販薬の使用量が増えたりします＿＿．

質　問

この一連の文章を読んでみて，次の4つの枠のうち1つにチェック（○）してください．
（　）この話は，非常によく，あるいは，ほぼ完璧に私に当てはまる．
（　）この話は，だいたい私に当てはまる．
（　）この話は，ある程度私に当てはまるが，たいていの箇所で当てはまらない．
（　）この話は，本当にまったく私に当てはまらない．

それではさかのぼって，あなたのことを確実に描写しているそれぞれの文章の後（＿＿の箇所）にチェックマーク（○印）を入れてください．

検討では，BSDS日本語版に原版のカットオフ値（25点中13点以上）を適用した場合，感度0.53かつ特異度0.59となり，スクリーニングツールとしては不適格であった[4]．このため，感度や特異度，尤度比，的中率，ROC曲線（receiver operating characteristic curve）を用いて，日本語版における新たなカットオフ値を算出した．その結果，BSDS日本語版では「11点以上」をカットオフ値とすると感度0.63および特異度0.73となり，スクリーニングに最も適切と判断された[4]．

この結果は，Zimmermanらの報告[3]とも合致する．

3 評価法の特徴と注意点

　質問内容はMDQのように躁病エピソードに限定せず，気分変動や持続期間，過眠・過食や精神運動抑制を含むうつ症状など多岐にわたる．ゆえに，双極スペクトラム（双極II型障害や特定不能の双極性障害）に対する感度はMDQよりも優れている[5,6]．若年発症や双極性障害の家族歴を有

するうつ病など，bipolarity を認める症例では時に診断に迷うことがあり，そのような場合にもBSDS の結果は参考になるだろう．

　スクリーニングツールの場合，事前確率を反映して陽性的中率は低くなるが，陰性的中率が高いことから，陰性（双極性障害の可能性が低い）と判定されれば，抗うつ薬治療を導入する際の判断材料となる．BSDS も rule-in より rule-out に有用であり[3,7]，より精度を高めるために他のスクリーニングツール（他項参照）の併用も検討すべきであろう．また，Lee ら[8] は BSDS と MDQ を併用し，いずれかが基準を満たした場合に「陽性」と判断する方法が，双極性障害の検出感度がより高まることを報告している．

　BSDS は質問文のボリューム（文字数）が MDQ よりも多く，精神運動抑制の強い患者では時に施行困難となる．Zimmerman ら[3] は，（軽）躁状態に関する項目のみでも検出力は変わらないと指摘したが，質問文を減らした変法の検証は十分に行われていない．BSDS と MDQ はともに一長一短があり，併用または病状に合わせた使い分けが必要かもしれない．

　スクリーニングツールの利用は，双極性障害における症候の見逃しを防ぎ，適切な診断や病状評価の一助となりうるであろう．しかし，その結果をもって診断することはできず，いうまでもなく，医師が診察結果に基づいて総合的に確定診断を下すべきである．

（田中輝明）

引用文献

1) Hirschfeld R, Lewis L, Vornik L. Perceptions and impact of bipolar disorder : How far have we really come? Results of the national depressive and manic-depressive association 2000 survey of individuals with bipolar disorder. *J Clin Psychiatry* 2003 ; 64 : 161-174.
2) Ghaemi NS, Miller CJ, Berv DA, et al. Sensitivity and specificity of a new bipolar spectrum diagnostic scale. *J Affect Disord* 2005 ; 84 : 273-277.
3) Zimmerman M, Galione JN, Chelminski I, et al. Performance of the Bipolar Spectrum Diagnostic Scale in psychiatric outpatients. *Bipolar Disord* 2010 ; 12 : 528-538.
4) 田中輝明, 井上 猛, 鈴木克治ほか. 単極性うつ病か？双極性うつ病か？ 自己記入式評価スケールの有用性に関する検討. *Bipolar Disord* 2007 ; 5 : 21-27.
5) Gervasoni N, Weber Rouget B, Miguez M, et al. Performance of the Mood Disorder Questionnaire (MDQ) according to bipolar subtype and symptom severity. *Eur Psychiatry* 2009 ; 24 : 341-344.
6) Miller CJ, Klugman J, Berv DA, et al. Sensitivity and specificity of the Mood Disorder Questionnaire for detecting bipolar disorder. *J Affect Disord* 2004 ; 81 : 167-171.
7) Phelps JR, Ghaemi SN. Improving the diagnosis of bipolar disorder : Predictive value of screening tests. *J Affect Disord* 2006 ; 92 : 141-148.
8) Lee D, Cha B, Park CS, et al. Usefulness of the combined application of the Mood Disorder Questionnaire and Bipolar Spectrum Diagnostic Scale in screening for bipolar disorder. *Compr Psychiatry* 2013 ; 54 : 334-340.

▶ BSDS 入手先

- 市立釧路総合病院精神神経科　田中輝明
  E-mail : tteru.hokudai@gmail.com
  ＊メールで連絡をすること．

26 [躁病評価] TEMPS

　Temperament Evaluation of Memphis, Pisa, Paris and San Diego（TEMPS）は，双極性障害に関連する発揚気質や循環気質などの双極性気質を把握するために使用されている国際的な評価法である．したがって，躁病の診断や躁状態の評価に用いられるものではなく，あくまでも躁病と関連する気質の評価に用いられることを銘記されたい．本項では，双極性気質に関して言及した後に，その評価法であるTEMPSを解説する．

1 双極性障害と関連する気質

　気質は性格や人格と異なり，生まれながらのものであり，おそらくは遺伝の影響を受けている．Kraepelinは，自ら改訂を続けた教科書の第8版のなかで躁うつ病の基底状態として「絶えず比較的軽い障害がずっと続いていて，このものは躁うつ病の症状のかすかな現れにあたる」と考え，この基底状態には抑うつ性素質，躁性素質，刺激性素質，循環性素質があるとした．Akiskalはその後，それぞれの素質を気質と表現し，抑うつ気質，発揚気質，焦燥気質，循環気質に置き換え，さらに不安気質を加えた．

2 TEMPS-A

　Akiskal[1]は，半構造化面接により気質を同定することを目的に，Temperament Evaluation of Memphis, Pisa, Paris and San Diego semi-structured interview（TEMPS-I）を考案した．その後，自記式質問紙により把握する方法を考案し，Temperament Evaluation of Memphis, Pisa, Paris and San Diego auto-questionnaire（TEMPS-A）とした．この質問紙は110項目からなり，人生の大部分を振り返って，はい・いいえで答えるようになっている．抑うつ気質，循環気質，発揚気質，焦燥気質に関するものはそれぞれ21項目あり，不安気質に関するものだけは26項目とやや多い．すでに30か国以上で使用されており，国際的な気質評価法と考えられる．

　わが国においては，秋山らの研究グループが精力的にTEMPS-Aの翻訳とその活用に尽力している．まずは，松本ら[2]がTEMPS-Aを日本語版へ翻訳・逆翻訳し，さらに妥当性や信頼性を検討した．このため，1,391人の非臨床サンプル（いわゆる健常者）と29人の単極性うつ病患者，30人の双極性障害患者を対象に，TEMPS-A日本語版を施行した．非臨床サンプルのうち426人に再試験を行ったところ，最初の試験時との相関の程度はSpearmanの順位相関係数で，抑うつ気質0.79，循環気質0.84，発揚気質0.87，焦燥気質0.81，不安気質0.87であった．一般的に0.70より高い値が良好な試験・再試験の信頼性（注：最初の試験時の評価点と2回目の試験時の評価点が一致していることを信頼性があるという．つまり，ものさしとして安定しているということ）を示すので，TEMPS-Aはその対象とする5つの気質すべてに信頼性があるということになった．もう一つの信頼性の指標は内部一貫性であり，これは同一個人が同じような質問に対して，同じような答えをするかということであり，Cronbachのα係数でみた．その結果，抑うつ気質0.69，循環気質0.84，発揚気質0.79，焦燥気質0.83，不安気質0.87となり，一般的に0.70を超えると良好な内部一貫性があると判断するため，循環気質，発揚気質，焦燥気質，不安気質については内部一貫性が良好と判断されたが，抑うつ気質はやや劣っていた．この点に関して，松本ら[2]はわが国の社会的規範に左右される内容の項目が含まれていることが影響している可能性を示唆した．その後，

川村ら[3]は178人の非臨床サンプルを対象に，2002年と2008年の2回TEMPS-Aを施行した．6年間の間隔をあけて，それぞれの気質評価点の相関はPearsonの相関係数で，抑うつ気質0.59，循環気質0.68，発揚気質0.82，焦燥気質0.66，不安気質0.74とすべて有意で抑うつ気質以外はおおむね良好な相関を示した．したがって，TEMPS-Aの信頼性は6年間の長期にわたって確認された．

妥当性に関しては，松本ら[2]は非臨床サンプルのなかから，性や年齢が患者群とマッチしており抑うつ状態にないコントロール群を59人抽出して，単極性うつ病群29人や双極性障害群30人とそれぞれの気質得点を比較した．このような気質が双極性障害の前駆状態であるという仮説が正しければ，双極性障害群のほうがコントロール群よりも有意に評価点が高い場合に妥当性がある（併存的妥当性）と考えた．その結果，単極性うつ病群や双極性障害群はコントロール群と比較して，抑うつ気質評価点，循環気質評価点，不安気質評価点が有意に高かったが，焦燥気質評価点は3群間で有意差はなく，発揚気質評価点は双極性障害群のほうがコントロール群より有意に低かった．したがって，抑うつ気質，循環気質，不安気質では妥当性が確認されたものの，発揚気質や焦燥気質では確認できなかったということになる．そこで，秋山ら[4]は後に因子解析を行い，構成概念妥当性を示すことで，日本語版TEMPS-Aの妥当性を証明した．

3 使用に際して

TEMPS-Aは，健常者にも気分障害（双極性障害，抑うつ障害）の患者にも適用できる質問紙である．項目数が多いために，待合室で施行するのは望ましくなく，自宅でゆっくりと自分の人生を振り返って回答してもらうことが望ましい．また，信頼性や妥当性は確認されているものの，同一個人が抑うつ状態のときと正常気分のときでは，発揚気質を除いては，評価点に変動が生じうる．したがって，正常気分に回復してから記入してもらうのが理想であろう．カットオフ値も秋山らによって，抑うつ気質が8項目以上，循環気質が4項目以上，発揚気質が6項目以上，焦燥気質が3項目以上，不安気質が10項目以上が該当と示されている．しかしながら，現時点で国際的に広く認められたカットオフ値は存在しないため，連続量として扱う研究が多い．TEMPS-Aは今までの質問紙にない双極性気質を同定する有力な道具と考えられるが，このような限界をわきまえつつ，結果を慎重に解釈すべきであろう．

（寺尾　岳）

引用文献

1) Akiskal HS, Placidi GF, Maremmani I, et al. TEMPS-I : Delineating the most discriminant traits of the cyclothymic, depressive, hyperthymic and irritable temperaments in a nonpatient population. *J Affect Disord* 1998 ; 51 : 7-19.
2) Matsumoto S, Akiyama T, Tsuda H, et al. Reliability and validity of TEMPS-A in a Japanese non-clinical population : Application to uinipolar and bipolar depressives. *J Affect Disord* 2005 ; 85 : 85-92.
3) Kawamura Y, Akiyama T, Shimada T, et al. Six-year stability of affective temperaments as measured by TEMPS-A. *Psychopathology* 2010 ; 43 : 240-247.
4) Akiyama T, Tsuda H, Matsumoto S, et al. The proposed factor structure of temperament and personality in Japan : Combining traits from TEMPS-A and MPT. *J Affect Disord* 2005 ; 85 : 93-100.

VII. 精神症状の評価法
E. 統合失調症に関連した精神症状評価

1 ［広範な精神症状の評価］
陽性・陰性症状評価尺度（PANSS）

陽性・陰性症状評価尺度（Positive and Negative Syndrome Scale：PANSS）は，1987年Kayら[1]により統合失調症の病像の評価のために開発され，標準化されたものである．これまで40以上の言語に訳されている[2]．

これより前に統合失調症の評価尺度としては，簡易精神症状評価尺度（Brief Psychiatric Rating Scale：BPRS）[3]が臨床試験で広く用いられていた．たとえば18項目版では，陽性・陰性症状を最もよく表すと考えられる陽性症状6項目に対して陰性症状は2項目のみ，そしてその他10項目が含まれていた．

1980年になり，Crow[4]が2症候仮説を発表．またAndreasenら[5]によって統合失調症の陰性症状と陽性症状が概念化された．このため，BPRSでは陰性症状に関する評価が不十分との批判が生まれた．

1 評価法の概要

PANSSはBPRSの18項目を含む合計30項目で構成されている（❶）．準構成的面接に基づいて陽性，陰性，その他の症状の各軸に沿って評価する[6]．全30項目のうち陽性尺度，陰性尺度に各7項目ずつ割り当てられている．このようにBPRSより陰性症状の評価項目が増えており，さらに総合精神病理評価尺度の16項目をも合計することで統合失調症の全般的重症度も示せるようになっている．

PANSSは過去1週間の情報から総合的に評価し，情報は臨床面接と医療スタッフ・家族双方から得られたものを用いる．

BPRSは単純に7段階で「なし」から「最重度」までとの評価がなされ，アンカーポイントが示さ

れていなかった．このため，PANSSでは精神症状をよりきめ細かく評価できるように，また各評点間の距離が等しくなるよう，7段階すべてに明白な基準を設けることにしたのである．たとえば妄想ならば，「根拠がなく，非現実的で風変わりな確信．面接中に表明された思考内容と，それが社会関係や行動に及ぼす影響を評価する」とあり，それについて「なし（1点）：定義に当てはまらない」から「軽度（3点）：曖昧ではっきりせず，強固でない妄想が1，2認められる．妄想は，思考・社会関係・行動を妨げない」「最重度（7点）：高度に体系化された妄想，無数の確固とした妄想があり，患者の生活の主要な面を支配している．しばしば不適切で無意味な行為を生み，本人や他人の安全を脅かすこともある」のような基準が具体的に明記されている．

210点満点で点数が高いほど重度となる．通常，安定した外来患者では60～80点，入院患者でも150点を超えることは滅多にない[2]．

これ以降，今日に至るまでほとんどすべての統合失調症の臨床試験においてPANSSが用いられている．学習効果もなく，時間経過とともにその変化を評価できる利点がある．

薬効評価のための臨床試験において，統合失調症の重症度評価の推移を観察する際には主要な評価尺度の一つと位置づけられ，標準的に使用されている[7]．

2 評価法応用

総合精神病理評価尺度にはあまりに異種の項目が含まれているため，陽性尺度，陰性尺度と同様にその高低について評価しにくい．そこで，Lindenmayerら[8]によって5因子モデルが1994

❶ PANSS の尺度と項目

陽性尺度（P）	P1. 妄想	(Delusion)
	P2. 概念の統合障害	(Conceptual disorganization)
	P3. 幻覚による行動	(Hallucinatory behavior)
	P4. 興奮	(Excitement)
	P5. 誇大性	(Grandiosity)
	P6. 猜疑心	(Suspiciousness)
	P7. 敵意	(Hostility)
陰性尺度（N）	N1. 情動の平板化	(Blunted affect)
	N2. 情緒的ひきこもり	(Emotional withdrawal)
	N3. 疎通性の障害	(Poor rapport)
	N4. 受動性/意欲低下による社会的ひきこもり	(Passive/apathetic social withdrawal)
	N5. 抽象的思考の困難	(Difficulty in abstract thinking)
	N6. 会話の自発性と流暢さの困難	(Lack of spontaneity and flow of conversation)
	N7. 常同的思考	(Stereotyped thinking)
総合精神病理評価尺度（G）	G1. 心気症	(Somatic concern)
	G2. 不安	(Anxiety)
	G3. 罪責感	(Guilt feeling)
	G4. 緊張	(Tension)
	G5. 衒奇症と不自然な姿勢	(Mannerisms and posturing)
	G6. 抑うつ	(Dpression)
	G7. 運動減退	(Motor retardation)
	G8. 非協調性	(Uncooperativeness)
	G9. 不自然な思考内容	(Unusual thought content)
	G10. 失見当識	(Disorientation)
	G11. 注意の障害	(Poor attention)
	G12. 判断力と病識の欠如	(Lack of judgement and insight)
	G13. 意志の障害	(Disturbance of volition)
	G14. 衝動性の調節障害	(Poor impulse control)
	G15. 没入性	(Preoccupation)
	G16. 自主的な社会回避	(Active social avoidance)

(Kay SR, et al. Positive and Negative Syndrome Scall (PANSS) Rating Manual. 1991／山田 寛ほか（訳）．陰性・陽性症状評価尺度（PANSS）マニュアル．1991[6]）より）

年に発表されている．彼らは30項目のうち，24項目を抽出して陰性，興奮，認知，陽性，抑うつと5因子に分け，それぞれにおいて独立して症状の推移を評価できることを示した．昨今の急性期の治療転帰を評価する試験では，この興奮の因子における経時的推移を指標としているものが多い．しかしながらその後多くの著者によって5因子の内容が異なって発表されており，いまだにコンセンサスは得られていない[9]）．

客観性を担保し，有用な情報を十分入手するため，構造化面接（Structured Interview Guide for PANSS：SCI-PANSS）がPANSS共著者のOplerらによって開発されている．

また，統合失調症の治療ゴールとして2005年提唱されたremissionの概念は，DSM-IV-TRにおける統合失調症の中核症状と定められた項目，つまり陽性症状として妄想，不自然な思考内容，幻覚による行動，陰性症状として情動の平板化，社会的ひきこもり，自発性の欠如，解体として概念の統合障害，衒奇症と不自然な姿勢の8項目を抽出し，いずれも軽度（3点）以下の状態がそろって6か月間持続させることが必要と定めている[10]）．従前のresponse（反応：PANSS総点が20～30％の改善）よりも事前の症状の重症度にかか

VII. 精神症状の評価法

わらず症状をきちんと改善させ，そしてその良好な状態を持続させるというゴールであり，現在広く用いられている．

3 評価法の課題

PANSSは1回の施行に40〜50分程度の時間を要するため，日常臨床におけるベッドサイドでは使用が困難なこともある．Yamamoto[11]らは6項目からなる簡易PANSSを作成している．また，PANSSでは昨今統合失調症治療で最重要とされる認知機能，そして社会機能までは評価できず，まだ統合失調症の症状を完全に網羅しているとはいえない状況である．

（渡邊衡一郎）

引用文献

1) Kay SR, Fiszbein A, Opler LA. The positive and negative syndrome scale (PANSS) for schizophrenia. *Schizophr Bull* 1987 ; 13(2) : 261-276.
2) Opler LA, Opler MG, Malaspina D. Reducing guesswork in schizophrenia treatment PANSS can target and gauge therapy, predict outcomes. *Current Psychiatry* 2006 ; 9 : 76-84.
3) Gorham DR, Betz BJ. Characteristics of change of schizophrenic patients during treatment. *Am J Psychiatry* 1962 ; 119 : 164-167.
4) Crow TJ. Positive and negative schizophrenic symptoms and the role of dopamine. *Br J Psychiatry* 1980 ; 137 : 383-386.
5) Andreasen NC, Olsen S. Negative v positive schizophrenia. Definition and validation. *Arch Gen Psychiatry* 1982 ; 39(7) : 789-794.
6) Kay SR, Opler LA, Fiszbein A. Positive and Negative Syndrome Scale (PANSS) Rating Manual. Tronto : Multi-Health System Inc ; 1991／山田 寛，増井寛治，菊本弘次（訳）．陰性・陽性症状評価尺度（PANSS）マニュアル．東京：星和書店；1991．
7) 稲田俊也，山本暢朋，遠藤 洋．精神科領域の評価尺度を使いこなす．第9回統合失調症の重症度評価②—陽性・陰性症状評価尺度（PANSS）．月刊薬事 2013；55(13)：145-147．
8) Lindenmayer JP, Bernstein-Hyman R, Grochowski S. Five-factor model of schizophrenia : Initial validation. *J Nerv Ment Dis* 1994 ; 182(11) : 631-638.
9) Wallwork RS, Fortgang R, Hashimoto R, et al. Searching for a consensus five-factor model of the Positive and Negative Syndrome Scale for schizophrenia. *Schizophr Res* 2012 ; 137(1-3) : 246-250.
10) Andreasen NC, Carpenter WT Jr, Kane JM, et al. Remission in schizophrenia : Proposed criteria and rationale for consensus. *Am J Psychiatry* 2005 ; 162(3) : 441-449.
11) Yamamoto N, Inada T, Shimodera S, et al. Brief PANSS to assess and monitor the overall severity of schizophrenia. *Psychiatry Clin Neurosci* 2010 ; 64(3) : 262-267.

2 ［広範な精神症状の評価］ 簡易精神症状評価尺度（BPRS）

1 BPRSの原版と修正版

本来，簡易精神症状評価尺度（Brief Psychiatric Rating Scale：BPRS）は1962年にOverallおよびGorhamによって開発された精神科領域の基本的な評価尺度の一つである[1]．このときに作成されたOverallの原版は❷に示す18項目のうち，①〜⑯の16項目より構成されており，それぞれの項目は1点（症状なし），2点（ごく軽度），3点（軽度），4点（中等度），5点（やや重度），6点（重度），7点（最重度）の7段階評価がなされるように設定されている．ただし，現在このOverall原版が臨床試験や臨床研究の現場ではほとんど用いられなくなっており，1966年にOverall自身によって主に躁状態や統合失調感情障害に対する評価を行う必要性から「⑰興奮」および「⑱見当識

❷簡易精神症状評価尺度（Brief Psychiatric Rating Scale：BPRS）の構成

Overall 原版[1,4]	オックスフォード大学版[5]	Bech 短縮版[7]
①心気症	①心気的訴え	
②不安	②不安	
③情動的ひきこもり	③感情的ひきこもり	①情動的ひきこもり
④概念の統合障害	④思考解体	②思考解体
⑤罪責感	⑤罪業感	
⑥緊張	⑥緊張	
⑦衒奇症と不自然な姿勢	⑦衒奇的な行動や姿勢	③特徴的な運動障害
⑧誇大性	⑧誇大性	④誇大的傾向
⑨抑うつ気分	⑨抑うつ気分	
⑩敵意	⑩敵意	⑤敵意
⑪猜疑心	⑪疑惑	⑥猜疑心
⑫幻覚による行動	⑫幻覚	⑦幻覚
⑬運動減退	⑬運動減退	
⑭非協調性	⑭非協調性	⑧非協調性
⑮不自然な思考内容	⑮思考内容の異常	⑨思考内容の異常
⑯情動の平板化	⑯情意鈍麻もしくは不適切な情動	⑩鈍麻したあるいは不適切な感情
⑰興奮*	⑰高揚気分	
⑱見当識障害*	⑱精神運動興奮	

*1966 年の Overall 修正版において追加．

障害」の2項目が追加された18項目より成るOverall 修正版（❷）をはじめとしたさまざまな修正版が作成され，使用されている[2,3]．また，本来 BPRS の評価対象は精神疾患全般とされていたが，現実には統合失調症を対象とした臨床試験や臨床研究で使用されるのがほとんどである．したがって，BPRS は実質的には統合失調症の評価尺度であると理解しても大きな間違いではないであろう．

本項では数ある BPRS の修正版のうち，日本語訳が作成されているものに絞って，項目の構成や評点法などの相違点について紹介する．

2 ECDEU 版 BPRS

これまでにわが国で実施された抗精神病薬の臨床試験ではアメリカの National Institute of Mental Health（NIMH）の研究プロジェクトで使用された ECDEU（Early Clinical Drug Evalution Unit）版と呼ばれる BPRS が使用されてきた．ECDEU 版 BPRS の日本語版には，英語原文と日本語訳が併記された『旧訳』と，『旧訳』の日本語訳に一部修正を加え，英語原文を削除した『新訳』の2通りが存在するが，『旧訳』が用いられたのは 1990 年代の前半までのことで，それ以降の臨床試験では 1995 年に宮田らによって作成・公表された『新訳』が使用されている[4]．

ECDEU 版 BPRS は Overall 修正版と同じ 18 項目より構成されており，それぞれの項目は Overall 原版や Overall 修正版と同様に1点（症状なし）から7点（最重症）の7段階で評価される．ECDEU 版 BPRS には評価に必要な情報を収集するための構造化面接法は用意されてはおらず，重症度評価のための詳細なアンカーポイントも用意されてはいないものの，日本語版の評価者間信頼性は宮田らによって検証済みである[4]．

3 オックスフォード大学版 BPRS

Overall 原版の 16 項目に「⑰高揚気分」と「⑱精神運動興奮」の2項目を加えた18項目から成る修正版で，オックスフォード大学の Kolakowska によって作成されたことからオックスフォード大学版 BPRS と呼ばれている（❷）．オックスフォード大学版 BPRS でも Overall の原版や修正版，ECDEU 版と同様にそれぞれの項目は7段階

評価が行われるが，1点から7点の7段階ではなく，0点（症状なし）から6点（非常に高度）までの7段階評価が行われるように設定されている点が異なっている．このため，臨床研究において各項目の評点の変動幅や18項目の合計点の変動幅を薬効の指標として用いる場合には大きな問題は発生しないものの，合計点の減少率や合計点の50％改善率（18項目の合計点が50％以上改善した患者の割合）などを指標とする場合には1～7点法を採用している場合よりも大きな改善が得られたとの錯覚がもたらされる可能性があるので注意するべきである．また，1～7点法と0～6点法の違いを勘案したとしても，追加された2項目の内容がOverall修正版やECDEU版と異なることも文献検討の際には認識しておくべきであろう．

このような問題はあるものの，オックスフォード大学版BPRSには『用語集と評価方法』と題する面接マニュアルが存在し，そのなかで必要な情報を収集するための半構造化面接法や各項目の重症度評価に際しての詳細なアンカーポイントが用意されているという長所があることは注目に値する．オックスフォード大学版BPRSの日本語版は北村らによって作成されており，評価者間信頼性も検証されている[5]．

4 Bech 短縮版 BPRS

BechらはOverall修正版と同一の18項目より構成されてはいるが，各項目の重症度を7段階ではなく，0点から5点の5段階で評価するBech版BPRSを作成した[6]．Bech版BPRSでは重症度評価のための詳細なアンカーポイントが用意されている一方で，構造化面接法が採用されておらず，通常の診療面接に準じた30分以内の面接に基づいて評価を行うように設定されていた．現在までにBech版BPRSの日本語版は公表されてはいないが，Bech版BPRSより10項目を抽出した短縮版（Bech短縮版BPRS，❷）についてはすでに熊谷らによって日本語版が作成され，評価者間信頼性についても検証済みである[7]．

5 PANSS

近年，統合失調症を対象とする臨床試験の薬効評価を行う際には，BPRSよりも陽性・陰性症状評価尺度（Positive and Negative Syndrome Scale：PANSS）[8]という全部で30項目より成る評価尺度が使用されることが多くなっている．PANSSはOverall修正版の18項目とPsychopathology Rating Scale尺度の12項目を組み合わせたものなので，PANSSもBPRSの修正版の1つとみなすことができるであろう．また，PANSS-derived BPRSといって，PANSSにより評価されたデータよりBPRSに該当する18項目を抽出して薬効を評価することも時に行われている[9]．

6 評価に要する時間

現時点で使用可能なBPRS日本語版の評価を行う際に要する時間については必ずしも明らかにされていないが，20～30分程度を要するものと考えられる[3]．

（稲垣　中）

....

引用文献

1) Overall JE, Gorham DR. The Brief Psychiatric Rating Scale. Psychol Rep 1962；10：799-812.
2) 熊谷直樹, 丹羽真一, 永久保昇治ほか. 簡易精神症状評価尺度（BPRS）. 精神科診断学 1990；1(4)：547-566.
3) 住山孝寛, 北村俊則. BPRS改訂版，下位尺度，信頼性と妥当性. 精神科診断学 1995；6(2)：203-218.
4) 宮田量治, 藤井康男, 稲垣　中ほか. Brief Psychiatric Rating Scale（BPRS）日本語版の信頼性の検討. 臨床評価 1995；23(2)：357-367.
5) 北村俊則, 町澤静夫, 丸山　晋ほか. オックスフォード大学版 Brief Psychiatric Rating Scale（BPRS）の再試験信頼度—国立精神衛生研究所主催多施設共同研究の予備調査. 精神衛生研究 1985；32：1-15.
6) Bech P, Kastrup M, Rafaelsen OJ. Minicompendium of rating scale for states of anxiety, depression, mania, schizophrenia with corresponding DSM-III syndromes. Acta Psychiatr Scand 1986；73（Suppl 326）：7-37.
7) 熊谷直樹, 宮内　勝, 本多　真ほか. 10項目版BPRS（Bech版）サブスケールの信頼性の検討—慢性精神分裂病の重症度評価のために. 臨床精神医学 1994；23(10)：1195-1202.
8) Kay SR, Opler LA, Fiszbein A. Positive and Negative Syndrome Scale（PANSS）Rating Manual. Tronto：

Multi-Health Systems Inc；1991／山田　寛，増井寛治，菊本弘次（訳）．陽性・陰性症状評価尺度（PANSS）マニュアル．東京：星和書店；1991．

9) Marder SR, Meibach RC. Risperidone in the treatment of schizophrenia. Am J Psychiatry 1994；151(6)：825-835．

▶ BPRS 入手先

● 日本精神科評価尺度研究会
〒104-0032　東京都中央区八丁堀 3-23-8 ニュー石橋ビル 5F
株式会社イメージプレーン内
URL：http://jsprs.org/
E-mail：info@jsprs.org／FAX：03-3555-0776

3 ［陽性症状の評価］陽性症状評価尺度（SAPS）

1 評価法の概要

陽性症状評価尺度（Scale for the Assessment of Positive Symptoms：SAPS）[1]は，統合失調症の陽性症状を網羅的かつ定量的に評価するためのツールである[2]．対象者の年齢は特に指定されていない．

SAPS は，陰性症状評価尺度（SANS：p.386 参照）とほぼ同じ時期にすでに Andreasen 自身によって使われていたが[3]，SANS が早期から症状評価ツールとして広く使われたのと比べ，普及したのは少し遅くなってからであった．これは，統合失調症の研究に陽性・陰性症状という枠組みがさかんに取り上げられるようになった当時，どちらかといえば陰性症状のほうに重点がおかれていたからであろう[4]．

2 評価の方法

項目の構成

❸に示したように，SAPS の 1984 年版[1]において，最初の 4 つの大項目は SANS 同様，いくつかの小項目で構成されている．初期の版はこの 4 つの大項目だけが含まれていたのであるが，この版では，それに加えて，当初 SANS に含められていた「場にそぐわない感情」が追加され，単独で 5 番目の大項目を構成している．各大項目を構成する小項目のうち，最後の項目は，SANS 同様「総合重症度」となっている．SANS では最後から 2 番目は「主観的評価」となっているが，SAPS ではそうした項目は特に設けられていない．

各項目の評点は SANS 同様，以下の 6 段階となっており，各段階には簡単な説明がつけられている．

0：なし　　（no…）
1：疑わしい（questionable…）
2：軽度　　（mild…）
3：中等度　（moderate…）
4：重度　　（marked…）
5：最重度　（severe…）

評価対象期間

評価期間は原則 1 か月であるが，週ごとに評価することも可とされている．

実施法と時間

面接時は，いきなり病的体験を質問したりせず，まず導入面接を行うことが大切である．この間に思考形式の障害に必要な情報を得たり，病的体験について予備的に探ったりすることができる．評価の情報源としては，面接時の直接的観察だけでなく，家族や看護者からの情報をも得るべきであるとされる．各大項目の総合重症度は，個々の小項目の重症度や質を勘案して行う．1 つの小項目でも十分に重度なものがあれば，総合重症度を重度とすることもありうる．

各小項目の定義と質問の仕方の例が記述されて

❸ 陽性症状評価尺度（SAPS）の項目一覧表

```
I.  幻覚                                    HALLUCINATIONS
     1. 幻聴                                 Auditory hallucinations
     2. 注釈幻声                              Voices commenting
     3. 会話性幻声                            Voices conversing
     4. 身体幻覚・幻触                         Somatic or tactile hallucinations
     5. 幻嗅                                 Olfactory hallucinations
     6. 幻視                                 Visual hallucinations
     7. 幻覚の総合重症度
II. 妄想                                    DELUSIONS
     8. 被害妄想                             Persecutory delusions
     9. 嫉妬妄想                             Delusions of jealousy
    10. 罪業・罪責妄想                         Delusions sin or guilt
    11. 誇大妄想                             Grandiose delusions
    12. 宗教妄想                             Religious delusions
    13. 身体妄想                             Somatic delusions
    14. 関係念慮・関係妄想                     Ideas and delusions of reference
    15. 影響妄想                             Delusions of being controlled
    16. 考想察知                             Delusions of mind reading
    17. 考想伝播                             Thought broadcasting
    18. 思考吹入                             Thought insertion
    19. 思考奪取                             Thought withdrawal
    20. 妄想の総合重症度
III. 奇異な行動                               BIZARRE BEHAVIOR
    21. 衣服と概観                           Clothing and appearance
    22. 社会的・性的行動                       Social and sexual behavior
    23. 攻撃的・焦燥的行動                     Aggressive and agitated behavior
    24. 反復的または常同的行動                  Ritualistic and stereotyped behavior
    25. 奇異な行動の総合重症度
IV. 陽性の思考形式障害                         POSITIVE FORMAL THOUGHT DISORDER
    26. 話題の脱線（連合弛緩）                  Derailment (Loose associations)
    27. 的外れ応答                           Tangentiality
    28. 支離滅裂（言葉のサラダ，分裂言語症）      Incoherence (Word salad, Schizophasia)
    29. 非論理性                             Illogicality
    30. 迂遠                                 Circumstantiality
    31. 会話の促迫                           Pressure of speech
    32. 注意転導性会話                        Distractible speech
    33. 音韻固執                             Clanging
    34. 陽性の思考形式障害の総合重症度
V.  場にそぐわない感情                         INAPPROPRIATE AFFECT
    35. 場にそぐわない感情                     Inappropriate affect
```

(Andreasen NC. The Scale for the Assessment of Positive Symptoms (SAPS). 1984 ／岡崎祐士ほか．精神科診断学 1992[1] より)

いるので[1]，十分に目を通したうえで施行する．

実施時間は，対象とする患者の言語的報告能力にもよるが，およそ 20〜40 分程度を見込めばよいであろう．

判定の仕方

各大項目の評点としては，原則として総合重症度項目を使う．5 番目に「場にそぐわない感情」が追加されているが，多くの研究では，初期の版と同様，これを除外した 4 つの大項目までが使用されている．

陽性症状を総合的に表す指標の計算法は原著（1984 年版）[1]には特に述べられていないが，CASH 日本語訳[5]に SAPS の集計表が付録として収録されており，そこでは SANS と同じく要約

得点と総合得点が用いられている．要約得点は4つの総合重症度小項目の合計値である．総合得点は，通常，総合重症度項目を除外した30項目の合計として計算される．

3 使用上の注意など

信頼性については，1986年7月に東京で行われたAndreasen自身の講演会で言及されている．そこでは，SANSの信頼性とともに，いくつかのグループによるSAPSの信頼性検討の研究も紹介された．イタリアとスペイン[6]の研究者による評価者間信頼性のデータと，115例を対象とした自身らによる内部一致性（internal consistency）のデータが示されたが，それらはいずれも良好な値を示していた．

筆者の経験では，陽性症状の場合，メンバー全員が定義や質問の仕方をよく理解しておくことが重要である．SANSのような陰性症状評価の際には，観察による評価が多いせいもあって，多くの項目において，評価者間で評価結果に若干のズレが生じることは多いが，定義の理解が評価者間で大きく食い違うことは少ないため，極端なズレは少ないものである．一方，陽性症状は逆で，患者のある特徴が特定の陽性症状に属するか否かの判断が間違ったり評価者間で分かれたりすることがある．その点が正しく判断されれば，程度の評価がかけ離れることは陰性症状と比べて少ない．しかし，そこが違ってしまうと，当然のことながら，評価結果には大きなズレが生じてしまう．以上を図式的に表現すれば，陰性症状の評価は多くの項目で少しばらつき，陽性症状の評価は少しの項目で大きくばらつく傾向がある，ということである．特にIIの「妄想」の部分については，たとえば考想察知と考想伝播の違い，思考奪取と単なる拒絶の違い，身体妄想と心気的傾向，等々，精神医学における昨今の精神病理や症候学への興味の低下傾向のなかで，ともすれば区別や定義が曖昧になりがちである．繰り返しになるが，「なんとなく」実施することなく，定義や質問の仕方を熟読し，十分に理解してから施行することが重要である．

統合失調症の陰性/陽性症状の評価尺度としてSANS/SAPS以外によく使用されるのは陽性・陰性症状評価尺度（PANSS）である（p.378参照）．以前，これらが普及する前には，簡易精神症状評価尺度（BPRS），SADS（Schedule for Affective Disorders and Schizophrenia），PSE（Present State Examination）など，より一般的な評価尺度の項目のなかの陰性/陽性症状に該当する項目が使われたこともあった．しかし，SANS/SAPSとPANSSが発表されてから，これらのいずれかが採用されることが多くなった．最近は，薬効評価などの研究ではPANSSを使うことが比較的多くなっているようである．

〈太田敏男〉

引用文献

1) Andreasen NC. The Scale for the Assessment of Positive Symptoms（SAPS）. Iowa City, IA：University of Iowa；1984／岡崎祐士ほか（訳）．陽性症状評価尺度（SAPS）．精神科診断学 1992；3：365-377．
2) 太田敏男．陰性症状評価尺度（SANS）と陽性症状評価尺度（SAPS）．「臨床精神医学」編集委員会（編）．精神科臨床評価・検査法マニュアル（臨床精神医学2004年増刊号）．東京：アークメディア；2004．pp190-195．
3) Andreasen NC. Negative v positive schizophrenia：Definition and validation. Arch Gen Psychiatry 1982；39：789-794．
4) 岡崎祐士，太田敏男．精神分裂病の陽性症状と陰性症状．臨床精神医学 1982；11：1337-1350．
5) Andreasen NC. Comprehensive Assessment of Symptoms and History（CASH）. Iowa City, IA：University of Iowa；1985／岡崎祐士ほか（訳）：CASH—精神病性・感情病性精神疾患の現在症と病歴の包括的面接と評価基準．東京：星和書店；1994．
6) Humbert M, Salvador L, Segul J, et al. Estudio interfiabilidad version espanola evaluacion de sintomas positivos y negativos. Rev Dpto Psiquiatria Facultad de Med, University of Barcelona 1986；13：28-36．

4 [陰性症状の評価] 陰性症状評価尺度（SANS）

1 評価法の概要

　1980年前後から，諸症状の統計学的構造，治療への反応性，CTスキャンによる脳室拡大所見などとの関連で，陰性症状の重要性が注目されるようになった．陰性症状評価尺度（Scale for the Assessment of Negative Symptoms：SANS）[1,2]はこうした背景のなかで，この分野の研究の展開に早期から貢献のあったAndreasenにより，1982年頃に開発されたものである[3]．陰性症状を網羅的かつ簡便に評価でき，信頼性も満足できるものであり，統合失調症の陰性症状の研究を行う際の代表的なツールである．

2 評価の方法

項目の構成

　SANSは❹に示すような30個の小項目から構成されており，それらのうちの4〜9個で一つの大項目（症状）を評価することになっている[4]．

　SANSには前身がある[4]．一つは，「思考，言語，コミュニケーションの評価尺度（Scale for the Assessment of Thought, Language, and Communication：TLC）」であり，もう一つは「情動評価尺度（Affect Rating Scale：ARS）」である．そして，SANSの小項目のうち，「I. 情動の平板化・情動鈍麻」と「II. 思考の貧困」に属するものはTLCかARSに由来している．SANSはこれらのほか，「III. 意欲・発動性欠如（avolition-apathy）」「IV. 快感消失・非社交性（anhedonia-asociality）」，そして「V. 注意の障害（attentional impairment）」を評価するための小項目を追加してできたものである[4]．

　5つの大項目において，それぞれを構成する小項目のうち，最後から2番目は「主観的評価」，最後は各大項目の「総合評価」となっている．これらを含む各小項目の評点は，以下の6段階となっており，各段階には1〜2行程度の説明がつけられている．

　0：なし　　（no…）
　1：疑わしい（questionable…）
　2：軽度　　（mild…）
　3：中等度　（moderate…）
　4：重度　　（marked…）
　5：最重度　（severe…）

評価対象期間

　評価対象期間は過去1か月が想定されているが，実際には1週間程度を対象期間として追跡研究に使用することも可能である．

実施法と時間

　SANSには情報収集のための面接手順は特に定められていない．評価にあたっては患者に対する面接のみならず「研究者自身や看護師らによる直接観察とか，家族や患者自身との面接など多数の情報源に基づいて評価する」ことになっている．ただ，実際には面接による情報収集の比重はかなり大きいので，面接を効率よく，しかもできるだけ均質に行う必要がある．太田ら[5]は実際にSANSを使用した経験に基づいて作成した準構成的面接を発表している．

　評価に要する時間は，筆者らの経験では，対象患者の状態にもよるが，20〜30分程度をみておけばよい．

判定の仕方

　各大項目（症状）の指標としては，小項目の合計点として計算される下位尺度得点（subscale score）と総合評価小項目の得点を単独で用いる方法とがあるが，原著者は後者を推奨している．

　陰性症状全体を総合的に表す指標としては，要

❹ 陰性症状評価尺度（SANS）の項目一覧表

I. 情動の平板化・情動鈍麻	AFFECTIVE FLATTENING OR BLUNTING
1. 表情変化欠如	Unchanging facial expression
2. 自発的動きの減少	Decreased spontaneous movements
3. 身振りによる表現の減少	Paucity of expressive gestures
4. 視線による表現の減少	Poor eye contact
5. 情動反応欠如	Affective nonresponsivity
6. 場にそぐわない情動	Inappropriate affect
7. 声の抑揚の欠如	Lack of vocal inflections
8. 情動の平板化・情動鈍麻の主観的評価	
9. 情動の平板化・情動鈍麻の総合評価	
II. 思考の貧困	ALOGIA
10. 会話量の貧困	Poverty of speech
11. 会話内容の貧困	Poverty of content of speech
12. 途絶	Blocking
13. 返答潜時の延長	Increased latency of response
14. 思考の貧困の主観的評価	
15. 思考の貧困の総合評価	
III. 意欲・発動性欠如	AVOLITION-APATHY
16. 身だしなみと清潔度	Grooming and hygiene
17. 職業・学業持続性欠如	Impersistence at work or school
18. 身体的不活発	Physical anergia
19. 意欲・発動性欠如の主観的評価	
20. 意欲・発動性欠如の総合評価	
IV. 快感消失・非社交性	ANHEDONIA-ASOCIALITY
21. 娯楽への関心と余暇活動	Recreational interests and activities
22. 性的関心と性行為	Sexual interest and activity
23. 親密さや親近感を感じる能力	Ability to feel intimacy and closeness
24. 友人関係	Relationships with friends and peers
25. 快感消失・非社交性の主観的評価	
26. 快感消失・非社交性の総合評価	
V. 注意の障害	ATTENTIONAL IMPAIAMENT
27. 社会的状況での注意の障害	Social inattentiveness
28. 精神作業検査中の注意の障害	Inattentiveness during mental status testing
29. 注意の障害の主観的評価	
30. 注意の障害の総合評価	

(Andreasen NC. The Scale for the Assessment of Negative Symptoms (SANS). 1983[1]／太田敏男ほか. 臨床精神医学 1984[5] より)

約得点（summary score）と総合得点（composite score）がある．要約得点は5つの総合評価項目の合計点である．総合得点は，初期の論文では単に全項目合計とされていたが，主観的評価を除いた25項目，さらに総合評価をも除いた20項目の合計を用いるやり方も行われている[4]．Andreasenは要約得点を推奨している．

3 使用上の注意など

欠点としては，下位項目の各得点の説明が後半において簡略すぎることがあげられる．前半と後半のこのような異質な印象は，冒頭で述べたSANS誕生の歴史に由来しているのかもしれない．

この欠点を補うため，SANS日本語訳[2]に従事したSANS研究会のメンバー5人により，原著者が来日した際に，協議のうえでSANSの改訂版（SANS研究会版，日本語）が作成された（文献[6]の付録）．

信頼性の検討は，英語版についてはAndreasen自身やMathaiらが発表している[4]．日本語版については，太田ら[5]が，評価者間一致をみる方法

で，出現率が特に低い若干の項目（「途絶」「場にそぐわない情動」など）を除き，十分な信頼性が得られたこと，特に総合評価項目の信頼性が高かったこと，などを報告している．北村らは評価者間一致をみる方法と再テスト法の両方で検討し，やはり良好な結果を得ている[7]．

妥当性の検討については，Andreasen自身が検討している[8]．また，1986年7月に東京で開かれたAndreasenの陰性症状に関する講演会において，項目分析（item analysis）のデータが公表されているが，やはり良好な結果を得ている．他の研究者による検討もあるが[4]，省略する．

いうまでもないが，本尺度は，統合失調症の陰性症状を見分けるツールではない．そういう用途に使えないこともないが，基本的にはその存在を前提として程度とプロフィールを測定するものである．認知症症状やうつ症状などがある場合にも高得点となる可能性があるので，使用や結果の解釈に際しては，臨床的背景に関する十分な配慮や洞察が望まれる．

（太田敏男）

引用文献

1) Andreasen NC. The Scale for the Assessment of Negative Symptoms (SANS). Iowa City, IA : University of Iowa ; 1983.
2) 岡崎祐士，安西信雄，太田敏男ほか（訳）．陰性症状評価尺度（SANS）．臨床精神医学 1984 ; 13 : 999-1010.
3) 岡崎祐士，太田敏男．精神分裂病の陽性症状と陰性症状．臨床精神医学 1982 ; 11 : 1337-1350.
4) 太田敏男．陰性症状評価尺度（SANS）と陽性症状評価尺度（SAPS）．「臨床精神医学」編集委員会（編）．精神科臨床評価・検査法マニュアル（臨床精神医学2004年増刊号）．東京：アークメディア ; 2004. pp190-195.
5) 太田敏男，岡崎祐士，安西信雄．陰性症状評価尺度（SANS）日本語版の信頼性の検討．臨床精神医学 1984 ; 13 : 1123-1131.
6) Andreasen NC. Comprehensive Assessment of Symptoms and History (CASH). Iowa City, IA : University of Iowa ; 1985／岡崎祐士ほか（訳）：CASH—精神病性・感情病性精神疾患の現在症と病歴の包括的面接と評価基準．東京：星和書店 ; 1994.
7) 北村俊則．精神症状測定の理論と実際：評価尺度，質問票，面接基準の方法論的考察．東京：海鳴社 ; 1988.
8) Andreasen NC. Negative v positive schizophrenia : Definition and validation. *Arch Gen Psychiatry* 1982 ; 39 : 789-794.

5 ［ARMSの評価］
ARMSの包括評価（CAARMS）

1 評価法の概要

CAARMS（Comprehensive Assessment of At Risk Mental States：ARMSの包括評価）は，オーストラリアのメルボルンのPACE（Personal Assessment and Crisis Evaluation）クリニックのグループによって開発され，精神病性障害の顕在発症により近接し，リスクが高まっていると推定される精神状態，ARMS（at-risk mental state）[1]を包括的に評価するための評価法である．CAARMSは，ARMSを同定するための基準である「超ハイリスク（ultra-high risk：UHR）基準（5）」の判定，あるいは精神病状態（psyshosis）の閾値を判定するために用いることができ，信頼性と妥当性が検証されている[2]．日本語版はMatsumotoとMiyakoshiによって作成され，その信頼性と妥当性が検証されている[3]．CAARMSは，これをもとに北米で開発されたSIPS/SOPS(Structured Interview for Psychosis-Risk Syndromes/Scale of Psychosis-Risk Symptoms)[4]とともに，ARMSを評価するための標準的な評価法として国際的に広く用いられている．

❺ 超ハイリスク（UHR）基準

閾値下精神病群		短期間欠性精神病症状群	脆弱群（素因群）
閾値下の強度	閾値下の頻度		
普通でない思考内容下位尺度で3～5点，かつ/または奇異でない観念下位尺度で3～5点，かつ/または知覚的な異常下位尺度で3～4点，かつ/または会話の解体下位尺度で4～5点	普通でない思考内容下位尺度で6点，かつ/または奇異でない観念下位尺度で6点，知覚的な異常下位尺度で5～6点，かつ/または会話の解体下位尺度で6点	普通でない思考内容下位尺度で6点，かつ/または奇異でない観念下位尺度で6点，知覚的な異常下位尺度で5～6点，かつ/または会話の解体下位尺度で6点	第一度近親における精神病の家族歴，あるいは患者本人の統合失調型パーソナリティ障害
上記に該当する陽性症状項目の頻度尺度得点が最低1週間3～6点	上記に該当する陽性症状項目の頻度尺度得点が3点	上記に該当する陽性症状項目の頻度尺度得点が4～6点	
症状は過去1年に存在する		症状は過去1年に起こり，症状の各エピソードは1週間未満存在し，自然に寛解する	
SOFAS得点が病前レベルから30%低下し，これは1か月間持続し，過去12か月以内に起こった，または，過去12か月以上のあいだSOFAS得点が50点以下			

UHR基準を満たすためには，各群において，上記に記した症状の強度，頻度，持続期間，直近度，機能低下もしくは低い機能の持続という条件にすべて合致しなくてはならない．
SOFAS：Social and Occupational Functioning Assessment Scale．

(Yung AR, et al. *Aust NZJ Psychiatry* 2005[2]）より）

CAARMSで評価される症状（❻）には，UHR基準や精神病状態の閾値を判定するために用いられる陽性症状のほかにもARMSで出現するさまざまな症状が含まれており，Huberらの基底障害仮説に基づく症状も評価することができる．

なお，CAARMS自体には，評価対象年齢について明記されていないが，一般にARMSとしての評価がなされうる14～40歳頃までを評価対象とすべきと考えられる．

2 具体的な評価の方法ならびに施行上の注意

CAARMSは半構造化面接であり，事前に準備された質問に従いながら面接を進めていくが，患者の状況や体験に応じて質問の表現，順序，内容などを工夫することが許容されている．

CAARMSでは症状の重症度と頻度/期間は，0～6の7段階で評価される．陽性症状が，弱い精神病症状（attenuated psychotic symptoms：APSs）のレベルなのか，精神病レベルなのかは，重症度と頻度/期間の組み合わせによって判定される．

精神病レベルの症状と判定されるためには，症状の重症度が精神病レベルにあり，かつ，症状の持続が一度に1時間未満の場合は毎日，1時間以上の場合は週に3回以上の頻度で起こることが要件とされている．CAARMSでは，精神病レベルの症状が1週間以上持続することを，精神病状態（psychosis）の定義としている．

APSsと判定されるためには，症状の重症度が中等度以上（解体した会話については「やや重度以上」）かつ精神病閾値下のレベルにあり，症状の持続が一度に1時間未満の場合は週に3回以上，1時間以上の場合は月に1回以上存在するか（閾値下の強度），重症度が精神病レベルであっても，持続が一度に1時間未満の場合は週に3～6回，1時間以上の場合は月に1回から週に2回の頻度で起こることが必要である（閾値下の頻度）．

施行時間は，症状の多寡や患者の状態に依存し，陽性症状の評価だけであれば10～30分程度，すべての項目の評価であれば1～3時間程度必要である．患者の状態や面接時間のためにすべての項目を1回の面接で評価することが難しい場合は，面接を2～3回に分けて実施することも検討すべきである．

症状の重症度や頻度/期間を正しく評価するためには，個々の症状の定義について十分な知識と評価についての経験をもっていることが望まし

❻ CAARMS で評価される症状

1. 陽性症状
   1.1 普通でない思考内容
   1.2 奇異でない観念
   1.3 知覚的な異常
   1.4 解体した会話

2. 認知変化 注意力/集中力
   2.1 主観的体験（Huberの基底症状）
   2.2 観察される認知変化

3. 情動の障害
   3.1 主観的な情動の障害（Huberの基底症状）
   3.2 観察される感情鈍麻
   3.3 観察される不適切な感情

4. 陰性症状
   4.1 会話の貧困（Alogia）
   4.2 意欲欠如/無感情（Huberの基底症状）
   4.3 快楽消失

5. 行動の変化
   5.1 社会的孤立
   5.2 役割機能の障害
   5.3 解体した/奇妙な/人目につく行動
   5.4 攻撃性/危険な行動

6. 運動/身体の変化
   6.1 運動機能障害の主観的訴え（Huberの基底症状）
   6.2 情報提供者に報告される，または観察される運動機能の変化
   6.3 身体感覚障害の主観的訴え（Huberの基底症状）
   6.4 自律神経機能障害の主観的訴え（Huberの基底症状）

7. 全般的精神病理
   7.1 躁
   7.2 抑うつ
   7.3 自殺と自傷
   7.4 気分変動/易変性
   7.5 不安
   7.6 強迫症状
   7.7 解離症状
   7.8 通常のストレスへの耐性障害（Huberの基底症状）

8. 選択基準

9. 精神病の閾値

10. 研究中止閾値

(Miyakoshi T, et al. *Early Interv Psychiatry* 2009[3]より)

い．

3 評価法の特徴，制約，解釈に際しての注意

　CAARMSの特徴は，前駆期に出現しうる精神症状を包括的に評価できる点にあり，陽性症状のほかにも，陰性症状，社会的な変化，気分症状，不安症状，主観的に自覚される基底症状，自殺や暴力のリスクアセスメントなどの評価も可能であり，併存疾患や鑑別診断に必要な情報についても網羅的に評価することができる．

　CAARMSは半構造化面接であるため，構造化面接であるSIPS/SOPSと比べると，面接のなかでの会話の自由度が高く，病状が不安定であったり，多様な訴えをもつ患者に対しても臨機応変に対応できる．一方で，包括的であることの弱点としては，多彩な症状を示す患者に評価を行う場合には，長時間の面接時間が必要となるおそれが高い点があげられる．したがって，時間の限られた臨床場面で，CAARMS全体をルーチンに用いることは困難である．時間の制約がある場合には，APSsの評価を中心に施行し，患者の訴えと必要に応じて，評価を加えていく方法も現実的な選択肢の1つと考えられる．また，陽性症状以外の評価については，個々の症状に特化した評価法で代替したり，併用することも考えられるだろう．

　CAARMSでは，症状の重症度と頻度/期間について，それぞれアンカーポイントが設けられており，操作的に症状を段階化できる点が特徴である．しかし，重症度や頻度/期間の境界については，曖昧さや恣意性がある点は否めない．特に重症度については，症状についての質的な評価が求められる場合もあるため，信頼性を高めるためには十分な経験やトレーニングを積む必要があるだろう．

　また，CAARMSによる評価では，たとえば，心的外傷後ストレス障害や解離性障害（解離症）などでもしばしば認められる精神病症状と，統合失

調症で認められる精神病症状の質的違いを区別することは難しい．CAARMS において精神病症状は，病因論を排除したうえで段階的に評価されるものであり，必ずしも，統合失調症に特異的な症状を評価するものではない．同様に，CAARMS は，精神病性障害全体のリスクを評価するものであり，必ずしも統合失調症のリスクだけを限定的に評価するものではない点についても留意が必要である．

最近のメタ解析によれば，ARMS から精神病性障害への移行率は，およそ 1/3 程度と考えられている[5]．症候学的な視点から統合失調症への移行を予測するためには，統合失調症により特異性の高いと考えられてきた，自我症状，形式的思考障害，特徴的な情動の障害や陰性症状，基底症状などにより着目すべきという考え方もある．こうした考えを部分的に支持する研究も報告されているが[6,7]，この点についての研究はまだ十分に実施されておらず，エビデンスは不足しており，今後の研究の進展が待たれている．

〔大室則幸，松本和紀〕

引用文献

1) Yung AR, Phillips LJ, Yuen HP, et al. Psychosis prediction : 12-month follow up of a high-risk ("prodromal") group. *Schizophr Res* 2003 ; 60 : 21-32.
2) Yung AR, Yuen HP, McGorry PD, et al. Mapping the onset of psychosis : The Comprehensive Assessment of At-Risk Mental States. *Aust N Z J Psychiatry* 2005 ; 39 : 964-971.
3) Miyakoshi T, Matsumoto K, Ito F, et al. Application of the Comprehensive Assessment of At-Risk Mental States (CAARMS) to the Japanese population : Reliability and validity of the Japanese version of the CAARMS. *Early Interv Psychiatry* 2009 ; 3 : 123-130.
4) McGlashan T, Walsh B, Woods S. The Psychosis-Risk Syndrome : Handbook for Diagnosis and Follow-up. New York : Oxford University Press ; 2010／水野雅文（監訳），小林啓之（訳）．サイコーシス・リスクシンドローム 精神病の早期診断実践ハンドブック．東京：医学書院；2011．
5) Fusar-Poli P, Bonoldi I, Yung AR, et al. Predicting psychosis : Meta-analysis of transition outcomes in individuals at high clinical risk. *Arch Gen Psychiatry* 2012 ; 69(3) : 220-229.
6) Valmaggia LR, Stahl D, Yung AR, et al. Negative psychotic symptoms and impaired role functioning predict transition outcomes in the at-risk mental state : A latent class cluster analysis study. *Psychol Med* 2013 ; 43(11) : 2311-2325.
7) Ruhrmann S, Schultze-Lutter F, Salokangas RK, et al. Prediction of psychosis in adolescents and young adults at high risk : Results from the prospective European prediction of psychosis study. *Arch Gen Psychiatry* 2010 ; 67(3) : 241-251.

参考文献

- 松本和紀，宮腰哲生，伊藤文晃ほか．精神病発症危険群への治療的介入：SAFE こころのリスク外来の試み．精神経誌 2009；111：298-303.

▶ CAARMS 日本語版問い合わせ先

- 東北大学病院精神科 SAFE クリニック
  URL：http://www.safe-youthcentre.jp
  ＊上記 URL より問い合わせは可能．

6 [前駆症状の評価] SIPS/SOPS

オーストラリアの Yung ら[1]は精神病発症の超ハイリスク（ultra high risk：UHR）群を操作的に定義して精神病リスク精神状態（at risk metal states：ARMS）と呼び，その評価尺度である「精神病リスク精神状態のための包括評価（Comprehensive Assessment for At Risk Metal States：CAARMS）」を作成した．一方，アメリカの McGlashan ら[2]は UHR 群を前駆症候群（prodromal syndromes）（後に精神病リスク症候群〈psychosis-risk syndromes〉と呼称変更）と呼び，精神病リスク症状のための独自の評価尺度を作成した．これが「前駆症状尺度（Scale of Prodromal Symptoms：SOPS）」改め「精神病リスク症状尺度（Scale of Psychosis-Risk Symptoms：SOPS）」である．前駆症候群構造化面接（Structured Interview for Prodromal Syndromes：SIPS）」改め「精神病リスク症候群構造化面接（Structured Interview for Psychosis-Risk Syndromes：SIPS）」とは，3 種の精神病リスク症候群を診断し，SOPS を用いてその重症度を横断的・縦断的に評価し，精神病状態への移行を診断するための構造化面接である[3]．DSM-IV[4]との一貫性を保つため，SIPS/SOPS では精神病状態および 3 つの精神病リスク症候群のうち 2 つ（後述）は，陽性症状（❼）によって定義される．

❼ SIPS/SOPS の症状項目

P. 陽性症状
P.1　普通でない思考内容/妄想観念
P.2　猜疑心/被害観念
P.3　誇大観念
P.4　知覚異常/幻覚
P.5　解体したコミュニケーション
N. 陰性症状
N.1　対人アンヘドニア
N.2　意欲喪失
N.3　情動表出
N.4　情動と自己の体験
N.5　観念形成の豊かさ
N.6　職業機能
D. 解体症状
D.1　変わった行動や外見
D.2　奇妙な思考
D.3　注意と集中の障害
D.4　個人衛生における機能障害
G. 一般症状
G.1　睡眠障害
G.2　不快気分
G.3　運動障害
G.4　正常なストレスに対する耐性障害

注：精神病状態および精神病リスク症候群の診断には「P. 陽性症状」のみが評価される．
(McGlashan TH, et al. The Psychosis-Risk Syndrome. 2010[3] より作成)

1 SIPS の概要

SIPS を用いた面接の目的は，①過去あるいは/および現在の精神病状態を除外し，②3 種の精神病リスク症候群の 1 つ以上に該当するか決定し，③精神病リスク症状の現在の重症度を評価することである．対象年齢は一般に 12～35 歳である．面接の所要時間はフィードバックの時間を含めて 1 時間半から 3 時間程度である．以下，その手順を記す．

過去あるいは/および現在の精神病状態を除外する

過去の精神病状態の既往は，電話でのスクリーニングや面接で得られた情報に基づいて除外する．その際，発達歴，生活歴・職歴・学歴（機能と変化），心的外傷歴，物質使用歴などが考慮される．

現在の精神病状態の存在は，構造化面接による P.1～P.5 の 5 つの陽性症状に関する質疑と評価によって除外される．その際，次の「精神病症状存在の基準（Presence of Psychosis Symptoms

Criteria：POPS）」が用いられる．

精神病症状存在の基準（POPS）
現在の精神病状態は，（A）と（B）をともに満たすことによって定義される．
（A）陽性症状が精神病レベルの強度で存在する（P.1～P.5のうち1つ以上で重症度が6点と評価される）（例としてP.1とP.4を掲げる：❽，❾）．
（B）基準Aのいずれかの症状は十分な頻度および持続期間に存在する，あるいは緊急性がある．
- 基準Aのうち少なくとも1つの症状が一日のうち少なくとも1時間，平均週4日以上の頻度で1か月出現した．
- 症状が重大な解体を生じている，あるいは危険である．

ここでいう危険とは，自傷他害のおそれだけでなく，生活環境のなかで患者にスティグマを与えかねない奇異な行動が新たに出現することも含まれる．これは患者の人的安全だけでなく，患者の信用の安全にも気を配ったものである[5]．

3種の精神病リスク症候群の1つ以上に該当するか決定する
過去あるいは/および現在の精神病状態の基準を満たす患者について，精神病リスク症候群の基準（Criteria of Psychosis-Risk Syndromes：COPS）を用いることにより，3種の精神病リスク症候群の1つ以上が存在するか評価する．

精神病リスク症候群の基準（COPS）
①短期間欠性精神病症候群（brief intermittent psychotic syndrome：BIPS）

これは最近のごく短期間の明らかな精神病症状によって定義される群である．精神病性の強度を有する症状（SOPSで6点）が過去3か月以内に始まり，月1回以上の頻度で一日数分以上存在するが，POPSの基準（B）を満たさないことが，この群の基準である．

②減弱陽性症状症候群（attenuated positive symptom syndrome：APSS）

これは十分な重症度と頻度を有する最近の減弱陽性症状の存在によって定義される群である．減弱陽性症状とは，SOPSのP.1～P.5において3～5点と評価される症状である（例としてP.1とP.4を掲げる：❽，❾）．この範囲の評点は，症状の重症度が精神病リスクレベルの強度にあることを示す．

APSSの要件は，減弱陽性症状が過去1年以内に始まったか，あるいは現在，1年前より1点以上高い評点が与えられることと，過去1か月間に平均週1回以上の頻度で，現在の強度レベルで出現していることである．

③遺伝的リスク・機能低下症候群（genetic risk and deterioration syndrome：GRDS）

これは統合失調症スペクトラム障害の遺伝的リスクと最近の機能低下の組み合わせによって定義される群である．遺伝的リスクとは，患者に感情病性あるいは非感情病性の精神病性障害を有する第一度近親者がいること，あるいは患者がDSM-IVの統合失調型パーソナリティ障害の基準を満たすことと定義される．機能低下とは，過去1か月間のGAF（Global Assessment of Functioning）得点がそれ以前の1年間の最高得点から30％以上低下していることと操作的に定義される．

精神病リスク症状の現在の重症度を評価する
1つ以上の精神病リスク症候群の基準を満たす患者は，さらにSOPSを用いて陰性症状，解体症状，一般症状についても評価される．これによって追加される情報は，精神病リスク症候群の診断に影響を与えるものではないが，精神病リスク症状の多様性と重症度の記述的かつ定量的な評価となる．

なお，COPSはCAARMSと同様の3種のUHR群を規定したものであるが，CAARMSよりも症状の出現時期に関する直近度が強調されている（❿）．

2 SOPSの概要
SOPSの目的は，過去1か月間に出現した精神病リスク症状および他の症状を記述・評価するこ

❽ P.1 普通でない思考内容/妄想観念

下位項目	定義	質問例
困惑と妄想気分	・何か変なことが起こっているという感覚や，現実と空想の区別に関する当惑と混乱といった「気のせい」 ・見慣れたものが初めて見る，混乱を生じる，不吉な，脅かす，あるいは特別な意味をもっていると感じられる ・自己，他者，外界が変化してしまったという感覚 ・時間の知覚の変化 ・既視感	・何か変なことが起こっている，あるいは説明できないけれども何かがおかしい，と感じたことはありますか ・体験したことが現実のものか空想上のものかわからず，混乱したことはありますか ・見慣れた人や景色を初めて見るように感じたことはありますか ・時間の感じ方が変わったようですか．不自然に速かったり，不自然に遅かったりしますか ・今見聞きしていることとまったく同じ体験を前にしたことがある，と感じることはありますか
被害的でない関係念慮	（記載なし）	・周りで起こっていることには自分だけに向けられた特別な意味がある，と感じたことはありますか ・周りの人が皆自分のことを気にしている，と感じたことはありますか
一級症状	・考想吹入 ・考想奪取 ・考想伝播 ・テレパシー ・外部支配 ・ラジオ・テレビからのメッセージ	・自分の考えや思考が自分のコントロールを外れていると感じたことはありますか ・何らかの方法で考えが頭の中に入れられたり，自分から奪い取られているように感じることはありますか ・自分の考えが声に出して言われ，そのため他の人にも聞こえるように感じたことはありますか ・人が自分の心を読めるかもしれないと思うことはありますか ・自分は他の人の心を読めると思うことはありますか ・ラジオやテレビが直接自分に話しかけていると感じることはありますか
優格観念	・普通でないほど重視される観念（宗教，瞑想，哲学，実存的テーマ） ・下位文化的基準に一致しない魔術的思考（迷信深い，千里眼を信じる，一般的でない宗教的信念）	・宗教，哲学，政治などについて，自分にとってとても重要な確固とした考えや信念はありますか ・白昼夢が多かったり，物語，空想，考えに没頭したりすることはありますか ・あなたは迷信深いですか．それはあなたの行動に影響しますか ・あなたの考えは普通でない，あるいは奇妙だと人に言われますか ・自分は未来を予測できると感じることはありますか
他の普通でない思考/妄想観念	・身体，罪業，虚無，嫉妬，宗教に関する普通でない観念．妄想が存在するとしても，それは十分なまとまりや強固な確信を伴わない	・身体的観念：体や健康に悪いところがあるのではないかと心配になることはありますか ・虚無的観念：自分は実は存在しないかもしれないと感じたことはありますか ・罪業観念：どうすれば善人になれるだろうと考えたり，自分は罰を受けて当然だと考え始めることはありますか

重症度尺度

0 なし	1 疑わしい	2 軽度	3 中等度	4 やや重度	5 重度だが精神病性でない	6 重度かつ精神病性
なし	当惑を生じる「気のせい」．何かが違うという感覚．	空想に過度な関心がある．普通でないほど重視される観念．普通の人にないが文化的規範を逸脱しない迷信．	当惑を生じ，意思によらないが，容易に無視できない，予期せぬ心的出来事．体験は繰り返し現れて消失しないため，意味があるように思える．機能はたいてい通常通りである	考え/体験/信念が自己の外部から来ている，あるいは実在のものであるという感覚があるが，疑念は保たれている．注意転導を生じ，煩わしい．機能に影響を及ぼしうる．	体験はなじみのものであり予期される．疑念は反証と他者の意見によって誘導されうる．苦痛を生じるほど実在性がある．日常生活機能に影響を及ぼす．	妄想的確信（疑念を伴わない）が少なくとも間欠的に存在する．思考，感情，対人関係，行動に持続的に干渉する．

(McGlashan TH, et al. The Psychosis-Risk Syndrome. 2010[3]) をもとに作成）

❾ P. 4 知覚異常/幻覚

下位項目	定義	質問例
知覚性の変容，錯覚，幻覚	・普通でない知覚体験．知覚の亢進あるいは鈍化，鮮明な感覚体験，変容，錯覚 ・病識（異常性の自覚）を有する偽幻覚や幻覚 ・思考や行動にわずかな影響を及ぼす時折の明らかな幻覚	・何か「気のせい」のことを感じることはありますか
聴覚変容，錯聴，幻聴		・何か「気のせい」の空耳がすることはありますか ・以前よりも音に敏感になったと感じますか ・ドアが閉まる音，カチカチという音，しっという音，手を叩く音，耳鳴りなど，普通でない音が聞こえることはありますか ・音が聞こえる気がしたすぐ後に，たぶん何もないことに気づくことはありますか ・自分の考えが頭の外で声に出されているかのように聞こえることはありますか
視覚変容，錯視，幻視		・何か「気のせい」の見え方がすることはありますか ・以前よりも光に敏感になったと感じますか．見える物の色，明るさ，くすみが違って見えたり，あるいは何か他の変化が生じましたか ・きらめき，炎，人影，物影など普通でないものがちらっと見えたことはありますか ・人や動物や物が見える気がしたすぐ後に，本当はたぶん何もないことに気づくことはありますか ・他の人は見ることができない，あるいは見えていないものが見えることがありますか
身体的変容，身体錯覚，身体幻覚		・ひりひりする感じ，引っ張られる感じ，押される感じ，うずく感じ，焼けつく感じ，冷感，しびれる感じ，振動する感じ，感電する感じ，痛みなど，普通でない体の感覚に気づいたことはありますか
嗅覚性および味覚性の変容，錯嗅および錯味，幻嗅および幻味		・他の人は気づかない臭いや味を感じることがありますか

重症度尺度

0 なし	1 疑わしい	2 軽度	3 中等度	4 やや重度	5 重度だが精神病性でない	6 重度かつ精神病性
なし	わずかだが気づきうる知覚的敏感（亢進，鈍化，変容など）．	気づかれるが重要視されない未形成の知覚体験/変化．	反復性の形成された像（影，痕跡，音など），錯覚あるいは持続性の知覚変容．当惑を生じ，普通でないものと体験される．	錯覚や一時的に形成された幻覚．最終的に非実在と認識されるが，注意転導を生じ，不可解であり，動揺を生じうる．機能に影響を与えうる．	自己の外部のものと体験される幻覚だが，他者によって懐疑を誘導しうる．魅了的で苦痛を生じる．日常生活機能に影響を与える．	自分の考えとは別の実在のものと認識される幻覚．懐疑を誘導することができない．注意を引きつけ，恐怖心を生じる．思考，感情，対人関係，行動に持続的に干渉する．

(McGlashan TH, et al. The Psychosis-Risk Syndrome. 2010[3] をもとに作成)

とであり，陽性症状，陰性症状，解体症状，一般症状という4つの大項目に分類されている（❿）．項目ごとに質問文が用意されており（例としてP.1とP.4を掲げる：❽，❾），これらに対して肯定の返答が得られた場合は，症状内容，出現時期，持続時間，頻度，苦痛の程度，生活への干渉の程度，確信/意味の程度に関して，より詳細な質疑が行われる．重症度の評価は，0から6点までの尺度によって行われる．評価は面接者の観察と患者の報告に基づいて行われ，第三者からの報告のみでは不十分である．

重症度3以上の陽性症状については，症状の出

VII. 精神症状の評価法

❿ SIPS（COPS）と CAARMS による UHR 群の基準の異同

	SIPS（COPS）	CAARMS
	短期間欠性精神病症候群（BIPS）	短期限定間欠性精神病症状（BLIPS）群
時期	精神病症状が過去3か月以内に始まった	精神病症状が過去1年間に出現した
頻度	症状は月1回以上の頻度で一日数分以上存在する	症状は毎回1時間以上続き週3回以上出現、あるいは毎日出現する
持続期間	POPSの基準（B）を満たさない	各エピソードは1週間以内に自然寛解した
	減弱陽性症状症候群（APSS）	減弱精神病群
時期	減弱陽性症状が過去1年以内に始まった、あるいは1年前より増悪した	症状は過去1年間に存在した
頻度	症状は過去1か月間に週1回以上出現した	a) 閾値下の強度：減弱精神病症状が1週間以上、1時間以上続き週3回以上出現、あるいは毎日出現した あるいは b) 閾値下の頻度：精神病症状が1時間以上続き、月1回から週2回、あるいは1時間未満続き、週3から6回出現した
	遺伝的リスク・機能低下症候群（GRDS）	脆弱性群
	精神病性障害を有する第一度近親者がいる、あるいは患者が統合失調型パーソナリティ障害	同左
時期	過去1か月間のGAF得点がそれ以前の1年間の最高得点より30%以上低下	過去1年間のSOFAS得点が病前より30%以上低下、あるいは50点以下

GAF : Global Assessment of Functioning, SOFAS : Social and Occupational Functioning Assessment Scale.
(Yung A, et al. Treating Schizophrenia in the Prodromal Phase. 2004[1]) と McGlashan TH, et al. The Psychosis-Risk Syndrome. 2010[3]) をもとに作成）

現時期、悪化、頻度も評価される．出現時期とは、重症度3以上の症状が初めて出現した時期である．症状の悪化とは、現在重症度3以上の症状が最近1点以上増加した時期である．症状頻度は、一日1時間以上かつ週4日以上、一日数分以上かつ月1回以上、週1回以上、それ未満の4つに分類される．また、症状がDSM-IVのI軸あるいはII軸の他の障害によってより十分な説明がされる場合は、その旨をチェックする欄が用意されている．ここで「より十分な説明がされる」ことは、症状出現の時間順によって、また症状がいずれの障害に特徴的かによって判断される．

3 DSM-5 との関連

短期間欠性精神病症候群（BIPS）

SIPS/SOPSでは、精神病状態の基準は精神病症状が週平均4日以上の頻度で、一日1時間以上、1か月以上出現している、あるいは重大な解体や危険を生じていることである．この基準を満たさないが精神病症状が過去3か月に始まり、月1回以上、一日数分以上出現する場合は、BIPSに分類される．DSM-5[6]では、持続期間による分類は示されているが、出現頻度の基準は明記されていないため、精神病症状の持続期間が1か月未満の場合、SIPS/SOPSでは重大な解体や危険の有無によって精神病状態あるいはBIPSと診断されるのに対し、DSM-5ではすでに完全回復していれば「短期精神病性障害」、いまだ完全回復していなければ「他の特定される統合失調症スペクトラム障害および他の精神病性障害」に分類される．また、精神病症状の持続期間が1か月以上3か月未満の場合、SIPS/SOPSでは出現頻度と重大な解体や危険の有無によって精神病状態あるいはBIPSと診断されるのに対し、DSM-5では前駆期を含む疾病期間が6か月未満かそれ以上かによって「統合失調症様障害」あるいは「統合失調症」と診断され、妄想のみが1か月以上持続する場合は「妄想性障害」と診断される．このように、

⓫ 精神病症状の持続期間からみた診断基準の比較

	精神病症状の持続期間			
	1週	1か月		6か月
DSM-5	短期精神病性障害 ＝1か月未満かつ回復 他の特定される統合失調症スペクトラム障害および他の精神病性障害 ＝1か月未満かつ未回復	統合失調症様障害 ＝1か月以上 かつ 前駆期・残遺期を含み6か月未満		統合失調症 ＝1か月以上 かつ 前駆期・残遺期を含み6か月以上
		妄想性障害 ＝妄想のみが1か月以上		
SIPS/SOPS	精神病状態 ＝1日以上かつ 重大な解体あるいは危険が生じている	精神病状態 ＝平均週4日以上, 1か月以上		
	BIPS ＝精神病状態の基準を満たさず, 月1回以上, 3か月未満			
CAARMS	BLIPS ＝1週未満	精神病状態 ＝1週以上		

BLIPS：短期限定間欠性精神病症状群, BIPS：短期間欠性精神病症候群.
(Yung A, et al. Treating Schizophrenia in the Prodromal Phase. 2004[1]とMcGlashan TH, et al. The Psychosis-Risk Syndrome. 2010[3], American Psychiatric Association. Diagnostic and Statistical Manual of Mental Disorders, 5th edition. 2013[6]をもとに作成)

DSM-5の「他の特定される統合失調症スペクトラム障害および他の精神病性障害群」の一部は, SIPS/SOPSではいまだ精神病状態とされず, 精神病リスク症候群の1つであるBIPSと診断されるにとどまる (⓫).

減弱陽性症状症候群（APSS）
統合失調型パーソナリティ障害との関連

APSSの症状項目は, DSM-5の統合失調型パーソナリティ障害の基準項目と広く重なり合っている. だが, APSSは症状が過去1年間に出現あるいは増悪したことが要件である一方, 統合失調型パーソナリティ障害の症状は「長期に安定」しているとされる. したがって, APSSの症状が1年以上悪化することなく持続する場合, 診断は統合失調型パーソナリティ障害に変更される. 逆に, 統合失調型パーソナリティ障害と診断されていた場合でも, 症状の突然の悪化がみられた場合, APSSの基準を満たすことになる. すなわち両者は連続体上にあり, その境界は恣意的なものである.

減弱精神病症候群との関連

DSM-5では, 「今後の研究のための病態」の1つとして, 新たなカテゴリーである「減弱精神病症候群（attenuated psychosis syndrome）」が収録されている. その診断基準はAPSSとほぼ同一である. だがDSM-5ではSIPS/SOPSのような詳細な診断基準は示されておらず, 解説文のなかで「妄想, 幻覚, まとまりのない発話」の減弱形態の例がいくつか示されているのみである.

遺伝的リスク・機能低下症候群（GRDS）

統合失調型パーソナリティ障害の基準を満たす人に, 過去1年間に機能低下がみられた場合, GRDSの基準を満たす. この場合, APSSも同時に満たしうる. その理由は, 上述したように統合失調型パーソナリティ障害の基準項目はAPSSに該当する症状と重なり合うからである.

なお, これらの対比はDSM-IVについても同様に当てはまる.

4 妥当性と信頼性

因子妥当性

SIPSで精神病リスク症候群の基準に該当する94例に対して行われたスケールの評点を用いた

因子分析では，3つの因子（陰性症状を主としたもの，一般症状を主としたもの，陽性症状を主としたもの）が同定され，解体症状はやや拡散したものの，4つの下位分類（陽性症状P，陰性症状N，解体症状D，一般症状G）がおおむね保たれた結果となり，因子妥当性が示された[7]．

予測妥当性

2008年発表の研究では，291例中82例が2.5年のあいだに精神病に移行した．精神病リスク症候群の基準を満たした場合にこの期間内に精神病に移行する割合は，生存曲線を用いた分析によって35%と算出された[8]．また2009年発表の縦断研究[9]では，SIPSを用いて前駆症候群と診断された377人が健常群，援助希求群，遺伝的リスク群，統合失調型パーソナリティ障害群と2.5年にわたって比較された．前駆症候群と診断された患者が2.5年のあいだに精神病に移行する割合は，40%と算出された．精神病発症の感度は89%，特異度は60.2%であった．

再現信頼性

評価者間信頼性に関して，評価者間の一致率は93%であった[10]．また，SIPS/SOPSの日本語版もその信頼性が確認されている[11]．

5 入手方法

SIPS/SOPSはその最新版5.0が文献[3]に収録されている．文献[3]は日本語訳が出版されている．SIPS/SOPSはわが国では保険点数化されていない．

（池田伶奈，針間博彦）

引用文献

1) Yung A, Phillip L, McGorry PD. Treating Schizophrenia in the Prodromal Phase. London : Taylor & Francis ; 2004.
2) McGlashan TH, Miller TJ, Woods SW, et al. A scale for the assessment of prodromal symptoms and states. In : Miller TJ, Mednick SA, McGlashan TH, et al (eds). Early Intervention in Psychotic Disorders. Dordrecht, The Netherlands : Kluwer Academic Publishers ; 2001. pp135-149.
3) McGlashan TH, Walsh BC, Woods SW. The Psychosis-Risk Syndrome. Handbook for Diagnosis and Follow-up. New York : Oxford University Press ; 2010／水野雅文（監訳），小林啓之（訳）．サイコーシス・リスクシンドローム．東京：医学書院；2011．
4) American Psychiatric Association. Diagnostic and Statistical Manual of Mental Disorders, 4th edition. Text Revision. Washington DC : APA ; 2000.
5) McGlashan TH. The DSM-IV version of schizophrenia may be harmful to patients' health. *Early Interv Psychiatry* 2007 ; 1 : 289-293.
6) American Psychiatric Association. Diagnostic and Statistical Manual of Mental Disorders, 5th edition. Washington DC : APA ; 2013.
7) Hawkins KA, McGlashan TH, Quinlan D, et al. Factorial structure of the scale of prodromal symptoms. *Schizophr Res* 2004 ; 68(2-3) : 339-347.
8) Cannon TD, Cadenhead K, Cornblatt B, et al. Prediction of psychosis in youth at high clinical risk : A multisite longitudinal study in North America. *Arch Gen Psychiatry* 2008 ; 65(1) : 28-37.
9) Scott WW, Addington J, Hristin SC, et al. Validity of the prodromal risk syndrome for first psychosis : Findinds from the North American Prodrome Longitudinal Study. *Schizophr Bull* 2009 ; 35(5) : 894-908.
10) Tandy JM, Thomas HM, Joanna LR, et al. Prospective diagnosis of the initial prodrome for schizophrenia based on the structured interview for prodromal symptoms. *Am J Psychiatry* 2002 ; 159 : 863-865.
11) 小林啓之．統合失調症前駆症状の構造化面接日本語版の信頼性の検討．日社精医 2007；15：168-174．

▶ **SIPS/SOPS 最新版5.0入手先**

- Thomas TH, et al. The Psychosis-Risk Syndrome : Handbook for Diagnosis and Follow-up；2010／水野雅文（監訳）ほか．サイコーシス・リスクシンドローム―精神病の早期診断実践ハンドブック；2011．
 ※付録として掲載．
 医学書院　☎113-8819　東京都文京区本郷1-28-23
 TEL：03-3817-5600

7 [認知機能の評価] 統合失調症認知機能簡易評価尺度（BACS）

1 評価法の概要

統合失調症においては，中核症状である認知機能障害が，機能的アウトカムを決定する最も重要な因子であると考えられつつある．認知機能の評価においては，本書の「II 記憶機能の評価法」，「III その他の高次脳機能の評価法」でも述べられている認知の各領域を評価するいくつかの検査を組み合わせた神経心理学的テストバッテリー（Neuropsychological Test Battery：NTB）が用いられてきたが，NTB は使用する研究者や施設間でのばらつきが大きく，得られた結果の比較をしばしば困難にしている．そのため，アメリカでは，Measurement and Treatment Research to Improve Cognition in Schizophrenia（MATRICS）イニシアチブが組織され，統合失調症の標準的な認知機能評価法としての包括的な NTB（MATRICS Consensus Cognitive Battery：MCCB）の開発を行った（⑫）．

これに先立ち，アメリカの Keefe らは，いち早く簡便で鋭敏な NTB である統合失調症認知機能簡易評価尺度（Brief Assessment of Cognition in Schizophrenia：BACS）を開発した（⑫）[1]．BACS は，6つの認知領域を検査する課題から構成され，BACS の総合得点（composite score）は，各課題の z-score 平均をもとに算出される．筆者らは，原著者の許可を得たうえで，日本語版を作成した[2]．

2 評価の方法ならびに施行上の注意

BACS の対象は，主に統合失調症患者であるが，それだけに限られてはいない．なぜなら，BACS を構成している各課題はどれも，おのおのの評価する認知領域の代表的な検査法だからである．以下，BACS の実施方法とともに実施の際に特に注意する点を述べる．所要時間は，全部で30分程度である．

全般的注意

事前に実施マニュアルを熟読する．検査は，フォームに記載されている順に実施する．やり方を理解していないようであれば，説明を繰り返し聞かせてもよいが，言い換えてはならない．正解・不正解にかかわらず，反応はすべて逐次記録する．

言語性記憶と学習

言語性記憶課題を使用．被検者は，15の単語を読み聞かされ，その後できるだけたくさんの単語を思い出す．試行を5回繰り返す．評価するものは，正しく想起された単語数．単語は1秒に1語の速さで読み上げる．所要時間は，約7分．

ワーキングメモリ

数字順列課題を使用．被検者は，だんだんと桁数の増えていく数字の組（たとえば，9-3-6）を読み聞かされ，聞いた数を小さいほうから大きいほうへと順に答える．評価するものは，正しい反応数．数字は，1秒につき1つの速さで読み上げる．誤ったルールを使用し始めた場合，いつでもフィードバックを与える．所要時間は，約5分．

運動機能

トークン運動課題を使用．被検者は，机上の100枚のトークン（ポーカーチップのような物）を，60秒間にできるかぎり速く容器に入れる（片手で1枚ごと，両方同時に拾い上げ，両方同時に容器内に落とす）．評価するものは，60秒間に正しく容器に入れたトークンの数．被検者をよく観察し，やり方を誤った場合，すみやかに誤りを正す．誤ったやり方で容器に入れられたトークンは正解にカウントしない．所要時間は，約3分．

VII. 精神症状の評価法

⓬ MATRICS コンセンサス認知機能評価バッテリー（MCCB）および統合失調症認知機能簡易評価尺度（BACS）

領域	MCCB 下位テスト	BACS 下位テスト
処理速度	BACS 符号課題	符号課題
	カテゴリー流暢性（動物）	意味および文字流暢性課題
	トレイルメイキングテスト（TMT）パートA	トークン運動課題
注意/覚醒	持続的注意集中検査同一ペア（CPT-IP）	—
ワーキングメモリ	Wechsler 記憶検査第3版（WMS-III）：視覚性記憶範囲	数字順列課題
	語音整列	
言語学習	Hopkins 言語学習テスト改訂版（HVLT-R）	言語性記憶課題
視覚学習	簡易視空間記憶テスト改訂版（BVMT-R）	—
推論および問題解決	神経心理学的評価バッテリー（NAB）：迷路	ロンドン塔検査
社会認知	Mayer-Salovey-Caruso 感情知能テスト（MSCEIT）：感情の管理（D&H）	—
所要時間（分）	60〜90	30〜40

注意と情報処理速度

符号課題を使用．被検者は，独特な記号と1から9の各数字との対応について説明してある見本を受けとり，90秒間にできるかぎり速く一連の記号の下に，対応する数を記入する．評価するものは，正しい項目数．やり方を間違えた場合は，すみやかに注意する．所要時間は，約3分．

言語流暢性

意味（カテゴリー）流暢性課題と文字流暢性課題を使用．意味流暢性課題では，被検者は，60秒間に「動物」のカテゴリーに属する単語をできるだけたくさんあげる．評価するものは，答えた単語数．上位概念と下位概念にあたる動物名はそれぞれ得点を与える．絶滅した動物には得点を与える．一方，文字流暢性課題では，被検者は，2つの独立した試行において，60秒間にできるだけ多くの（「か」/「た」で始まる）単語をあげる．評価するものは，想起された単語数．固有名詞には得点を与えない．所要時間は，約5分．

遂行機能

ロンドン塔検査を使用．被検者は，同時に2枚の絵を見る．それぞれの絵には，3本の棒の上に配置された異なる3色のボールが描かれているが，ボールの配置は異なっている．被検者は，2枚の絵のボール配置が同じになるよう動かすのに必要な最小の回数を答える．評価するものは，正しい反応数．例題以外は，指など手がかりを使ってはいけない．所要時間は，約7分．

学習効果

4週間未満での再テストは学習効果のため望ましくないが，代替フォームを使用することによって学習効果の減弱が期待できる．BACSでは，言語性記憶課題とロンドン塔検査で代替フォームが用意されている．代替フォームを使用する際には，実施する順番でバランスをとる必要がある（カウンターバランス）．介入試験においては，対照群をおくことがきわめて望ましい．

3 評価法の特徴，制約など

BACS日本語版の信頼性および妥当性の詳細は文献[3]を参照されたい．BACSは，その感度と効率において，Clinical Antipsychotic Trials of Intervention Effectiveness（CATIE）で用いられたNTBと同等であったと報告されている[4]．BACS日本語版とMCCB日本語版との相関については，患者群において各総合得点間で0.78（Pearsonの積率相関係数）であった[5]．また，健常者の各年代・性別でのBACS日本語版各課題平均値を算出したので，文献[6]を参照されたい．

BACSのような世界共通のNTBは，認知機能

を高める薬物のグローバル治験を実施するうえで欠かせないものとなろう．ただし，実用性重視のため領域レベルの分析には弱いので注意が必要である．

（兼田康宏）

引用文献

1) Keefe RS, Goldberg TE, Harvey PD, et al. The Brief Assessment of Cognition in Schizophrenia : Reliability, sensitivity, and comparison with a standard neurocognitive battery. Schizophr Res 2004 ; 68 : 283-297.
2) 兼田康宏, 住吉太幹, 中込和幸ほか. 統合失調症認知機能簡易評価尺度日本語版（BACS-J）. 精神医学 2008 ; 50(9) : 913-917.
3) Kaneda Y, Sumiyoshi T, Keefe R, et al. Brief assessment of cognition in schizophrenia : Validation of the Japanese version. Psychiatry Clin Neurosci 2007 ; 61 : 602-609.
4) Hill SK, Sweeney JA, Hamer RM, et al. Efficiency of the CATIE and BACS neuropsychological batteries in assessing cognitive effects of antipsychotic treatments in schizophrenia. J Int Neuropsychol Soc 2008 ; 14 : 209-221.
5) Kaneda Y, Ohmori T, Okahisa Y, et al. Measurement and Treatment Research to Improve Cognition in Schizophrenia Consensus Cognitive Battery : Validation of the Japanese version. Psychiatry Clin Neurosci 2013 ; 67 : 182-188.
6) 兼田康宏, 住吉太幹, 中込和幸ほか. 統合失調症認知機能簡易評価尺度日本語版（BACS-J）標準化の試み. 精神医学 2013 ; 55(2) : 167-175.

8 [QOLの評価] QOL評価尺度（QLS）

1 健康問題QOLとは

QOL（quality of life）は，life（生活，人生）の質であり，治療や介入の効果を判定する指標の1つと位置づけられている．1990年代に15か国参加によりWHOで開発されたWHOQOLでは，QOLのことを「一個人が生活する文化や価値観のなかで，目標や期待，基準，関心に関連した自分自身の人生の状況に対する認識」と定義し，身体的領域，心理的領域，自立レベル，社会的関係，生活圏の環境，精神性・宗教・信条の6つの領域に対する自己認識に基づいて測定される構成概念とした．つまりWHOQOLでは，個人の生活にとどまらず規範や社会までを含めた広い領域についての本人の心のありよう（生きがいの程度や人生の受容度など）をとらえた概念とされた．

WHOQOLのような一般住民を対象とするQOL尺度を特定の集団に対して適用することも可能だが，病気や障害をもった人に対するQOL評価には，健康関連QOL（health-related QOL）といわれるQOL概念が用いられる（これに対し，WHOQOLのようなQOLは一般的〈general〉QOLといわれる）．健康関連QOLは，「疾患や治療が，患者の主観的健康感や毎日行っている仕事，家事，社会的活動にどのようなインパクトを与えているかを定量化したもの」であり[1]，疾患（よく治療されていようといまいと）があることで損なわれた健康の程度を自己評価により測定するのが一般的である．健康関連QOLには，疾患を特定しない包括的（generic）な健康関連QOL，および，疾患を特定した特異的（specific）な健康関連QOLがあり，前者は，たとえば，内科の慢性疾患にも精神科疾患にも使用できる．また，後者は，特定の疾患のみを対象としており，適応される集団がより狭められたQOL概念が用いられている．

包括的な健康関連QOL評価法としては，EuroQol Instrument（EQ-5D），Medical Outcomes Study 36-Item Short Form（SF-36）health survey，Quality of Well-Being（QWB）Scale などが比較的よく用いられている．このうち，たとえば，EQ-5D（3段階版）は，わずか5項目（移動，身の回りの管理，普段の活動，痛み/不快感，不安/ふさぎ込み）3段階の自己評価票であり，得られた回答結果を換算表により定量化することが行われている．包括的とは網羅的で多数の項目が含まれるということを意味していない．

2 QOL 評価尺度

QLS の概要

Heinrichs ら[2]による QOL 評価尺度（quality of life scale：QLS）は，統合失調症を主な対象として 1980 年代に成立した比較的古い評価尺度で，疾患を特定した特異的（specific）な健康関連 QOL 尺度の1つといえる．

QLS では，4つの生活領域（対人関係と社会的ネットワーク，仕事・学校・家事などの役割遂行，精神内界の基礎，一般的所持品と活動）の21の評価項目により，統合失調症患者の対人関係や精神的機能状態を評価する．

QLS は，評価の際，自記式質問票ではなく30〜40分を要する半構造化面接により情報収集し，最終的に面接者が本人の QOL レベルを外的基準により判定する．このような評価法は，近年のQOL 評価法とはやや異質ともいえ，QLS の開発年代が反映されたものである．しかし，本尺度の対象となるのは主に慢性の統合失調症患者であり，QLS の「精神内界の基礎」をはじめとした評価項目を自己評価させたとしても，適正な結果が得られない危惧もあり，面接者による最終評価は一概に否定できないところもある．重度の疾患を抱えていながら健康と感じている患者のことは「疾患のパラドックス」として議論されるテーマであるが，QLS では，面接者が本人の機能レベルを丁寧に聞き出し，（低い機能レベルが高く評価されないように）面接者が本人に代わって疾患特異的 QOL の機能レベルを位置づけているともいえる．その結果，QLS の評価面接では，面接者は本人の生活状況に深く分け入らなければならず，診療場面ではあまり話題にされないような本人の日常生活のありようも明らかになる．QLS の魅力がなおすたれないのは，患者とのかかわりにおいて，このような面接体験が面接者にとっても大変貴重なものと感じられるからかもしれない．

QLS 成立の理論背景[3]

QLS は，統合失調症に関する Kraepelin の記載に基づいている．つまり Heinrichs らは，「永続して意欲の源泉となる情動活動が低下し，これによって，精神活動や仕事に対する天分は減弱する．その結果（中略），情動平板化，精神活動の障害，意欲の無統制や努力の低下，自主的行動能力の低下をきたし，人格の本質が破壊される」との Kraepelin の記載から，統合失調症の中核をなす症状は，幻覚や妄想のような陽性症状ではなく，情動活動性の低下であると考えた．また，情動活動性の低下をもたらす症状を「欠損症状（deficit symptom）」と呼び，治療に反応しない持続性の陰性症状であり，統合失調症の最も重大な障害と考えた．

そこで，Heinrichs らは，QLS においては，精神内界の基礎の因子に含まれる7項目（目的意識，意欲，好奇心，快感消失，時間の利用，共感，感情的交流）により欠損症状が障害しうる統合失調症患者の精神的活動，ないし精神機能を評価しようとした．この7項目は，Heinrichs らによると建築に用いられるブロックのようなものであり，1つ1つのブロックが不完全であればできあがった建物の快適性が損なわれてしまうように，欠損症状のある患者の生活機能は障害されるとしている．障害される生活機能とは，対人関係と社会的ネットワーク，仕事・学校・家事などの役割遂行，一般的所持品と活動の3つの領域と考えられるため，QLS ではそれらの領域の機能レベルも評価する．このようなことから QLS の評点は，統合失調症の陰性症状評価結果とよく相関するものとなる．

QLS の評価の方法[2]

QLS には，⓭のような因子と評価項目が含まれ

⓭ QLSの4因子と21の評価項目

精神内界の基礎（精神内界）	対人関係と社会的ネットワーク（対人関係）
13　目的意識	1　家族
14　意欲	2　友人
15　好奇心	3　知人
16　快感消失	4　社会的活動
17　時間の利用	5　社会的ネットワーク
20　共感	6　社会的イニシアティブ
21　感情的交流	7　社会的引きこもり
	8　性的関係
仕事・学校・家事などの役割遂行（役割遂行）	一般的所持品と活動（所持品）
9　程度	18　一般的所持品
10　達成度	19　一般的活動
11　能力活用不足	
12　満足感	

（Heinrichs DW, et al／宮田量治ほか〈訳と解説〉. 増補改訂クオリティ・オブ・ライフ評価尺度　解説と利用の手引き. 2001[2]より）

⓮ QLS評価項目の例（1. 家族）

この項目は，ごく近い家族または被検者が現在同居している人々との関係の親密さの程度を，明らかな相互の気づかいや交流をもとに評価するためのものである．

想定質問
あなたは，いま，同居している人や家族のなかで誰と親しくしていますか．
個人的なことをそれらの人たちに相談できますか．
どれくらいの時間，それらの人たちと話し合いましたか．
（以下，略）

0 － 親密さはほとんどない
1 －
2 － 親密なかかわり合いは希薄で，断続的なものにすぎない
3 －
4 － 親密なかかわり合いはある程度一貫して認められるが，その広がりや強さは少ない．あるいは親密さは時折認められるだけである
5 －
6 － 同居人やごく近い家族との間で，親密な関係が適度に形作られている
9 － 一人暮らしやごく近い家族が近所にいない場合，ここに評点する

（Heinrichs DW, et al／宮田量治ほか〈訳と解説〉. 増補改訂クオリティ・オブ・ライフ評価尺度　解説と利用の手引き. 2001[2]より）

ており，4因子は，単に「精神内界」「対人関係」「役割遂行」「所持品」ともいわれる．精神内界では，「13. 目的意識」以下の7項目により統合失調症の欠損症状の中核付近にしばしば認められる認知，意欲，感情などの構成要素を臨床的に評価する．

対人関係では，「1. 家族」以下の8項目により，身近な対人関係における頻度や親密さを評価し，さらに，対人関係におけるイニシアティブのあり方，活動範囲や程度，異性との成熟したつきあいがみられるかを評価する．役割遂行では，「9. 程度」以下の4項目で，職業人，学生，家事専従者としての機能の達成度や能力をどれくらい活用できているか，役割遂行からどれくらい満足感が得られているかを評価する．所持品では，所持品や対人的な活動の豊富さが社会的場面への参加を反映するとし，被検者の所持品や活動数をカウントする．

個別の評点については，⓮のような面接基準の

本文に従って想定質問を用いながら，面接者は過去4週間についての情報収集を行い，評価項目ごとに7段階で評点する．QLSでは，満点は126点となり，評点が高いほど，QOLが高いと判定する．ある評価項目の被検者のQOLが健康な一般人の機能レベル（正常，ないし，機能障害なし）に相当する場合，5点ないし6点の評点となる．一方，重篤な機能障害がある場合，0点ないし1点の評点となる．QLSでは，1，3，5点の奇数点には尺度中に具体的記載が設けられておらず，偶数点の記載内容から面接者が得点を割り当てるものとされている．

日本語版の信頼性

QLSの日本語版の信頼性については，患者15人に対する2人の精神科医の評価者間一致率が0.40から0.93と確認されており，一致率の低い一部の項目を除くと信頼性は比較的よいことが確認されている．詳しくは文献[4]を参照されたい．

（宮田量治）

引用文献

1) 福原俊一．臨床のためのQOL評価と疫学．日本腰痛会誌 2002；8：31-37．
2) Heinrichs DW, Hanlon T, Carpenter WT Jr／宮田量治，藤井康男（訳と解説）．増補改訂クオリティ・オブ・ライフ評価尺度 解説と利用の手引き．東京：星和書店；2001．
3) Carpenter WT Jr, Heinrichs WD, Wagman AM. Deficit and nondeficit forms of schizophrenia：The concept. Am J Psychiatry 1988；145：578-583.
4) 宮田量治．クオリティ・オブ・ライフ評価尺度．上里一郎（監）．心理アセスメントブック第2版．東京：西村書店；2001．pp587-595．

▶ **QLS入手先**

- 星和書店
  〒168-0074 東京都杉並区上高井戸1-2-5
  TEL：03-3329-0031／FAX：03-5374-7186

---

9 ［社会生活の評価］ 精神障害者社会生活評価尺度（LASMI）

社会生活にはさまざまな生活の領域が含まれており，文化・性別・年齢・居住地域の影響を受けることや，社会の価値観が評価に含まれざるをえないこと，行動レベルでは把握できない評価内容も含まれることなどから，社会生活の評価は多岐にわたらざるをえず，標準的な評価方法が確立していない．呼称も必ずしも定まっておらず，社会生活能力，社会機能，社会適応，社会的役割ないしは行動などと呼ばれ，そこに包含される概念もさまざまといってよい．そのなかで精神障害者社会生活評価尺度（Life Assessment Scale for the Mentally Ill：LASMI）は，わが国において地域で生活している統合失調症の人を対象に開発された評価尺度であり，広く使われているものの一つである．しかし諸外国ではまた事情が異なる．詳しくは別報[1]を参照されたい．

1 評価法の概要

開発の経緯

共同作業所全国連絡会が中心となって発足した障害者労働医療研究会では，統合失調症の生活障害を客観的かつ包括的に評価するために，「LASMI」を開発した．この尺度は，臺[2]の統合失調症の生活障害モデルをもとにしている．

適切な対象および使用目的

課題遂行能力についての評価項目が多く，デイケアや作業所に通所している人に最も適する．入院中の場合は，作業療法などで活発なリハビリテ

ーション活動を行っている場合がよい．アセスメントの補助や，効果測定に用いることができる．対象年齢は成人である．実施所要時間は，評価者が被評価者の生様を熟知していれば10分程度であるが，家族からの情報や生活記録などを参照する場合などには，その程度により時間は増加する．

2 具体的な評価の方法ならびに施行上の注意

評価方法

評価はマニュアルに基づいて行うため，実施前の特別の訓練は行わない．これは臨床現場で用いる尺度としての実用性を重視したためである．評価は，原則として対象者のおかれている環境での1か月間の日常の行動観察に基づいて行うが，他の情報源（家族など直接に行動観察できる者や対象者との面接，治療記録の参照）も補助手段として認めている．どの下位尺度についても，どれを主要情報とするかは，マニュアルで定めている．アンカーポイントは5段階で，0段階（問題なし）から4段階（たいへん問題がある）まで，どの程度援助や助言を必要とするかで刻まれており，周囲の環境がどの程度保護的であるかを加味した評価ができるようになっている．

評価領域

日常生活，対人関係，労働または課題の遂行の評価という，客観的な行動観察に基づく下位尺度のほかに，持続性・安定性という1年間の経時的な評価と，自己認識という心理的側面を評価する下位尺度をもっていることが特徴である．これは，臺のモデルでは，生活経過の不安定性と現実離れの傾向とが統合失調症を特色づけるとしているためである．具体的には5つの下位尺度よりなっており，D（Daily Living/日常生活）12項目，I（Interpersonal Relations/対人関係）13項目，W（Work/労働または課題の遂行）10項目，E（Endurance & Stability/持続性・安定性）2項目，R（Self-Recognition/自己認識）3項目である．

得られる結果

5つの下位尺度それぞれの得点を算出し，プロフィールを描くことができる．

実際の評価表（一部掲載）

「D-1」生活リズムの確立．
- （0）必要な時間に自分で起きることができ，自分なりの生活リズムが確立されている．
- （1）時に寝過ごすことがあるが，だいたい自分なりの生活リズムが確立されている．
- （2）時に，助言がなければ，寝過ごし，生活のリズムを乱すことがある．
- （3）起床が遅く，生活のリズムが不規則に傾きがち．強い助言や援助を必要とする．
- （4）生活が不規則で，助言や援助をしようとしてもまったく改めようとしないか，できない．

3 評価法の特徴，制約，解釈に際しての注意

評価対象の特性

社会生活能力の評価は，そもそも評価尺度が開発されたとき，臨床実地試験を行ったコホートの特徴に近い対象で用いることが，一般的に妥当である．たとえば入院中の人の地域での生活可能性を評価するために作成された尺度は，すでに地域で作業所に通っている人の生活の豊かさを評価するには必ずしも向いているとはいえない．その点で，LASMIは前述したように，地域でデイケアや作業所などを利用している人の評価に向いている．

評価の手法

評価手法には，観察者による行動測定と，価値判断を含めた行動評定がある．また本人による行動報告（または自己行動監視法）や自己評定がある．行動測定や本人による行動報告は客観性に優れ，行動療法の効果判定など，研究面で広く用いられている．しかし要援助かどうかなどの判定には，社会的価値観などの介在する観察者や自己による評定が重要になってくる．LASMIは行動評定であり，客観的な障害の程度の観察とともに，支援の必要性を評定する尺度となっている．

評価の目的

臨床場面で，個人の治療・援助に役立てるうえでは，治療開始前のアセスメント（機能評価）と

援助プランの作成，治療の進展を把握するためのモニタリング，治療の効果を明らかにするための効果判定のいずれに用いるのかによって，適切な評価手段は異なる．LASMIはアセスメント，もしくは効果判定のツールとして用いられることが多い．

評価の主体は誰か

治療者であるのか，それ以外の専門家であるのか，当事者であるのか，家族を含めた関係者であるのかによって，用いうる評価方法に違いがあり，得られる情報も異なる．わが国でも，当事者や家族による評価が広く用いられるようになった．これは社会生活能力に限らないが，当事者や家族の満足度や変化の自覚が，そもそも重要な介入目的であることや，介入による生活の向上がある程度推測可能であることから，重視されるようになっ

たためである．また当事者や家族による評価はしばしば簡便でもある．一方では，専門家による行動観察などの手段とは異なる情報をもたらすものであり，代替手段とはならない．LASMIは専門家による評価尺度となっている．

〈池淵恵美〉

引用文献

1) 池淵恵美．統合失調症の社会機能をどのように測定するか．精神経誌 2013；115：570-585．
2) 臺　弘．生活療法の復権．精神医学 1984；26：803-814．

▶ LASMI 入手先

・教育評価研究所
〒861-2106 熊本県熊本市東区東野2丁目19-1
TEL：096-367-1611／FAX：096-365-2874

---

10 ［病識の評価］
精神障害無自覚度評価尺度（SUMD）

1 評価法の概要

精神障害無自覚度評定尺度（The Scale to Assess Unawareness of Mental Disorders：SUMD）は，精神障害をもつ人の病識欠如を評価する半構造化面接尺度として，Amadorら[1]によって1993年に開発され，現在も主に統合失調症患者を対象とした研究に広く用いられている．SUMDは1980年代以降の，病識を操作的に定義したうえで，厳密な方法論を用いて客観的に評価することを目的に開発された評価尺度の1つであり，現在に至るまで最も多く利用された病識尺度の1つである[2]．

Amadorら[1]は，SUMDの作成にあたって，病識を「病識は一次元的なものではなく，いくつかの要素によって構成されている複合的な概念であ

り，また，ある／なしといった二値的なものではなく，連続的な概念である」と定義している．またSUMDでは，精神障害についての自覚，服薬の効果への自覚，精神障害の社会的結果についての自覚，症状についての自覚を区別して評価するほか，現在の状態についての自覚と，過去の状態についての自覚も区別している．これは，たとえば服薬には効果があると考えているが，自分が精神障害だとは考えていない，あるいは前回のエピソードについては「あのときは精神的な病気だった」と認めるが，現在のエピソードについては精神疾患であることを認めない，などの部分的な病識があるという臨床的な観察に基づいている．このようにSUMDは病識を細やかにとらえることにより，単に病識がある／ないと評価するよりも，病識が欠如している患者に対してどのようなアプロー

チをとるべきかに関する重要な情報が得られることを意図して作成されている．

2 評価方法

評価の対象者

Amadorらは「元来，統合失調症の病識欠如への関心から作成された尺度であるが，他の精神障害の病識評価にも用いることができるようにデザインされている」と述べている[1]．実際にSUMDはうつ病（DSM-5），双極性障害の患者を対象とした研究においても信頼性と妥当性が確認されており[3]，多くの研究で用いられている．

原著者は対象年齢を明記していないが，本尺度は成人だけではなく思春期を対象とした研究においても使用されている．

尺度の構造

SUMDは精神障害についての全般的な自覚を問う全般的項目と，患者が有する症状についての自覚と帰属を問う症状項目により構成される．

全般的項目は，①精神障害についての自覚，②服薬による効果への自覚，③精神障害の社会的な結果についての自覚，を5段階で評価し，高い得点ほど病識がないことを表す．また各項目について「現在の状態についての自覚」と「過去の状態を回顧的に振り返ることによって得られる現時点での自覚」を評価する．3つの側面について，それぞれ現在，過去についての病識を問うため，全般的項目は全6項目である．このとき「服薬による効果への自覚」は服薬の効果が明らかである対象者のみに適用することに留意しなければならない．

症状項目は，SUMDの症状リストに含まれる17の症状⑮について，①現在存在する症状についての自覚（現在症状自覚尺度），②現在存在する症状についての帰属（現在症状帰属尺度），③過去に存在した症状についての自覚（過去症状自覚尺度），④過去に存在した症状についての帰属（過去症状帰属尺度）を評定する4つの下位尺度からなる．5段階で評定され，高い得点は低い病識を表す．

ここで「症状の自覚」とは，症状の存在を認識している状態と定義される．たとえば妄想についての「自覚」があるとされるためには，「間違った思い込みがある」ことに気づいていればよく，それが精神疾患の症状としてとらえられている必要はない．

一方，「帰属」は「自覚」とは概念的に区別されるものであり，そうした現象がなぜ起こっているかについての認識と定義され，その現象が精神疾患の症状である，もしくは精神疾患を示唆する，ということに気づいていれば「正しく帰属できている」とされ，より高い病識があると考えられる．このとき，必ずしも「妄想」などの専門用語が使われる必要はない．

症状項目の評価は，評価する期間（現在もしくは過去）にその症状が存在していることが病歴もしくは主治医による報告から明らかである場合のみ評定する．特に現在の症状については，過去1週間に存在した症状のみを評価する．症状が「ある」とする基準としては，陽性症状評価尺度（Scale for the Assessment of Positive Symptoms：SAPS）[4]，陰性症状評価尺度（Scale for the Assessment of Negative Symptoms：SANS）[5]，陽性・陰性症状評価尺度（Positive and Negative Symdrome Scale：PANSS）[6]で中等度以上であることが推奨されている．また，各症状についての「帰属」は，その症状の「自覚」が「1＝自覚している」から「3＝いくらか自覚している」と評定されたときのみ実施される．

こうした構造であるため，症状項目については単純な加算得点を用いることはできない．そこで評定された項目の合計得点を評価の対象となった症状の数で除することにより，現在症状自覚得点，過去症状自覚得点，現在症状帰属得点，過去症状帰属得点をそれぞれ算出する．

半構造化面接の実施方法

SUMDの実施には，評定する症状項目の数によって大幅に異なるが，通常20〜45分程度を要する．SUMDの面接および評価は，メンタルヘルス分野における一定の教育と臨床の経験をも

VII. 精神症状の評価法

ち，かつマニュアルに習熟した者であれば，職種を問わずに施行することができる．なお Amador らが SUMD の信頼性と妥当性について検討した研究[1]では，最低 2 年以上の臨床経験を積んだ修士以上のソーシャルワーカー，心理士，精神科医などが面接および評価を行っており，この程度の教育と臨床経験があることが望ましい．

半構造化面接の実施に先立ち，面接者はカルテ

⑮ 精神障害無自覚度評定尺度日本語版（SUMD-J）（抜粋）

全般的項目

1. 精神障害についての自覚
   患者は自分が精神障害，精神科的問題，感情的困難さなどをもっていると信じているか

現在	過去	評価基準
0	0	評価不可能
1	1	自覚している：患者は自分が精神障害をもっていると確信している
2	2	
3	3	いくらか自覚している：自分が精神障害をもっているかどうか確信はないが，精神障害をもっているかもしれないと考えることはある
4	4	
5	5	自覚していない：自分が精神障害をもっていないと確信している

2. 服薬による効果への自覚
   患者は，服薬の効果をどのように考えているか．患者は服薬が自分の症状の強さあるいは頻度を減少させたと信じているか（服薬の効果が認められている場合のみ）

現在	過去	評価基準
0	0	評価不可能
1	1	自覚している：患者は服薬が自分の症状の強さあるいは頻度を減少させたと確信している
2	2	
3	3	いくらか自覚している：患者は服薬が自分の症状の強さあるいは頻度を減少させたかどうか確信はないが，そう考えることはある
4	4	
5	5	自覚していない：患者は服薬が自分の症状の強さあるいは頻度を減少させたことはないと確信している

3. 精神障害の社会的な結果についての自覚
   患者は，自分が入院したこと，強制入院させられたこと，逮捕されたこと，追放されたこと，解雇されたこと，傷害を受けたことなどの理由について，どのように考えているか

現在	過去	評価基準
0	0	評価不可能
1	1	自覚している：患者は該当する社会的結果が精神障害をもっていることに関連していると確信している
2	2	
3	3	いくらか自覚している：患者は該当する社会的結果が精神障害をもっていることに関連しているかどうかの確信はないが，そう考えることはある
4	4	
5	5	自覚していない：患者は該当する社会的結果が精神障害をもっていることに関連していないと確信している

症状項目

症状チェックリスト
　どの期間についてのどの項目を評価するのかを示しておくために，項目番号の横の欄に，現在症状が存在すればCに，過去に症状が存在すればPに丸をつけること

4	C	P	幻覚
5	C	P	妄想
6	C	P	思考障害
7	C	P	場にそぐわない情動
8	C	P	普通でない服装あるいは外見
9	C	P	常同的あるいは儀式的な行動
10	C	P	貧困な社会的判断
11	C	P	攻撃的衝動のコントロールの貧困さ
12	C	P	性的衝動のコントロールの貧困さ
13	C	P	思考の貧困／遅い，あるいは貧困な会話
14	C	P	平板あるいは鈍感な情動
15	C	P	意欲―発動性の欠如
16	C	P	アンヘドニア／失快楽―非社交性
17	C	P	注意の貧困
18	C	P	混乱―失見当識
19	C	P	普通でないアイコンタクト
20	C	P	貧困な社会関係

4. 幻覚への自覚
　患者は，自分が間違った知覚をもっていることを認識しているか．たとえば，「自分は死んだ叔父の声を聞いている」と信じている患者は，その知覚の間違った性質，つまりこれが幻覚であるということに気づいていない．もしも，患者が，この知覚は自分の中で作られたものだと考えることができるならば（たとえば，「私はたくさんのストレスを抱えているので，私の心が私にいたずらをしているのではないかと思う」と言うとき），患者は幻覚をいくらか自覚している．もしも，患者が「彼の叔父が彼に話しかけているはずはなく，これらの知覚は間違っている」と確信しているならば，彼は幻覚を自覚している．

現在	過去	評価基準
0	0	評価不可能
1	1	自覚している：患者は自分には幻覚があると確信している
2	2	
3	3	いくらか自覚している：患者は自分に幻覚があると確信してはいないが，そう考えることはある
4	4	
5	5	自覚していない：患者は自分には幻覚はないと確信している

4b. 幻覚への帰属（幻覚への自覚で1～3と評定された場合のみ実施する）
　患者はこの体験をどのように説明するか．

現在	過去	評価基準
0	0	評価不可能
1	1	正しい：症状は精神障害のためであると確信している
2	2	
3	3	部分的：症状が精神障害のためであると確信はしていないが，精神障害のためである可能性を考えることはある
4	4	
5	5	不正確：症状は精神障害と関係づけられてはいない

(酒井佳永ほか．精神医学 2002[7] より)

および主治医からの情報をもとに，服薬の効果があった（あった）かどうか，評価する期間にどのような症状があったのかどうかをあらかじめ確認し，どの項目が適用されるかを明らかにしておく必要がある．

SUMDは半構造化面接であるため，具体的な質問は定められていないが，原著者らは「最初は一般的な質問から始め，その後より具体的な質問を行う」「最後に確信の度合いについて確認する」という流れで質問を進めていくことを推奨している．

またSUMDにかかわらず，すべての病識を評価する半構造化面接尺度に当てはまることではあるが，患者が面接者の期待に沿う回答をしようとすることによって，回答がゆがめられやすいことに留意する必要がある．面接に導入する際には「主治医や家族が考えていることではなく，あなた自身の考えを教えていただきたいのです」と伝えること，また「この面接におけるあなたの回答は，あなたの治療や入院期間に影響を与えません」と伝えることが重要である．

さらに，統合失調症患者は曖昧な病識や思考障害のために，矛盾した回答や混乱した回答をすることが珍しくない．こうした場面では「今あなたは○○とおっしゃっていますが，先ほどは××とおっしゃっていたので少し混乱してしまいました．確認させてください」「あなたが聞いている『声』は精神疾患の症状ですかと聞かれたらどう答えますか．『はい』『多分そう思う』『そう思わない』のうちどのように答えますか」など，より限定的な質問で確認することが有効である．

なお，SUMDは病識を包括的に評価することを目的として作成されたが，目的に応じて全般的項目と症状項目を独立して用いることもできる．また，Amadorらは全般的項目と，症状項目のうちの7症状について，現在の病識のみを問う10項目の短縮版を作成している[3]．

3 信頼性と妥当性

Amadorら[1]は，SUMDの評価者間信頼性を級内相関係数（intraclass correlation coefficients：ICC）により検討し，全般的項目（現在）1〜3のICCがそれぞれ0.89, 0.75, 0.68，全般的項目（過去）1〜3のICCがそれぞれ0.78, 0.89, 0.67であることを報告している．また症状項目については，現在症状自覚得点のICCは0.90，現在症状帰属得点のICCは0.87，過去症状自覚得点のICCは0.86，過去症状帰属得点のICCは0.52であることを報告している．さらにAmadorら[1]は併存的妥当性の検討として，全般的項目6項目とハミルトンうつ病評価尺度の病識項目とのSpearman順位相関係数を算出している．その結果，現在についての病識を評価する3項目は中等度から強い相関がみられる一方で，過去についての病識を評価する3項目は有意な相関関係が認められなかった．これはSUMDがハミルトンうつ病評価尺度の病識項目よりも，幅広い病識の側面を評価していることを示唆している．

SUMDの日本語版（以下SUMD-Jとする）は酒井ら[7]により，原著者の同意を得たうえで，逆翻訳の手順を経て作成され，信頼性と妥当性の検討が行われている．評価者間信頼性については，2人の評価者が独立に評価したときの一致度をCohenのκ係数を用いて検討し，全般的項目6項目はすべて$\kappa=0.60$を超えており，一定の評価者間信頼性があることが報告されている．またSUMD-J合計得点とPANSSの「病識と判断力の欠如」項目とのSpearman順位相関係数は0.64であり，一定の併存的妥当性が示されている．またSUMD-J全般的項目6項目のCronbachのα係数は0.71であり，SUMDは一定の内部一貫性を有していることが示されている．

4 使用について

尺度の利用およびマニュアル

SUMDおよびSUMD-Jは無料で利用することができる．SUMD日本語版全文および英語版のマニュアルの入手にあたっては，日本語版著者（酒井佳永）に連絡されたい．

長所および限界

　SUMDの主な長所としては，患者の病識を包括的かつ細やかにとらえることができる点，統合失調症だけではなく気分障害患者の病識評価にも多く用いられている点，目的に応じて柔軟に使用できることがあげられる．他方，面接および評価に時間がかかること，構造が複雑であることなどが限界だといえる．またSUMDを利用した研究をレビューした論文[2]では，SUMDを異なる方法で使用した複数の研究結果を，同じ尺度を用いたとして比較することには慎重になるべきであることが指摘されている．

（酒井佳永）

引用文献

1) Amador XF, Strauss DH, Yale SA, et al. Assessment of insight in psychosis. Am J Psychiatry 1993；150：873-879.
2) Dumas R, Baumstarck K, Michel P, et al. Systematic review reveals heterogeneity in the use of the Scale to Assess Unawareness of Mental Disorder (SUMD). Curr Psychiatry Rep 2013；15：361. DOI 10 1007/s11920-013-0361-8.
3) Amador XF, Flaum M, Andreasen NC, et al. Awareness of illness in schizophrenia and schizoaffective and mood disorders. Arch Gen Psychiatry 1994；51：826-836.
4) Andreasen NC. Scale for the Assessment of Positive Symptoms（SAPS）. Iowa City：University of Iowa；1984.
5) Andreasen NC. Scale for the Assessment of Negative Symptoms（SANS）. Iowa City：University of Iowa；1983.
6) Kay SR, Opler LA, Fiszbein A. Positive and Negative Syndrome Scale（PANSS）Rating Manual. Tronto：Multi-Health Systems Inc；1991／山田　寛，増井寛治，菊本弘次（訳）．陽性・陰性症状評価尺度（PANSS）マニュアル．東京：星和書店；1991．
7) 酒井佳永，金　吉晴，秋山　剛．精神障害無自覚度評定尺度日本語版（SUMD-J）の信頼性と妥当性の検討．精神医学 2002；44(5)：491-500.

▶ **SUMDおよびSUMD-J　日本語版全文および英語版マニュアル入手先**

● 跡見学園女子大学文学部臨床心理学科　酒井佳永（日本語版著者）
E-mail：y-sakai@atomi.ac.jp

11 ［病識の評価］
病識評価尺度（SAI）

1 評価法の概要

　病識評価尺度（The Schedule for Assessment of Insight：SAI）は，精神病性の疾患における病識の評価を目的としてDavid[1]によって作成された半構造化面接尺度である．SAIは前項で述べた精神障害無自覚度評価尺度（Scale to Assess Unawareness of Mental Disorders：SUMD）と同様に，病識を操作的に定義したうえで，客観的かつ多次元的に評価することを試みて作成された半構造化面接尺度の一つである．

　David[1]は病識について経験的かつ理論的な見地から，病識を「（幻覚などの）病的体験を精神症状としてとらえる能力」「自分は疾病によって苦しんでおり，またその疾病は精神的なものであるということへの気づき（awareness）」「服薬に対するコンプライアンス」という，異なるが重なり合う部分をもつ3つの概念によって構成されると定義している．この3つの概念がすべて満たされている場合は「完全な病識」があるとし，3つの構成概念のうち1つないし2つのみを満たす場合は「部分的な病識」があるとする．たとえば「ず

っと盗聴されているので精神的にまいってしまって,薬を飲んでいるのです」というように,精神症状によりストレスを感じているために,自発的に治療を受けていると考えている,と回答する場合は,精神的に具合が悪いことへの気づきがあり,治療へのコンプライアンスは高いが,精神症状についての病識がないと考える.このように,SAIは病識の3つの構成概念を,それぞれの程度も含めて評価することを目的として作成されている.

2 評価方法

評価の対象者

SAIは精神病症状を伴う精神疾患の病識評価を目的として作成され,SAIの信頼性と妥当性を検討した研究[2]では,精神病症状を有する統合失調症,妄想性障害,躁状態,うつ病など,幅広い精神疾患の患者を対象としている.SAIは主に統合失調症を対象とした研究で多く利用されているが,双極性障害,うつ病(DSM-5)を対象とした研究にも用いられている.

原著者は対象年齢の範囲を明確に定めていないが,本尺度は成人だけではなく思春期を対象とした研究においても多く使用されている.

尺度の構造

「治療と服薬の必要性」「自己の疾病についての意識」「精神症状についての意識」という病識の三次元を評価する3下位尺度7項目からなる.「治療と服薬の必要性」は「治療を受容しているかどうか(受動的に受け入れていることも含む)」と「自発的に治療を求めるかどうか」について,最近の治療や服薬に対する態度や半構造化面接における患者の回答をもとに評価する2項目からなる.「自己の疾病についての意識」は「自分に何か病気があることを意識しているか」「それは精神的/心理的な病気だと思うか」「どうしてそういう病気になったと考えているか」を問う3項目からなる.「精神症状についての意識」は「現在もしくは過去の幻聴や妄想が,正しくない,あるいは本当に起こったことではないと自覚しているか」「精神症状がなぜ起こると考えているか」を問う2項目か

らなる.各質問への回答は0~2点の3段階で評価され,合計得点は0~14点の範囲をとり,高い得点ほど高い病識をもつことを示す.さらに周囲の人々が患者の精神症状についての話を信じてくれないとき,どのように考えるかを問う「補足」があり,「補足」を実施する際には合計得点は0~18点の範囲をとる.

SAIには原著者の了解を得たうえで作成され,信頼性と妥当性が確認された日本語版がある[3,4].SAI日本語版(以下,SAI-Jとする)は,原著者の了承を得て一部修正されており,「治療と服薬の必要性」の項目数が3項目と原版のSAIよりも1項目多いことに注意が必要である.その他の下位尺度は原版と同じ構造である.そのためSAI-Jは全8項目(補足を加えると全9項目),0~16点(補足質問を加えると0~20点)の値をとる.SAI-Jの項目,半構造化面接における質問,および評価基準を⓰に示す.

半構造化面接の実施方法

半構造化面接の実施に要する時間および実施者の条件

SAIおよびSAI-Jの実施には,通常15分程度を要する.原著者らは半構造化面接の実施に必要な条件や資格については言及していないが,患者の病識を問うという評価尺度の内容や,質問や採点基準について厳密なマニュアルが存在していないことを考慮すると,評価にあたってはメンタルヘルス分野における一定の教育と臨床経験を有していることが必要だと考えられる.

半構造化面接の実施にあたっては,患者が面接者の望む回答をしようとすることによるバイアスをできるだけ少なくするよう留意する必要がある.

また,半構造化面接の開始に先立って,最近1週間の患者の服薬や治療に対する態度(「治療と服薬の必要性」の評価に必要),および現在もしくは過去に患者が明らかに呈していた精神症状(「精神症状についての意識」および「補足」の評価に必要)についての情報を得ておく必要がある.さらにSAI-Jでは入院についての認識を問うため,

⓰病識評価尺度日本語版（SAI-J）（全文）

1. 治療と服薬の必要性
    1a 最近1週間の患者の服薬態度を観察する
        （入院患者）
        2＝服薬を受け入れている
            患者が服薬について質問したとしても，その内容は適切なものであり（効果，副作用，将来の見通しについての質問など），特に服薬に拒否的な様子はない．
        1＝言葉や感情面での拒薬傾向
            与薬時，診察時などに服薬について不服そうだったり，はっきりと嫌そうな言動がある．
        0＝実際の拒薬行為
            説得しても明らかに服薬を拒もうとする，意図的に服薬を忘れる，服薬を引き延ばすために質問を続けるなど．
        （外来患者）
        2＝服薬を受け入れている
            患者が服薬について質問したとしても，その内容は適切なものであり（効果，副作用，将来の見通しについての質問など），特に服薬に拒否的な様子はない．
        1＝言葉や感情面での拒薬傾向
            診察時に服薬への強い疑問や否定的な質問がみられる（例：こんなにたくさん飲むんですか，いったいいつまで飲むのですか，など）．家族からの情報として服薬に際してのためらいや不満がみられている．
        0＝実際の拒薬行為
            本人または家族からの情報として，意図的に服薬をしないことがあった．

    1b 服薬についての患者の考えや態度を尋ねる（入院，外来とも）
        「今後の服薬を続けるかどうかはあなたに任せる，と言われたらどうしますか」と尋ねよ．
        2＝医師に確認する，または服薬を今まで通り続ける
            治ったということなのか，あるいは服薬をやめても再発などの増悪がないかどうかを医師に確認したり，家族などに相談する．または服薬を今まで通り続ける．
        1＝相談せずに部分的に中断する
            一部の薬を減らしてみる，または短い期間だけ断薬して様子をみる．増悪や再発の可能性をどこかで意識している．
        0＝中止する
            全面的にやめたいという．再発，増悪のことは意識していない．医師に確認はしない．

    1c 入院についての意識を尋ねる（現在入院中，または入院歴のある患者）
        「あなたが入院している（していた）理由は？」と尋ねよ（一番最近の入院について聞く）．
        2＝受け入れ可能な説明をする
            医学的，社会的，家族の事情などを理由にあげる．必ずしも疾病に対する医学的な理解がなくてもよい．長期在院患者の場合，発言が事実かどうか確かめることは難しいと思われるが，一応患者の説明するようなことはありうると思われるときはここに含める．
        1＝一部に事実らしい出来事をふまえているが，患者独自の解釈や空想，部分的な妄想を交えて説明する
            空想の内容が防衛などの意味で共感できる場合でも，内容が非現実的なものは1に評定する．
            注）2と1の区別が難しい場合は，今後どのような条件が整えば退院できるかを聞く．その説明が現実的であれば2，非現実な仮定などを含む場合は1に評定する．
        0＝ほぼ全面的に妄想的，不合理な解釈をする

2. 自己の疾病についての意識
    2a 患者に「自分が病気だと思いますか」または「自分の調子がどこかおかしいと思いますか」（精神的・身体的・その他の意味で）と尋ねよ．
        2＝しばしば思う（ほぼ毎日のように）
        1＝ときどき思う
        0＝決して思わない
            （医師/その他の人々はなぜ患者が病気だと思ったのだろうか，と尋ねよ．その結果によって2，1の評定をしてもよい．）

        もし1か2ならば次に進む
    2b 患者に「自分は精神の病気であると思いますか」と尋ねよ．
        2＝しばしば思う（ほぼ毎日のように）
        1＝ときどき思う
        0＝決して思わない

⓰ 病識評価尺度日本語版（SAI-J）（全文）（つづき）

もし1か2ならば次に進む
2c 患者に「どうしてそういう病気になったのだと思いますか」と尋ねよ．
2＝受け入れ可能なメカニズムに基づいてきちんとした説明をする
患者の社会的，文化的，教育的な背景に照らして適切であること．たとえばストレスの過剰，家族背景体内の化学物質のバランスが崩れたためなど．
1＝説明が混乱しており，同じような説明が繰り返され，患者が適切に理解しているとは思われない，または「わからない」という
0＝妄想的な説明

3．精神症状についての意識
3a 患者に「（現在もしくは過去の妄想内容）という考えは正しくない/本当に起こったことではないと思いますか」と尋ねよ．
2＝明らかに正しくない
1＝おそらく正しくない
0＝正しい

もし1か2ならば次に進む
3b 患者に「次のようなことがなぜ起こるのだと思いますか．たとえば…（一般的な幻覚・妄想を例示する）という考えや，声が聞こえたりものが見えるということですが」と尋ねよ．
2＝病気の一部である
1＝疲れやストレスなどの外的な出来事への反応である
0＝外からの不合理な力（おそらく妄想によると思われる）のせいである

（補足）「周りの人々があなたの…（患者の幻覚・妄想を例示して）についての話を信じてくれないとき，どのような気持ちになりますか」と尋ねよ．
4＝そういうときは自分が病気なのだと思う
3＝自分が間違っているのかもしれないという気がする
2＝どう考えたらいいかわからない．わけがわからない
1＝誰が何といおうと自分のいうことは正しい
0＝みんなが嘘をついている

（酒井佳永ほか．臨床精神医学 2000[4]）より）

入院歴の有無を確認しておく必要がある．

半構造化面接および採点の概要

① 治療と服薬の必要性

まず1aでは受動的な受け入れも含めた治療へのコンプライアンスを，最近1週間の服薬態度の観察により評価する．次に1bでは半構造化面接で「今後の服薬を続けるかどうかはあなたに任せる，と言われたらどうしますか」と尋ねることにより，患者が自発的に治療を求めているかどうかを評価する．

これに加え，SAI-Jでは1cとして入院した経験をもつ対象者に「あなたが入院している（していた）理由は？」と入院についての意識を尋ねる．

② 自己の疾病についての意識

この下位尺度は階層的な構造となっている．ま ず2aでは「自分が病気だと思いますか」「自分の調子がどこかおかしいと思いますか」と尋ねる．これに「2＝しばしば思う」もしくは「1＝ときどき思う」と答えたときのみ，2bの「自分は精神の病気であると思いますか」に進む．「0＝決して思わない」と答えた場合は，2bと2cは施行せず0点とする．同様に2bに対して「2＝しばしば思う」もしくは「1＝ときどき思う」と答えたときのみ，「2c どうしてそういう病気になったのだと思いますか」と尋ね，2bが「0＝決して思わない」であった場合は2cは施行せず0点とする．

③ 精神症状についての意識

この下位尺度も階層的な構造となっている．3aでは患者の現在もしくは過去の妄想，幻聴などの精神症状について「その考えは正しくない/本当

に起こったことではないと思いますか」と尋ねる．これに対して「2＝明らかに正しくない」もしくは「1＝おそらく正しくない」と回答したときのみ，3bの「次のようなことがなぜ起こるのだと思いますか．たとえば…（一般的な幻覚・妄想を例示する）という考えや，声が聞こえたりものが見えるということですが」と尋ねる．3aに対して「0＝正しい」と回答した場合は，3bは施行せず0点とする．

④補足

「周りの人々があなたの…（患者の幻覚・妄想を例示して）についての話を信じてくれないとき，どのような気持ちになりますか」と尋ねる．回答は0〜4点の5件法で評定する．

3 信頼性と妥当性

Davidら[2]はSAIの評価者間信頼性について「3人の研究者が8人の対象者を独立に評価したときの級内相関係数は0.72であり，十分な評価者間信頼性がある」と述べている．また，併存的妥当性の基準としてPresent State Examination（PSE）[5]における病識を問う項目（104項目）を用いており，PSEの104項目とSAIの各下位尺度との相関は−0.40から−0.60，SAI合計得点との相関は−0.72であったことから，十分な併存的妥当性があると結論づけている[2]．

SAI日本語版であるSAI-Jについては金ら[3]が評価者間信頼性，酒井ら[4]が内部一貫性と陽性・陰性症状評価尺度（PANSS）「病識と判断力の欠如」項目を外的基準としたときの併存的妥当性を検討している．評価者間信頼性はCohenのκ係数が0.73〜0.88，内部一貫性はCronbachのα係数が0.77であり，いずれも十分な信頼性が示されている．またSAI-J総得点とPANSS「病識と判断力の欠如」との相関は−0.53と中程度の相関を示しており，一定の併存的妥当性を有していることが示されている．

4 使用について

尺度の利用およびマニュアル

SAIおよびSAI-Jは無料で利用できる．SAIおよびSAI-Jの面接および採点についてのマニュアルは出版されていないが，面接および評価の方法は比較的シンプルであり，評価尺度のなかに半構造化面接における質問および回答の採点基準が具体的に記載されている．SAI-Jは評価項目および採点基準が雑誌に掲載されているが[4]，使用に際して，より詳しい情報が必要な場合には，日本語版著者（酒井佳永）まで連絡されたい．

長所および限界

SAIの主な長所としては，患者の病識を多次元的にとらえることができることに加え，SUMDと比較すると短時間で実施，採点できる点が利点といえるだろう．他方，限界としては，評価段階の少ないシンプルな尺度であるため，微妙な変化をとらえにくいことがあげられる．

〈酒井佳永〉

引用文献

1) David AS. Insight and psychosis. *Br J Psychiatry* 1990；156：798-808.
2) David AS, Buchanan A, Reed A, et al. The assessment of insight in psychosis. *Br J Psychiatry* 1992；161：599-602.
3) 金　吉晴ほか．精神分裂病患者の病識と臨床指標との関係．厚生省精神・神経疾患研究委託費　精神分裂病の病態・治療・リハビリテーションに関する研究　総括研究報告書．2002．pp29-35.
4) 酒井佳永，金　吉晴，秋山　剛ほか．病識評価尺度（The Schedule for Assessment of Insight）日本語版（SAI-J）の信頼性と妥当性の検討．臨床精神医学　2000；29（2）：177-183.
5) World Health Organization. Report of the International Pilot of Schizophrenia 1. Geneva：WHO；1973.

▶ SAIおよびSAI-J入手先

● 跡見学園女子大学文学部臨床心理学科　酒井佳永（日本語版著者）
E-mail：y-sakai@atomi.ac.jp

12 [病識の評価] 病識および治療態度の質問票（ITAQ）

1 評価法の概要

病識および治療態度の質問票（Insight and Treatment Attitudes Questionnaire：ITAQ）は，1980年代後半から始まった病識を操作的に定義し直したうえで実証的に測定しようと試みた研究の潮流のなかで，最初期に開発された尺度の一つである．ITAQの原著者であるMcEvoyら[1]は，病識について「病識のある患者は自分の知覚体験，認知過程，感情，行動が病理的であることを，かかわっている専門家による判断と一致するような形で判断することができる．またこのような患者は自分が入院や薬物治療を含む精神医学的治療を必要としていると信じている」と操作的に定義し，この定義に基づいてITAQを作成した．

ITAQは，自らの精神的な問題についての認識とともに，治療の必要性についての認識を評価することを目的として作成されている．またITAQの特徴として，過去および現在の精神的な問題とその問題に対する治療の必要性についての認識，そして再発の可能性も含めた将来にわたっての精神的な問題と継続的な治療の必要性についての認識を包括的に評価していることがあげられる．

2 評価方法

評価の対象者

ITAQは統合失調症患者の病識と治療の必要性についての認識を評価する目的で作られた尺度であり，ITAQを用いた研究の多くは統合失調症患者を対象にしたものである．ただし，数は多くはないが双極性障害を対象とした研究もあり[2]，気分障害圏の患者を対象とすることも可能である．原著者は対象年齢の範囲を明確に定めていないが，本尺度は成人のみならず思春期を対象とした

研究においても使用されている．

尺度の構造

ITAQは，過去の症状増悪時，現在，そして将来における，それぞれ精神的問題についての認識，精神的問題に対する治療の必要性についての認識，薬物療法の必要性についての認識を問う9項目と，服薬を継続する意思があるかどうか，服薬が役に立っていると思うかどうかを尋ねる2項目の計11項目からなる．各項目は「2＝病識がある」「1＝部分的な病識」「0＝病識なし」の3段階で評価される．

ITAQは一因子構造であることが確認されており，下位尺度は設定されていない[1]．そのため原則的には全項目の合計得点を算出して用いる．合計得点は0～22点の範囲をとり，高い得点ほど高い病識があることを示す．一方，項目1～6は精神障害とこれに対する治療の必要性についての認識，項目7～11は薬物療法の必要性と効果についての認識を問う項目であることから[3]，それぞれの合計得点を下位尺度得点として用いている研究もある[4]．

ITAQの項目が最初に掲載された論文[1]では，その研究対象が入院患者に限定されていたため，過去の症状増悪時について問う際に「入院したとき」，また将来について問う際に「退院した後」という言葉が用いられている．その後，ITAQは外来患者を対象とした研究でも使用されるようになり[5]，外来患者にも用いることができるように質問文が若干改変された[6]．ITAQは日本語での標準化が公表されていないが，参考として外来患者にも使用できる改変された項目内容を⑰に示す．

半構造化面接の実施方法

ITAQの実施に要する時間は，対象者によってばらつきはあるがおよそ10分程度である．原著

⓱ Insight and Treatment Attitudes Questionnaire（ITAQ）の項目内容

1. これまでに，あなたは多くの人とは異なる精神的な（神経的な，心理的な）問題を経験したことはありましたか？
2. これまでに，あなたは精神的な（神経的な，心理的な）問題のために，治療（入院もしくは外来治療）を必要としたことがありましたか？
3. 今，あなたには精神的な（神経的な，心理的な）問題がありますか？
4. 今，あなたは精神的な（神経的な，心理的な）問題のために，治療（入院もしくは外来治療）を必要としていますか？
5. 今後，あなたに精神的な（神経的な，心理的な）問題が起こる可能性はありますか？
6. 今後，あなたには精神的な（神経的な，心理的な）問題のために，継続的な治療（外来通院，もしくは入院）が必要ですか？
7. これまでに，あなたは精神的な（神経的な，心理的な）問題のために服薬が必要だったことはありましたか？
8. 今，あなたは精神的な（神経的な，心理的な）問題のために服薬が必要ですか？
9. 今後，あなたは精神的な（神経的な，心理的な）問題のために服薬が必要ですか？
10. あなたは服薬をするつもりですか？
11. 服薬はあなたの役に立っていますか？

（Sajatovic M, et al. Rating Scales in Mental Health, 3rd edition. 2012[6]）より）

者らはITAQの施行にあたっての資格や経験について特に言及していないが，患者の病識を問い，評価するという尺度の内容を考慮すると，メンタルヘルス分野における一定の教育と臨床の経験があることが望ましい．

3 信頼性と妥当性

ITAQはMcEvoyらにより高い評価者間信頼性（$r=0.82$）が報告されている[7]．またMcEvoyらは構成概念妥当性の検討として，バリマックス回転を伴う主成分分析を行い，ITAQが一因子構造であることを確認している[1]．

また基準関連妥当性の検討として，ITAQとは独立に施行された自由面接によって，病識を「0＝病識なし」から「10＝高い病識」の11段階で評価し，これとITAQとの相関係数を算出している．その結果，自由面接によって評価された11段階の病識評価とITAQ合計得点との相関は$r=0.85$と高く，十分な基準関連妥当性が示されている[1]．

基準関連妥当性を検討するために行われた自由面接は，ITAQの面接およびその評価にかかわっていない面接者が「自分自身の精神科的問題や治療についての理解」「第三者が自分の精神科的問題や治療についてどう考えているかについての理解」「自分自身を病気であり，治療が必要であると考えているか」について15〜20分かけて尋ねるというものであった．この自由面接の録音を，やはりITAQの面接および評価にかかわっていない2人の精神科医と面接者の3人が独立に評価したところ，20人分の面接の評価を終えた時点で面接者と精神科医の評価の相関は0.82であり，高い評価者間信頼性が確認されている．

4 使用について

尺度の利用およびマニュアル

ITAQの項目および評価基準は論文[1]および書籍[6]に掲載されており，無料で利用することができる．面接の実施方法や採点に関するマニュアルは出版されていないが，原著者であるJoseph P McEvoyに連絡することにより，採点に関する簡単なインストラクションを入手することができる．

なお前述のようにITAQに関して信頼性と妥当性の確認された日本語版は作成されていない．

長所および限界

ITAQの長所としては，項目数が少なく，評価段階も3段階と少ないため，簡便かつ短時間で実施できることがあげられる．また，治療や服薬への認識を問う項目が全体の半分程度を占めていることから，治療や服薬のコンプライアンスに関する研究や，患者の治療や服薬へのコンプライアンスを把握する臨床場面に適していると評価されている[8]．

他方，限界としては，下位尺度が設定されておらず，病識を一次元的にしかとらえることができないことがある．原著者自身もITAQの各項目

と神経心理学的検査との関連を調査した研究[3]）において，精神障害についての認識と治療と服薬の必要性についての認識は，神経心理学的検査との関連の仕方が異なっていたという結果から，これらはそれぞれある程度独立したものであると考察している．こうした点を考慮すると，複雑な概念である病識欠如について，その背景にある要因を探ったり，また病識が欠如した患者への治療的なアプローチを探ったりする目的でITAQを用いた研究を行う際には，病識を一次元的にしかとらえられないことによる限界があると考えられる．

〈酒井佳永〉

引用文献

1) McEvoy JP, Apperson LJ, Appelbaum PS, et al. Insight in schizophrenia. Its relationship to acute psychopathology. *J Nerv Ment Dis* 1989 ; 177 : 43-47.
2) Sajatovic M, Jenkins JH, Cassidy KA, et al. Medication treatment perceptions, concerns and expectations among depressed individuals with Type I Bipolar Disorder. *J Affect Disord* 2009 ; 115 : 360-366.
3) McEvoy JP, Hartman M, Gottlieb D, et al. Common sense, insight, and neuropsychological test performance in schizophrenia patients. *Schizophr Bull* 1996 ; 22 : 635-641.
4) Cuesta MJ, Peralta V, Zarzuela A. Reappraising insight in psychosis. Multi-scale longitudinal study. *Br J Psychiatry* 2000 ; 177 : 233-240.
5) McEvoy JP, Freter S, Merritt M, et al. Insight about psychosis among outpatients with schizophrenia. *Hosp Community Psychiatry* 1993 ; 44 : 883-884.
6) Sajatovic M, Ramirez LF. Rating Scales in Mental Health, 3rd edition. Baltimore : Johns Hopkins University Press ; 2012.
7) McEvoy JP, Appelbaum PS, Apperson LJ, et al. Why must some schizophrenic patients be involuntarily committed? The role of insight. *Compr Psychiatry* 1989 ; 30 : 13-17.
8) Fennig S, Naisberg-Fennig S, Craig TJ. Assessment of insight in psychotic disorders. *Isr J Psychiatry Relat Sci* 1996 ; 33 : 175-187.

▶ ITAQ 項目および評価基準入手先

- Joseph P. McEvoy, MD
  Associate Professor of Biological Psychiatry John Umstead Hospital 103 12th Street, Butner, NC27509
  E-mail : jpmcevoy@duke.edu
  ＊採点に関するインストラクションを入手可能．

VII. 精神症状の評価法
F. 脳器質障害に関連した臨床評価法

1 ［せん妄］ DRS と DRS-R-98

1 Delirium Rating Scale（DRS）

　DRSはDSM-IIIクライテリアに基づき作成されたせん妄重症度評価尺度である[1]．10項目からなり，精神科トレーニングを受けた臨床家による評価を意図している．各項目は0〜4点で評価され，最高得点は32点となる．せん妄の診断にも使用でき，12点以上がせん妄と診断される．数多くの言語にも翻訳されており，日本語版も存在し[2]，多くの臨床研究に利用されてきた．

　しかしながら，DRSの欠点も指摘されている．せん妄は変動性であり，睡眠-覚醒サイクルの破綻を特定するために，DRSは24時間以上あけて使用するように薦められている．したがって，それより短い時間間隔で評価する場合に問題が生じる．たとえば"短時間に症状が発症"や"身体疾患"などの評価項目において，同一症例を継続的に評価していく際に問題が生じてくる．そのため，せん妄の介入研究などにおいては，DRSの項目を減らして継続的に評価を行った研究も認められる．また，DRSはせん妄の現象学を検討するのには向いていない．たとえば，失見当識，注意，記憶は一つにまとめられ，認知機能として評価されている．また，精神運動行動においても，過活動型と低活動型の分類がなされていない．

2 Delirium Rating Scale-Revised-98（DRS-R-98）

　上記DRSの欠点をふまえ，より有用に研究・臨床で使用が可能となるようDRS-R-98が開発された[3]．DRS-R-98は16項目からなっており，2つのセクションとスコアシートで構成されている（❶）[4]．13項目からなる重症度セクションと3項目からなる診断セクションに分かれていて，その合計が総合得点となる．重症度セクションは継続的な評価が可能となっている．

　すべての項目は文章化されており，正常から高度の障害まで連続的に得点される．精神科医による評価を基準としているが，身体疾患に伴う精神科的評価の適切な訓練を受けている医師・看護師・心理士であっても使用は可能である．使用にあたっては臨床的な判断が要求される．たとえば言語障害と思考障害の鑑別あるいは妄想と作話の鑑別などがあげられる．

　多くの言語に翻訳されており（日本語，中国語，韓国語，スペイン語，トルコ語，ポルトガル語など），それぞれの言語において信頼性・妥当性の検討がすんでいる．日本語版も信頼性・妥当性の検討は行われており，高い信頼性ならびに妥当性が報告されている[5]．

　対象年齢は全年齢に関して行うことができる．所要時間は20分程度である．

　せん妄重症度評価尺度として開発されたが，せん妄診断にも利用できる．それぞれの言語において，せん妄のカットオフ値が設定されており，いずれにおいても高い感度・特異度が報告されている．英語オリジナル版ではカットオフ値17.8（感度92%，特異度98%）であり[3]，日本語版ではカットオフ値14.5（感度98%，特異度94%）である[5]．固定したカットオフ値設定に対する批判もあるため，日本語版においては層別尤度比も設定されている[5]．5%以下の症例のみが診断に有用でない点数を示したにすぎず，DRS-R-98は臨床的にも診断にきわめて有用である[5]．

　評価にあたっては利用可能な情報はすべて使用する．たとえば，家族，訪問者，医療スタッフ，カルテなどである．病室の同室者の情報であって

VII. 精神症状の評価法

❶ DRS-R-98 のスコアシート

名前：＿＿＿＿＿＿＿＿＿＿＿＿＿＿＿＿＿＿＿＿＿＿＿＿　　日付：＿＿＿＿＿＿＿＿　　時間：＿＿＿＿＿

評価者：＿＿＿＿＿＿＿＿＿＿＿＿＿＿＿＿＿＿＿
重症度得点合計：＿＿＿＿＿＿＿＿＿＿　　DRS-R-98 スコアー合計：＿＿＿＿＿＿

重症度項目	得点	その他の情報
睡眠覚醒サイクル	0 1 2 3	□昼寝　□夜間の障害のみ　□昼夜逆転
知覚障害	0 1 2 3	錯覚，幻覚のタイプ □聴覚　□視覚　□臭覚　□触覚 錯覚，幻覚の体裁 □単純　□複雑
妄想	0 1 2 3	妄想のタイプ □被害型　□誇大型　□身体型 性質 □系統だっていない　□体系づいている
情動の変容	0 1 2 3	タイプ：□怒り　□不安　□不機嫌　□高揚　□いらだち
言語	0 1 2 3	挿管，無言等の場合ここにチェック　□
思考過程	0 1 2 3	挿管，無言等の場合ここにチェック　□
運動性焦燥	0 1 2 3	身体拘束されている場合ここにチェック　□ 身体拘束の方法：
運動制止	0 1 2 3	身体拘束されている場合ここにチェック　□ 身体拘束の方法：
見当識	0 1 2 3	日付： 場所： 人物：
注意	0 1 2 3	
短期記憶	0 1 2 3	項目を記銘するまでの試行回数： □カテゴリーのヒントを与えた場合チェック
長期記憶	0 1 2 3	□カテゴリーのヒントを与えた場合チェック
視空間能力	0 1 2 3	□手指が使えない場合ここにチェック

診断項目	得点	その他の情報
短期間での症状発症	0 1 2 3	□症状がその他の精神症状に重畳している場合チェック
症状重症度の変動性	0 1 2	□夜間のみに症状が出現している場合チェック
身体の障害	0 1 2	関係している障害：

©Trzepacz 1998

（Trzaepacz PT ほか，精神医学 2001[4]）より）

も利用することができる．

　DRS-R-98 はどのような時間間隔でも評価可能である．24 時間以上あけた評価が必要ではない．重症度は本来変動するものであり，短期（たとえば 4～12 時間）での評価は，臨床あるいは研究目的のどちらでも有用である．しかし，より短期（たとえば 2 時間以内）の間隔で使用する場合，間欠的に生じてくる項目（たとえば幻聴，睡眠-覚醒障害など）を適切に把握することができないことがある．このような場合に評価項目を減らして使用

したくなるところだが，その方法は妥当性が検討されていないため推奨されない．

評価するにあたって，臨床場面で使用する質問を決めておくのも有用である．たとえば，注意を評価するのに数唱してもらったり，視空間機能を評価するためには時計に時間を描いたりパズルを使用したりすることも有用である．長期記憶に関する項目などの総合的な情報を評価する際には，教育歴や文化的背景を考慮する必要がある．

それぞれの項目ごとに文書による説明がなされているが，判断には訓練が必要となる．得点に迷うときは，中間得点として0.5をつけてもよい（たとえば2.5点）．また，どの時間間隔で評価するかによっても得点に影響する．たとえば24時間に過活動型と低活動型の両方を示した場合，運動性焦燥と運動制止の項目両者とも得点する．しかし同じ症例をより短い間隔で評価した場合，過活動型のみであれば，運動性焦燥の項目では得点するが，運動制止の項目では0点となる．

DRS-R-98は臨床・研究どちらにも有用なスケールである．トレーニングが必要な点ならびに複雑な点があるため，簡易のスクリーニングには向かない．

（岸　泰宏，一瀬邦弘）

引用文献

1) Trzepacz PT, Baker RW, Greenhouse J. A symptom rating scale for delirium. *Psychiatry Res* 1988 ; 23 : 89-97.
2) 一瀬邦弘, 土井　永, 中村　満ほか. 老年精神医学関連領域で用いられる測度　せん妄を評価するための測度. 老年精神医学雑誌 1995 ; 6 : 1279-1285.
3) Trzepacz PT, Mittal D, Torres R, et al. Validation of the Delirium Rating Scale-revised-98 : Comparison with the delirium rating scale and the cognitive test for delirium. *J Neuropsychiatry Clin Neurosci* 2001 ; 13 : 229-242.
4) Trzepacz PT, 岸　泰宏, 保坂　隆ほか. 日本語版せん妄評価尺度98年改訂版. 精神医学 2001 ; 43 : 1365-1371.
5) Kato M, Kishi Y, Okuyama T, et al. Japanese version of the Delirium Rating Scale, Revised-98（DRS-R98-J）: Reliability and validity. *Psychosomatics* 2010 ; 51 : 425-431.

▶ DRS-R-98 入手先

● Trzepacz PT
　E-mail: trzepacz_paula_t@lilly.com
　＊原著者による許可が必要．

2 ［せん妄］ CMAI

1 agitated behavior とは

agitated behaviorとは明確な理由によって説明できない，もしくは錯乱や混乱によって説明できない，不適切な言動と定義される[1]．agitated behaviorには，自身や他者に対して暴力的，または攻撃的であること，行動や行為自体は適切なものであるがそれが不適切な回数で行われること，もしくは行動や行為が社会規範から大きく逸脱していることが含まれる[2]．agitationはしばしば，焦燥，興奮，激越などと和訳されるが，本項で概説するagitated behaviorはこれらを包括した術語となるため，agitated behaviorを用いる．

2 Cohen-Mansfield Agitation Inventory（CMAI）

評価法の概要

Cohen-Mansfield Agitation Inventory（CMAI）は，高齢患者で認められやすい，29項目のagitated behaviorの出現頻度を評価する尺度である（❷）[2]．agitated behaviorはせん妄時にもしばし

VII. 精神症状の評価法

❷ CMAIに含まれる29項目のagitated behavior

1. あてもなくウロウロする**
2. 不適切な着衣・脱衣**
3. つばを吐く*
4. 悪態をつく・攻撃的発言*
5. 常に不当に注意を引いたり，助けを求める**
6. 同じ言葉を繰り返す・ひっきりなしに質問する落ち着きのなさ**
7. たたく（自分をたたく場合も含む）*
8. ける*
9. 人や物につかみかかる*
10. 押す*
11. 物を投げる
12. 奇声を発する*
13. 叫ぶ*
14. かみつく*
15. ひっかく*
16. 別の場所へ行こうとする**
17. 意図的な転倒
18. 不平不満を言う**
19. 反抗的言動**
20. 不適切なものを食べたり飲んだりする
21. 自分や他人を傷つける
22. 物を不適切に取り扱う**
23. 物を隠す**
24. 物をためこむ
25. 物を引き裂く・壊す*
26. 何度も同じ行為をする**
27. 言葉による性的な誘惑
28. 身体を用いた性的な誘惑や性器の露出
29. 落ち着きのなさ**

*CMAI日本語版で「攻撃的行動」のカテゴリーに分類された項目
**CMAI日本語版で「非攻撃的行動」のカテゴリーに分類された項目

(Cohen-Mansfield J, et al. *J Gerontol* 1989[2]）より)

ば観察されるが，高齢のせん妄患者のagitated behaviorの評価票としても，CMAIは有用である[3]．

評価の方法

CMAIでは，前述の29項目のagitated behaviorの直近2週間での出現頻度を，患者の症状をよく把握している人に，1＝なし，2＝1週間に1回未満，3＝1週間に1回ないし2回，4＝1週間に数回以上，5＝1日に1〜2回，6＝1日に数回以上，7＝1時間に数回以上の7段階で評価させる．2週間のうち，前半の1週間に症状が頻回に観察されていたが，後半の1週間にはほとんど観察されていないという状況であれば，その2週間の平均をとって評価する．

評価法の特徴

CMAIの最大の特徴は，非専門家でも症状評価ができるように，各症状が具体的，かつ平易な表現で記載されていることである．したがって，医学的な専門知識をもつ医師や看護師のみならず，入所施設のケアスタッフやソーシャルワーカー，在宅介護をしている患者家族でも，使用できる．

CMAIのもう一つの特徴は，評価内容が各症状の出現頻度に限られており，重症度を評価しないことにある．これはagitated behaviorでは，出現頻度と重症度が相関するという特徴に基づいている．重症度を出現頻度と区別して評価する必要がないため，おおよそ20分と，比較的短時間で症状が評価できる．このCMAIはFinkelら[4]によって，高い信頼性と妥当性が確認されている．

日本語版の信頼性と妥当性

わが国では，本間らがCMAI日本語版を作成した[5]．本間らはCMAIの29項目を「攻撃的行動」と「非攻撃的行動」に分類し，どちらのカテゴリーにも分類できない7項目を除外し，残りの22項目について妥当性と信頼性を検討した（❷）[5]．この「攻撃的行動」と「非攻撃的行動」は認知症患者の行動・心理症状の評価尺度として用いられているBehavioral Pathology in Alzheimer's Disease Scaleの下位尺度の「攻撃性」と「行動障害」に相当するとされる[5]．その結果，どちらのカテゴリーでも高い信頼性と妥当性が確認された[5]．

せん妄時には症状の変動も認められるが，医師や看護師がこの症状の変動を一部始終観察し，評価することは困難である．このCMAIを用いて，介護施設スタッフや患者家族が患者のagitated behaviorを評価することで，医師や看護師への適切で有益な情報提供につながり，円滑な医療介入が期待できる．

〔徳増（野村）慶子，数井裕光〕

引用文献

1) Cohen-Mansfield J. Agitated behaviors in the elderly II. Preliminary results in the cognitively deteriorated. Am Geriatr Soc 1986 ; 34(10) : 722-727.
2) Cohen-Mansfield J, Marx MS, Rosenthal AS. A description of agitation in a nursing home. J Gerontol 1989 ; 44(3) : M77-84.
3) McGee SB, Orengo CA, Kunik ME, et al. Delirium in geropsychiatric patients : Patient characteristics and treatment outcomes. J Geriatr Psychiatry Neurol 1997 ; 10 : 7-10.
4) Finkel SI, Lyons JS, Anderson RL. Reliability and validity of the Cohen-Mansfield agitation inventory in institutionalized elderly. Int J Geriatr Psychiatr 1992 ; 7 : 487-490.
5) 本間　昭, 新名理恵, 石井徹郎ほか. コーエン・マンスフィールド agitation 評価票（Cohen-Mansfield Agitation Inventory ; CMAI）日本語版の妥当性の検討. 老年精神医学雑誌 2002 ; 13 : 831-835.

3 ［認知症］Alzheimer's Disease Assessment Scale 日本語版（ADAS-J cog.）

1 認知症の評価方法

　通常，評価の方法には2通りある．1つは一定の課題なり質問を対象者に行い，その結果で得点を算出し，その多寡で判断する方法の質問式と，もう1つは対象の行動を観察あるいは被検者の日常生活を熟知している家族あるいは介護者からの情報に基づいて評価をする観察式と呼ばれる方法である．前者の代表は長谷川式簡易知能評価スケール改訂版（HDS-R）があり，柄澤式老人知能の臨床的判定基準は後者の代表である．また，質問式，観察式ともに認知症をスクリーニングするための検査と認知症と診断された対象について経過などを評価することを目的とした検査がある．

　質問式の検査を用いる場合には，当然被検者が協力的であり，面接に支障をきたすような視聴覚障害がある者は適応にならない．しかし，本人のみであっても実施することが可能あるいは本人の生年月日さえわかれば施行することができるなどの利点がある．独居などの例では質問式に頼らざるをえないことも多い．

　観察式では本人の協力が得られない状況でも評価することが可能であるが，あらかじめ家族などより本人の普段の生活についての十分な情報が必要であり，評価のばらつきを減らすためには一定のトレーニングが必要となる．セルフ・ネグレクトなどで検査に対する本人の協力が得られないときには観察式で評価する場合が多い．

　質問式と観察式尺度の特徴をまとめたものを❸に示す．

2 ADAS cog. の概要

　Alzheimer's Disease Assessment Scale cognitive subscale（ADAS cog.）は1983年にMt. Sinai School of MedicineのMohs RCら[1]によって開発された記憶を中心とする認知機能検査であり，Alzheimer型認知症（AD）に対するコリン作動薬による認知機能の変化を評価することを主な目的としている．したがって，本検査は認知症のスクリーニングを目的とするわけではなくADと診断された対象に認知機能の推移を評価することを意図している．現在，コリン作動薬を用いた臨床試験では主要評価項目の1つとしてADASの認知機能下位尺度（ADAS cog.）が最も一般的に用いられている．

3 評価の方法

　認知機能下位尺度の単語再生と単語再認および

❸ 質問式と観察式尺度の特徴

質問式	観察式
●最低限の情報があれば実施可能 ●HDS-Rでは本人の生年月日のみが必要 ●本人が協力的でなければ実施できない ●著しい視聴覚障害があるときは実施できない ●施行者によるばらつきが少ない ●在宅・入院/入所を問わない ●うつ状態では得点が低下する ●教育歴/文化的要因による影響がある場合がある	●本人の日常生活の状況について十分把握している情報提供者（通常は家族や介護者）からの情報が必要．したがって，本人との続き柄によって情報が異なる場合がある ●本人が拒否的であっても実施可能 ●視聴覚障害による影響はない ●結果のばらつきを少なくするためには一定の訓練が必要 ●在宅では適切な評価項目であっても，入院/入所では不適切な場合がある ●教育歴/文化的要因による影響はない

HDS-R：長谷川式簡易知能評価スケール改訂版．

❹ ADAS-J cog. の評価項目と得点範囲

評価項目	得点範囲
1. 単語再生	0〜10
2. 口頭言語能力	0〜5
3. 言語の聴覚的理解	0〜5
4. 自発話における喚語困難	0〜5
5. 口頭命令に従う	0〜5
6. 手指および物品呼称	0〜5
7. 構成行為	0〜5
8. 観念運動	0〜5
9. 見当識	0〜8
10. 単語再認	0〜12
11. テスト教示の再生能力	0〜5
合計	70

（本間　昭ほか．老年精神医学雑誌 1992[2]）より）

❺ 重症度別の ADAS-J cog. 得点

	重症度*	わが国での結果		アメリカでの結果**	
		N	平均±SD	N	平均±SD
認知症群	軽度	18	15.5±5.7	23	22.9±8.9
	中等度	22	26.7±9.0	33	38.6±9.8
	高度（重度）	19	40.6±13.4	5	54.8±7.6
健常群		33	5.5±2.6	52	5.4±2.6

*わが国における重症度は Functional Assessment Staging，アメリカにおける重症度は MMSE 得点（軽度：20〜23，中等度：10〜19，高度：0〜9）による．
**アメリカにおける結果は ADAS cog. による（Zec RF, et al. *Alzheimer Dis Assoc Disord* 1992[6]）より）

見当識以外の項目は5段階評価を行い，認知機能下位尺度得点は0〜70点になる（❹）[2]）．臨床試験で認知機能を評価する場合，複数の認知機能検査を用い評価結果に整合性がみられなく解釈に苦慮することが少なくないが，ADAS cog. は認知機能障害の程度を単一の得点によって評価できるように作成されていることが特徴の1つになっている．得点は失点であるため，高得点になるに従って障害の程度は高度となる．本尺度は原則として，算出された得点によって認知機能障害の重症度を判定するものではなく，経時的に施行し得点の変化によって認知機能の変化を評価する．111人のAD患者と72人の健常者を90か月間追跡調査した結果[3]では認知機能下位尺度では年間の得点変化が9〜11点であることが示されている．また，軽度と高度の認知機能障害では得点変化が少なく，中等度では大きいことが指摘されている．

4 評価法の特徴

抗認知症薬の薬効評価では，本尺度の認知機能下位尺度のみが使われることが多い．この認知機能下位尺度についてはすでに日本版（ADAS-J cog.）[2]）が作成されている．ADAS cog. については，視空間機能や判断力/抽象思考能力，あるいは注意力を評価する課題が含まれていない，また経時的に検査を行う場合の並行シリーズが用意されていないなどの課題が指摘されている．現在はADAS non-cog. に含まれている集中力の項目をADAS cog. に含めた12項目版あるいは迷路課題や数字抹消課題，遅延再生課題などを加えた版が用いられることもある．現在，わが国で使用されている3つのアセチルコリン分解酵素阻害薬の臨床試験では原法通りの11項目版が主要評価項目の1つとして使われた．施行マニュアルはまとめられたものがすでに作成されているので参照され

❻ 単語再生課題の単語リスト

番号	刺激セット						
	第1セット	第2セット	第3セット	第4セット	第5セット	第6セット
1	マスク	ペット	リボン	ヨット	シール	マイク
2	あくび	だんご	きつね	ほくろ	だるま	かつお
3	ブランコ	スリッパ	ストロー	トランプ	ステーキ	ヒマワリ
4	銀色	電柱	砂浜	鉄砲	包帯	電球
5	虫歯	食器	茶色	毛皮	和食	大豆
6	ダイヤ	コート	ナイフ	テープ	ベッド	スープ
7	サラダ	ミルク	カラス	バター	ギター	コーラ
8	テニス	プール	ノート	ワイン	カメラ	ゴルフ
9	スカーフ	スプレー	クリーム	ブラウス	ストーブ	アザラシ
10	ひよこ	ちくわ	まぐろ	もやし	あずき	たわし

（本間　昭ほか．老年精神医学雑誌 1999[4]）より）

たい[4]．また，施行にあたっては一定のトレーニングを受けた臨床心理士が行うことが望ましい．マニュアルに従って施行された結果であっても臨床心理士以外が実施した結果は，臨床心理士が実施した結果に比べてばらつきが大きいことが示されている[5]．

信頼性と妥当性の検討についてみると，日本版作成時の結果[2]では，認知症群では年齢と教育年数と ADAS-J cog. 得点との相関はない．再検査法による信頼性（％一致度）では AD 患者群，健常群でそれぞれ 0.95 と 0.82 であり，十分な信頼性が示されている．また，FAST（Functional Assessment Staging），HDS，MMSE（Mini Mental State Examination）と得点との相関では，それぞれ 0.72，−0.81，−0.81 であり，有意な高い相関が示されている．参考までに認知症の重症度別の平均得点についてわが国とアメリカの結果をあげておく（❺）．健常群の平均点数はほぼ同一であるが，認知症群の平均点数は重症度を問わずわが国における平均点数が低い．ADAS-J cog. は国内の対症療法薬の開発ではすべて用いられ，信頼性と妥当性の確認は十分に行われているが，この結果は global trial のなかで ADAS-J cog. を用いる際には大きな課題となる．しかし，アメリカ以外の国の健常群および重症度別の平均得点が示されていないことを考慮すると，記憶課題で用いられている単語の属性をふまえた国際的に使用可能な版を作成することが可能であるかどうかはさらに慎重な検討が必要であろう．

さらに，ADAS-J cog. では継時的な評価を行う際の単語記憶課題拡張版が作成されている[7]．この拡張版の作成では，同一単語の反復使用を回避する目的で，単語再生および単語再認課題で使用する刺激単語が選択された．単語の選択時には記憶課題成績に影響する可能性がある表記，語長，アクセント型，品詞，親密度，心像性，頻度および表記妥当性などの単語属性値が6セット間と4タイプ間（標的語および3つの妨害語）で等価になるようにされている．参考までに再生課題の単語リストを❻[4]に示す．通常，AD の対症療法薬の inactive placebo を用いた臨床試験では試験期間が 24 週であり 4 週ごとに評価を行っても十分に対応ができる．また，並行検査としての信頼性についても確認がされている[8]．AD の疾患修飾薬の開発でも ADAS cog. が用いられるが，本検査が開発された背景と経緯，および成功した臨床試験が報告されていない状況を考えると，はたして適切な評価方法であるかどうかさらに議論が必要であろう．

（本間　昭）

引用文献

1) Rosen W, Mohs RC, Davis KL. A new scale for Alzheimer's disease. Am J Psychiatry 1984 ; 141 : 1356-1364.
2) 本間 昭, 福沢一吉, 塚田良雄ほか. Alzheimer's Disease Assessment Scale (ADAS) 日本版の作成. 老年精神医学雑誌 1992 ; 3 : 647-655.
3) Stern RG, Mohs RC, Davidson M, et al. A longitudinal study of Alzheimer's disease : Measurement, rate, preditors of cognitive deterioration. Am J Psychiatry 1994 ; 151 : 390-396.
4) 本間 昭, 朝田 隆, 新井平伊ほか. 老年期痴呆の臨床評価法：変化に関する全体的評価とサイコメトリックテスト. 老年精神医学雑誌 1999 ; 10 : 193-205.
5) Homma A. A Japanese perspective on the work of the international group on harmonization of drug guidelines. Alzheimer's Disease. In : Becker R, Giacobini E (eds). From Molecular Biology to Therapy. Boston : Birkhauser ; 1996. pp858-859.
6) Zec RF, Landreth ES, Vicari SK, et al. Alzheimer's disease assessment scale : Useful for both early detection and staging of dementia of the Alzheimer type. Alzheimer Dis Assoc Disord 1992 ; 6 : 89-102.
7) 権藤恭之, 伏見貴夫, 佐久間尚ほか. 日本語版 Alzheimer's Assessment Scale (ADAS-J cog.) の単語記憶課題拡張版の作成. 老年精神医学雑誌 2004 ; 15 : 965-975.
8) 呉田陽一, 権藤恭之, 稲垣宏樹ほか. 日本語版 Alzheimer's Assessment Scale (ADAS-J cog.) の「単語記憶課題拡張版」の信頼性の検討. 老年精神医学雑誌 2007 ; 18 : 417-425.

4 [認知症] IQCODE

1 評価法の概要

Informant Questionnaire on Cognitive Decline in the Elderly (IQCODE) は, 1989年に JormとJacomb[1]により開発された高齢者の認知機能の低下をスクリーニングする検査である. 当初は26項目（❼）から構成されていたが, 1994年, Jormにより16項目の短縮版IQCODEが発表され, IQCODEとともに使用されている[2]．

高齢者では学歴や身体的な疾病, 失語などのために検査の実施が困難であったり, 検査を受けに来ることさえ困難な場合があるが, 情報提供者へ質問することで該当者の認知機能の変化について評価できること, おおよそ10～15分と施行時間が短いこと, 検者に特別なトレーニングの必要がなく実施できることが利点としてあげられる.

2 設問の項目

新しい情報の獲得と既存の知識といった新旧の記憶, 言語性と動作性の知能といった両面からの項目から構成される. 短縮版IQCODEでは, IQCODE（❼）の1, 2, 6, 11, 15, 16, 17, 18, 20, 21の10項目を除いた16項目で構成される.

情報提供者は, 該当者が10年前と現在を比較して, 各項目の変化について, 「1：たいへん改善」から「5：たいへん悪化」の5段階で評価する. 10年前からすでにみられた症状が現在も同程度で認められれば, 「3：大きな変化なし」と評価される. 情報が不明であったり, 回答拒否される項目は評価からは除外される.

3 評価の方法

各項目の総点ではなく, 不明や拒否のあった項目を除く評点の平均で評価を行う. 不明や拒否のあった項目は, IQCODEでは3つ, 短縮版IQCODEでは2つまでは許容される. IQCODEを用いた, 地域住民の認知症を対象とした調査では認知症のカットオフスコアが3.3～3.6, 患者を対象としたもので3.4～4.0. 短縮版IQCODEの臨床現場でのカットオフスコアは3.44以上が妥

❼ IQCODE

1. 家族や親しい友人の顔がわかる
2. 家族や親しい友人の名前を憶えている
3. 家族や親しい友人の事柄（職業，誕生日，住所など）を憶えている
4. 最近の出来事を憶えている
5. 数日前の会話を思い出せる
6. 会話の途中で自分が言いたかったことを忘れる
7. 自分の住所や電話番号を憶えている
8. 今日の日付や曜日を憶えている
9. ものを普段どの場所にしまっているかを憶えている
10. いつもと違う場所にしまったもので，どこを探せばよいか憶えている
11. 日々の生活習慣のどんな変化にも順応する
12. 家庭で使い慣れた機械の操作方法がわかる
13. 家庭用の新しい道具や機械の使い方を覚える
14. 一般の新しいことを覚える
15. 若い頃の出来事を憶えている
16. 若い頃に教わったことを憶えている
17. 普段あまり使わない単語の意味がわかる
18. 雑誌や新聞の記事を理解する
19. 本やテレビの筋を追う
20. 友達や仕事の用件を伝えるために手紙を書く
21. 過去に起こった重要な歴史的な出来事を知っている
22. 日常の問題について判断を下す
23. 買い物でお金を支払う
24. 年金，銀行取引などの財産的処理をする
25. その他の日常生活のこと（どれくらいの食料品を買う，家族や友人がどれくらい前に尋ねてきたかなど）で見当がつく
26. 今起こっている出来事を論理的に理解し，理由づけることができる

太字は，短縮版 IQCODE で用いられている項目．

当と考えられている．

（谷向　知）

引用文献

1) Jorm AF, Jacomb PA. The Informant Questionnaire on Cognitive Decline in the Elderly（IQCODE）: Socio-demographic correlates, reliability, validity and some norms. *Psychol Med* 1989 ; 19(4) : 1015-1022.
2) Jorm AF. A short form of the Informant Questionnaire on Cognitive Decline in the Elderly（IQCODE）: Deveropment and cross-validation. *Psychol Med* 1995 ; 24(1) : 145-153.
3) Jorm AF. The Informant Questionnaire on Cognitive Decline in the Elderly（IQCODE）: A review. *Int Psychogeriatr* 2004 ; 16(3) : 1-19.

---

5 ［認知症］ MMSE

1 評価法の概要

Mini Mental State Examination（MMSE）は，さまざまな認知機能を短時間で評価するために1975年に Folstein ら[1]によって考案された．彼らの当初の目的は，精神疾患患者のなかで認知障害を有する患者を検出することであったため，彼らの最初の論文の対象には，認知症だけでなく感情障害，統合失調症，神経症なども含まれていた．また，高齢者，なかでもせん妄や認知症を伴う患者では，長時間を要する検査はしばしば施行困難なので，5～10分程度の短時間で終了できることを重視して作成された．わが国に MMSE が初めて紹介されたのは1985年で，このときわが国の状況に合うように一部改変された[2]．

MMSE は信頼性と妥当性が確認され，かつ国際的にも通用するため，現在，わが国で最もよく使用されている認知検査となっている．しかし

MMSEの原版は，用いる刺激や施行法に関してあまり厳密には決められていなかったこともあり，わが国では作成者がそれぞれの考えに基づいて一部修正を加えたさまざまなMMSEが使用されている．このような状況のなか，Japanese Alzheimer's Disease Neuroimaging Initiative（J-ADNI）という多施設共同観察研究の開始に合わせて，杉下らがMMSEを再度，原版に忠実に翻訳し，かつ施行法を規定したMMSE-Japanese（MMSE-J）精神状態短時間検査を作成し出版した[3]．MMSE-Jの対象年齢は18〜85歳である．

2 MMSE下位検査

MMSEは，さまざまな認知機能を評価する10個の下位検査からなる．

下位検査のうち「呼称」「復唱」「理解」「読字」「書字」はすべて言語機能の課題であるが，MMSEでは分けて評価される．

見当識

見当識とは，時間，場所などに対する認識のことで，MMSEではそれぞれ5項目ずつ評価する．すなわち時の見当識課題では，年，季節，月，日，何時頃かを，場所の課題では，地方，県，市，病院名，何階などを質問する．MMSEを施行する場所や状況に応じて，質問項目を変更することがある．

記銘

検者は1秒間に1単語のペースでゆっくりと無関係な3単語を被検者に聞かせ，その後直ちに被検者に繰り返すよう指示する．記憶とは脳に入力された情報が一度脳裏から消え去った後に再び想起される作業である．一方，本課題で要求されることは，3単語の情報を保持し続けることなので，本課題は記憶の検査ではなく注意機能の検査と考えられる．初回に正答できた単語数が得点となるが，初回で3単語とも正答できなかった場合は，3単語すべてを正答できるまで繰り返させる．これは後に行う再生課題のために，3単語の情報を被検者の脳内に入力したという状況を作るためである．最もよく用いられる3単語は「桜」「猫」「電車」であるが，これは広く一般に普及しすぎたため使用を控えたほうがよいと思う．

注意と計算

シリアル7課題は，7を引くということを覚えながら，暗算で引き算をしていくという2つの精神作業を並行して行う二重課題である．このため途中で被検者が「何を引くのでしたか」と質問しても「7を引く」ことを再教示してはいけない．また5回引き算を繰り返させるのであるが，被検者に「5回引いてください」と最初に言ってはいけない．得点は，途中で間違えてもその後，正しく引き算できればその部分には得点を与えるという採点法が一般的である．シリアル7は難易度が比較的高いため，拒否する被検者が想定される．そこで原版では「world」の綴りを後ろから言わせる代替課題を設定している．

再生

記銘課題で記銘した単語を再生させる課題で，これは記憶の検査である．自由再生できた単語数が得点になる．

呼称

「鉛筆」「時計」を提示してその名称を言わせる．

復唱

検者が口頭で提示した文章（被検者にとっては聴覚的に提示されることになる）を正確に繰り返させる課題である．使用する文章には「みんなで力を合わせて綱を引きます」「だけど，やっぱり，でもは駄目」などがある．

理解

聴覚的に教示した多段階の命令を理解し実行させる課題である．2枚の紙を用意して「大きいほうの紙をとって，それを半分に折って，小さい紙の下に置いてください」と指示する課題や，1枚の紙を用いて「右手で紙をとって，半分に折って，床に置いてください」と指示する課題がよく用いられている．

読字

紙に書かれた「目を閉じなさい」などの文を音読させ，その通り実行させる課題．

書字

　筋が通った任意の文章を書かせる課題．検者が「○○○○」という文章を書いてくださいというように文章を具体的に指示してはいけない．被検者自らが文章を想起することが要求される．文章は主語と述語を備えていなければならないが，漢字や送り仮名の間違いは失点にはならない．

描画

　提示された図形を模写する課題で，視覚構成能力を評価する検査である．ダブルペンタゴンと呼ばれる2つの五角形が重なった図が一般的に用いられるが，かつてわが国では立方体が用いられていた．

3 評価法の特徴

　MMSEの下位検査に偏りがあることは，合計点を解釈するうえで知っておく必要がある．すなわち記憶が関連する「見当識」「再生」には30点満点中13点もあるが，言語と注意集中にはそれぞれ8点，視覚構成には1点しかない．右半球症状，遂行機能の課題は含まれていない．また，合計点23/24にカットオフ値がおかれており，23点以下であれば異常な認知機能である可能性が高いが，MMSEはあくまでスクリーニング検査なので，この検査で異常が疑われた場合は，より詳しい診察，検査を行い，障害を確認することが必要である．

（数井裕光，武田雅俊）

引用文献

1) Folstein MF, Folstein SE, McHugh PR. "Mini-mental state". A practical method for grading the cognitive state of patients for the clinician. *J Psychiatr Res* 1975 ; 12 : 189-198.
2) 森　悦朗, 三谷洋子, 山鳥　重. 神経疾患患者における日本版 Mini-Mental State テストの有用性. 神経心理 1985；1：82-90.
3) Folstein MF, Folstein SE, McHugh PR, et al.（杉下守弘日本語訳）. 精神状態短時間検査—日本版. 東京：日本文化科学社；2012.

▶ **MMSE-J 精神状態短時間検査入手先**

- 日本文化科学社
　〒113-0021　東京都文京区本駒込6-15-17
　TEL：03-3946-3134／URL：http://www.nichibun.co.jp
　＊2014年4月より諸事情により販売は一時停止されている．

[認知症]

6 改訂長谷川式簡易知能評価スケール（HDS-R）

1 評価法の概要

　知能機能障害の程度や重症度を共通の基準を設けて客観的に評価するのが評価測度である．測度は，認知症のスクリーニング，状態像の変化の追跡，薬物療法に対する効果判定および予後判定に使用する．

　認知症の測度には，認知機能と行動・心理症状（behavioral and psychological symptoms of dementia：BPSD），ならびに日常生活動作を評価するものに分けられる．近年多くの施設で，記憶や認知機能障害の程度を判定する方法に各種認知症スクリーニングテストを用いているが，これらの測度は，認知症を診断するうえでの参考となる道具であって，テスト得点が認知症の診断を決定するものではない．

　改訂長谷川式簡易知能評価スケール（Hasegawa Dementia Rating Scale-Revised：HDS-R)[1]（⑧）は，わが国の認知症臨床に欠かせない認知機能評価測度である．1974年に長谷川らによって作成

❽改訂長谷川式簡易知能評価スケール（HDS-R）

1	お歳はいくつですか？（2年までの誤差は正解）		0　1
2	今日は何年何月何日ですか？ 何曜日ですか？（年月日，曜日が正解でそれぞれ1点ずつ）	年 月 日 曜日	0　1 0　1 0　1 0　1
3	私たちがいまいるところはどこですか？ （自発的にでれば2点，5秒おいて家ですか？病院ですか？施設ですか？のなかから正しい選択をすれば1点）		0　1　2
4	これから言う3つの言葉を言ってみてください．あとでまた聞きますのでよく覚えておいてください．（以下の系列のいずれか1つで，採用した系列に○印をつけておく） 1：a）桜　b）猫　c）電車 2：a）梅　b）犬　c）自動車		0　1 0　1 0　1
5	100から7を順番に引いてください． （100-7は？，それからまた7を引くと？ と質問する．最初の答えが不正解の場合，打ち切る）	（93） （86）	0　1 0　1
6	私がこれから言う数字を逆から言ってください． （6-8-2, 3-5-2-9を逆に言ってもらう，3桁逆唱に失敗したら，打ち切る）	2-8-6 9-2-5-3	0　1 0　1
7	先ほど覚えてもらった言葉をもう一度言ってみてください． （自発的に回答があれば各2点，もし回答がない場合以下のヒントを与え正解であれば1点） a）植物　b）動物　c）乗り物	a： b： c：	0　1　2 0　1　2 0　1　2
8	これから5つの品物を見せます．それを隠しますのでなにがあったか言ってください． （時計，鍵，タバコ，ペン，硬貨など必ず相互に無関係なもの）		0　1　2 3　4　5
9	知っている野菜の名前をできるだけ多く言ってください． （答えた野菜の名前を右欄に記入する．途中で詰まり，約10秒間待っても出ない場合にはそこで打ち切る） 0〜5＝0点，6＝1点，7＝2点，8＝3点，9＝4点，10＝5点		0　1　2 3　4　5
	合計得点		

（加藤伸司ほか，老年精神医学雑誌 1991[1] より）

された長谷川式簡易知能評価スケール（HDS）[2]は，その簡便さと認知症のスクリーニングに有用であることから幅広く用いられていたが，その質問項目のなかには，現状に合しないものや統一性に欠けるものなどいくつかの問題点が指摘されHDS-Rに改訂された．

HDS-Rは加齢や教育年数に影響を受けにくい内的整合性や信頼性の高い検査で，各質問項目とも認知症と非認知症の弁別に有効な質問で構成されていることが認められている[1]．また従来のHDSあるいはMMSE（Mini Mental State Examination）との相関値は0.9以上であることから併存的妥当性も確認されたものである．

また非認知症と認知症のカットオフポイント（COP）を20/21点に設定した場合は，sensitivityが0.90, specificity 0.82で両者の鑑別は良好であった．

2　測定前の留意点

HDS-Rの測定に際しては，いくつか留意すべき点がある．聴力と視力障害をもつ高齢者は，自らそれらの障害を訴えることは少ないので，あらかじめ家族から情報を得ておく必要がある．HDS-RはMMSEと異なり図形の模写などを書かせる課題はないが，軽い上肢の麻痺や手の振るえなどの神経障害がある場合，またせん妄やうつ状態では，結果に影響するためにあらかじめその状態を把握しておく必要がある．

高齢者の多くは，HDS-Rのような簡単な計算問題や常識的な問題に憤慨し中断するケースやテスト施行前に異常に緊張するケースをみる．このように高齢者はむろんのこと，一般の被検者においてもHDS-R測定には，以下の配慮が必要である．

① 被検者のペースに合わせ，できるだけ簡潔な言葉とゆっくりした口調で質問する．
② 質問と回答までの時間をみて，その質問に答えられるか，そうでないかをいち早く判断する．
③ 質問に答えられない，あるいは答をごまかそうとしたときは，それを指摘しない．場合によっては，被検者の自尊心を傷つけないように検者が答えてあげることも必要となる．
④ 質問の内容によっては，問診のときに尋ねてもよい．たとえば，年齢，今日の年月日，場所など．
⑤ 途中で，被検者がテストを続けることに対して拒否がみられたら，直ちに中断し，日を変えて行う．

3 評価実施時の注意点

　HDS-Rは，わが国の認知症のスクリーニングテストとして，臨床現場のみならず，保健，福祉，さらには後見制度などの司法の分野でも広く用いられている．その理由として，誰もが検者として実施できる簡便さにある．しかし，それゆえに，本スケールの実施に際して，ルールを無視した安易な実施により，その評価の信頼性を失うことがある．

　このスケールは，9つの下位項目からなる．内容は，問1「年齢」，問2「日時の見当識」，問3「場所の見当識」，問4「3つの言葉の記銘」，問5「計算」，問6「数字の逆唱」，問7「3つの言葉の遅延再生」，問8「5つの物品の記銘」，問9「野菜の名前：言語の流暢性」である．それぞれの設問には，質問に際しての簡単な注意事項が記載されているので，そのルールに則して実施することが求められている．特に「計算問題」で，よく臨床家がおかす過ちとして，100−7の回答を被検者に求めた後に，次の問でその答えを提示して「93から7を引くと」と問う検者がいるが，正しくは「そこから7を引くといくつですか」である．このようにちょっとしたことでも結果が異なるので注意を要する．

4 評価結果の解釈

　COPは20/21点で，得点上は20点以上であればHDS-Rの結果として「正常」と判断されるが，物忘れ外来などの認知症臨床場面では必ずしもその判定が正しいとは限らない．筆者の経験では，むしろMCI（mild cognitive impairment）あるいは軽度認知症として，臨床症状やその他の心理テスト，放射線医学的検査で診断される場合が多い．このように，臨床場面では，COPの点数は多少現状よりも低値であるような印象を受けるが，その学術的な証拠はない．

　得点が30点満点であればまったく認知機能に問題ないと判断してよいか否かにも多少の疑問は残る．すなわち，HDS-Rは，前述したようにあくまでも認知症のスクリーニングテストであり，その点数を参考に臨床症状や他の検査所見で診断を進めるべきである．

　HDS-Rは冒頭でも述べたが，状態の経過観察には有効で，その結果によっては，予後の予測にも役立つ．そのためにも測定に際しては，常に実施方法に従い，同じ条件で測定することが望まれる．

〔今井幸充〕

引用文献

1) 加藤伸司, 下垣 光, 小野寺敦志ほか. 改訂長谷川式簡易知能評価スケール（HDS-R）の作成. 老年精神医学雑誌 1991；2：1339-1347.
2) 長谷川和夫, 井上勝也, 守屋國光. 老人に痴呆審査スケールの一検討. 精神医学 1974；16：956-969.

7 [認知症] N-D test，NM スケール，N-ADL

大阪大学精神医学教室で開発・作成した認知症の臨床評価法[1]には，知能テスト形式の「N式老年者用認知機能検査（Nishimura Dementia Scale：N-D test）」[2,3]と行動観察から評価するレイティングスケール形式の「N式老年者用精神状態評価尺度（Nishimura's scale for rating of mental states of the elderly：NM スケール）」[4,5]および「N式老年者用日常生活動作能力評価尺度（Nishimura's scale for rating of activities of daily living of the elderly：N-ADL）」[4,6]とがある．

臨床の実際では，評価の目的や評価の対象者に応じて適した評価法を選択・併用し，症状の全体像および高齢者の実際的能力を総合的にとらえることが重要である．

1 N式老年者用認知機能検査（N-D test）（❾，❿）

使用目的と特徴

N-D test は，阪大式老人用知能テスト（Osaka intelligence scale for the aged：OISA）[7]の改良を目的として，記憶・見当識のほかに範疇化・計算・図形模写・構成能力・書字・読字などの課題を加えた，高齢者用認知機能検査である．物語記憶の課題を含んでいるので，論理的記憶についても測定しうる．

認知症判定の基準として，臨床的観察による評価尺度のNMスケールを採用し，正常・境界・軽度・中等度・重度の5段階で認知症の程度を段階づけることにより，判別基準の意味づけが，臨床像とよく対応していると考えられる．

使用方法と判定方法

❾に問題の与え方と採点法を示す．❿の集計表を参照して，各項目の粗点に対応した数値を合計する．すべて正答であれば100点，すべて誤答であれば18点になる．認知症と非認知症のカットオフポイントを84/85とし，重症度の評価は❿右欄に従う．

短時間（10分以内）に簡便に実施でき，採点法も容易である．

留意事項

MMSE（Mini Mental State Examination）と同様に，動作性の課題や視聴覚の認知・理解の課題を含んでいるため重度の運動障害・視力障害・聴力障害のある高齢者には施行できない．その際には，観察形式のNMスケールおよびN-ADLを実施する．

2 N式老年者用精神状態評価尺度（NMスケール）（⓫）

使用目的と特徴

NMスケールは，高齢者の日常生活場面における実際的な生活能力や状態像を，観察法によって評価する行動評価尺度である．日常生活の基礎となる精神機能を点数化して評価し，認知症の有無や程度が表せるよう工夫しているので，経過の記録や対応を考慮する際に有用である．

本スケールは，認知症の進行や聴力障害・言語障害などにより，意思疎通が困難な高齢者の精神機能評価にも適している．短時間に評価できるので，在宅や施設の高齢者を対象にすることもできる．

使用方法と判定方法

⓫に示すように，5項目の各項目を正常から最重度までの7段階に区分し，10点から0点の評価点を与え，各項目ごとに点数評価する．合計点をNMスケール評価点とし，5段階の重症度判別をする（所要時間5分程度）．

評価にあたっては，対象者の状態をよく観察し，対象者の日常生活をよく知っている家族や介護者から状況を尋ねることが大切である．

❾ N式老年者用認知機能検査（N-D test）

	教示（留意事項）	回答・課題	*粗点
1	A. 年齢は？（満もしくはかぞえ） *誤答を0，正答は1とする．以下同様	歳	0, 1
2	B. 今日は何月何日ですか？	月　　　日	0, 1
3	C. この指（薬指）は，何指ですか？ （被検者の指に触って，指の名を問う）	正　　　誤	0, 1
4	D. （動作で示して）このように片手をグー，もう一方の手をパーにしてください．次に，このようにグーの手をパー，パーの手をグーというようにしてください．左右の手が同じにならないように繰り返してください． *5回以上の繰り返しを正とする	正　　　誤	0, 1
5	E. この時計は何時何分になっていますか？	時　　　分	0, 1
6	F. 知っている果物の名前をできるだけたくさん言ってください． （被検者の言うとおりの順序で記入） *30秒以内の正答数4以上を正答とする．重複は数えない．	────── ──────	0, 1
	G. これから私が読む話を最後まで聞いてください．私が読み終わったら今の話の覚えていることを思い出して言ってください． （右欄の課題を明瞭に読み聞かせる．採点はしない．）	きのう　東京の　銀座で 火事があり　17軒　焼けました 女の子を　助けようとして 消防士が　火傷をしました	
7	H. 100から17を引くと？	正　　　誤	0, 1
8	I. これと同じ絵を書いてください． （立方体の図を指示） *何も書けない・不正確＝0， 　正確に書ける＝1	正　　　誤	0, 1
9	J. 少し前に覚えていただいた話を，今，思い出して，もう一度言ってください．火事の話でしたね． *正答句数　0＝0，1～2＝1，3～6＝2，7～10＝3	きのう　東京の　銀座で 火事があり　17軒　焼けました 女の子を　助けようとして 消防士が　火傷をしました	0, 1, 2, 3
10	K. 今から私がいくつかの数字を言いますからよく聞いてください．私が言い終わったら，逆の方向から言ってください．例えば，1-2の逆は，2-1ですね． （1秒に1数字の速度で，最後の数字は少し調子を下げて読む．2桁の1] 2-4から始める．失敗すれば同じ桁の2] 5-8をする．失敗すれば，中止する．正しく逆唱できれば，1] 6-2-9に進む．失敗すれば，2] 4-1-5をする．） *2桁失敗＝0，2桁成功・3桁失敗＝1，3桁成功＝2	1] 2-4　　2] 5-8 6-2-9　　4-1-5	0, 1, 2
11	L. これから私の言う文章を書いてください． 「山の上に木があります」 （被検者が聞き直す場合は，繰り返し読む）	正　　　誤	0, 1
12	M. 声を出して読んでください． （大きく「男の子が本を読んでいる」と書いた文字を示す）	正　　　誤	0, 1

（福永知子ほか．日常診療に活かす老年病ガイドブック7 高齢者への包括的アプローチとリハビリテーション．2006[1] より）

⑩集計表(N-D test)

問題＼粗点		0	1	2	3
1	年齢	2	9		
2	月日	3	10		
3	指の名	2	7		
4	運動メロディ	1	7		
5	時計	3	6		
6	果物の名前	0	8		
7	引き算	3	7		
8	図形模写	2	11		
9	物語再生	0	5	10	15
10	逆唱	0	4	8	
11	書き取り	4	6		
12	読字	−2	6		

合計得点 [　　　]
(粗点に対応する得点を合計する)

32点以下(重度認知症)
33-60点(中等度認知症)
61-84点(軽度認知症)
85-94点(境界)
95点以上(正常)

(福永知子ほか. 日常診療に活かす老年病ガイドブック7 高齢者への包括的アプローチとリハビリテーション. 2006[1]) より)

認知症では認知機能低下に随伴して感情障害・性格変化・行動の異常・日常生活能力の低下なども認められる。精神症状や行動障害が随伴しているときには、その状態を別欄に記載する[4]．

留意事項

上下肢運動障害やParkinson症状など身体的障害が重度のため家事や身辺整理などが不可能な場合や寝たきり老人の場合は重症度評価に配慮する(⑪下段)．また、うつ状態が強い場合は関心・意欲・交流の評価点は低くなる．

3 N式老年者用日常生活動作能力評価尺度(N-ADL) ⑫

使用目的と特徴

認知症高齢者では、運動麻痺や運動障害がなくても認知機能障害のために日常生活上の行為遂行が困難になる．N-ADLは、移動能力や摂食、排泄、衣類の着脱などのような高齢者の身体の動きと関連する日常生活動作能力以外に、生活圏、頭髪・足などの清潔の保持、トイレの使用の仕方などの実際的な日常生活動作能力を多角的にとらえ、点数化して評価する行動評価尺度である．

使用方法と判定方法

⑫に示すように、日常生活における基本的な動作を5項目に分け、各項目ごとに7段階に区分し、10点から0点の評価点を与え、重症度の評価をする(⑫下段)(所要時間5分程度)．

対象者の状態をよく観察し、身近な家族や介護者より情報を得て、各項目ごとの最右欄の評価欄に相当する区分の点数を記入する．各項目の評価がわかりにくいときには手引き[4-6]を参照して評価する．5項目の点数の合計がN-ADLの評価点となり、日常生活動作の自立度をある程度判定できる．

留意事項

各項目ごとの評価点をみて介護の必要度を考慮する．N-ADL評価点合計を算出して経時的変化を数量的に処理したり、5項目の障害の程度のパターンを経時的に比較することによってADLの状態の推移を把握することが可能である．

すべての項目が10点に近ければ生活自立の状態であるが、歩行・起坐、生活圏が10点に近く他の項目が低いときは、徘徊の多い高齢者である可

⓫ N式老年者用精神状態評価尺度（NMスケール）

項目＼評価	0点	1点	3点	5点	7点	9点	10点	評価
家事 身辺整理	不能	ほとんど不能	買い物不能．ごく簡単な家事・整理も不完全	簡単な買い物も不確か．ごく簡単な家事・整理のみ可能	簡単な買い物は可能．留守番・複雑な家事・整理は困難	やや不確実だが買い物・留守番・家事などをいちおう任せられる	正常	
関心・意欲 交流	無関心．まったくなにもしない	周囲に多少関心あり．ぼんやりと無為に過ごすことが多い	自らはほとんどなにもしないが，指示されれば簡単なことはしようとする	習慣的なことはある程度自らする．気がむけば人に話しかける	運動・家事・仕事・趣味などを気がむけばする．必要なことは話しかける	やや積極性の低下がみられるがほぼ正常	正常	
会話	呼びかけに無反応	呼びかけにいちおう反応するが，自ら話すことはない	ごく簡単な会話のみ可能．つじつまの合わないことが多い	簡単な会話は可能であるが，つじつまの合わないことがある	話し方は，なめらかではないが，簡単な会話は通じる	日常会話はほぼ正常．複雑な会話がやや困難	正常	
記銘・記憶	不能	新しいことはまったく覚えられない．古い記憶がまれにある	最近の記憶はほとんどない．古い記憶は多少残存．生年月日不確か	最近の出来事の記憶困難．古い記憶の部分的脱落．生年月日正答	最近の出来事をよく忘れる．古い記憶はほぼ正常	最近の出来事をときどき忘れる	正常	
見当識	まったくなし	ほとんどなし．人物の弁別困難	失見当識著明．家族と他人との区別はいちおうできるがだれかはわからない	失見当識かなりあり（日時・年齢・場所など不確か，道に迷う）	ときどき場所を間違えることがある	ときどき日時を間違えることがある	正常	

NMスケール評価点

●重症度評価点
カッコ内の数字は，寝たきり老人（N-ADLで歩行・起坐が1点以下のとき）の場合で，「会話」，「記銘・記憶」，「見当識」の3項目によって暫定的に評価する

正常	50〜48点（30〜28点）
境界	47〜43点（27〜25点）
軽症認知症	42〜31点（24〜19点）
中等度認知症	30〜17点（18〜10点）
重症認知症	16〜0点（9〜0点）

（小林敏子．高齢者のための知的機能検査の手引き．1991[5]より）

能性が高い．

（福永知子）

引用文献

1) 福永知子，西村 健．大阪大学方式．大内尉義（監），鳥羽研二（編）．日常診療に活かす老年病ガイドブック7 高齢者への包括的アプローチとリハビリテーション．東京：メジカルビュー社；2006．pp57-63．
2) Fukunaga T, Ukai S, Kobayashi T, et al. Neuropsychological test for the detection of dementia in elderly individuals；The Nishimura Dementia Test. *Psychogeriatrics* 2006；6(4)：159-167．
3) 福永知子，西村 健，播口之朗ほか．新しい老人用精神機能検査の作成— N式精神機能検査．老年精神医学 1988；5：221-231．
4) 小林敏子，播口之朗，西村 健ほか．行動観察による認知症患者の精神状態尺度（NMスケール）および日常生活動作能力評価尺度（N-ADL）の作成．臨床精神医学 1988；17：

VII. 精神症状の評価法

⑫ N式老年者用日常生活動作能力評価尺度（N-ADL）

項目 \ 評価	0点	1点	3点	5点	7点	9点	10点	評価
歩行・起坐	寝たきり（坐位不能）	寝たきり（坐位可能）	寝たり，起きたり．手押し車等の支えがいる	つたい歩き．階段昇降不能	杖歩行．階段昇降困難	短時間の独歩可能	正常	
生活圏	寝床上（寝たきり）	寝床周辺	室内	屋内	屋外	近隣	正常	
着脱衣入浴	全面介助 特殊浴槽入浴	ほぼ全面介助（指示に多少従える）．全面介助入浴	着衣困難，脱衣も部分介助を要する．入浴も部分介助を多く要する	脱衣可能，着衣は部分介助を要する．自分で部分的に洗える	遅くて，時に不正確．頭髪・足等洗えない	ほぼ自立，やや遅い．体は洗えるが洗髪に介助を要する	正常	
摂食	経口摂食不能	経口全面介助	介助を多く要する（途中でやめる．全部細かくきざむ必要あり）	部分介助を要する（食べにくいものをきざむ必要あり）	配膳を整えてもらうとほぼ自立	ほぼ自立	正常	
排泄	常時，大小便失禁（尿意・便意が認められない）	常時，大小便失禁（尿意・便意があり，失禁後不快感を示す）	失禁することが多い（尿意・便意を伝えること可能．常時おむつ）	時々失禁する（気を配って介助すればほとんど失禁しない）	ポータブルトイレ・しびん使用．後始末不十分	トイレで可能．後始末は不十分なことがある	正常	
							N-ADL 評価点	

● 重症度評価点

10点	正常	自立して日常生活が営める
9点	境界	自立して日常生活を営むことが困難になり始めた初期状態
7点	軽度	日常生活に軽度の介助または観察を必要とする
5点・3点	中等度	日常生活に部分介助を要する
1点・0点	重度	全面介助を要する（0点は活動性や反応性がまったく失われた最重度の状態）

（小林敏子．高齢者のための知的機能検査の手引き．1991[6] より）

1653-1668.
5) 小林敏子．N式老年者用精神状態評価尺度（NMスケール）．大塚俊男，本間 昭（監）．高齢者のための知的機能検査の手引き．東京：ワールドプランニング；1991．pp81-86．
6) 小林敏子．N式老年者用日常生活動作能力評価尺度（N-ADL）．大塚俊男，本間 昭（監）．高齢者のための知的機能検査の手引き．東京：ワールドプランニング；1991．pp89-93．
7) 金子仁郎，井上 修，小牟田清博ほか．メモリースケールの研究；高齢者の知能測定について．厚生の指標 1967：14(2)：19-27．

▶ N-D テスト入手先

● 大阪大学大学院医学系研究科情報統合医学講座精神医学教室 福永知子
〒565-0871 吹田市山田丘 2-2
E-mail：fukunaga@psy.med.osaka-u.ac.jp

● N-M スケール，N-ADL 入手先
大塚俊男ほか（監）．高齢者のための知的機能検査の手引き；1991
※付録に収録されている．
ワールドプランニング
〒162-0825 東京都新宿区神楽坂 4-1-1 オザワビル 2F
TEL：03-5206-7239／FAX：03-5206-7747

8 [認知症] CDR

1 手段としてのCDR —目的は生活の観察

本項のテーマは,「臨床的認知症尺度(Clinical Dementia Rating：CDR)」である.しかし,CDRは他の神経心理検査と異なり,単なる「評価尺度」ではない.よく患者を実際に診ていない「心理学者」が翻訳の文言にこだわる場面を見かけるが,最もそのような態度とはかけ離れているのが,CDRを中心とする臨床的観察法にほかならない.CDRは,「記憶」「見当識」「判断力と問題解決」「地域生活」「家庭生活」「介護状況」の6項目について半構造化面接法により健常(CDR 0)・認知症疑い(CDR 0.5)・認知症(CDR 1以上)に判定する評価法であるが,要するに家庭における「衣食住」と社会における「生活」,そして認知機能を判定する方法である(⑬)[1].

神経心理学的には,主としてエピソード記憶がCDRの「記憶」に,遂行機能や手段的ADL(IADL)がCDRの「地域生活」「家庭生活」に対応する(⑭).実際の判定方法については,参考文献を参照されたい[2,3].

1つの柱＝エピソード記憶

⑮は,筆者らの講座で今まで行ってきた宮城県大崎市田尻地区・栗原市・登米市におけるCDR判定のコンセプトを示す.まず事前にアンケート調査を行い,家庭や地域におけるADLやIADLを評価する.そしてその後に保健師が家庭訪問し,そのアンケート調査の不備を埋めながら,「いつどこで誰と何をどのようにした」記憶,いわゆる「日記に書く」記憶の出来事(エピソード)を聞いておく.ルーチン化された習慣ではなく,あくまで「出来事」である必要がある.したがって,その高齢者ごとによってみな異なることが,単純な「評価尺度」と異なるところである.どうしても出来事が「何もない」場合は,保健師の訪問やMRI脳健診それ自体が出来事になるので,印象深く話しておくことがコツである.そして診察場面では,そのエピソードの記憶状況を根掘り葉掘り聞きだすことがCDRの特徴である.

ところで「エピソード記憶」評価としてよく論文に用いられているのが,WMS-R(Wechsler memory scale-revised)の論理的記憶である.「上

	健常	認知症疑い	認知症軽度	認知症中程度	認知症重度
CDR	0	0.5	1	2	3
記憶					
見当識			認知機能		
判断力と問題解決					
地域生活			社会生活		
家庭生活					
介護状況			衣食住		

⑬ **CDRとは**
生活を把握するツール.心理検査のようにワークシートの文言にこだわる必要なし.
(目黒謙一.認知症医療学:自治体における認知症対策のために—田尻プロジェクトからの提言.2011[1]より)

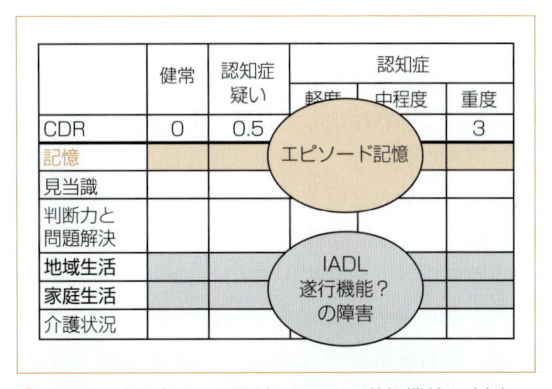

	健常	認知症疑い	認知症軽度	認知症中程度	認知症重度
CDR	0	0.5			3
記憶			エピソード記憶		
見当識					
判断力と問題解決					
地域生活			IADL 遂行機能?の障害		
家庭生活					
介護状況					

⑭ CDRとエピソード記憶,IADL,遂行機能の対応

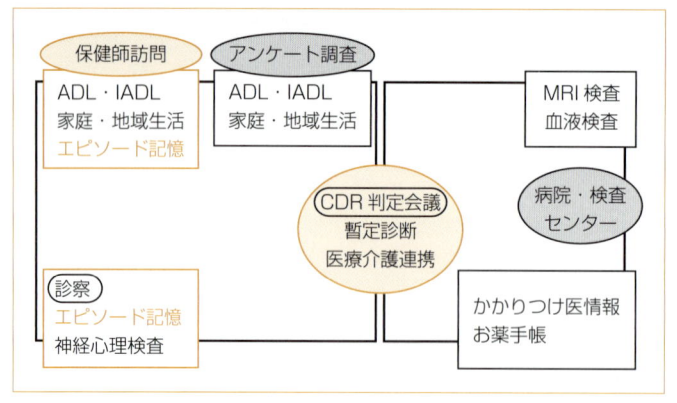

❶ CDR判定のコンセプト

田恵子さん物語」を高齢者に実際に施行していて思うが，日本の警察は，はたして朝から何も食べていない親子に同情して寄附金を集めるであろうか．あるいは「佐藤一郎さん物語」であるが，はたして高齢者が4トントラックを運転するであろうか．これらは高齢者が経験することのない「架空の物語」であって，決して本人のエピソード記憶ではない．神経心理学的にいえば「言語性の学習課題」である．研究目的上用いることは仕方がないが，CDRの「記憶」スコアとは必ずしも一致しないし，日常生活における意味もほとんどないものである．

もう1つの柱＝IADL＋遂行機能

CDRの「記憶」を1つの柱とすると，もう一方の柱が「家庭生活」「地域生活」である．これらは神経心理学的には，IADLや遂行機能と関連する．家庭において「家庭人」として，地域において「社会人」としてまとまった生活を営めるかどうかを観察する重要項目である．ヘルペス脳炎の患者や失語症患者を経験すればわかるが，単なる健忘や失語だけであれば決して日常生活に支障をきたすとは限らない．むしろ認知症患者はヘルペス脳炎患者よりも健忘は軽く，失語症患者よりも言語障害は軽い．しかし，決して，記憶や言語機能を使いこなして「一人で生きていくことができない」．これが認知症の認知症たる所以である．「認知症とは，遂行機能障害である」とはRoman博士の名言であるが，筆者も同意する．

2 東日本大震災の経験

総合的な臨床観察の重要性を改めて思い知らされたのが，4年前の東日本大震災である．地域で診療中に遭遇した筆者は，そのまま救護当直に入る形で一連の活動が始まった．震災10日目，自衛隊，救急隊などが行う「一次救急」は徐々に終わり，「二次支援」の段階が始まった．当講座のフィールドは，まさに二次支援地として避難民の受け入れが開始された．大崎市から，地域住民の安否確認と避難所支援の要請があった[4]．

市と当講座の協力で7,600件の家庭を訪問したが，約7％の「要支援者」を発見した．ほとんどが高齢者であったが，体調不良を訴えたり，医療機関の情報が伝わらず混乱していたり，さまざまな「災害弱者」を発見できたが，災害というストレスに最も弱かったのは，軽度認知障害（CDR 0.5）の高齢者であった．健常高齢者（CDR 0）は自力で一般の避難所に避難できていた．また認知症（CDR 1+）の場合，保健師や近隣住民が助けて福祉避難所に誘導できていた．しかし，普段何とか自立している軽度認知障害（CDR 0.5）の高齢者の場合，判断できずに混乱し停電断水下の自宅にひきこもり，支援物資が届かないまま容態が悪化してしまう場合があり，改めてCDR判定の重要性が認識された．認知症の早期発見に威力を発揮するツールであるCDRは，実は災害に弱い高齢者を事前に確認することもできる可能性があ

る.「認知症に優しい街づくり」＝「災害に強い街づくり」は，筆者の講座で行っている最近の調査研究の標語でもある.

3 CDRを医療介護連携の機軸に

　医療現場で問題になることの1つに，介護保険情報との整合性がある．認知症の場合，要介護度は必ずしも重症度と一致しないことは周知の事実であるが，特にAlzheimer病の場合，要支援1・2と判定される場合が少なくなく，医療介護連携に支障をきたす場合がある．また，行政で行っている「基本チェックリスト」の問題がある．チェックリストの認知症項目に該当した場合，介護予防として主に運動介入が地域で行われている．しかし同リストに該当しても健常（CDR 0）の場合があるし，該当しなくても認知症（CDR 1+）の場合がある[5]．認知症高齢者への医療介護連携をスムーズに進めるためにも，CDR判定を基軸にしたデータベースの構築が望まれる.

（目黒謙一）

引用文献

1) 目黒謙一．認知症医療学：自治体における認知症対策のために―田尻プロジェクトからの提言．東京：新興医学出版社；2011．
2) 目黒謙一．痴呆の臨床―CDR判定用ワークシート解説．東京：医学書院；2004．
3) 目黒謙一．認知症早期発見のためのCDR判定ハンドブック．東京：医学書院；2008．
4) Meguro K. International report : Local response following the Great East Japan Earthquake 2011. Neurology 2011；77(3)：e12-5. Epub 2011.
5) 目黒謙一，栗原プロジェクトチーム．地域在住後期高齢者における「基本チェックリスト」認知症関連3項目の認知症スクリーニングツールとしての妥当性の検討：栗原プロジェクト．老年精神医学会雑誌 2012；23：725-730．

▶ CDR入手先

- 目黒謙一．認知症早期発見のためのCDR判定ハンドブック；2008．
- 目黒謙一．痴呆の臨床―CDR判定用ワークシート解説；2004．
医学書院　☎113-8719　東京都文京区本郷1-28-23
TEL：03-3817-5600

---

9 ［認知症］MENFIS

1 評価法の概要

　Mental Function Impairment Scale（MENFIS）は，1991年に本間ら[1]によって考案された症状評定尺度で，認知症患者の認知機能，動機づけ機能，感情機能の3つの機能を，主として介護者の情報に基づいて評価することを目的とする．Alzheimer's Disease Assessment Scaleに代表される認知機能検査で信頼性のある結果を得るためには，患者の協力が必要となる．しかし，脱抑制や考え不精が顕著な患者，進行期の患者では，このような検査を行うための協力が得られないことがある．MENFISはこのような患者の上記機能の評価に有効である．本間ら[1]によると年齢との相関が認められないことから，年齢を考慮せず使用することが可能である．わが国での抗認知症薬の治験や市販後調査[2-5]で用いられているCIBIC plus-J（Clinician's Interview-Based Impression of Change plus-Japan）に含まれる，3つのサブスケール（DAD〈Disability Assessment for Dementia〉, BEHAVE-AD, MENFIS）のうちの1つである．

2 MENFISの下位項目

MENFISは認知機能障害7個，動機づけ機能障害3個，感情機能障害3個，合計13個の下位項目からなる．この13の項目は，認知症の知的機能障害，運動機能障害，感情機能障害を定量的に評価するために，Gottfriesらによって1998年に開発されたGBS（Gottfries-Brane-Steen）スケール[6]の日本語版の項目の一部に，新たな項目を追加して構成されている．そしてこれらの下位項目の組み合わせにより妥当性と評価者間信頼性がGBSより改善している．本間らはFAST（Functional Assessment Staging）と長谷川式簡易知的評価スケールを基準として検討した結果，MENFISの総得点，および3つの機能障害の得点それぞれが認知症の重症度を反映することを明らかにした．

認知機能障害

1. 場所の見当識障害

患者に対して「今，あなたがいる場所はどこですか？」，介護者に対しては「自宅や近所などの慣れた場所がわかりますか？」などを問う．

2. 時間の見当識障害

季節，年，月などの時間の認識の障害の程度を評価する．患者に対して「今日は何年，何月，何日ですか？」「今の季節は何ですか？」「今は午前ですか，午後ですか？」などを問う．

3. 最近の記憶の障害

患者に対して「今日の朝食あるいは昼食に何を食べましたか？」「病院にはどのような手段で来たかわかりますか？」，介護者に対して「片づけたものを見つけられないことがありますか？」などを問う．

4. 昔の記憶の障害

患者に対して「生年月日を教えてください」「最後にご卒業した学校を教えてください」などを問う．

5. 会話理解の障害

介護者に対して「一度に2つ以上のことを話しても理解できていますか？」「込み入った話の内容を理解できていますか？」などを問う．また，診察中の印象から込み入った内容を理解できているかを観察する．

6. 意思表示の障害

介護者に対して「家族からの問いかけに対して，自分の気持ちや考えを的確に表現できますか？」などを問う．また，診察中の印象から発言や質問に対して自分の気持ちや考えを的確に表現できているかを観察する．

7. 判断の障害

患者に対して「もし，近所の家が火事になっているのを見つけたら，あなたはどうしますか？」「もし，借りてきた傘をなくしたら，あなたはどうしますか？」などを問う．介護者に対して「気候に合った服装を選択できますか？」「適切な買い物ができますか？」などを問う．

動機づけ機能障害

8. 自発性の障害

介護者に対して「以前と同じように日課をしていますか？」などを問う．

9. 興味・関心の障害

介護者に対して「以前はそれほどでもなかったことに興味や関心を示しますか？」などを問う．

10. 気力の障害

介護者に対して「何にでも意欲的ですか？」などを問う．

感情機能障害

11. 感情表現の多様性の障害

介護者に対して「日常生活場面での表情は豊ですか？」などを問う．また，診察中の印象から表情の豊かさを観察する．

12. 感情表現の安定性の障害

介護者に対して「日常生活で気持ちをコントロールできていますか？」などを問う．また，診察中の印象から面接中にイライラする様子はないかを観察する．

13. 感情表現の適切性の障害

介護者に対して「喜怒哀楽等の表現が，日常生活の行動にそぐわないことがありますか？」「ほめられたとき，機嫌のよい反応がありますか？」

⓰ Mental Function Impairment Scale（MENFIS）
a. 認知機能障害

1. 場所の見当識障害	0 —— 1 —— 2 —— 3 —— 4 —— 5 —— 6
	全く障害なし / 自分の居る場所を正しく認識している　少し障害あり / 慣れない場所でのみある程度の障害がある　かなり障害あり / 慣れている場所でもある程度の障害がある　完全な障害 / 自分のいる場所を全く認識していない

2. 時間の見当識障害	0 —— 1 —— 2 —— 3 —— 4 —— 5 —— 6
	全く障害なし / 季節，年，月を正しく認識している　少し障害あり / 季節，年，月しか正しく認識していない　かなり障害あり / 季節しか正しく認識していない　完全な障害 / 時間を全く認識していない

3. 最近の記憶の障害	0 —— 1 —— 2 —— 3 —— 4 —— 5 —— 6
	全く障害なし / 最近24時間以内の出来事を正確に思い出す　少し障害あり / 詳しく話をするとわかる程度の障害がある　かなり障害あり / 表面的な会話で明らかになる程度の障害がある　完全な障害 / 直前のことでさえ全く思い出すことができない

4. 昔の記憶の障害	0 —— 1 —— 2 —— 3 —— 4 —— 5 —— 6
	全く障害なし / 本人にとって重要な出来事や人物を正確に思い出す　少し障害あり / 詳しく話をするとわかる程度の障害がある　かなり障害あり / 表面的な会話で明らかになる程度の障害がある　完全な障害 / 直前のことでさえ全く思い出すことができない

5. 会話理解の障害	0 —— 1 —— 2 —— 3 —— 4 —— 5 —— 6
	全く障害なし / 他者の話を正しく理解する　少し障害あり / 他者の話の半分位しか理解しない　かなり障害あり / 他者の話のごく簡単なことしか理解しない　完全な障害 / 他者の話を全く理解しない

6. 意思表示の障害	0 —— 1 —— 2 —— 3 —— 4 —— 5 —— 6
	全く障害なし / 自分の意志を細部にわたって伝えることができる　少し障害あり / 自分の意志の細部までは伝えることができない　かなり障害あり / 自分の意志の大筋しか伝えることができない　完全な障害 / 自分の意志を全く伝えることができない

7. 判断の障害	0 —— 1 —— 2 —— 3 —— 4 —— 5 —— 6
	全く障害なし / 自分だけで適切に判断することができる　少し障害あり / 自分だけではあまり適切な判断はできない　かなり障害あり / 助言があってもほとんど適切な判断ができない　完全な障害 / 適切な判断は全くできない

b. 動機づけ機能障害

8. 自発性の障害	0 —— 1 —— 2 —— 3 —— 4 —— 5 —— 6
	全く障害なし / 自発的に行動する　少し障害あり / 自発的にはあまり行動しない　かなり障害あり / 自発的にはほとんど行動しない　完全な障害 / 自発的には全く行動しない

9. 興味・関心の障害	0 —— 1 —— 2 —— 3 —— 4 —— 5 —— 6
	全く障害なし / 物事への興味や周囲への関心を十分に示す　少し障害あり / 物事への興味や周囲への関心をあまり示さない　かなり障害あり / 物事への興味や周囲への関心をほとんど示さない　完全な障害 / 物事への興味や周囲への関心を全く示さない

10. 気力の障害	0 —— 1 —— 2 —— 3 —— 4 —— 5 —— 6
	全く障害なし / 十分な気力や生気がある　少し障害あり / やや気力や生気がない　かなり障害あり / かなり気力や生気がない　完全な障害 / 無気力で生気がない

⓰ Mental Function Impairment Scale (MENFIS)（つづき）
c. 感情機能障害

	0	1	2	3	4	5	6
11. 感情表現の多様性の障害	全く障害なし 表情や感情表現が豊かである		少し障害あり 微妙な表情や感情表現を示さない		かなり障害あり 表情が乏しく，感情表現をあまり示さない		完全な障害 無表情で，感情表現を全く示さない
12. 感情表現の安定性の障害	全く障害なし 感情を適切にコントロールできる		少し障害あり 時に感情を適切にコントロールできない		かなり障害あり しばしば感情を適切にコントロールできない		完全な障害 感情を全くコントロールできない
13. 感情表現の適切性の障害	全く障害なし 状況にふさわしい感情表現ができる		少し障害あり 時に状況にふさわしい感情表現ができない		かなり障害あり しばしば状況にふさわしい感情表現ができない		完全な障害 状況にふさわしい感情表現は全くできない

（本間　昭ほか．老年精神医学雑誌 1991[1] より）

などを問う．

3 評価の方法

　評価を行う際には，患者の家族歴，既往歴，現病歴，生活史および日常生活での様子を十分に把握している介護者から必要な情報をあらかじめ入手しておき，その情報に基づいて患者と面接して評価する．介護者が配偶者などで高齢である場合には，複数の介護者あるいは家族からの情報で確認することが望ましい．また，評価を複数回行う場合には患者の家族歴，既往歴，現病歴，生活史などは一度聴取すれば，評価時ごとに聴取する必要はないが，日常生活での様子などはそのつど介護者から聴取する必要がある．各項目は，介護者とは別に患者と面接し，上記に記したような質問を行い評価する．ただしこれらの質問は規定されたものではないため，実際にどのような質問をしたかも記載しておく．複数回の評価を行う場合には，質問内容と評価の基準を統一することが望ましい．

　介護者からの情報と患者との面接で得られた情報を総合的に判断してMENFISの各下位項目について「全く障害なし」の0点から「完全な障害」の6点まで7段階の評定を行う（⓰）．せん妄状態に伴う意識障害が顕著な場合，うつ状態や攻撃性が著明なため言語的なコミュニケーションが困難であるなど，有効な面接ができない場合には評価の適応外となる．また，状態の日内変動が目立つ例で，繰り返し評価を行う場合には，可能な限り同時刻に面接を行うことが望ましい．

　MENFISの特徴と下位項目，施行する際の要点について解説した．MENFISは認知症の症状の重症度を評定するための十分な信頼性と妥当性を有する尺度で，評価者間信頼度の高い，観察式の症状評定尺度である．

（樫林哲雄，数井裕光）

引用文献

1) 本間　昭，新名理恵，石井徹郎ほか．老年期痴呆を対象とした精神機能障害評価票の作成．老年精神医学雑誌 1991；2：1217-1222.
2) Homma A, Takeda M, Imai Y, et al. Clinical efficacy and safety of donepezil on cognitive and global function in patients with Alzheimer's disease. A 24-week, multicenter, double-blind, placebo-controlled study in Japan. E2020 Study Group. *Dement Geriatr Cogn Disord* 2000；11：299-313.
3) 本間　昭，中村　祐，斎藤隆行ほか．ガランタミン臭化水素酸塩のアルツハイマー型認知症に対するプラセボ対照二重盲検比較試験．老年精神医学雑誌 2011；22：333-345.
4) Nakamura Y, Imai Y, Shigeta M, et al. A 24-week, randomized, double-blind, placebo-controlled study to evaluate the efficacy, safety and tolerability of the rivastigmine patch in Japanese patients with Alzheimer's disease. *Dement Geriatr Cogn Dis Extra* 2011；1：163-179.

5) 中村　祐, 本間　昭, 北村　伸ほか. 新規NMDA受容体拮抗剤であるメマンチン塩酸塩の中等度から高度アルツハイマー型認知症に対する第III相試験：有効性および安全性の検討. 老年精神医学雑誌 2011；22：464-473.

6) Gottfries CG, Brane G, Gullberg B, et al. A new rating scale for dementia syndromes. *Arch Gerontol Geriatr* 1982；1：311-330.

10 ［認知症］ BEHAVE-AD

1 評価法の概要

BEHAVE-AD（Behavioral Pathology in Alzheimer's Disease）はReisbergらにより1987年に作成された尺度であり，Alzheimer型認知症（Alzheimer disease：AD）の精神症状を対象とした薬物療法における薬効を判定するために作られた[1]．

認知症疾患に罹患した患者では，各種の異常行動や精神症状がまれならず認められる．従来は，認知症疾患の中核症状である認知機能障害に対して，このような問題は辺縁症状として扱われがちであるが，実際の介護場面ではきわめて深刻になりうる問題である．そのため，抗認知症薬の臨床評価において，このような症状への効果も注目されるようになった．BEHAVE-ADは，精神・行動面の症状を評価・測定する，信頼性と妥当性を備えた尺度の1つである[1,2]．この指標は，欧米における抗認知症薬の臨床治験などで頻用され，国際的に普及しつつある．わが国でも朝田らが日本語版を作成し，信頼性と妥当性を確認している[3]．

近年，欧米における抗認知症薬の臨床治験において，全般改善度の評価はCIBIC-plus（Clinician's Interview-Based Impression of Change plus）を用いて行われることが多いが，このなかで，異常行動や精神症状を評価するのに使用されているのが，BEHAVE-ADである．このこともBEHAVE-ADに注目すべき理由である．

2 具体的な評価の方法ならびに施行上の注意

BEHAVE-ADは，介護者に対して行う半構造化された面接をもとに，25の調査項目とそれらを総合した全体像を評価するものである．評価方法としては，各項目0点（なし）～3点（重篤）の4段階で評価し，評価点の範囲は0～75点である．評価時期としては，実施時点より2週間さかのぼり，その期間での行動観察に基づいて，25の項目ごとに別々に評価を行う．実施においては約20分間程度が必要である．

評価する25項目は，①妄想観念，②幻覚，③行動障害，④攻撃性，⑤日内リズム障害，⑥感情障害，⑦不安および恐怖，の7つのカテゴリーに分類されている．

①妄想観念：7項目より構成され，「物盗られ妄想」「ここは自分の家ではないという妄想」「配偶者や介護者は偽者だという妄想（替え玉妄想）」「見捨てられ妄想」「不義の妄想」「猜疑的妄想」「それ以外の妄想」から成る．

②幻覚：幻視，幻聴，幻臭，幻触，そのほかの幻覚の5項目．

③行動障害：徘徊，無目的な行動，不適切な行動の3項目．

④攻撃性：暴言，威嚇や暴力，不穏の3項目．

⑤日内リズム障害：昼間・夜間の障害の1項目．

⑥感情障害：悲哀と抑うつの2項目．

⑦不安および恐怖：間近な約束や予定に関する不安，その他の不安，独りぽっちにされる恐怖，

その他の恐怖の4項目.

全般評価項目は，BEHAVE-ADで評価された症状が，どの程度，介護者の負担になるのか，そして患者自身にとって危険であるのかを評価するための項目である.

症状によっては，複数の項目にまたがって評価される場合もありうる．たとえば，ある患者が事実と異なり，実際に人が家に侵入してきて取っていくのを見たといって，「ヒトに物を盗まれた」と怒り，盗まれないようにと物を隠したとする．この場合，①妄想観念の「物盗られ妄想」，②幻覚の「幻視」，および③行動障害の「不適切な行動」に該当する．このように，ある1つの症状は，それが適切と判断されるならば，1つの項目に限定する必要はなく，複数の項目にまたがって評価してもよい．これらの個々のカテゴリー・項目評価の詳細な注意点については，本間らのガイドラインを参照されたい[4,5].

3 評価法の特徴，制約，解釈に際しての注意

認知機能障害によらない，精神・行動面異常の同定と評価を可能にするために作成された評価法であり，満足すべき評価者間信頼性が報告されている．制約もしくは，解釈に際しての注意としては，次のような事項があげられる.

ReisbergらはBEHAVE-ADの25項目を恣意的に7つにカテゴリー化している．7カテゴリーの内容とその呼称は納得しうるもので，表面妥当性を備えているといえるが，理論的には，下位分類は因子分析などに基づいてなされるべきである.

各カテゴリー・項目に関してみると，「不安および恐怖」は4項目であるのに，攻撃性以外の行動障害の項目は，徘徊，無目的な行動，不適切な行動とやや大まかであり，評価に詳細さを欠く．項目数からは，行動面よりも精神症状に重点をおいているといえる.

「妄想観念」に関しては7項目をあげており，いずれも比較的よくみられる妄想内容であり，程度の評価も具体的である．それに比較して，幻覚の5項目は評価方法にやや具体性を欠き，評価がしにくい．また，「幻臭」の項目は，ADにおける頻度が低く，調査項目として必ずしもふさわしくない．そのことによって，幻覚のカテゴリーでの内的整合性（個々の項目の等質性）が乏しいといえる．わが国のCIBIC plus-Jを評価するための下位尺度の1つとして用いる場合には，原法にあるカテゴリーは考えずに，25項目および1つの全般評価の計26項目から構成される尺度として扱われている[5].

また，本評価法は，介護者の報告に基づいて評価するので，介護者が家族なのか，職業的介護者なのかによって，過大にも過小にも評価される可能性があるので注意が必要である.

（安野史彦）

引用文献

1) Reisberg B, Borenstein J, Salob SP, et al. Behavioral symptoms in Alzheimer's disease : Phenomenology and treatment. J Clin Psychiatry 1987 ; 48 : 9-15.
2) Reisberg B, Auer SR, Monteiro IM. Behavioral pathology in Alzheimer's disease（BEHAVE-AD）rating scale. Int Psychogeriatr 1996 ; 3 : 301-308.
3) 朝田 隆, 本間 昭, 木村通宏ほか. 日本語版BEHAVE-ADの信頼性について. 老年精神医学雑誌 1999 ; 10 : 825-834.
4) 本間 昭, 朝田 隆, 新井平伊ほか. 老年期痴呆の全般臨床評価法 ―Clinician's Interview-Based Impression of Change plus-Japan（CIBIC plus-J）解説と評価マニュアル. 老年精神医学雑誌 1997 ; 8 : 855-869.
5) 本間 昭, 朝田 隆, 新井平伊ほか. 老年期痴呆の臨床評価法 変化に関する全体的評価とサイコメトリックテスト. 老年精神医学雑誌 1999 ; 10 : 193-229.

11 [認知症] CDT

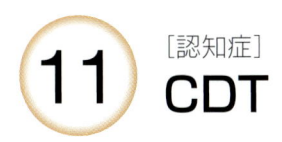

1 評価法の概要

　Clock Drawing Test（CDT）は指定された時刻の時計を描画する課題である．数分で実施できる簡便な検査ながら，視空間認知，言語理解，注意力，実行機能，干渉刺激に対する抑制など多様な認知機能をとらえられ，認知症スクリーニング検査として国際的に評価されている[1]．また，時計描画の障害と関連する脳部位については，従来から報告されている頭頂葉と側頭葉に加え，前頭葉も含む広い範囲の脳機能と関連することが報告されている[2]．

2 評価の実施と評価法

　評価法は複数あるが[1]，Executive Clock Drawing Task（CLOX）[3,4]が最近注目されている．これは認知症初期の重要な指標になる実行機能の評価に焦点をあてた評価法である．

⓱ CLOX の採点項目

	構成要素	得点	CLOX 1	CLOX 2
1	時計のように見えるか？	1		
2	外円があるか？	1		
3	直径が 2.5 cm 以上あるか？	1		
4	すべての数字が円内にあるか？	1		
5	分割や tic marks がないか？（⓲参照）	1		
6	12,6,3,9 を最初に置いたか？	1		
7	間隔が正常である（12―6 の軸の両側が対称）か？	1		
8	数字の字体がアラビア数字で統一されているか？	1		
9	1〜12 のみの数字が書かれているか？（時刻のメモは除外）	1		
10	1〜12 の順番は正常で，数字の追加や欠落はないか？	1		
11	針が 2 本だけか？（分割や tic marks は除外）	1		
12	すべての針先が矢印となっているか？	1		
13	時針が 1 時と 2 時の間にあるか？	1		
14	分針が時針よりも明らかに長いか？	1		
15	以下のものにすべて当てはまらない	1		
	1）4 時や 5 時を指す針があるか？			
	2）「1 時 45 分」と書かれているか？			
	3）他の時刻が書かれているか（例："9：00"）？			
	4）内向きに矢印が描かれているか？			
	5）何か文字や単語，絵が描かれているか？			
	6）用紙の裏面の透けて見える円の中に入っているか？			
		合計		

(Royall DR, et al. *Int J Geriatr Psychiatry* 2003[4] より)

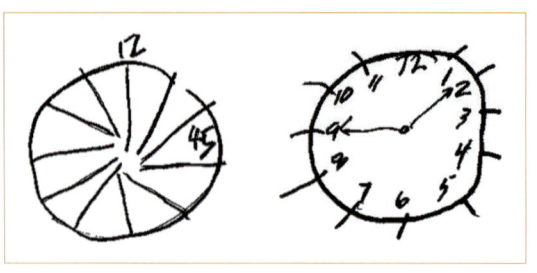

⓲ **CLOX 採点項目 5 の分割（左）と tic mark（右）の例**
前頭葉機能障害を有する患者では保続の一種としてこうした間違いがしばしば観察される。
（Royall DR, et al. *Int J Geriatr Psychiatry* 2003[4]）より）

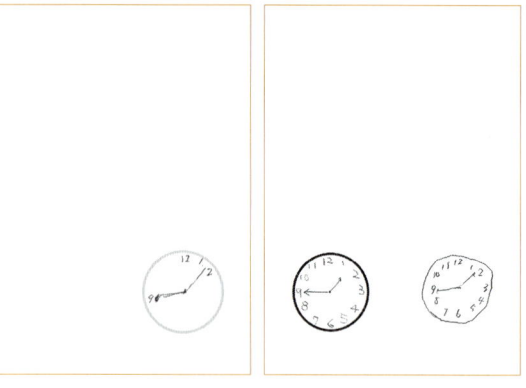

⓳ **MMSE 24 点の Alzheimer 型認知症患者の CLOX**
左：CLOX1（描画）6/15 点．右下の透けた円に刺激されて時計が描画されている．
右：CLOX2（模写）13/15 点．あらかじめ描かれた円の中に検査者が時計を描画し，それを患者に模写してもらうと比較的見本通りに模写することが可能．視空間認知能力はおおむね保たれていることがうかがえる．

描画の CLOX1 と模写の CLOX2 から成り，15 点満点で評価を行う（⓱，⓲）．

あらかじめ円が描かれた用紙を用い，円が透けて見えるように明るい台の上に裏返して「1 時 45 分の時計を描いてください．子どもにもわかるように盤面に針と数字を描いてください」と教示する（CLOX1）．

次に用紙を裏返し，検者が円の中に時計を描くのを患者に観察してもらう．この際，検者は 12, 6, 3, 9 を書いてから残りの数字を配置する．その後，検者の描いた時計を模写するよう指示する（CLOX2）．前頭葉機能障害があり被影響性が高い患者では，CLOX1 で透けた円に刺激されて円の中に描画する傾向がある（⓳）．

CLOX はトレイルメイキングテスト（Trail Making Test）の part B やウィスコンシンカード分類検査（Wisconsin Card Sorting Test）など，前頭葉機能検査との関連が示され，特に実行機能に鋭敏な CDT 評価法である[1,3]．

なお，検査用紙および実施マニュアルはインターネットでダウンロード可能である[5]．

3 評価法の特徴と限界

CDT は施行が簡便で患者に受け入れられやすく，認知機能障害を視覚的にとらえられ家族へ説明する際にも利用しやすいという特長がある．また，代表的スクリーニング検査である Mini Mental State Examination や長谷川式簡易知能評価スケールより教育や言語の影響が少なく[1]，かつ，これらの検査では言語性課題の比重が高く実行機能の障害はとらえにくいため，CDT を併用することで鑑別能力が高まるとされる[6]．

一方，特異度の高さに比べて感度が低く[7,8]，認知症患者でも問題なく時計を描画できる場合もあるため注意を要する．実行機能障害を反映しやすい性質上，記憶障害が中心の症例や軽度認知症の症例においては CDT のみでは判別が不十分であり，単一のスクリーニング検査としては限界がある．

上述の限界はありながらも，CDT は高齢者の運転免許更新時の簡易検査や集団式認知機能検査であるファイブ・コグ[9]にも組み込まれ，認知症のスクリーニングツールとして重要な役割を担っている．幅広いスクリーニングを目的とした簡便なテストバッテリーを組む際には，有用な神経心理検査の一つである．

（加藤佑佳，成本　迅）

引用文献

1) Shulman KI, Feinstein A. The Clock Drawing Test. In : Shulman KI, Feinstein A（eds）. Quick Cognitive Screening for Clinicians ; Mini mental, clock drawing and other brief test. London : Taylor and Francis ; 2003. pp40-74／成本　迅, 北林百合之介（訳）. 時計描画検査. 福居顯二（監訳）. 臨床家のための認知症スクリーニング ; MMSE, 時計描画検査, その他の実践的検査法. 東京：新興医学出版社；2006. pp43-77.
2) Matsuoka T, Narumoto J, Okamura A, et al. Neural correlates of the components of the clock drawing test. Int Psychogeriatr 2013 ; 25(8) : 1317-1323.
3) Royall DR, Cordes JA, Polk M. CLOX ; An executive clock drawing task. J Neurol Neurosurg Psychiatry 1998 ; 64(5) : 588-594.
4) Royall DR, Espino DV, Polk MJ, et al. Validation of a Spanish translation of the CLOX for use in Hispanic samples : The Hispanic EPESE study. Int J Geriatr Psychiatry 2003 ; 18(2) : 135-141.
5) http://researchmap.jp/mupkki2kc-56600/#_56600
6) Kato Y, Narumoto J, Matsuoka T, et al. Diagnostic performance of a combination of Mini-Mental State Examination and Clock Drawing Test in detecting Alzheimer's disease. Neuropsychiatr Dis Treat 2013 ; 9 : 581-586.
7) Wolf-Klein GP, Silverstone FA, Levy AP, et al. Screening for Alzheimer's disease by clock drawing. J Am Geriatr Soc 1989 ; 37(8) : 730-734.
8) Forti P, Olivelli V, Rietti E, et al. Diagnostic performance of an Executive Clock Drawing Task（CLOX）as a screening test for mild cognitive impairment in elderly persons with cognitive complaints. Dement Geriatr Cogn Disord 2010 ; 30(1) : 20-27.
9) 矢富直美. ファイブ・コグ検査マニュアル. 東京：東京都老人総合研究所認知症介入研究グループ；2006.

▶ **CLOX 日本語版入手先**

- 成本　迅
  URL：http://researchmap.jp/mupkki2kc-56600/#_56600
  ＊上記 URL からダウンロード可能.

---

12 ［認知症］重度認知症患者に対する認知機能検査 ―SIB, SMMSE, SCIRS

Mini Mental State Examination（MMSE）などの既存の認知症スクリーニング検査は, 認知機能障害が中等程度までの患者を対象とした検査法であるために, 重度認知症においては「難易度が高く床効果を呈する」「集中力が続かない」などの問題点が指摘されており, 残存する認知機能の詳細な評価は困難である[1-6]. 本項では重度認知症患者向けに開発された認知機能検査をいくつか取り上げ, それぞれの特徴や内容, 実施方法について解説する.

1　重度認知症患者向けの認知機能検査

重度認知症患者を対象とする認知機能検査はすでに数多く考案されており, 筆者らが調べ得た限りでも 12 の検査法にのぼる（⑳）. これらの検査に共通する目的は重度認知症患者に残存する認知機能を幅広く評価することであり, 既存のスクリーニング検査では残存する認知機能を十分に測定できないという問題点を解決して, 重度の認知機能障害におけるより細かな段階指標を提供するとともに, 下位項目に注目することによって残存する認知機能の性質を把握できるよう工夫されてきた.

これまでに各種の認知機能検査が開発・改良されてきた経緯を振り返れば, 臨床的に求められる特性や条件として,

①質問式検査（非言語的応答も評価できるものが望ましい）
②所要時間は集中力が持続するおおよそ 10〜20 分程度
③質問項目は 10 項目前後
④満点は 30〜50 点程度

VII. 精神症状の評価法

⑳ 重度認知症患者向けの認知機能検査

検査名	報告者	報告年	項目数	領域	満点(点)	時間(分)
Hierarchic Dementia Scale (HDS)[7]	Cole MG	1987	20	20	200	30
Severe Impairment Battery (SIB)[1]	Saxton J	1990	40	9	100	30
Ordinal Scales of Psychological Development was modified (M-OSPD)[8]	Sclan SG	1990	5	5	55	30
Test for Severe Impairment (TSI)[9]	Albert M	1992	8	6	24	10
Bedford Alzheimer Nursing Severity Scale (BANS-S)[10]	Volicer L	1994	7	7	28	観察式
Severe Cognitive Impairment Profile (SCIP)[11]	Peavy GM	1996	—	8	245	30
Severe Impairment Rating Scale (SIRS)[12]	Peter VR	1996	11	—	22	10〜15
Baylor Profound Mental Status Examination (BPMSE)[13]	Doody RS	1999	25	4	25	5
Severe Mini Mental State Examination (SMMSE)[4]	Harrell LE	2000	10	5	30	10〜15
Severe Impairment Battery Short version (SIB-S)[3]	Saxton J	2005	26	9	50	10〜15
Severe Cognitive Impairment Rating Scale (SCIRS)[5]	Choe JY	2008	11	5	30	10〜15
Clinical Evaluation of Moderate to Severe Dementia (KUD)[14]	Ericsson I	2011	15	5	48	20

—：原典に記述なし．

⑤できる限り幅広い認知領域を測定するために評価される領域は5〜9領域
⑥身体・行動能力は含まず認知機能のみを評価できる
⑦検査者が特別な訓練を必要とせず簡便に使用できる

の諸条件である．以下の検査法はいずれもこれらの条件を満たしている．

対象年齢についてはいずれの原著でも記述されていないが，認知症を対象とする認知機能検査という性質から，成人以後の広い年齢層に適用されるといえる．

2 SIBおよびSIB-S

Saxtonら[1]は，既存の認知機能検査では重度認知症患者において床効果を呈すことを指摘し，重度認知症でも各種の治療やリハビリテーションの効果判定に敏感に変化を示すことができるSevere Impairment Battery (SIB)を開発した．現在では，フランスやイタリアなどいくつかの国でも翻訳・標準化され，最も代表的な重度認知症専用の認知機能検査であるといえる．わが国においても，新名ら[2]により信頼性，妥当性が検証され臨床的有用性が確認されている．質問項目は40項目で構成されており，注意，見当識，記憶，言語，視空間，構成，行為，名前への反応，社会交流の9つの領域を評価している．実施時間は約30分程度である．

Saxtonら[3]はSIBをより短時間に幅広く評価するためにSIB-Short version (SIB-S)を新たに開発した．SIB-Sで評価できる領域はSIBと変わらないが，質問項目は26項目，実施時間はおおよそ10〜15分程度となった．

3 SMMSE

Harrellら[4]は専門家がかかわることが少ない重度認知症患者への対応には，短時間で実施でき特別な訓練を必要としないものが重要であることを指摘してSevere Mini Mental State Examination (SMMSE)を作成した．この検査は質問式検査で10の質問項目から構成されており，主な認知機能の領域として自分の名前や生年月日を答えさせるなどの習熟知識課題，正方形の模写などの視空間能力課題，物品呼称などの言語課題，ほかに動物の名前を答えさせる流暢性課題などが含まれている．なお，原版のSMMSEには"cat"の

spellingを答えさせる質問項目が習熟知識課題に含まれている．しかし，spellingを答えさせる課題は表記と発音が通常一致する日本語には適さないため，この検査を使用するにあたってはspellingの認知処理過程との類似性を考慮した項目を工夫することが必要であろう．実施時間は約10分程度，点数は30点満点である．

4 SCIRS

Choeら[5]はSevere Cognitive Impairment Rating Scale（SCIRS）を2008年に開発し，筆者らがSCIRSの日本語版の信頼性，妥当性を検証して，臨床的有用性を確認した[6]．この検査は11の質問項目から構成され，主な認知機能領域として，昼か夜かなどを答えさせる見当識課題，検査導入時に復唱させた検査者の名前を想起させる記憶課題，時計や検査者の鼻・親指，色名を呼称させる言語課題，clock readingなど視空間認知課題，刺激カードを掲示し円の個数を答えさせる前頭葉機能課題などが含まれている．実施時間は10分程度，点数は30点満点である．

5 評価法の特徴と注意

これまでに報告されている重度認知症患者向けの認知機能検査は，概して既存のスクリーニング検査と同じ認知機能領域について，各設問を難易度の低いものに置き換えた形式になっているのが特徴である．しかし，これらの検査においても中等度をも対象として含むものが多く，一方，言語的な反応がほぼ失われた最重度までを対象とするものは少ない．また，重度認知症患者の認知や反応はその国の文化背景に色濃く影響されるため，検査を実施する際には対象者にとってより自然で抵抗感の少ない質問方法や検査具の使用に留意する必要があるだろう．

ますます増加すると予測される重度の認知症において認知機能を評価することの意義は，個別の能力を重視するパーソンセンタードケアの観点からも重要である．今後これらの検査を用いた研究が行われることによって，重度認知症患者の治療に対する新たなエビデンスを構築するのに役立つかもしれない．

（田中寛之，西川　隆）

引用文献

1) Saxton J, McGoingle-Gibson K, Swihart A. Assessment of the severely impaired patient : Description and validation of a new neuropsychological test battery. *Psychol Assess* 1990 ; 2(3) : 298-303.
2) 新名理恵, 本間　昭, 須貝佑一ほか. SIB日本語版及び改訂ADCS-ADL日本語版の信頼性・妥当性・臨床的有用性の検討. 老年精神医学雑誌 2005 ; 16(6) : 683-691.
3) Saxton J, Kastango KB, Hugonot-Diener L, et al. Development of a short form of the Severe Impairment Battery. *Am J Geriatr Psychiatry* 2005 ; 13(11) : 999-1005.
4) Harrell LE, Marson D, Chatterjee A, et al. The Severe Mini-Mental State Examination : A new neuropsychologic instrument for the bedside assessment of severely impaired patients with Alzheimer disease. *Alzheimer Dis Assoc Disord* 2000 ; 14(3) : 168-175.
5) Choe JY, Youn JC, Park JH, et al. The Severe Cognitive Impairment Rating Scale-An instrument for the assessment of cognition in moderate to severe dementia patients. *Dement Geriatr Cognit Disord* 2008 ; 25(4) : 321-328.
6) 田中寛之, 植松正保, 永田優馬ほか. 重度認知症者のための認知機能検査—'Severe Cognitive Impairment Rating Scale'日本語版の臨床的有用性の検討. 老年精神医学雑誌 2013 ; 24(10) : 1037-1046.
7) Cole MG, Dastoor M. A new hierarchic approach to the measurement of dementia. *Psychosomatics* 1987 ; 28(6) : 298-304.
8) Sclan SG, Foster JR, Reisberg B, et al. Application of Piagetian measures of cognition in severe Alzheimer's disease. *Psychiatr J Univ Ott* 1990 ; 15(4) : 221-226.
9) Albert M, Cohen C. The test for severe impairment : An instrument for the assessment of patients with severe cognitive dysfunction. *J Am Geriatr Soc* 1992 ; 40(5) : 449-453.
10) Volicer L, Hurley AC, Lathi DC, et al. Measurement of severity in advanced Alzheimer's disease. *J Gerontol* 1994 ; 49(5) : 223-226.
11) Peavy GM, Salmon DP, Rice VA, et al. Neuropsychological assessment of severely demeted elderly : The severe cognitive impairment profile. *Arch Neurol* 1996 ; 53(4) : 367-372.
12) Peter VR, Cynthia DS. A scale to measure impairment in severe dementia and similar conditions. *Am J Geriatr Psychiatry* 1996 ; 4(3) : 247-251.
13) Doody RS, Strehlow SL, Massman PJ, et al. Baylor profound mental status examination : A brief staging

measure for profoundly demented Alzheimer disease patients. *Alzheimr Dis Assoc Disord* 1999 ; 13(1) : 53-59.
14) Ericsson I, Malmberg B, Langworth S, et al. KUD a scale for clinical evaluation of moderate-to-severe dementia. *J Clin Nurs* 2011 ; 20(11-12) : 1542-1552.

▶ SIB 入手先

- Thames Valley Test Company／(販売店) Pearson Assessment
  URL : http://www.pearsonclinical.co.uk/

13 [認知症] ADL 尺度

1 ADL の評価

超高齢社会における最大の課題は増加し続ける認知症への対応である．成人後期の診療における認知症患者の比率は上昇の一途であり，認知症評価の多様性について理解を深める必要がある．認知症患者の症状には，中核症状としての認知機能障害，社会生活に支障を及ぼす行動・心理症状（behavioral psychological symptom of dementia：BPSD），それに生活全般に支障をきたす生活障害（disabling symptoms）がある．生活障害は認知症の進行とともに重度化し，毎日の暮らしのなかで最も切実な問題となる症状である．したがって，生活機能の低下を防ぐ手立ては，リハビリテーションやケアにおける最も根本的な課題であり，そのためには適切な評価が必要である．

生活障害の中心となるのが，日常生活動作（activities of daily living：ADL）の低下である．日常生活を営むうえで，どのような機能に支障が生じているかを理解する ADL 機能の評価は，認知機能の評価同様に認知症診療において必須である．しかし ADL に関して，診察場面で1つ1つ取り上げ評価することは難しく，信頼できる検査法も数少ない．ADL の評価には，家族など主要な介護者から本人の様子を聴き取る観察式の検査法が用いられる．

本項では，Lawton と Brody（1969）[1]によって作成された高齢者の日常生活における自立度に関する2種類の簡便な検査法について紹介する．PSMS は，排泄や更衣など高齢者の身辺自立に関する基本的な ADL 尺度であり，IADL は，家事や電話使用など道具的 ADL における自立度を評価する．対象年齢の規定はないが，原則として高齢者を対象とし，所要時間は合計15分程度．

2 PSMS (Physical Self-Maintenance Scale)

精神科入院中の患者の日常生活に関する基本的能力を二分法で評価した Langley-Porter 尺度[2]をもとにして，Lawton と Brody は，在宅や施設入所中の対象者にも適用できるような，高齢者の生活自立度を簡便に評価できる尺度を考案し，その有用性を明らかにした[1]．PSMS は，高齢者の基本的生活機能について観察者から聞き取る質問票である．PSMS では，Langley-Porter 尺度と同じく，「排泄」「食事」「着替」「身繕い」「移動能力」「入浴」の6項目について，各5段階の回答例が用意されており，観察者には，現在の被検者が発揮できる最大の機能として，どれが最も近いかの判断が求められる．該当する項目にはあらかじめ，1または0の得点が付与されており，6項目を集計した値が PSMS の総得点となる（0～6点）．

わが国においては，本間（1991）[3]により和訳され，筆者ら（1999）[4]によって日本語版 PSMS（㉑）として，認知症の生活自立度の尺度としての有用

450

㉑ 日本語版 Physical Self-Maintenance Scale (PSMS)

	評価　　年　　月　　日　　氏名	
A	排泄	
	1. 排泄はまったく介助を要しない.	1
	2. 誘導あるいは後始末に介助が必要, 時に (多くても週1度失敗がある).	0
	3. 週に1度以上, 寝ている間に失禁がある.	0
	4. 週に1度以上, 日中に失禁がある.	0
	5. 常に失禁がある.	0
B	食事	
	1. 介助なしで摂取ができる.	1
	2. 食事の時に多少の介助が必要, 特別な調理法が必要あるいは食事の時に汚したものを片づけてもらう.	0
	3. 食事に介助が必要であり食べるときにも散らかってしまう.	0
	4. 常に介助が必要.	0
	5. 自力ではまったく摂取できない.	0
C	着替	
	1. タンスから適切な服を選んで自分で着替えられる.	1
	2. 多少の介助で脱ぎ着できる.	0
	3. 服を選んだり, 脱ぎ着に手助けが必要.	0
	4. 着替えに介助を要するが, 本人も協力する.	0
	5. 常に介助が必要であり, 着替に拒否的	0
D	身繕い (身だしなみ, 髪や爪の手入れ, 洗面など)	
	1. いつでも身だしなみがきちんとしている.	1
	2. 1人で身繕いができるが髭などは剃ってもらう.	0
	3. いつも多少は手伝ってもらう.	0
	4. 常に介助を要するが, そのあとはきちんとしていられる.	0
	5. 介助に抵抗する.	0
E	移動能力	
	1. 1人ででかけることができる.	1
	2. 家の中か家の周囲まででかけることができる.	0
	3. 杖（　）歩行器（　）車椅子（　）の助けが必要.	0
	4. 椅子や車椅子に座っていられるが自分では動かせない.	0
	5. 終日の半分以上はねたきり.	0
F	入浴	
	1. 介助なしで入浴できる.	1
	2. 浴槽の出入りには, 介助が必要.	0
	3. 手や顔は洗えるが他の部分を洗えない.	0
	4. 自分では洗えないが協力的.	0
	5. 介助に抵抗する.	0

得点　　/6
得点は0〜6点

(本間　昭. Physical Self-Maintenance Scale (PSMS). 大塚俊男, 本間　昭 (編). 高齢者のための知的機能検査の手引き. 東京：ワールドプランニング；1991[3]より)

性が確認され，標準化された．筆者ら (1999) は大学病院精神科を外来受診した43例の Alzheimer 病 (AD) 患者の主介護者に日本語版 PSMS を実施し，検査-再検査の得点の相関 ($r=0.95, p<0.001$)，ならびに認知機能に関して MMSE (Mini Mental State Examination) の総得点 ($r=0.75, p<0.0001$)，認知症の全般的重症度の指標である Clinical Dementia Rating (CDR) ($r=-0.73, p<0.0001$) との逆相関から，本検査の認知症の基本的生活機能の評価尺度としての信頼性，ならびに妥当性を明らかにした．さらに同機関で精神科医が実施した PSMS のビデオ映像

VII. 精神症状の評価法

㉒日本語版 Instrumental Activities of Daily Living Scale (IADL)

```
            評価    年   月   日   氏名

A  電話の使い方
   1. 自由に電話をかけることができる.                              1
   2. いくつかのよく知っている番号であればかけることができる.        1
   3. 電話で対応できるが電話をかけることはできない.                  1
   4. まったく電話を使うことができない.                              0
B  買いもの
   1. 1人で買いものができる.                                        1
   2. 小額の買いものであれば1人でできる.                             0
   3. だれかが付き添っていれば買いものができる.                      0
   4. まったく買いものができない.                                    0
C  食事の支度
   1. 人数にあった支度をして必要十分な用意ができる.                  1
   2. 材料を用意してあれば食事の支度ができる.                        0
   3. 食事をつくることはできるが,人数にあった用意ができない.         0
   4. 他人に支度をしてもらう.                                        0
D  家事
   1. 力仕事など以外は1人で家事をすることができる.                  1
   2. 食事のあとの食器を洗ったり布団を敷くなどの簡単なことはできる.  1
   3. 簡単な家事はできるが,きちんとあるいは清潔に維持できない.      1
   4. 他人の助けがなければ家事をすることができない.                  1
   5. まったく家事をすることができない.                              0
E  洗濯
   1. 1人で洗濯できる.                                              1
   2. 靴下などの小さなものは洗濯できる.                              1
   3. 他人に洗濯してもらう.                                          0
F  移動,外出
   1. 自動車を運転したり,電車,バスを利用ででかけることができる.    1
   2. タクシーを自分で頼んで出かけられるが,電車やバスは利用できない. 1
   3. 付添があれば電車やバスを利用することができる.                  1
   4. 付き添われてタクシーや自動車で出かけることができる.            1
   5. まったく出かけることができない.                                0
G  服薬の管理
   1. きちんとできる.                                                1
   2. 前もって飲む薬が用意されていれば自分で服薬できる.              0
   3. 自分ではまったく服薬できない.                                  0
H  金銭の管理
   1. 自分でできる(家計費,家賃,請求書の支払い,銀行での用事など).  1
   2. 日常の買いものはできるが,大きな買いものや銀行へは付添が必要.  1
   3. 金銭を扱うことはできない.                                      0

                                                       得点    /8
                      得点は,男では0〜5点,女では0〜8点.
```

(本間 昭. Instrumental Activities of Daily Living Scale (IADL). 大塚俊男. 本間 昭(編). 高齢者のための知的機能検査の手引き. 東京:ワールドプランニング;1991[6])より)

を,心理士,保健師,神経内科医,作業療法士が採点したところ,評価者間の級内相関係数は,0.818(看護師・神経内科医)〜0.962(心理士・作業療法士)と高い一致度が認められ,認知症診療に携わる多職種間で,利用可能な簡便かつ信頼度の高い検査であることが示された[5].

3 IADL (Instrumental Activities of Daily Living Scale)

LawtonとBrody (1969)[1]によって考案された手段的ADLの尺度であるIADLでは，高齢者において必須とされる8項目の道具使用機能を評価する．成人の場合，道具使用の範囲は多岐に及ぶが，高齢者では，より若い世代に比べ次第にその範囲が限定されるようになる．8項目とは，「電話の使い方」「買いもの」「食事の支度」「家事」「洗濯」「移動，外出」「服薬の管理」「金銭の管理」である．さらに開発にあたって，Lawtonらは道具使用の機能が男性と女性とで随分異なると予想した．なぜなら，一般に女性では，洗濯，調理，買いものなどの家事負担が，高齢期においても男性よりもはるかに多く求められるからである．そこでIADLでは，女性では全項目が，また男性では「食事の支度」から「洗濯」までの3項目を除外した5項目が評価の対象となる．得点範囲は女性0～8点，男性0～5点である．

PSMSと同様に本間（1991）[6]による和訳を用いた筆者ら（1999）[4]の日本語版IADL（㉒）では，検査-再検査の相関係数が$r=0.95$，$p<0.001$と高く，MMSEの総得点との相関（男性$r=0.80$，$p=0.0001$・女性$r=0.79$，$p=0.0001$），ならびにCDRと逆相関（男性$r=-0.79$，$p<0.0001$・女性$r=-0.88$，$p<0.0001$）を認め，高い信頼性と妥当性を有することが示された．さらに多職種評価者間の信頼性に関する検討[5]では，級内相関係数が0.901（精神科医・心理士）～0.95（保健師・心理士）と高い評価者間信頼性が得られた．

IADLは，原著者の制作からすでに半世紀を経ており，文化的背景の変化は高齢者の生活スタイルにも確実に現れている．このため，当初工夫された道具的ADLにおける性差の問題は，十分再考の余地がある．現代の性役割に対する社会通念の変化や，成人男性における単身赴任や独居生活習慣の増大を背景に，高齢男性においても女性同様に家事に対する自立の需要は増大していると予想される．こうした現状を鑑みると，少なくとも男性5項目という限定に固執する必要はなく，男性被検者であっても8項目すべて実施することが望ましい．

4 ADLの評価の現状と今後

ここで紹介した基本的ADLの自立度を評価するPSMS，ならびに道具的ADLを評価するIADLはともに，高い有用性をもつことが証明され，認知症の評価を目的とした診療場面や，高齢者を対象にした地域の疫学調査[7]などで広範囲に使用されている．簡便で，多職種間で高い信頼性を有する検査であることや，国際的な比較検討が可能な尺度であることが，こうした広がりを支えていると考えられる．認知症を早期から診断し，患者や介護者の生活の質（quality of life：QOL）を維持していくためには，対象者のADLに関する情報が医療現場のみならず，福祉・教育・コミュニティなどさまざま現場で活用され，対応に即して情報が適切にフィードバックされることが望まれる．こうした認知症をとりまく社会環境の整備に向けて，ADL評価の重要性は今後ますます高まると思われる．

〈小森憲治郎，鉾石和彦〉

引用文献

1) Lawton MP, Brody EM. Assessment of older people：Self-maintaining and instrumental activities of daily living. *Gerontologist* 1969；9：179-186.
2) Lowenthal MF. Lives in Distress：Paths of Elderly to Psychiatric Ward. New York：Basic Books；1964.
3) 本間　昭．Physical Self-Maintenance Scale（PSMS）．大塚俊男，本間　昭（編）．高齢者のための知的機能検査の手引き．東京：ワールドプランニング；1991．pp99-101．
4) 鉾石和彦，池田　学，牧　徳彦ほか．日本語版 Physical Self-Maintenance Scale ならびに Instrumental Activities of Daily Living Scale の信頼性および妥当性の検討．日本医師会雑誌　1999；122(1)：110-114．
5) Hokoishi K, Ikeda M, Maki N, et al. Interrater reliability of the Physical Self-Maintenance Scale and the Instrumental Activities of Daily Living Scale in a variety of health professional representatives. *Aging Ment Health* 2001；5：38-40.
6) 本間　昭．Instrumental Activities of Daily Living Scale（IADL）．大塚俊男，本間　昭（編）．高齢者のための知的機能検査の手引き．東京：ワールドプランニング；1991．

pp95-97.
7) Ikeda M, Hokoishi K, Maki N, et al. Increased prevalence of vascular dementia in Japan : A community-based epidemiological study. *Neurology* 2001 ; 57 : 839-844.

▶ PSMS，IADL 入手先

- 大塚俊男ほか（監）．高齢者のための知的機能検査の手引き；1991．
  ワールドプランニング
  〒162-0825　東京都新宿区神楽坂 4-1-1 オザワビル 2F
  TEL：03-5206-7239／FAX：03-5206-7747

14 [認知症] FAB

1 評価法の概要

前頭葉機能障害ではいくつかの課題を組み合わせて総合解釈する検査を行う．本項で紹介するFrontal Assessment Battery（FAB）は前頭葉機能障害のスクリーニングテストとしてDuboisら[1]が2000年に開発した成人を対象としたテストバッテリーである．特別な器具を必要とせず，約10分間で容易に実施できる．現在では世界中で翻訳[2]され，日常臨床における必要欠くべからざる検査となりつつある．

2 評価の方法

FAB[2]は 1．類似性（概念化），2．語の流暢性（心の柔軟性），3．運動系列（運動プログラミング），4．葛藤指示（干渉刺激に対する敏感さ），5．GO/NO-GO課題（抑制コントロール），6．把握行動（環境に対する被影響性），の6つのサブテストから成る．各項目0〜3点の18点満点である．

類似性（概念化）

前頭葉機能障害では抽象的推論が障害される．この障害はカード分類課題，ことわざの説明，類似性に関する課題を要求したときに現れ，FABでは類似性に関する課題を行う．前頭葉機能障害があると抽象的共通項を連想できず類似性を見出すことができない．

語の流暢性（心の柔軟性）

前頭葉機能障害では解決策を見つけなければならない非日常的場面で特異的な障害を示す．語の流暢性課題は系統立てて意味記憶を呼び起こす非日常的課題である．右前頭葉障害よりも左前頭葉障害で点数が低い傾向がある．

運動系列（運動プログラミング）

前頭葉機能障害では連続動作の空間的な組織化，動作の維持，系列動作の実行に障害を示す．Luriaの運動系列（拳-刀-掌）を正しい順番で行えず，課題の単純化や保続が観察される．障害が重度となると動作の再現すらできない．

葛藤指示（干渉刺激に対する敏感さ）

前頭葉機能障害では感覚情報と矛盾する命令を課すと行動の統制障害を示す．この障害はStroop課題や，検者と反対のことを実行する葛藤課題で観察される．検者の口頭指示に従えず，検者と同じ動作を反復する．

GO/NO-GO課題（抑制コントロール）

前頭葉腹側部障害では反応の抑制が困難となる．してはいけないと指示された運動反応を誘発する課題において反応を抑制できない．GO/NO-GO課題では衝動性の制御を評価する．

把握行動（環境に対する被影響性）

前頭葉機能障害では過度の環境依存性を示し，検者の動きを見ると模倣したり（模倣行動），物品を見ると使ったり（利用行動），手を見せられたり

㉓ FAB

1. **類似性（概念化）**
「次の2つは、どのような点が似ていますか？」 ①バナナとオレンジ（「どこも似ていない」という返答で完全な間違いの場合や「どちらも皮がある」という返答で部分的な間違いの場合には、「バナナとオレンジはどちらも…」と言って患者を助ける。しかし、点数は0点とする。以下の2つの項目では患者を助けないこと）
②机と椅子　③チューリップとバラとヒナギク
採点：カテゴリー名の返答（果物、家具、花）のみ正答とみなす。
3つとも正答：3　2つ正答：2　1つ正答：1　正答なし：0

2. **語の流暢性（心の柔軟性）**
「'か'という字で始まる単語をできる限りたくさん言ってください。ただし、人の名前と固有名詞は除きます」
制限時間は60秒。患者が最初の5秒間に反応しなかったら、「例えば、紙」と言う。患者が10秒間黙っていたら、「'か'で始まる単語なら何でもいいから」と言って刺激する。
採点：同じ単語の繰り返しや変形（傘、傘の柄）、人の名前、固有名詞は正答としない。
10語以上：3　6～9語：2　3～5語：1　2語以下：0

3. **運動系列（運動プログラミング）**
「私がすることをよく見ておいてください」検者は患者の前に座り、左手でLuriaの系列「拳―刀―掌（fist-edge-palm）」を3回やって見せる。そして「では、右手で同じことをしてください。最初は私と一緒に、次に独りでやってください」と言う。検者は患者と一緒に3回繰り返し、その後「さあ、独りでやってみてください」と患者に言う。
採点：患者独りで、正しい系列を6回以上連続してできる：3　患者独りで、正しい系列を少なくとも3回連続してできる：2　患者独りではできないが、検者と一緒に正しい系列を3回連続してできる：1　検者と一緒であっても、正しい系列を3回連続することができない：0

4. **葛藤指示（干渉刺激に対する敏感さ）**
「私が1回叩いたら、2回叩いてください」患者が指示を理解したことを確かめてから、次の系列を試行する：1-1-1。
「私が2回叩いたら、1回叩いてください」患者が指示を理解したことを確かめてから、次の系列を試行する：2-2-2。
そして、検者は次の系列を実施する。1-1-2-1-2-2-2-1-1-2
採点：間違いなし：3　1、2回の間違い：2　3回以上の間違い：1　患者が少なくとも4回連続して検者と同じように叩く：0

5. **GO/NO-GO（抑制コントロール）**
「私が1回叩いたら、1回叩いてください」患者が指示を理解したことを確かめてから、次の系列を試行する：1-1-1。
「私が2回叩いたら、叩かないでください」患者が指示を理解したことを確かめてから、次の系列を試行する：2-2-2。
そして、検者は次の系列を実施する。1-1-2-1-2-2-2-1-1-2
採点：間違いなし：3　1、2回の間違い：2　3回以上の間違い：1　患者が少なくとも4回連続して検者と同じように叩く：0

6. **把握行動（環境に対する被影響性）**
「私の手を握らないでください」検者は患者の前に座り、患者の両方の手のひらを上に向けて、患者の膝の上に置く。検者は何も言わないか、あるいは患者の方を見ないで、両手を患者の手の近くに持っていって両方の手のひらに触れる。そして、患者が自発的に検者の手を握るかどうかを見る。もしも、患者が検者の手を握ったら、次のように言ってもう一度繰り返す。「今度は、私の手を握らないでください」
採点：患者は検者の手を握らない：3　患者はとまどって、何をすればいいのか尋ねてくる：2　患者はとまどうことなく、検者の手を握る：1　患者は握らなくてもいいと言われた後でも、検者の手を握る：0

(小野　剛. 脳の科学 2001[2] より)

㉔ 健常者群と前頭葉機能障害患者群におけるMMSEとFABの点数

	症例数(人)	年齢(歳)	MMSE(点)	FAB(点)
健常者群	42	58.0±14.4	28.9±0.8	17.3±0.8
前頭葉機能障害患者群	121	64.4±9.3	25.5±4.8	10.3±4.7
Parkinson病（PD）	24	59.4±12.9	28.0±1.9	15.9±3.8
多系統萎縮症（MSA）	6	65.0±10.5	25.7±3.9	13.5±4.0
大脳皮質基底核変性症（CBD）	21	67.4±8.1	26.4±3.8	11.0±3.7
進行性核上性麻痺（PSP）	47	66.9±7.0	26.2±3.7	8.5±3.4
前頭側頭型認知症（FTD）	23	60.3±8.5	20.7±6.3	7.7±4.2

(Dubois B, et al. *Neurology* 2000[1] より)

触られると手を握ったりする（把握行動）．抑制機能の低下によって出現する．

3 評価法の特徴

前頭葉は脳階層構造の上位に位置し，下位の要素的な認知機能の統合，制御を行っている[3,4]．逆に要素的な認知機能障害が現れやすい大脳後部病変でも少なからず前頭葉機能障害が出現する[3,4]．FAB の低得点だけで前頭葉病変とは断定できず，前頭葉病変か二次的な前頭葉機能障害かを精査する必要がある．

Dubois ら[1]は健常者42人と前頭葉機能障害患者121人に対してFAB を実施している（㉔）．健常者群の平均は 17.3±0.8 点，前頭葉機能障害患者の平均は 10.3±4.7 点であり統計学的有意差が認められている[1]．確立されたカットオフ値はないが，FAB 10 点以下では前頭葉機能障害の可能性を考え，MRI や SPECT など，さらなる検査を進める必要があろう．

（加藤悦史，山下功一）

引用文献

1) Dubois B, Slachevsky A, Litvan I, et al. The FAB : A Frontal Assessment Battery at bedside. *Neurology* 2000 ; 55(11) : 1621-1626.
2) 小野 剛．簡単な前頭葉機能テスト．脳の科学 2001 ; 23 : 487-493.
3) 鹿島晴雄，加藤元一郎．前頭葉機能検査—障害の形式と評価法．神経進歩 1993 ; 37 : 93-110.
4) 丸山哲弘．血管性痴呆における前頭葉機能障害．老年精神医学雑誌 2004 ; 15 : 707-718.

15 [認知症] NPI

1 評価法の概要

Neuropsychiatric Inventory（NPI）は 1994 年に Cummings ら[1]により作成された尺度であり，1997 年にその日本語版[2]が作成されている．NPI は Alzheimer 病をはじめとする認知症性疾患でよく認められる精神症状である妄想，幻覚，興奮，うつ，不安，多幸，無為，脱抑制，易刺激性，異常行動の計10項目につきその有無と存在した場合には，その重症度と頻度を判定する評価尺度である．

2 評価の方法

本尺度は，患者の行動をよく知っている配偶者などの介護者の構造的インタビューに基づき評価をするものであり，評価の際には必要に応じ患者のいないところで，情報提供者が患者の前では言えないような情報も忌憚なく述べられるように適切な配慮を行うことが求められている．

それぞれの精神症状項目には，主質問と下位質問が用意されており，これらの質問は書かれてある通りに正確に尋ねることが必要である．情報提供者が質問を理解できないときには説明が必要であり，この場合は質問の内容を別の言葉で言い換えることが望ましいとされている．主質問に対し「なし」と回答された場合には，下位質問をすることなく次の主質問に進む．主質問に「あり」と回答された場合や，情報提供者の回答にあやふやな点がある場合，あるいは回答と臨床家が知りうる他の情報とのあいだに不一致がある場合には，下位質問を行ってその有無を確認する．

これらの精神症状は，疾患の発症以後に認められた患者の行動の変化で答えてもらうことが重要で，発症以前から存在し，疾患発症後も変化して

㉕発表されている NPI の各バージョン

バージョン	対象精神症状	対象者	方法	評価内容
オリジナル NPI	妄想, 幻覚, 興奮, うつ, 不安, 多幸, 無為, 脱抑制, 易刺激性, 異常行動	介護者	インタビュー	頻度 重症度
12 項目版 NPI	妄想, 幻覚, 興奮, うつ, 不安, 多幸, 無為, 脱抑制, 易刺激性, 異常行動, 睡眠異常, 食行動の異常	介護者	インタビュー	頻度 重症度
NPI-D 版 NPI	妄想, 幻覚, 興奮, うつ, 不安, 多幸, 無為, 脱抑制, 易刺激性, 異常行動	介護者	インタビュー	頻度 重症度 負担度(NPI-D)
NPI-NH	妄想, 幻覚, 興奮, うつ, 不安, 多幸, 無為, 脱抑制, 易刺激性, 異常行動, 食行動の異常	施設職員	インタビュー	頻度 重症度
NPI-Q	妄想, 幻覚, 興奮, うつ, 不安, 多幸, 無為, 脱抑制, 易刺激性, 異常行動, 睡眠異常, 食行動の異常	介護者	アンケート	重症度 負担度

（博野信次. 別冊日本臨床　痴呆症学 1, 2003[3]）より一部改変）

いないものは，たとえそれが異常であっても，「あり」と判定はしない．しかし発症以前から存在したが発症後変化したものは「あり」と判定し次の段階に進む．このように疾患発症後に現れた患者の行動の変化について答えるように，情報提供者に時々教示することが必要である．

　当該精神症状が存在する場合はその重症度を0～3の4段階で，頻度を0～4の5段階で，それぞれ下位項目に用意された基準に従って判定し，点数が高いほど重症度，頻度が大きいことを示している．必要に応じ重症度と頻度との積を計算し，それを全項目で合計した値（NPI スコア）を求め，精神症状の全般的重症度の指標とすることもできる．評価は，通常は検査時以前1か月間の状態について行うが，研究によっては，たとえば治療に反応して生じた変化を調査したい場合には，関心のある最近の変化を反映するように質問の時間枠組みを修正することが必要である．

3 評価法の特徴・注意

　NPI には，上述のオリジナル版に加えさまざまなバージョンアップ版がある[3]（㉕）．その1つは睡眠の異常と食欲あるいは食行動の異常の2項目が追加された12項目版である[4]．また各精神症状項目の介護者に与える負担の程度を評価する尺度が追加され[5,6]，この負担尺度部分は NPI-D と

も呼ばれているが，独立した評価尺度ではないことに注意を要する．各精神症状項目に関連して介護者が感じている情動的あるいは心理的負担の程度を用意された基準に従って0～5の6段階で評価するもので，点数が高いほど感じている負担の程度が大きいことを示している．

　さらに NPI には，情報提供者や評価方法が異なる改訂版も発表されている（㉕）．その1つが，施設版 NPI（NPI-Nursing Home Version：NPI-NH）[7,8] である．NPI-NH は入所者の日常介護を行い，入所者の行動をよく知っている施設職員を情報提供者とする構造的インタビューに基づき，施設に入所中の認知症患者の精神症状を評価する尺度である．

　もう1つがアンケート版 NPI（NPI-Brief Questionnaire Form：NPI-Q）で，介護者を情報提供者とするが，構造的インタビューではなく，質問紙によるアンケートにより評価するものである[6,9]．介護者が自身で印刷された質問を読んで，当該精神症状の有無と，存在する場合にはその重症度を1～3の3段階で，その負担度を0～5の6段階で評価し，○をつけるよう求めるものである．通常の NPI は15分以上の時間を要するのに対し，NPI-Q は，ほとんど5分以内に完遂できることが報告されている．

　NPI は認知症性疾患患者の精神症状評価尺度

VII. 精神症状の評価法

として高い評価を受けており，抗Alzheimer病薬の臨床治験における効果評価指標として繰り返し使用されているとともに，中国語，イタリア語，フランス語，スペイン語，ドイツ語など，他の多くの言語に翻訳されるなど高い国際性を有しているため，認知症性疾患患者でみられる精神症状の民族間差異の研究などにも用いられている。

追記：NPIのすべてのバージョンの英語版およびすべての言語への翻訳に関する著作権はNational Library of Congress of U. S. A. を通じて保護されており，ここで全文を紹介することはできないが，2013年11月にCummingsは株式会社マイクロンより日本語版NPIを出版したので入手することができる。

〈博野信次〉

引用文献

1) Cummings JL, Mega M, Gray K, et al. The Neuropsychiatric Inventory : Comprehensive assessment of psychopathology in dementia. Neurology 1994 ; 44 : 2308-2314.
2) 博野信次, 森 悦朗, 池尻義隆ほか. 日本語版 Neuropsychiatric Inventory―痴呆の精神症状評価法の有用性の検討. 脳と神経 1997 ; 49 : 266-271.
3) 博野信次. Neuropsychiatric Inventory（NPI）. 別冊日本臨床 痴呆症学1 2003；増刊号：154-158.
4) Cummings JL. The Neuropsychiatric Inventory : Assessing psychopathology in dementia patients. Neurology 1997 ; 48(Suppl 6) : S10-S16.
5) Kaufer DI, Cummings JL, Christine D, et al. Assessing the impact of neuropsychiatric symptoms in Alzheimer's disease : The Neuropsychiatric Inventory Caregiver Distress Scale. J Am Geriatr Soc 1998 ; 46 : 210-215.
6) 松本直美, 池田 学, 福原竜治ほか. 日本語版NPI-DとNPI-Qの妥当性と信頼性の検討. 脳と神経 2006 ; 58 : 785-790.
7) Wood S, Cummings JL, Hsu MA, et al. The use of the neuropsychiatric inventory in nursing home residents. Characterization and measurement. Am J Geriatr Psychiatry 2000 ; 8 : 75-83.
8) 繁信和恵, 博野信次, 田伏 薫ほか. 日本語版NPI-NHの妥当性と信頼性の検討. BRAIN and NERVE 2008 ; 60 : 1463-1469.
9) Kaufer DI, Cummings JL, Ketchel P, et al. Validation of the NPI-Q, a brief clinical form of the Neuropsychiatric Inventory. J Neuropsychiatry Clin Neurosci 2000 ; 12 : 233-239.

▶ NPI日本語版入手先

● マイクロン
〒474-8511　愛知県大府市森岡町源吾35番地　国立長寿医療研究センター　職員宿舎B棟1階
TEL：0562-46-2105／FAX：0562-46-2106
E-mail：psychology@micron-kobe.com

16 [認知症] 常同行動評価尺度（SRI）

1 評価法の概要

現在，認知症に伴う精神症状・行動障害の包括的な評価尺度として最も一般的に使用されているのはNeuropsychiatric Inventory（NPI）[1,2]であるが，これは主にAlzheimer病（AD）を念頭に開発されたものであり，前頭側頭葉変性症（frontotemporal lobar degeneration：FTLD）に特徴的な症状は十分にとらえきれない。またFTLDの行動特徴を評価するために開発された評価尺度は，主にADとの鑑別を目的に開発されたものではあるものの，治療の評価には適していない。そこで筆者らはFTLDに特徴的な強迫・常同行動とその変化をとらえることのできる常同行動評価尺度（The Stereotypy Rating Inventory：SRI）（㉖）[3]を開発した。

㉖常同行動評価尺度（The Stereotypy Rating Inventory：SRI）

A. 食行動

[主質問]
「患者さんは同じメニューの料理ばかり好んで作ったり，同じ食品ばかり好んで買ってくることがありますか．あるいは同じメニューの料理や同じ食品ばかり続けて食べたがることがありますか．」

なし（次の主質問に進む）　　　　あり（下位質問に進む）

[下位質問]
1. 頻回に繰り返し同じメニューの料理を作りますか．
2. 調理のために同じ食材しか使わないことがありますか（例：味噌汁の具がいつも同じである．弁当のおかずがいつも同じである）．
3. 頻回に繰り返し同じ食品を買ってきますか（例：同じ缶コーヒー，同じ饅頭）．
4. 頻回に同じ食品や，同じメニューの料理を食べたがりますか．
5. 必要以上に頻回に繰り返して醤油やソース，マヨネーズ，スパイスなどを使いたがりますか．
6. その他，食事や調理行動で繰り返し行われることがありますか．
   （内容：　　　　　　　　　　）

主質問が確認された場合には，頻度と重症度を判定する．

[頻度]
1. ほとんど週に一度
2. 週に数回だが毎日ではない
3. 毎日（一日に5回未満）
4. 毎日（一日に5回以上）あるいはほとんどずっと

[重症度]
1. 常同行動は明らかであるが，方向を変えることや，指示に反応する．
2. 常同行動は非常にはっきりしており，介護者が克服することは難しい．
3. 常同行動は通常，介護者のあらゆる介入に反応せず，介護者の困惑や社会的苦痛の主な原因となっている．
（それらに対し薬物を投与されている場合は最重度とする．薬物評価に用いる場合は除く．）

B. 周遊

[主質問]
「患者さんは道に迷うことなく何度も散歩に出かけようとすることがありますか．あるいは，いつも決まったコースを散歩したがりますか．あるいは同じ場所や同じ建物に繰り返し行こうとしますか．」

なし（次の主質問に進む）　　　　あり（下位質問に進む）

[下位質問]
1. 頻回に散歩に行こうとしますか．
2. いつも決まったコースを散歩したがりますか．
3. 散歩中に決まった場所で道草をしたがりますか．
4. 頻回に同じ場所に行こうとしますか．
5. 頻回に同じ建物や施設に行こうとしますか．
6. 頻回に同じ店に行こうとしますか．
7. その他，頻回に繰り返し行くところがありますか．
   （内容：　　　　　　　　　　）

主質問が確認された場合には，頻度と重症度を判定する．

[頻度]
1. ほとんど週に一度
2. 週に数回だが毎日ではない
3. 毎日（一日に5回未満）
4. 毎日（一日に5回以上）あるいはほとんどずっと

[重症度]
1. 周遊は明らかであるが，方向を変えることや，指示に反応する．
2. 周遊は非常にはっきりしており，介護者が克服することは難しい．
3. 周遊は通常，介護者のあらゆる介入に反応せず，介護者の困惑や社会的苦痛の主な原因になっている．
（それらに対し薬物を投与されている場合は最重度とする．薬物評価に用いる場合は除く．）

VII. 精神症状の評価法

㉖ 常同行動評価尺度（The Stereotypy Rating Inventory：SRI）（つづき）

C. 言語

[主質問]
「患者さんは同じ内容の話，同じ文章や単語を何度も繰り返ししゃべりますか（何度も同じ事を質問することは除く．）あるいは日常生活場面で同じ歌を何度も繰り返し口ずさみますか．」

なし（次の主質問に進む）　　　あり（下位質問に進む）

[下位質問]
1. 同じ内容の話を繰り返す．
2. 同じ文章を繰り返ししゃべる．
3. 同じ単語を繰り返ししゃべる．
4. 同じ歌を繰り返し口ずさむ．
5. その他．
　（内容：　　　　　　　　　）

主質問が確認された場合には，頻度と重症度を判定する．

[頻度]
1. ほとんど週に一度
2. 週に数回だが毎日ではない
3. 毎日（一日に5回未満）
4. 毎日（一日に5回以上）あるいはほとんどずっと

[重症度]
1. 常同的な言語表出は明らかであるが，方向を変えることや，指示に反応する．
2. 常同的な言語表出は非常にはっきりしており，介護者が克服することは難しい．
3. 常同的な言語表出は通常，介護者のあらゆる介入に反応せず，介護者の困惑や社会的苦痛の主な原因となっている．
（それらに対し薬物を投与されている場合は最重度とする．薬物評価に用いる場合は除く．）

D. 動作・行動

[主質問]
「患者さんは繰り返し同じ動作や行動（A，B，Cの状態は除く）をしようとしますか．」

なし（次の主質問に進む）　　　あり（下位質問に進む）

[下位質問]
1. 繰り返し膝をさすりますか．
2. 繰り返し拍手をしますか．
3. 繰り返し同じ人に触ろうとしますか．
4. 同じ席に座ろうとしますか．
5. 同じものを集めてきますか．
6. その他，決まった動作や行動を繰り返すことがありますか．
　（内容：　　　　　　　　　）

主質問が確認された場合には，頻度と重症度を判定する．

[頻度]
1. ほとんど週に一度
2. 週に数回だが毎日ではない
3. 毎日（一日に5回未満）
4. 毎日（一日に5回以上）あるいはほとんどずっと

[重症度]
1. 繰り返し行為は明らかであるが，方向を変えることや，指示に反応する．
2. 繰り返し行為は非常にはっきりしており，介護者が克服することは難しい．
3. 繰り返し行為は通常，介護者のあらゆる介入に反応せず，介護者の困惑や社会的苦痛の主な原因になっている．
（それらに対し薬物を投与されている場合は最重度とする．薬物評価に用いる場合は除く．）

E. 生活リズム
[主質問] 「患者さんは毎日厳格に決まった生活リズムで過ごしますか．あるいは毎日決まった時間に同じことをしますか．また決まった生活リズムで生活することを好み，リズムを乱されることをいやがりますか．」 なし（次の主質問に進む）　　　あり（下位質問に進む）
[下位質問] 1. 決まった時間に寝起きすることにこだわりますか． 2. 決まった時間に同じテレビ番組を見ることにこだわりますか． 3. 決まった時間に散歩に行くことにこだわりますか． 4. 決まった時間に食事をすることにこだわりますか． 5. その他，決まった時間に決まったことをすることにこだわることがありますか． 　（内容：　　　　　　　　　　　　） 主質問が確認された場合には，頻度と重症度を判定する．
[頻度] 1. ほとんど週に一度 2. 週に数回だが毎日ではない 3. 毎日（一日に5つ未満のことが決まっている） 4. 毎日（一日に5つ以上のことが決まっている）あるいはほとんどすべて決まっている
[重症度] 1. 決まった時間に決まったことをすることへのこだわりは明らかであるが，方向を変えることや，指示に反応する． 2. 決まった時間に決まったことをすることへのこだわりは非常にはっきりしており，介護者が克服することは難しい． 3. 決まった時間に決まったことをすることへのこだわりは通常，介護者のあらゆる介入に反応せず，介護者の困惑や社会的苦痛の主な原因となっている． （それらに対し薬物を投与されている場合は最重度とする．薬物評価に用いる場合は除く．）

(Shigenobu K, et al. *Psychiatry Res* 2002[3]) より)

2 評価法の特徴

SRIは過去の文献と自験例約70例の行動特徴から，広範な強迫・常同行動をとらえられるように選択した．食行動，周遊，言語，動作・行動，生活リズムの5項目について，それぞれの頻度を1～4の4段階で，重症度を1～3の3段階で評価するもので，点数が高いほど頻度，重症度が高いことを示す．また，それらの積で総合的な評価とする．

3 評価の方法と留意点

検査形式は，主介護者に一定期間の患者の状態について，それぞれの項目で主質問を行い，当てはまる場合には，さらに下位の質問を追加して行い，それについての頻度および重症度を評価する．これらの質問形式や頻度および重症度の算出法はNPIと同じであり，相補的に利用できるようになっている．対象年齢は壮年期～老年期であり，所要時間は約8分である．また，FTLDと他の認知症性疾患との鑑別にも有用である．

（繁信和恵）

引用文献

1) Cummings JL, Mega M, Gray K, et al. The Neuropsychiatric Inventory : Comprehensive assessment of psychopathology in dementia. *Neurology* 1994 ; 44 : 2308-2314.
2) 博野信次，森　悦朗，池尻義隆ほか．日本語版 Neuropsychiatric Inventory―痴呆の精神症状評価法の有用性の検討．脳と神経 1997 ; 49 : 266-271.
3) Shigenobu K, Ikeda M, Fukuhara R, et al. The Stereotypy Rating Inventory for frontotemporal lobar degeneration. *Psychiatry Res* 2002 ; 110 : 175-187.

17 [認知症] やる気スコア

1 評価法の概要

やる気スコアはアパシー（意欲低下）の評価法である．アパシーの定義づけを初めて試みたMarin[1]はアパシーを「意識障害，認知障害，感情障害によらない発動性の減弱」と定義し，Berrios[2]はアパシーを能動的意志の欠如と定義し行動における自発性低下を重視した．オリジナルはMarinのApathy Scale[3]で，それをpost stroke depressionを器質的うつ病として提唱したRobinsonと共同研究者のStarksteinが作成した成人向け短縮版のApathy Scale[4]を許可を得て日本語に翻訳し，日本人脳卒中患者における標準化を行い作成したものである[5,6]．評価法は同じであるが日本語名を被検者のやる気が出るようにという思いを込めて「やる気スコア」と命名した．筆者らの作成したやる気スコアの評価表を㉗に示す．

2 具体的な評価の方法，施行上の注意

やる気スコアは簡便な自己記入式検査であり，認知機能がほぼ正常であれば所要時間は5分程度である．本検査は高度な認知障害や失語のない日常生活がほぼ自立している脳器質障害患者を主な対象としている．運動性失語や運動障害などで記入できない場合は家族に代筆してもらう．前頭葉や右頭頂葉障害例などでは病識が欠如し患者評価と病歴に乖離が生じる場合があるのでその場合は家族にも評価してもらうことが必要である．

3 評価法の特徴，制約，解釈に際しての注意

毎日の行動を観察したりする評価法に比しきわめて簡便であるが，この評価は脳血流検査，機能的MRI，事象関連電位などの脳機能検査でやる気

㉗ やる気スコア（島根大学第3内科版）

	全くない	少し	かなり	大いに
1）新しいことを学びたいと思いますか？	3	2	1	0
2）何か興味を持っていることがありますか？	3	2	1	0
3）健康状態に関心がありますか？	3	2	1	0
4）物事に打ち込めますか？	3	2	1	0
5）いつも何かしたいと思っていますか？	3	2	1	0
6）将来のことについての計画や目標を持っていますか？	3	2	1	0
7）何かをやろうとする意欲はありますか？	3	2	1	0
8）毎日張り切って過ごしていますか？	3	2	1	0
	全く違う	少し	かなり	まさに
9）毎日何をしたらいいか誰かに言ってもらわなければなりませんか？	0	1	2	3
10）何事にも無関心ですか？	0	1	2	3
11）関心を惹かれるものなど何もありませんか？	0	1	2	3
12）誰かに言われないと何もしませんか？	0	1	2	3
13）楽しくもなく，悲しくもなくその中間位の気持ちですか？	0	1	2	3
14）自分自身にやる気がないと思いますか？	0	1	2	3
			合計	_____

16点以上をやる気低下と判定．

と関係する前頭前野機能と相関することが確認されており臨床的有用性は高い．しかし，認知症がある程度進むと評価ができなくなるという制約はある．解釈に際しては前述したように病態失認や病識欠如例では客観的評価を併用する必要があり，逆にこのような自己評価をみたら前頭葉障害などを疑うべきである．

（小林祥泰）

引用文献

1) Marin RS. Differential diagnosis and classification of apathy. *Am J Psychiatry* 1990；147：22-30.
2) Berrios GE, Gili M. Abulia and impulsiveness revisited；A conceptual history. *Acta Psychiatr Scand* 1995；92：161-167.
3) Marin RS, Biedrzycki RC, Firinciogullari S. Reliability and validity of the apathy evaluation scale. *Psychiatry Res* 1001；38：143-162.
4) Starkstein SE, Mayberg HS, Preziosi TJ, et al. Reliability, validity, and clinical correlates of apathy in Parkinson's disease. *J Neuropsychiatry Clin Neurosci* 1992；4：134-139.
5) 岡田和悟，小林祥泰，青木 耕ほか．やる気スコアを用いた脳卒中後の意欲低下の評価．脳卒中 1998；20：318-323.
6) Okada K, Kobayashi S, Yamagata S, et al. Post-stroke apathy and regional cerebral blood flow. *Stroke* 1997；28：2437-2441.

▶やる気スコア入手先

- 脳卒中データバンク
  URL：http://cvddb.med.shimane-u.ac.jp/cvddb/
  ＊上記URLにアクセスしてダウンロード可能．

18 [認知症] GDS

1 評価法の概要

GDS

　Geriatric Depression Scale（GDS）は老年期で認められるうつ状態をスクリーニングする目的で（診断が目的ではない），Brinkらによって開発された[1,2]．うつ病に関する自記式評価尺度として代表的なものはSDS（Zung Self-Rating Depression Scale）であるが，このスケールでは身体症状についての質問項目が多いため高齢者では高得点になりやすいという問題点が存在した．GDSはこの問題に配慮した30の質問項目で構成されており，該当するうつ状態の項目数を加算する．Brinkらは，感受性，特異性の分析に基づき，0～10点は正常領域とみなすことを推奨している．

GDS-SHORT FORM

　SheikhとYesavageは高齢者への負担や集中力の低下，疲労しやすさを考慮し，GDS短縮版を作成した（1986）[3]．これには施行時間が短いという大きなメリットが存在する．短縮版には，30項目版からうつの兆候と高い相関が認められた質問項目が抽出されている．30項目版と同様，該当するうつ項目数を加算する．この論文では感受性，特異性に基づくカットオフ値の算出は行われていないが，短縮版では5点以上を軽度のうつ状態，10点以上を重度のうつ状態と判定するのが一般的である[4]．また，0～4点は健常，5～8点は軽度，9～11点は中等度，12～15点は重度のうつ状態とみなす基準もある[5]．

GDS日本語版

　GDS日本語版は，現在，インターネット検索すればPDFファイルで即座に入手可能であり（例：www.kyorin-u.ac.jp/univ/user/medicine/geriatrics/pdf/gds.pdf），スマートフォンアプリも存在する（2015.2.13現在）．ここでは笠原ら（1995）[6]の日本語訳を掲載する（㉘）．

VII. 精神症状の評価法

㉘ Geriatric Depression Scale（GDS）

○	1. 自分の生活に満足していますか	はい	<u><u>いいえ</u></u>
○	2. これまでやってきたことや興味があったことの多くを，最近やめてしまいましたか	<u><u>はい</u></u>	いいえ
○	3. 自分の人生はむなしいものと感じますか	<u><u>はい</u></u>	いいえ
○	4. 退屈と感じることがありますか	<u><u>はい</u></u>	いいえ
	5. 将来に希望がありますか	はい	<u><u>いいえ</u></u>
	6. 頭から離れない考えに悩まされることがありますか	<u><u>はい</u></u>	いいえ
○	7. ふだんは気分の良いほうですか	はい	<u><u>いいえ</u></u>
○	8. 自分になにか悪いことが起こるかもしれないという不安がありますか	<u><u>はい</u></u>	いいえ
○	9. あなたはいつも幸せと感じていますか	はい	<u><u>いいえ</u></u>
○	10. 自分は無力と感じることがよくありますか	<u><u>はい</u></u>	いいえ
	11. 落ち着かずいらいらすることがよくありますか	<u><u>はい</u></u>	いいえ
○	12. 外に出て新しい物事をするより，家の中にいるほうが好きですか	<u><u>はい</u></u>	いいえ
	13. 自分の将来について心配することがよくありますか	<u><u>はい</u></u>	いいえ
○	14. ほかの人に比べて記憶力が落ちたと感じますか	<u><u>はい</u></u>	いいえ
○	15. いま生きていることは，素晴らしいことと思いますか	はい	<u><u>いいえ</u></u>
	16. 沈んだ気持ちになったり，憂うつになったりすることがよくありますか	<u><u>はい</u></u>	いいえ
○	17. 自分の現在の状態はまったく価値のないものと感じますか	<u><u>はい</u></u>	いいえ
	18. 過去のことについて，いろいろ悩んだりしますか	<u><u>はい</u></u>	いいえ
	19. 人生とは，わくわくするような楽しいものと思いますか	はい	<u><u>いいえ</u></u>
	20. いまの自分にはなにか新しい物事を始めることはむずかしいと思いますか	<u><u>はい</u></u>	いいえ
○	21. 自分は活力が満ちあふれていると感じますか	はい	<u><u>いいえ</u></u>
○	22. いまの自分の状況は希望のないものと感じますか	<u><u>はい</u></u>	いいえ
○	23. ほかの人はあなたより恵まれた生活をしていると思いますか	<u><u>はい</u></u>	いいえ
	24. ささいなことで落ち込むことがよくありますか	<u><u>はい</u></u>	いいえ
	25. 泣きたい気持ちになることがよくありますか	<u><u>はい</u></u>	いいえ
	26. 物事に集中することが困難ですか	<u><u>はい</u></u>	いいえ
	27. 朝，気持ちよく起きることができますか	はい	<u><u>いいえ</u></u>
	28. あなたは社交的な集まりに参加することを避けるほうですか	<u><u>はい</u></u>	いいえ
	29. あなたは簡単に決断することができるほうですか	はい	<u><u>いいえ</u></u>
	30. 昔と同じくらい頭がさえていますか	はい	<u><u>いいえ</u></u>

○印がついたものが GDS-SHORT FORM を構成する項目である。
二重下線の回答はうつ症状として加算する。

（笠原洋勇ほか．老年精神医学雑誌 1995[6]）より）

GDS の対象年齢は明確には定まってはいないが，「geriatric」という単語が「老齢の」を意味することを考慮すれば，60 歳を過ぎたら SDS よりも GDS のほうが有用と筆者は考える．もちろん，身体症状のない 60 歳以上の患者も存在するので，その場合は SDS を用いたほうが適切かもしれない．ケースバイケースで GDS と SDS を併用しても問題はない．GDS の所要時間は筆者の経験上は 10 分以内（短縮版なら 5 分以内）であるが，自記式での実施が可能か，スムーズに質問文を理解して自身の状態を判断できるかなどの，患者の状態に大きく左右される．

2 施行上の注意

基本的に自記式評価尺度であるため，当然ではあるが，読解できるだけの視力が必須である．視力低下のため自記式での実施が困難なら，検査者が読み上げて回答してもらう必要がある．この場合なら，質問文が正確に聞き取れるだけの聴力が必須である．さらに視覚呈示，聴覚呈示いずれにおいても，質問文が理解できるだけの認知機能が保たれていなければならない．質問に対して的外れな返答や，冗長な自発話などが認められたら，質問を言い換えたり繰り返したりする必要があるし，何らかの認知機能の低下を疑わなければなら

ない.

3 評価法の限界

　老年期うつ病の特徴として，若年者と比較して気分の落ち込みが目立たない一方，不安・焦燥感の強さ，心気的・自律神経症状の訴えの多さ，妄想傾向（特に罪業，微小妄想），意欲低下があげられる[7]．アパシーや身体表現性障害などとの鑑別も重要であり，そのためには GDS だけではなく，他の評価尺度と組み合わせてスクリーニングを行うことも非常に大切である[8]．繰り返しになるが，GDS はあくまでも「スクリーニング」のための評価尺度である．基準値にとらわれることなく，患者本人の訴え，身体疾患，他の精神症状の有無，さらに家族関係，喪失体験，時間的にも心理的にも近い「死」のとらえ方なども考慮し，診断，治療を進めていく必要がある．

（三浦利奈）

引用文献

1) Brink TL, Yesavage JA, Lum O, et al. Screening tests for geriatric depression. *Clin Gerontol* 1982 ; 1 : 37-43.
2) Yesavage JA, Brink TL, Rose TL, et al. Development and validation of a geriatric depression screening scale : A preliminary report. *J Psychiatr Res* 1983 ; 17 : 37-49.
3) Sheikh JI, Yesavage JA. Geriatric Depression Scale (GDS) : Recent evidence and development of a shorter version. In : Brink TL (ed). Clinical Gerontology : A Guide to Assessment and Intervention. New York : The Haworth Press ; 1986. pp165-173.
4) 大坪天平. 評価尺度. 三村　將, 仲秋秀太郎, 古茶大樹（編）. 老年期うつ病ハンドブック. 東京：診断と治療社；2009. pp49-57.
5) Greenberg SA. The Geriatric Depression Scale (GDS). In : Sherry A (ed). Try this : Best Practices in Nursing Care to Older Adults 2012
http://consultgerirn.org/uploads/File/trythis/try_this_4.pdf
6) 笠原洋勇, 加田博秀, 柳川裕紀子. うつ状態を評価するための測度 (1). 老年精神医学雑誌 1995；6(6)：757-766.
7) 服部英幸. 高齢者うつ病の臨床. 日本老年医学会雑誌 2006；43(5)：566-568.
8) Hattori H, Yoshiyama K, Miura R, et al. Clinical psychological tests useful for differentiating depressive state with Alzheimer's disease from major depression of the elderly. *Psychogeriatrics* 2010 ; 10 : 29-33.

19 ［認知症］Zarit 介護負担尺度日本語版（J-ZBI）および，その短縮版（J-ZBI_8）

1 Zarit 介護負担尺度日本語版（J-ZBI）

　家族介護者にとって在宅介護が負担であると，介護者自身の身体的・精神的な健康を損ねるだけでなく，要介護者の施設入所率の増加の要因にもなりうることが，これまでの研究により明らかになっている[1]．したがって，介護負担の程度を客観的に把握し，その軽減策を講ずることは，在宅介護を円滑に継続するためにきわめて重要である．
　介護負担という概念を定量的に評価する指標を，最初に開発したのはアメリカのペンシルバニア州立大学教授 Zarit である．Zarit は，介護負担を「親族を介護した結果，介護者が情緒的，身体的健康，社会生活および経済状態に関して被った被害の程度」と定義し，介護負担を測定できる尺度として，Zarit 介護負担尺度（Zarit Caregiver Burden Interview：ZBI）を作成した[2]．ZBI は，介護によってもたらされる身体的負担，心理的負担，経済的困難などを総括し，介護負担として測定することが可能な尺度である．本尺度は，当初，29 項目から構成されていたが，22 項目に改訂された[3]．この 22 項目からなる ZBI は，欧米で最

も頻用されている介護負担尺度の1つであり，各国の言語に翻訳され，活用されている．

この尺度は，22項目の質問から構成され，それぞれの質問項目に対しては，5段階の評価がなされる．このうち，1〜21の各質問は，さまざまな場面における介護の負担に関しての質問から構成されている．また，全22項目のうち，最終項目である項目22は，「介護の負担が全体としてどの位あるのか」を示す指標であると定義されており[3]，全体として介護がどの位大変であるかを，回答者に選択させるものである．

筆者は，国際的に比較が可能な介護負担尺度の日本語版を作成することは有用であると考え，Zaritの許可を得て，Zarit介護負担尺度日本語版（J-ZBI）を作成し，信頼性と妥当性を確認した[4]．㉙に，全22項目の質問とその判定基準を示したが，原版と同じく満点は88点であり，介護負担がまったくない場合は0点である．さらに，筆者は，別地域において介護負担調査を行い，J-ZBIの交差妥当性を確認し，J-ZBIが，全国どの地域でも用いることができることを明らかにした[5]．なお，本尺度は，面接調査で用いることができるだけでなく，自記式質問票の形式でも利用可能であるため，汎用性が高い．

❷ J-ZBIの短縮版（J-ZBI_8）

筆者は，実際の介護の現場で，より簡便に介護負担を測定できるようJ-ZBI短縮版（J-ZBI_8）を作成した．短縮版作成にあたっては，在宅介護者に対し介護負担（J-ZBI）に関する調査を行い，項目22を除いた21項目に対し因子分析を行い，短縮版の項目の選定を行った．その結果，Personal strain（介護を必要とする状況〈または事態〉に対する否定的な感情の程度），Role strain（介護によって〈介護者の〉社会生活に支障をきたしている程度），それぞれ5項目，3項目からなる，J-ZBI_8が作成された．㉙の◎を付した5項目がPersonal strainに該当する項目であり，△を付した3項目がRole strainに該当する項目である．J-ZBI_8，下位尺度Personal strain, Role strainそ

れぞれにおいて，信頼性・妥当性が確認された[6]．したがって，J-ZBIの短縮版であるJ-ZBI_8の信頼性，妥当性は原版と同様高いものであり，十分に実用に耐えうるものと確認された[6]．J-ZBI_8は，わずか8項目の簡便な尺度であるが，因子構造が明確な2つの下位尺度をもち，J-ZBIときわめて高い相関が認められた．本尺度により，簡便に在宅介護者の介護負担を把握することが可能となる．

❸ J-ZBIおよびJ-ZBI_8の活用

J-ZBIおよびJ-ZBI_8は，介護負担を客観的に測定するうえできわめて有用な尺度であり，筆者は，当該尺度を用いて，公的介護保険制度導入の前後での家族介護者における介護負担の変化をはじめ，これまで介護負担にかかわる種々の知見を提示してきた[7-10]．なお，J-ZBIおよびJ-ZBI_8は，わが国における介護負担にかかわる研究や諸調査，あるいは在宅介護・臨床の現場において最も頻用されている尺度の一つである．当該尺度の使用にあたっては，国立長寿医療研究センター長寿政策科学研究部HPを参照されたい．

〈荒井由美子〉

引用文献

1) Schulz R, Martire LM. Family caregiving of persons with dementia : Prevalence, health effects, and support strategies. Am J Geriatr Psychiatry 2004 ; 12 : 240.
2) Zarit SH, Reever KE, Bach-Peterson J. Relatives of the impaired elderly : Correlates of feelings of burden. Gerontologist 1980 ; 20 : 649-655.
3) Zarit SH, Zarit JM. The Memory and Behaviour Problems Checklist 1987R and the Burden Interview. University Park PA : Pennsylvania State University-Gerontology Center ; 1990.
4) Arai Y, Kudo K, Hosokawa T, et al. Reliability and validity of the Japanese version of the Zarit Caregiver Burden Interview. Psychiatry Clin Neurosci 1997 ; 51 : 281-287.
5) Arai Y, Washio M. Burden felt by family caring for the elderly members needing care in southern Japan. Aging Ment Health 1999 ; 3 : 158-164.
6) 荒井由美子, 田宮菜奈子, 矢野栄二. Zarit介護負担尺度日本語版の短縮版（J-ZBI_8）の作成：その信頼性と妥当性に

㉙ Zarit 介護負担尺度日本語版（J-ZBI）および短縮版（J-ZBI_8）

		各質問について，あなたの気持ちに最も当てはまると思う番号を○で囲んで下さい	思わない	たまに思う	時々思う	よく思う	いつも思う
	1	介護を受けている方は，必要以上に世話を求めてくると思いますか	0	1	2	3	4
	2	介護のために自分の時間が十分にとれないと思いますか	0	1	2	3	4
	3	介護のほかに，家事や仕事などもこなしていかなければならず「ストレスだな」と思うことがありますか	0	1	2	3	4
◎	4	介護を受けている方の行動に対し，困ってしまうと思うことがありますか	0	1	2	3	4
◎	5	介護を受けている方のそばにいると腹が立つことがありますか	0	1	2	3	4
△	6	介護があるので，家族や友人と付き合いづらくなっていると思いますか	0	1	2	3	4
	7	介護を受けている方が将来どうなるのか不安になることがありますか	0	1	2	3	4
	8	介護を受けている方は，あなたに頼っていると思いますか	0	1	2	3	4
◎	9	介護を受けている方のそばにいると，気が休まらないと思いますか	0	1	2	3	4
	10	介護のために，体調を崩したと思ったことがありますか	0	1	2	3	4
	11	介護があるので，自分のプライバシーを保つことができないと思いますか	0	1	2	3	4
△	12	介護があるので，自分の社会参加の機会が減ったと思うことがありますか	0	1	2	3	4
△	13	介護を受けている方が家にいるので，友達を自宅によびたくてもよべないと思ったことがありますか	0	1	2	3	4
	14	介護を受けている方は「あなただけが頼り」というふうにみえますか	0	1	2	3	4
	15	いまの暮らしを考えれば，介護にかける金銭的な余裕がないと思うことがありますか	0	1	2	3	4
	16	介護にこれ以上の時間は割けないと思うことがありますか	0	1	2	3	4
	17	介護が始まって以来，自分の思いどおりの生活ができなくなったと思うことがありますか	0	1	2	3	4
◎	18	介護をだれかに任せてしまいたいと思うことがありますか	0	1	2	3	4
◎	19	介護を受けている方に対して，どうしていいかわからないと思うことがありますか	0	1	2	3	4
	20	自分は今以上にもっと頑張って介護するべきだと思うことがありますか	0	1	2	3	4
	21	本当は自分はもっとうまく介護できるのになあと思うことがありますか	0	1	2	3	4

			全く負担ではない	多少負担に思う	世間並みの負担だと思う	かなり負担だと思う	非常に大きな負担である
	22	全体を通してみると，介護をするということは，どれくらい自分の負担になっていると思いますか	0	1	2	3	4

注：◎ J-ZBI_8 Personal strain，△ J-ZBI_8 Role strain.
※当該尺度の使用にあたっては，国立長寿医療研究センター長寿政策科学研究部 HP を参照のこと.

（荒井らによる訳，文献[4-6]参照）

VII. 精神症状の評価法

関する検討. 日本老年医学会誌 2003 ; 40(5) : 471-477.
7) Arai Y, Kumamoto K. Caregiver burden not "worse" after new public Long-Term Care (LTC) insurance scheme took over in Japan. *Int J Geriatr Psychiatry* 2004 ; 19 : 1205-1206.
8) Arai Y, Zarit SH, Sugiura M, et al. Patterns of outcome of caregiving for the impaired elderly : A longitudinal study in rural Japan. *Aging Ment Health* 2002 ; 6(1) : 39-46.
9) Kumamoto K, Arai Y, Zarit SH. Use of home care services effectively reduces feelings of burden among family caregivers of disabled elderly in Japan : Preliminary results. *Int J Geriatr Psychiatry* 2006 ; 21(2) : 163-170.
10) Arai Y, Zarit SH. Exploring strategies to Alleviate Caregiver Burden : Effects of the National Long-term Care Insurance Scheme in Japan. *Psychogeriatrics* 2011 ; 11(3) : 183-189.

▶ J-ZBI, J-ZBI_8 使用許諾についての問い合わせ先

- 国立長寿医療研究センター長寿政策科学研究部
  〒474-8511　愛知県大府市森岡町7丁目430
  ＊使用許諾についての問い合わせは，郵送のみ受け付け．連絡先として，FAX 番号を明記すること．

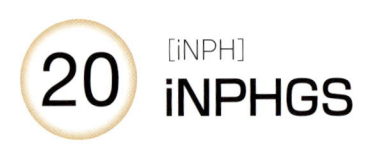

---

20 [iNPH] iNPHGS

1 評価法の概要

正常圧水頭症（normal pressure hydrocephalus：NPH）は手術にて改善可能なことから「治療可能な認知症」として注目されている．NPH は脳脊髄液の循環の障害のため脳室が拡大し，認知障害，歩行障害，排尿障害の三徴をきたす疾患である．NPH にはくも膜下出血などに引き続いて生じる二次性正常圧水頭症（sNPH）と，原因不明の特発性正常圧水頭症（iNPH）とがある．sNPH では原因疾患のフォロー中の画像や三徴をきたした場合に診断されることが多く，手術による治療が行われ，その際の治療反応性も明らかであることが多い．一方 iNPH では初期症状では同疾患と診断することは困難である場合もあり，また診断がついて手術が行われても，一般診察では治療の有効性を明らかに判断できない場合がある．

iNPH の三徴の重症度を的確に評価することは，診断や手術の効果を判断するために重要である．特発性正常圧水頭症診療ガイドライン[1]で推奨されている重症度分類尺度が iNPH Grading Scale（iNPHGS）⑳である．同ガイドライン作成委員会が作成した Japanese NPH Grading Scale-Revised の信頼性・妥当性の検証を行い発表され

⑳ iNPH Grading Scale（iNPHGS）

重症度	歩行障害	認知障害	排尿障害
0	正常	正常	正常
1	ふらつき，歩行障害の自覚のみ	注意・記憶障害の自覚のみ	頻尿，または尿意切迫
2	歩行障害を認めるが，補助器具（杖，手すり，歩行器）なしで自立歩行可能	注意・記憶障害を認めるが，時間・場所の見当識は良好	時折の尿失禁（1～3回/週以上）
3	補助器具や介助がなければ歩行不能	時間・場所の見当識障害を認める	頻回の尿失禁（1回/日以上）
4	歩行不能	状況に対する見当識はまったくない，または意味ある会話が成立しない	膀胱機能のコントロールがほとんどまたはまったく不可能

たのがiNPHGSである[2]．本尺度では，認知障害，歩行障害，排尿障害それぞれに0～4点の5段階で評価を行う．得点が大きいほど重症度が高い．三徴それぞれの評価点とともに合計点も指標として用いられる．患者，家人からの情報聴取および歩行状態，認知面の評価を診察時に行い評価し，所要時間は15分程度である．

2 評価法の特徴

以下に本尺度の特徴を述べる．
①信頼性と妥当性が初めて検証された尺度であること．
②各項目で区別しやすい段階設定になっていること．たとえば排尿障害では尿失禁の頻度を具体的な回数で区別している．
③各症状の悪化の仕方に沿った項目設定になっていること．

④広い範囲の重症度の患者に適応できるようになっていること．たとえば認知障害と歩行障害に「自覚のみ」の項目を設けることで初期症状の評価を可能としている．これは初期のiNPH患者では，ふらつきや物忘れの自覚はあるものの，他覚的にはっきりとした異常所見を呈さない段階があるためである．

（久保嘉彦）

引用文献

1) 日本正常圧水頭症学会 特発性正常圧水頭症診療ガイドライン作成委員会（編）．三徴の評価法．特発性正常圧水頭症診療ガイドライン第2版．東京：メディカルレビュー社；2011．pp58-64．
2) Kubo Y, Kazui H, Yoshida T, et al. Validation of grading scale for evaluating symptoms of idiopathic normal-pressure hydrocephalus. *Dementia Geriatr Cogn Disord* 2008；25：37-45．

21 [QOL] QOL-D

1 評価法の概要

QOL-D（quality of life questionnaire for dementia）は，認知症患者を対象とした客観的なQOL（quality of life）評価票である．日本で開発され，2002年に報告された[1]．

QOLは，本来，主観的なものであり，種々の疾患を対象としたQOL評価票は，ほぼ例外なく患者本人が記入するものである．ただ，認知症患者の場合，自己評価の信頼性という問題があるため，特に中等度から高度の認知症に罹患した患者を対象とする場合には，QOLの客観的な評価が必要あるいは有用となる場合も少なくない．

QOL-Dができるまで

世界全体を見渡すと，認知症高齢者のQOLを客観的に評価するスケールは，2002年の段階でもすでにいくつか開発されていた．が，それまでに開発されていたQOL評価票のほぼすべてで，QOLの評価項目として認知機能や運動機能，ADLなどを評価する項目が多数，含まれていた．認知機能が低下すれば，自動的に患者のQOLは低下するだろうかという疑問，知的に劣った人や身体が不自由な人は，必然的にQOLが低いのだろうかという疑問から，新たなQOL評価票の開発が始まった．

最初に，候補となる60項目が選び出された．介護者による重要度評価と予備的調査により，13項目が削除された．残った47項目を用いて，本調査を実施した．その結果に対して，因子分析を行い，6つの因子が抽出された．1つの因子のみ

に高い負荷を示す項目を抜き出し，6領域31項目から成る質問票が完成した[1]．

2 評価の方法

QOL-Dは，評価すべき6つの領域を有する．陽性感情（7項目），陰性感情/陰性行動（6項目），コミュニケーション（5項目），落ち着きのなさ（5項目），人との触れ合い（4項目），自発性/活動性（4項目）である．

対象となる認知症患者の日常をよく知っている周囲の者（主な介護者）が，評価を行う．各項目について，直近4週間の状態を評価する．具体的には「見られない─まれに見られる─ときどき見られる─よく見られる」という4件法により採点し，各領域ごとに平均点を出して，その領域の評価点とする．領域2（陰性感情/陰性行動）と領域4（落ち着きのなさ）では，高得点になるほどQOLが低くなるが，その他の領域では，高得点になるほどQOLは高くなる．

所要時間は，15〜20分である．

3 その後の展開

QOL-Dを用いた研究をいくつか紹介する．QOL-Dを用いて評価した客観的QOLと，パーソンセンタードケア実践とのあいだに有意な相関が認められている[2]．また，前頭側頭型認知症の患者を対象として，グループホームでパーソンセンタードケアを実践することで，客観的QOLが改善したことが報告されている[3]．

なお，2015年に，9項目からなる短縮版（short QOL-D）が開発され，報告されている[4]．

〔寺田整司〕

引用文献

1) Terada S, Ishizu H, Fujisawa Y, et al. Development and evaluation of a health-related quality of life questionnaire for the elderly with dementia in Japan. Int J Geriatr Psychiatry 2002 ; 17 : 851-858.
2) Terada S, Oshima E, Yokota O, et al. Person-centered care and quality of life of patients with dementia in long-term care facilities. Psychiatry Res 2013 ; 205 : 103-108.
3) Yokota O, Fujisawa Y, Takahashi J, et al. Effects of group-home care on behavioral symptoms, quality of life, and psychotropic drug use in patients with frontotemporal dementia. J Am Med Dir Assoc 2006 ; 7 : 335-337.
4) Terada S, Oshima E, Ikeda C, et al. Development and evaluation of a short version of the quality of life questionnaire for dementia. Int Psychogeriatr 2015 ; 27 : 103-110.

▶ QOL-D 入手先

- 寺田整司（岡山大学大学院医歯薬学総合研究科精神神経病態学）
  E-mail：terada@cc.okayama-u.ac.jp
  ＊使用対象，使用目的を明示のうえ，連絡をすること．

---

22 [QOL] QOL-AD

1 評価法の概要

QOLの評価は，主観的な評価が成立するときに可能である[1]．認知機能障害が主体の認知症では，病識が欠如した場合も多く，主観的な評価の信頼性が低い．にもかかわらず，薬物療法や非薬物療法のみならず，社会資源の有効性を検証する場合にも，認知症患者のQOLは，臨床的に重要なアウトカムである．

認知症のQOLを評価する尺度として，これま

㉛ QOL-AD の日本語版の一部

Quality of Life：AD
（患者さま用）

患者様のご氏名　　　　　　　　　　　実施日　年　月　日

※面接者は標準の施行方法（別紙）に従い，丸をつけること

1. 身体的健康	よくない	まあまあよい	よい	非常によい
2. 活力・気力・元気	よくない	まあまあよい	よい	非常によい
3. 気分	よくない	まあまあよい	よい	非常によい
4. 生活環境	よくない	まあまあよい	よい	非常によい
5. 記憶	よくない	まあまあよい	よい	非常によい
6. 家族	よくない	まあまあよい	よい	非常によい
7. 結婚	よくない	まあまあよい	よい	非常によい
8. 友人	よくない	まあまあよい	よい	非常によい
9. 自分自身に関して全般	よくない	まあまあよい	よい	非常によい
10. 家事をする能力	よくない	まあまあよい	よい	非常によい
11. 何か楽しいことをする能力	よくない	まあまあよい	よい	非常によい
12. お金	よくない	まあまあよい	よい	非常によい
13. 過去から現在までの生活すべて	よくない	まあまあよい	よい	非常によい
計				

13項目のおのおのの項目を4段階で評価する．

（Matsui T, et al. *Dement Geriatr Cogn Disord* 2006[3] より）

でにいくつかの尺度が考案された．患者による報告（self-report），介護者による報告（proxy-report）および直接的な観察方法（direct observation）の3つの方法によるQOL尺度である．それぞれの方法に長所と短所があるが，QOLの評価は主観的という観点が欠落した場合には，患者自身のQOLではなく，介護者や家族のQOLを反映している場合が多い．認知症のQOLを評価する理想的な尺度は，患者自身による評価と介護者による評価の双方からの評価により，患者のQOLを評価する方法であろう．Logsdonら[2]により考案されたQOL-AD（Quality of life in Alzheimer's disease）は，患者と介護者の双方による評価尺度であり，信頼性と妥当性も確立しており，現在，認知症のQOL尺度としてアメリカのみならず，多数の国で使用されている．筆者ら[3]も，QOL-ADの尺度の有用性に着目し，原著者（Logsdon RG & Teri L）の許可を得て，日本で使用可能なQOL-ADの標準化を行った．QOL-ADの特徴は，患者自身のQOLを，介護者のみならず，患者自身の視点からも評価する点にある．

❷ 具体的な評価方法と施行上の注意

評価の対象は65歳以上の軽度から中程度のAlzheimer病の患者もしくは軽度認知機能障害の患者とその主介護者である．重度のAlzheimer病では，測定は困難である．

患者と主介護者には，㉛のような用紙を手渡し，評価者による半構造化面接を行う．

質問項目は13項目から成る．身体的健康，活力・気力・元気，気分，生活環境，記憶，家族，結婚，友人，自分自身に関して全般，家事をする能力，何か楽しいことをする能力，お金，過去から現在までの生活すべてなどの項目で，認知症患者の心理的な幸福感，生活環境，人間関係などの生活にかかわるQOLを評価する．評価者は，で

きるだけ平易な言葉を用いて，個々の質問を行い，4つの選択肢（よくない，まあまあよい，よい，非常によい）のいずれかを選択してもらう．たとえば，「あなたの家族との関係はいかがですか？」というような質問を行う．主介護者に関しても，患者自身のQOLに関する同様の13項目の質問に答えてもらう．

患者と家族には，別な場所か別な時間に別箇に尋ねるほうがよい．施行時間は，おおよそ15分程度で終了する．

3 評価法の特徴と注意点

日本語版の信頼性および内的妥当性は良好であった[3]．QOL-ADの決定因子は，アパシーやうつなどの情動に関する症状であり，ADLや認知機能は決定因子ではなかった．認知機能の低下が，認知症におけるQOLの低下をもたらすのではなく，認知症の精神症状がQOLの低下と関連する．したがって，認知症のQOLを評価する際には，認知症に随伴する精神症状に着目することも重要である．

Alzheimer病が中等度から高度になると，患者自身と介護者のQOL-ADの評価には乖離が生じる[4]．患者自身は，認知症が進行したにもかかわらず，QOLに問題ないと判断する傾向があるが，介護者は，患者のQOLが低下したと判断した．中等度から高度のAlzheimer病や他のタイプの認知症のQOLを評価する際には，その結果が，現実のQOLを反映していないと考えるべきであろう．

（仲秋秀太郎，佐藤順子）

引用文献

1) 佐藤順子, 仲秋秀太郎. 認知症患者と家族の社会的孤立. 老年精神医学雑誌 2011；22：699-708.
2) Logsdon RG, Gibbons LE, McCurry SM, et al. Quality of life in Alzheimer's disease：Patient and caregiver reports. *J Ment Health Aging* 1999；5(1)：21-32.
3) Matsui T, Nakaaki S, Murata Y, et al. Determinants of the quality of life in Alzheimer's disease patients as assessed by the Japanese version of the Quality of Life-Alzheimer's disease scale. *Dement Geriatr Cogn Disord* 2006；21：182-191.
4) Tatsumi H, Nakaaki S, Torii K, et al. Neuropsychiatric symptoms predict change in quality of life of Alzheimer disease patients：A two-year follow-up study. *Psychiatry Clin Neurosci* 2009；63(3)：374-384.

▶ QOL-AD 入手先

- 仲秋秀太郎（慶應義塾大学医学部精神・神経科学教室）
  〒160-8582　東京都新宿区信濃町35
  ＊問い合わせをすること．

---

23 [QOL] 日本語版 EuroQol（日本語版 EQ-5D）

1 評価法の概要

EuroQolとは，健康関連QOL（Health Related Quality Of Life：HRQOL）を求めるための簡便なシステムとして，1987年にイギリス，フィンランド，オランダ，ノルウェー，スウェーデンの5か国の研究者による健康指標に関する会合で開発が進められ，1990年に公表された包括的一元健康関連QOL尺度の健康指標である[1]．これによって，医療技術の経済評価に利用されている費用-効用分析（cost-utility analysis：CUA）のうち，効果指標としての質調整生存年（quality-adjusted life year：QALY）を算出するために必要なHRQOLスコア（効用値とも呼ばれる）を間隔尺度として

得ることができる．100を超える言語バージョンが存在し，世界各国で薬剤経済学研究や一般市民の健康調査などの幅広い領域で利用されている．日本語版は，日本語版EuroQol開発委員会（西村周三，土屋有紀，久繁哲徳，池上直己，池田俊也ら5人）によって開発され，1997年11月にEuroQol Groupの認定を受け，1998年に発表された[2]．

2 具体的な評価の方法ならびに施行上の注意

EuroQolは，単純な自記式質問票を用いて疾患の有無を問わず，患者や健康な一般人口の健康水準を測定するためのシステムであり，所要時間はおおよそ5分程度であることから回答者の負担は少ないと考えられる．

調査内容は5項目法と視覚評価法で構成される．5項目法では，移動の程度（歩き回れるかどうか），身の回りの管理（洗面や着替え），ふだんの活動（仕事，勉強，家事，余暇など），痛み/不快感，不安/ふさぎ込みの5項目について，「問題ない（レベル1）」から「問題がある（レベル3）」までの3段階での回答のうち，最もよく当てはまるものを選択する．全部で243（3の5乗）の健康状態を弁別でき，最終的にはこれに「意識不明」と「死」を加え245の健康状態を評価する．視覚評価法では，VAS（Visual Analogue Scale）によって，「想像できる最もよい健康状態」から「想像できる最も悪い健康状態」を記入する．これらの回答結果をもとにHRQOL換算表を用いて，−0.594〜1.0までのスコア（効用値）に換算する．1.0が最上の健康状態，0が死の状態，−0.594が最低の健康状態を表すとされている．

3 評価法の特徴，制約，解釈に際しての注意

5項目法，3水準（EQ-5D-3 Level）がよく用いられてきたが，軽微なQOLの低下に反応しにくいといった問題点（天井効果）や医療介入による健康状態の変化をとらえる感度が低いといった指摘から，3水準を5水準（5 Level）に改訂したEQ-5D-5L（5 Level）が開発されている．日本語版もすでに確定しているものの，このバージョンの換算表についてはいまだ作成段階にある[4]．また，本尺度の使用にあたっては，委員会への連絡のうえ，利用ガイドの請求が推奨されている．

（谷向　仁）

引用文献

1) EuroQol Group. EuroQol：A new facility for the measurement of health-related quality of life. Health Policy 1990：16(3)：199-208.
2) 日本語版EuroQoL開発委員会．日本語版EuroQoLの開発．医療と社会 1998；8(1)：109-123.
3) Tsuchiya A, Ikeda S, Ikegami N, et al. Estimating an EQ-5D population value set：The case of Japan. Health Econ 2002：11 (4)：341-353.
4) http://www.euroqol.org/eq-5d-products/eq-5d-5l.html

VII. 精神症状の評価法
G. 物質依存ならびに薬の副作用に関連した臨床評価法

1 アルコール使用障害スクリーニングテスト（CAGE, AUDIT）

アルコール使用障害やアルコールに関連した問題のスクリーニングテストは数多く知られているが，ここでは国際的によく使われていて早期発見・早期介入にも役立てられている2つの代表的なテストを紹介する．

一つはCAGEという1973年に作成された古いものだが，4問から成り，シンプルで使いやすい割に敏感度，特異度が高いので，今でもよく使われている．もう一つは，AUDITというWHOによって開発された10問からなる質問票で，アルコール関連問題の早期発見に利用され，簡易介入などの早期介入や依存症のスクリーニングに役立てられている．

1 CAGE (Cut down, Annoyed by criticism, Guilty feeling, Eye-opener)

質問票を❶に示す．質問は4つしかないシンプルなテストであり，各質問の頭文字をとってCAGEと呼ばれている．

所要時間は数分であり，対象年齢に明確な基準はないが，思春期，高齢者では妥当性が不良とする報告がある．プライマリ・ケアの場面でCAGEを用いて多量飲酒者（1日に純エタノール換算で64g以上の飲酒）を同定することを目的とすると2項目以上で陽性とした場合，敏感度は84％，特異度は95％と報告されている[1]．一方，60歳以上の者を対象とした場合には同じカットオフ値で敏感度は14％，特異度は97％という報告もある[2]．総合すると多量飲酒の同定に関する敏感度は49〜69％，特異度は75〜95％とされる[3]．

一方，アルコール乱用やアルコール依存のスクリーニングテストとしては，どうだろうか．カットオフ値を2項目以上が該当とした場合，プライマリ・ケアでの敏感度は21〜94％，特異度は77〜97％と調査対象によって大きく異なることが知られている．また，カットオフ値を1項目以上の該当に下げた場合では敏感度60〜71％，特異度は84〜88％とされているが，有用性は人種や性別によっても異なると報告されている[3]．

2 AUDIT (Alcohol Use Disorders Identification Test)

このテストは世界保健機関（WHO）の6か国の研究者が共同で作成したアルコール問題の発見を目的としたテストである[4]．過去1年間の飲酒に関する10の質問で構成されており，3つの領域について評価するようになっている．所要時間は5〜10分である．すなわち，①アルコール摂取（質問1〜3），②依存（質問4〜6），③飲酒による有害事象（質問7〜10）の各領域である．各質問の回答につけられた点数を合計してその合計で評価する．英語版のAUDITはWHOから版権なしで使用することができ，プライマリ・ケアで使用する場合のマニュアルも用意されている[5]．日本語版は廣により和訳されたものが使用されている（❷）[6]．

AUDITはカットオフ値によって多量飲酒，有害な使用，アルコール依存といったさまざまな目的に使用できる点が特徴である．原版では危険な

❶ CAGE

1. 飲酒量を減らさなければならないと感じたことがありますか．
2. 他人があなたの飲酒を非難するので気に障ったことがありますか．
3. 自分の飲酒について悪いとか申し訳ないと感じたことがありますか．
4. 神経を落ち着かせたり，二日酔いを治すために「迎え酒」をしたことがありますか．

(Ewing JA. 精神科診断学 1991[9] より)

❷ AUDIT

1. あなたはアルコール含有飲料をどのくらいの頻度で飲みますか.
0. 飲まない   1. 1ヶ月に1回以下   2. 1ヶ月に2～4回
3. 1週間に2～3回   4. 1週間に4回以上
2. 飲酒するときには通常どのくらいの量を飲みますか.
ただし, 日本酒1合＝2単位, ビール大瓶1本＝2.5単位
ウイスキー水割りダブル1杯＝2単位, 焼酎お湯割り1杯＝1単位
ワイングラス1杯＝1.5単位, 梅酒小コップ1杯＝1単位
0. 1～2単位   1. 3～4単位   2. 5～6単位
3. 7～9単位   4. 10単位以上
3. 1度に6単位以上飲酒することがどのくらいの頻度でありますか.
0. ない   1. 1ヶ月に1回未満   2. 1ヶ月に1回
3. 1週間に1回   4. 毎日あるいはほとんど毎日
4. 過去1年間に飲み始めると止められなかったことが, どのくらいの頻度でありましたか.
0. ない   1. 1ヶ月に1回未満   2. 1ヶ月に1回
3. 1週間に1回   4. 毎日あるいはほとんど毎日
5. 過去1年間に普通だと行えることを飲酒していたためにできなかったことが, どのくらいの頻度でありましたか.
0. ない   1. 1ヶ月に1回未満   2. 1ヶ月に1回
3. 1週間に1回   4. 毎日あるいはほとんど毎日
6. 過去1年間に深酒の後, 体調を整えるために朝迎え酒をしなければならなかったことがどのくらいの頻度でありましたか.
0. ない   1. 1ヶ月に1回未満   2. 1ヶ月に1回
3. 1週間に1回   4. 毎日あるいはほとんど毎日
7. 過去1年間に, 飲酒後罪悪感や自責の念にかられたことが, どのくらいの頻度でありましたか.
0. ない   1. 1ヶ月に1回未満   2. 1ヶ月に1回
3. 1週間に1回   4. 毎日あるいはほとんど毎日
8. 過去1年間に飲酒のため前夜の出来事を思い出せなかったことが, どのくらいの頻度でありましたか.
0. ない   1. 1ヶ月に1回未満   2. 1ヶ月に1回
3. 1週間に1回   4. 毎日あるいはほとんど毎日
9. あなたの飲酒のために, あなた自身か他の誰かが怪我をしたことがありますか.
0. ない   2. あるが, 過去1年にはない
4. 過去1年間にある
10. 肉親や親戚, 友人, 医師あるいは他の健康管理にたずさわる人が, あなたの飲酒について心配したり, 飲酒量を減らすよう勧めたりしたことがありますか.
0. ない   2. あるが, 過去1年にはない
4. 過去1年間にある

(廣 尚典. 日本臨牀 1997[10] より)

飲酒, 有害な飲酒のカットオフ値を8点以上/未満としている. 最近のレビューによると, AUDITの特異度, 敏感度は対象者の年齢, 性別などで異なるが, ICD-10の有害な使用のスクリーニングを目的とした場合, 敏感度は0.60～0.93, 特異度は0.78～0.98としている[7]. また, 女性は男性と比較して8点をカットオフ値とすると敏感度が低く特異度が高いことが指摘されており, 女性の場合はより低い値を用いることを提唱しているが, 具体的なカットオフ値は調査によってさまざまであり, 2, 3, 5を用いた場合の敏感度, 特異度が報告されている[7].

AUDITはもともと成人を対象として作成されたテストだが, 未成年者を対象とした場合の報告もみられる. 14～18歳を対象とした調査では何らかのアルコール問題を検出する場合にカットオフ値を2とすると, 敏感度0.88, 特異度0.81, アルコール乱用または依存を検出する際にはカットオフ値を3とすると, それぞれ敏感度0.88, 1.00, 特異度0.77, 0.73とされる[8]. 一方, 高齢者の場合はスクリーニングテストとしての正確性が低い点が指摘されており, 他のテストを含めて複数のテストを用いることが推奨されている[7].

AUDITは短縮版も使われるようにお

❸ 短縮版 AUDIT の敏感度，特異度

発表年	対象	評価項目	カットオフ値	敏感度	特異度
AUDIT-C（AUDIT の質問 1, 2, 3）					
2002	プライマリ・ケア患者（アメリカ）	危険な飲酒 男性：16 ドリンク/週以上 女性：12 ドリンク/週以上	4 以上 5 以上	0.98 0.94	0.66 0.82
2002	ドイツ一般住民	危険な飲酒 男性＞280 g/週，女性＞168 g/週 依存症（DSM-IV）	4 以上 5 以上 4 以上 5 以上	0.94 0.74 0.96 0.88	0.65 0.83 0.62 0.81
2005	アメリカ一般住民	依存症（DSM-IV）	4 以上 5 以上	0.91 0.85	0.69 0.80
2001	ベルギー男性	乱用・依存症（DSM-III-R）	5 以上	0.78	0.75
2002	女性プライマリ・ケア患者（スペイン）	168 g/週以上の飲酒または有害な飲酒	3 以上 4 以上	0.91 0.91	0.52 0.68
2005	女性一般住民（アメリカ）	依存症（DSM-IV） アルコール使用障害	4 以上 3 以上 4 以上	0.85 0.87 0.74	0.81 0.69 0.83
AUDIT-PC（AUDIT の質問 1, 2, 4, 5, 10）					
2001	ベルギー男性 ベルギー女性	アルコール乱用または依存（DSM-III-R）	5 以上 6 以上 7 以上 5 以上 6 以上 7 以上	0.68 0.58 0.46 0.50 0.39 0.28	0.84 0.92 0.96 0.93 0.97 0.99
2005	プライマリ・ケア患者（スペイン）	280 g/週以上の飲酒（男性） 168 g/週以上の飲酒（女性）	5 以上	0.98	0.91
AUDIT-3（AUDIT の質問 3 のみ）					
2001	プライマリ・ケア患者（イタリア）	16 ドリンク/週以上（男性） 12 ドリンク/週以上（女性）	1 以上 2 以上	0.89 0.73	0.65 0.90
2003	従業員（アメリカ）	1 回に 5 ドリンク以上（男性） 1 回に 4 ドリンク以上（女性）	1 以上	0.73	0.93
2005	プライマリ・ケア患者（スペイン）	280 g/週以上（男性） 168 g/週以上（女性）	1 以上	0.83	0.91
FAST（AUDIT の質問 3, 5, 8, 10）					
2005	プライマリ・ケア患者（スペイン）	280 g/週以上（男性） 168 g/週以上（女性）	3 以上	0.80	0.94

(Reinert DF. *Alchol Clin Exp Res* 2007[7] より)

り，その敏感度や特異度についても数多くの研究がある．文献[7]より抜粋したものを❸に示す．短縮版はいくつか知られているが，AUDIT-C というAUDIT の最初の 3 問からなるテストで研究数が最も多い．前出のレビューでは，カットオフ値は男性で危険な飲酒のスクリーニングには 4，アルコール使用障害のスクリーニングには 5，女性の場合は，それぞれ 3 と 4 とすることを提案している[7]．

（松下幸生，樋口　進）

引用文献

1) King M. At risk drinking among general practice attenders : Validation of the CAGE questionnaire. *Psychol Med* 1986 ; 16 : 213-217.
2) Adams WL, Barry KL, Fleming MF. Screening for problem drinking in older primary care patients. *JAMA* 1996 ; 276 : 1964-1967.
3) Fiellin DA, Reid C, O'Connor PG. Screening for alcohol problems in primary care : A systematic review. *Arch Intern Med* 2000 ; 160 : 1977-1989.
4) Reinert DF, Allen JP. The alcohol use disorders identification test（AUDIT）: A review of recent research. *Alcohol Clin Exp Res* 2002 ; 26 : 272-279.
5) Babor TF, Higgins-Biddle, Saunders JB. AUDIT : The Alcohol Use Disorders Identification Test : Guidelines for use in primary care, 2nd edition. World Health Organization ; 2001. (http://whqlibdoc.who.int/hq/2001/who_msd_msb_01.6a.pdf)
6) 廣 尚典. WHO/AUDIT（問題飲酒指標／日本版）. 千葉：千葉テストセンター；2000.
7) Reinert DF, Allen JP. The alcohol use disorders identification test : An update of research findings. *Alcohol Clin Exp Res* 2007 ; 31 : 185-199.
8) Knight JR, Sherritt L, Harris SK, et al. Validity of brief alcohol screening tests among adolescents : A comparison of the AUDIT, PSIT, CAGE, and CRAFFT. *Alcohol Clin Exp Res* 2003 ; 27 : 67-73.
9) Ewing JA（北村俊則訳）. CAGE 質問票. 精神科診断学 1991 ; 2 : 359-363.
10) 廣 尚典. CAGE, AUDIT による問題飲酒の早期発見 アルコール関連障害とアルコール依存症. 日本臨牀 1997；55（特別号）：589-593.

▶ **WHO/AUDIT 日本版入手先**

- 千葉テストセンター
  〒167-0022　東京都杉並区下井草 4-20-18
  TEL：03-3399-0194／FAX：03-3399-7082

2　CIWA-Ar

1 評価法の概要

the Revised Clinical Institute Withdrawal Assessment for Alcohol scale（CIWA-Ar）はトロント大学 Addiction Research Foundation（ARF）の臨床研究所においてアルコール離脱症候群の重症度を評価する客観的尺度として開発された 15 項目からなる The Clinical Institute Withdrawal Assessment for Alcohol（CIWA-A）の短縮改訂版である. CIWA-A はすでに 1978 年以来 ARF 附属の教育病院などにおいて臨床上日常的に使用され, その有用性・妥当性については国際的な評価を受けてきたところであるが, Sullivan ら[1] によって提唱された CIWA-Ar においては, CIWA-A の総評価点が表す離脱症候群の重症度を基準として, 新たに統計学的検討（BMDP 統計ソフトの P9R, Mallow の Cp 関数などを利用）が加えられた結果, これと十分に相関性を有する核心的な 10 項目の症状からなる部分集合として抽出・短縮された分, 冗長性が減少し客観性・妥当性・実用性がいっそう増したといえる.

アルコール依存症の臨床上, アルコール離脱症候群の重症度の初期評価とその経過診断のためには, 日常的に診療に組み込まれるべき重要な評価尺度といえる. さらに適正な薬物療法の選択に関する臨床薬理学的研究にとってもまた, 重要な臨床的尺度であり, CIWA-Ar の総評価点が 10 点未満では支持的療法だけで十分とされており, その総評価点に応じてベンゾジアゼピンなどの薬剤の投与量を調整することなどが推奨されている.

2 具体的な評価の方法ならびに施行上の注意

連続飲酒からの脱慣・離脱患者を対象としてアルコール離脱症候群の核心的症状を表す部分集合

VII. 精神症状の評価法

❹ Clinical Institute Withdrawal Assessment for Alcohol, revised form（CIWA-Ar）

患者氏名：＿＿＿＿＿＿　評価年月日：＿＿／＿＿／＿＿　評価時刻＿＿＿：＿＿　深夜＝00：00
脈拍数：＿＿＿／分（1分間測定）　血圧：＿＿＿／＿＿＿mmHg　けいれん発作（有，無）

1. 嘔気・嘔吐―「胃の具合が悪いですか？　吐きましたか？」と尋ね，観察しなさい．
   - 0　嘔気・嘔吐なし
   - 1　嘔吐を伴わない軽度の嘔気
   - 2
   - 3
   - 4　むかつきを伴った間欠的な嘔気
   - 5
   - 6
   - 7　持続的嘔気，頻繁なむかつきと嘔吐

2. 振戦―上肢を前方に伸展させ，手指を開いた状態で観察しなさい．
   - 0　振戦なし
   - 1　軽度の振戦：視診で確認できないが，患者の指先に触れるとわかる
   - 2
   - 3
   - 4　中等度の振戦：上肢伸展で確認できる
   - 5
   - 6
   - 7　高度振戦：上肢を伸展しなくても確認できる

3. 発汗―観察しなさい．
   - 0　発汗なし
   - 1　わずかに発汗が確認できるか，手掌が湿っている
   - 2
   - 3
   - 4　前額部に明らかな滴状発汗あり
   - 5
   - 6
   - 7　全身の大量発汗

4. 不安―「不安を感じますか？」と尋ね，観察しなさい．
   - 0　不安なし，気楽にしている
   - 1　軽い不安を感じている
   - 2
   - 3
   - 4　中等度の不安，または用心深いので不安とわかる
   - 5
   - 6
   - 7　重症のせん妄や統合失調症の急性期にみられるようなパニック状態と同程度の不安状態

5. 焦燥感―観察しなさい．
   - 0　行動量の増加なし
   - 1　行動量は普段よりやや増加している
   - 2
   - 3
   - 4　中等度に落ちつかずそわそわしている
   - 5
   - 6
   - 7　面談の大部分の間，うろうろ歩いたり，絶えず激しく動いている．

6. 触覚障害―「かゆみ，ピンでつつかれるような感じ，灼けつくような感じや，感覚が麻痺したり，皮膚に虫が這っているような感じがしますか？」と尋ね，観察しなさい．
   - 0　なし
   - 1　搔痒感，ピンでつつかれる感じ，灼熱感，無感覚のいずれかが「ごく軽度」にある
   - 2　上記症状が「軽度」にある

3 上記症状が「中等度」にある
4 「やや重度」の体感幻覚（虫這い様感覚）
5 「重度」の体感幻覚
6 「非常に重度」の体感幻覚
7 「持続性」体感幻覚

7. 聴覚障害―「まわりの音が気になりますか？ それは耳障りですか？ そのせいで怖くなることがありますか？ あなたの邪魔になる物音が何か聞こえますか？ ここにはないはずの物音が聞こえますか？」と尋ね，観察しなさい．
0 なし
1 物音が耳障りか，怖くなることが「ごく軽度」にある
2 上記症状が「軽度」にある
3 上記症状が「中等度」にある
4 「やや重度」の幻聴
5 「重度」の幻聴
6 「非常に重度」の幻聴
7 「持続性」幻聴

8. 視覚障害―「光が明るすぎますか？ 光の色が違って見えますか？ 光で眼が痛むような感じがしますか？ あなたの邪魔になるものが何か見えますか？ ここにはないはずのものが見えますか？」と尋ね，観察しなさい．
0 なし
1 光に対し「ごく軽度」に過敏
2 「軽度」に過敏
3 「中等度」に過敏
4 「やや重度」の幻視
5 「重度」の幻視
6 「非常に重度」の幻視
7 「持続性」幻視

9. 頭痛・頭重感―（めまいやふらつきは評価しないこと）「頭に違和感がありますか？ バンドで締めつけられるような感じがしますか？」と尋ねなさい．
0 なし
1 ごく軽度
2 軽度
3 中等度
4 やや重度
5 重度
6 非常に重度
7 極めて重度

10. 見当識・意識障害―「今日は何日ですか？ ここはどこですか？ 私は誰ですか？」と尋ねなさい．
0 見当識は保たれており，3つを連続して言うことができる
1 3つは連続して言うことはできないか，日付があいまい
2 日付の2日以内の間違い
3 日付の2日以上の間違い
4 場所か人物の見当識障害がある

CIWA-Ar 尺度の総評価点：	／67点満点
評価者：	

(Sullivan JT, et al. Br J Addiction 1989[1] より)

を構成する各評価項目については，❹に示すように被検者への質問の仕方などが明記されており，比較的容易に客観的に数値化して評価する尺度であるため，評価になれた査定者（看護師）であれば5分程度で実施可能であり，30分から1時間ごとの定時的経過観察に適している．なお，同時に実施される査定者2人による総評価点の相関（$r>0.8$）が高いことから信頼性が高く有用な評価尺度とされている．

CIWA-Ar の評価項目においては，見当識・意

識障害の項目のみが5段階（0～4点まで）の評価である以外，他の9項目はすべて8段階（0～7点まで）の評価であり，総評価点は67点とされている．ところがCIWA-Arの評価項目のうち，最初の5項目についてはアンカーポイントが表示されていない点数部分は，翻訳の手続き上その評価点数までもが省かれている紹介論文も存在する．そのため，評価の際アンカーポイントが表示されていない点数がカウントされない危険性がある．しかし，アンカーポイントの表記されていない最初の5項目においても，⑨頭痛・頭重感の項目に例示されているように，0点：なし，1点：ごく軽度，2点：軽度，3点：中等度，4点：やや重度，5点：重度，6点：非常に重度，7点：極めて重度，にならって8段階の評価点数の意味する程度を勘案のうえ，きちんと評点化することが大切である．

3 評価法の特徴，制約，解釈に際しての注意

CIWA-Arにおいては，従来のCIWA-Aの評価項目のうち，体温，脈拍数，呼吸数，拡張期血圧など全身状態を示す客観的指標や幻覚，評価者に対する態度，思考障害，けいれん，顔面紅潮といった5項目が削除されており，アルコール離脱症候群の核心的症状である評価項目として，①嘔気・嘔吐，②振戦，③発汗，④不安，⑤焦燥感，⑥触覚障害，⑦聴覚障害，⑧視覚障害，⑨頭痛・頭重感，⑩見当識・意識障害という10項目の部分集合として抽出された．この部分集合はアルコール離脱症候群の重症度を表すCIWA-Aの総評価点との回帰係数が十分に高いゆえに，各評価項目の冗長性はほとんどないと結論づけられている．

ここでCIWA-Arにおいて，けいれん発作は，①発現例数がまれであること（137例中2例），②発作が発現すると定時的な評価が成り立ちにくいことなどの理由で，評価項目から外されてしまっている．しかし，離脱けいれん発作は評価項目として組み込むには無理があるにせよ，ICD-10など臨床診断上は重要な離脱症状の一つであるので，けいれん発作発現の有無は脈拍数・血圧と同様にきちんと記録として残しておくべきと思われる．

最後にこれまでに紹介されているCIWA-Arの和訳文は，佐野[3]（1996），中根・樋口[4]（1999），坂田[5]（2003），北林ら[6]（2006），武藤ら[7]（2011），高瀬ら[8]（2013）においては一定でない．すなわち全般的傾向としては，10項目のうち⑥⑦⑧の幻覚の評価項目において〈Sullivan JTら[1]が提示した評価尺度の本来の整合性〉がひどく軽視され，臨床上の実用性を重視する傾向の強いことが指摘できる．したがって，本書が意図する"定番の評価尺度"としては，これらの和訳文を参考にして原著論文の提示したCIWA-Arが有する評価尺度本来の整合性を重視して比較的忠実に筆者が取りまとめた❹のCIWA-Arを推奨したい．しかしながら影響力が大きいと思われるので，ぜひ関連学会においてもさらなる検討をお願いしたいものである．

（小沼杏坪）

引用文献

1) Sullivan JT, Sykora K, Schneiderman J, et al. Assessment of alcohol withdrawal : The Revised Clinical Institute Withdrawal Assessment for Alcohol scale (CIWA-Ar). *Br J Addiction* 1989；84：1353-1357.
2) Mayo-Smith MF. Pharmacological management of alcohol withdrawal, A meta-anlysis and evidence-based practice guideline. *JAMA* 1997；278：144-151.
3) 佐野秀典．アルコール依存症の評価法と評価尺度．臨床精神医学 1996；25（増刊号）：397-405.
4) 中根 潤，樋口 進．物質関連障害，アルコール関連障害の臨床評価．臨床精神医学 1999；増刊号：79-86.
5) 坂田深一．振戦せん妄．日本アルコール精神医学雑誌 2003；10：9-18.
6) 北林百合之介，柴田敬祐，中前 貴ほか．アルコール離脱―その診断，評価と治療の実際．日本アルコール・薬物医学会雑誌 2006；41(6)：488-496.
7) 武藤岳夫，杠 岳文．アルコール依存の臨床．脳とこころのプライマリケア―依存―．東京：シナジー；2011. pp133-145.
8) 高瀬幸次郎，猪野亜朗，片岡千都子．アルコール救急―多機関連携マニュアル．三重県：四日市アルコールと健康を考えるネットワーク；2013. p11.

3 抗不安薬の依存性調査票

「抗不安薬の依存性調査票」は，日本における新しい抗不安薬の薬効評価（治験）のために，栗原らによって作成された[1]．これは2種類の質問票 Dependency-2-A（D-2-A）(5)，および Dependency-2-B（D-2-B）(6) からなり，それぞれの英語版 (7, 8) がある．そしてフルジアゼパム，ジアゼパムおよびプラセボの神経症に対する薬効比較試験で，D-2-A による評定が治験の2,4

(5) Dependency-2-A

下記質問について，あてはまるところに○を入れて下さい．

	質問項目	非常に	かなり	少し	いいえ	備考（理由）
1	この薬をのむと頭がかるくなって，回転が良くなるような感じがしますか					
2	この薬をのむと嫌な人や事柄が気にならなくなりますか					
3	この薬をのむと口数やからだの動きが多くなりますか					
4	この薬をのむと気が大きくなりますか					
5	この薬をのむと酔っぱらったようなフワフワした気分になりますか					
6	この薬がきれる頃いらいらしたり，なんとなく淋しい気持になりますか					
7	この薬をずっと続けてのみたいですか					
8	段々，前程きかなくなったようですか					
9	この薬をもっと多くのみたいですか					
10	この薬がきれる頃嘔気や手足のふるえなどがありますか					

（栗原雅直ほか．臨床評価 1977[1] より）

(6) Dependency-2-B

下記質問について，あてはまるところに○を入れて下さい．

	質問項目	非常に	かなり	少し	いいえ	備考（理由）
1	あの薬をやめてから，いらいらして落ちつかなくなりましたか					
2	あの薬をやめてから以前より眠れなくなりましたか					
3	あの薬をやめてから嘔気，嘔吐，手足のふるえしびれ，発汗などがみられましたか					
4	あの薬を是非又のみたいですか					
5	あの薬をやめてから，ひきつけがありましたか					
6	あの薬をやめてから，もうろうとしたり，変なものが見えたり聞えたりしましたか					

（栗原雅直ほか．臨床評価 1977[1] より）

VII. 精神症状の評価法

❼ Dependency-2-A（英語版）
Where applicable to the following questions, please mark ○.

	Questions	Remarkable	Moderate	Slight	None	Remarks (reason)
1	Do you feel clear headed on this drug?					
2	Do you feel indifferent to disliked persons or things on this drug?					
3	Do you become hyperactive or talkative on this drug?					
4	Do you become broad-minded on this drug?					
5	Do you feel intoxicated on this drug?					
6	Do you feel irritable or somewhat lonely when the drug effect runs out?					
7	Do you want to continue taking this drug?					
8	Do you think this drug became less effective?					
9	Do you want to take this drug in a larger dose?					
10	Do you feel nauseated or tremulous when the drug effect runs out?					

（栗原雅直ほか．臨床評価 1977[1] より）

❽ Dependency-2-B（英語版）
Where applicable to the following questions, please mark ○.

	Questions	Remarkable	Moderate	Slight	None	Remarks (reason)
1	Have you felt irritable or unstable after you were off this drug?					
2	Have you had more difficulty in sleeping after you were off this drug?					
3	Have you had nausea, vomiting, tremors of limb or perspiration after you were off this drug?					
4	Do you really want to take this drug again?					
5	Have you had convulsions after you were off this drug?					
6	Have you had clouded mind or heard or seen anything unusual after you were off this drug?					

（栗原雅直ほか．臨床評価 1977[1] より）

週目に，D-2-B による評定が治験終了後 1 週目に行われた．全体としてはどちらの質問票でも薬物間に差は認められなかったが，項目別にみると D-2-A のいくつかの評定項目で，ジアゼパムがプラセボに比べて依存性の形成を示唆する結果が得られた．

栗原らは，4 週という限られた期間で薬物への依存性の有無を知ることはほとんど不可能に近く，それは第 3 相の後期か第 4 相の段階ではじめてわかるものだとしながらも，治験早期の段階で依存性についてできるだけの情報を得ておくことは，無意味どころかむしろ必要なことだと述べている．

ベンゾジアゼピン系抗不安薬の依存性は周知の事実であり，その後に開発されたベンゾジアゼピン誘導体の治験でも 2 種の質問票のいくつかの項目でプラセボとの有意差が検出されていた[2]．これに対して化学構造・薬理作用の両面で非ベンゾ

ジアゼピン系の抗不安薬（タンドスピロン）に関する8週間の治験においては，D-2-Bによって実薬群の依存性発現頻度が対照薬（ジアゼパム）より明らかに低いという結果が出て，動物における薬物依存性試験の結果を裏づけた[3]．

これらの結果は本調査票が，抗不安薬として新しく開発された薬物について，ごく初期に依存性の有無・程度を予測するのに有用であることを示唆するものであったが，タンドスピロン以降は抗不安薬の開発が途絶えたこともあって，その信頼性や妥当性に関する検証が行われないまま現在に至っている．

（八木剛平）

引用文献

1) 栗原雅直，神保真也，広瀬徹也ほか．二重盲検法によるID-540（Fludiazepam），DiazepamおよびPlaceboの神経症に対する薬効の比較ならびに依存性調査表案について．臨床評価 1977；5：341-368．
2) 村崎充邦，森 温理，大原健士郎ほか．神経症におけるCM6912（Ethyl loflazepate）とPlaceboとの二重盲検群間比較試験．臨床評価 1988；16：375-406．
3) 木村政資，坂田利家，中川哲也ほか．新規向精神薬Tandospirone（SM-3997）の消化器系愁訴を有する心身症に対する薬効評価——DiazepamおよびPlaceboを対照とした二重盲検比較試験．臨床評価 1992；20：225-257．

4 UKU副作用評価尺度

UKU副作用評価尺度は向精神薬による副作用を系統的に評価することを目的としてスカンジナビア精神薬理学会の臨床試験委員会（Udvalg for Kliniske Undersogelser）により開発された評価尺度である．すでにわが国では1987年に発表された英文原版[1]の日本語版が2005年に千葉らによって作成され，いくつかの臨床研究において使用されている[2]．

1 UKU副作用評価尺度の構成

UKU副作用評価尺度は，①精神系副作用に関連した10項目，②神経系副作用に関連した8項目，③自律神経系副作用に関連した11項目，④その他の副作用に関連した19項目の4領域48項目の症状と，⑤副作用の存在による患者の日常動作での支障の全般評価，および⑥副作用に対する対応によって構成されている（❾）．

①〜④の48項目ではその重症度と投与薬剤との因果関係が評価される．重症度は半構造化面接法に基づいて収集された情報により，項目ごとに設定されたアンカーポイントに基づいて0点（ない，またはその存在がはっきりしない），1点（軽度），2点（中等度），3点（重度）の4段階で評価される．なお，評価対象期間に関しては，多くの項目では『今この場での評価』，あるいは過去3日間の症状に基づく評価が行われるが，3日以上の期間の平均を基準にして評価される項目や3か月あるいは6か月間の症状に基づいて評価される項目も一部に存在する．重症度が1点以上と評価された項目に関しては，さらに投与薬剤との因果関係が「関連性があるとは思われない」「関連性はありうる」「関連性はおそらくある」の3段階で評価される．なお，臨床実地ではこれらの48項目の範疇に含まれない副作用が出現することもありうるが，そのような場合には新たな項目を追加することも許容されている．

「⑤副作用の存在による患者の日常動作での支障の全般評価」に関しては，0点（副作用なし），

❾ UKU 副作用評価尺度の構成

①精神系	1.1	集中困難	④その他	4.1	発疹
	1.2	無力症/疲労/疲労感増強（易疲労感）		4.1a	─ 麻疹用発疹
	1.3	眠気/鎮静		4.1b	─ 点状出血性皮疹
	1.4	記憶障害		4.1c	─ 蕁麻疹様皮疹
	1.5	抑うつ		4.1d	─ 乾癬性皮疹
	1.6	緊張/内部不穏		4.1e	─ 分類不能
	1.7	睡眠時間の延長		4.2	そう痒
	1.8	睡眠時間の減少		4.3	光線過敏
	1.9	夢活動の亢進		4.4	色素沈着
	1.10	感情的無関心		4.5	体重増加
②神経系	2.1	ジストニア		4.6	体重減少
	2.2	固縮		4.7	月経過多
	2.3	運動低下/無力（症）		4.8	無月経
	2.4	運動過多		4.9	乳汁漏出症
	2.5	振戦		4.10	女性化乳房
	2.6	アカシジア		4.11	性欲亢進
	2.7	てんかん発作		4.12	性欲低下
	2.8	異常感覚		4.13	勃起機能不全
③自律神経系	3.1	調節障害		4.14	射精障害
	3.2	唾液分泌亢進		4.15	オルガズム機能不全
	3.3	唾液分泌低下		4.16	膣乾燥
	3.4	悪心/嘔吐		4.17	頭痛
	3.5	下痢		4.17a	─ 緊張性頭痛
	3.6	便秘		4.17b	─ 片頭痛
	3.7	排尿障害		4.17c	─ その他の頭痛
	3.8	多尿/多飲症		4.18	身体依存
	3.9	起立性めまい		4.19	精神依存
	3.10	動悸/頻脈	⑤副作用の存在による患者の日常動作での支障の全般評価		
	3.11	多汗傾向	⑥副作用に対する対応		

（千葉　茂ほか. 臨床精神薬理 2005[2] より）

1点（軽度の副作用があるが，患者の動作を障害するほどではない），2点（患者の動作を中程度に障害する程度の副作用あり），3点（患者の動作を著明に障害する程度の副作用あり）の4段階で評価されるが，医師，患者の双方により個別に評価を行うことが望ましい．

最後の「⑥副作用への対応」では，副作用に対してとられた処置を，0点（処置なし），1点（より頻回に患者の評価を行ったが，用量の減量はなし，かつ/または一時的な副作用に対する薬物治療施行），2点（用量の減量，かつ/または継続的な副作用に対する薬物治療施行），3点（薬剤中止，または他調剤へ変更）の4段階で評価される．

2 評価に要する時間

千葉ら[2]によると，副作用が比較的少ない患者ではUKU副作用評価尺度日本語版をすべて評価するのに20〜30分を要するが，副作用が多い患

者やそれまで気づかれていなかった副作用が明らかになった場合には30分以上を要することも珍しくないとされている．

（稲垣　中）

引用文献

1) Lingjaerde O, Ahlfors UG, Bech O, et al. The UKU side effect rating scale：A new comprehensive rating scale for psychotropic drugs and a cross-sectional study of side effects in neuroleptic-treated patients. Acta Psychiatr Scand 1987；76 (Suppl 334)：1-100.
2) 千葉　茂，高橋道宏．The UKU side effect rating scale（UKU 副作用評価尺度）日本語版およびその作成経緯．臨床精神薬理 2005；8(12)：1939-1961.

▶ UKU 副作用評価尺度日本語版入手先

● 旭川医科大学精神医学教室　千葉　茂，高橋道宏
〒078-8510　北海道旭川市緑が丘東2条1-1-1
TEL 0166-68-2473　FAX 0166-68-2479

5　薬原性錐体外路症状評価尺度（DIEPSS）

1　薬原性の錐体外路症状

　錐体外路症状は錐体外路（大脳皮質運動野から末梢に運動の指令を伝える神経路のうち，錐体路以外の通り道）に何らかの損傷や機能障害が生じることにより生じる症状の総称であり，Parkinson病（特発性），脳血管障害（血管性），抗精神病薬投与中の患者（薬原性）などに認められる．このうち，薬原性錐体外路症状は，抗精神病薬などのドパミン遮断薬の投与中に認められる副作用によるもので，パーキンソニズム，アカシジア，ジストニア，ジスキネジアの4種類に大別される．統合失調症に対して行われる抗精神病薬療法では，しばしばアドヒアランスの妨げになって再発を引き起こすことから，その発症を最小限に抑えることが臨床上の重要な課題の一つとなっている．

2　評価尺度の概要

　薬原性錐体外路症状評価尺度（Drug-Induced Extrapyramidal Symptoms Scale：DIEPSS）は，抗精神病薬を服用中の精神障害患者にみられる錐体外路症状を評価するための評価尺度である[1-3]．神経内科領域のParkinson病でみられる特発性パーキンソニズムや，脳血管障害でみられる血管性パーキンソニズムなどを対象とした評価尺度ではなく，神経学的に健常な精神障害者が抗精神病薬を服用した際に発現する微妙な錐体外路症状の変化を鋭敏に判別することで，抗精神病薬の適正用量による治療の継続と抗精神病薬を服用する精神障害者の生活の質（QOL）向上に役立てることを目的として，1994年に開発された評価尺度である．この評価尺度は，⑩に示すように，個別症状8項目と概括重症度1項目の合計9項目で構成されており，各評価項目の重症度は0（なし，正常）から4（重度）までの5段階で，各重症度にはそれぞれ具体的なアンカーポイントが設定されている．

　原版の英語版と，同時に開発された日本語版のほか，韓国，台湾（繁体字版），中国（簡体字版），ロシア，ウクライナ，ドイツ，スペイン，セルビア，クロアチア，ボスニア・ヘルツェゴビナなど世界の各国語版に翻訳され，抗精神病薬に関する臨床研究や臨床試験で使用されている．わが国では2012年度診療報酬改訂に伴い，2012年4月1日からは抗精神病薬を服用中の外来通院患者に対

VII. 精神症状の評価法

⑩ 薬原性錐体外路症状評価尺度（DIEPSS）の評価項目と重症度

	評価項目		重症度				
	日本語版	英語版					
1	歩行	Gait	0	1	2	3	4
2	動作緩慢	Bradykinesia	0	1	2	3	4
3	流涎	Sialorrhea	0	1	2	3	4
4	筋強剛	Muscle rigidity	0	1	2	3	4
5	振戦	Tremor	0	1	2	3	4
6	アカシジア	Akathisia	0	1	2	3	4
7	ジストニア	Dystonia	0	1	2	3	4
8	ジスキネジア	Dyskinesia	0	1	2	3	4
9	概括重症度	Overall severity	0	1	2	3	4

（稲田俊也．薬原性錐体外路症状の評価と診断―DIEPSS の解説と利用の手引き．1996[1]）／稲田俊也．DIEPSS を使いこなす 改訂版 薬原性錐体外路症状の評価と診断―DIEPSS の解説と利用の手引き．2012[3]）より）

して DIEPSS 評価を行った場合に，通院・在宅精神療法への診療報酬加算が認められるようになり，日常臨床においても広く活用されている．

3 評価にあたっての留意点

DIEPSS を用いた評価を行うにあたっては，まず最初に DVD の視聴やトレーニング講習会への参加などにより評価者が具体的な個々の薬原性錐体外路症状を視覚的に把握し，十分なトレーニングを行ったうえで，評価を行うことが望ましい．DVD 教材としては，2013 年 5 月にアメリカ臨床精神薬理学会のワークショップ（NCDEU 2013）で公開された個別症状 8 項目それぞれの 5 段階の各重症度について典型例を示す全部で 40 のコンピュータグラフィックス映像が収録された NCDEU 2013 版 DVD の英語版[4]と日本語版[5]が同時に刊行されている．

（稲田俊也）

引用文献

1) 稲田俊也．薬原性錐体外路症状の評価と診断―DIEPSS の解説と利用の手引き．東京：星和書店；1996.
2) Inada T. DIEPSS：A second-generation rating scale for antipsychotic-induced extrapyramidal symptoms：Drug-induced Extrapyramidal Symptoms Scale. Tokyo：Seiwa Shoten Publishers, Inc；2009.
3) 稲田俊也．DIEPSS を使いこなす 改訂版 薬原性錐体外路症状の評価と診断―DIEPSS の解説と利用の手引き．東京：星和書店；2012.
4) Inada T. DIEPSS（Drug-Induced Extrapyramidal Symptoms Scale）Training DVD. Commentary using computer graphics（NCDEU 2013 English version）. Tokyo：Japanese Society of Psychiatric Rating Scale（http://www.jsprs.org/）；2013.
5) 稲田俊也．DIEPSS（Drug-Induced Extrapyramidal Symptoms Scale）トレーニング DVD．CG を用いた解説（NCDEU 2013 日本語版）．東京：社団法人日本精神科評価尺度研究会；2013.

▶ DIEPSS 日本語版入手先

- 日本精神科評価尺度研究会
  〒104-0032　東京都中央区八丁堀 3-23-8 ニュー石橋ビル 5F
  　　　　　　株式会社イメージプレーン内
  URL：http://jsprs.org/
  E-mail：info@jsprs.org／FAX：03-3555-0776
- 星和書店
  〒168-0074　東京都杉並区上高井戸 1-2-5
  TEL：03-3329-0031／FAX：03-5374-7186

6 BAS

Barnes Akathisia Rating Scale（BAS）は，薬原性アカシジアの症状ならびに重症度の評価を目的として Barnes[1] が開発した比較的簡便な評価尺度である．同尺度では，客観症状，内的不穏の自覚，内的不穏に関連した苦痛の3項目に応じてアカシジアが定量化され，これらの評価に基づき包括的な重症度が判定される．BAS は，臨床試験や臨床研究において薬原性アカシジアの評価尺度として広く用いられ，日本においても Inada ら[2]が翻訳した Barnes アカシジア尺度の信頼性が確立されており，臨床試験でも使用されている．本項では，評価の対象であるアカシジアについて略説したうえで，BAS の評価方法や施行上の注意点について述べる．

1 アカシジアとは

アカシジアは，静座不能に対する自覚（じっとしていられない），下肢を主とした異常感覚（足がムズムズする），不安焦燥感や苦悶感（落ち着かずイライラする）などの主観的な内的不穏症状が中核にあり，これらに加えて，足踏み，徘徊，静座不能などの客観的な運動亢進症状がみられる状態を指す[3,4]．アカシジアは錐体外路症状の一種であり，ドパミン D_2 受容体遮断作用をもつ抗精神病薬の副作用として生じる場合が多いが，統合失調症の精神症状（特に精神運動興奮）と混同され，減薬または断薬すべきところを増薬される場合があるので注意が必要である[5]．抗うつ薬や消化管運動改善薬を含む他の薬剤でも生じる場合がある[6]．Barnes と Braude は，用量依存性に出現する急性アカシジアや，長期投与で認める慢性アカシジアに加えて，主観的症状を欠きながらも運動亢進症状を呈する仮性アカシジア（psudoakathisia）について定義している[7]．

2 BAS の評価方法

客観症状の観察は，座位で最低2分間行った後，何気ない会話をしながら立位でも最低2分間かけて行われる．後者の観察は，患者がアカシジアを意識していないときにその客観症状が観察されやすいという原著者の知見に基づいている[1]．病棟での様子など，他の状態において観察された症状についても評価対象に含めてよい．客観症状の観察に続き，直接質問をすることにより，内的不穏の自覚や苦痛の程度について聴取していく．

BAS の日本語版である Barnes アカシジア尺度[2]の基本的構造を ⓫ に示す．まず，客観症状，内的不穏の自覚の程度，内的不穏に関連した苦痛の3項目が0（なし）から3（重度）の4段階で評価される．次に，前述の3項目の評価に基づき，アカシジアの包括的臨床評価が0（なし）から5（重度）の6段階で評価され，合計4項目での評価となる．各項目に対して評価の基準となるアンカーポイントが設定されており，BAS[1] ならびに Barnes アカシジア尺度[8]の原版を参照されたい．

⓫ Barnes アカシジア尺度の評価項目と重症度

評価項目	重症度
客観症状	0　1　2　3
主観症状：内的不穏の自覚	0　1　2　3
主観症状：内的不穏に関連した苦痛	0　1　2　3
アカシジアに関する総括評価	0＝なし　1＝疑わしい 2＝軽度　3＝中等度 4＝顕著　5＝重度

（稲田俊也．薬原性錐体外路症状の評価と診断—DIEPSS の解説と利用の手引き．2007[2] をもとに作成）

3 結果の解釈

BASを用いたアカシジアの診断閾値は，総括評価の項目において2（軽度）以上とされている．アカシジアに特徴的な運動亢進症状を伴わない場合でも，内的不穏に対する自覚が明確であれば総括評価において2以上となりうる．一方，臨床場面では精神症状との鑑別が困難な，非特異的な不安感や内的不穏を認める場合があり，この場合は総括評価において1（疑わしい）が適用される．主観症状を伴わないものの客観症状が観察される場合には仮性アカシジアと判断され，総括評価では0（なし）が適用されるが，個別の項目を用いた状態のモニタリングが可能であるとされている[9]．

4 施行上の注意点

BASの使用にあたって重要なことは，評価者がアカシジアという病態や症候学を明確に理解し，かつ評価の信頼性を高めるためのトレーニングを受けることである．後者に関しては，日本語版の翻訳者であるInadaら[2]はビデオテープなどを用いたトレーニングの必要性を強調している．また，他の評価尺度とも共通する注意点として，標準化された評価方法を用いることが重要であり，特に客観症状の観察にかかわる時間や手法には十分注意されたい．最後に，薬原性アカシジアによる主観的・客観的症状と，もともとの精神症状との鑑別が時として困難な場合があり，評価者にはアカシジアに関する十分な理解と臨床経験，そして薬剤使用歴を含む臨床経過をふまえた判断が求められる．

BASは薬原性アカシジアに関する評価尺度として，臨床試験や臨床研究において広く使用されている．比較的簡便な評価尺度であり，信頼性の確立した日本語版も発表されているが，その施行にあたってはアカシジアに対する十分な理解と，評価の信頼性を高めるためのトレーニングが望まれる．

（水野裕也）

引用文献

1) Barnes TR. A rating scale for drug-induced akathisia. *Br J Psychiatry* 1989；154：672-676.
2) Inada T, et al. Barnes Akathisia Scale：Usefulness of standardized videotape method in evaluation of the reliability and in training raters. *Int J Methods Psychiatr Res* 1996；6：49-52.
3) 稲田俊也．抗精神病薬で発症する薬原性錐体外路症状．八木剛平（監）．薬原性錐体外路症状の評価と診断—DIEPSSの解説と利用の手引き．東京：星和書店．2007．pp3-11.
4) Halstead SM, Barnes TR, Speller JC. Akathisia：Prevalence and associated dysphoria in an in-patient population with chronic schizophrenia. *Br J Psychiatry* 1994；164(2)：177-183.
5) 八木剛平，稲田俊也，神庭重信．アカシジアの診断と治療—とくに精神症状との関連について．精神科治療学 1991；6：13-26.
6) 厚生労働省ホームページ．「重篤副作用疾患別対応マニュアル アカシジア」2010. http://www.mhlw.go.jp/topics/2006/11/dl/tp1122-1j09.pdf
7) Barnes TR, Braude WM. Akathisia variants and tardive dyskinesia. *Arch Gen Psychiatry* 1985；42(9)：874-878.
8) 稲田俊也，野崎昭子．薬原性錐体外路症状の適正な評価．臨床精神薬理 2002；5(1)：31-38.
9) Barnes TR. The Barnes Akathisia Rating Scale—revisited. *J Psychopharmacol* 2003；17(4)：365-370.

▶ BAS日本語版入手先

● 日本精神科評価尺度研究会
℡ 104-0032　東京都中央区八丁堀3-23-8 ニュー石橋ビル5F
　　　　　　株式会社イメージプレーン内
URL：http://jsprs.org/
E-mail：info@jsprs.org／FAX：03-3555-0776

7 AIMS

1 評価法の概要

Abnormal Involuntary Movement Scale(AIMS)は，抗精神病薬を服用している患者のジスキネジアの重症度を評価するために，Guyら[1]によって開発され，伊藤・八木ら[2]によって日本語版が出版された．

2 評価項目

AIMSは12項目からなり，各項目は0～4点の5段階で評価し，項目1～7の総点もしくは項目8評点が重症度の評価として用いられる．また，異常運動による能力の減退（項目9），患者が異常運動を意識している程度（項目10），歯の状態（項目11, 12）も独立して評価される．

具体的な項目は下記の通りである．
項目1：表情筋
項目2：口唇と口周辺部
項目3：顎
項目4：舌
項目5：上肢
項目6：下肢
項目7：軀幹の運動
項目8：総合判定　異常運動の重症度
項目9：総合判定　異常運動による能力の減退
項目10：患者が異常運動を意識している程度
項目11：最近の歯もしくは義歯の問題
項目12：義歯の常用の有無

3 評価施行上の注意

検査を行う前，行った後に，安静時の患者をさりげなく観察することが望ましい[3]．また，検査に用いる椅子は，堅くしっかりした，ひじかけのないものがよい．

また，評価に際して，下記の点に留意することが必要である（以下Munets & Benjamin論文[3]の翻訳・一部改訂）．

1. 患者に，口の中に何か入っていないか尋ね（ガムや飴など），もしあれば取り除く．
2. 患者の，現在の歯の状態について尋ねる．義歯を装着しているかどうか確認し，歯もしくは義歯が現在患者を不快にさせているかどうか尋ねる．
3. 患者が，自身の口，顔，手，足の異常運動を意識しているかどうか尋ねる．もし意識していれば，異常運動について説明してもらい，それがどの程度患者にとって不快であり，またどの程度支障となっているかを示してもらう．
4. 両手を膝の上に乗せ，脚を少し開き，足の裏を床につけた状態で患者を椅子に座らせる（その状態で，患者の身体全体の動きを観察する）．
5. 椅子に座った状態で，患者が男性であれば両脚のあいだ，女性でスカートを履いていれば膝の上に，両手を支えのない状態で上げてもらう（手および身体のその他の部分を観察する）．
6. 口を開けてもらう（口の中で静止している状態の舌を観察する）．これを2回行う．
7. 舌を突き出してもらう（舌の動きに異常がないか観察する）．これを2回行う．
8. 10～15秒間でできるだけ早く，それぞれの指で逆の手の親指を軽く叩いてもらう．まずは右手で行い，次に左手で行う（表情と両脚の動きを観察する）．
9. 患者の腕を，片方ずつ曲げ伸ばしする．
10. 患者に立ってもらう（側面から，臀部を含め

た身体全体をもう一度観察する）．
11. 手のひらを下に向けた状態で両腕を伸ばしてもらう（胴，両脚，口を観察する）．
12. 何歩か歩き，ターンして椅子まで歩いて戻ってもらう（両手と足取りを観察する）．これを2回行う．

（内田裕之）

引用文献

1) Guy W. ECDEU Assessment Manual for Psychopharmacology：Revised（DHEW publication number ADM 76-338）. Rockville, MD：US Department of Health, Education and Welfare, Public Health Service, Alcohol, Drug Abuse and Mental Health Administration, NIMH Psychopharmacology Research Branch, Division of Extramural Research Programs；1976. pp534-537.
2) 伊藤 斉，八木剛平（慶大精神神経科臨床精神薬理研究班）（訳）．抗精神薬治療の有効性と安全性についての国際協力比較試験に関する研究．精神薬療基金研究年報 1976．
3) Munetz MR, Benjamin S. How to examine patients using the Abnormal Involuntary Movement Scale. Hosp Community Psychiatry 1988；39：1172-1177.

8 DAI

1 評価法の概要

カナダのHoganら[1]によるDrug Attitude Inventory（DAI；薬に対する構えの調査票）は，抗精神病薬治療を受ける統合失調症患者の治療継続性を予測する自記式質問票である．国内では，1990年代に翻訳・標準化が行われ[2]，吉尾ら[3]が服薬指導場面で使用したことから広く認知されるようになった．DAIの質問項目は，統合失調症患者から収集されたコメントで，実感がこもっていることが特徴である．DAIは，薬物療法による介入が治療の受け手である患者から有用なものとして受け止められているかを検証する指標としても用いられている．

2 作成プロセス

DAI作成においては，3人の精神科医が数か月程度かけて，抗精神病薬治療に関して発せられた統合失調症患者のコメントを記録し，同種の先行文献からもコメントを抽出した．この作業により集められたコメントは，副作用に直接言及されたものを除くと100あまりとなり，薬への陰性感情や批判的態度に言及されたものが網羅された．

次いで，41人の統合失調症患者に対し，この100のコメント（予備項目）が自分に当てはまるかどうかtrue/falseの2択で回答してもらった．回答は，ほとんどの患者でスタッフの助けなしに行えた．一方，担当医には，各回答患者の治療コンプライアンスレベルを「常習的拒薬」から「過剰依存」に至る7段階でブラインド評価してもらい，これにより対象患者を非遵守（「常習的拒薬」から「部分的拒薬」）と遵守（「内服に抵抗なし」から「過剰依存」）の2群に区分した．

回答患者の治療コンプライアンスレベルを外的基準として，予備項目ごとに分割表分析（χ^2検定）を行い，2群に有意差のある項目のみを選択したところ30項目が得られた．最後に，30項目への回答がtrueとfalseのどちらにも偏らないようにコメントに補正を加えた．

3 評価の方法

DAIは，したがって，抗精神病薬治療中の統合

❷ DAI-30 の 7 因子と項目，因子負荷量，DAI-10 との関係

因子		DAI-30 項目番号	DAI のコメント（質問文）	因子負荷量	DAI-10 項目
I	ポジティブな自覚体験	18	薬を続けていると，本来の自分でいられる．	0.79	S
		26	薬を飲んでいると，気分も良いし，具合いも良い．	0.77	
		6	薬を続けていると，頭がはっきりして，自分やまわりのことがよく分かる．	0.70	
		15	薬を飲んでいると，人とうまくつきあえる．	0.69	
		21	薬を続けていると，考えが混乱しないですむ．	0.64	S
		9	薬を飲むと，気持ちがほぐれる．	0.60	S
		29	薬を飲んでいると，自分をうまく抑えられる．	0.53	
		2	私の薬は，良いところが多くて，悪いところが少ない．	0.48	S
II	ネガティブな自覚体験	3	薬を続けていると，動きがにぶくなって調子が悪い．	0.71	
		25	薬を続けていると，たやすくできたことが，できなくなる．	0.68	
		12	薬を飲むと，疲れてやる気がなくなる．	0.67	S
		16	薬を飲んでいると，まったく集中できない．	0.66	
		11	薬のせいで，いつも嫌な感じがする．	0.53	
		28	薬を飲んでいると，ゆったりできない．	0.42	
III	健康/病気についての認識	13	私は，具合いが悪い時だけ薬を飲む．	0.65	A
		20	薬が私のこころや体を支配するなんておかしい．	0.60	A
		1	具合いが良くなったら，私には薬はいらない．	0.56	
IV	医師との関係	24	私が薬をいつやめるかは，医者が決めることだ．	0.81	
		17	薬をいつやめればいいか，私は医者よりもよく知っている．	0.57	
V	服薬の自己制御感	5	私は，他の人から強制されて薬を飲んでいる．	0.63	
		8	薬を飲むことは，私が自分で決めたことだ．	0.49	A
VI	再発予防効果の認識	30	薬を続けていれば，病気の予防になる．	0.80	A
		23	薬を飲んでいれば，私は精神的にまいらない．	0.62	
VII	有害性の認識	7	薬を飲んでいても，私には害はない．	0.63	
		14	薬は，長く飲むと体に毒だ．	0.48	

注　S：subjective factor（自覚因子），A：attitude factor（態度因子）．

(Hogan TP, et al. *Psychol Med* 1983[1] をもとに作成)

失調症患者を対象とした 30 項目からなる自記式質問票（DAI-30）であり，そう思う（true），そう思わない（false）の 2 件法により回答を求めるものとなる．回答時間は 30 項目版で 10 分程度，10 項目版で数分程度であり，統合失調症のあらゆる年齢層に使用可能である．回答結果は，作成者があらかじめ想定した治療コンプライアンスプロフィールに合致すれば +1 点，合致しなければ -1 点として合算され，総得点は -30 から +30 点に分布する．これが + なら自覚反応は陽性であり回答者のコンプライアンスは良好，- なら陰性でありコンプライアンスは不良であると解釈される．

DAI 項目の Hogan らによる因子分析（因子負荷量 0.4 以上を採択）では 7 つの因子が抽出され，それぞれ❷のように命名されている．このうち因子 I（ポジティブな自覚体験）と因子 II（ネガティブな自覚体験）は，薬物療法による患者の自覚的体験に言及した項目であり，その因子寄与率はそれぞれ 59.8％，11.7％となり，これら 2 つの因子

のみにより 3/4 を占めている．また，因子 III～VII は，薬物療法に対する患者の態度や信念に言及した項目である．したがって，因子 I と II は自覚因子（subjective factor），因子 III～VII は態度因子（attitude factor）ということが可能である[1]．

　Hogan らはさらに 150 人の統合失調症データにより判別分析を行っており，DAI の 10 項目のみで治療コンプライアンスレベルをよく区別できることを確認した（正準相関係数 0.81）．この 10 項目による DAI（DAI-10）は，実施が容易なことから 30 項目版よりよく用いられている．したがって DAI-10 の 10 項目は DAI-30 の項目番号 3，18，21，12，2，9 の 6 項目（寄与率の大きい順）が自覚因子，同じく 30，20，13，8 の 4 項目が態度因子ということになる（⑫）．

4 日本語版の信頼性

　作成者の許可を得て DAI の翻訳，英語への再翻訳が行われ，宮田ら[2]により DAI 日本語版（旧版）が作成された．DAI-30 の内的整合性は，96 人の統合失調症患者による検討で Cronbach の α 係数が 0.97 と良好であった．また再試験信頼性については，統合失調症外来患者 28 人による DAI-30 総得点の Spearman 順位相関係数は 0.81 と良好であった．

　DAI の旧版はその後，1999 年に日本語表現に見直しが行われ，修正版として新井らにより報告された[4]．この修正には，DAI を実際に回答した患者の感想（たとえば「わかりづらい」）も参照された．旧版には，英語の表現を忠実に翻訳したことで日本人には直感しづらい点もあったと考えられる．たとえば，DAI の 2 番目の項目は「私にとって，薬の良いところは悪いところを上回っている（旧版）」から「私の薬は，良いところが多くて，悪いところが少ない（修正版）」に修正された．

（宮田量治）

引用文献

1) Hogan TP, Awad AG, Eastwood R. A self-report scale predictive of drug compliance in schizophirenics：Reliability and discriminative validity. Psychol Med 1983；13：177-183.
2) 宮田量治，藤井康男，稲垣　中ほか．精神分裂病患者への薬物療法とクオリティ・オブ・ライフ（その 1）　薬に対する構えの調査表（Drug Attitude Inventory 日本語版）による検討．精神経誌 1996；98：1045-1046.
3) 吉尾　隆，中谷真樹，佐藤康一ほか．精神科における処方調査　桜ヶ丘記念病院における非定型抗精神病薬の処方実態と統合失調症患者に対する影響．病院・地域精神医学 2003；46：240-242.
4) 新井綾子，宮田量治，藤井康男．薬に対する構えの調査表（Drug Attitude Inventory 日本語版）の改訂作業について．第 9 回日本臨床精神神経薬理学会プログラム・抄録集．1999．p83.

▶ DAI 入手先

- 山梨県立北病院　宮田量治
  E-mail：miyata.ryoji@ymail.plala.or.jp
  ＊メールで連絡をすること．

9 AAS

1 うつ病治療の服薬アドヒアランス

Antidepressant Adherence Scale（AAS）は，2010年カナダのGabrielら[1]によって発表され，まだ日本語訳はされていないものの今後注目される評価法の1つである．

統合失調症治療において服薬アドヒアランスの不良はかねてから知られてきた．このため，アドヒアランスを測る尺度として1983年にDrug Attitude Inventory（DAI）[2]，1994年にはRating of Medication Influences（ROMI）[3]といった患者の服薬に対する意識を調べるものに関心が寄せられてきた．

うつ病は，几帳面で真面目というその病前性格からもこれまで服薬アドヒアランスは良好と思われてきたが，Sawada[4]らの研究ではうつ病治療を開始して半年で半数強の患者が不良となることが示された．そのようななかでうつ病治療に特化したアドヒアランス尺度が待たれていた．

2 評価法の概要

AASはMorisky[5]が1980年に降圧薬のアドヒアランスを測定するにおいて考案したものを，Gabrielらがうつ病治療に当てはめ，過去の文献や専門家の意見などに基づいて修正を加えたものである．「忘れること」「不注意」「状態が悪くなったときに薬をやめる」「状態がよくなったときに薬をやめる」の大きく分けて4要素が降圧薬だけでなく抗うつ薬のアドヒアランスにも影響すると総括され，その4要素についてそれぞれその程度をチェックするものとなっている．Moriskyの降圧薬版は「はい」か「いいえ」で答えるのに対し，本尺度ではその頻度について尋ねるように改変している．

3 評価の尺度

質問は過去4週間の状況について尋ねる．
1. 何回服薬を忘れたか？
2. 何回服薬に関して不注意になったか？
3. 気分がよくなったときに何回薬をやめたか？
4. 気分が悪くなったときに何回薬をやめたか？

4 評価法の特徴

質問だけで，所要時間は2〜3分と簡便でありながら，アドヒアランスの程度を推測することができ，忙しい日々の臨床における実施に負担は少なく，有用と考える．何よりもこのことについて当事者と話題にし，服薬継続の重要性について議論できる点が大きいと考える．

（渡邊衡一郎）

引用文献

1) Gabriel A, Violato C. Knowledge of and attitudes towards depression and adherence to treatment: The Antidepressant Adherence Scale (AAS). J Affect Disord 2010; 126(3): 388-394.
2) Hogan TP, Awad AG, Eastwood R. A self-report scale predictive of drug compliance in schizophrenics: Reliability and discriminative validity. Psychol Med 1983; 13(1): 177-183.
3) Weiden P, Rapkin B, Mott T, et al. Rating of medication influences (ROMI) scale in schizophrenia. Schizophr Bull 1994; 20(2): 297-310.
4) Sawada N, Uchida H, Suzuki T, et al. Persistence and compliance to antidepressant treatment in patients with depression: A chart review. BMC Psychiatry 2009; 9: 38. doi: 10.1186/1471-244X-9-38.
5) Morisky DE, Levine DM, Green LW, et al. The relative impact of health education for low- and high-risk patients with hypertension. Prev Med 1980; 9(4): 550-558.

10　BEMIB

1 評価法の概要

　BEMIB（Brief Evaluation of Medication Influences and Beliefs）は，精神障害患者の服薬アドヒアランス評価を目的に開発された自己記入式評価尺度である．BEMIB は，modified health belief model[1] の概念に基づいて作成されており，その質問項目には，服薬アドヒアランスに影響を与えるとされる，治療による利益，疾患によるリスク，治療の費用，治療の障壁，行動のきっかけ，といった要素が盛り込まれている．2004 年，Dolder らによって，63 人の外来精神病性障害患者を対象として BEMIB の信頼性と妥当性が確認されている[2]．

　BEMIB 修正日本語版が 2012 年に作成され，41 人の外来双極性障害を対象として信頼性と妥当性が確認されている[3]．この修正日本語版においては，精神病性障害以外のさまざまな精神障害にも適用できるように，原著者の許諾を得たうえで翻訳に一部修正が加えられている．具体的には，"antipsychotic medication" の用語が "精神科の薬" に修正翻訳された．

2 具体的な評価方法

　実際の BEMIB 修正日本語版を❸に示す．

　本評価尺度は 8 つの質問項目から成り，それぞれの質問項目に対して「全くそう思わない」から「全くそう思う」までの 5 段階の選択肢から回答する．回答番号と同じ得点を加算して総得点を算出することで評価を行い，総得点が高いと服薬アドヒアランスが高いと判断する．なお，質問 III と質問 V だけは逆転項目となっており，たとえば，回答番号 1 は 5 点，回答番号 4 は 2 点と計算される．前述の研究[3] における外来双極性障害患者の平均総得点は 28.7±4.6 点であった．

　主に成人を対象としているが，未成年でも使用可能である．平均所要時間は 3 分程度である．

3 BEMIB の特徴と限界

　BEMIB は，訓練が不要であり，日常診療において簡便に使用することができる．

　また，得点が低値であった質問項目について心理教育のプランを組み合わせることで改善を図ることができることを大きな特徴としている．たとえば，「精神科の薬を飲み忘れないための方策がある」の質問項目の得点が低かった場合，その方策を治療者と一緒に検討する心理教育的取り組みを行うことでアドヒアランスの向上を図ることができる．治療的介入によるアドヒアランスの変化を評価することも可能である．

　さらには，Drug Attitude Inventory-10 Questionnaire（DAI-10）[4] を用いた場合にはその評価が困難であった，服薬のためにどのような主体的行動をとっているかという「服薬行動」に関する評価が可能である．DAI-10 が，「医師の指示に従って服薬できているか」という服薬コンプライアンスの意味合いが強いのに対し，BEMIB では，「治療の必要性を理解して自らの意思で服薬することができているか」という服薬アドヒアランスのニュアンスがより強いといえるかもしれない．

　現時点での限界としては，BEMIB 日本語修正版の信頼性と妥当性が双極性障害を対象にしか検証されていないことがあげられる．

　　　　　　　　　　　　　　（徳倉達也，尾崎紀夫）

⑬ Brief Evaluation of Medication Influences and Beliefs（BEMIB）修正日本語版

私が飲んでいる精神科の薬は：_____
_____ です．

以下の質問は，あなたが飲んでいる精神科の薬に関するものです．答えが正しいとか，まちがっているということはありませんが，あなたのお考えを正直に答えていただくことが大切です．あなたが飲んでいる薬について書いてある以下の文章について，「私はそう思う」あるいは「私はそう思わない」という点について，最もあてはまるものに○をつけてください．

I. 精神科の薬を飲むと，気分が良くなる．
　1. 全くそう思わない　2. あまりそう思わない　3. どちらともいえない　4. 大体そう思う　5. 全くそう思う
II. 精神科の薬を飲むことで，入院せずにすごせている．
　1. 全くそう思わない　2. あまりそう思わない　3. どちらともいえない　4. 大体そう思う　5. 全くそう思う
III. 精神科の薬の副作用に悩んでいる．
　1. 全くそう思わない　2. あまりそう思わない　3. どちらともいえない　4. 大体そう思う　5. 全くそう思う
IV. 私には精神科の薬を飲み忘れないための方策がある（例えば，薬箱に整理している，お薬手帳を持っている，薬を管理してもらっているなど）．
　1. 全くそう思わない　2. あまりそう思わない　3. どちらともいえない　4. 大体そう思う　5. 全くそう思う
V. 精神科の薬を，毎日，飲み忘れないことはとても難しい．
　1. 全くそう思わない　2. あまりそう思わない　3. どちらともいえない　4. 大体そう思う　5. 全くそう思う
VI. 病院や薬局で精神科の薬を処方してもらうことについて困ることはない．
　1. 全くそう思わない　2. あまりそう思わない　3. どちらともいえない　4. 大体そう思う　5. 全くそう思う
VII. 精神科の薬を飲むことについて，家族や友人や主治医から助けてもらっている．
　1. 全くそう思わない　2. あまりそう思わない　3. どちらともいえない　4. 大体そう思う　5. 全くそう思う
VIII. 私は精神科の病気にかかっているが，それは精神科の薬で改善する．
　1. 全くそう思わない　2. あまりそう思わない　3. どちらともいえない　4. 大体そう思う　5. 全くそう思う

注：質問IIIとVのみ逆転項目．

引用文献

1) Perkins DO. Adherence to antipsychotic medications. *J Ciln Psychiatry* 1999；60：25-30.
2) Dolder CR, Lacro JP, Warren KA, et al. Brief evaluation of medication influences and beliefs：Development and testing of a brief scale for medication adherence. *J Clin Psychopharmacol* 2004；24：404-409.
3) Tokura T, Kimura H, Yoshimi A, et al. Reliability and validity of the Japanese version of BEMIB modified for patients with bipolar disorder：A self-rating scale for medication adherence. *Clin Neuropsychopharmacol Ther* 2012；3：26-32.
4) Hogan TP, Awad AG, Eastwood R. A self-report scale predictive of drug compliance in schizophrenics：Reliability and discriminative validity. *Psychol Med* 1983；13：177-183.

▶ BEMIB 日本語版検査用紙入手先

- 名古屋大学大学院医学系研究科精神医学分野　徳倉達也，尾崎紀夫
　☎466-8550　愛知県名古屋市昭和区鶴舞町65
　＊書面で連絡すること．

作成されて以来，SWNは多くの研究で使用されて一定の研究成果がもたらされており，現在では抗精神病薬に対する主観的反応を評価する研究においては標準的に使用されるまでに至っている．

（竹内啓善）

引用文献

1) Naber D. A self-rating to measure subjective effects of neuroleptic drugs, relationships to objective psychopathology, quality of life, compliance and other clinical variables. *Int Clin Psychopharmacol* 1995 ; 10 (Suppl 3) : 133-138.
2) Naber D, Moritz S, Lambert M, et al. Improvement of schizophrenic patients' subjective well-being under atypical antipsychotic drugs. *Schizophr Res* 2001 ; 50 : 79-88.
3) 渡辺美智代，松村人志．抗精神病薬治療下主観的ウェルビーイング評価尺度短縮版の日本語版作成とその信頼性と妥当性の検討．臨床精神薬理 2003；6：905-912.
4) 下平（渡辺）美智代，松村人志．SWNS-J手引き 抗精神病薬治療下主観的ウェルビーイング評価尺度短縮版の日本語版．東京：星和書店；2010.
5) Lambert M, Schimmelmann BG, Karow A, et al. Subjective well-being and initial dysphoric reaction under antipsychotic drugs-concepts, measurement and clinical relevance. *Pharmacopsychiatry* 2003 ; 36 (Suppl 3) : S181-S190.
6) Lambert M, Naber D, Karow A, et al. Subjective wellbeing under quetiapine treatment : Effect of diagnosis, mood state, and anxiety. *Schizophr Res* 2009 ; 110 : 72-79.
7) Vothknecht S, Schoevers RA, de Haan L. Subjective well-being in schizophrenia as measured with the Subjective Well-Being under Neuroleptic Treatment scale : A review. *Aust N Z J Psychiatry* 2011 ; 45 : 182-192.

▶ SWN-J 入手先

- 星和書店
  〒168-0074　東京都杉並区上高井戸1-2-5
  TEL：03-3329-0031／FAX：03-5374-7186

VII. 精神症状の評価法
H. 全般性評価

1 臨床全般印象度（CGI）

1 評価法の概説

　精神疾患を有する患者に対しその重症度を観察者（医師など）の抱く全般的印象で評価・数値化する形式の臨床評価尺度として，"臨床全般印象度"（Clinical Global Impressions：CGI)[1]）がある．CGI はそれ自体で独立した2つの臨床評価尺度をサブタイプとして有し，それぞれ「a) 病状の全般的重症度」および「b) 初回時評価以降の病状改善度」（常に初回時評価と比較する）を評価対象とする[1-3]．前者は Clinical Global Impression-Severity（CGI-S）であり，❶[4]）に示されるように，0＝判定不能，1＝正常，2＝ごく軽症，3＝軽症，4＝中等症，5＝やや重症，6＝重症，7＝最重症，の8段階で定義される．後者は Clinical Global Impression-Improvement（CGI-I）であり，❷[5]）にみるように，0＝判定不能，1＝著明に改善，2＝中等度改善，3＝軽度改善，4＝不変，5＝軽度悪化，6＝中等度悪化，7＝著明に悪化，の8段階で評価される．

　ともに，直接患者と対面する診察をもとに，評価時以前7日間の当該精神疾患の病状全体を評価し，その平均と考えられる数値を与える．ここで注意すべきは，必ずしも当該精神疾患に伴う特定の症状に重症度の根拠を求めるのではなく，疾患に関連する背景要因，経過要因をも可能な限り理解したうえで―たとえば患者の表情，行動，発言内容，睡眠・食事などの生活状況，病歴や生活環境，心身機能の障害の有無や程度，薬剤の服薬状況などを可能な限り幅広く視野に入れ―総合的観点に照らし（評価者として）最も妥当とみなされる得点を与える点である．評価者は必ずしも医師でなくともよく，医療スタッフ内の看護師，ケースワーカーのみならず，患者の家族，学校教諭，時には患者自身など，その評価の意義が理解され一定レベルに達しているとみなされる場合には評価者となりうる．換言すれば，当然ながらその結果解釈に慎重な吟味が必要としても，さしあたり当該精神疾患に固有の専門的/学術的知識が必ずしも所持されていない者によっても，採点が許容される場合がある．当初は前記2つの CGI に加え，薬剤による効果とその副作用の程度を複合的に2桁で数値化した評価尺度も添えられていたが，のちに作成者（Guy）により現在の形に改められた．現在の改訂版では，上記2つの CGI であるところの，重症度版(CGI-S)と改善度版(CGI-I)を指すと考えてよい．なお，対象年齢に具体的な規定はなく，所要時間はその構造上，ごく短時間と推定される．

2 対象となる精神疾患または症状

　CGI が対象とする精神疾患には基本的に制限はなく，当初はうつ病（DSM-5；抑うつ障害群)[6]，統合失調症[7]などが想定されていたが，その後，社交不安症/社交不安障害[8]，双極性障害[9]，統合失調感情障害[10]，Alzheimer 病[11]，全身倦怠感[12]，焦燥感[13]などへも改良版が提案され，近年，さまざまな疾患や症状に対し広がりをみせている．必ずしも個々の症状や専門的医学知識によらずに評価が可能であるというその性質上，しばしば精神科領域を超えるケースもみられている．

　単一項目というその簡素な構造が示すように，CGI には従来，それぞれの疾患において慣例的に用いられてきた評価尺度の簡略版，または代替的ツールとしての役割が暗黙のうちに想定/期待されてきた感がある．具体例をあげれば，うつ病

499

VII. 精神症状の評価法

❶ CGI-S guidelines

0＝Not assessed（判定不能）
1＝Normal（正常）—not at all ill, symptoms of disorder not present past seven days（まったく病的でない．症状を過去 7 日間で認めない）
2＝Borderline mentally ill（ごく軽症）—subtle or suspected pathology（症状はごく軽度かほとんど認められない）
3＝Mildly ill（軽症）—clearly established symptoms with minimal, if any, distress or difficulty in social and occupational function（わずかに明らかな症状が認められる．もしあるとすれば，患者が社会的・職業的機能を果たすうえでの苦痛や困難の存在）
4＝Moderately ill（中等症）—overt symptoms causing noticeable, but modest, functional impairment or distress；symptom level may warrant medication（患者が社会的機能を果たすうえで障害または苦痛を引き起こすような明らかな症状が存在し，症状は薬物治療を要する程度のものである）
5＝Markedly ill（やや重症）—intrusive symptoms that distinctly impair social/occupational function or cause intrusive levels of distress（患者の社会的・職業的機能を明らかに妨げるような重度の症状が存在する）
6＝Severely ill（重症）—disruptive pathology, behavior and function are frequently influenced by symptoms, may require assistance from others（きわめて重度の症状が存在する．患者の振る舞いや機能はしばしば症状に影響され，他者の援助を必要とする）
7＝Among the most extremely ill patients（最重症）—pathology drastically interferes in many life functions；may be hospitalized（患者は完全に活動不能で，入院を必要とする）

(Kay SR. Positive and Negative Symptoms in Schizophrenia：Assessment and research. 1991[4] より，和文は筆者による)

❷ CGI-I guidelines

0＝Not assessed（判定不能）
1＝Very much improved（著明に改善）—nearly all better；good level of functioning；minimal symptoms；represents a very substantial change（ほぼ全体に良好；機能良好なレベル；症状はごくわずか；非常に著明な変化を意味する）
2＝Much improved（中等度改善）—notably better with significant reduction of symptoms；increase in the level of functioning but some symptoms remain（症状は有意に減少し著明に改善；若干の症状は残るものの心身機能レベルの向上あり）
3＝Minimally improved（軽度改善）—slightly better with little or no clinically meaningful reduction of symptoms. Represents very little change in basic clinical status, level of care, or functional capacity（臨床的にわずか，またはほとんど意味のない症状減少を伴う若干の改善．基本的な臨床状態，治療レベルまたは心身機能のごくわずかな変化を意味する）
4＝No change（不変）—symptoms remain essentially unchanged（症状は基本的に不変）
5＝Minimally worse（軽度悪化）—slightly worse but may not be clinically meaningful；may represent very little change in basic clinical status or functional capacity（臨床的に意味がないもののわずかに悪化；基本的な臨床状態または心身機能のごくわずかな変化を意味する）
6＝Much worse（中等度悪化）—clinically significant increase in symptoms and diminished functioning（臨床的に有意な症状増加と心身機能の減退）
7＝Very much worse（著明に悪化）—severe exacerbation of symptoms and loss of functioning（症状の重篤な増悪と心身機能の損失）

(Spearing MK, et al. *Psychiatry Res* 1997[5] より，和文は筆者による)

（DSM-5；抑うつ障害群）においては Hamilton Rating Scale for Depression（HRSD）との比較や代替可能性に関する検討がなされ[6]，不安症群/不安障害群であれば Hamilton Rating Scale for Anxiety（HRSA），社交不安症/社交不安障害には Liebowitz Social Anxiety Scale（LSAS），統合失調症には Brief Psychiatric Rating Scale（BPRS）や Positive and Negative Syndrome Scale（PANSS），その他部分的症状群に対しての Scale for the Assessment of Positive Symptoms（SAPS），Scale for the Assessment of Negative Symptoms（SANS）などにも同様の手法が試みられている．というのも，従来の臨床評価尺度では，時には煩瑣となるほどの複数項目・多数項目の評価を行うことになりかねず，採点に労力や時間を要し，医師・患者双方にとってかなりの負担となる場合がある反面，その代償として得られた結果に相応の正確さや妥当性があるかどうかの確証に乏しく，採点時間の短縮化やツール・メソドロジーの軽量化・効率化が要請されるに至った背景があると考えられ

る．

　実際のところ，CGIでどの程度，病状に関する情報の簡約化が可能で，CGIにどれほどの従来評価尺度への代替可能性があるかについては，その数は多くはないものの，いくつかの興味深い報告がなされている．例をあげれば，うつ病（抑うつ障害群）でのCGI-IのHRSDに対する信頼性係数が0.90という報告[6]，統合失調症ではPANSSに対し0.75以上という報告[7]，双極性障害においては0.64～0.91程度[9]，社交不安症/社交不安障害においてはCGI-S，LSAS間で0.59～0.84程度[8]，統合失調感情障害においてはCGI-Sの信頼性係数が0.50以上，Spearman's ρ が0.60程度と，いずれの報告も相応程度の値を示し，これらが限られた治療局面での部分的なデータとして不完全なものであることを差し引いたとしても，概してCGIに対し一定程度以上の信頼性をサポートするものとなっている．

❸ 使用にあたってのいくつかの注意点

　次に，具体的にCGI-S，CGI-Iについて，注意点をみてみることにする．上述のように，CGIは単一項目尺度という，その簡便な使い勝手と簡素な構造ゆえに，患者の各時点での状態および経時的治療経過を概観・通覧するツールとして，それなりに有効性が期待されている．CGI-Sは全般的な重症度を，CGI-Iはその改善度を示すものであるが，ともに各尺度内での得点変化を拾うことにのみ必ずしも意味があるわけではなく，薬剤治療その他による経過を通じ，得点が不変であることにも（重症度・改善度が変わらないことに対しても）同等の意味がある[3]．また，CGI-S，CGI-I間に必ずしも等価的な互換性があるわけではない．これは，重症度の低下が生じれば，それと同程度の改善度が認められる（相殺される）はずであるという，通常のわれわれの常識に従わない現象であるが，注目する対象が"重症度"であるか"改善度"であるかによって，評価時期を異にしてわれわれの受ける印象が異なる場合があることは否めない．一見不自然なものの，そこにさまざま

なバイアスの影響があることを前提としても，それぞれ独立した概念として個別に扱われるべきである．

　また，両尺度の使用にあたっては，❶，❷のように，各得点に対し，患者をイメージすることの補助となりうる具体的な日常生活の障害される程度が示される[1,3]．この説明文を参考とし，評価者はこれまでの自身の経験を総合的に評価行為に生かし，患者の状態に対する最も了解的な得点を（場合によっては，最も問題や矛盾の少ない得点を）与えることとなる．ところで，複数の精神症状が重複していたり，急性の身体症状などが経過の途中で生じるケースも少なくない．この場合でも，あくまでも評価者は採点当初に想定した評価対象に判断材料や判断の根拠を限るべきであるが，実際のところ，当初の精神症状（たとえば"抑うつ気分"など）に別の精神症状（たとえば"不安"など）が加わると，評価者はしばしばそれらを明瞭に分けて評価することの困難に遭遇する．その傾向は医師以外の評価者（コメディカルなど）で目立ち，それ以外にも（腹部症状などの）急性の身体症状を合併すると，評価者の評価はさらに曖昧となり，上記2例とも，CGI-S，CGI-I得点の分散はそれぞれ増大し，得点分布のばらつきが増すとの報告がある[14]．その際，評価者がスタッフ間でのディスカッション/教育を受けた後に再度CGI-Iの採点を行うと，CGI-I得点の分散は減少し，得点のばらつきにも減少傾向がみられたという．続けて同報告は，CGI-Iの評価対象をより明確にすることで，内的信頼性が増し，研究に必要なサンプルサイズも減少しうることを述べている．

❹ 評価法の問題点および限界

　これに対し，一方でその絶対数は多くないものの，CGI（CGI-S，CGI-I）の有用性に疑問符を附する報告もなされている．Forkmannらによれば，うつ病患者31人を対象に，医師，患者，医療チームそれぞれにつきBeck Depression Inventory（BDI），CGI-S，CGI-Iを用いた評価を行っ

たところ，CGI-Sの信頼性係数は0.37程度，またBDIとのSpearman's ρ は0.36程度と低く，CGI-Iの信頼性係数は0.65程度，またBDIとのSpearman's ρ は0.59程度と，決して十分な有用性を示唆する数値ではなかった[15]。もし仮に，臨床評価尺度の軽量化・簡略化を進めることで十分な信頼性が得られなくなるとすれば，もはやそれは科学的ツールとしての評価尺度の有用性が揺らぐことにもなろう。同報告では，CGIの医師・患者における信頼性係数の程度が十分でないことのほかに，医療スタッフの評価が必ずしも患者の正確な状態を反映していない可能性も指摘されており，患者の真の状態を得点化するにあたっては，病状の内面に踏み込んだ複数の評価項目が追加されるべきであるとも述べられている。

以上，CGIについてみてきたが，CGIはその簡素な構造により，評価者のシンプルな印象により近い特性を有することが期待されるものの，その反面，評価者の主観による影響を受けやすいため，得点分布の分散が大きすぎたり，十分な再現性や従来の評価スケールとの整合性が保たれない場合，逆にデータの曖昧化や攪乱を生み，患者情報の適正な集約と代替という本来の目的を失うことにもなりかねない。また，妥当性検証に関する文献の絶対数の少なさという問題もある。少なくともこれらをふまえたうえで，今後も慎重な解釈と検証，および方法論の洗練が必要であると考えられる。

（澤村実紀，石郷岡純）

引用文献

1) Guy W (ed). Clinical global impression. In : ECDEU Assessment Manual for Psychopharmacology (revised). Rockville, MD : National Institute of Mental Health ; 1976. pp217-221.
2) Bunsner J, Targum SD, Targum SD. The clinical global impressions scale : Applying a research tool in clinical practice. *Psychiatry* 2007 ; 6 : 29-37.
3) Beneke M, Rasmus W. Clinical global impressions (ECDEU) : Some critical comments. *Pharmacopsychiatry* 1992 ; 25 : 171-176.
4) Kay SR. Positive and Negative Symptoms in Schizophrenia : Assessment and research. Clin Exp Psychiatry Monograph No 5. New York : Brunner/Mazel ; 1991.
5) Spearing MK, Post RM, Leverich GS, et al. Modification of the Clinical Global Impressions (CGI) Scale for use in bipolar illness (BP) : The CGI-BP. *Psychiatry Res* 1997 ; 73(3) : 159-171.
6) Kadouri A, Corruble E, Falissard B. The clinical global impression scale (iCGI) : Development and validation in depression. *BMC Psychiatry* 2007 ; 7 : 7.
7) Haro JM, Kamath SA, Ochoa S, et al. The clinical global impression-schizophrenia scale : A simple instrument to measure the diversity of symptoms present in schizophrenia. *Acta Psychiatr Scand* 2003 ; 107 (Suppl 416) : 16-23.
8) Zaider TI, Heimgerg RG, Fresco DM, et al. Evaluation of the clinical global impression scale among individuals with social anxiety disorder. *Psychol Med* 2003 ; 33 : 611-622.
9) Spearing M, Post RM, Leverich GS, et al. Modification of the clinical global impression (CGI) scale for use in bipolar illness (BP) : The CGI-BP. *Psychiatry Res* 1997 ; 73 : 159-171.
10) Allen MH, Daniel DG, Revicki DA, et al. Development and psychometric evaluation of a clinical global impression for schizoaffective disorder scale. *Innov Clin Neurosci* 2012 ; 9(1) : 15-24.
11) Schneider LS, Olin JT. Clinical global impressions in Alzheimer's clinical trials. *Int Psychogeriatr* 1996 ; 8(2) : 277-288 ; discussion 288-290.
12) Targum SD, Hassman H, Pinho M, et al. Development of a clinical global impression scale for fatigue. *J Psychiatric Res* 2012 ; 46(3) : 370-474.
13) Huber CG, Lambert M, Naber D, et al. Validation of a Clinical Global Impression Scale for Aggression (CGI-A) in a sample of 558 psychiatric patients. *Schizophr Res* 2008 ; 100(1-3) : 342-348.
14) Targum SD, Brusner J, Young AH. Targeted scoring criteria reduce variance in global impressions. *Hum Psychopharmacol* 2008 ; 23 : 629-633.
15) Forkmann T, Schneider A, Boecker M, et al. The clinical global impression scale and the influence of patient or staff perspective on outcome. *BMC Psychiatry* 2011 ; 11 : 83.

索　引

和文索引

あ

アイオワ・ギャンブリング課題　139, 141
アイスクリーム屋課題　151
アカシジア　487
アルコール使用障害スクリーニングテスト　474

い

家-木-人描画テスト　174
医師評価ガイド　203
陰性症状評価尺度　386
　　項目一覧表　387

う

ウィスコンシンカード分類検査　124
ウェクスラー記憶検査　68
ウェクスラー・ベルビュー知能尺度　5
内田クレペリン精神検査　178
うつ病　327, 329
　　社会適応能力　339
　　症候学評価尺度　342
　　治療の服薬アドヒアランス　493
うつ病・うつ状態社会機能の評価　341
運動プログラミング　454

え

エジンバラ産後うつ病質問票　350
遠隔記憶　9
遠城寺式・乳幼児分析的発達検査法　182

お

オックスフォード大学版 BPRS　381

か

絵画語い発達検査　184
回顧記憶　9
外傷後症状尺度　261
外傷後ストレス診断尺度　263
回想記憶　9
改訂出来事インパクト尺度　262
改訂長谷川式簡易知能評価スケール　429, 430
改訂版 鈴木ビネー知能検査法　32
解離質問票　281
解離性の尺度　272
解離体験尺度　281
顔再認・社会的出来事再認検査　106
鍵探し検査　122
学習障害　190
葛藤指示　454
カテゴリー別対象認知検査　108
簡易精神症状評価尺度　378, 380
　　構成　381
患者問診票　202
観念運動失行　88
観念失行　88

き

記憶機能の評価　7
記憶更新検査　112
記憶時間による区分　8
記憶障害　73
記憶の評価法　60
規則変換カード検査　121
気分障害　18, 20
近時記憶　9

く

薬に対する構えの調査票　490
グッドイナフ人物画知能検査　47

け

慶應版ウィスコンシンカード分類検査　124
軽度認知障害　71
結晶性能力尺度　45
限局性学習症の評価法　20
健康関連 QOL　205, 401
言語性記憶課題　399
言語性記憶の評価法　61
言語性検査　36
顕在性不安検査　237, 325
顕在的定位システム　117
減弱陽性症状症候群　393
ケンブリッジ・ギャンブル課題　141

こ

行為計画検査　121
高機能自閉症スペクトラム・スクリーニング質問紙　301, 302
高次脳機能評価法　10
構成失行　88
抗精神病薬治療下主観的ウェルビーイング評価尺度　496
　　短縮版の日本語版項目と下位尺度　497
向精神薬の副作用　26
構造化面接　17
広汎性発達障害評定システム　307
抗不安薬依存性調査票　481
コーネル・メディカル・インデックス　158
国際障害評価票　225
国際障害分類　225
心の理論課題　150
　　──検査　315
誤信念課題　151
子どもの行動チェックリスト　185
子ども版解離評価表　280
子ども用トラウマ症状チェックリスト　266
語の流暢性　454
コロンビア知的能力検査　46

さ

最終通牒課題　146
最終提案ゲーム　146
作業法　13
作動記憶　9
サリーとアンの課題　151

し

視覚失認のタイプ　96
視覚処理尺度　45
視覚性遠隔記憶検査　106
視覚性記憶の評価　64
視覚性認知・記憶をみる心理検査　66
視覚性抹消課題　112
時間判断検査　122
時間割引課題　143
思考，言語，コミュニケーションの評価尺度　386
自己記入式簡易抑うつ症状尺度　336
自己評価式抑うつ性尺度　325
肢節運動失行　88
失語症　80
失語症語彙検査　108
実際的個別的智能測定法　5, 32
質問紙法　12
自閉症診断観察検査　299
　　包括版　296
自閉症診断面接改訂版　299
自閉症スペクトラム指数　286
自閉スペクトラム症（自閉症スペクトラム障害）　19, 286, 316
　　評価法　19
社会機能評価尺度　222
　　日本語版採点マニュアル　223
社会恐怖・不安インベントリー　250
社会的場面からの回避行動と参加時の不安・緊張測定尺度　248
修正6要素検査　122
集団一致度　168
集団順応度　168
執着気質　354
重度認知症患者向けの認知機能検査　448
収斂性検査　126

PC版　127
　　記録用紙　128
主題（絵画）統覚検査　169
樹木画テスト　173
循環気質　354
症状チェックリスト日本語版　212
上中下検査　113
常同行動評価尺度　458, 459
情動評価尺度　386
小児自閉症評定尺度東京版　293
　　項目と評定段階　294
神経経済学的検査　143
神経心理学的テストバッテリー　399
神経認知障害　23
神経発達症群　19
身体表現性解離尺度日本語版　278
身体表現性障害　267
　　DSM-IV下位分類の特徴　268
新版K式発達検査2001　53
新版S-M社会生活能力検査　16, 191

す

遂行機能障害症候群の行動評価　121
スクリーニング検査　15
鈴木治太郎　5
鈴木ビネー知能検査　5
　　改訂版　32
鈴木ビネー法　32
スタンフォード・ビネー式知能検査　32
ストループテスト　133

せ

生活機能評価　217
精研式パーソナリティ・インベントリィ改訂版　163
正常圧水頭症　468
精神科診断面接マニュアル　233
精神障害者社会生活評価尺度　404
精神障害無自覚度評価尺度　406, 411
　　日本語版　408
精神神経学臨床評価尺表　232
精神年齢　6, 31
精神発達の評価法　14
精神病症状存在の基準　392, 393
精神病リスク症候群構造化面接　392

精神病リスク症状尺度　392
前駆症候群構造化面接　392
前駆症状尺度　392
潜在的定位システム　117
線分二等分試験　102
線分抹消試験　101
せん妄　23

そ

躁うつ病　354
双極性障害　354, 365, 368
　　――の評価　20
総合的国際診断面接1.1版　267
躁病評価尺度臨床医版　364
ソーシャル・コミュニケーション障害診断面接　304
即時記憶　9
損失利得分析法　117

た

対人応答性尺度　312
田中寛一　5
田中ビネー知能検査V　30
短期間欠性精神病症候群　393
短期記憶　8
短期記憶尺度　45

ち

知能検査　6
知能指数　6, 7, 19, 31
知能水準の分類　7
知能段階表　50
知能の定義　6
知能標準得点　50
知能偏差値　7, 50
着衣失行　88
注意欠如・多動症の評価法　20
聴覚性検出課題　112
長期記憶　8
　　――と検索尺度　44

て

ティンカートーイ　131
テストバッテリー　14
展望記憶　9

索 引

と

投映法　13
道具の操作理解検査　92
統合失調症　21, 176
　　症状論　21
　　認知機能簡易評価尺度　399, 400
　　評価尺度　21
動作性検査　36
東大式エゴグラム　161
東大式社交不安尺度　253
東大脳研式記銘検査　61
動物園地図検査　122
トークン運動課題　399

に

日常記憶チェックリスト　73
日常生活行動の意欲評価スケール　115
日本語版 ADI-R　300
日本語版 EQ-5D　472
日本語版 EuroQol　472
日本語版 FNE 項目内容　247
日本語版 IADL　452
日本語版 PSMS　451
日本語版 QIDS-SR（Quick Inventory of Depressive Symptomatology-Self Report）　336, 337
日本語版 SADS　249
日本語版 Short-Memory Questionnaire（SMQ）　75, 76
日本語版解離質問票　281
日本版精神健康調査票　198
日本版日常記憶チェックリスト　74
日本版ミラー幼児発達スクリーニング検査　188
　　採点用紙記載例　189
乳幼児期自閉症チェックリスト修正版　283
乳幼児精神発達診断法　183
認知機能障害　23
認知症　23
　　QOL　25
　　介護負担尺度　25
　　鑑別診断　24
　　症状推移の評価　25

　　スクリーニングを目的とした臨床評価　24

の

脳器質障害
　　――による認知機能障害　23

は

パーソナリティの評価法種類　12
バウムテスト　173
長谷川式簡易知能評価スケール　429
　　改訂――　429, 430
発散性検査　127
発達障害　19
パニック障害重症度評価尺度　241
パニック障害・広場恐怖尺度　243
ハノイの塔　130
ハミルトンうつ病評価尺度　327, 348
　　評価項目と重症度　327
ハミルトン不安評価尺度　240
半構造化面接　17, 232
阪大式老人用知能テスト　432
反応時間課題　113

ひ

非定型うつ病診断スケール質問票　329
ビネー式知能検査　5, 32
ビネー・シモン原法　33
描画試験　102
描画投影法　176
病識および治療態度の質問票　416
病識評価尺度　411
　　日本語版　413
標準意欲評価法　111
標準高次視知覚検査　96
　　成績プロフィール　99
標準高次動作性検査　88
標準誤信念課題　151
標準失語症検査　80
標準注意検査法　111
表情・情動判断課題　148
表情認識　148

ふ

不安検査　238
不安障害　240
風景構成法　176
文章完成法テスト　165

へ

ペッテルソン躁病評価尺度　360
　　評価項目と重症度　361
偏差知能指数　7
ベンダー・ゲシュタルト・テスト　153
　　図形　154
ベントン視覚記銘検査　66

ほ

包括的精神病理学評価尺度　330
報酬選択質問紙　144
星印抹消試験　101

み

ミネソタ多面的人格検査　162, 213, 237, 325
三宅式対連合学習検査　61

め

メランコリー型質問紙（笠原）　357
メランコリー親和型性格　354, 357

も

文字抹消試験　101
模写試験　101
モンゴメリ・アスベルグうつ病評価尺度　330
　　評価項目と重症度　331

や

薬原性錐体外路症状評価尺度　485
　　評価項目と重症度　486
矢田部-ギルフォード性格検査　159
やる気スコア　462
ヤング躁病評価尺度　358
　　評価項目と重症度　359

ゆ

ユース・セルフレポート　15

よ

幼児・児童絵画統覚検査　169
陽性・陰性症状評価尺度　378
陽性症状評価尺度　383
　　項目一覧表　384
要素的脳機能障害　11
抑うつ障害の評価　20
抑制コントロール　454
読み書き尺度　45

り

立方体模写検査　104
リバーミード行動記憶検査　70,73
流暢性テスト　135
流動性推理尺度　45
量的知識尺度　45
臨床全般印象度　499
臨床的認知症尺度　437
臨床評価法　2

れ

レイ聴覚言語学習検査　60

ろ

ロールシャッハテスト　171

わ

ワーキングメモリ　399

欧文索引

A

A式知能検査　5
AAS（Antidepressant Adherence Scale）　493
Action Program Test　121
ADAS cog.（Alzheimer's Disease Assessment Scale cognitive subscale）　423
ADAS-J cog.　424
ADDS（Atypical Depression Disorder Scale）　329
ADHD（attention-deficit/hyperactivity disorder）　20,318
ADI-R　299
ADL尺度　450
ADOS　299
ADOS-G（The Autism Diagnostic Observation Schedule-Generic）　296
agitated behavior　421
AIMS（Abnormal Involuntary Movement Scale）　489
Aldaスケール　365,366
Alzheimer型認知症　51,443
Alzheimer病　23,71,75,443,458,471
APSS（attenuated positive symptom syndrome）　393
AQ（Autism-Spectrum Quotient）　286
ARMS（at-risk mental state）　388
　　包括評価　388
Army Alpha Test　5
Army Beta Test　5
ARS（Affect Rating Scale）　386
ASD（autism spectrum disorder）　19
ASEBA（Achenbach System of Empirically Based Assessment）　185
ASSQ（High-Functioning Autism Spectrum Screening Questionnaire）　301,302
AUDIT（Alcohol Use Disorders Identification Test）　474,475
Auditory Detection Task　112
AX課題　113

B

B式知能検査　5
BACS（Brief Assessment of Cognition in Schizophrenia）　399,400
BADS（Behavioural Assessment of Dysexecutive Syndrome）　121
Baillarger-Jacksonの原理　11
Barnesアカシジア尺度　487
BAS（Barnes Akathisia Rating Scale）　487
BASIS-32（Behavior and Symptom Identification Scale）　196
BDI（Beck Depression Inventory）　346
Bech短縮版BPRS　382
BEHAVE-AD（Behavioral Pathology in Alzheimer's Disease）　443
BEMIB（Brief Evaluation of Medication Influences and Beliefs）　494
　　修正日本語版　495
BGT（Bender Gestalt Test）　153
Binet A　4,30
BIPS（brief intermittent psychotic syndrome）　393
BIT（Behavioural inattention test）　101
BIT行動性無視検査日本版　100
BIT通常検査　102
BPRS（Brief Psychiatric Rating Scale）　378,380,381
BPs（bipolar disorders）　368
BSDS（Bipolar Spectrum Diagnostic Scale）　373,374
BSPS（Brief Social Phobia Scale）　253
BVRT（Benton Visual Retention Test）　66

C

CAADID（Conners Adult ADHD Diagnostic Interview for DSM-IV）　318
CAARMS（Comprehensive Assessment of At Risk Mental States）　388,396
　　評価される症状　390
CAARS（Conners' Adult ADHD Rating Scales）　320
CAGE（Cut down, Annoyed by criticism, Guilty feeling, Eye-opener）

索引

474
Cancellation and Detection Test 112
CAPI（Computer-based Personalized Interview） 227
CAPS（Clinician-Administered PTSD Scale） 264
CARS-M（Clinician-Administered Rating Scale for Mania） 364
CARS-TV（Childhood Autism Rating Scale-Tokyo Version） 293
　項目と評定段階　294
CAS（Clinical Assessment for Spontaneity） 114
CAT（Children's Apperception Test） 169
CAT（Clinical Assessment for Attention） 111
CATS（Comprehensive affect testing system） 149
Cattell 45
CBCL（Child Behavior Checklist） 185
　下位尺度のプロフィール表　187
CDC（Child Dissociative Checklist） 280
CDR（Clinical Dementia Rating） 437
　判定のコンセプト　438
CDRS-R（Children's Depression Rating Scale-Revised） 348
CDS（Cambridge Depersonalisation Scale） 275, 276
CDT（Clock Drawing Test） 445
CEG（Clinician Evaluation Guide） 203
CES-D（Center for Epidemiologic Studies Depression Scale） 335
CGI（Clinical Global Impressions） 499
CGI-S guidelines 500
CGT（Cambridge Gamble Task） 141
CHAT（Checklist for Autism in Toddlers） 283
CHCモデルに基づく解釈例　45

CIDI（Composite International Diagnostic Interview） 200, 227
　セクションの概略　228
CIDI 1.1（Composite International Diagnostic Interview ver. 1.1） 267
CIWA-Ar（the Revised Clinical Institute Withdrawal Assessment for Alcohol scale） 477, 478
CLOX（Executive Clock Drawing Task） 445, 446
CMAI（Cohen-Mansfield Agitation Inventory） 421
CMI（Cornell Medical Index-health questionnaire） 158
CMMS（Columbia Mental Maturity Scale） 46
common mental disorder 200
ConLiGen（Consortium on Lithium Genetics） 365
constructional apraxia 88
COPS（Criteria of Psychosis-Risk Syndromes） 393, 396
cost-benefit analysis 117
covert orienting system 117
CPRS（Comprehensive Psychopathological Rating Scale） 330
CPT（Continuous Performance Test） 113

D

DAI（Drug Attitude Inventory） 490
DAI-10 491
DAI-30 491
DAM（Draw a Man test） 47
Dependency-2-A 481
DES（Dissociative Experiences Scale） 272, 273, 281
developmental disorders 19
DEX（Dysexecutive Questionnaire） 123
DIEPSS（Drug-Induced Extrapyramidal Symptoms Scale） 485
　評価項目と重症度　486
Digit Span 112

DIQ（deviation IQ） 7
DIS-Q（Dissociative Questionnaire） 281
DISCO（The Diagnostic Interview for Social and Communication Disorders） 304
　パートとその内容　305
Discounting 課題　143
dissociation 281
DN-CAS（Das-Naglieri Cognitive Assessment System）
　認知評価システム　55
DQ（developmental quotient） 19
dressing apraxia 88
DRS（Delirium Rating Scale） 419
DRS-R-98（Delirium Rating Scale-Revised-98） 419
　スコアシート　420

E

ECDEU（Early Clinical Drug Evaluation Unit）版 BPRS 381
EMC（Everyday Memory Checklist） 73
EPDS（Edinburgh Postnatal Depression Scale） 350
EQ-5D 472
EuroQol 472

F

F-list 355
F-list（Zerssen） 354
FAB（Frontal Assessment Battery） 454, 455
FDT（Family Diagnostic Test） 16, 192
　親子関係診断検査　192
Fluency Test 135
FMT（Functional/Manipulation Triplets test） 92
FNE（Fear of Negative Evaluation） 246
　項目内容　247
Freeman FC 6

507

G

GAF（Global Assessment of Functioning Scale） 217
GAS（Global Assessment Scale） 217
Gc（General crystallized ability） 45
GCR（group conformity rating） 168
GDS（Geriatric Depression Scale） 352,353,463,464
Gf（General fluid reasoning） 45
GHQ（the General Health Questionnaire） 198
Glr（General long-term storage & retrieval） 44
GO/NO-GO 課題 454
Goodenough 47
Gq（General quantitative knowledge） 45
GRDS（genetic risk and deterioration syndrome） 393
Grw（General reading & writing） 45
Gsm（General short-term memory） 45
Gv（General visual processing） 45

H

HADS（Hospital Anxiety and Depression Scale） 323
HAM-A（Hamilton Anxiety Scale） 240
HAM-D（Hamilton Depression Rating Scale） 327,348
HARS（Hamilton Anxiety Rating Scale） 240
HCL-32（Hypomania Checklist） 368
HDS-R（Hasegawa Dementia Rating Scale-Revised） 429,430
health-related QOL 401
'Highs' Questionnaire（日本語版） 371
Horn 45
HTP テスト（House-Tree-Person Test） 174

I

IADL（Instrumental Activities of Daily Living Scale） 453
ICIDH（International Classification of Impairment, Disability and Handicap） 225
Idea Fluency Test 135
ideational apraxia 88
ideomotor apraxia 88
IDS（Inventory of Depressive Symptomatology） 342
IES-R（Impact of Event Scale-Revised） 262
IGT（Iowa Gambling Task） 139,141
immediate memory 9
iNPHGS（iNPH Grading Scale） 468
IQ（intelligence quotient） 6,19,31
IQCODE（Informant Questionnaire on Cognitive Decline in the Elderly） 426,427
ISS（intelligence standard score） 7
ITAQ（Insight and Treatment Attitudes Questionnaire） 416

J

J-ZBI 465,466
Japanese version of Symptom Checklist-90-R 212
Japanese version of the Everyday Memory Checklist 74
JART（Japanese Adult Reading Test） 51
JMAP（Japanese version of Miller Assessment for Preschool） 188

K

K6/K10 200
KABC-II（Kaufman Assessment Battery for Children,Second Edition） 43
Kasanin-Honfmann Concept Formation Test 126
Kaufman 43
——モデルに基づく解釈例 45

Key Search Test 122
Koppitz 法 154
Kraepelin 21
Kretscmer 163
KWCST 124
　刺激カードと反応カード 125

L

LASMI（Life Assessment Scale for the Mentally Ill） 404
LD 判断のための調査用紙 190
LDI-R（Learning Disabilities Inventory-Revised） 16,190
limb kinetic apraxia 88
LOI（Leyton Obsessional Inventory） 255
long-term memory 8
LSAS（Liebowitz Social Anxiety Scale） 245
Luria 55

M

M-CHAT（Modified Checklist for Autism in Toddlers） 283
M.I.N.I.（Mini-International Neuropsychiatric Interview） 229
MA（mental age） 6,31
MADRS（Montgomery and Åsberg Depression Rating Scale） 330
MAS（Manifest Anxiety Scale） 237,325
MATRICS コンセンサス認知機能評価バッテリー 400
MCCB 400
MCI（mild cognitive impairment） 71
MCQ（Monetary Choice Questionnaire） 144
MDQ（Mood Disorder Questionnaire） 362,373
Memory Updating Test 112
MENFIS（Mental Function Impairment Scale） 439,441
　下位項目 440
mild NCD（mild neurocognitive disorder） 71

MINI-KID（Mini-International Neuropsychiatric Interview for Children and Adolescents）231
Miyake's Verbal Paired Associate Learning Test　61
MMPI（Minnesota Multiphasic Personality Inventory）162，213，237，325
MMSE（Mini Mental State Examination）427，447
　下位検査　428
MOCI（Maudsley Obsessional-Compulsive Inventory）254
Modified Six Elements Test　122
Modified Stroop Test　134

N

N式老年者用精神状態評価尺度　432，435
N式老年者用日常生活動作能力評価尺度　434，436
N式老年者用認知機能検査　432，433
N-ADL（Nishimura's scale for rating of activities of daily living of the elderly）432，434，436
N-D test（Nishimura Dementia Scale）432，433，434
NART（National Adult Reading Test）51
neurocognitive disorder　23
neurodevelopmental disorders　19
Neuropsychological Assessment　60
NMスケール（Nishimura's scale for rating of mental states of the elderly）432，435
NPH（normal pressure hydrocephalus）468
NPI（Neuropsychiatric Inventory）456，458
NTB（Neuropsychological Test Battery）399

O

OISA（Osaka intelligence scale for the aged）432
Osterrieth　64

overt orienting system　117

P

PANSS（Positive and Negative Syndrome Scale）378
　尺度と項目　379
PAPI（Paper-based Personalized Interview）227
PARS-TR　289
PAS（Panic and Agoraphobia Scale）243
PASAT（Paced Auditory Serial Addition Test）112
Pascal・Suttel 法　154
PASS 理論　55
PDDAS（Pervasive Developmental Disorders Assessment System）307
　診断アルゴリズム　310
PDS（Posttraumatic Diagnostic Scale）263
PDSS（Panic Disorder Severity Scale）241
　日本語版評価項目と点数　242
PeMaRS（Petterson Mania Rating Scale）360
　評価項目と重症度　361
Performance Tests　36
PFS（P-Fスタディ）167
PHQ（Patient Health Questionnaire）203，332
PHQ-9（Patient Health Questionnaire-9）332
　日本語版　333
PI（Padua Inventory）256
PILテスト日本版　206
PILプロフィールシート　208
POMS（Profile of Mood States）325
POPS（Presence of Psychosis Symptoms Criteria）392
Position Stroop Test　113
Posner's attention task　117
Posner's spatial cueing paradigm　118
PQ（Patient Questionnaire）202
PRIME-MD（Primary Care Evaluation of Mental Disorders）202，332
　評価・診断される精神疾患群　203
prospective memory　9
PSE（Present State Examination）232
PSMS（Physical Self-Maintenance Scale）450
psychological distress　200
PTSD 臨床診断面接尺度　264
PTSS-10（Post-traumatic Symptom Scale）261
PVT-R（Picture Vocabulary Test-Revised）184
pyramids and palm trees test　108

Q

QIDS-SR（Quick Inventory of Depressive Symptomatology-Self Report）336
　重症度評価　339
QLS（quality of life scale）402，403
QLS4 因子と評価項目　403
QOL 評価尺度　401，402
QOL-AD（Quality of life in Alzheimer's disease）470，471
QOL-D（quality of life questionnaire for dementia）469

R

RAVLT（Rey Auditory Verbal Learning Test）60
RBMT（Rivermead Behavioural Memory Test）70，73
RCGT（Rogers Cambridge Gamble Task）141
recent memory　9
Rehab（Rehabilitation Evaluation Hall and Baker）220
remote memory　9
retrospective memory　9
Rey の複雑図形　64
ROCFT（Rey-Osterrieth Complex Figure Test）64
　採点方法　65

509

Rorschach Test　171
Rule Shift Cards Test　121

S

SADS（Schedule for Affective Disorders and Schizophrenia）　371
SADS（Social Avoidance and Distress Scale）　248
SAI（Schedule for Assessment of Insight）　411
SAI-J　413
SANS（Scale for the Assessment of Negative Symptoms）　386
　項目一覧表　387
SAPS（Scale for the Assessment of Positive Symptoms）　383
　項目一覧表　384
SASS（Social Adaptation Self-evaluation Scale）　339
　日本語版　340
SCAN（the Schedule for Clinical Assessment in Neuropsychiatry）　232
SCI-PANSS（Structured Interview Guide for PANSS）　379
SCID（Structured Clinical Interview for DSM-IV-TR）　233
　――モジュールに含まれる診断　235
SCIRS（Severe Cognitive Impairment Rating Scale）　449
SCL-90-R®（Symptom Checklist-90-Revised）　212
SCT（Sentence Completion Test）　165
SDMT（Symbol Digit Modalities Test）　112
SDQ-20（Somatoform Dissociation Questionnaire-20）　277
SDQ-20J　278
SDQ（Strengths and Difficulties Questionnaire）　209
SDS（Somatoform Disorders Schedule）　267
SDS（Zung Self-Rating Depression Scale）　325, 345

SDSC（Somatoform Disorders Symptom Checklist）　269, 270
semi structured interviews　232
SF-36（Medical Outcome Study 36-Item Short Form Health Survey）　205
SFS（Social Functioning Scale）　222
SFS日本語版（SFS-J）　222
short-term memory　8
SIAS（Social Interaction Anxiety Scale）　251, 252
SIB（Severe Impairment Battery）　448
SIB-S（SIB-Short version）　448
Simon　4
SIPS（Structured Interview for Prodromal Syndromes）　392
SIPS（Structured Interview for Psychosis-Risk Syndromes）　392, 396
SIPS/SOPS　392
SLD（specific learning disorder）　20
SLTA（Standard Language Test of Aphasia）　80
SMMSE（Severe Mini Mental State Examination　448
SMQ（Short-Memory Questionnaire）　75, 76
SOPS（Scale of Prodromal Symptoms）　392
SOPS（Scale of Psychosis-Risk Symptoms）　392, 393
SPAI（Social Phobia and Anxiety Inventory）　250
Span　112
spatial cueing paradigm　117
Spearman C　6
SPS（Social Phobia Scale）　251
SPTA（Standard Performance Test for Apraxia）　88
　大項目と指示様式　89
SRI（The Stereotypy Rating Inventory）　458, 459
SRS（Social Responsiveness Scale）　312
　スコア　313

SRT課題　113
SSD（Screener for Somatoform Disorders）　271
STAI（State-Trait Anxiety Inventory）　238
Stroop　133
SUMD（Scale to Assess Unawareness of Mental Disorders）　406, 411
SUMD-J　408
Suzuki-Binet Scale of Intelligence Revised edition　33
SWN（Subjective Well-being under Neuroleptic drug treatment）　496
SWNS-J　497

T

Tanaka-Binet Scale of Intelligence V　30
Tapping Span　112
TAT（Thematic Apperception Test）　169
TEG（Tokyo University Egogram）　161
temporal discounting課題　143
Temporal Judgement Test　122
TEMPS（Temperament Evaluation of Memphis, Pisa, Paris and San Diego）　376
theory of mind　150
Thurstone LL　6
TK式田中B式知能検査　49
TLC（Scale for the Assessment of Thought, Language, and Communication）　386
TMT（Trail Making Test）　136
　健常値　137
TOM（Theory of Mind）検査　315
tower of Hanoi Puzzle　130
TRF（Teacher's Report Form）　186
TSAS　253
TSCC（Trauma Symptom Checklist for Children）　266
TTT（Tinker Toy Test）　131

U

Uchida-Kraepelin Psychodiagnostic Test　178
UKU 副作用評価尺度　483
　　構成　484
Ultimatum Game　146
UPI 学生精神的健康調査　214

V

VCT（Vygotsky Category Test）　126
Verbal Tests　36
Visual Cancellation Task　112
VPTA（Visual Perception Test for Agnosia）　96
　　成績プロフィール　99

W

W-B Ⅰ（Wechsler-Bellevue Intelligence Scale）　35
W-B Ⅱ　35
WAB（Western Aphasia Battery）失語症検査　84
　　——による失語症の分類基準　86
WAIS-Ⅲ（Wechsler Adult Intelligence Scale-Third edition）知能検査　40
WAIS（Wechsler Adult Intelligence Scale）　5, 35
WCST（Wisconsin Card Sorting Test）　124
Wechsler　5, 35, 37
Wechsler-Bellevue intelligence scale　5
WHO 統合国際診断面接　227
WHODAS 2.0（World Health Organization Disability Assessment Schedule 2.0）　225
WHOQOL　401
WISC（Wechsler Intelligence Scale for Children）　5, 35, 37
　　基本的な解釈のステップ　39
　　構成と下位検査の実施順序　38
WISC-Ⅳ 知能検査　37
WMS-R（Wechsler Memory Scale-Revised）　68
Word Fluency Test　135
working memor　9
WPPSI（Wechsler Preschool and Primary Scale of Intelligence）　5, 35
WPPSI 知能診断検査　35

X

X 課題　113

Y

Y-BOCS（Yale-Brown Obsessive-Compulsive Scale）　258
　　症状評価リストと主な項目　259
Y-G 性格検査　159
　　性格特性と特徴　160
Yerkes　5
YMRS（Young Mania Rating Scale）　358
　　評価項目と重症度　359
YSR（Youth Self-Report）　15, 185

Z

Zarit 介護負担尺度日本語版（J-ZBI）　465, 467
Zoo Map Test　122

中山書店の出版物に関する情報は，小社サポートページを
御覧ください．
https://www.nakayamashoten.jp/support.html

精神・心理機能評価ハンドブック
せいしん　しんりきのうひょうか

2015 年 6 月 10 日　　初版第 1 刷発行 ©
2017 年 11 月 30 日　　　第 2 刷発行
〔検印省略〕

総編集　　山内俊雄，鹿島晴雄
　　　　　やまうちとしお　かしまはるお

発行者　　平田　直

発行所　　株式会社 中山書店
　　　　　〒112-0006　東京都文京区小日向 4-2-6
　　　　　TEL 03-3813-1100（代表）
　　　　　振替 00130-5-196565
　　　　　https://www.nakayamashoten.jp/

装　丁　　花本浩一（麒麟三隻館）
印刷・製本　株式会社 真興社

Published by Nakayama Shoten Co., Ltd.
ISBN 978-4-521-74192-5　　　　　　　　　　　　　Printed in Japan
落丁・乱丁の場合はお取り替え致します

・本書の複製権・上映権・譲渡権・公衆送信権（送信可能化権を含む）は株式会社中山書店が保有します．

JCOPY 〈(社)出版者著作権管理機構 委託出版物〉
本書の無断複写は著作権法上での例外を除き禁じられています．複写される場合は，そのつど事前に，(社)出版者著作権管理機構（電話 03-3513-6969，FAX 03-3513-6979, e-mail:info@jcopy.or.jp）の許諾を得てください．

本書をスキャン・デジタルデータ化するなどの複製を無許諾で行う行為は，著作権法上での限られた例外（「私的使用のための複製」など）を除き著作権法違反となります．なお，大学・病院・企業などにおいて，内部的に業務上使用する目的で上記の行為を行うことは，私的使用には該当せず違法です．また私的使用のためであっても，代行業者等の第三者に依頼して使用する本人以外の者が上記の行為を行うことは違法です．